护理药理学

高 琳　谢 田　韩 璐 主编

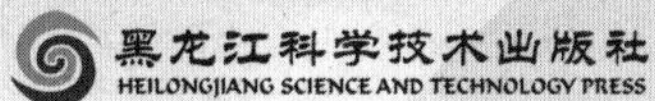

图书在版编目（CIP）数据

护理药理学 / 高琳，谢田，韩璐主编. -- 哈尔滨：黑龙江科学技术出版社，2021.8（2024.1 重印）
ISBN 978-7-5719-1051-8

Ⅰ. ①护… Ⅱ. ①高… ②谢… ③韩… Ⅲ. ①护理学－药理学－高等职业教育－教材 Ⅳ. ①R96

中国版本图书馆 CIP 数据核字(2021)第 149315 号

护理药理学
HULI YAOLI XUE
高 琳 谢 田 韩 璐 主编

责任编辑 闫海波
封面设计 林 子
出 版 黑龙江科学技术出版社
地址：哈尔滨市南岗区公安街 70-2 号 邮编：150007
电话：（0451）53642106 传真：（0451）53642143
网址：www.lkcbs.cn
发 行 全国新华书店
印 刷 三河市铭诚印务有限公司
开 本 880 mm×1230 mm 1/16
印 张 31.5
字 数 950 千字
版 次 2021 年 8 月第 1 版
印 次 2024 年 1 月第 2 次印刷
书 号 ISBN 978-7-5719-1051-8
定 价 188.00 元

《护理药理学》编委会

主　编　高　琳　谢　田　韩　璐

副主编　程琍琍　郑澎涛　周　振

　　　　丁　莹　刘　莹　石　迪

前　　言

护理药理学是结合现代护理理论，阐述临床护理用药相关的药理学的基本理论、基本知识、基本技能及临床用药护理措施，指导临床护士合理用药的一门课程。护理药理学是高职高专护理专业学生必修的重要课程，是基础医学与临床医学间的桥梁。根据《护士条例》（2008年，国务院第517号令）、《护士执业注册管理办法》（2008年，卫生部第59号令）和《护士执业资格考试办法》（2010年，卫生部、人力资源社会保障部第74号令）精神，护士岗位实行准入制度，护士必须通过护士执业资格考试才能申请执业注册。

本书在编写过程中，始终贯彻以护理岗位需求为标准、以提高护理药理学知识及实际应用能力为重点的原则，具有以下特点：

1. 在章节分布上体现护理药理学的学科特点。以系统用药为章节，各章节内容以经典药物、国家基本药物为主，适当引入新药。

2. 注重护理药理学知识的“基础性”和“应用性”。理论部分注重内容的深度和广度，实验部分突出护理岗位的职业性。

3. 在内容板块上，加入“学习目标”“案例导学”“知识拓展”“全国护士执业资格考试要点解析”“测试练习”等板块。“学习目标”使学习目的明确；“案例导学”培养了学生的临床思维能力；“知识拓展”增加了知识的延展性；“测试练习”中包含了典型习题和近年全国护士执业资格考试真题；“全国护士执业资格考试要点解析”涵盖了与本章药物和疾病有关的全国护士执业资格考试的相关内容。

本书供高职高专护理专业使用。限于编者水平，书中难免有不当或疏漏之处，敬请使用本书的同行们提出宝贵的意见和建议。

高　琳
2021年4月

目　　录

第一章　绪　　言

学习目标

☞ **知识目标**

1. 掌握护理药理学、药物、药理学、药效学、药动学的概念。
2. 熟悉护士在临床用药护理中的职责。
3. 了解护理药理学的学习方法。

☞ **能力目标**

熟练掌握护士在用药护理中的基本技能。

☞ **态度目标**

明确护理药理学对临床用药护理的重要意义，树立学好本门课程的信心。

第一节　概　　述

一、护理药理学概述

药理学是研究药物与机体（包括病原体）相互作用及作用规律的学科，它既研究药物对机体的作用、作用机制、临床应用和不良反应，即药物效应动力学（又称药效学）；也研究药物在机体的影响下发生的变化及其规律，阐述药物在机体内吸收、分布、代谢和排泄过程，血药浓度随时间变化的规律及影响药物疗效的因素等，即药物代谢动力学（又称药动学）。

药理学既是基础医学与临床医学间的桥梁，也是医学与药学间的桥梁，其任务是阐明药物与机体相互作用的基本规律，为临床合理用药、发挥药物最佳疗效、减少和避免不良反应的发生提供理论依据；评价药物的作用和作用机制，为研究和开发新药提供借鉴；为其他生命科学的研究探索提供重要的科学依据和研究方法。

护理药理学是结合现代护理理论，阐述临床护理用药中相关的药理学的基本理论、基本知识、基本技能及临床用药护理措施，指导临床护士合理用药的一门课程。护理药理学是护理专业的一门重要的专业基础课程，主要内容包括药物的药理作用、临床应用、不良反应、用药注意事项和用药护理措施等。护理药理学的任务是使护理专业学生正确执行医嘱和对病人用药前后进行用药护理，确保药物发挥最佳疗效，防止和减少不良反应的发生。

二、药物的相关知识

（一）药物的概念

药物（drug）是指可以改变或查明机体的生理功能及病理状态，用于预防、诊断、治疗疾病以及用于计划生育的化学物质。药物和毒物之间并无严格界限，药物剂量过大可产生毒性反应，临床必须合理用药才能达到预期目的。

知识拓展

新药的开发与研究

新药是指化学结构、药品组分和药理作用不同于现有药品的药物。新药研究过程大致可分为临床前研究、临床研究和上市后药物监测三个阶段。

临床前研究主要由药物化学和药理学相关内容组成，药物化学研究包括药物制备工艺路线、理化性质及质量控制标准等，药理学研究包括以实验动物为研究对象的药效学、药动学及毒理学研究。

临床研究分为四期。Ⅰ期：在20～30例正常成年志愿者身上进行的药理学及人体安全性试验。Ⅱ期：观察病例不少于100例的随机双盲对照临床试验，主要是对新药的有效性及安全性作出初步评价，并推荐临床给药剂量。Ⅲ期：观察例数不少于300例，是新药批准上市前、试生产期间的多中心临床试验，目的是对新药的有效性、安全性进行社会性考察，本期临床试验通过后，方能被批准生产、上市。Ⅳ期：是上市后在社会人群大范围内继续进行的新药安全性和有效性评价，也叫售后调研，该期对最终确定新药的临床价值有重要意义。

（二）药物的分类

1. 按药物的来源不同将药物分为天然药物、合成药物和生物技术药物三类

（1）天然药物：是利用天然的植物、动物、矿物等经加工后做药用者。①植物药：是应用历史最悠久、数目最多的一类药物。我国的“本草学”都是以植物学为主要内容。②动物药：是将动物的整体或器官进行加工后做药用者，如蜈蚣、鱼肝油等。③矿物药：是直接利用矿物或经过加工后做药用者，如石膏、硼酸、碘、凡士林等。④抗生素：是从微生物的培养液中获得的抗病原微生物的化学物质，如青霉素、链霉素，四环素等（目前有些抗生素已可人工合成或半合成，如氯霉素、多西环素等）。

（2）合成药物：是药物生产与获得新药的主要途径。有些是完全化学合成的，（如磺胺类、巴比妥类等）；有些是根据天然药物的有效成分而人工仿造（如氢化可的松、可卡因等）或改变天然药物的结构而得到高效低毒的新药（如地塞米松、哌替啶等）。

（3）生物技术药物：是指以生物物质为原料的各种生物活性物质和人工合成类似物，以及通过现代生物技术制得的药物，如细胞因子、蛋白质、疫苗等。

2. 植物药的有效成分

（1）生物碱：是一类具有显著药理作用的含氮有机碱，除少数是液体（如烟碱）或有颜色（如黄连碱）外，绝大多数为无色或白色结晶性粉末，味极苦，一般难溶于水，而较易溶于有机溶剂（如醚、氯仿、醇等），但与酸生成盐后，则易溶于水而难溶于有机溶剂，故临床治疗时多用其盐类如硫酸阿托品、盐酸肾上腺素等。

（2）苷（甙）类：是由配基（甙元）和糖组成的复杂成分，大多数是无色、无臭的苦味结晶，呈中性，易溶于水和稀醇而难溶于醚。其水溶液易分解，酶或酸能加速其分解成配基和糖而失效。按配基的性质，苷类可分为：①强心苷：其配基是由甾核与内酯环所组成，具有显著的强心作用，如洋地黄毒苷等。②黄酮苷：为广泛存在于植物中的具有黄酮结构的苷类，主要作用于心血管系统，并有止血、镇咳、祛痰等作用，如芸香苷等。③皂苷：其水溶液似肥皂液，振摇后即起泡沫，临床用途主要是祛痰，如桔梗皂苷等。④氰甙：水解后产生氢氰酸，具有止咳、平喘作用，如苦杏仁苷等。⑤蒽醌苷：能刺激结肠而致泻，临床上多用以导泻，如番泻苷等。

（3）挥发油（精油）：是多种萜类的混合物，为具有特殊芳香气味、易挥发的无色或淡黄色油状液体，稍溶于水，能溶于醇、醚等有机溶剂中，如薄荷油等；有的挥发油在冷却时，可析出结晶称为“脑”，如樟脑等。挥发油的主要用途是调味、祛风、防腐、解痉止痛、刺激等。

（4）鞣质：是一类复杂的酚类化合物，易溶于水、醇、甘油等，其水溶液能沉淀蛋白质、多种生物碱和重金属盐。临床上用于止血、解毒等，如五倍子、大黄等均含鞣质。

此外，动、植物药中尚含有树脂、树胶、有机酸，糖类、蛋白质、油脂及酶等成分。

（三）处方药与非处方药

为保障人民用药安全有效、使用方便，我国自2000年1月1日起实施《处方药与非处方药分类管理办法（试行）》，根据该管理办法，将药物分为处方药和非处方药两大类。

处方药（prescription-only medicine，POM）是指必须凭执业医师或执业助理医师处方才可调配、购买和使用的药物。处方药通常都具有一定的毒性及其他潜在的影响，用药方法和时间都有特殊要求，必须在医生指导下使用。

非处方药（over the counter drug，OTC）是指不需要凭执业医师或执业助理医师处方即可自行判断、购买和使用的药物。消费者只要按照药品说明书上列出的规定，如用法、用量、适应证、注意事项等就能安全使用。

根据药品的安全性,非处方药又分为甲、乙两类,乙类较甲类的不良反应轻,更安全。

(四)国家基本药物

我国自1992年起开展制定国家基本药物工作,该项工作的目的是为了加强国家对药品生产和使用环节的科学管理,保证人民防病治病的基本需求,适应医疗体制及医疗保险制度的改革。《国家基本药物》目录每3年调整1次,目录所列品种是专家和基层广大医药工作者从我国临床应用的各类药物中通过科学评价,筛选出来的具有代表性的药物,叫作国家基本药物。遴选原则为:临床必需、安全有效、价格合理、使用方便、中西药并重。

(五)特殊药品

特殊药品是指由国家制定法律制度实行比其他药品更加严格管制的药品,包括麻醉药品、精神药品、医疗用毒性药品和放射性药品。

1. 麻醉药品　是指连续使用后易产生生理依赖性的药品,该类药品反复使用突然停药后会出现戒断症状。如吗啡、哌替啶等。

2. 精神药品　是指直接兴奋或抑制中枢神经系统,连续使用能产生精神依赖性的药品。如咖啡因、地西泮等。依据精神药品使人体产生依赖性的程度及危害健康的程度,将其分为第一类精神药品和第二类精神药品两大类,第一类精神药品比第二类精神药品更易产生依赖性且毒性更强。

3. 医疗用毒性药品　是指毒性剧烈,治疗剂量与中毒剂量相近,使用不当会致人死亡的药品。如三氧化二坤、阿托品等。

4. 放射性药品　是指在药物的分子内或制剂中含有放射性元素的药品,如放射性碘。

知识拓展

麻醉药和麻醉药品

麻醉药和麻醉药品是两类完全不同的药物,要正确区分。

麻醉药是指能够暂时引起机体全身或局部感觉(特别是痛觉)消失的药物。临床主要用于全身麻醉和局部麻醉,以便进行外科手术。如乙醚、普鲁卡因、利多卡因等。属于一般性剧药。

麻醉药品是指能产生欣快感,连续使用极易成瘾药物。如吗啡、哌替啶、可卡因等镇痛药。属于国家重点管理药物,必须按《中华人民共和国药品管理法》"麻醉药品管理条例"严格管理。

三、护士在临床用药护理中的职责

药物治疗是一个涉及面广、复杂而又严肃的工作,其内容包括合理的给药方案、正确的给药方法和及时准确的疗效评价。护士在临床用药护理中具有重要地位,既是药物治疗的执行者,又是药物治疗的监护者,所以护士应正确运用护理药理学基本理论、基本知识和基本技能,积极采取有效措施,保证用药安全有效,防止药源性疾病的发生。

(一)严格遵守安全给药原则

1. 根据医嘱给药　在药物治疗中,护士必须严格执行医嘱,不得擅自更改;对有疑问的医嘱,应及时与医生沟通,确认无误后方可给药,切不可盲目执行;若发现给药错误,应及时报告、处理。

2. 严格执行"三查""八对"制度　查对制度是用药护理中的一项基本制度,必须严格遵守,认真执行。

(1)三查:操作前、操作中、操作检查(查"八对"的内容)。

(2)八对:对床号、姓名、药名、浓度、剂量、用法、时间、药品有效期。

3. 加强用药后监护　用药后应注意观察药物的疗效和不良反应,做好记录;主动评估患者有无不适反应,要及时发现、及时处理。

(二)掌握正确的给药方法和技术

掌握正确的给药方法和技术是护士执行药物治疗工作的必备条件和基本要求。每种给药方法都有其相应的操作规程,护士在执行药物治疗时,应根据药物性质和病情需要采取相应的给药方法,以确保患者的用药安全和药物治疗的效果。

(三)做好用药宣教

在临床用药护理中,护士应加强与患者及其家属的交流沟通,做好用药宣教,以提高患者的用药依从性及正确用药的能力。宣教内容主要包括:药物的不良反应及减轻不良反应的方法;准确的给药剂量及服药时间;正确的给药方法及操作技术;增强药物疗效的非药物治疗方法等。

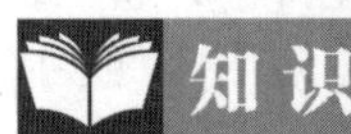
知识拓展

用药依从性

用药依从性是指患者对医师医嘱的执行程度,它是药物治疗有效性的基础。当患者能遵守医师确定的治疗方案、服从护理人员和药师对其健康方面的指导时,就认为这一患者具有依从性;反之,则为无依从性。依从性并不限于药物治疗,还包括对饮食、吸烟、运动及生活习惯等多方面指导的遵从。

(四)参与病区药品管理

护士既是给药的具体执行者,又是病区药品的管理者。病区药品的领取、保管和使用都是由护士完成的,所以护士应加强工作责任心,严格按照规定进行药品管理,以确保药物安全有效。

四、护理药理学的学习方法

1. 密切联系专业基础课程知识　有针对性地复习和联系相关生理学、生物化学、病理学、微生物学、免疫学等专业基础课程知识,有助于理解和掌握药理作用和作用机制。

2. 掌握药物的特点　根据药物分类及代表药,掌握每类药物中代表药的药理作用、临床应用、不良反应、用药护理以及各类药物的共性,运用归纳比较法找出药物的特点加以记忆,并正确选用药物。

3. 认识药物作用的两重性　全面掌握药物的治疗作用和不良反应,力求做到安全合理用药,避免或减少药物不良反应的发生。

4. 重视实验教学　护理药理学的实验教学可以加深对理论知识的理解,培养观察事物和分析事物的能力,有助于科学精神和创新能力的培养。

5. 运用整体护理理念,联系护理专业实际,将护理程序与护理用药知识紧密结合,提高自身的综合素质。

第二节　全国护士执业资格考试要点解析

一、给药的基本知识

(一)药物的领取和保管

1. 药物的领取

(1)病区设有药柜,应备有一定数目的常用药物,由专人负责保管,根据消耗,定期到药房领取补充。

(2)病区需备有固定数目的麻醉药品和医疗用毒性药品,应凭医生处方和空安瓿领取补充。

(3)病人日常口服药,一般根据医嘱由中心药房负责核对、配药,病区护士负责领取,经再次核对后发药。

2. 药物的保管

(1)药柜应放在通风、干燥、光线充足但避免阳光直射处;药柜应由专人负责保管,并保持整洁。

(2)各种药品按内服、外用、注射、剧毒等分类放置,并按有效期先后顺序排列,先领先用,以免失效。医疗用毒性药品和麻醉药品,应加锁保管,专人负责,专本登记,班班交接。

(3)药瓶应有明显标签,标签颜色应根据药物种类进行选择,一般内服药用蓝色边标签,外用药用红色边标签,医疗用毒性药品用黑色边标签。标签应注明中英文药名、剂量或浓度,要求字迹清晰,标签完好。

(4)药品质量应定期检查,如发现药品有混浊、沉淀、变色、潮解、变性、异味等现象,或超过有效期,均不能使用。

(5)根据药物的不同性质,妥善保存。

1)容易挥发、潮解、风化的药物:应装密封瓶并盖紧。如乙醇、糖衣片、酵母片等。

2)容易氧化和遇光变质的药物:应装在深色密盖瓶中,或放在有黑纸遮盖的纸盒中,并置于阴凉处。如盐酸肾上腺素、维生素 C、氨茶碱等。

3)易燃、易爆的药物：应单独存放，并密闭置于阴凉处，同时远离明火，以防意外。如乙醚、乙醇、环氧乙烷等。

4)易被热破坏的药物：应按要求冷藏在 2～10℃的冰箱内，或置于阴凉干燥处(约 20℃)。如各种疫苗、抗毒血清、白蛋白、青霉素皮试液等。

5)病人个人专用的特种药物，应注明床号、姓名，并单独存放。

(二)药物治疗原则

1. 应根据医嘱给药　护士必须严格遵医嘱给药，但也不可盲目执行；对有疑问的医嘱，应确认无误方可给药；发现给药错误，应及时报告医生，予以处理。

2. 严格执行查对制度，做到“三查”“八对”。

(1)三查：操作前、操作中、操作检查(查“八对”的内容)。

(2)八对：对床号、姓名、药名、浓度、剂量、用法、时间、药品有效期。

3. 正确实施给药

(1)及时用药，做到准确，即准确的药名、给药浓度、给药剂量、给药方法、给药时间及准确的病人。

(2)药物备好后，应及时分发使用，以避免放置过久造成药效降低或污染。

(3)对易引起过敏的药物，给药前应询问有无过敏史，按需做药物过敏试验，并加强观察。

4. 密切观察　用药后应注意观察药物的疗效及不良反应，并做好记录。

5. 做好用药指导　给药前护士应向病人解释，以取得患者配合。护士应以轻柔的动作、和蔼的态度、熟练的技术，增强病人的治疗信心，消除其怀疑、恐惧及痛苦心理。同时，指导病人用药的基本知识，以提高病人正确用药的能力。

(三)给药途径

给药途径是根据药物的性质、剂型、组织对药物的吸收情况、治疗需要而决定的。给药途径包括：口服、吸入、舌下含服、皮肤、直肠给药、注射(皮内、皮下、肌内、静脉注射)等。除动、静脉注射药液直接进入血液循环外，其他药物吸收顺序依次为：气雾吸入>舌下含服>直肠给药>肌内注射>皮下注射>口服给药>皮肤给药。

(四)给药次数和时间

给药次数和时间取决于药物的半衰期和人体的生理节奏，以维持血液中有效的血药浓度，发挥最大药效。临床的给药次数、时间和部位常用外文缩写来描述(见实验一)。

二、口服给药法

口服给药是最常用、最方便、既经济又安全的给药方法。

(一)备药

(1)操作前洗手、戴口罩，备齐用物。

(2)核对服药本及小药卡，无误后按床号顺序将小药卡插入发药盘内，放好药杯。

(3)根据服药本上的床号、姓名、药名、浓度、剂量、时间，按床号顺序，进行配药。

(4)认真检查药物质量，根据药物不同剂型采取相应取药方法。一般先取固体药，再配液体药。一个病人的药配好后，再配另一病人的。

1)固体药：用药匙取，药粉或含化药应用纸包好。

2)液体药：用量杯量取。将药液摇匀，左手持量杯，拇指置于所需刻度处，举量杯使所需刻度与视线平行；右手持药瓶，将标签朝手心，缓慢倒入所需药量，倒毕用湿纱布擦净瓶口；将药液倒入药杯。同时服用几种药液时，应分别倒入不同药杯。如更换药液品种，应洗净量杯。

3)药液不足 1 ml、油剂、按滴计算的药液：应用滴管吸取药液。药杯内应先倒入少量温开水，以免药液附着杯壁，影响剂量准确；滴药时应稍倾斜滴管，以保证药量准确，1ml 按 15 滴计算。

(5)备药完毕，应将药物、小药卡、服药本重新核对一遍。

(6)整理用物。

(二)发药

(1)洗手，发药前由两人再根据服药本重新核对一遍，无误后方可发药。

(2)按规定时间，备好温开水，携带发药车、服药本进病室；按床号顺序送药至床前。

(3)核对床号、姓名、药名、浓度、剂量、方法、时间,做好解释。

(4)协助病人服用药物,确认病人服下后方可离开。

(5)对危重病人,护士应喂服;鼻饲病人应将药物研碎、溶解,再由胃管注入。

(6)再次核对。

(三)发药后处理

(1)服药后,收回药杯,先浸泡消毒,再冲洗清洁,消毒备用;盛油剂的药杯,应先用纸擦净再消毒;一次性药杯应集中消毒再按规定处理。清洁药盘及药车。

(2)注意观察药物疗效及不良反应,发现异常,及时联系医生,进行处理。

三、雾化吸入疗法

(一)超声雾化吸入法

超声雾化吸入法是应用超声波声能,使药液变成细微的气雾,再由呼吸道吸入,达到治疗效果的给药方法。特点:雾量大小可以调节;雾滴小而均匀,直径在5μm以下,药液随着深而慢的吸气可到达终末细支气管及肺泡。

1. 目的

(1)湿化呼吸道,稀释痰液,帮助祛痰,改善通气功能。常用于气管切开术后、痰液黏稠等。

(2)预防和控制呼吸道感染,以消除炎症,减轻呼吸道黏膜水肿,保持呼吸道通畅。常用于胸部手术前后、呼吸道感染等。

(3)解除支气管痉挛,使气道通畅,改善通气状况。常用于支气管哮喘等病人。

(4)治疗肺癌,可间歇吸入抗癌药物以达到治疗效果。

2. 超声雾化吸入器的结构

(1)超声波发生器:通电后可输出高频电能。雾化器面板上有电源开关、雾量调节开关、定时器、指示灯。

(2)水槽和晶体换能器:水槽盛冷蒸馏水;水槽底部有一晶体换能器,可将发生器输出的高频电能转化为超声波声能。

(3)雾化罐和透声膜:雾化罐盛药液;雾化罐的底部为透声膜,声能可透过该膜作用于罐内药液,使其产生雾滴喷出。

(4)螺纹管和口含嘴(或面罩):将雾状药液传送到呼吸道。

3. 原理　通电后,超声波发生器输出高频电能,水槽底部的晶体换能器将其转化为超声波声能,声能可振动并透过雾化罐底部的透声膜,作用于雾化罐内的药液,破坏其表面张力和惯性,使药液成为细微的雾滴喷出,通过导管随病人吸气而进入呼吸道。

4. 常用药物及其作用

(1)预防和控制呼吸道感染,如庆大霉素等抗生素。

(2)解除支气管痉挛,如氨茶碱、沙丁胺醇等。

(3)稀释痰液,帮助祛痰,如α-糜蛋白酶等。

(4)减轻呼吸道黏膜水肿,如地塞米松等。

5. 操作方法

(1)护士洗手,戴口罩,核对医嘱。

(2)水槽内加冷蒸馏水至浸没雾化罐底部的透声膜;将稀释至30~50ml的药液放入雾化罐内,将雾化罐放入水槽,将盖盖紧。

(3)检查并连接雾化器各部件。

(4)备齐用物,携至床旁,核对病人,做好解释,以取得合作。

(5)协助病人取舒适体位,颌下铺治疗巾。

(6)接通电源,先开电源开关,调整定时器,再开雾量调节开关,根据需要调节雾量。

(7)将口含嘴放入病人口中,或将面罩置于口鼻部,指导病人闭口深呼吸,以使药液到达呼吸道深部,更好发挥药效。

(8)每次使用时间为15~20 min。

(9)治疗完毕,将口含嘴或面罩取下;先关雾化开关,再关电源开关,以免损坏雾化器。

(10)安置病人,整理床单位,清理用物,倒掉水槽内的水并擦干,雾化罐、口含嘴和螺纹管浸泡消毒 1 h,再清洗擦干备用。

(11)观察治疗效果,洗手并记录。

(二)氧气雾化吸入法

氧气雾化吸入法是利用高速氧气气流,使药液形成雾状,随吸气进入呼吸道,以达到治疗效果的方法。

1. 目的

(1)预防和控制呼吸道感染,消除炎症,减轻水肿。

(2)解除支气管痉挛,改善通气功能。

(3)稀释痰液,促进咳嗽,帮助祛痰。

2. 用物

(1)氧气雾化吸入器:常用的氧气雾化吸入器为射流式雾化器,当高速氧气气流通过毛细管时,在管口产生负压,将药液自邻近小管吸出,同时被毛细管口高速的气流撞击,形成细小的雾滴,并随气流喷出。

(2)氧气吸入装置 1 套;注射器 1 支。

(3)常用药物与超声雾化吸入法相同。

3. 操作方法

(1)护士洗手,戴口罩,核对医嘱。

(2)氧气雾化吸入器连接完好,不漏气。抽吸并稀释药液,注入药杯,药量在规定刻度内。

(3)备齐用物,携至床旁,核对病人,做好解释,以取得合作。初次治疗,应教给病人使用方法。

(4)连接氧气装置与雾化器,调节氧流量达 6~8 L/min。

(5)协助病人取舒适体位,指导病人手持雾化器,口含嘴放入口中,嘱病人紧闭口唇深吸气,呼气用鼻,使药液充分到达支气管及肺部,更好地发挥药效。如此反复至药液吸完。

(6)吸入完毕,取下雾化器,关闭氧气开关。

(7)协助病人清洁口腔,整理床单位,清理用物。

(8)观察氧气雾化吸入的治疗效果,洗手并记录。

四、注射给药法

注射给药法是将无菌药液注入体内的方法。

(一)注射原则

1. 严格遵守无菌操作原则

(1)操作环境整洁,符合无菌技术要求。

(2)注射前护士应洗手,戴口罩,衣帽整洁;注射后再次洗手。

(3)无菌注射器的空筒内面、活塞、乳头及针头的针梗、针尖,均应保持无菌。

(4)消毒注射部位皮肤,并保持无菌。常规消毒法或用棉签蘸取安尔碘,以注射点为中心,由内向外呈螺旋形涂擦 2 遍,直径应在 5cm 以上,待干后,方可注射。

2. 严格执行查对制度

(1)认真执行"三查""八对",在注射前、中、后均应仔细查对。

(2)仔细检查药物质量,如发现药液有混浊、沉淀、变色、变质,药物已过有效期,以及安瓿有裂痕等现象,则不可应用。

(3)如同时注射几种药物,应注意查对药物有无配伍禁忌。

3. 严格执行消毒隔离制度

(1)注射用物应做到一人一套,包括注射器、针头、棉垫、止血带。

(2)所有物品按消毒隔离制度处理,一次性物品按规定分类处理,不可随意丢弃。

4. 选择合适的注射器和针头　根据药物的剂量、黏稠度、刺激性的强弱、注射部位,选择合适的注射器和针头。

选择一次性注射器应型号合适,在有效期内,包装密封好。注射器应完整无裂痕、不漏气,针头应锐利、无钩、无弯曲,注射器和针头必须衔接紧密。

5. 选择合适的注射部位　选择注射部位应防止损伤神经和血管。局部皮肤应无损伤、炎症、硬结、瘢痕、皮肤病。长期注射的病人,应经常更换注射部位。

6. 注射药液应现用现配　注射药液应在规定注射时间前临时抽取,以防药液效价降低或被污染。

7. 排尽空气　进针前应排尽注射器内的空气,以防空气进入血管形成栓塞;排气时应注意防止浪费药液。

8. 掌握合适的进针角度和深度　根据注射法的不同,掌握正确的进针角度和深度,注意不可把针梗全部刺入注射部位。

9. 注药前检查回血　进针后注入药物前,应抽动活塞,检查有无回血。皮下注射、肌内注射如有回血,应拔出针头,更换部位后重新进针,不可将药液直接注入血管内;静脉注射必须见回血后,方可注入药液。

10. 减轻病人疼痛的注射技术

(1)解除病人思想顾虑,分散注意力,协助病人取合适体位,使肌肉松弛便于进针。

(2)注射时做到"两快一慢",即进针快、拔针快、推药慢,且注药速度应均匀。

(3)注射刺激性强的药液,应选择粗长针头,且进针要深。同时注射多种药物时,应先注射刺激性较弱的,再注射刺激性强的药物,以减轻疼痛感。

(二)注射前准备

1. 用物准备

(1)注射盘。

(2)注射器和针头:按照注射原则进行选择。

1)注射器的乳头、空筒内壁、活塞应保持无菌。

2)针头的针尖、针梗、针栓内面应保持无菌。

(3)药物:根据医嘱准备药物,常用的有溶液、油剂、混悬液、结晶、粉剂等。

(4)注射本:根据医嘱准备注射本,以便进行"三查""八对"。

(5)无菌包。

2. 药液抽吸法

(1)自安瓿内抽吸药液法:

1)护士洗手,戴口罩,根据医嘱进行查对。

2)轻弹安瓿,使安瓿尖端药液流至体部。

3)用75%乙醇棉签消毒安瓿颈部,用砂轮在其颈部划一锯痕,再次消毒,拭去细屑;如有蓝色标记,则不需划痕,用75%乙醇棉签消毒一遍即可。

4)折断安瓿。检查并打开一次性注射器。

5)抽吸药液:将针尖斜面向下,伸入安瓿内的液面下,手持活塞柄,抽动活塞吸药。

6)排尽空气:将针头垂直向上,食指固定针栓,轻拉活塞使针头中的药液流入注射器内,并使气泡聚集在乳头口,然后轻推活塞,驱出气体,注意不要浪费药液。如注射器乳头偏向一侧,应将注射器乳头向上倾斜,使气泡集中于乳头根部,再按上法驱出气泡。

7)吸毕,给针头套上安瓿或针头帽。

8)再次核对,置于无菌盘内备用。

(2)自密封瓶内抽吸药液法:

1)护士洗手,戴口罩,根据医嘱进行查对。

2)除去铝盖中心部分,常规消毒瓶塞,待干。

3)检查并打开一次性注射器;注射器内抽吸与药液等量的空气,并注入瓶内,以增加瓶内压力,避免形成负压,利于吸药。

4)倒转药瓶和注射器,使针尖斜面在液面下,抽吸药液至所需药量,以食指固定针栓,拔出针头。

5)同法排尽空气,给针头套上药瓶或针头帽,再次核对,置于无菌盘内备用。

(3)吸取结晶、粉剂、油剂、混悬剂等注射剂法:

1)吸取结晶、粉剂:先用无菌0.9%氯化钠溶液(或注射用水,或专用溶媒)将药充分溶解,然后再吸取。

2)吸取黏稠油剂:可先稍加温或用双手对搓药瓶(易被热破坏者除外),然后再用较粗针头抽吸药液。

3)吸取混悬液:应先摇匀后,立即吸取,并选用稍粗针头抽吸注射。

(三)各种注射法

1. 皮内注射法(ID)　是将少量无菌药液注入表皮和真皮之间的方法。

(1)目的:

1)用于各种药物过敏试验,以观察是否有过敏反应。

2)用于预防接种。

3)局部麻醉的先驱步骤。

(2)部位:

1)药物过敏试验:取前臂掌侧下段。因该处皮肤较薄,易于注射,且皮肤颜色较淡,易于判断局部反应。

2)预防接种:常选择上臂三角肌下缘。

3)局部麻醉的先驱步骤:选在需要局部麻醉的部位。

(3)用物:注射盘内放无菌 1ml 注射器,按医嘱备药液、注射卡;做药物过敏试验,应另备 0.1%盐酸肾上腺素和 2ml 注射器。

(4)操作方法:

1)护士洗手,戴口罩,核对医嘱,如做药物过敏试验,应详细询问药物过敏史。

2)按医嘱查对药物,检查并取出一次性注射器,抽取药液,排气,放无菌盘备用。

3)备齐用物携至床旁,核对病人,再次询问有无药物过敏史,做好解释以取得合作。

4)选择注射部位,用 75%乙醇棉签消毒皮肤待干,再次查对,检查排尽空气。

5)左手绷紧皮肤,右手持注射器,并用食指固定针栓,使针头斜面向上,与皮肤呈 50°角刺入皮内。

6)待针头斜面完全进入皮内后,将注射器放平,注入 0.1ml 药液,药量应准确,使局部隆起形成半球状的皮丘,并可见皮肤变白,毛孔显露。

7)注射完毕,迅速拔出针头,勿用棉签按压。

8)再次查对,交代注意事项,嘱病人切勿揉擦局部,不要离开病室,20 min 后观察结果,如有不适立即告知护士。

9)整理床单位,清理用物,按时观察反应。

10)洗手,记录。

2. 皮下注射法(H)　皮下注射法是将少量无菌药液注入皮下组织的方法。

(1)目的:

1)不能或不宜经口服给药,而需在一定时间内达到药效时采用。

2)预防接种。

3)局部麻醉用药。

(2)部位:常用的有上臂三角肌下缘、腹部、后背、大腿前侧及外侧。

(3)操作方法:

1)护士洗手,戴口罩,核对医嘱,查对药物,检查并取出一次性注射器,抽取药液,排气,放无菌盘备用。

2)备齐用物,携至床旁,核对病人,做好解释以取得合作。

3)协助病人取舒适体位,选择注射部位,常规消毒皮肤,待干。

4)再次查对,检查排尽空气。

5)左手绷紧皮肤,右手持注射器,食指固定针栓,针头斜面向上,并与皮肤呈 30°~40°角,迅速刺入针梗的 1/2~2/3。

6)放开绷皮的左手,抽吸无回血,即可缓慢推注药液。

7)注射完毕,用无菌干棉签轻按针刺处,快速拔针后按压片刻。

8)再次查对,安置病人,整理床单位,清理用物,洗手,记录。

3. 肌内注射法(IM/i.m)　是将无菌药液注入肌肉组织的方法。

(1)目的:用于不宜或不能口服、皮下注射、静脉注射,且要求迅速产生疗效者。

(2)部位:应选择肌肉丰厚且离大神经、大血管较远的部位,最常用的是臀大肌,其次为臀中肌、臀小肌、股外侧肌、上臂三角肌。

1)臀大肌注射定位法:包括十字法和连线法。①十字法:先从臀裂顶点向左或右侧画一水平线,再从髂嵴最高点做一垂直平分线,将一侧臀部分为4个象限,其外上象限并避开内角,即为注射部位。②连线法:取髂前上棘和尾骨连线的外上1/3处,即为注射部位。

2)臀中肌、臀小肌注射定位法:此处血管、神经分布较少,且脂肪组织也较薄。定位方法有两种:①以食指尖和中指尖分别置于髂前上棘和髂嵴下缘处,使食指、中指与髂嵴构成一个三角形,其食指和中指构成的内角,即为注射部位;②髂前上棘外侧三横指处为注射部位(以病人自己的手指宽度为标准)。

3)股外侧肌注射定位法:该处大血管、神经干很少通过,且注射部位范围较广,适用于多次注射者。定位方法:在大腿中段外侧,取膝关节上10 cm,髋关节下10 cm处,约7.5 cm宽的范围为注射部位。

4)上臂三角肌注射定位法:为上臂外侧,自肩峰下二至三横指处。该处方便注射,但肌肉分布较薄,适宜做小剂量注射。

(3)体位:臀部肌内注射时,为使肌肉放松,减轻痛苦及不适,常取的体位包括:

1)侧卧位:要求上腿伸直并放松,下腿稍弯曲。

2)俯卧位:要求足尖相对,足跟分开,并将头偏向一侧。

3)仰卧位:臀中肌、臀小肌注射时采用,常用于危重和不能自行翻身的病人。

4)坐位:座椅应稍高,以便于操作,常用于门诊、急诊病人。

(4)操作方法:

1)护士洗手,戴口罩,核对医嘱,查对药物,检查并取出一次性注射器,抽取药液,排气,放无菌盘备用。

2)备齐用物,携至床旁,核对病人,做好解释以取得合作。

3)协助病人取合适体位,选择注射部位,准确定位,常规消毒皮肤,待干。

4)再次查对,检查排尽空气。

5)用左手拇指和食指绷紧皮肤,右手持针,以中指固定针栓,如握毛笔姿势,针头与注射部呈90°角,迅速刺入肌肉内,深度约为针梗的2/3。

6)松开绷皮的左手,抽吸无回血,即可缓慢推注药液。

7)注射完毕,用无菌干棉签轻按进针处,快速拔针后按压片刻。

8)再次查对,安置病人,整理床单位,清理用物,洗手,记录。

4. 静脉注射法(IV/i.v) 是自静脉注入无菌药液的方法。

(1)目的:

1)药物不宜口服、皮下或肌内注射时,需迅速产生药效,可采用静脉注射法。

2)由静脉注入药物,用于诊断性检查。

3)用于输液或输血。

4)用于静脉营养治疗。

(2)部位:常用的有肘部的贵要静脉、正中静脉、头静脉,以及腕部、手背、足背、踝部等处的浅静脉。

(3)操作方法:

1)护士洗手,戴口罩,核对医嘱,查对药物,检查并取出一次性注射器,抽取药液,排气,放无菌盘备用。

2)备齐用物,携至床旁,核对病人,做好解释以取得合作。

3)协助病人取舒适体位,选择粗、直、弹性好、易于固定的静脉,并避开关节及静脉瓣,同时扶手指探明静脉方向和深浅。

4)在穿刺部位的肢体下垫小垫枕,在穿刺部位的上方约6cm处扎紧止血带,注意止血带的末端应向上。

5)以选定的穿刺点为中心,进行常规消毒,待干。

6)嘱病人握拳,以使静脉充盈。

7)再次查对,检查排尽空气。

8)用左手拇指绷紧静脉下端皮肤,右手持注射器,食指固定针栓,使针头斜面向上,并与皮肤呈15°~30°角,由静脉上方或侧方刺入皮下,再沿静脉方向潜行刺入静脉。

9)见回血后,证实针头已刺入静脉,可顺静脉方向再进针少许。

10)松开止血带,嘱病人松拳,固定好针头,缓慢注入药液。

11）在推注药液的过程中，应缓慢试抽回血，以检查针头是否在静脉内。

12）注射完毕，用无菌干棉签轻按穿刺点上方处，快速拔针后按压至不出血。

13）再次查对，安置病人，整理床单位，清理用物，洗手，记录。

5. 股静脉注射法

（1）目的：常在抢救危重病人时，用于注入药物、加压输液和输血、采集血标本等。

（2）定位方法：在股三角区，髂前上棘和耻骨结节连线的中点与股动脉相交，股动脉内侧 0.5cm 处，即为股静脉。

（3）操作方法：

1）护士洗手，戴口罩，核对医嘱，查对药物，抽取药液，排气，放无菌盘备用。

2）备齐用物，携至床旁，核对病人，做好解释以取得合作。

3）协助病人取仰卧位，下肢伸直略外展外旋，常规消毒局部皮肤，待干。

4）再次查对，检查排尽空气。

5）操作者常规消毒左手食指和中指或戴无菌手套，然后在股三角区按定位法扪及股动脉搏动最明显处，并加以固定。

6）操作者右手持注射器，针头与皮肤呈 90°或 45°角，在股动脉内侧 0.5cm 处刺入；抽动活塞，见暗红色血液，则提示针头已达股静脉。

7）固定针头，根据需要缓慢推注药物。

8）注射完毕，快速拔针后局部用无菌纱布加压止血 3～5 min，防止出血或形成血肿。

9）再次查对，安置病人，整理床单位，清理用物，洗手，记录。

测试练习

一、名词解释

1. 护理药理学　2. 药物　3. 药理学　4. 药效学　5. 药动学

二、选择题（以下每题有 A、B、C、D、E 五个备选答案，请从中选择一个最佳答案）

1. 药物是（　　）。

A. 影响机体生理功能的化学物质　　B. 用于防治疾病的化学物质

C. 干扰机体细胞代谢的化学物质　　D. 用于预防、诊断和治疗疾病的物质

E. 对机体有滋补、营养作用的化学物质

2. 药效学研究（　　）。

A. 药物的临床疗效　　B. 机体对药物的处置过程

C. 药物的消除规律　　D. 机体与药物之间相互作用的规律

E. 药物对机体的作用、作用机制、临床应用和不良反应

3. 药动学研究（　　）。

A. 药物作用的动态规律　　B. 药物在机体的影响下发生的变化及其规律

C. 血药浓度的动力学过程　　D. 药物对机体的作用

E. 药物在体内的化学变化

4. 药理学是研究（　　）。

A. 药物的化学结构及制剂工艺的学科　　B. 药物作用规律的学科

C. 药物在体内变化过程的学科　　D. 药物不良反应的学科

E. 研究药物与机体（含病原体）相互作用及作用规律的学科

5. 关于护理药理学，错误的表述是（　　）。

A. 重点是阐述药物不良反应和用药护理措施　　B. 是药理学的分支学科

C. 是护理专业重要的医学基础课程　　　　D. 重点阐述护理技能
E. 是以临床整体护理为基础的学科

参考答案

一、名词解释

1. 护理药理学是结合现代护理理论，阐述临床护理用药中必需的药理学的基本理论、基本知识、基本技能及临床用药护理措施，指导临床护士合理用药的一门课程。

2. 药物是指用于预防、诊断、治疗疾病以及用于计划生育的化学物质。

3. 药理学是研究药物与机体（包括病原体）相互作用及作用规律的学科。

4. 药效学即药物效应动力学，研究药物对机体的作用、作用机制、临床应用和不良反应。

5. 药动学即药物代谢动力学，研究药物在机体的影响下发生的变化及其规律。

二、选择题

1. D　2. E　3. B　4. E　5. D

（高　琳）

第二章　药物代谢动力学

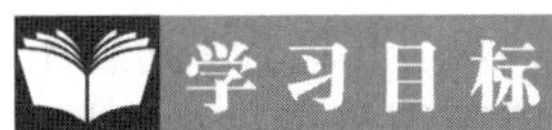

学习目标

☞ 知识目标

1. 掌握首过消除、半衰期、生物利用度的药理学意义及肝药酶对药物的影响。
2. 熟悉药物的吸收、分布、代谢与排泄的概念及其影响因素。
3. 了解药物跨膜转运的主要形式和特点。

☞ 能力目标

能规范进行护士在用药护理中的基本技能，能正确合理指导临床用药。

☞ 态度目标

明确护理药理学课程对临床用药护理的重要意义，树立学好本门课程的信心。

案例导学

刘先生，50 岁。在医院检查后，发现血液黏稠度高，有血栓栓塞，遵医嘱，口服华法林治疗，最近因冬季寒冷，风湿性关节炎发病，未遵医嘱，同时自行服用双氯芬酸钠，服药后发生严重的出血现象。试分析：

1. 双氯芬酸钠和华法林分别属于哪类药物？
2. 同时服用双氯芬酸钠后，为何会发生出血现象？

药物代谢动力学是研究药物在体内的吸收、分布、生物转化和排泄的过程及血药浓度随时间变化的规律的学科。机体对药物的吸收、分布、生物转化和排泄等过程，也称为药物的体内过程。

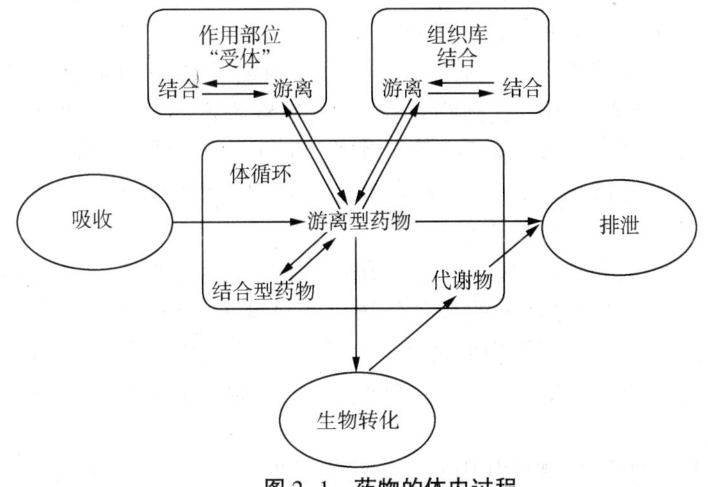

图 2-1　药物的体内过程

第一节　药物的跨膜转运

药物在体内进行吸收、分布、生物转化及排泄均须通过多种生物膜，这一过程称为药物的跨膜转运。药物的转运方式和生物膜特性、药物的理化性质及分子量大小有关。药物的跨膜转运有多种方式，主要有被动转运和主动转运两种。

一、被动转运

被动转运是指药物从高浓度一侧经生物膜向低浓度一侧的扩散过程。该过程不消耗能量，不需要载体，药物之间无竞争性抑制现象，也无饱和现象。被动转运顺浓度差转运，膜两侧浓度差越大，药物转运的速度越快。

被动转运除与细胞膜的高脂质结构及膜两侧浓度差有关外，主要与药物的理化性质有关：①分子量：分子量小的药物容易通过生物膜。②脂溶性：药物的脂溶性越大越容易通过生物膜。③解离度：非离子性药物不带电荷可自由通过生物膜，而离子型药物带正电荷或负电荷，在生物膜一侧形成离子障而不能通过生物膜。大多数药物属弱酸性或弱碱性化合物，体液 pH 值影响药物的解离状况，从而影响药物转运。一般规律是：弱酸性药物在酸性环境中，解离少，易通过生物膜；在碱性体液中解离多，则很难通过生物膜。弱碱性药物在酸性环境中解离多，不易吸收；而在弱碱性环境中不易解离，易吸收。

二、主动转运

主动转运是指药物从低浓度一侧经生物膜向高浓度一侧转运的过程。主动转运的特点有：①逆浓度差转运；②需要载体协助；③消耗能量；④具有饱和性；⑤两种药物需用相同载体转运时，药物之间存在竞争性抑制现象。

第二节　药物的体内过程

一、药物的吸收

药物从给药部位进入血液循环的过程称为吸收(absorption)。除静脉给药外，其他血管外给药途径均存在吸收过程。药物只有经过吸收后才能发挥全身作用。有些药物只要求产生局部作用即可，则不必吸收，可局部用药，如皮肤、黏膜给药。有些药物只需在胃肠道内发挥作用即可，虽然口服给药，但也无须吸收，发挥局部作用，如抗酸药和容积性泻药。但即使是上述情况，药物也仍然可能被吸收而产生吸收作用，不同给药途径药物吸收的特点不同，药物吸收的快慢和多少，直接影响药物呈现作用的快慢和强弱。影响吸收的因素如下：

(一)给药途径和吸收部位

1. 口服给药　口服是最常用、最安全、最简便、最经济的给药途径，且大多数药物能充分吸收。由于胃的吸收面积较小，黏膜厚，排空较快，只有少部分弱酸性药物如阿司匹林、丙磺舒等可在胃内少部分吸收，绝大多数弱酸性和弱碱性药物主要在肠道吸收，小肠内 pH 值为 5.0~8.0，接近中性，吸收面积大、血流丰富、电阻低，适合于大多数药物的溶解和吸收，为吸收的主要部位。

大多数药物在胃肠道内是以简单扩散方式被吸收的。很多因素可影响胃肠道对药物的吸收，如服药时饮水量、是否空腹、胃肠蠕动度、胃肠道的 pH 值、药物颗粒大小、与胃肠道内容物的理化性相互作用(如钙与四环素类抗生素形成不可溶的复合物引起吸收障碍)等。此外，胃肠道分泌的酸和酶以及肠道内菌群的生化作用均可能在药物未被吸收时即使之破坏，如一些青霉素类抗生素因被胃酸迅速灭活而口服无效，多肽类激素如胰岛素在肠内被水解而必须采用非胃肠道途径给药。

由胃肠道吸收入门静脉系统的药物，在到达全身血液循环前必先通过肝脏，如果肝脏对其代谢能力强，或由胆汁排泄的量大，则使进入全身血液循环内的有效药物量明显减少，这种现象称为首过消除(first-pass elimination)。有的药物在被吸收进入肠壁细胞内而被代谢一部分也属首过消除。首过消除也称首过代谢(first pass metabolism)或首过效应(first pass effect)。首过消除较多的药物不宜口服给药，如硝酸甘油首过消除明显，所以采用舌下给药缓解心绞痛。

首过消除高时，生物利用度则低，机体可利用的有效药物量少。要达到治疗浓度，必须加大用药剂量。但因剂量加大，代谢产物也会明显增多，可能出现代谢产物的毒性反应。因此，在应用首过消除高的药物而决定采用大剂量口服时，应先了解其代谢产物的毒性作用和消除过程。

2. 舌下给药　舌下黏膜血流丰富，但吸收面积较小，适用于脂溶性较高、用量较小的药物。此法吸收迅速，给药方便，药物吸收后，经颈静脉、上腔静脉入右心房进入全身血液循环，可在很大程度上避免首过消除。

3. 直肠给药　直肠给药也可在一定程度上避免首过消除。如少数刺激性强的药物(如水合氯醛)或不能口服药物的病人(如小儿、严重呕吐或昏迷的病人)经肛门灌肠或使用栓剂置入直肠或结肠，由直肠或结肠黏膜吸收,起效快。直肠中、下段的毛细血管血液流入下痔静脉和中痔静脉,然后进入下腔静脉,其间不经过肝脏,由直肠或结肠黏膜吸收。若以栓剂塞入直肠上段,药物吸收后经上痔静脉进入门静脉系统,而且上痔静脉和中痔静脉间有广泛的侧支循环,因此,直肠给药的剂量仅约50%可以绕过肝脏,因此,直肠给药的剂型尤其以栓剂不宜塞入位置过深。

4. 注射给药　静脉注射避开了吸收屏障而直接入血,故作用发挥快。但因以很高的浓度、极快的速度到达靶器官,故也最危险。肌内注射时药物先沿着结缔组织向周边扩散,然后通过毛细血管壁进入血液循环,吸收速度较快且完全。皮下注射吸收较慢,有刺激性的药物可引起剧痛,透明质酸酶可促进药物通过组织进行扩散,如果注射液不含透明质酸酶(hyaluronidase),皮下注射量不可过大。注射给药吸收速度主要与局部组织血流量及药物制剂有关。如由于肌肉组织血流量较皮下组织丰富,故肌内注射比皮下注射吸收快。注射给药还可以将药物注射到身体任何部位而发挥作用,如局部麻醉。

注射给药还有动脉内和鞘内注射,二者为特殊给药途径,用以在特定的靶器官产生较高的药物浓度。

5. 经皮给药　经皮给药属于局部用药范畴,为了使某些药物血浆浓度维持较长时间,也可采用经皮肤途径给药,完整的皮肤吸收能力很差,外用药物时,因皮质腺的分泌物覆盖在皮肤表面,可阻止水溶性药物的吸收。外用药物主要发挥局部作用,皮肤角质层仅可使部分脂溶性高的药物通过,如硝酸甘油可制成缓释贴剂用于预防心绞痛发作。

6. 吸入给药　由于肺泡表面积大且肺血流丰富,因此,气态药物、挥发性液体和气雾剂等均可通过肺泡壁而被迅速吸收。一些容易气化的药物,也可采用吸入途径给药,如治疗支气管哮喘的常用药物沙丁胺醇(salbutamol);有的药物难溶于一般溶剂,水溶液又不稳定,如预防支气管哮喘的药物色甘酸钠(sodium cromoglycate),可制成直径5μm的极微细粉末以特制的吸入剂气雾吸入。此外,吸入给药也可用于鼻咽部的局部治疗。

(二)药物的理化性质

分子小、脂溶性高、溶解度大、解离度小的药物易被吸收,反之则难以吸收。

(三)吸收环境

口服给药时,胃的排空速度、肠蠕动的快慢、胃肠液的pH值、肠内容物的多少及性质、血流量均可影响药物的吸收。如胃排空延缓、肠蠕动过快或肠内容物过多等均不利于药物的吸收。

(四)药物的制剂

药物可制成多种剂型,剂型不同,药物吸收速度也不同,如片剂的崩解、胶囊剂的溶解等均可影响口服给药的吸收速度;油剂和混悬剂注射液可在给药局部滞留,使药物吸收缓慢而持久;缓释制剂利用无药理活性的基质或包衣阻止药物迅速溶出以达到非恒速缓慢释放的效果;控释制剂可以控制药物按零级动力学恒速或近恒速释放,以保持恒速吸收,保证疗效的持久性。

二、药物的分布

药物一旦被吸收进入血液循环内,便可能分布到机体的各个部位和组织。药物吸收进入血液循环后,通过各种生物膜到达靶器官和靶组织而产生的作用的过程称为药物的分布(distribution)。药物在体内的分布是不均匀的,有些组织器官药物分布浓度较高,有些组织器官药物分布浓度较低,分布浓度越高,药物在此部位作用越强,所以药物对各组织器官的作用强度不同。同时受很多因素影响,包括药物的脂溶度、毛细血管通透性、器官和组织的血流量、与血浆蛋白和组织蛋白结合能力、药物转运载体的数量和功能状态、特殊组织膜的屏障作用等。

(一)药物与血浆蛋白结合

药物可不同程度地与血浆蛋白结合,药物与血浆蛋白结合率是决定药物在体内分布的重要因素,血浆蛋白结合率高的药物起效慢、作用持续时间长;血浆蛋白结合率低的药物起效快、作用维持时间短。

1. 药物在血浆中存在的类型

(1)结合型药物:可与血浆蛋白结合的药物称结合型药物(bound drug)。

(2)游离型药物:在血浆中未与血浆蛋白结合的药物称游离型药物(free drug)。

2. 药物与血浆蛋白结合的特点

(1)结合型药物暂时失去药理活性。

(2)结合是可逆的。结合型药物与游离型药物二者同时存在于血液中,并以一定百分比的结合率存在,当血浆中游离型药物浓度降低时，部分结合型药物就解离为游离型，二者处于动态的平衡状态。

(3)结合型药物分子体积增大，不易透出毛细血管壁、血脑屏障和肾小球等生物膜，限制了其转运与分布。如磺胺嘧啶和磺胺对甲氧嘧啶，前者血浆蛋白结合率为25%，易透过血脑屏障在脑脊液中达到有效浓度，对流脑效果较好。后者与血浆蛋白结合率为80%，难以透过血脑屏障，脑脊液中浓度低，治疗流脑效果差。结合具有饱和性，当结合达到饱和时，血浆游离型药物浓度会骤升，作用增强或毒性增大。

(4)两种药物同时使用可竞争同一蛋白，而发生置换现象，如抗凝血药华法林和解热镇痛药双氯芬酸与血浆蛋白的结合率都比较高，分别为99%和98%，若两药同时应用，前者被后者置换，血浆蛋白结合率下降1%，血浆中游离型华法林将明显增多，导致抗凝血作用增强甚至出血。

(5)药物不同，其血浆蛋白结合率也不同，结合率高的药物起效慢而作用时间长。

3. 药物的理化性质和体液的pH值

脂溶性药物或水溶性小分子药物易通过毛细血管壁，由血液分布到组织；水溶性大分子药物或离子型药物难以透出血管壁进入组织，如甘露醇由于分子较大，不易透出毛细血管壁，故静脉滴注后，集中分布在血浆中，可提高血浆渗透压，使组织脱水。

多数药物为弱酸性或弱碱性，在生理情况下细胞内液pH值为7.0，细胞外液pH值为7.4。由于弱酸性药物在碱性的细胞外液中解离增多、因而细胞外液浓度高于细胞内液，升高血液pH值可使弱酸性药物由细胞内向细胞外转运，降低血液pH值则使弱酸性药物向细胞内转移，弱碱性药物则相反。因此通过改变体液的pH值可改变药物的分布，如抢救酸性药物巴比妥类中毒时，口服碳酸氢的碱化血液可促进巴比妥类弱酸性药物由脑细胞向血浆转运；同时碱化尿液，可减少巴比妥类弱酸性药物在肾小管的重吸收，加速药物从尿中排出，这是临床上抢救巴比妥类药物中毒的措施之一。

4. 药物与组织的亲和力

药物与各组织的亲和力不同，有些药物对某些组织有特殊的亲和力，在该组织的浓度较高，如碘主要集中在甲状腺中，其浓度比血浆中浓度高约25倍。

5. 局部组织器官血流量

人体各组织器官的血流量是不均衡的，药物分布的快慢与组织器官血流量有关。药物由血液向器官组织的分布速度主要决定于该组织器官的血流量和膜的通透性，如血流量大的肝、肾、脑、心等器官药物分布较快，尤其是在分布的早期，随后还可再分布(redistribution)。而皮肤、脂肪等组织，药物分布速度慢，药量少。但组织器官的血流量并不能决定药物最终的分布浓度，例如静脉麻醉药硫喷妥钠(thiopental sodium)先分布到血流量大的脑组织，发挥作用后迅速向血流量少的脂肪组织转移，效应消失，以致病人迅速苏醒，这种现象称为药物在体内的再分布。

6. 体内屏障

(1)血-脑屏障(blood-brain barrier)：是血液-脑组织、血液-脑脊液及脑脊液-脑组织三种屏障的总称。许多大分子的、高解离度的、高蛋白结合率的药物较难穿透血-脑屏障，有利于中枢神经系统内环境的相对稳定；而脂溶性高、非解离型、分子量小的药物易透过血-脑脊液屏障进入脑组织。婴幼儿血-脑屏障发育不健全，药物易通过，可引起中枢神经系统不良反应，用药要慎重。另外，在脑部有炎症时，血-脑屏障的通透性可增加，药物易进入脑组织。临床由于治疗需要，有时将药液注入脑脊液，但在注射前应将等容量的脑脊液放出，避免颅内压升高引起头痛。

(2)胎盘屏障(placental barrier)：胎盘绒毛与子宫血窦间的屏障，对胎儿是一种保护性屏障，称为胎盘屏障。该屏障由数层生物膜组成，其通透性与生物膜相似，几乎所有能通过生物膜的药物都能穿透胎盘屏障，仅是程度、快慢不同。妊娠期间用药应谨慎，禁用对胎儿发育有影响的药物，以防造成胎儿中毒或畸形。

(3)血眼屏障(blood-eye barrier)：为血-视网膜、血-房水、血-玻璃体屏障的总称。全身给药时，药物在房水、晶状体和玻璃体等组织难以达到有效浓度，采取局部滴眼或眼周边给药如结膜下注射、球后注射及结膜囊给药等，则可提高眼内药物浓度，减少全身不良反应。

三、药物的代谢(生物转化)

药物作为外源性物质进入体内后，机体要动员各种机制使药物从体内消除，药物在体内消除的重要途径就是代谢。

(一)药物代谢的概念和意义

药物在体内经过某些酶的作用，使其化学结构发生改变称为药物的代谢(metabolism)或药物的生物转化

(biotransformation)。药物经过代谢后其药理活性发生变化,大多数药物经代谢后降低或失去药理活性,称为灭活;少数药物经生物转化后才具有药理活性,称为活化,如可卡因在肝脏去甲基变成吗啡后才生效;有些药物经生物转化后,其代谢产物仍然具有药理活性,如地西泮在肝脏内转化为仍有药理活性的去甲地西泮和奥沙西泮;但也有少数药物经代谢后药理作用或毒性反而增高。如对乙酰氨基酚(paracetamol)代谢产物对肝有毒性作用,它在治疗剂量时有95%的药物经葡萄糖醛酸化和硫酸化而生成相应结合物,然后由尿排泄,另5%则在细胞色素 P_{450} 氧化酶系催化下和谷胱甘肽(glutathione)发生反应,生成硫基尿酸盐而被排泄,因此对乙酰氨基酚在按治疗量使用时是很安全的。但如超过治疗量,葡萄糖醛酸化和硫酸化途径被饱和,则细胞色素 P_{450} 催化反应途径逐渐重要,初期因谷胱甘肽量充分,仍然很少生成肝脏毒性代谢产物,但随着时间延长,肝脏谷胱甘肽消耗量超过再生量,毒性代谢产物便可蓄积,与细胞内大分子蛋白质上的嗜核基团发生反应,引起肝细胞坏死。又如异烟肼的代谢产物乙酰异烟肼对肝脏有较强的毒性。大多数药物经生物转化后,失去活性,并转化为极性高的水溶性代谢物以利于排出体外。

(二)药物代谢部位

体内各种组织均有不同程度的代谢药物的能力,但肝脏是最主要的药物代谢器官。此外,胃肠道、肺、皮肤、肾也可产生有意义的药物代谢作用。体内药物代谢有一部分可以不需要酶促而自动发生,但绝大多数药物是通过特异性细胞酶催化的。

(三)药物代谢的时相和类型

大多数药物代谢发生在吸收进入血液后肾脏排泄之前,也有少数药物代谢发生在肠腔和肠壁细胞内。药物代谢通常涉及 I 相(phase I)和 II 相(phase II)反应。

(1)I 相反应:通过引入或脱去功能基团(-OH,$-NH_2$,-SH)使原形药生成极性增高的代谢产物,包括氧化、还原、水解反应。通过此相反应,大部分药物失去药理活性,不再产生药理作用,但少数药物被活化作用增强,甚至形成毒性代谢产物。

(2)II 相反应:即结合反应。药物及代谢产物在酶的作用下,与内源性物质如葡萄糖醛酸、硫酸、醋酸等结合生成极性大易溶于水的代谢物排出体外。

(四)药物代谢酶

药物的代谢需要酶的参与,在酶的催化下才能进行,这些酶称之为药物代谢酶(drug metabolizing enzyme),简称药酶。

体内药物代谢酶主要有两类:一类是特异性酶,催化特定底物的代谢,如胆碱酯酶水解乙酰胆碱;另一类是非特异性酶,主要指存在于肝脏微粒体混合功能酶系统(主要是氧化酶系细胞色素 P_{450}、多种水解酶和结合酶等),称肝药酶或肝微粒体酶(microsomal enzyme)。此酶系统可转化数百种化合物,是促进药物转化的主要酶系统。肝药酶具有以下的特性:①选择性低,能催化多种药物。②肝药酶活性和含量不稳定,个体差异明显。③酶活性易受外界因素影响而出现增强或减弱现象。

知识拓展

细胞色素 P_{450} 酶系

细胞色素 P_{450} 酶系(cytochrome P_{450}),简称 CYP,是一类亚铁血红素-硫醇盐蛋白的超家族,参与内源性物质包括药物、环境化合物在内的外源性物质的代谢。

CYP 在哺乳动物中主要存在于微粒体和线粒体中。已发现几乎1000种,CYP 广泛分布于各种生物机体内,在人类有功能意义的就有约50种,根据氨基酸序列的同一性分为17个家族和许多亚家族。以阿拉伯数字为表示,如 CYP2D6,CYP 是细胞色素 P_{450} 的缩写,2是家族,D是亚家族,6是单个酶。CYP1, CYP2 和 CYP3 家族中各有8~10个同工酶,几乎介导人体内绝大多数药物的代谢,尤其是 CYP3A 代谢50%以上的药物。其他家族在类固醇激素、脂肪酸、维生素和其他内源性物质的合成和降解中起重要作用。

在写法上,CYP 表示酶蛋白或 mRNA,cyp 则表示编码酶蛋白的基因。如 cypla2 是编码 CYP1A2 的基因,而 CYP1A2 是 cypla2 的产物 mRNA 或蛋白。

（五）影响药物代谢的因素

1. 药酶的诱导作用和药酶的抑制作用　有些药物可以改变肝药酶的活性，而影响药物代谢的速度，进而改变药物的作用强度和维持时间的长短。凡能增强药酶活性或促进药酶生成的药物为药酶诱导剂（enzyme inducer），如苯妥英钠、利福平等。酶诱导剂可以加速某些药物和自身的生物转化，这是药物产生耐受性的原因之一，如抗癫痫药卡马西平既是酶诱导剂，还可以诱导自身代谢，连续用药出现半衰期缩短现象。凡能降低药酶活性或减少药酶生成的药物为药酶抑制剂（enzyme inhibitor），较常见的有西咪替丁、异烟肼等。药酶抑制剂可抑制药酶活性，使自身或其他药物代谢减慢，血药浓度增高，药效增强，甚至诱发毒性反应，故联合用药时应予注意。当合用药物时，酶诱导剂可使药物的效应较单用时减弱，而酶抑制剂可使药物效应较单用时增强（表 2-1）。

表 2-1　常见的酶诱导剂和酶抑制剂及相互作用

药物种类	受影响的药物
酶诱导剂：	
苯巴比妥	苯巴比妥、苯妥英钠、甲苯磺丁脲、香豆素类、氢化可的松、地高辛、口服避孕药、氯丙嗪、氨茶碱、多西环素
水合氯醛	双香豆素
保泰松	氨基比林、可的松、地高辛
卡马西平	苯妥英钠
苯妥英钠	可的松、口服避孕药、甲苯磺丁脲
灰黄霉素	华法林
利福平	华法林、口服避孕药、甲苯磺丁脲
乙醇	苯巴比妥、苯妥英钠、甲苯磺丁脲、氨茶碱、华法林
酶抑制剂：	
氯霉素	苯妥英钠、甲苯磺丁脲、香豆素类
泼尼松龙	环磷酰胺
甲硝唑	乙醇、华法林
红霉素	氨茶碱
环丙沙星、依诺沙星	氨茶碱
阿司匹林	华法林、甲苯磺丁脲
保泰松	甲苯磺丁脲、苯妥英钠
吩噻嗪类	华法林、异烟肼、对氨基水杨酸、华法林
异烟肼、对氨基水杨酸	华法林

2. 影响药酶的其他因素　肝药酶的活性和数量具有较大的个体差异性，受年龄、性别、遗传因素、病理因素和环境因素等影响，使药物的代谢速度发生变化。

四、药物的排泄

药物的排泄（excretion）是指药物的原形或代谢产物经排泄器官或分泌器官自体内排出体外的过程。肾是主要排泄器官，某些药物也可经胆管、肠道、肺、乳腺、唾液腺、汗腺及泪腺等排泄。

（一）肾脏排泄

肾脏是最重要的药物排泄器官，机体内的绝大多数代谢产物是经过肾脏排泄而从体内消除的，如乙酰唑胺（acetazolamide）、呋塞米（furosemide）。药物及其代谢产物经肾排泄的方式主要为肾小球滤过和肾小管分泌。肾小管重吸收是对已经进入尿内的药物回收再利用的过程。

1. 肾小球滤过　肾小球毛细血管膜孔较大，除结合型药物以外，其他所有未结合的游离型药物及其代谢产物均可经肾小球滤过。滤过速度取决于药物分子量和血浆内药物浓度，与血浆蛋白结合的药物可延缓滤过速度。肾小球滤过率和药物滤过速度有密切关系。

2. 肾小管分泌　近曲小管细胞能将药物自血浆分泌入肾小管内。除了特异性转运机制分泌葡萄糖、氨基酸外，经肾小管分泌而排泄的药物遵循主动转运的规律，肾小管上皮细胞有两类转运系统（有机酸和有机碱转运系统），分泌机制相同的两类药物合用时，通常分泌速度较慢的药物能更有效地抑制分泌速度较快的药物，经同一载体转运存在竞争性抑制现象。如丙磺舒（probenecid）为弱酸性药，通过酸性药物转运机制经肾小管分泌，因而可竞争性地抑制经同机制排泄的其他酸性药，如青霉素，因此，当丙磺舒与青霉素合用时，两药竞争肾小管细胞上的有机酸载体转运系统，丙磺舒可抑制青霉素主动分泌，提高青霉素的血药浓度，增强疗效并延长作用时间，可用于少数重症感染。丙磺舒也可通过同样机制使对氨水杨酸（para-a minosalicylic acid）及头孢噻啶毒性反应增强。

许多药物和近曲小管上的主动转运载体的亲和力显著高于和血浆蛋白的亲和力，因此，和肾小球滤过不同，肾小管分泌药物的速度不受血浆蛋白结合的影响，如对氨马尿酸（a minohippuric acid）的血浆蛋白结合率约90%，但90%的药物在一次通过肾脏时即被分泌入肾小管内。

3. 肾小管重吸收　有些药物经肾小球滤过后，在肾小管中又部分被重吸收，重吸收的多少与药物的脂溶性、解离度、尿液的pH值有关。

（1）脂溶性：脂溶性高、非解离型的药物重吸收得多，排泄得慢；而水溶性药物重吸收较少，排泄得快。

（2）尿量：尿量增多，尿液中药物浓度降低，重吸收减少，加快药物的排泄。

（3）尿液pH值：尿液pH值能影响药物的脂溶性和解离度，因而也影响药物在远曲小管的重吸收。弱酸性药物在碱性尿液中解离增多，重吸收减少；在酸性尿液中解离减少，重吸收增多。弱碱性药物与之相反。利用这一规律可改变药物的排泄速度，如弱酸性药物巴比妥类中毒时，静滴碳酸氢钠碱化尿液，促进巴比妥类药物的解离，以加快排泄，达到解救中毒的目的。

药物在肾小管内随尿液的浓缩其浓度逐渐升高，如链霉素在肾小管内浓度比血中浓度高几十倍，有利于泌尿道感染的治疗，但也增加了对肾的毒性作用；有的药物在肾小管的浓度超过了其溶解度如磺胺药，可在肾小管内析出结晶，引起肾损害。

肾功能不全时，以肾脏排泄作为主要排泄途径的药物消除速度减慢，易发生蓄积中毒；同时为避免加重肾脏损伤，还应禁用或慎用对肾脏有损害的药物。

（二）胆汁排泄

有些药物及其代谢物可经胆汁主动排泄。经胆汁排泄的药物胆管内药物浓度较高，可用于治疗胆管疾病，如红霉素、四环素、利福平等。自胆汁排入十二指肠的结合型药物，在肠中经水解后再吸收，形成肠肝循环（enterohepatic cycle），肠肝循环可使药物作用时间明显延长。

（三）其他排泄途径

药物也可经汗液、唾液和泪液等排泄，但量很少，不做主要排泄途径。经这些途径的排泄主要是依靠脂溶性分子型药物通过腺上皮细胞进行被动扩散，与pH值有关。药物也可以主动转运方式分泌入腺体导管内。排入腺体导管内的药物可重吸收。

1. 唾液　经唾液进入口腔的药物吞咽后可被再吸收。某些药物在唾液内的浓度和血浆内药物浓度平行，如甲硝唑，在采血困难时可采唾液测定药物浓度，由于唾液标本易采集，可作为无痛性药检的采样及临床血药浓度检测。

2. 乳汁　药物经乳汁排泄的特点与上述相同。因乳汁酸度较血浆高，又富含脂质，因此，脂溶性强或弱碱性药物在乳汁内的浓度较血浆内浓度略高，易由乳汁排泄，如吗啡、丙硫氧嘧啶等，故哺乳期妇女用药应予以注意，以免对婴幼儿引起不良反应；非电解质类（如乙醇、尿素）易进入乳汁达到与血浆相同浓度。

3. 肺　挥发性的药物可经肺呼气排出，如麻醉药乙醚、乙醇，检测呼气中乙醇的浓度，可判定是否酒驾。

4. 汗腺和皮肤　少部分利福平可经汗腺排出，使汗液呈现橘红色；有些药物也可以经头发和皮肤排泄，但量很少，以高敏感的方法测定这些组织内的有毒金属具有法医学意义。

此外，药物也可通过胃肠道壁脂质膜自血浆内以被动扩散方式排入胃肠腔内，位于肠上皮细胞膜上的P-糖蛋白也可直接将药物及其代谢产物直接从血液内分泌排入肠道。

第三节　药物代谢动力学的一些基本概念和参数

一、时量关系和时效关系

药物的体内过程是一个连续变化的动态过程，随时间的变化，体内的药量或血药浓度及药物的作用强度也会随之变化，这种动态变化过程，可用时量关系和时效关系来表示。

时量关系是指时间与体内药量或血药浓度的关系，即血药浓度随时间的推移而发生变化的规律。时效关系是指时间与作用强度的关系，即药物的作用强度随时间变化的动态变化过程。以时间为横坐标，体内的药量或血药浓度为纵坐标，得到的曲线为时量关系曲线，将药物的作用强度作为纵坐标，得到的曲线为时效关系曲线。由于血药浓度与药物效应呈正相关，时效曲线的形态和意义与时量曲线相似，又因血药浓度的变化易于监测，所以时量曲线更为常用。以单次血管外给药为例，药物的时量关系和时效关系经历三个阶段(图 2-2)。

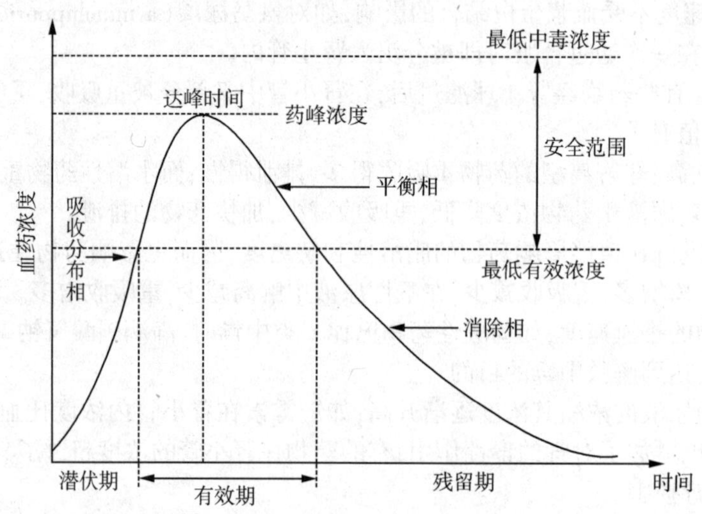

图 2-2　单次血管外给药的时量(效)关系曲线

由图 2-2 可见，给药后，血药浓度逐渐上升形成曲线的上升部分，主要为药物的吸收和分布过程，吸收快的药物曲线升段坡度陡，在出现疗效前的一段时间称为潜伏期；当药物的吸收速度和药物的消除速度相等时达峰浓度，从给药时至峰浓度的时间称为达峰时间；以后血药浓度逐渐下降而形成曲线的下降部分，为药物的消除过程；药物维持最小有效血药浓度或基本疗效的持续时间为持续期；当达到最低有效浓度时，药物作用开始消失，从体内药物浓度降到最小有效浓度以下到在体内完全消除的时间称为残留期。由图 2-2 可见单次血管外给药后药物的吸收、分布、代谢和排泄无严格的分界线，如上升支主要是吸收，当大部分药物吸收后分布占主要部分，与此同时也有少量药物开始代谢和排泄，当各组织间的分布达到相对平衡后，代谢和排泄逐渐占主要部分，为曲线的下降支。

峰浓度的大小与给药剂量有关，残留期的长短反映了药物消除的快慢。因此，在临床用药时，为了更好地发挥药物的疗效，可测定病人体内的血药浓度，以便确定合理的给药剂量和给药间隔时间。

二、药物的消除动力学

药物自血浆的消除是指进入血液循环的药物由于分布、代谢和排泄，使血药浓度不断衰减的过程。药物的消除方式有：

1. 一级消除动力学　即单位时间内体内药量以恒定比例消除，又称恒比消除。也就是单位时间内血中药物消除速率与血浆药物浓度成正比，即血药浓度高，单位时间内消除的药量多；当血药浓度降低后，单位时间内药物消除速率也成比例下降。机体消除功能正常，体内药量未能超过机体的最大消除能力时，如大多数药物在治疗量时的消除，属于恒比消除。

2. 零级消除动力学　即单位时间内体内药量以恒定的量进行消除，又称恒量消除。也就是血中药物消除速率与血浆药物浓度无关，即不论血药浓度高低，单位时间内消除的药物量不变。当机体消除功能低下或用药剂量过大，超过机体的最大消除能力时，机体消除能力达饱和，此时药物按恒量消除。

3. 混合消除动力学　有些药物在体内可表现为混合消除动力学，如苯妥英钠、水杨酸、乙醇等。小剂量或低浓度用药时属于恒比消除方式，即按一级动力学消除；大剂量或高浓度时则按恒量消除方式消除，即按零级动力学消除，当消除到小剂量水平时又转为恒比消除。

三、药物的血浆半衰期（half life time，$t_{1/2}$）

血浆药物浓度下降一半所需的时间称为药物的血浆半衰期（half-time of life，$t_{1/2}$），其半衰期的长短可反映药物在体内的消除速度。半衰期短的药物消除速度快；半衰期长的药物消除速度慢。大多数药物的消除速率属于恒比消除，其半衰期是恒定的，不随血药浓度的高低和给药途径的变化而改变。但肝肾功能不全时，药物的半衰期可能延长，易发生蓄积中毒，护士用药时应注意。

血浆半衰期是药物消除速率的重要指标，其意义有：①药物分类的依据。根据药物的血浆半衰期将药物分为短效类、中效类和长效类。②根据半衰期可确定给药间隔时间，通常给药间隔时间约为 1 个半衰期。半衰期过短的药物，若毒性小时，可加大剂量并使给药间隔时间长于半衰期，这样既可避免给药过频，又可在两次给药间隔内仍保持较高血药浓度。如青霉素的半衰期仅为 1 h，但通常每 6~12 h 给予大剂量治疗。③预测药物基本消除的时间。恒比消除的药物，一次给药后经过 4~5 个半衰期，药物从体内消除 96%以上，可认为药物基本消除。④预测药物达稳态血药浓度的时间。以半衰期为给药间隔时间，分次恒量给药，经 4~5 个半衰期可达稳态血药浓度。

四、稳态血药浓度

以半衰期为给药间隔时间，恒量恒速给药后，体内药量逐渐累积，约经 5 个半衰期，血药浓度基本达稳态水平，此称为稳态血药浓度（steady-state concentration，Css）或坪值（plateau）。达坪值时药物吸收量和消除量基本相等（图 2-3）。稳态浓度的高低取决于恒量给药时每次给药的剂量，剂量大则稳态浓度高，剂量小则稳态浓度低；稳态浓度的波动幅度与给药间隔成正比，单位时间内给药总量不变时，延长或缩短给药间隔，影响血药浓度的波动幅度。如病情需要血药浓度立即达坪值时，可采取首次剂量加倍的方法，此种给药方法在 1 个半衰期内即能达坪值，首次剂量称为负荷量，给予负荷量是快速、有效的给药方法，但仅适用于安全范围大、起效较慢的药物。

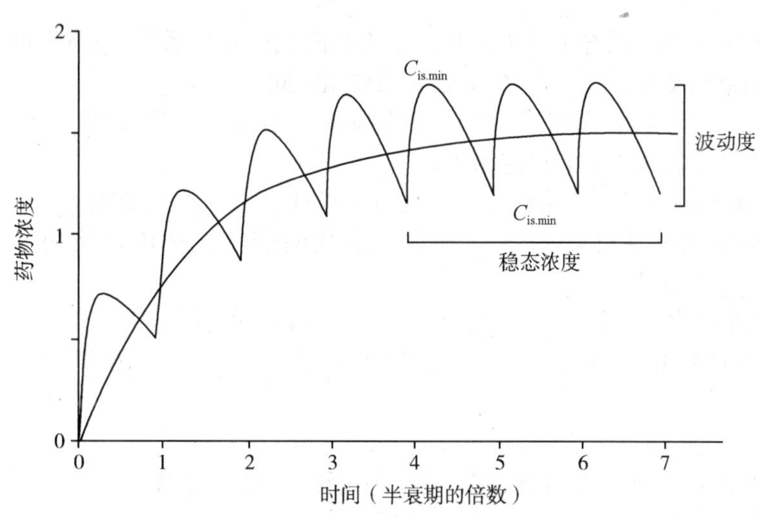

图 2-3　按半衰期给药的血药浓度变化示意图

五、生物利用度

药物经血管外途径给药后吸收到达全身血循环内药物的百分率称生物利用度（bioavailability，F），其计算公式为：

$$F = A/D \times 100\%$$

A 为体内药物总量，D 为用药剂量。

生物利用度可分为绝对生物利用度和相对生物利用度。生物利用度是通过比较药物在体内的量来计算的。药物在体内的量以药-时间曲线下面积（AUC）表示。因静脉注射后的生物利用度应为 100%，因此，如以血管外给药的 AUC 和静脉给药的 AUC 进行比较，则可得到绝对生物利用度：

$$绝对生物利用度=\frac{血管外给药\ AUC}{静脉给药\ AUC}\times 100\%$$

如对同一血管外给药途径的某一种药物制剂(如不同剂型、不同厂家的相同剂型等)的 AUC 相同的标准制剂进行比较,则可得到相对生物利用度:

$$相对生物利用度=\frac{受试制剂\ AUC}{标准制剂\ AUC}\times 100\%$$

生物等效性(bioequivalence)如果药品含有同一有效成分,而且剂量、剂型和给药途径相同,则它们在药学方面应是等同的。两个药学等同的药品,若它们所含的有效成分的生物利用度无显著差别,则称为生物等效。因为生物利用度表示药物进入人体大循环内的速度和数量,所以它是含量相同的不同制剂能否产生相同的治疗效应,亦即是否具有生物等效性的依据。

有的时候,不同药厂生产的同一种剂型的药物,甚至同一个药厂生产的同一种药品的不同批产品,生物利用度可以有很大的差别,其原因有品型、颗粒大小或药物的其他物理特性以及处方和生产质量控制不良,因为这些因素影响制剂的崩解和溶解,从而改变药物的吸收速度和程度。不同药物制品的生物不等效性是临床中一个应注意的问题,特别是治疗指数低或量效曲线陡的药物如苯妥英钠、地高辛等。

测试练习

一、名词解释

1. 首过消除 2. 肝肠循环 3. 肝药酶诱导剂 4. 肝药酶抑制剂 5. 血浆半衰期 6. 稳态血药浓度 7. 生物利用度 8. 恒比消除 9. 恒量消除

二、填空题

1. 药物的体内过程包括________、________、________和________。

2. 丙磺舒与青霉素合用,两药竞争肾小管细胞上的有机酸载体转运系统,丙磺舒可________青霉素主动分泌,________青霉素的血药浓度,________疗效并延长作用时间。

3. 1 次给药经过________个半衰期后,可认为药物基本消除。如果每隔 1 个半衰期给药 1 次,经________个半衰期后,血药浓度基本达到稳定水平。

4. 弱酸性药物在弱碱性环境中,解离度________,分子极性________,脂溶性________。

5. 药酶抑制剂可使肝药酶活性________,导致经肝代谢药物在体内停留时间________,血药浓度________,药理活性________,毒性________。

6. 药物在体内的消除动力学可分为________和________两种方式。

7. 经胆汁排泄的药物被排入肠道后,可被重吸收而形成________,使作用时间________,排泄速度________。

三、选择题

(一)以下每题有 A、B、C、D、E 五个备选答案,请从中选择一个最佳答案。

1. 发挥药效最快的给药途径是( )。(护考真题)

A. 静脉注射 B. 外敷 C. 肌内注射 D. 皮下注射 E. 口服

2. 气体、易挥发的药物或气雾剂宜选择( )。

A. 直肠给药 B. 雾化吸入 C. 肌内注射 D. 舌下注射 E. 口服

3. 生物利用度是指( )。

A. 药物消除的速度
B. 药物跨膜转运的速度
C. 药物分布到靶器官的量
D. 药物被机体吸收利用的程度
E. 药物吸收进入血液循环的量

4. 生物利用度是反映什么的指标( )。

A. 蓄积 B. 分布 C. 吸收 D. 生物转化 E. 消除

5. 当以 1 个半衰期为给药间隔时间恒量给药时，血药浓度达到稳态时需给药（　　）。

A. 1 次　B. 2 次　C. 3 次　D. 4 次　E. 5 次

6. 首过消除明显的药物不宜（　　）。

A. 肌内注射　B. 舌下含服　C. 口服　D. 静脉注射　E. 皮下注射

7. 弱酸性药物在碱性尿液中（　　）。

A. 解离少，重吸收少，排泄慢　B. 解离多，重吸收多，排泄慢

C. 解离多，重吸收少，排泄快　D. 解离少，重吸收少，排泄快

E. 解离少，重吸收多，排泄慢

8. 恒比消除药物静注后 1 h 测得血浓度为 200 mg/L，经 6 h 后测血药浓度为 25 mg/L，该药的血浆半衰期是（　　）。

A. 6 h　B. 4 h　C. 8 h　D. 2 h　E. 1 h

9. 药物与血浆蛋白结合后其（　　）。

A. 作用增强　B. 暂时失活　C. 转运加快　D. 代谢加快　E. 排泄加快

10. 药物在体内代谢的主要器官是（　　）。

A. 胃肠　B. 肺脏　C. 脾脏　D. 肾脏　E. 肝脏

11. 参与大多数药物在体内生物转化的酶是（　　）。

A. 单胺氧化酶　B. 葡萄糖醛酸转移酶

C. 脱氢酶　D. 肝脏微粒体混合功能氧化酶（肝药酶）

E. 水解酶

12. 下列关于肝药酶的叙述错误的是（　　）。

A. 选择性低　B. 能催化多种药物

C. 个体差异明显　D. 酶活性易受外界因素影响而出现增强或减弱现象

E. 药物对其活性无影响

13. 经肝代谢的药物与药酶诱导剂合用后其效应（　　）。

A. 明显增强　B. 完全消除　C. 无变化　D. 增强　E. 减弱

14. 机体排泄药物的主要器官是（　　）。

A. 肾脏　B. 汗腺　C. 唾液腺　D. 胃肠道　E. 胆管

15. 药物半衰期（$t_{1/2}$）是指（　　）。

A. 稳态血药浓度下降一半所需时间　B. 组织中药物浓度下降一半所需时间

C. 肝脏药物浓度下降一半所需时间　D. 有效血药浓度下降一半所需时间

E. 血浆药物浓度下降一半所需时间

16. 为了迅速达到稳态血药浓度，可采取（　　）。

A. 增加每次给药量　B. 首剂加倍

C. 增加给药次数，不改变单次给药量　D. 缩短给药间隔，增加单次给药量

E. 延长给药间隔

17. 半衰期的长短取决于（　　）。

A. 消除速度　B. 给药速度　C. 吸收速度　D. 转运速度　E. 转化速度

18. 确定给药间隔的依据（　　）。

A. 稳态血药浓度　B. 半衰期　C. 吸收的快慢　D. 药物的分布　E. 主要代谢的器官

19. 某药物半衰期为 9 h，一次给药后从体内基本消除的时间是（　　）。

A. 1 d 左右　B. 2 d 左右　C. 3 d 左右　D. 5 d 左右　E. 10 d 左右

20. 药酶诱导剂对药物代谢的影响是（　　）。

A. 药物在体内停留时间延长　B. 代谢加快

C. 毒性增大　D. 血药浓度升高　E. 代谢减慢

21. 影响药物分布的因素不包括（　　）。

A. 药物与组织的亲和力　B. 吸收环境　C. 体液的 pH 值

D. 血脑屏障　　E. 药物与血浆蛋白结合率

22. 关于药物体内排泄的叙述,错误的是(　　)。

A. 药物经肾小球滤过,经肾小管排出　　B. 有肝肠循环的药物影响药物排出时间

C. 有些药物可经肾小管分泌排出　　D. 弱酸性药物在酸性尿液中排出较多

E. 极性大的药物易排出

23. A、B 两药竞争性与血浆蛋白结合,单用 A 药时血浆半衰期为 5 h,A、B 两药合用后半衰期应是(　　)。

A. <5 h　　B. >5 h　　C. =5 h　　D. >15 h　　E. >10 h

24. 某药物半衰期为 12 h,按 1 个半衰期为给药间隔时间,达坪值的时间应为(　　)。

A. 0.5 h　　B. 1 h　　C. 1.5 h　　D. 2.5 h　　E. 5 h

25. 肾功能不全时,用药需要减少剂量的是(　　)。

A. 所有药物　　B. 从肾排泄的药物　　C. 经肝代谢的药物　　D. 从胆汁排泄的药物

E. 从胃肠道给药的药物

26. 李先生,38 岁。因患急性扁桃体炎就诊,医生给予磺胺,并嘱首次剂量加倍服用,原因是(　　)。

A. 减小副作用　　B. 延长作用时间　　C. 预防耐药性形成

D. 在一个半衰期内达到稳态血药浓度　　E. 缩短半衰期

27. 张爷爷,63 岁。心慌、气短、呼吸困难,心率 120 次/min,口唇发绀、颈静脉怒张、肝脾肿大、下肢水肿,诊断为充血性心力衰竭,给予地高辛每日 0.25 mg 治疗,已知地高辛半衰期为 36 h,估计病人用药后约几天上述症状得到改善(　　)。

A. 3 d 左右　　B. 5 d 左右　　C. 7 d 左右　　D. 9 d 左右　　E. 11 d 左右

28. 张爷爷,63 岁。患冠心病,近期心绞痛发作,医生给予硝酸甘油 0.5 mg,嘱其舌下含服,其目的是(　　)。

A. 减少毒性反应　　B. 避免首关消除　　C. 防止产生耐受性　　D. 防止耐药性产生

E. 减少胃肠道反应

29. 下列关于药物其他排泄途径叙述错误的是(　　)。

A. 脂溶性强或弱碱性药物易由乳汁排泄

B. 乙醇挥发性高,可以经肺排出,可测定呼气中的浓度判定是否酒驾

C. 可经唾液排泄的药物,唾液的药物浓度与血药浓度相平行

D. 脂溶性强或弱酸性药物易由乳汁排泄

E. 药物也可以经头发和皮肤排泄

30. 甄先生,39 岁。因酒精中毒入院,其体内的乙醇按下列何种方式消除(　　)。

A. 一级动力学消除　　B. 恒比消除　　C. 零级动力学消除　　D. 恒量消除　　E. 混合速率消除

31. 白女士,28 岁。因过量服用某药物导致中毒,遵医嘱给予碳酸氢钠碱化尿液和体液后,在病人尿液中监测到该药物浓度明显升高,请问该药物是(　　)。

A. 酸性药物　　B. 碱性药物　　C. 弱碱性药物　　D. 中性药物　　E. pH 值>7 的药物

32. 张女士,40 岁,慢性心功能不全患者。医嘱为地高辛每日 0.25 mg 口服,并嘱咐其连续用药期间须选择同一药厂、同一剂型,最好为同一批号的产品。其原因是(　　)。

A. 生物利用度相对稳定,可确保疗效,又不致中毒

B. 利益驱动　　C. 更换其他药厂的产品无效

D. 医生用药习惯　　E. 推销该产品

(二)以下提供若干个案例,每个案例下设若干个试题。请根据各试题题干所提供的信息,在每题下面的 A、B、C、D、E 五个备选答案中选择一个最佳答案。

(33~35 题共用题干)

患者,男,70 岁,误服大剂量苯巴比妥(酸性药物)后出现昏迷、呼吸抑制、反射减弱等症状,急诊就医。

33. 患者出现的不良反应属于(　　)。

A. 副作用　　B. 毒性反应　　C. 后遗效应　　D. 成瘾性　　E. 继发反应

34. 应选用何种药物抢救患者，促进苯巴比妥排泄（　　）。
A. 碱性药物　B. 酸性药物　C. 大分子药物　D. 小分子物质
E. 与血浆蛋白结合率高的药物
35. 该药物可影响苯巴比妥（　　）。
A. 吸收　B. 分布　C. 代谢　D. 排泄　E. 储存
（36～38 题共用题干）
患者，女，55 岁，因误服巴比妥类药物（酸性药物）后，医嘱给予碳酸氢钠静脉滴注。
36. 应用碳酸氢钠的目的是（　　）。
A. 加速巴比妥类药物排泄　B. 促进巴比妥类药物生物转化过程
C. 防治巴比妥类药蓄积　D. 减少后遗症
E. 产生协同作用
37. 巴比妥类药物中毒为何给予碳酸氢钠静脉滴注（　　）。
A. 干扰酶的活性　B. 缩短半衰期　C. 影响细胞膜转运
D. 碱化尿液和血液可减少毒物吸收，促进排泄　E. 防治进入血脑屏障
38. 为减少巴比妥类药物吸收，洗胃应选用（　　）。
A. 5%醋酸钠　B. 2%～4%碳酸氢钠　C. 葡萄糖　D. 盐酸　E. 牛奶

四、简答题

1. 简述半衰期的意义。
2. 什么是药酶抑制剂？有何临床意义？
3. 在进行药物治疗前，应做到哪些给药前评估？

五、论述题

刘女士在服用解热镇痛抗炎药阿司匹林后，测得在酸性尿液中排出率为 5%，用碳酸氢钠碱化尿液后，其排出可增加 85%。试分析：阿司匹林在酸性和碱性尿液中排出率差别巨大的原因是什么？

六、案例分析

（一）患者，男，50 岁。在医院检查后，发现血液黏稠度高，有血栓栓塞，遵医嘱，口服华法林治疗，最近因冬季寒冷，风湿性关节炎发病，未遵医嘱，同时自行服用双氯芬酸钠，服药后发生严重的出血现象。试分析：
1. 双氯芬酸钠和华法林分别属于哪类药物？
2. 同时服用双氯芬酸钠后，为何会发生出血现象？

（二）患者，女，51 岁，因癫痫全身强制痉挛性发作，长期使用苯妥英钠，每天口服 300 mg，血药浓度检测为 19.3 mg/L。10 d 前因斑疹伤寒加用氯霉素，近日感觉眼球震颤、眩晕、复视，血药浓度检测为 28.4 mg/L。试分析：产生这种现象的原因，此现象如何防治？

参考答案

一、名词解释

1. 由胃肠道吸收入门静脉系统的药物，在到达全身血液循环前必先通过肝脏，如果肝脏对其代谢能力强，或由胆汁排泄的量大，则使进入全身血液循环内的有效药物量明显减少，这种现象称为首过消除。
2. 自胆汁排入十二指肠的结合型药物，在肠中经水解后再吸收，形成肠肝循环。
3. 凡能增强药酶活性或促进药酶生成的药物为药酶诱导剂。
4. 凡能降低药酶活性或减少药酶生成的药物为药酶抑制剂。
5. 血浆药物浓度下降一半所需的时间称为药物的血浆半衰期。
6. 以半衰期为给药间隔时间，恒量恒速给药后，体内药量逐渐累积，约经 5 个半衰期，血药浓度基本达稳态水平，此称为稳态血药浓度。
7. 药物经血管外途径给药后吸收到达全身血循环内药物的百分率称生物利用度。
8. 即单位时间内体内药量以恒定比例消除，又称一级消除动力学。
9. 即单位时间内体内药量以恒定的量进行消除，又称零级消除动力学。

二、填空题

1. 药物的吸收;药物的分布;药物的代谢;药物的排泄。

2. 抑制;升高;增强。

3. 4~5;4~5。

4. 增大;大;小。

5. 降低;延长;上升;增强;增大。

6. 一级消除动力学;零级消除动力学。

7. 肝肠循环;延长;减慢。

三、选择题

1. A 2. B 3. D 4. C 5. E 6. C 7. C 8. D 9. B 10. E 11. D 12. E 13. E 14. A 15. E 16. B 17. A 18. B 19. B 20. B 21. B 22. D 23. B 24. D 25. B 26. D 27. C 28. B 29. D 30. E 31. A 32. A 33. B 34. A 35. D 36. A 37. D 38. B.

四、简答题

1. ①药物分类的依据,根据半衰期将药物分为短效类、中效类和长效类;②确定给药间隔时间;③预测药物基本消除的时间;④预测连续给药达到稳态血药浓度的时间。

2. 凡能降低药酶活性或减少药酶生成的药物为药酶抑制剂。

意义:经肝代谢的药物与药酶抑制剂合用,可减缓药物的代谢,增高血药浓度,增强疗效。

3. 在临床用药中护士应做到的用药前评估是:

(1)按照护理程序对病人进行护理评估,了解病人的病史和用药史,尤其要了解药物过敏史。

(2)了解病人的身体状况,判断是否有药物禁忌证。

(3)了解病人辅助检查相关的结果,特别是肝功能、肾功能、心功能、心电图检查、血常规及电解质检查等。

(4)熟悉所用药物的作用、临床应用、不良反应及用药护理措施、用法、用量、药物相互作用和禁忌证。理解医生的用药目的,根据病情审查医嘱,若对医嘱有疑义,应及时与医生沟通。

五、论述题

尿液 pH 值能影响药物在远曲小管的重吸收。阿司匹林为酸性药物,碳酸氢钠为碱性药物。阿司匹林(酸性药物)在酸性尿液中解离减少,重吸收增多,排泄慢。使用碳酸氢钠碱化尿液后,阿司匹林在碱性尿液中解离增多,重吸收减少,排泄加快,以达到解救中毒的目的。

六、案例分析

案例分析(一)

1. 双氯芬酸为解热镇痛抗炎药物,华法林为体内抗凝血药物。

2. 两种药物同时使用可竞争同一蛋白,而发生置换现象,抗凝血药华法林和解热镇痛药双氯芬酸与血浆蛋白的结合率都比较高,分别为 99%和 98%,若两药同时应用,前者被后者置换,血浆蛋白结合率下降 1%,血浆中游离型华法林将明显增多,导致抗凝血作用增强甚至出血。

案例分析(二)

氯霉素为肝药酶抑制剂,可使肝药酶活性降低,使经肝代谢的苯妥英钠代谢减少,血药浓度增高,则可出现眼球震颤、眩晕、复视等毒性反应。

此时应该减少苯妥英钠的用药剂量。

(谢 田)

第三章　药物效应动力学

学习目标

知识目标

1. 掌握药物作用的两重性、不良反应的类型及药物作用的受体机制。
2. 熟悉药物作用的概念、特点及量-效关系。
3. 了解药物的其他作用机制及受体的调节。

能力目标

熟练掌握护士在用药护理中的基本技能，具备正确判断药物不良反应的能力。

态度目标

学会用辩证唯物主义观点认识药物，养成良好的职业素养。

案例导学

某男士在歌厅昏迷后被急诊送入医院抢救，无陪同人员，无任何病史提供。入院时昏迷，口唇发绀，呼吸频率每分钟5次或6次，瞳孔呈针尖样大小，体格检查示全身外周静脉遍布注射痕迹，初步诊断为急性阿片类药物中毒。经对症治疗和注射纳洛酮（阿片受体阻断药）后病人清醒。后病人承认自己注射阿片类药物。试分析：

1. 药物不良反应有哪些类型？
2. 该不良反应属于哪一种类型？
3. 纳洛酮的用药依据是什么？

药物效应动力学简称药效学，研究药物对机体的作用及作用机制，可为临床合理用药和新药研发奠定基础。

第一节　药物的作用

药物作用是指药物对机体的初始作用，是动因；药理效应是药物作用的结果，是机体反应的表现。由于二者意义相近，在习惯用法上并不严加区别。但当二者并用时，应体现先后顺序。

一、药物的基本作用

药物的基本作用是指药物对机体原有功能活动的影响。根据药物作用的结果，将其分为兴奋作用和抑制作用。

1. 兴奋作用（excitation action）　药物使原有功能活动增强的作用称为兴奋作用，如乙酰胆碱可使腺体分泌增多，肾上腺素可使心率加快，强心苷可以增强心肌收缩力等。

2. 抑制作用（inhibition action）　药物使原有功能活动减弱的作用称为抑制作用，如阿托品可以使腺体分泌减少，吗啡可以抑制呼吸，地西泮可以镇静催眠等。

在一定条件下，药物的兴奋和抑制作用可相互转化，如中枢神经兴奋过度时，可出现惊厥，长时间的惊厥又会转为衰竭性抑制（超限抑制），甚至死亡。有些药物的兴奋和抑制作用并不是单一出现的，在同一机体内药物对不同的器官可以产生不同的作用，如阿托品对心脏呈现兴奋作用，而对腺体则呈现抑制分泌的作用。

二、药物作用的主要方式

1. 局部作用和吸收作用　局部作用（local action）是指药物被吸收入血之前，在用药部位所产生的作用，如碘酊、酒精对皮肤表面的消毒作用，口服抗酸药的中和胃酸作用，局麻药的局部麻醉作用。吸收作用(absorption action)是指药物进入血液循环后，随血流分布到全身各组织器官后所呈现的作用，如地西泮的镇静催眠作用，阿司匹林的解热镇痛作用。

2. 直接作用和间接作用　药物直接作用于组织或器官引起的效应称为直接作用(direct action)，又称原发作用；而由直接作用引发的其他作用称为间接作用(indirect action)，又称继发作用。如强心苷能选择性的作用于心肌，使心肌收缩力增强，增加衰竭心脏的排出量，此作用为强心苷的直接作用。强心苷在增强心肌收缩力，增加心排出量的同时，可反射性提高迷走神经的兴奋性，使心率减慢，此作用为强心苷的间接作用。

三、药物作用的选择性

多数药物在一定剂量下，对某组织或器官产生明显的作用，而对其他组织或器官的作用不明显或无作用，此称为药物作用的选择性(selectivity)。药物作用的选择性是临床选择用药的基础，大多数药物都有各自的选择作用，在临床选择用药时，要尽可能选用那些选择性高的药物。药物的选择作用是相对的，随着给药剂量的增加，药物作用范围逐渐扩大，选择性逐渐降低，例如尼可刹米在治疗剂量时可选择性兴奋延髓呼吸中枢，大剂量使用时，则可广泛兴奋中枢神经系统，甚至引起惊厥。所以，临床选择用药时，既要考虑药物的选择作用，又应控制给药剂量，保证治疗效果的同时注意用药安全。

四、药物作用的两重性

药物的作用具有两重性，即在药物产生防治作用的同时，也会产生对机体不利的不良反应，药物的防治作用和不良反应常同时存在，这就是药物作用的两重性。因此，临床选择药物时，应充分考虑患者病情、药物安全性及有效性，认真权衡利弊，不可盲目选择。

(一)防治作用

防治作用分为预防作用和治疗作用(therapeutic effect)。

1. 预防作用　是指提前用药，防治疾病或症状发生的作用。例如接种卡介苗预防结核病，儿童服用维生素D预防佝偻病。

2. 治疗作用　是指凡符合用药目的或能达到治疗疾病效果的作用。根据治疗目的的不同，将治疗作用分为对因治疗和对症治疗。对因治疗是指针对病因用药治疗，用药目的是消除原发致病因子，彻底治愈疾病，也称治本，如青霉素治疗链球菌引起的中耳炎。对症治疗是指用来缓解疾病症状的治疗，也称治标，如使用吗啡缓解骨折剧痛。

临床运用药物治疗时，应根据病人的具体情况，遵循“急则治其标，缓则治其本，标本兼治”的原则。一般情况下，对因治疗比对症治疗更为重要，应首先选择对因治疗。但是对于尚未查明病因或明确诊断暂时无法根治的疾病，对症治疗是不可缺少的，例如一些严重危及生命的症状如高热、休克、惊厥等，应积极采取对症治疗，以防病情进一步恶化，为对因治疗争得时间，降低病死率。

(二)不良反应(adverse reaction)

凡不符合用药目的，并给病人带来不适或痛苦的有害反应，统称为不良反应。任何药物都有一定的不良反应，多数不良反应是可以预知的，在用药期间应采取有效措施，尽可能避免不良反应的发生。某些药物产生的不良反应是较难恢复的，由此造成的疾病称为药源性疾病(drug induced disease)。

知识拓展

药物不良反应的分型

药物不良反应有多种分类方法，通常按其与药理作用有无关联而分为A、B两型。

A型反应又称为剂量相关的不良反应，是药理作用增强所致，常和剂量有关，可以预知，发生率高而死亡率低，如抗凝血药所致的出血。药物的副作用、毒性反应均属于A型不良反应；继发反应、后遗效应、停药反应、依赖性等由于与常规药理作用有关，也属于A型反应范畴。

B型反应又称为剂量不相关的不良反应，是一种与正常药理作用完全无关的异常反应，难以预知，发生率很低，但死亡率高。药物变态反应和特异质反应均属B型反应。

1. 副反应(side reaction)　是指药物在治疗量时与治疗作用同时出现,与用药目的无关的作用,又称副作用。副反应是药物的固有反应,多数较轻微并可预知。由于药物选择性低,药理效应涉及多个器官,当某一效应成为治疗作用时,其他效应就可能成为副反应。每个药物的副反应与治疗作用不是固定的,可随用药目的的不同而相互转化,如阿托品用于麻醉前给药时,其抑制腺体分泌的作用为治疗作用,而松弛胃肠平滑肌引起腹气胀则为副作用;当阿托品用于治疗胃肠绞痛时,松弛胃肠道平滑肌的作用为治疗作用,抑制腺体分泌引起口干则成为副反应。因此,在用药护理中,对一些不适症状较明显的副反应,应及时向病人解释,避免发生不必要的恐慌。采取相应措施可以避免或减轻,如抗癫痫药苯妥英钠,由于碱性强对消化道有局部刺激作用,故可以采取饭后服用的方法来减轻此副反应。

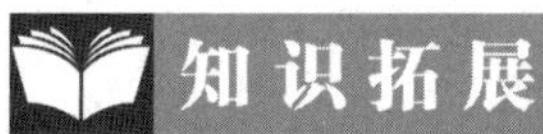

反应停事件

沙利度胺最早由德国格仑南苏制药厂开发,1957年作为镇静催眠剂以“反应停”为商品名上市。该药物具有显著的中枢神经抑制作用,对孕妇早期妊娠呕吐具有极好的治疗效果。因其疗效显著,在欧洲曾被广泛用于孕妇的早期妊娠反应,被鼓吹是“孕妇的理想选择”而风靡欧洲各国和加拿大。但是几年后发现,用过此药的孕妇常分娩出四肢短小的畸形儿,形同海豹,被称为“海豹肢畸形”。1961年,这种症状终于被证实是孕妇服用“反应停”所导致的。于是,该药被禁用,但受其影响的婴儿已多达1.2万名。既是一件可怕的丑闻,又是一次惨痛的教训,历史上称这一严重的药害事件为“反应停事件”。从此,药物的致畸作用引起人们的高度重视,重视加强临床药理学研究。

2. 毒性反应(toxin reaction)　药物用量过大、用药时间过长或机体对药物敏感性过高时产生的对机体有明显损害的反应。有时由于病人的遗传缺陷、病理状态等因素,治疗量也可使病人出现毒性反应。毒性反应的危害较大,有的甚至可危及生命,多数因药物用量过大、用药时间过长所致,故一般是可以预知的,所以应该可以避免,在用药护理中护士要认真观察,及时发现,尽量避免毒性反应的发生。毒性反应分为急性毒性和慢性毒性,用药后立即出现的毒性反应称为急性毒性,多造成呼吸、循环和中枢神经系统功能的损害;长期用药导致药物蓄积而缓慢出现的毒性反应称为慢性毒性,多累及肝、肾、骨髓和内分泌腺体等器官功能。其中致癌、致畸胎、致突变作用是药物特殊的慢性毒性反应,被称为“三致”反应。

3. 变态反应(allergic reaction)　又称过敏反应,是指少数过敏体质对某些药物产生的一种异常的病理性免疫反应。与毒性反应比较变态反应的发生与剂量无关,不易预知,常见于过敏体质病人,结构相似的药物还可发生交叉过敏。变态反应常表现为皮疹、药热、血管神经性水肿、哮喘等,严重者可发生过敏性休克,如抢救不及时,可导致死亡,如青霉素引起的过敏性休克。因此护士用药前要详细询问有无药物过敏史,并按规定做皮肤过敏试验,认真观察反应,正确判断结果,过敏试验阳性者应禁用,并做好急救准备。

4. 后遗效应(residual effect)　又称后遗作用,是指停药后血药浓度降至最低有效浓度(阈值)以下时残存的药理效应。如服用巴比妥类镇静催眠药时,次晨出现的乏力、头晕、嗜睡等现象。

5. 继发反应(secondary reaction)　由药物的治疗作用引起的不良后果,又称治疗矛盾。如长期使用广谱抗生素时,因其抑制或杀灭了体内的敏感菌,不敏感菌则大量繁殖生长,导致菌群失调引起新的感染,被称为二重感染。

6. 停药反应(withdrawal reaction)　是指长期用药后,突然停药使原有疾病加剧或复发的现象,又称反跳现象。如长期应用β受体阻断药普萘洛尔降压时,突然停药可致血压骤升,故应用时不可突然停药,应逐渐减量、缓慢停药。

7. 特异质反应(idiosyncrasy)　是指少数特异质患者由于遗传因素所致的对某些药物的反应特别敏感,反应性质也可能与常人不同,但与药物固有的药理作用基本一致,反应严重程度与剂量成比例,药理性拮抗药就职可能有效。这种反应与免疫反应无关,故不需预先敏化过程。如先天性葡萄糖-6-磷酸脱氢酶(G-6-PD)缺乏者,服用磺胺药、阿司匹林、伯氨喹等易引起急性溶血反应。

8. 耐受性和耐药性　耐受性是指连续多次用药后,机体对药物的反应性逐渐降低,需增加剂量才能保持原有疗效。例如镇静催眠药巴比妥类、麻黄碱、亚硝酸酯类等。耐药性是指长期应用化学治疗药后，病原体或肿瘤细胞对药物的敏感性降低，又称抗药性。

9. 药物依赖性(drug dependence)　分为精神依赖性和生理依赖性。①精神依赖性又称为心理依赖性或习惯性，是指连续用药突然停药，病人产生主观的不适而没有其他生理功能的紊乱，但有强烈的继续用药欲望。②生理依赖性又称为生理依赖性或成瘾性，是指反复用药后，一旦停药就会出现戒断症状，表现为烦躁不安、流泪、出汗、疼痛、恶心、呕吐、惊厥等，甚至危及生命，再次用药后症状消失。生理依赖者为求得继续用药，常不择手段，甚至丧失道德人格，对家庭和社会造成极大的危害。易产生生理依赖性的药物有吗啡、哌替啶等，被称为"麻醉药品"。此类药品应该严格按照《麻醉药品管理办法》的规定使用。

第二节　药物剂量与效应关系

药物的剂量与效应关系(简称量效关系)是指在一定范围内，药物剂量或血药浓度与效应之间的规律性变化。用效应强度为纵坐标、药物剂量或血药浓度为横坐标做图，则得出量-效曲线。通过量效关系的研究，可定量分析和阐明药物剂量与效应之间的规律，有助于了解药物作用的性质，并为临床用药提供参考。

一、药物的剂量与效应

剂量，即用药的分量。剂量的大小决定血药浓度的高低，血药浓度又决定药理效应。在一定剂量范围内，剂量越大，血药浓度越高，效应也随之增强(图 3-1)，此即量效关系。但超出一定的范围，随着给药剂量的逐渐增加，血药浓度不断增加，则会引起毒性反应，出现中毒甚至死亡。因此，在用药护理过程中，要严格掌握用药剂量，既要保证效应，又要防止毒性反应的发生。

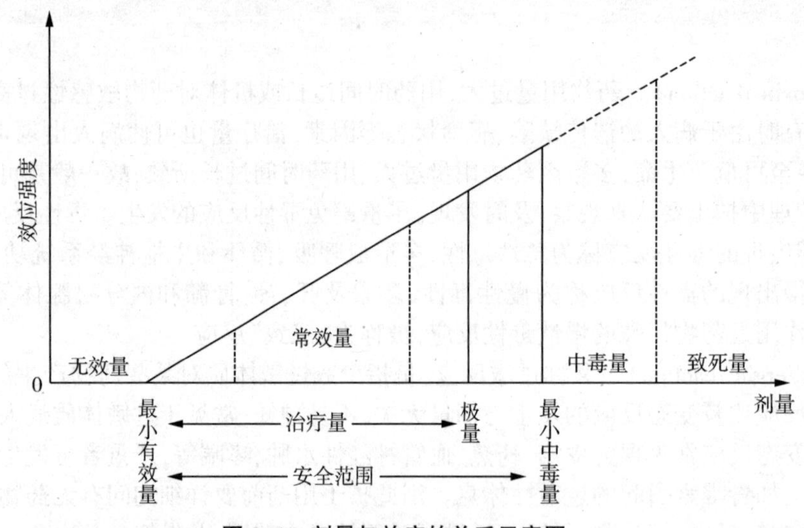

图 3-1　剂量与效应的关系示意图

根据剂量与效应的关系，可将剂量分为：

1. 无效量　指用药剂量过小，在体内达不到有效浓度，不能产生明显药理效应的剂量。

2. 最小有效量　是指刚能引起药理效应的剂量，又称阈剂量或阈浓度(threshold dose or concentration)。

3. 极量　是指能够产生最大效应但尚未引起毒性反应的剂量，又称为最大治疗量。极量是由国家药典规定允许使用的最大剂量，超过极量有中毒的危险。除非特殊需要，一般不得超过极量。

4. 最小中毒量　是指引起毒性反应的最小剂量。

5. 最小致死量　是指引起死亡的最小剂量。

6. 治疗量和常用量　从最小有效量到极量之间的用药剂量为治疗量。在临床用药时，为了使疗效可靠且用药安全，常采用比最小有效量大些比极量小些的剂量，称为常用量。

7. 安全范围　是指最小有效量与最小中毒量之间的剂量范围。此范围越大，该药物越安全。

二、量-效曲线

药物的量-效关系常用量-效曲线来反映。以效应强度为纵坐标，药物剂或药物浓度为横坐标，则得出量-效曲线(dose-effect curve)。药理效应按性质可以分为量反应和质反应，故量-效曲线也分为两种情况。

（一）量反应的量-效曲线

药理效应的强弱呈连续增减的变化，可用具体数量或最大反应的百分率表示者为量反应（graded response），如血压的升高和降低、心率的快慢、尿量的多少、平滑肌的舒缩等，其研究对象为单一的生物单位。以药物剂量（多指整体给药）或浓度（多指离体给药）为横坐标，药理效应强度为纵坐标做图，可获得直方双曲线（rectangular hyperbola）；如将药物浓度改为对数值做图则呈典型的对称S形曲线，这就是通常所谓量反应的量-效曲线（图3-2）。

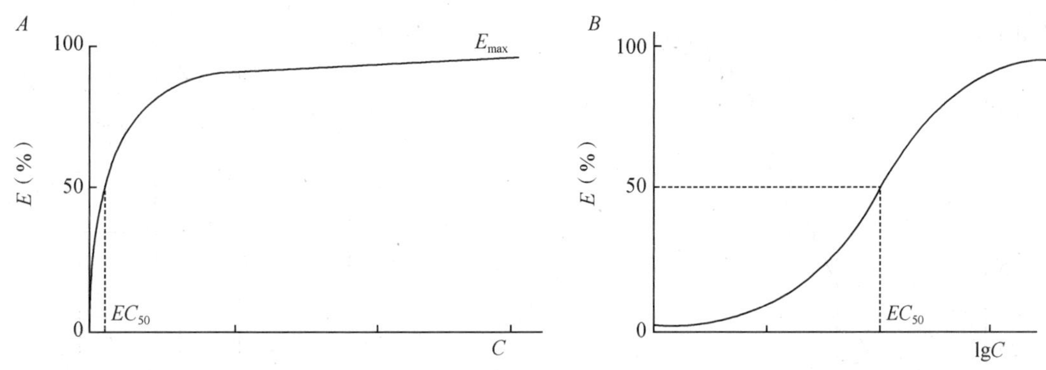

图3-2　量反应的量-效曲线

A：药盘量用真数剂量表示；B：药量用对数剂量表示；E：效应强度；C：药物浓度。

实际工作中，S形量-效曲线横坐标数值也采用真数代替对数表示，但从严格数学角度来讲是错误的，可是实际使用上较直观，是可被接受的。如果（图3-2）横坐标刻度值是实际剂量mg数值：0.1、0.3、1、3、10、30、100、300、1000（mg），从数学角度来讲这个横坐标的刻度值是错误的，应该为对数剂量mg数值：-1、-0.5、0、0.5、1、1.5、2、2.5、3（mg）。但是，前者直接指出实际剂量，易于理解，易于实际应用，是可接受的。为避免误解，在图中注明横坐标为对数尺度。

由量反应的量效曲线可看出的特定位点：

1. 效能（efficacy）　效能也称为最大效应（maximal effect，E_{max}），即增加药物浓度或剂量，效应也随之增加，但增加到一定程度后，仍然继续增加药物浓度或剂量，但其效应不再继续增强时，这是药理效应的极限。

最大效应浓度（concentration for 50% of maximal effect，EC_{50}）是指能引起50%最大效应的药物浓度。

2. 效价强度（potency）　效价强度也称等效剂量，简称效价，是指能引起等效反应（一般采用50%效应量）的相对浓度或剂量。其数值越小则强度越大。能引起相同药理效应的药物，其最大效应和效价强度并不一定相同。如利尿药，以每日排钠量为效应指标进行比较，氢氯噻嗪的效价强度大于呋塞米，而后者的最大效应大于前者（图3-3）。药物的最大效应值有很重要的实际意义，不区分最大效应与效价强度而只讲某药强于另一药若干倍，是容易被误解的。因此，比较两种或两种以上药物时，应从效能和效价强度两项指标综合考虑。曲线中段斜率（slope）较陡的提示药效较剧烈，较平坦的则提示药效较温和。

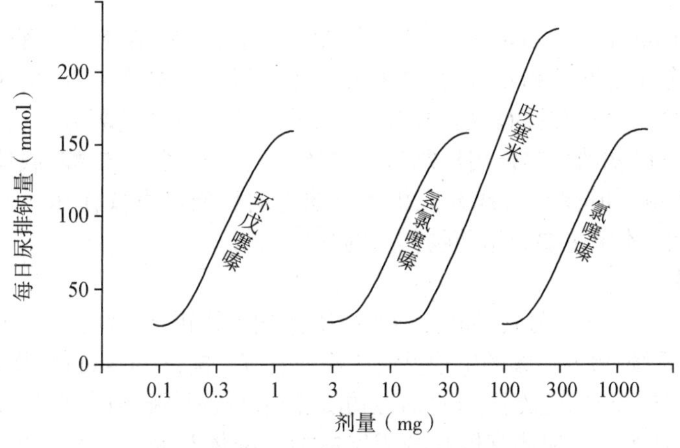

图3-3　各种利尿药的效价强度及最大效应比较

（二）质反应的量－效曲线

如果药理效应不是随着药物剂量或浓度的增减呈连续性量的变化，而是表现为反应性质的变化，则称为质反应（quantal response or all-or-none response）。质反应以阳性或阴性、全或无的方式表现，如死亡与生存、惊厥与不惊厥等，其研究对象是一个群体。以对数剂量为横坐标，累计阳性反应率为纵坐标做图，也可得到与量反应相似的对称S形量效曲线（图3-4）。此曲线有利于测定反映治疗效应和毒理效应的重要数据，如以疗效为指标，可测得半数有效量；以死亡为指标，可测得半数致死量，用来分析评价药物的安全性（图3-5）。

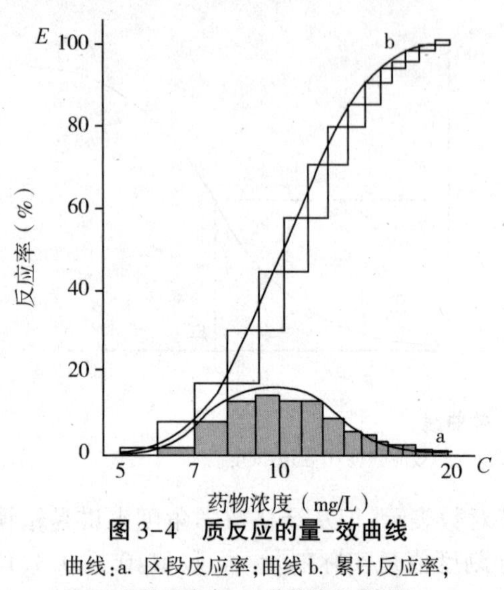

图3-4　质反应的量－效曲线

曲线：a. 区段反应率；曲线b. 累计反应率；

E. 阳性反应率；C. 药物浓度或剂量。

图3-5　药物效应和毒性的量－效曲线

1. 半数有效量（median effective dose，ED_{50}）　半数有效量是指在测定药物疗效的动物实验中，使半数实验动物出现疗效指标（即出现阳性反应）的剂量。其值越小说明药物的效应越强。

2. 半数致死量（median lethal dose，LD_{50}）　半数致死量是指在测定药物毒性的动物实验中，使半数实验动物死亡的剂量。其值越小说明药物的毒性越大。

3. 治疗指数（therapeutic index，TI）　治疗指数是药物的半数致死量（LD_{50}）与半数有效量（ED_{50}）的比值，即LD_{50}/ED_{50}。治疗指数可用来评价药物的安全性。一般情况下，治疗指数越大，药物的安全性越大。但单独以治疗指数评价药物的安全性并不完全可靠，还需参考药物的安全系数，如某药的ED和LD两条曲线的首位有重叠，即有效剂量与致死剂量之间有重叠。为此，有人用1%致死量（LD_1）与99%有效量（ED_{99}）的壁纸或5%致死量（LD_5）与95%有效量（ED_{95}）之间的距离来衡量药物的安全性。

4. 安全系数　是指最小中毒量LD_5与最大治疗量ED_{95}的比值。该比值越大，用药越安全。

第三节　药物的作用机制

药物的作用机制（mechanism of action）是研究药物如何与机体细胞结合而发挥作用的。大多数药物的作用来自药物与机体生物大分子之间的相互作用，这种相互作用引起了机体生理、生化功能的改变。机体的每一个细胞都有其复杂的生命活动过程，而药物的作用又几乎涉及与生命代谢活动过程有关的所有环节，因此药物的作用机制十分复杂。已知的药物作用机制涉及受体、酶、离子通道、核酸、载体、免疫系统、基因等。此外，有些药物通过其理化作用（如抗酸药）或补充机体所缺乏的物质而发挥作用。药物作用机制的具体内容将在以后有关章节详细介绍，本节主要介绍药物作用的受体机制。

一、受体的概念与特性

1. 受体　受体是一类介导细胞信号转导的功能蛋白质，能识别周围环境中某种微量化学物质，首先与之结合，并通过中介的信息放大系统，触发后续的生理反应或药理效应。配体（ligand）是指能与受体结合的特异性化学物质，包括内源性配体（如神经递质、激素、自身活性物质等）和外源性配体（如药物、毒物等），也称第一信使。

2. 受体的特性　受体对相应的配体有极高的识别能力。配体与受体大分子中的一小部分结合，该部位叫作结合位点或受点（binding site）。受体具有如下特性：

(1)灵敏性(sensitivity):受体只需与很低浓度的配体结合就能产生显著的效应。

(2)特异性(specificity):引起某一类型受体兴奋反应的配体的化学结构非常相似,但不同光学异构体的反应可以完全不同,同一类型的激动药与同一类型的受体结合时产生的效应类似。

(3)饱和性(saturability):受体数目是一定的,因此配体与受体结合的剂量-反应曲线具有饱和性,作用于同一受体的配体之间存在竞争现象。

(4)可逆性(reversibility):配体与受体的结合是可逆的,配体与受体复合物可以解离,解离后可得到原来的配体而非代谢物。

(5)多样性(multiple-variation):同一受体可广泛分布到不同的细胞而产生不同效应,受体多样性是受体亚型分类的基础,受体受生理、病理及药理因素调节,经常处于动态变化之中。

二、受体与药物的相互作用

1926 年 Clark 最早提出的占领学说并认为:受体只有与药物结合才能被激活从而产生效应,而效应的强度与被占领的受体数目成正比,当受体全部被占领时出现最大效应。但 1954 年 Ariens 修正了占领学说,认为药物与受体结合不仅需要亲和力(affinity),而且还需要有内在活性(intrinsic activity,α)才能激动受体而产生效应。所谓的内在活性是指药物与受体结合后产生效应的能力。只有亲和力而没有内在活性的药物,虽可与受体结合,但不能产生效应。

药物与受体结合并且能产生相应的药理效应,必须具备两个条件:

1. 亲和力　指药物与受体结合的能力,决定药物作用的强度。

2. 内在活性　指药物与受体结合后,激动受体产生特定药理效应的能力,也称效应力,决定药物作用的最大效应。

三、作用于受体的药物分类

根据药物与受体结合后所产生效应的不同,习惯上将作用于受体的药物分为受体激动药和受体拮抗药两类。

(一)受体激动药

受体激动药又称受体兴奋药。受体激动药为既有亲和力又有内在活性的药物,它们能与受体结合并激动受体而产生相应的效应。如 β_2 受体激动药克伦特罗,可激动 β_2 受体而呈现扩张支气管的作用。根据其内在活性的大小又可分为完全激动药(full agonist)和部分激动药(partial agonist)。完全激动药具有较强亲和力和较强内在活性;部分激动药有较强亲和力,但内在活性不强,与完全激动药并用还可拮抗完全激动药的部分效应,如阿片受体部分激动药喷他佐辛与阿片受体激动药吗啡合用时,可减弱吗啡的镇痛作用。

(二)受体拮抗药

受体拮抗药又称为受体阻断药。是指能与受体结合,具有较强亲和力而无内在活性的药物。它们本身不产生作用,但因占据受体而拮抗激动药或内源性配体的效应,如 β 受体阻断药普萘洛尔,可与异丙肾上腺素竞争 β 受体,呈现对抗肾上腺素的作用,如心率减慢、支气管收缩等。少数拮抗药以拮抗作用为主,同时仍有较弱的内在活性,因此有部分激动受体的作用,如具有内在拟交感活性的 β 受体拮抗药。受体拮抗药根据其与受体结合是否具有可逆性而将其分为竞争性拮抗药(competitive antagonist)和非竞争性拮抗药(noncompetitive antagonist)。

1. 竞争性拮抗药　与激动药竞争相同受体,其结合是可逆的。通过增加激动药的剂量与拮抗药竞争结合部位,可使量-效曲线平行右移,但最大效能不变。可用拮抗参数(pA_2)表示竞争性拮抗药的作用强度,其含义为:当激动药与拮抗药合用时,若两倍浓度激动药所产生的效应恰好等于未加人拮抗药时激动药所引起的效应,则所加人拮抗药的摩尔浓度的负对数值为 pA_2。pA_2 越大,拮抗作用越强。pA_2 还可用于判断激动药的性质,例如,两种激动药被同一拮抗药拮抗,且二者 pA_2 相近,则说明此两种激动药是作用于同一受体。

2. 非竞争性拮抗药　与激动药并用时,可使亲和力与活性均降低,即不仅使激动药的量-效曲线右移,而且也降低其最大效能。与受体结合非常牢固,产生不可逆结合的药物也能产生类似效应。

四、受体的调节

受体虽是遗传获得的固有蛋白,但并不是固定不变的,而是经常代谢转换处于动态平衡的状态,在生理、病理、药物等因素的影响下,受体的数目、分布、亲和力和效应力都会有所变化,称为受体的调节。受体的调节是维持机体内环境稳定的一个重要因素,其调节方式有脱敏和增敏两种类型。

1. 受体脱敏(receptor desensitization)　受体脱敏是指长期使用某种受体激动药后,组织或细胞对激动药的敏感性和反应性下降,使相应的受体数目减少、亲和力降低,又称向下调节(down-regulation)。向下调节的受体对再次给药反应迟钝,是产生耐受性的原因之一。例如长期使用β受体激动药治疗支气管哮喘出现的耐受性。

如仅对一种类型的受体激动药的反应性下降,而对其他类型受体激动药的反应性不变,则称之为激动药特异性脱敏(agonist-specific desensitization);若组织或细胞对一种类型激动药脱敏,对其他类型受体激动药也不敏感,则称为激动药非特异性脱敏(agonist-nonspecific desensitization),前者可能与受体磷酸化或受体内移有关;后者则可能是由于所有受影响的受体有一个共同的反馈调节机制,也可能受到调节的是它们信号转导通路上的某个共同环节。

2. 受体增敏(receptor hypersensitization)　受体增敏是与受体脱敏相反的一种现象。是指长期使用受体阻断药时,使相应的受体数目增多、亲和力增加或效应力增强,又称向上调节(up-regulation)。例如长期应用β受体阻断药普萘洛尔时,可使β受体向上调节,一旦突然停药,因β受体数目增多而对体内的递质去甲肾上腺素产生强烈反应,可引起"反跳"现象,如心动过速、心律失常或心肌梗死,故向上调节也是造成某些药物停药后出现反跳现象的原因,临床给药时应予以注意。

五、药物的其他作用机制

1. 影响酶的活性　卡托普利抑制血管紧张素Ⅰ转化酶,减少血管紧张素Ⅱ形成,从而降低血压;磺胺类药抑制细菌的二氢叶酸合成酶,干扰叶酸代谢,起到抗菌作用。

2. 参与或干扰机体的代谢过程　铁制剂参与血红蛋白的形成,可治疗缺铁性贫血;胰岛素参与糖代谢,用于治疗糖尿病。

3. 影响生物膜的通透性或离子通道　如硝苯地平阻滞血管平滑肌的 Ca^{2+} 通道,治疗高血压;多黏菌素类作用于细菌的胞浆膜,使膜的通透性增加,菌体成分外漏而起到杀菌作用。

4. 改变理化环境　如抗酸药中和胃酸治疗消化性溃疡;静注甘露醇提高血浆渗透压用于消除脑水肿,降低颅内压。

5. 影响递质的释放或激素的分泌　如麻黄碱可促进去甲肾上腺素递质的释放,可治疗低血压;大剂量碘可抑制甲状腺激素的释放,用于甲亢危象的治疗。

6. 影响免疫功能　糖皮质激素能抑制机体的免疫功能,可用于器官移植时的排斥反应。

7. 影响核酸的代谢　利福平抑制细菌依赖于DNA的RNA多聚酶,阻碍mRNA的合成,发挥其抗结核病的作用。

8. 非特异性作用　有些药物并无特异性作用机制,而是通过影响体液pH值、升高渗透压、沉淀蛋白质等机制发挥作用。如消毒防腐药对蛋白质的变性作用,故只能用于体外杀菌或防腐,不能全身用药。

测试练习

一、名词解释

1. 药物作用的选择性　2. 副作用　3. 不良反应　4. 毒性反应　5. 后遗效应　6. 二重感染　7. 成瘾性　8. 最小有效量　9. 极量　10. 治疗量　11. 常用量　12. 安全范围　13. 治疗指数　14. 受体激动药　15. 受体拮抗药　16. 耐受性　17. 局部作用　18. 吸收作用　19. 内在活性　20. 效能　21. 效价强度

二、填空题

1. 药物的基本作用是________和________。

2. 药物作用的两重性是指________和________。

3. 药物不良反应包括________、________、________、________、________、________、________、________和________。

4. 药物与受体结合引起生物效应,必须具备的两个前提条件是________和________。

5. 长期应用受体拮抗药,可使相应受体数目________,这种现象称为________,突然停药可产生

________;长期应用受体激动药,可使相应受体数量________,这种现象称为________,它是机体对药物产生________的原因之一。

6. 变态反应的发生与病人的________有关,与药物的剂量________。

7. 药物剂量与药理效应的关系称________。

三、选择题

(一)以下每题有 A、B、C、D、E 五个备选答案,请从中选择一个最佳答案。

1. 药物的基本作用是指(　　)。
A. 预防作用与治疗作用　B. 局部作用与全身作用　C. 兴奋作用与抑制作用
D. 选择性作用　E. 副作用与治疗作用

2. 青霉素治疗链球菌引起的感染属于(　　)。
A. 对因治疗　B. 对症治疗　C. 支持治疗　D. 预防用药
E. 既属于对因治疗,又属于对症治疗

3. 骨折时应用吗啡属于(　　)。
A. 对因治疗　B. 对症治疗　C. 支持治疗　D. 预防用药
E. 既属于对因治疗,又属于对症治疗

4. 药物产生副作用是由于(　　)。
A. 病人对药物敏感　B. 药物的安全范围小
C. 药物作用的选择性低,作用范围广　D. 用药剂量不当　E. 用药时间过长

5. 副作用是在下列什么剂量时出现的(　　)。
A. 最小有效量　B. 治疗量　C. 最小中毒量　D. 最小致死量　E. 极量

6. 连续用药后机体对药物敏感性降低是(　　)。
A. 习惯性　B. 耐受性　C. 过敏性　D. 成瘾性　E. 耐药性

7. 药物产生过敏反应与下列哪项因素密切相关(　　)。
A. 药物剂型　B. 药物剂量　C. 药物毒性　D. 体质　E. 用药时间

8. 服用巴比妥类药物次晨出现的困倦、乏力现象属于(　　)。
A. 副作用　B. 后遗效应　C. 继发反应　D. 毒性反应　E. 过敏反应

9. 对药物毒性反应的正确认识是(　　)。
A. 治疗量时出现,机体明显损害　B. 大剂量时出现,机体轻微损害
C. 大剂量时出现,机体明显损害　D. 治疗量时出现,机体轻微损害
E. 与剂量大小无关

10. 长期用药后突然停药,机体出现戒断症状的是(　　)。
A. 习惯性　B. 耐受性　C. 过敏反应　D. 成瘾性　E. 耐药性

11. 药物治疗指数是指(　　)。
A. LD_5/ED_{95}　B. ED_{95}/LD_5　C. ED_{90}/LD_{10}　D. ED_{50}/LD_{50}　E. LD_{50}/ED_{50}

12. 反映药物安全性的指标是(　　)。
A. 常用量　B. 治疗量　C. 治疗指数　D. 阈剂量　E. 半数有效量

13. 安全范围是指(　　)。
A. 有效量与中毒量间的范围　B. ED_5 与 ED_{95} 之间的范围
C. 最小有效量与极量间的范围　D. 最大治疗量与最小中毒量间的范围
E. 最小有效量与最小中毒量之间的范围

14. 药物的内在活性是指(　　)。
A. 药物与受体结合的能力　B. 药物激动受体的能力
C. 药物跨膜转运的能力　D. 药物对受体亲和力的大小　E. 药物脂溶性的高低

15. 受体激动药(　　)。
A. 无亲和力,无内在活性　B. 有亲和力,有内在活性　C. 弱亲和力,无内在活性
D. 有亲和力,无内在活　E. 无亲和力,有内在活性

16. 药物与受体结合后,能否激动受体取决于(　　)。
A. 药物的作用强度　B. 药物的剂量大小　C. 药物的内在活性
D. 药物的脂溶性大小　E. 药物的分子量大小
17. 长期应用受体阻断药,受体数目增多的现象是(　　)。
A. 受体的向上调节　B. 受体的向下调节　C. 药物的内在活性增强
D. 药物的脂溶性过低　E. 药物的亲和力降低
18. 耐受性产生的原因(　　)。
A. 受体的向上调节　B. 受体的向下调节　C. 内在活性增强　D. 亲和力增强　E. 亲和力降低
19. 药物产生的最大效应称为(　　)。
A. 阈剂量　B. 效能　C. 效价强度　D. 治疗量　E. ED_{50}
20. 下列药物中,治疗指数最大的药物是(　　)。
A. A 药的 $LD_{50}=50$ mg, $ED_{50}=100$ mg　B. B 药的 $LD_{50}=100$ mg, $ED_{50}=50$ mg
C. C 药的 $LD_{50}=500$ mg, $ED_{50}=250$ mg　D. D 药的 $LD_{50}=50$ mg, $ED_{50}=10$ mg
E. E 药的 $LD_{50}=100$ mg, $ED_{50}=25$ mg
21. 少数患者应用小剂量药物就产生较强的药理作用,甚至引起中毒,称为(　　)。
A. 习惯性　B. 后天耐受性　C. 成瘾性　D. 选择性　E. 高敏性
22. A 药比 B 药安全,正确的依据是(　　)。
A. A 药的 LD_{50}/ED_{50} 比 B 药大　B. A 药的 LD_{50} 比 B 药小　C. A 药的 LD_{50} 比 B 药大
D. A 药的 ED_{50} 比 B 药小　E. A 药的 ED_{50} 比 B 药大
23. 李先生,30 岁。因患有肺结核,选用链霉素治疗,用药两个月后病人相继出现耳鸣、听力减退、耳聋,请问发生了下列哪种类型的不良反应(　　)。
A. 副作用　B. 后遗效应　C. 继发反应　D. 毒性反应　E. 过敏反应
24. 患者,女,26 岁,患癫痫大发作就诊。医生处方用苯妥英钠 100 mg,一日 3 次,但患者擅自增加用量至每次 200 mg,一日 3 次,服至第 8 天时,患者出现共济失调、头痛、精神错乱,与血药浓度过高有关。这种现象称为(　　)。
A. 反跳现象　B. 蓄积性中毒　C. 过敏反应　D. 特异质反应　E. 后遗效应
25. 患者,男,37 岁,因过食生冷后出现腹泻、腹痛就诊。医生给予解痉药阿托品 0.3 mg,服药后腹痛、腹泻缓解,但患者感视物模糊、口干等,此不良反应属于(　　)。
A. 毒性反应　B. 依赖性　C. 耐受性　D. 副作用　E. 变态反应
26. 患者,女,41 岁,患胃溃疡数年,近来发作加剧,伴有反酸。医生给予抗酸药氢氧化铝口服以中和胃酸。这种作用称为(　　)。
A. 选择作用　B. 局部作用　C. 吸收作用　D. 预防作用　E. 对因治疗
27. 患者,男,56 岁,患顽固失眠症伴焦虑,长期服用地西泮,开始每晚服 5 mg 即可入睡,半年后每晚服 10 mg 仍不能入睡。这是因为机体对药物产生了(　　)。
A. 耐受性　B. 成瘾性　C. 继发反应　D. 个体差异　E. 副作用
28. 糖尿病患者应用胰岛素治疗,此作用属于(　　)。
A. 补充治疗　B. 对症治疗　C. 对因治疗　D. 安慰治疗　E. 应急治疗
29. 胸膜炎咳嗽应用镇咳药,此作用属于(　　)。
A. 心理治疗　B. 对因治疗　C. 对症治疗　D. 预防作用　E. 局部作用
30. 某患者因伤寒高热,医生给予阿司匹林退热,此药物作用为(　　)。
A. 对症治疗　B. 对因治疗　C. 局部作用　D. 预防作用 E. 补充治疗
31. 患者,男,42 岁,因慢性支气管炎并发肺炎入院。医生给予氨苄西林静脉滴注,第 2 天患者出现药疹、皮肤瘙痒,该反应属于(　　)。
A. 副作用　B. 急性中毒　C. 继发反应　D. 过敏反应　E. 特异质反应
32. 患者,女,32 岁,妊娠 7 个月,近来常感乏力、倦怠等。血液化验显示血红蛋白 8g(低于正常)。医嘱给予铁剂治疗,其治疗目的是(　　)。

A. 对症治疗　　B. 对因治疗　　C. 预防作用　　D. 避免发生特异质反应
E. 减轻妊娠反应

（二）以下提供两个案例，每个案例下设若干个试题。请根据各题干所提供的信息，在每题下面的 A、B、C、D、E 五个备选答案中选择一个最佳答案。

（33～34 题共用题干）

患者，女，20 岁，因患大叶性肺炎，医嘱给予青霉素治疗。护士注入皮试液 5 min 后，患者出现呼吸困难、胸闷、面色苍白、皮肤瘙痒、发绀、脉搏细弱、血压下降、烦躁不安等反应。

33. 此反应属于（　　）。
A. 毒性反应　　B. 血清病型反应　　C. 呼吸道过敏反应　D. 过敏性休克　E. 皮肤组织过敏反应

34. 发生此反应的原因是（　　）
A. 药物剂量过大　B. 患者的高敏性　C. 产生戒断症状　D. 患者为过敏体质　E. 继发反应

（35～37 题共用题干）

患者，男，38 岁，因破伤风入院，意识清醒，全身肌肉阵发性痉挛、抽搐。医生给予青霉素+抗毒素治疗。

35. 用青霉素的目的是为了发挥（　　）。
A. 局部作用　　B. 对因治疗　　C. 对症治疗　　D. 预防作用　　E. 选择作用

36. 使用青霉素前必须要（　　）。
A. 测血压　　B. 做皮肤过敏试验　C. 记录尿量　　D. 安慰患者　　E. 查血常规

37. 患者用青霉素前采取此措施是为了避免（　　）。
A. 发生后遗效应　B. 产生依赖性　　C. 发生过敏反应　D. 毒性反应　　E. 副作用

四、简答题

1. 区别习惯性与成瘾性。
2. 耐受性与耐药性的概念和意义。
3. 药物常见不良反应的类型有哪些？请举例说明。

五、论述题

1. 试从药物与受体的相互作用论述激动药与拮抗药的特点。
2. 效价强度与效能在临床用药上有何意义？
3. 何为药物作用的选择性？选择性有何意义？

六、案例分析

（一）患者，女，25 岁，患急性扁桃体炎，医嘱青霉素皮试。皮试 5 min 后患者出现胸闷、气急、烦躁、出冷汗、面色苍白、脉细速、血压下降等。试分析：

1. 此时考虑患者可能出现什么情况？
2. 出现该种情况的原因是什么？

（二）某男士在某歌厅昏迷后被急诊送入医院抢救，无陪同人员，无任何病史提供。入院时昏迷，口唇发绀，呼吸频率每分钟 5 次或 6 次，瞳孔呈针尖样大小，体格检查示全身外周静脉遍布注射痕迹，初步诊断为急性阿片类药物中毒。经对症治疗和注射纳洛酮后（阿片受体阻断药）病人清醒。后病人承认自己注射阿片类药物。试分析：

1. 药物不良反应有哪些类型？
2. 该不良反应属于哪一种类型？
3. 纳洛酮的用药依据是什么？

参考答案

一、名词解释

1. 多数药物在一定剂量下，对某组织或器官产生明显的作用，而对其他组织或器官的作用不明显或无作用。
2. 药物在治疗剂量时和治疗作用同时出现的、与治疗目的无关的作用。

3. 凡不符合用药目的，并给病人带来不适或痛苦的有害反应。

4. 药物用量过大、用药时间过长或机体对药物敏感性过高时产生的对机体有明显损害的反应。

5. 又称后遗作用，是指停药后血药浓度降至最低有效浓度(阈值)以下时残存的药理效应。

6. 长期使用广谱抗生素时，因其抑制或杀灭了体内的敏感菌，不敏感菌则大量繁殖生长，导致菌群失调引起新的感染，被称为二重感染。

7. 是指反复用药后，一旦停药就会出现戒断症状。

8. 是指刚能引起药理效应的剂量，又称阈剂量或阈浓度

9. 是指能够产生最大效应但尚未引起毒性反应的剂量，又称为最大治疗量。

10. 从最小有效量到极量之间的用药剂量为治疗量。

11. 在临床用药时，为了使疗效可靠且用药安全，常采用比最小有效量大些比极量小些的剂量，称为常用量。

12. 是指最小有效量与最小中毒量之间的剂量范围。此范围越大，该药物越安全。

13. 药物的半数致死量(LD_{50})与半数有效量(ED_{50})的比值，即 LD_{50}/ED_{50}。

14. 与受体有较强的亲和力又具有较强内在活性的药物。

15. 与受体有较强的亲和力但无内在活性的药物。

16. 是指连续多次用药后，机体对药物的反应性逐渐降低，需增加剂量才能保持原有疗效。

17. 药物吸收入血之前在用药部位产生的直接作用。

18. 药物进入血液循环后，随血流分布到全身各组织器官后所呈现的作用。

19. 指药物与受体结合后，激动受体产生特定药理效应的能力，也称效应力。

20. 指药物所能产生的最大效应。

21. 也称等效剂量，是指能引起等效反应的相对浓度或剂量。

二、填空题

1. 兴奋作用；抑制作用。

2. 防治作用；不良反应。

3. 副作用；毒性反应；变态反应；后遗效应；继发反应；停药反应；特异质反应；耐受性和耐药性；药物依赖性。

4. 亲和力；内在活性。

5. 增多；向上调节；反跳现象；减少；向下调节；耐受性。

6. 体质；无关。

7. 量效关系。

三、选择题

1. C　2. A　3. B　4. C　5. B　6. B　7. D　8. B　9. C　10. D　11. E　12. C　13. E　14. B　15. B　16. C　17. A　18. B　19. B　20. D　21. E　22. A　23. D　24. B　25. D　26. B　27. A　28. A　29. C　30. A　31. D　32. B　33. D　34. D　35. B　36. B　37. C.

四、简答题

1. 习惯性又称精神依赖性或心理依赖性，是指连续用药突然停药，病人产生主观的不适而没有其他生理功能的紊乱，但有强烈的继续用药欲望。成瘾性又称生理依赖性或身体依赖性，是指反复用药后，一旦停药就会出现戒断症状，表现为烦躁不安、流泪、出汗、疼痛、恶心、呕吐、惊厥等，甚至危及生命，再次用药后症状消失。二者本质区别在于是否有戒断症状。

2. 耐受性是指连续多次用药后，机体对药物的反应性逐渐降低，需增加剂量才能保持原有疗效。例如镇静催眠药巴比妥类、麻黄碱、亚硝酸酯类等。耐药性是指长期应用化学治疗药后，病原体或肿瘤细胞对药物的敏感性降低，又称抗药性。

3. ①副作用，如阿托品用于麻醉前给药时出现的口干和视物模糊等。②毒性反应，如链霉素的耳毒性。③变态反应，如青霉素引起的过敏性休克。④后遗效应，如服用巴比妥类药物催眠时，次日清晨出现的宿睡现象。⑤继发反应，如长期应用克林霉素引起假膜性肠炎。⑥停药反应，如长期应用β受体阻断药治疗高血压突然停药会使血压骤升。⑦特异质反应，如先天性葡萄糖-6-磷酸脱氢酶缺乏者，服用磺胺药等易引起急性

溶血反应。⑧耐受性和耐药性，如长期使用巴比妥类药物（耐受性）；长期应用化学治疗药（耐药性）。⑨药物依赖性，如长期服用阿司匹林（习惯性）；长期应用吗啡（成瘾性）。

五、论述题

1. 受体激动药与受体既有亲和力，又有内在活性，能与受体结合，并激动受体而产生效应；受体拮抗药与受体只有亲和力，没有内在活性，与受体结合后可阻断受体与激动药的结合。

2. 在临床上达到效能后，再增加药量其效应不再继续上升。因此，不可能通过不断增加剂量的方式获得不断增加效应的效果。效价强度反映药物与受体的亲和力，其值越小，则强度越大，在临床上产生等效反应所需剂量越小。

3. 多数药物在一定剂量下只对机体某些组织或器官产生明显的作用，而对其他组织或器官的作用不明显或无作用，这种作用称为药物的选择作用。选择性作用具有重要的临床意义：①选择作用是相对的，与剂量大小有关。随着给药剂量的增加，药物作用范围逐渐扩大，选择性逐渐降低；②是药物分类和临床选择用药的依据。大多数药物都有各自的选择作用，在临床选择用药时，要尽可能选用那些选择性高的药物。

六、案例分析

案例分析（一）

1. 患者可能出现了过敏性休克。

2. 出现该种情况的原因主要是由于患者属于过敏体质。

案例分析（二）

1. 药物的不良反应有：副作用、毒性反应、变态反应、后遗效应、继发反应、停药反应、特异质反应、耐受性和耐药性、药物依赖性。

2. 该不良反应属于毒性反应。

3. 用药依据为受体激动药出现的毒性反应可以选用该受体阻断药进行解救，纳洛酮为阿片受体阻断药，阿片受体激动药物中毒可选择其解救。

（谢　田）

第四章　影响药物作用的因素

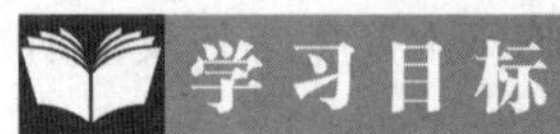

☞ **知识目标**

1. 掌握协同作用、拮抗作用、耐受性、耐药性、依赖性的概念。
2. 熟悉影响药物作用的因素。
3. 了解年龄、性别、遗传、病理情况、心理因素等对药物作用的影响。

☞ **能力目标**

学会分析影响药物作用的因素，具备用药咨询服务的能力。

☞ **态度目标**

进一步明确护士工作的重要性，强化责任意识，牢记合理用药职责。

案例导学

患者 91 岁，男性，房颤。治疗房颤服用地高辛（0.25 mg/d）5 年以上，地高辛血药浓度为 1.2 ng/ml 左右。合并用药只有阿司匹林。为了治疗肺炎，服用克拉霉素（1000 mg/d）。开始给药第 9 天起，出现腹部痉挛、腹痛、恶心、呕吐和食欲不振。地高辛血药浓度升高至 3.5 ng/ml，心电图显示窦性心率过缓。停止服用地高辛和克拉霉素后，症状 36 h 内改善，地高辛的血药浓度也逐渐下降到 2.0 ng/ml。试分析：地高辛和抗生素合并用药的注意事项。

第一节　概　　述

药物在机体内产生的药理作用是药物与机体相互作用的结果，受药物和机体多方面因素的影响。其中药物方面因素主要有剂型、剂量、给药途径、联合用药及药物相互作用等；机体方面因素主要有年龄、性别、种族、遗传、心理、生理和病理状态等。这些因素会引起不同个体对药物吸收、分布和消除的变化，导致药物在体内作用部位浓度不同，即药物代谢动力学差异（pharmacokinetic variation）；或药物浓度虽相同，但机体反应性不同，即药物效应动力学差异（pharmacodynamic variation）。药物产生的效应常常存在明显的差异，即相同剂量药物在不同个体产生的效应不同，有些病人可能出现明显的疗效，而另一些病人则可能无效或出现明显的不良反应，这种因人而异的药物反应称为个体差异（interindividual variation）。在绝大多数情况下，这种差异只是"量"的差异，即药物作用强弱或时间长短不同，但性质仍相同；但少数情况下，药物作用也会出现"质"的差异，即产生了不同性质的反应。因此用药时单纯了解药物的作用是不够的，还要掌握药物效应的各种因素。

第二节　药物方面的因素

一、药物剂量、剂型和给药途径

（一）剂量

剂量是指每天的用药量。同一药物在不同剂量时，药理作用不同，临床用途也可能不同。大多数药物剂量与效应的关系符合量效关系，即随着剂量的增加疗效逐渐增强，如苯巴比妥在低于阈剂量时不产生任何效应，随着剂量的增加，依次产生镇静、催眠、抗惊厥、抗癫痫等作用，甚至引起中枢麻痹而死亡。但少数药物剂量不同时疗效不同甚至相反，如小剂量的碘是合成甲状腺素的原料，而大剂量碘却能抑制甲状腺素的释放；青霉素在低浓度时能抑制细菌生长，而高浓度时能够直接杀灭细菌；阿司匹林在小剂量作为抗血小板药物，用于防治血栓形成，中剂量用于解热镇痛，大剂量的阿司匹林则有解热、抗炎、抗风湿等作用。

（二）剂型

药物可制成多种剂型并采用不同的给药途径，对药物的吸收快慢、起效时间、维持时间等均有影响。口服给药的有片剂、胶囊、口服液；注射用的有水剂、乳剂、油剂；还有控制释放速度的控释剂。口服制剂中的溶液剂比片剂和胶囊剂容易吸收；注射剂的水溶液较油剂或混悬液吸收快，但作用维持时间较短。缓释剂（slow release formulation，SLF）可使药物按一级速率释放而吸收，延长药效。控释剂（controlled release formulation，CLF）可以控制药物按零级动力学恒速或近恒速释放，使血药浓度稳定在有效浓度水平，延长药效维持时间，如透皮贴剂。靶向制剂（targeted drugs delivery system，TDDS）是药物与载体相连后导向分布到靶细胞，可提高疗效、减少不良反应。不同厂家生产同一种剂型药物所含的药量相等，称药剂等效性，但药量相同，药效强度也不尽相等。同一剂型的生物利用度不同，也可使进入体循环的药量明显不同。

（三）给药途径

不同给药途径，可影响药物效应的快慢和强弱，如硫酸镁口服产生导泻作用，肌内注射则产生抑制中枢神经系统、抗惊厥和扩张血管、降低血压等效应。常用的给药方式中药物作用的快慢顺序为：静脉注射>吸入>肌内注射>皮下注射>口服>经肛>贴皮。临床用药应根据病情需要和制剂特点选择适当地给药途径。口服给药起效慢，但简便、安全，适用于大多数药物和大多数患者；静脉给药具有见效快、疗效好的优势，但静脉给药直接入血，应严密观察患者有无不良反应发生。

二、给药方法

（一）给药时间

给药时间应根据药物性质、对胃肠道刺激性、病人的耐受能力及需要药物产生作用的时间等来综合考虑。一般情况下，空腹服药，吸收较快且充分；饭后服用吸收较差，起效也较慢。对胃肠道有刺激性的药物宜饭后服；催眠药物宜睡前服用；降糖药易餐前服用等。机体的生理生化功能有着昼夜变化的规律，如人体肾上腺糖皮质激素分泌高峰期是在清晨，低谷期在午夜，为减少药物对自身肾上腺皮质功能的抑制，糖皮质激素采用隔日清晨服药的方法。

（二）给药间隔时间

一般给药时间间隔应以药物的半衰期为参考依据，结合病人的病情和病程需要而定。对半衰期短的药物，给药次数要相应增加；而对毒性大或消除慢的药物，长期用药应规定每日用量和疗程，避免蓄积中毒；对肝肾功能不良患者可适当减少给药次数和用药剂量。

三、反复用药

长期反复用药后，机体对药物的反应可能发生以下改变。

（一）依赖性（drug dependence）

依赖性是指长期应用某种药物后，机体对这种药物产生生理性或精神性的依赖和需求。依赖性又分为精神依赖（physiological dependence）和躯体依赖（physical dependence）。躯体依赖性产生后一旦停止给药，患者将会发生一系列生理功能紊乱，即为戒断综合征（abstinence syndrome）；精神依赖性是指用药后产生愉快满足的感觉，出现强迫性觅药行为。

（二）耐受性（tolerance）

耐受性是指机体连续多次用药后，其反应性逐渐降低，需要加大药物剂量才能维持原有疗效，这种现象称为耐受性。少数患者对某些药物存在先天耐受性，又称低敏性。耐受性产生的主要原因可能是药代动力学改变（如药物的吸收、转运受阻、消除加快及 CYP 酶的诱导作用等）、药效学改变（如机体调节适应性改变、受体的衰减性调节等）。根据耐受性产生的时间和表现形式分为两种情况：

1. 快速耐受性（tachyphylaxis）　在短期内连续用药数次后即发生的耐受现象。如短期内反复使用麻黄碱、安非他明、甲基苯丙胺等间接激动肾上腺素受体药，由于使肾上腺素能神经末梢囊泡内的递质迅速耗竭，导致作用减弱。

2. 交叉耐受性（cross tolerance）　机体对某药产生耐受性后，一般使同类的另一药物（即使第一次使用）敏感性也降低。

(三)耐药性(resistance)

长时间使用化疗药后,病原体或肿瘤细胞对药物的敏感性降低,称耐药性或抗药性,此时需加大剂量才能有效。

四、联合用药和药物相互作用

为了达到增强疗效、减少不良反应的治疗目的,临床常采取两种或两种以上药物同时或先后应用时,由于药动学和药效学的改变,改变原有的药理效应和毒性反应,称联合用药(drug combination)。联合用药时常会发生药物之间的相互作用(drug interaction),即协同作用(synergism)和拮抗作用(antagonism)。配伍禁忌(incompatibility)是指药物在体外配伍时直接发生物理或化学性的相互作用而影响疗效或毒性反应,称为配伍禁忌。

(一)药代动力学的相互作用

1. 影响药物吸收　空腹服药吸收较快,饭后服药吸收较平稳。促进胃动力药多潘立酮能加速口服药物的吸收速度,抑制胃排空的药如抗M胆碱药物能延缓药物吸收。对于吸收缓慢的灰黄霉素加快胃排空反而减少其吸收,而在胃中易被破坏的左旋多巴减慢胃排空反而使吸收减少。

改变胃肠道的pH值可影响弱酸性或弱碱性药物的解离度,进而影响其他药的吸收,如抗酸药可增加弱酸性药物磺胺类等的解离度,因而使磺胺类吸收减少;氢氧化铝凝胶可吸附氯丙嗪;钙、镁或铝等离子能与四环素或者氟喹诺酮类药物形成不溶性络合物;浓茶中含有的大量鞣酸可与铁制剂或生物碱发生沉淀而阻碍吸收。

2. 影响药物分布和转运　很多药物吸收入血后与血浆蛋白可逆性结合,对于那些与血浆蛋白结合率高的、分布容积小的、安全范围窄及消除半衰期较长的药物,游离型药物浓度增高而导致药物作用加强。如阿司匹林、对乙酰氨基酚与蛋白结合力很强,可将双香豆素类从血浆蛋白的结合部位置换出来,使其抗凝血作用增强;早产儿或新生儿服用磺胺类或水杨酸类后,由于这些药物能竞争性与血浆蛋白结合,可将胆红素从血浆蛋白结合位点置换出来,引起脑性核黄疸症。

3. 影响药物生物转化　如多种药物同时应用时,肝药酶诱导剂可加速药物在肝脏中的转化,使药效降低;而肝药酶抑制药则相反,能使药效增强,甚至发生中毒。肝药酶诱导剂如苯巴比妥、利福平、苯妥英钠及烟、酒等能增加肝转化药物的消除而使其药效减弱;肝药酶抑制剂如红霉素等大环内酯类抗生素、异烟肼、氯霉素、西咪替丁等能减慢在肝转化药物的消除而使药效加强。

4. 影响药物排泄　有些药物可通过改变尿液的pH值而影响药物的解离度,从而影响药物的排泄速度。如尿液呈酸性时可使弱碱性药解离型增多,在肾小管的重吸收减少而排出量增加;同样尿液呈碱性时可使弱酸性药解离度增加,排出增多。还有些药物及其代谢产物可竞争转运载体从肾近曲小管主动转运分泌,如丙磺舒可抑制青霉素的肾小管分泌,提高其血药浓度,延长并增强其药效。

(二)药效学方面

1. 协同作用　协同作用(synergism)是指两药同时或先后使用,可使原有的药效增强。可分为三种情况:若两药合用的效应是两药分别作用的代数和,称其为相加作用,如阿司匹林与对乙酰氨基酚合用时,解热镇痛作用相加;若两药合用的效应大于单个效应的代数和,称之为增强作用,如磺胺类药物与甲氧苄啶合用后使抗菌作用增加数倍至数十倍,甚至出现杀菌作用;一个药物可使组织或受体对另一药物的敏感性增强,称之为增敏作用,如可卡因可抑制交感神经末梢对对甲肾上腺素的再摄取,出现去甲肾上腺素或肾上腺素作用增强。

2. 拮抗作用(antagonism)　联合用药后使原有的效应减弱,小于他们分别作用的总和,称为拮抗作用。如纳洛酮可拮抗吗啡的作用,普萘洛尔可拮抗异丙肾上腺素的作用,阿托品与乙酰唑胺合用,可降低乙酰唑胺的降眼压作用。

第三节　机体方面的因素

一、生理因素

(一)年龄

年龄不同,许多生理功能如体液或脂肪与体重的比例、血浆蛋白含量、代谢酶的活性等可出现较大差异,从而影响药物发挥作用。

1. 儿童　医学上 14 岁以下属于儿童。特别是新生儿与早产儿,各种生理功能包括自身调节功能尚未发育完善,与成年人有巨大差别,药物使用不当,会造成中毒或器官组织的发育障碍。新生儿的胃液 pH 值较低,胃内容物的排出较慢,对药物的吸收也比较慢。但青霉素类药物也正因此在胃内的分解减少,吸收较成人好。婴儿期以后的药物吸收基本与成人相同。新生儿的血浆蛋白和白蛋白含量均较少,故于药物的结合率较低,药效增强而易于中毒。肝功能尚未发育完全,药物清除率较低,对那些在肝脏生物转化的药物也特别敏感。例如应用氯霉素可导致灰婴综合征。新生儿的肾小球滤过率和肾小管分泌功能都比较差,对某些药物排泄缓慢,故消除药物的速度较慢。如咖啡因的消除半衰期在新生儿为 95 h,成人为 4 h,使用时应特别注意。

2. 老年人　医学上 65 岁以上属于老人。由于老年人生理功能衰退,血浆蛋白浓度降低,肝药酶活性降低,肾血流量、肾小球滤过率和肾小管功能减弱而使药物的消除速度减慢,作用或毒性增强。老年人胃内容物排出的时间有所延长,但对药物的吸收能力变化不大。老年人细胞外液的量会随年龄的增长而逐渐减少,但脂肪却会增加,因此水溶性药物的分布容积会降低,血药浓度会增高;相反脂溶性药物的分布容积会增加,其血药浓度会降低。此外,老年人血浆白蛋白浓度较低,白蛋白结合率比较高的药物如香豆素类的游离型浓度升高,作用会增强。随着年龄的增加,老年人的肝脏重量和肝血流量都会逐渐减少,对于代谢与肝脏血流量多少密切相关的药物如普萘洛尔、利多卡因等的清除率下降,血药浓度会升高。肝脏重量减少也使那些依靠 CYP 酶进行代谢的药物如苯二氮类、茶碱类的清除率下降。但药物代谢的第二时相(结合)不会因年龄增加而受影响。老年人随着年龄的增加,肾功能会下降,因肾小球滤过率的降低而使药物从肾脏的排出减少,如氨基糖苷类、地高辛等。

(二)性别

女性在月经、妊娠、分娩、哺乳期时用药应注意。月经期应避免使用泻药或抗凝药物,以免月经增多,出血不止。哺乳期妇女用药时应注意某些药物(如甲苯磺丁脲)可通过乳腺分泌排出,从而对乳儿造成影响。在妊娠的头 3 个月内用药应特别谨慎,禁止使用抗病毒药物利巴韦林、四环素类药物、抗代谢药物、烷化剂、氨基糖苷类抗生素、抗凝药物华法林,以避免影响胎儿发育。

(三)遗传因素

遗传多样性(genetic polymorphism)对药物效应的影响近年来日益受到重视,影响个体差异诸因素中,遗传因素是起决定性作用的。

二、病理因素

病理状态下,影响药物作用的因素较多,主要包括以下几种。

(一)肝功能不全

严重肝功能不全者由于肝脏的生物转化速率减慢,经肝代谢药物的作用将被加强并延长,而在肝活化的药物作用则被减弱,如使用主要在肝脏转化失活的药物如甲苯磺丁脲等,就会使其作用增强、持续时间延长。需要在肝脏经代谢后才有效的药物,如可的松、泼尼松等,在肝功能不全时则作用减弱。

(二)肾功能不全

肾功能不全会减低经肾排泄药物的清除率,如庆大霉素等主要由肾脏排泄的药物,因肾脏排泄减慢而使其半衰期延长达 10 倍,此时应减少用药剂量或延长给药时间间隔,以防止药物蓄积中毒。

(三)心功能不全

由于心输出量减少、胃肠道瘀血等,药物在胃肠道内的吸收减少,消除减慢,如心衰患者普鲁卡因胺的达峰时间和半衰期延长约 1 倍以上。

三、心理因素

药物治疗的效应并非完全由药物本身这一种因素引起,而是受到病人的心理状态和思想情绪的影响。影响心理变化的因素有病人的文化素质、疾病性质、人性特征以及医生和护士的语言、表情、态度、信任程度、技术操作熟练程度、工作经验等。安慰剂(placebo)指不具备药理活性的制剂,如乳糖、淀粉等制成的外形似药的制剂,当然还包括那些本身没有特殊作用的医疗措施,如假手术等。实验证明,高血压、消化性溃疡等患者用安慰剂后有效率可达 20%~40%;对偏头痛病人,安慰剂有效率可达 62%。安慰剂效应主要由病人的心理因素引起,它来自病人对药物和医生的信赖,经医生给予药物后,病人会发生一系列的精神和生理变化,包括主观感觉及许多客观指标的改变。当医生对疾病的解释及预后的推测给病人带来积极乐观的消息时,病人的紧张情绪可大为缓解,安慰剂效应会比较明显。由于安慰剂效应的广泛存在,在评价药物疗效时,应考虑到这一因素的影响。实际上有不少药物或其他手段的治疗效果往往不是药物本身的作用,只是安慰剂效应。因此,医生的任何医疗活动,包括一言一行等服务态度都有可能发挥安慰剂作用,要充分利用这一效应。但医生不应利用安慰剂去敷衍或欺骗病人,因为这样会延误疾病的诊治,并可能破坏病人对医生的信心。

四、长期用药机体对药物反应的改变

药物依赖性(drug dependence)

药物依赖性是指连续使用某些药物后产生的一种不可停用的渴求现象。根据危害程度可分为两类,即生理依赖性(physiological dependence)和精神依赖性(psychical dependence)。①生理依赖性:又称躯体依赖性(physical dependence),或成瘾性(addiction),是指药物滥用所造成的一种特殊身体状态。在这种身体适应状态,用药者一旦中断用药,将发生一系列生理功能紊乱,使用药者感到异常痛苦,甚至可以危及生命,这就是戒断症状(abstinence syndrome)。病人为继续获取这些药物可能不择手段,甚至走向犯罪。麻醉药品的滥用不仅对用药者自身危害极大,对社会危害也大。吗啡、可卡因、印度大麻及其同类药都属于麻醉药品。苯丙胺类、巴比妥类、苯二氮䓬类等亦被列入国际管制的成瘾性精神药物。②精神依赖性:又称心理依赖性(psychological dependence),或习惯性(habituation),是指使用某些药物后产生快乐满足的感觉,并在精神上形成不间断使用的欲望。某些药物可以使用者寻求周期性或连续性用药,以满足欢愉感觉或避免不适,出现强迫性觅药行为。其特点是停止使用后不产生明显的戒断症状,可出现身体多处不舒服的感觉,但可以自制。心理依赖性只是一种心理渴求,是主观精神上的渴望,无机体生理生化的改变。作用于中枢神经系统的药物如镇静催眠药、抗焦虑药、抗抑郁药等都可能引起精神依赖性。

第四节　全国护士执业资格考试要点解析

合理用药的一般原则

(1)明确诊断,选药时权衡疗效与不良反应的利弊,综合考虑患者用药的适应证、禁忌证和经济承受能力。

(2)使用“高效、低毒、价廉和易用”的药物。合并用药应发挥协同作用。

(3)掌握各种影响药效的因素,用药因人、因地、因时和病情而定。尤其注意个体的差异性,做到用药个体化。

(4)对因、对症治疗并重,注意支持疗法。

(5)对患者负责,治疗过程中,严密观察药物的疗效和患者的反应,及时调整剂量或药物治疗方案。

测试练习

一、名词解释

1. 耐药性　2. 耐受性　3. 增敏作用　4. 低敏性

二、填空题

1. 影响药物作用的机体生理因素包括________、________、________、________。

2. 联合用药的结果可能是药物原有作用增加,称为________;也可能是药物原有作用的减弱,称为________。

3. 药物合用后产生的协同作用包括________、________、________。

4. 拮抗作用根据产生机制分为________、________、________、________四种情况。

5. 女性病人用药时在________期、________期、________期、________期要特别注意。

三、选择题(以下每题有 A、B、C、D、E 五个备选答案,请从中选择一个最佳答案)

1. 关于合理用药,叙述正确的是(　　)。

A. 为了充分发挥药物疗效　B. 以治愈疾病为标准
C. 应用同一的治疗方案　D. 采用多种药物联合应用
E. 除对因治疗外还需要对症治疗

2. 医生给予患者法莫替丁 20 mg 口服,护士应如何指导患者服用此药(护考真题)(　　)。
A. 餐前服用　B. 餐中服用　C. 餐后 2 h 服用　D. 晨起空腹服用
E. 嚼碎服用

3. 为了加强铁的吸收,可以同时进食(　　)。(护考真题)
A. 牛奶　B. 浓茶　C. 鸡蛋　D. 咖啡　E. 西红柿

4. 发挥药效最快的给药途径是(护考真题)(　　)。
A. 外敷　B. 肌内注射　C. 皮下注射　D. 口服　E. 静脉注射

5. 休克患者最适宜的给药途径是(　　)。
A. 皮下注射　B. 舌下给药　C. 静脉给药　D. 肌内注射　E. 吸入给药

6. 用于导泻时硫酸镁的给药途径是(　　)。
A. 直肠给药　B. 口服给药　C. 静脉注射　D. 皮下注射　E. 肌内注射

7. 药物配伍禁忌是指(　　)。
A. 吸收后和血浆蛋白结合　B. 体外配伍过程中发生的物理和化学变化
C. 肝药酶活性的抑制　D. 两种药物在体内产生拮抗作用
E. 以上都不是

8. 两种或两种以上药物合用时可能产生药物的拮抗作用(　　)。
A. 不能作为联合用药的一种方式　B. 使单独用药时原有作用无效
C. 不可能符合用药目的　D. 肯定不利于患者
E. 可以减少不良反应的发生

9. 不同给药途径的药物药效出现时间从快到慢的顺序为(　　)。
A. 皮下注射>肌内注射>静脉注射>口服　B. 静脉注射>口服>皮下注射>肌内注射
C. 静脉注射>肌内注射>皮下注射>口服　D. 肌内注射>静脉注射>皮下注射>口服
E. 肌内注射>口服>皮下注射>静脉注射

10. 短期内应用麻黄碱数次后其效应降低,属于(　　)。
A. 习惯性　B. 快速耐受性　C. 成瘾性　D. 交叉耐受性　E. 耐药性

11. 协同作用的意义是(　　)。
A. 减少药物不良反应　B. 减少药物的副作用　C. 增加药物的转化　D. 增加药物的排泄
E. 增加药物的疗效或毒性

12. 下列选项,属于个别病人服药后出现特异质反应的原因是(　　)。
A. 遗传缺陷　B. 年龄　C. 性别　D. 种族　E. 精神因素

四、简答题

1. 影响药物效应的药物因素。
2. 影响药物作用的病理因素有哪些?

五、论述题

1. 药物在体内的相互作用在药动学方面的因素有哪些?
2. 试论述药效学的个体差异及其原因。

六、案例分析

患者 91 岁,男性,房颤。治疗房颤服用地高辛(0.25 mg/d)5 年以上,地高辛血药浓度为 1.2 ng/ml 左右。合并用药只有阿司匹林。为了治疗肺炎,服用克拉霉素(1000 mg/d)。开始给药第 9 天起,出现腹部痉挛、腹痛、恶心、呕吐和食欲不振。地高辛血药浓度升高至 3.5 ng/ml,心电图显示窦性心率过缓。停止服用地高辛和克拉霉素后,症状 36 h 内改善,地高辛的血药浓度也逐渐下降到 2.0 ng/ml。试分析:地高辛和抗生素合并用药的注意事项。

参考答案

一、名词解释

1. 化疗药长时间使用后，病原体或肿瘤细胞对药物的敏感性降低，称为耐药性或抗药性。

2. 指机体在连续多次用药后反应性降低。增加剂量可恢复反应，停药后耐受性可消失。

3. 增敏作用是指一药可使组织或受体对另一药的敏感性增强。

4. 少数人对药物反应特别不敏感，需加大剂量才能产生其他人常用量时产生的作用。

二、填空题

1. 年龄；性别；个体差异；种族；精神因素。

2. 协同作用；拮抗作用。

3. 相加；增强；增敏。

4. 药理性拮抗；生理性拮抗；化学性拮抗；生化性拮抗。

5. 月经；妊娠；分娩；哺乳。

三、选择题

1. E　2. A　3. E　4. E　5. E　6. C　7. B　8. B　9. C　10. B　11. E　12. A.

四、简答题

1. 影响药物效应的药物因素有：①剂量；②剂型、生物利用度；③给药途径；④给药时间、给药间隔时间及疗程；⑤反复用药；⑥联合用药。

2. 病理因素主要有：①严重肝功能不全；②肾功能不全；③心衰；④其他功能失调：神经功能、内分泌功能等；⑤营养不良；⑥酸碱平衡失调；⑦电解质紊乱。

五、论述题

1. 包括以下几个方面：①影响胃肠道吸收：溶解度、解离度、胃肠蠕动、肠壁功能；②竞争血浆蛋白结合：药物作用增强或减弱；③影响生物转化：影响肝药酶或非微粒体酶；④影响药物排泄：改变尿液 pH 值或竞争转运载体。

2. 个体差异是指基本情况相同时，大多数病人对同一种药物的反应是相近的，但也有少数人会出现与多数人在性质和数量上有显著差异的反应，如高敏性反应、低敏性反应、特异质反应。个体差异可因个体先天(遗传)或后天(获得性)性因素对药物的药效学发生质或量的改变。产生个体差异的原因是广泛而复杂的，主要是药物在体内的过程存在差异，相同剂量的药物在不同个体内的血药浓度不同，以致作用强度和持续时间有很大差异。故临床上对作用强、安全范围小的药物，应根据病人情况及时调整剂量，实施给药方案个体化。

六、案例分析

地高辛和红霉素、克拉霉素等合并用药时，应注意地高辛中毒症状的出现，应对血中地高辛浓度和心电图进行监测。还应注意血清 K^+浓度的下降。如果地高辛血中浓度上升时，应停止用药直至浓度下降到治疗范围以内。如在有必要持续服用的情况下，应减少用量或延长给药间隔。

(石　迪)

第五章　传出神经系统药理概论

学习目标

☞ **知识目标**

1. 掌握传出神经系统受体的类型、分布及效应。
2. 熟悉传出神经系统药物的作用方式及分类。
3. 了解乙酰胆碱、去甲肾上腺素的生物合成、储存、释放及消除。

☞ **能力目标**

强调知识的连贯性，培养将相关的解剖、生理知识整合的能力和逻辑思维能力。

☞ **态度目标**

明确熟悉传出神经的解剖学和生理学知识对于更好地理解传出神经系统药物的重要意义，为进一步学习打好坚实的理论基础。

案例导学

万先生，58 岁，因病入院予行去甲肾上腺素静脉滴注治疗，用药过程中出现滴注部位皮肤苍白，皮肤温度下降。试分析：何种原因所致？如何解救？

传出神经是将中枢神经系统的兴奋传至效应器并支配其功能活动的一类外周神经。凡是通过影响传出神经而改变效应器功能活动的药物，即为传出神经系统药物。用于传出神经系统的药物通过影响其递质的合成、储存、释放、失活以及与受体的结合而发挥作用。

知识拓展

神经系统通常可分为中枢神经系统和外周神经系统，前者包括脑和脊髓，后者包括脑和脊髓以外的神经和神经节。按功能，外周神经系统分为传入神经系统（afferent nervous system）和传出神经系统（efferent nervous system）。

第一节　概　　述

传出神经系统包括自主神经系统（autonomic nervous system）和运动神经系统（somatic motor nervous system），自主神经系统，又分为交感神经（sympathetic nervous system）和副交感神经（parasympathetic nervous system），主要支配内脏器官、平滑肌和腺体等效应器，其活动一般不受人的意识控制，故称为非随意活动，如心脏排血、血流分配和食物消化等。运动神经系统则支配骨骼肌，通常为随意活动，如肌肉的运动和呼吸等。上述两个神经系统通过其末梢释放的化学物质（神经递质）进行化学传递（信息传递）。这种传递可发生于神经细胞与细胞之间、神经细胞与其支配的效应器细胞之间，即通过神经末梢释放少量神经递质进入突触间隙（synaptic cleft），经转运方式跨越间隙，与特异性的受体分子结合兴奋或抑制突触后细胞的功能。药物可模拟或拮抗神经递质的作用，即可选择性修饰许多传出神经的功能，这些功能涉及许多效应组织，如心肌、平滑肌、血管内皮、外分泌腺和突触前的神经末梢等。

传出神经根据其末梢释放的递质不同，分为以乙酰胆碱为递质的胆碱能神经（cholinergic nerve）和主要以去甲肾上腺素为递质的去甲肾上腺素能神经（noradrenergic nerve）。胆碱能神经主要包括全部交感神经和副交感神经的节前纤维、运动神经、全部副交感神经的节后纤维和极少数交感神经节后纤维（支配汗腺分泌和骨骼肌血管舒张神经）。去甲肾上腺素能神经则包括几乎全部交感神经节后纤维（图 5-1、图 5-2）。

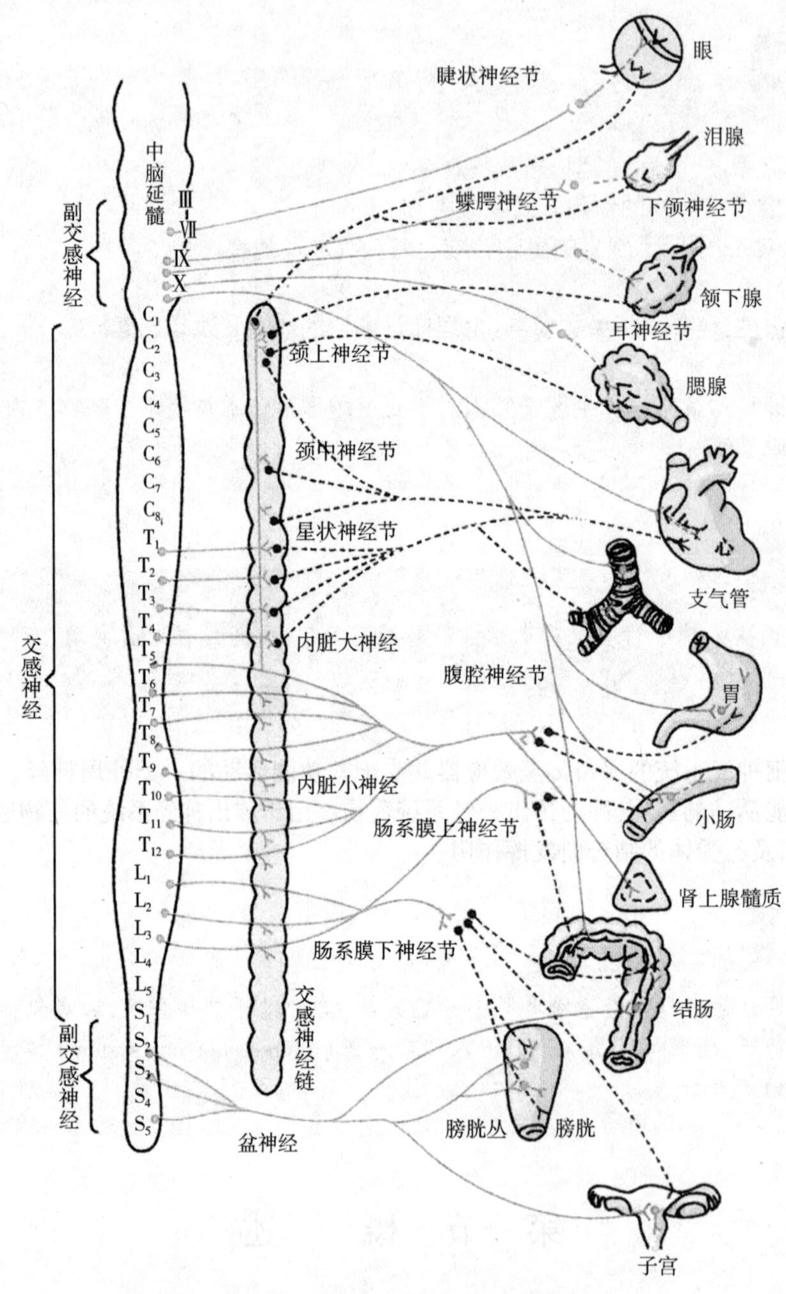

图 5-1　自主神经系统分布示意图

灰：胆碱能神经；黑：去甲肾上腺素能神经；实线：节前纤维；虚线：节后纤维

近年来除交感和副交感神经系统外，肠神经系统（enteric nervous system，ENS）已日益受到关注。该神经系统由多种神经元组成，其细胞体位于肠壁的壁内丛，神经元和神经纤维组成复杂的神经网络，是调节胃肠道功能的独立整合系统。ENS 在结构和功能上不同于交感和副交感神经系统，而与中枢神经系统相类似，但仍属于自主神经系统的一个组成部分。肠神经元的神经纤维可来自交感和副交感神经末梢，并可直接分布到平滑肌、腺体和血管。胃肠道运动功能主要受局部的 ENS 调节，与中枢神经系统具有相对独立性，如肠道的蠕动反射，可以在离体条件下进行，切断迷走神经或交感神经对胃肠道运动的影响很小。

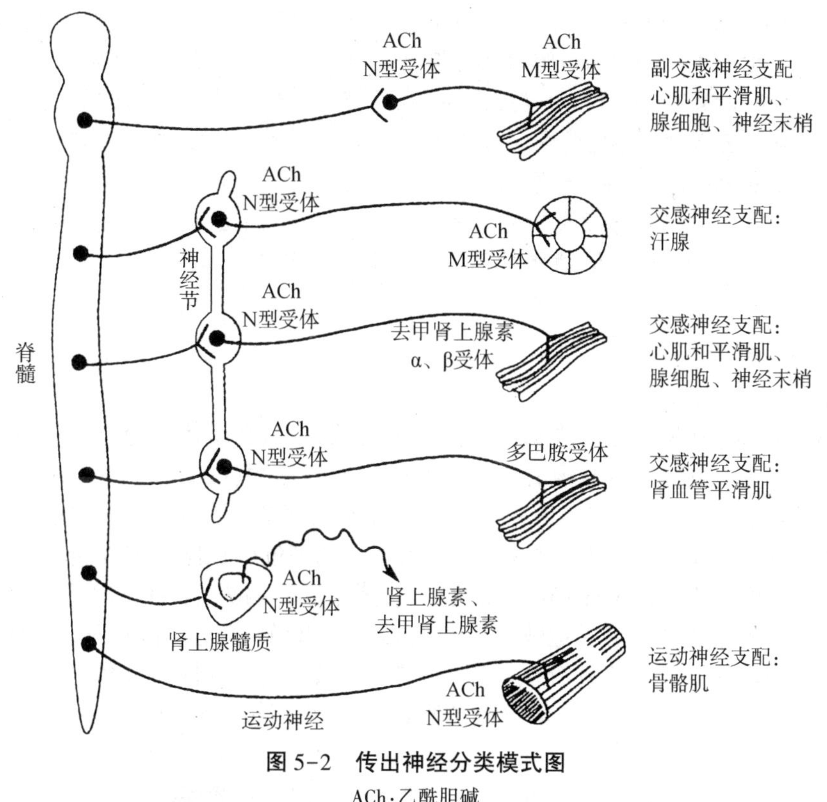

图 5-2　传出神经分类模式图

ACh：乙酰胆碱

ENS 神经元也可接受来自交感和副交感神经系统的冲动信息，并发送冲动至交感神经节和中枢神经系统。因此，该系统在药理学方面较交感神经或副交感神经系统更为复杂，其中涉及多种神经肽和递质，如 5-羟色胺（5-hydroxytrypta mine，5-HT）、一氧化氮（nitric oxide，NO）、三磷酸腺苷（adenosine triphosphate，ATP）、P 物质（substance P，SP）和神经肽（neuropeptide，NP）。

第二节　传出神经系统的递质和受体

作用于传出神经系统的药物，主要作用靶位是传出神经系统的递质（transmitter）和受体（receptor），可通过影响递质的合成、储存、释放、代谢等环节或通过直接与受体结合而产生生物效应。为了便于阐明传出神经系统药理学内容，首先介绍递质和受体相关的基本概念。

 **知识拓展**

化学传递学说的发展

早在一百多年前，科学家们就已经关注神经与神经间或神经与肌肉间的冲动传递过程，其争议的焦点是上述冲动传递是电传递还是化学物质传递。1898 年，Lewandowsky 首先观察到肾上腺的提取物产生的生物效应与刺激迷走神经时相似。Langley 于 1901 年证实此提取物可能通过刺激交感神经末梢而发挥作用。交感神经递质的发现过程是漫长的，直到测定微量儿茶酚胺的特异性化学和生物学方法建立后，Von-Euler 才于 1946 年从牛脾神经获得高纯度的去甲肾上腺素（noradrenaline，NA），显示 NA 即为哺乳类交感神经节后纤维的递质。对副交感神经而言，1921 年德国科学家 Loewi 在著名的离体双蛙心灌流实验中发现，当迷走神经兴奋时可以释放一种物质，这种物质能抑制另一个离体蛙心的收缩。后于 1926 年证明这种抑制性物质就是乙酰胆碱，乙酰胆碱的发现获得了 1936 年的诺贝尔奖。至此，传出神经系统的化学传递学说才日臻完善。这一学说已经被形态学、生理学、生物化学和药理学等学科的各种研究所证实。

化学传递的物质基础是神经递质(neurotransmitters),包括经典神经递质、神经肽、神经调质、神经激素和神经蛋白五大类,它们广泛分布于神经系统,担负着神经元与神经元之间、神经元与靶细胞之间的信息传递。神经递质主要在神经元中合成,而后储存于突触前囊泡内,在信息传递过程中由突触前膜释放到突触间隙,作用于效应细胞的受体,引起功能效应,完成神经元之间或神经元与效应器之间的信息传递。神经调质(neuromodulator)与神经递质类似,由突触前神经元合成,对主递质起调节作用,本身不直接负责跨突触的信号传递,或不直接引起效应细胞的功能改变。神经调质通过旁突触途径发挥作用,即神经元释放化学物质不经过突触结构,直接到达邻近或远隔的靶细胞。

一、传出神经系统的递质

(一)传出神经递质的生物合成和储存

乙酰胆碱(acetylcholine,ACh)主要在胆碱能神经末梢合成,少量在胞体内合成,以胆碱和乙酰辅酶A(acetyl coenzyme A,AcCoA)为原料。与其合成有关的酶为胆碱乙酰化酶(choline acetylase,ChAT)或称为胆碱乙酰转移酶,可在细胞体形成,并随轴浆转运至末梢。AcCoA 在神经末梢线粒体内形成,但其自身不能穿透线粒体膜,需在线粒体内先与草酰乙酸缩合成枸橼酸盐,后者才能穿过线粒体膜进入胞质液,在枸橼酸裂解酶催化下重新形成 AcCoA。胆碱和 AcCoA 在 ChAT 催化下,合成 ACh。因为 ChAT 位于胞质内,所以 ACh 可能是在胞质内合成,随后依靠囊泡乙酰胆碱转运体(图 5-3,转运体 B)转运进入囊泡内与 ATP 和囊泡蛋白共存,转运体 B 可被 Vesa- micol 阻滞。在上述合成过程中,转运胆碱的钠依赖性高亲和力载体(图 5-3,转运体 A)是摄取胆碱的重要分子机制,因此,它是 ACh 合成的限速因子,可以被密胆碱(hemicholine)所阻滞(图 5-3)。

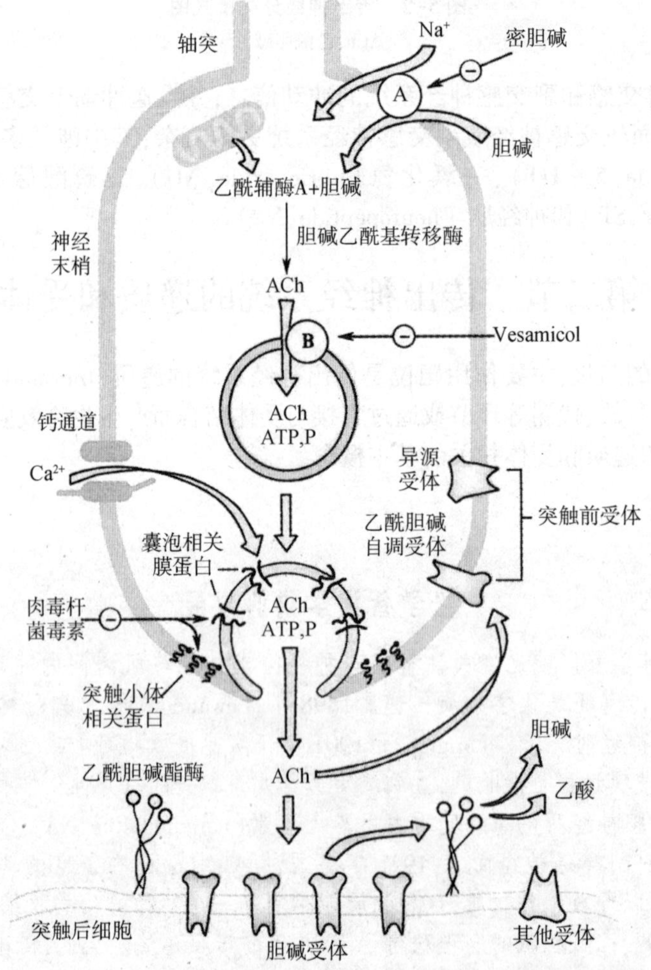

图 5-3 胆碱能神经末梢递质合成、储存、释放和代谢示意图

(ACh:乙酰胆碱,A:钠依赖性载体,B:乙酰胆碱载体,ATP:三磷酸腺苷,P:多肽)

(改自 Katzung BG. Basic & Clinical Phamacology. 9th ed,2004)

去甲肾上腺素(noradrenaline,NA 或 norepinephrin,NE)生物合成的主要部位在神经末梢。血液中的酪氨酸 (tyrosine)经钠依赖性转运体(图 5-4,转运体 A)进入去甲肾上腺素能神经末梢,经酪氨酸羟化酶(tyrosine hydroxylase,TH)催化生成多巴(dopa),再经多巴脱梭酶(dopa decarboxylase,DDC)催化生成多巴胺(dopa mine,DA),后者通过囊泡壁上对儿茶酚胺类物质具有高亲和力的转运体(图 5-4,转运体 B)进入囊泡,并由多巴胺β-羟化酶(dopa mine-β-hydroxylase,DβH)催化,生成 NA 并与 ATP 和嗜铬颗粒蛋白结合,储存于囊泡中。NA 在苯乙醇胺氮位甲基转移酶(phenylethanola mine-N-methyl transferase,PNMT)的作用下进一步甲基化生成肾上腺素。在上述参与递质合成的酶中,其中 TH 的活性较低,反应速度慢且对底物的要求专一,当胞质中多巴胺或游离 NA 浓度增高时,对该酶有反馈性抑制作用。反之,则对该酶抑制作用减弱,催化作用加强。因此,TH 是整个合成过程的限速酶(图 5-4)。

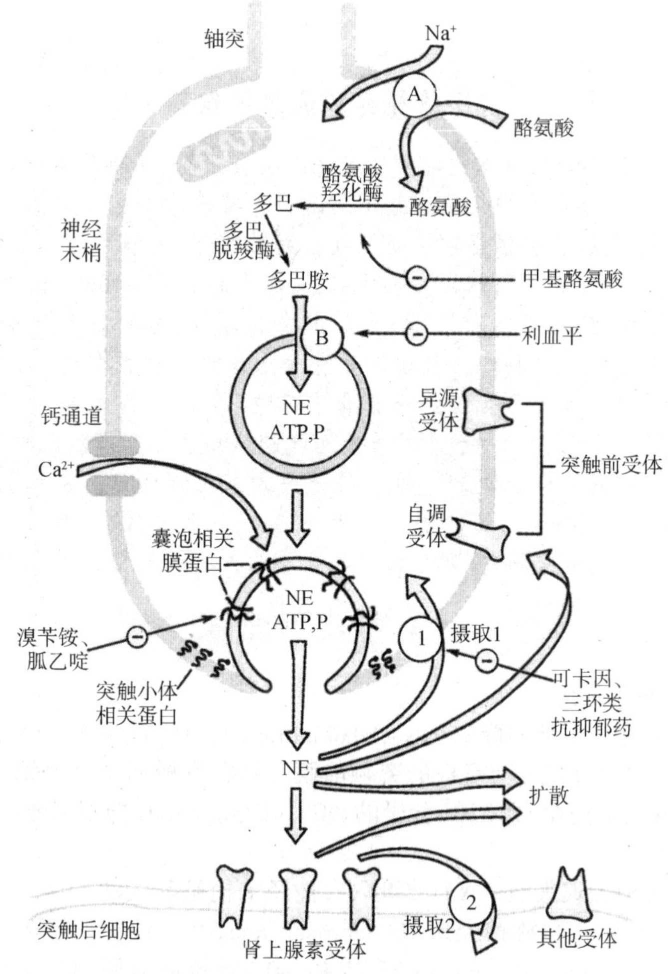

图 5-4　去甲肾上腺素能神经末梢递质合成、储存、释放和代谢示意图

(NE:去甲肾上腺素,ATP:三磷酸腺苷,P:多肽)

(改自 Katzung BG. Basic & Clinical Pharmacology. 9thed,2004)

(二)传出神经递质的释放

1. 胞裂外排(exocytosis)　当神经冲动到达神经末梢时,钙离子进入神经末梢,促进囊泡膜与突触前膜融合,此时囊泡相关膜蛋白(vesicle-associated membrane proteins, VAMPs)和突触小体相关蛋白(synaptosome-asso- ciated proteins,SNAPs)融合(见图 5-3、图 5-4),形成裂孔,通过裂孔将囊泡内容物(如递质 NA 或 ACh)一并排出至突触间隙并立即与突触后膜(或前膜)的相应受体结合而产生效应,此即为胞裂外排。胆碱能神经突触的囊泡融合过程可被肉毒杆菌毒素抑制,而去甲肾上腺素能神经突触的这一过程则可被溴苯铉或胍乙咬抑制。

2. 量子化释放(quantal release)　哺乳类动物的骨骼肌和平滑肌均可记录到终板电位和接头电位。量子化释放学说认为囊泡为运动神经末梢释放 ACh 的单元,静息时即有连续的少数囊泡释放 ACh(自发性释放),

此时可出现终板电位。每个囊泡中释放的ACh量(5000个左右的ACh分子)即为一个"量子",静息状态下出现的终板电位幅度极小(0.3~3.0mV),故不引起动作电位。当神经冲动达到末梢时,100个以上囊泡(即量子)可同时释放递质,由于释放ACh量子剧增,可引发动作电位并产生效应。

3. 其他释放机制　交感神经末梢在静止时,亦可见有微量NA不断从囊泡中溢出,但由于溢流量少,故难以产生效应。此外,某些药物可经交感神经末梢摄取并进入囊泡内储存,而同时将储存于囊泡中的NA置换出来,此时由于NA释出量远大于溢流量,故可产生效应。

上述释放过程主要指NA和ACh,但实际上除氨基酸、嘌呤、多肽等递质外,许多其他递质如多巴胺、5-羟色胺等释放的过程及特性均有相似之处。此外实际上许多神经均储存有两种或三种递质可供释放,如许多去甲肾上腺素能神经末梢亦可同时释放ATP、多巴胺和神经多肽Y,此现象称为共同传递(cotransmission)。

知识拓展

传出神经突触的超微结构

突触(synapse)的概念最早是由英国神经学家Sherrington于1897年从生理学角度提出的,是指神经元与神经元之间,或神经元与某些非神经元细胞之间的一种特殊的细胞连接,这些连接在结构上并没有原生质相连,仅互相接触。电镜下观察化学性突触包括突触前部、突触后部和突触间隙。其中释放递质的一侧被称为突触前部,有受体的一侧称为突触后部,两者之间有15~1000 nm的间隙,即突触间隙(synaptic cleft)。参与形成突触前、后部的细胞膜,在局部特化增厚,分别称为突触前膜(presynaptic membrane)和突触后膜(postsynaptic membrane)。在运动神经末梢近突触前膜处,聚集着很多直径为20~50 nm的囊泡(vesicle)。据估计,单个运动神经末梢含有30万个以上的囊泡,而每个囊泡中含有1000~50000个乙酰胆碱分子,在其突触后膜的皱褶内含有可迅速水解乙酰胆碱的胆碱酯酶。

交感神经末梢有许多细微的神经分支,它们分布于平滑肌细胞之间。每个分支都有连续的膨胀部分呈稀疏串珠状,称为膨体(varicosity)。每个神经元约有3万个膨体,每一膨体则含有1000个左右的囊泡。囊泡内含有高浓度的去甲肾上腺素(胆碱能神经末梢囊泡内含大量乙酰胆碱),囊泡为递质合成、转运和储存的重要场所。

(三)传出神经递质作用的消失

ACh主要是被突触间隙中乙酰胆碱酯酶(acetylcholinesterase, AChE)水解。AChE在神经细胞体内合成,沿轴突转运至神经末梢,集中分布在运动终板的突触前膜、后膜、突触间隙及皱褶中。AChE水解效率极高,每一分子的AChE在1 min内能完全水解10^5分子的ACh。因此,AChE抑制剂能够产生拟ACh的作用,具有治疗意义。

NA通过摄取和降解两种方式失活。NA被摄取入神经末梢是其失活的主要方式,分为摄取-1(uptake 1)和摄取-2(uptake 2)。摄取-1也称神经摄取(neuronal uptake)一种主动转运机制。去甲肾上腺素能神经末梢有很强的摄取NA的能力,释放后的NA有75%~90%被摄取返回神经末梢内。摄取进入神经末梢的NA可进一步转运进入囊泡中储存,部分未进入囊泡中的NA可被胞质液中线粒体膜上的单胺氧化酶(mono-a mine oxidase, MAO)破坏。摄取-1是由位于神经末梢突触前膜的去甲肾上腺素转运体(noradrenaline transporter)完成的。现已克隆出多种特异性较高的突触前膜单胺转运蛋白,如NA、多巴胺、5-羟色胺等转运蛋白,均属于GABA类转运蛋白,具有12个跨膜区,N端和C端都在细胞内。对囊泡转运蛋白而言,尚有几种囊泡转运体cDNAs被克隆出来,其结构亦具有12个跨膜区,但其氨基酸排列顺序与GABA类不同。此外,许多非神经组织如心肌、血管、肠道平滑肌也可摄取NA,称为摄取-2,也称非神经摄取(non-neuronal uptake)。这种NA的摄取方式虽容量较大,但其亲和力远低于摄取-1。且被摄取-2摄入组织的NA并不储存,而很快被细胞内儿茶酚氧位甲基转移酶(catechol-o- methyltransferase, COMT)和MAO所破坏,因此可以认为,摄取-1为储存型摄取,而摄取-2则为代谢型摄取。此外,尚有小部分NA从突触间隙扩散到血液,最后被肝、肾等组织中的COMT和MAO破坏失活。值得注意的是,乙酰胆碱和去甲肾上腺素不是唯一的传出神经系统递质。研究发现,血管活性肠肽、一氧化氮和ATP等在血管舒缩、平滑肌收缩中发挥着重要作用。自主神经递质自动转运和药物效应见表5-1。

表 5-1　自主神经递质自动转运和药物效应

过程	代表药物	作用位点	效应
动作电位传递	局麻药,河豚毒素	神经轴浆	阻滞钠通道,阻断传导
递质合成	密胆碱	胆碱能神经末梢:膜	阻断胆碱摄取并减慢其合成
	α-甲基酪氨酸	肾上腺素能神经末梢和肾上腺髓质:细胞质	阻断合成
递质储存	Vesamicol	胆碱能神经末梢:囊泡	阻止储存,耗竭递质
	利舍平	肾上腺素能神经末梢:囊泡	阻止储存,耗竭递质
递质释放	肉毒毒素	胆碱能神经囊泡	阻止释放
	酪胺,苯丙胺	肾上腺素能神经末梢	增加递质释放
递质释放后重摄取	可卡因	肾上腺素能神经末梢	阻止摄取;增加递质在突触后
	6 -羟多巴胺	肾上腺素能神经末梢	破坏末梢
	三环类抗抑郁药		受体的作用
受体激动药或阻断药	酚妥拉明	肾上腺素能神经接头受体	结合 α 受体;阻断受体
	去甲肾上腺素	肾上腺素能神经接头受体	结合 α 受体;激动受体
	普萘洛尔	肾上腺素能神经接头受体	结合 β 受体;阻断受体
	异丙肾上腺素	肾上腺素能神经接头受体	结合 β 受体;激动腺苷环化酶
	烟碱	胆碱能神经接头烟碱受体(自主神经节,神经肌肉终板)	结合烟碱受体;打开突触后膜离子通道
	氯贝胆碱	受体,副交感神经效应器细胞(平滑肌,腺体)	结合并激动毒蕈碱受体
	筒箭毒碱	神经肌肉终板	阻止激动
	阿托品	受体,副交感神经效应器细胞	结合并阻断毒蕈碱受体
递质的酶解失活	新斯的明	胆碱能神经突触(乙酰胆碱酯酶)	抑制酶;延长并加强递质的活性
	反苯环丙胺	肾上腺素能神经末梢(单胺氧 化酶)	抑制酶;增加储存的递质池

二、传出神经系统的受体

(一)传出神经系统受体命名

传出神经系统受体命名常按照传出神经末梢递质的选择性不同而定,能与 ACh 结合的受体称为乙酰胆碱受体(acetylcholine receptors)。早期研究发现副交感神经节后纤维所支配的效应器细胞膜的胆碱受体对以毒蕈碱为代表的拟胆碱药较敏感,故把这部分受体称为毒蕈碱(muscarine)型胆碱受体,即 M 胆碱受体,位于神经节和神经肌肉接头的胆碱受体对烟碱较敏感,故将其称之为烟碱(nicotine)型胆碱受体,即 N 胆碱受体。能与去甲肾上腺素或肾上腺素结合的受体称为肾上腺素受体(adreno. ceptors)。根据肾上腺素受体对拟肾上腺素类药物和阻断剂敏感性的不同,又可分为肾上腺素 α 受体(α 受体)和肾上腺素 β 受体(β 受体)。

(二)传出神经系统受体亚型

1. M 胆碱受体亚型　属于与鸟苷酸结合调节蛋白(G 蛋白)偶联的超级家族受体(superfamily of G-protein-coupled receptors),用分子克隆技术发现了 5 种不同基因编码的 M 受体亚型,根据配体对不同组织 M 受体相对亲和力不同将 M 受体分为 M_1、M_2、M_3、M_4 和 M_5(表 5-2)。各亚型的氨基酸序列一级结构已经清楚,共有 460~590 个氨基酸残基。M 受体主要起到胆碱能神经传递的作用,广泛分布于全身各个器官组织,但不同组织中存在着不同受体亚型,M_1 主要位于中枢神经系统、外周神经元和胃壁细胞,介导兴奋作用;M_2 位于心脏和突触前末梢,调节心率;M_3 主要位于腺体、平滑肌,刺激腺体分泌,引起平滑肌收缩;M_4 和 M_5 主要位于中枢神经系统,具体作用尚不清楚。

2. N 胆碱受体亚型　N 胆碱受体根据其分布部位不同,可分为神经肌肉接头 N 受体,即为 N_M 受体(nicotinic muscle receptor);神经节 N 受体和中枢 N 受体称为 N_N 受体(nicotinic neuronal receptor)。胆碱受体及其亚型的特点见表5-2。

3. 肾上腺素受体亚型　肾上腺素受体可分为α受体亚型和β受体亚型，α受体亚型主要为α_1和α_2两种，目前已被克隆出6种亚型基因，即α_{1A}、α_{1B}、α_{1D}和α_{2A}、α_{2B}、α_{2c}而β受体可进一步分为β_1、β_2和β_3三种亚型。肾上腺素受体是研究最为详细的受体之一，其亚型和特点见表5-3。

表5-2　胆碱受体亚型特点

受体	激动药	拮抗药	组织	效应	分子机制
毒蕈碱型					
M_1	乙酰胆碱	阿托品 哌仑西平	自主神经节 腺体 CNS	去极化（延迟EPSP） 胃分泌	增加细胞内Ca^{2+}
M_2	同M_1	阿托品 异丙托溴俊	窦房结 心房 房室结 心室	减慢自发性除极；超极化 缩短动作电位时程； 降低收缩强度 减慢传导速度 轻度降低收缩力	激活K^+通道；抑制 腺苷酸环化酶； 抑制电压门控L型钙离 子通道活性
M_3	同M_1	阿托品 达非那新	平滑肌 血管内皮 腺体	收缩 血管舒张 增加分泌	与M_1类似 产生NO
M_4	同M_1	阿托品 异丙托溴镂	CNS	运动增强	与M_2类似
M_5	同M_1	阿托品	CNS	—	与M_1类似
烟碱型					
骨骼肌（N_M）	烟碱	筒箭毒碱	神经肌肉接头	终板去极化，骨骼肌收缩	开启内源性阳离子通道
外周神经（N_N）	烟碱	曲美芬	自主神经节 肾上腺髓质	节后神经元去极化；髓质细胞去极化，儿茶酚胺释放	开启内源性阳离子通道
中枢神经（CNS）	烟碱 地棘蛙素	某些伴有部分亚型选择性药物	脑与脊髓	接头前控制神经递质释放	受体组成为α_2-α_9和β_2-β_4的不同组合

注：EPSP，兴奋性突触后电位。

表5-3　肾上腺素受体亚型特点

受体	激动药	拮抗药	组织	效应
α_1	Epi ≥NE>>lso 去氧肾上腺素	哌唑嗪	血管平滑肌 尿道平滑肌 肝肠平滑肌 心	收缩 收缩 糖原分解；糖原异生 超极化和松弛 增强收缩力；心律失常
α_2	Epi > NE >>lso 可乐定	育亨宾	胰岛B细胞 血小板 神经末梢	减少胰岛素分泌 聚集 减少去甲肾上腺素分泌

续表

受体	激动药	拮抗药	组织	效应
			血管平滑肌	收缩
β_1	Epi ≥NE>>Iso	美托洛尔	心	增强收缩力、收缩频率和房
	多巴酚丁胺	CGP 20712A		室结传导
			肾小球旁细胞	增加肾素分泌
β_2	Iso>Epi>>NE	ICI 118551	平滑肌(血管,道,尿道)	支气管,胃肠 松弛
	特布他林			
			骨骼肌	糖原分解;钾摄取
			肝	糖原分解;糖原异生
β_3	Epi ≥NE>>Iso	ICI 118551	脂肪组织	脂肪分解
	BRL 37344	CGP 20712A		

注:Epi:肾上腺素;NE :去甲肾上腺素;Iso:异丙肾上腺素肾上腺素。

(三)传出神经系统受体功能及其分子机制

1. M 胆碱受体　M 受体有 5 种亚型,各亚型氨基酸序列一级结构已经清楚,共 460~590 个氨基酸残基。M 受体中 M_1、M_3、M_5 受体的结构相似,与 $G_{q/11}$ 蛋白偶联。偶联后的受体激活磷脂酶 C(phospholipase C),促进第二信使,即 1,4,5-三磷酸肌醇(inositol 1,4,5-triphosphate,IP3)和二酯酰甘油(dia. cylglycerol,DAG)的生成而产生一系列效应。M_2 和 M_4 受体与 $G_{i/0}$ 蛋白偶联,使腺苷酸环化酶活性抑制,并可激活 K^+通道或抑制 Ca^{2+}通道。各受体亚型的分布效应及分子机制并不完全相同,具体描述见表 5-2。

2. N 胆碱受体　N 受体属于配体门控离子通道型受体,均为五聚体结构。不同部位 N 受体的分子结构十分相似,目前已克隆出了 17 个家族成员,每个 N 受体由 2 个 α 亚基和亚基组成,以形成中间带孔的跨细胞膜通道,即为 N 受体离子通道。两个 α 亚基上有激动药 ACh 作用位点,当 ACh 与 α 亚基结合后,可使离子通道开放,从而调节 Na^+、K^+、Ca^{2+}流动(图 5-5)。当动作电位到达运动神经末梢时,突触前膜去极化而引起胞裂外排,释放 ACh 可与神经肌肉接头的 N 受体结合,促使配体门控离子通道开放,膜外 Na^+、Ca^{2+}进入胞内,可产生局部去极化电位,即终板电位。当终板电位超过肌纤维扩布性去极化阈值时,即可打开膜上电压门控离子通道,此时大量 Na^+、Ca^{2+}进入细胞,产生动作电位,导致肌肉收缩。值得注意的是$(\alpha_7)_5$是全部由 α_7 组成的五聚体,主要存在于神经元和非兴奋性细胞上,对 Ca^{2+}有高度通透性,目前研究表明它主要参与介导增殖、细胞存活和“胆碱能抗炎通路”。N 胆碱受体的功能及其分子机制见表 5-2。

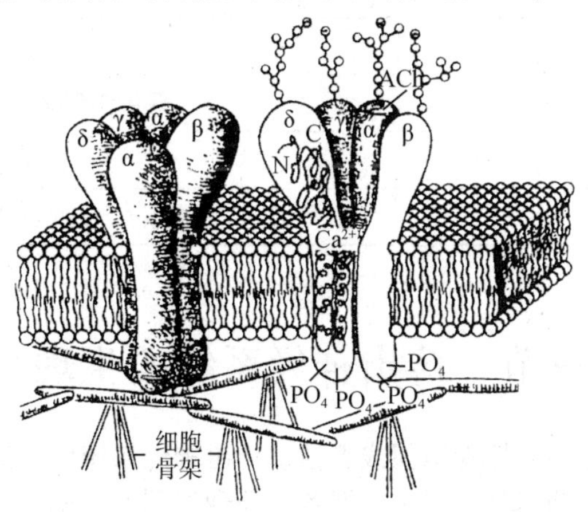

图 5-5　N_M 烟碱受体

5 个亚基各含约 450 个氨基酸,此 5 个肽链形成一个跨膜环,在细胞内固定于细胞骨架上,每个肽链跨膜 4 次,N 端和 C 端都位于胞外部。肽链在胞外被糖基化,在胞内被磷酸化,导致受体脱敏,2 个 α 单位各有 1 个 ACh 结合位点,两者都结合 1 分子 ACh 后,钠通道即开放,细胞除极兴奋

3. 肾上腺素受体　分布于大部分交感神经节后纤维所支配的效应器细胞膜上，克隆研究显示该受体与M胆碱受体结构相似，也属于G蛋白偶联受体，其特点为均有7次跨膜区段结构，而效应产生都与G蛋白有关。这些受体是由400多个氨基酸残基组成，其每个跨膜区段具有由20余个氨基酸残基组成的亲脂性螺旋结构。7个跨膜区段间形成3个细胞外区间环和3个细胞内区间环，其中第5和第6跨膜区间的细胞内环链比较长（图5-6）。当激动药与受体结合后，可与G蛋白偶联，其中如受体激动可激活磷脂酶（C、D、A_2），增加第二信使IP_3和DAG形成而产生效应；α_2受体激动则可抑制腺苷 酸环化酶，使cAMP减少。所有β受体亚型激动后均能兴奋腺苷酸环化酶，使cAMP增加，产生不同效应。肾上腺素受体亚型激动后主要效应，见表5-4。

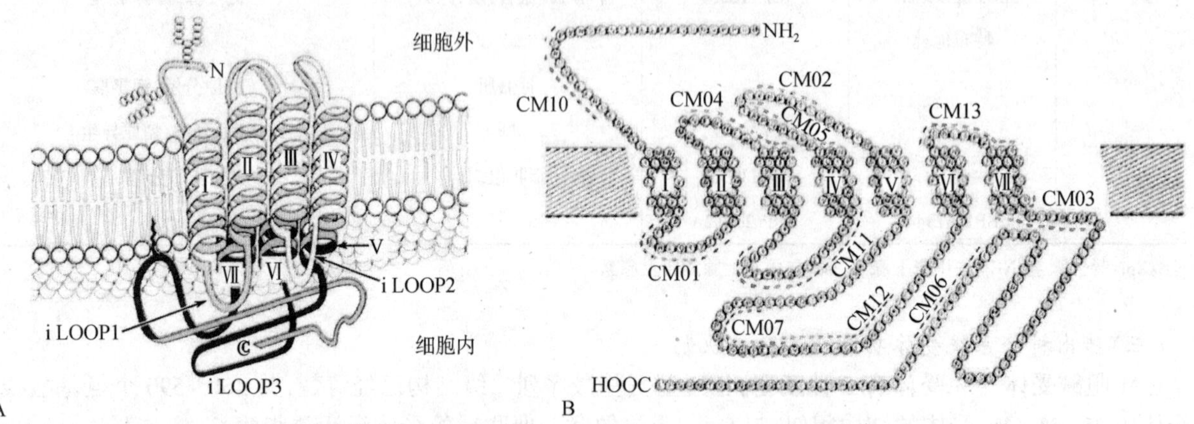

图5-6　β_2肾上腺素受体立体结构（A）和拓扑结构图（B）

（N：氨基端，C：梭基端，iLoopl1-3：细胞内环1-3）（改自 Morris AJ and Malbon CC. Physiological regulation of G protein-linked signaling. Physiological review，1999，79（4）：1373-1430）

表5-4　肾上腺素受体及其效应

受体	偶联G蛋白	基本效应
β_1	Gs	腺苷酸环化酶激活，L型Ca^{2+}通道激活
β_2	Gs	腺苷酸环化酶激活
β_3	Gs	腺苷酸环化酶激活
	Gq	磷脂酶C激活
	Gq	磷脂酶D激活
	Gq，Gi/Go	磷脂酶A_2激活
	Gq	Ca^{2+}通道激活
α_2	Gi	腺苷酸环化酶活性降低
	Gi	K^+通道开放
	Go	抑制Ca^{2+}通道（L型；N型）

第三节　传出神经系统的生理功能

传出神经系统药物的药理作用共性为拟似或者拮抗传出神经系统的功能，因此熟悉传出神经即去甲肾上腺素能神经和胆碱能神经的生理功能是进一步掌握各药药理作用的基础。

机体的多数器官都接受上述两类神经的双重支配，而这两类神经兴奋时所产生的效应又往往相互拮抗，当两类神经同时兴奋时，则占优势的神经的效应通常会显现出来。如窦房结，当肾上腺素能神经兴奋时，可引起心率加快；但胆碱能神经兴奋时则引起心率减慢，但以后者效应占优势。如当两类神经同时兴奋时，则常表现为心率减慢。传出神经系统作用部位及其功能见表5-5。

表 5-5　传出神经系统作用部位及其功能

器官	效应			
	交感作用		副交感作用	
	效应	受体	效应	受体
眼				
虹膜				
辐射肌	收缩	α_1		
环状肌			收缩	M_3
睫状肌	舒张	β	收缩	M_3
心脏				
窦房结	加速	β_1,β_2	减慢	M_2
异位起搏点	加速	β_1,β_2		
收缩	增强	β_1,β_2	减弱	M_2
血管				
皮肤、内脏血管	收缩	α		
骨骼肌血管	舒张	β_2		
	收缩	α		
	舒张	M		
内皮			释放 EDRF	M_3
支气管平滑肌	舒张	β_2	收缩	M_3
胃肠道平滑肌				
胃肠壁	舒张	α_2,β_2	收缩	M_3
括约肌	收缩	α_1	舒张	M_3
分泌			分泌增加	M_3
肠肌丛			激活	M_1
泌尿生殖道平滑肌				
膀胱壁	舒张	β_2	收缩	M_3
括约肌	收缩	α_1	舒张	M_3
子宫(妊娠)	舒张	β_2		
	收缩	α	收缩	M_3
阴茎,精囊	射精	α	勃起	M
皮肤				
竖毛肌	收缩	α		
汗腺				
体温调节	增加	M		
大汗腺分泌	增加	α		
代谢活动				
肝脏	糖异生	β_2,α		
肝脏	糖原分解	β_2,α		
脂肪细胞	脂肪分解	β_3		
肾脏	肾素释放	β_1		
自主神经末梢				
交感			减少 NE 释放	M
副交感	减少 ACh 释放	α		

注:EDRF:内皮依赖性舒张因子。

第四节　传出神经系统药物基本作用及其分类

一、传出神经系统药物基本作用

传出神经系统药物的基本作用靶点在于受体和递质两方面。

(一)直接作用于受体

许多传出神经系统药物可直接与胆碱受体或肾上腺素受体结合而发挥作用。由于这两类受体在体内分布较广,且它们的亚型又各有不同的功能,因此作用于它们的药物具有多种应用。与受体结合后所产生效应与神经末梢释放的递质效应相似,称为激动药(agonist);如结合后不产生或较少产生拟似递质的作用,并可妨碍递质与受体结合,产生与递质相反的作用,就称为阻断药(blocker),对激动药而言,则称为拮抗药(antagonist)。许多肾上腺素受体和胆碱受体的激动药和阻断药在心血管疾病、呼吸道疾病、消化系统疾病、神经肌肉疾病以及外科手术及治疗过程中得到了广泛的应用。

(二)影响递质

1. 影响递质生物合成　包括前体药物和递质合成酶抑制剂,如密胆碱可以抑制乙酰胆碱的生物合成,α-甲基酪氨酸能抑制去甲肾上腺素生物合成,但两者目前无临床应用价值,仅作为药理学研究的工具药。

2. 影响递质释放　某些药物如麻黄碱和间羟胺可促进 NA 释放,而卡巴胆碱可促进 ACh 释放。有些药物如可乐定和碳酸锂则可分别抑制外周和中枢 NA 释放而产生效应。

3. 影响递质的转运和储存　有些药物可干扰递质 NA 的再摄取,如利舍平为典型的囊泡摄取抑制剂而使囊泡内去甲肾上腺素减少至耗竭,地苷帕明和可卡因都是摄取-1 抑制剂。

4. 影响递质的生物转化　如前所述,ACh 的体内灭活主要依赖于胆碱酯酶水解,因此胆碱酯酶抑制剂可干扰体内 ACh 代谢,造成体内 ACh 堆积,从而产生效应。

二、传出神经系统药物分类

传出神经系统药物可按其作用性质(激动受体或阻断受体)及对不同受体的选择性进行分类,见表 5-6。

表 5-6　传出神经系统药物的分类及代表药物

拟似药	拮抗药
一、胆碱受体激动药	一、胆碱受体阻断药
1. M、N 受体激动药(乙酰胆碱)	1. M 受体阻断药(阿托品)
2. M 受体激动药(毛果芸香碱)	2. N 受体阻断药
3. N 受体激动药(烟碱)	N_N 受体阻断药(美加明) N_M 受体阻断药(筒箭毒碱)
二、胆碱酯酶抑制药(新斯的明)	二、胆碱酯酶复活药(碘解磷定)
三、肾上腺素受体激动药	三、肾上腺素受体阻断药
1. α 受体激动药	1. α 受体阻断药
$α_1$、$α_2$ 受体激动药(去甲肾上腺素)	$α_1$、$α_2$ 受体阻断药(酚妥拉明)
$α_1$ 受体激动药(去氧肾上腺素)	$α_1$ 受体阻断药(哌唑嗪)
$α_2$ 受体激动药(可乐定)	$α_2$ 受体阻断药(育亨宾)
2. α、β 受体激动药(肾上腺素)	2. α、β 受体阻断药(拉贝洛尔)
3. β 受体激动药	3. β 受体阻断药
$β_1$、$β_2$ 受体激动药(异丙肾上腺素)	$β_1$、$β_2$ 受体阻断药(普萘洛尔)
$β_1$ 受体激动药(多巴酚丁胺)	$β_1$ 受体阻断药(阿替洛尔)
$β_2$ 受体激动药(沙丁胺醇)	

测试练习

一、名词解释

传出神经

二、选择题(以下每题有 A、B、C、D、E 五个备选答案,请从中选择一个最佳答案)

1. Ach 作用消除的主要方式是(　　)。

A. 被神经末梢再摄取　B. 被 ChE 破坏　C. 被 MAO 破坏　D. 被肝药酶破坏　E. 被 COMT 破坏

2. 下列哪种不是激动 M 受体产生的效应(　　)。

A. 心率减慢　B. 皮肤黏膜血管扩张　C. 瞳孔缩小　D. 胃肠平滑肌松弛　E. 腺体分泌增多

3. 去甲肾上腺素能神经兴奋引起的功能变化不包括(　　)。

A. 心脏兴奋　B. 支气管平滑肌舒张　C. 皮肤、黏膜血管和内脏血管收缩　D. 瞳孔扩大　E. 胃肠平滑肌收缩

4. 外周多巴胺受体主要分布在(　　)。

A. 肾脏及肠系膜血管　B. 皮肤、黏膜血管　C. 骨骼肌血管　D. 瞳孔括约肌　E. 心脏

5. 激动突触前膜 α 受体可引起(　　)。

A. 心脏兴奋　B. 支气管收缩　C. 血压升高　D. 腺体分泌增加　E. 去甲肾上腺素释放减少

6. 胆碱能神经节后纤维兴奋时,不会产生(　　)。

A. 心脏抑制　B. 血管扩张,血压下降　C. 骨骼肌松弛　D. 内脏平滑肌收缩　E. 瞳孔缩小

三、案例分析

万先生,58 岁,因病入院予去甲肾上腺素静脉滴注治疗,用药过程中出现滴注部位皮肤苍白,皮肤温度下降。试分析:何种原因所致?如何解救?

参考答案

一、名词解释

传出神经是指将中枢神经系统的兴奋传至效应器并支配其功能活动的一类外周神经。

二、选择题

1. B　2. D　3. E　4. A　5. E　6. C

三、案例分析

去甲肾上腺素外漏所致;立即采取更换注射部位、热敷、局部浸润注射酚妥拉明等方法处理。

(周　振)

第六章　胆碱受体激动药

学习目标

☞ **知识目标**

1. 掌握毛果芸香碱药理作用、作用机制、临床应用及注意事项。
2. 熟悉乙酰胆碱药理作用、作用机制。
3. 了解乙酰胆碱体内过程；毛果芸香碱体内过程、不良反应；其他胆碱受体激动药的作用特点。

☞ **能力目标**

学会观察胆碱受体激动药的疗效与不良反应，教会病人正确使用滴眼液，能够熟练进行用药护理及正确指导病人合理用药。

☞ **态度目标**

进一步明确护士工作的重要性，强化责任意识，认真细致实施胆碱受体激动药的用药护理。

案例导学

患者，女，56岁。2个月前开始感到左眼疼痛，视物模糊，视灯周围有红晕，偶伴有轻度同侧头痛，但症状轻微，常自行缓解。3天前突然感觉左侧剧烈头痛、眼球胀痛，视力极度下降。在地方医院诊断为左眼急性闭角型青光眼。遂嘱用2%毛果芸香碱频点左眼，2 h后自觉头痛、眼胀减轻，视力有所恢复。但4 h后患者出现全身不适、流泪、流涎、心悸、上腹不适而急诊求治。试分析：

1. 该患者使用毛果芸香碱滴眼后症状为何能够缓解？
2. 4 h后患者出现全身不适、出汗、流泪、流涎、心悸、上腹不适，原因是什么？
3. 什么是青光眼？发病机制和主要症状是什么？

第一节　概　　述

胆碱受体激动药(cholinoceptor agonists)，也称直接作用的拟胆碱药(diretacting cholinomimeticdrugs)，与胆碱受体结合，直接激动胆碱受体，产生与递质乙酰胆碱相似的作用。

乙酰胆碱(Ach，acetylcholine)是胆碱能神经递质，现已能人工合成。其化学性质不稳定，遇水易分解。在组织内迅速被胆碱酯酶破坏而实效，故无临床实用价值，目前仅用作药理学及有关学科研究的工具药。乙酰胆碱是中枢和外周神经系统的内源性神经递质，其主要作用为激动毒蕈碱型胆碱受体(M胆碱受体)和烟碱型胆碱受体(N胆碱受体)。前者主要分布于副交感神经节后纤维支配的效应器细胞；后者主要分布于神经肌肉接头(Ny受体)和自主神经节(Nn受体)。按作用选择性不同，胆碱受体激动药可分为M胆碱受体激动药和N胆碱受体激动药。

第二节　M胆碱受体激动药

M胆碱受体激动药主要分布于副交感神经节后纤维支配的效应器细胞，分为胆碱酯类和天然形成的拟胆碱生物碱两类。

一、胆碱酯类

胆碱酯类(choline esters)包括乙酰胆碱和合成的胆碱酯类如醋甲胆碱、卡巴胆碱和贝胆碱。

乙酰胆碱

乙酰胆碱(Ach，acetylcholine)是胆碱能神经递质，为季铵盐类化合物，化学性质不稳定，易水解，现可人工合成。极易被体内乙酰胆碱酯酶(acetylcholinesterase，AChE)水解，故作用时间短暂。又因其选择性差，药理作用广泛，无临床应用价值，可作为研究工作中的工具药使用。

【体内过程】

ACh 水溶液不稳定，可自行水解，脂溶性差，口服进入胃肠道后，可迅速被组织中的 AChE 水解，不易吸收，也不易透过血脑屏障。

【药理作用】

1. 心血管系统

(1)减慢心律：亦称负性频率作用(negative chronotropic effect)。ACh 可使窦房结舒张期自动除极延缓，复极化电流增加，从而延长动作电位达到阈值的时间，导致心率减慢。

(2)血管扩张作用：静注小剂量 Ach，可由于全身血管扩张而造成血压短暂下降，并伴有反射性心率加快。ACh 可引起许多血管扩张，如肺血管和冠状血管。其舒张血管作用主要由于激动血管内皮细胞 M_3 胆碱受体亚型，导致内皮依赖性舒张因子(endothelium-derived relaxing factor，EDRF)即一氧化氮(nitric oxide，NO)释放，从而引起邻近平滑肌细胞松弛，也可能通过压力感受器或化学感受器反射引起。如果血管内皮受损，则 ACh 的上述作用将不复存在，相反可引起血管收缩。此外，ACh 通过激动交感神经末梢突触前膜 M_1 受体，抑制去甲肾上腺素能神经末梢释放 NA 使血管舒张。

(3)减弱心肌收缩力：即为负性肌力作用(negative inotropic effect)。胆碱能神经兴奋对心脏产生的抑制作用，是其对心脏直接作用和对去甲肾上腺素能神经抑制作用的结果。胆碱能神经主要分布于窦房结、房室结、普肯耶纤维和心房，而心室较少有胆碱能神经支配，因此 ACh 对心房收缩的抑制作用大于心室。但由于迷走神经末梢与交感神经末梢紧密相邻，迷走神经末梢所释放的 ACh 可激动交感神经末梢突触前 M 胆碱受体而抑制 NA 的释放，使心室收缩力减弱。

(4)减慢房室结和普肯耶纤维传导：即为负性传导作用(negative dromotropic effect)。ACh 可延长房室结和普肯耶纤维(Burkinje fibers)的不应期，使其传导减慢。

(5)缩短心房不应期：ACh 不影响心房肌的传导速度，但可使心房不应期及动作电位时程缩短(迷走神经作用)。

2. 胃肠道　ACh 可明显兴奋胃肠道平滑肌，增强平滑肌收缩幅度和张力，也可增加胃肠蠕动，促进胃肠分泌，产生恶心、嗳气、呕吐、腹痛及排便等症状。

3. 泌尿道　ACh 可增强泌尿道平滑肌的蠕动和膀胱逼尿肌的收缩，使膀胱最大自主排空压力(maximum spontaneous bladder emptying pressure)增加，降低膀胱容积，同时舒张膀胱三角区和外括约肌，导致膀胱排空。

4. 眼　ACh 局部滴眼，可致瞳孔括约肌收缩，瞳孔缩小，睫状肌收缩，晶状体变凸，调节于近视，视近物清楚。

5. 腺体　ACh 可增加多种腺体的分泌，如泪腺、唾液腺、汗腺、呼吸道和消化道腺体等。

6. 中枢神经系统　尽管中枢神经系统有胆碱受体存在，但由于 ACh 不易透过血脑屏障，故外周给药很少产生中枢作用。ACh 本身不能作为治疗药物应用。

7. 神经节和骨骼肌　ACh 可作用于自主神经节的 N_N 受体和骨骼肌神经肌肉接头的 N_M 受体，使交感、副交感神经节兴奋，骨骼肌收缩。同时还可兴奋肾上腺髓质的 N_N 受体，引起肾上腺素释放。

8. 支气管　Ach 可使支气管平滑肌收缩。

醋甲胆碱

醋甲胆碱(methacholine)，又名氯化乙酰甲胆碱。口服吸收少而无规则，在体内受胆碱酯酶的灭活较慢，故作用较乙酰胆碱持久。可激动 M 胆碱受体，对心血管系统的选择性较强，对胃肠道及膀胱平滑肌的作用较弱，它也可收缩支气管平滑肌，使支气管分泌增加。主要用于房性心动过速，但非首选，可于其他药物治疗无效时再用。也可用于外血管痉挛性疾病,如雷诺病及闭塞性血栓性脉管炎。禁用于房室结性和室性心动过速、支气管哮喘、甲状腺功能亢进症的患者。

卡巴胆碱

卡巴胆碱(carbachol),又名氨甲酰胆碱。人工合成的拟胆碱药,化学性质稳定,不易被胆碱酯酶灭活,故作用时间持续较长,但选择性差、作用广泛、副作用较多,且阿托品对它的解毒效果差,禁止静脉注射给药。目前主要用于局部滴眼增加房水排出而治疗青光眼。禁用于严重心血管疾病(心律不齐、心动过缓、低血压)、支气管哮喘、消化性溃疡和尿路阻塞患者。

贝胆碱

贝胆碱(bethanechol),化学性质稳定,不易被胆碱酯酶水解。本品对胃肠平滑肌及膀胱尿肌的作用强,对心血管作用弱。临床用于术后腹胀气、胃张力减退症等。由于其对 M 胆碱受体具有相对选择性,故疗效较卡巴胆碱好。

二、生物碱类

本类药物包括天然生物碱毛果芸香碱(pilocarpine)、毒蕈碱(muscarine)和槟榔碱(arecoline)以及合成的生物碱如氧化震颤素(oxotremorine)等。

毛果芸香碱

毛果芸香碱(pilocarpine)又称匹鲁卡品,是 1875 年从美洲毛果芸香属(Pilocarpus)植物中提取出的生物碱,为叔胺类化合物,其水溶液稳定,易于保存,现已能人工合成。

【体内过程】

毛果芸香碱具有水溶和脂溶的双相溶解度,其角膜通透性良好。1%滴眼液滴眼后 10~30 min 开始缩瞳,持续时间达 4~8 h 以上。降眼压作用的达峰时间约为 75 min,可维持 4~14 h(和浓度有关)。眼药膜降眼压作用的达峰时间为 1.5~2.0 h。食物可减少毛果芸香碱的吸收率和吸收范围。用于缓解口干的症状时,20 min 起效,单次使用作用持续 3~5 h,多次使用可持续 10 h 以上。母体化合物的清除半衰期为 0.76~1.35 h。毛果芸香碱可能在神经元突触处失活,也很可能在血浆中失活。毛果芸香碱及其失活代谢物随尿排出。

【药理作用】

毛果芸香碱能直接激动效应器细胞膜上的 M 受体,对眼和腺体的选择性较高,作用明显。

1. 眼　滴眼后可产生缩瞳、降低眼压和调节痉挛的作用。

(1)缩小瞳孔:虹膜内有两种平滑肌,一种是瞳孔括约肌,呈环形,其上分布有 M 受体,受胆碱能动眼神经支配,该括约肌的 M 受体兴奋,瞳孔括约肌向中心收缩,瞳孔缩小;另一种是瞳孔开大肌,呈辐射状,其上分布有 α 受体,受去甲肾上腺素能神经支配,兴奋时瞳孔开大肌向外周收缩,瞳孔扩大。本药可直接激动瞳孔括约肌的 M 受体,使瞳孔括约肌收缩,瞳孔缩小。

(2)降低眼压:房水由睫状体上皮细胞分泌及血管渗出产生,从眼后房经瞳孔流入前房,到达前房角间隙,经小梁网(滤帘)流入巩膜静脉窦,最后进入血液循环。房水可使眼球内具有一定压力,此压力称为眼内压。房水回流障碍可使眼压房水增多,眼内压升高,导致青光眼。毛果芸香碱通过缩瞳作用可使虹膜向中心拉动,虹膜根部变薄,从而使处于虹膜周围的前房角间隙扩大,房水易于通过小梁网进入巩膜静脉窦而进入血液循环,使眼内压下降。

(3)调节痉挛:眼睛的调节是指使晶状体聚焦,使物体成像在视网膜上,适于视近物的过程,它主要取决于晶状体的曲度变化。晶状体囊富于弹性,可使晶状体略呈球形的倾向,但由于悬韧带向外缘的牵拉,通常使晶状体维持于比较扁平的状态。悬韧带受睫状肌控制。睫状肌由环状和辐射状两种平滑肌纤维组成,其中以动眼神经(胆碱能神经)支配的环状肌纤维为主。动眼神经兴奋或用 M 受体激动药如毛果芸香碱时,睫状肌的环形纤维向瞳孔中心方向收缩,悬韧带松弛,晶状体变凸,屈光度增加,调节于近视。毛果芸香碱作用于睫状肌,直接激动其 M 受体,使之收缩,调节于近视,使远物难以清晰地成像于视网膜上,故看远物模糊,看近物清楚,这一作用称之为调节痉挛。

2. 腺体　毛果芸香碱(10~15 mg,皮下注射)能激动腺体上M受体,使汗腺、唾液腺的分泌明显增加。此外,其他腺体如泪腺、胃腺、胰腺、小肠腺体和呼吸道腺体分泌亦增加。

【临床应用】

1. 青光眼　青光眼为眼科常见疾病。该病的主要特征是眼内压增高,可引起头痛、视力减退等症状,严重时可致失明。低浓度的毛果芸香碱(2%以下)滴眼,可治疗闭角型青光眼(closed-angle glaucoma,充血性青光眼),用药后由于缩瞳,使前房角间隙扩大,眼内压迅速降低,从而缓解或消除青光眼的各种症状。高浓度滴眼可加重患者症状,不宜使用。对开角型青光眼(open angle glaucoma,单纯性青光眼)的早期也有一定疗效,但机制未明。

知识拓展

青光眼

青光眼为常见的眼科疾病,以进行性视神经乳头凹陷及视力减退为主要特征,并伴有眼内压增高症状。青光眼分闭角型和开角型两种类型,前者主要是由于前房角间隙狭窄,房水回流受阻而使眼内压升高;后者主要是由于小梁网及巩膜静脉窦发生变性或硬化引起,阻碍房水循环而使眼内压升高。

2. 治疗虹膜炎　虹膜炎的初期症状是眼睛发红、觉得不适或疼痛,伴随而来的症状是视力略微减退。毛果芸香碱可与扩瞳药交替使用,使瞳孔括约肌时而舒张时而收缩,以防止虹膜与晶状体粘连。

3. 其他　解救M受体阻断药中毒,如阿托品中毒的解救。此外,毛果芸香碱口服可用于治疗口腔干燥,但在增加唾液分泌的同时,汗液分泌也明显增加。

【不良反应与用药护理】

使用滴眼剂为避免药液流入鼻腔增加吸收而产生不良反应,滴眼时应压迫内眦。过量可出现M受体过度兴奋症状,如腹痛、腹泻、多汗、流延、支气管痉挛等,可用阿托品对症处理。长期滴用本品会引起瞳孔括约肌纤维化和瞳孔开大肌功能减退,导致持续性瞳孔缩小,影响视野和暗视力。

【禁忌证】

对本品过敏者;气管哮喘患者;虹膜炎及虹膜睫状体炎等不应缩瞳的眼病患者禁用。

毒蕈碱

毒蕈碱是由捕蝇蕈(amanita muscaria)分离提取的天然生物碱。本品不作为治疗性药物,但由于它具有重要的药理活性,故简要介绍。

毒蕈碱具有显著的胆碱样作用,专属地作用于节后副交感效应器,其效应与节后胆碱能神经兴奋症状相似。毒蕈碱最初从捕蝇蕈中提取,但含量很低(约为0.003%),因而食用捕蝇蕈后并不至于引起毒蕈碱中毒。但在丝盖伞菌属(inocybe)和杯伞菌属(clitocybe)中含有较高的毒蕈碱成分,食用这些菌属后,在30~60 min内即可出现毒蕈碱中毒症状,表现为流涎、流泪、恶心、呕吐、头痛、视觉障碍、腹痛、腹泻、呼吸困难、心动过缓、血压下降和休克等,可用阿托品1~2 mg,每隔30 min肌内注射1次解救。

知识拓展

槟榔碱的拟胆碱作用

槟榔是中国四大南药之一,具有消积、化痰、疗疟、杀虫等功效。其含有的槟榔碱(arecoline)与毛果芸香碱相似,但性质稳定,作用持久。能激动M受体,收缩胃肠、子宫等平滑肌,胃肠腺体分泌增加,增进食欲;能兴奋汗腺及唾液腺,使汗液及唾液分泌增加。氢溴酸槟榔碱溶液滴眼,可使瞳孔缩小,可治青光眼。但合成的槟榔碱类似物如槟榔啶丙炔酯类却能阻断M受体,使瞳孔扩大。

槟榔咀嚼物被国际癌症研究机构(IARC)列入一类致癌物名单。

第三节　N胆碱受体激动药

N胆碱受体有 N_N 和 N_M 两种亚型，N_N 受体分布于交感神经节、副交感神经节和肾上腺髓质；N_M 受体分布于骨骼肌。N胆碱受体激动药有烟碱、洛贝林(lobeline，山梗菜碱)、合成化合物四甲铵(tetramethylammonium，TMA)和二甲基苯哌嗪(1，1-dimethyl-4-phenylpiperazinium，DMPP)等。

烟碱(nicotine，尼古丁)是由烟草(tobacco)中提取的一种液态生物碱，脂溶性极强，可经皮肤吸收。其兴奋自主神经节 N_N 胆碱受体的作用呈双相性，即给药后首先对神经节产生短暂的兴奋作用，随后对该受体呈持续性抑制作用。烟碱对神经肌肉接头 N_M 受体的作用与其对神经节 N_N 受体作用类似，其阻断作用可迅速掩盖其激动作用而产生肌麻痹。由于烟碱作用广泛、复杂，故无临床实用价值，仅具有毒理学意义。

烟草中含有烟碱成分。长期吸烟与许多疾病如癌症、冠心病、溃疡病、中枢神经系统疾患和呼吸系统疾病的发生关系密切。此外，吸烟者的烟雾中也含有烟碱和其他致病物质，易被他人吸入，危害别人，故对吸烟者应劝其戒烟。

洛贝林是从山梗菜提取的生物碱，现已能化学合成，作用弱于烟碱，可刺激颈动脉窦和主动脉体的化学感受器(均为 N_1 受体)，反射性地兴奋呼吸中枢而使呼吸加快，但对呼吸中枢无直接的兴奋作用。临床上主要用于各种原因引起的呼吸抑制。

第四节　胆碱酯酶抑制药

胆碱酯酶(cholinesterase，ChE)分为乙酰胆碱酯酶(acetylcholinesterase，AChE，真性胆碱酯酶)和丁酰胆碱酯酶(butyry lcholinesterase，BChE，假性胆碱酯酶)。AChE 特异性较高，分布于胆碱能神经末梢突触间隙、运动终板突触后膜等处，水解 ACh 作用较强，AChE 先与 ACh 形成复合物，进而生成胆碱和乙酰化 AChE，后者迅速水解为乙酸和 AChE。BChE 特异性较低，主要分布于血浆中，水解 ACh 作用较弱，可水解琥珀胆碱等胆碱酯类。

新斯的明

新斯的明(neostig mine)为季铵类化合物，人工合成品。

【体内过程】

口服吸收少而不规则，口服剂量大于注射剂量，血浆蛋白结合率为15%~25%，生物利用度仅为1%~2%。肌内注射给药后，血浆半衰期约1 h。在血浆中可被 AChE 水解，亦可在肝脏代谢。以原形药物及其代谢产物经尿液排泄。不易透过血脑屏障，无明显的中枢作用。滴眼时不易透过角膜进入前房，对眼睛作用较弱。

【药理作用及作用机制】

本药可使 AChE 暂时失去活性，导致 ACh 堆积，突触间隙 ACh 浓度增加，ACh 兴奋 M、N 受体而发挥拟胆碱作用。本药作用具有选择性，首先是对骨骼肌兴奋作用最强，因其除抑制 AChE 发挥拟胆碱作用外，还能直接激动骨骼肌运动终板上的 N_M 受体，以及促进运动神经末梢释放 ACh。其次对胃肠道和膀胱平滑肌兴奋作用较强，而对腺体、眼、心血管及支气管平滑肌兴奋作用较弱。

【临床应用】

1. 重症肌无力(myasthenia gravis)　本病为神经肌肉接头处信息传递障碍性疾病，是一种自身免疫性疾病。由于体内产生 ACh 受体抗体，侵犯和破坏骨骼肌运动终板上 N_M 受体，使 N_M 受体数目大量减少，由此造成神经肌肉间信息传递功能障碍，骨骼肌收缩无力，受累的骨骼肌极易疲劳。可口服给药，也可皮下或肌内注射，注射给药15 min左右即可使肌无力症状迅速改善，维持2~4 h左右。

2. 手术后腹气胀和尿潴留　本药能兴奋胃肠道平滑肌和膀胱逼尿肌，促进排气和排尿，适用于手术后或其他原因引起的腹气胀和尿潴留。

3. 阵发性室上性心动过速　可通过新斯的明的拟胆碱作用减慢心率。

4. 非去极化型肌松药过量中毒时解救　如筒箭毒碱过量中毒的解救。

【不良反应与用药护理】

治疗量时不良反应较小，过量时可见恶心、呕吐、腹痛、腹泻、流泪、流涎、心动过缓、肌束颤动等，中毒量可致“胆碱能危象”，表现为大汗淋漓、大小便失禁、心动过速及其他心律失常、肌肉痉挛等，若肌无力症状不仅不缓解反而加重，则应警惕出现胆碱能危象。对某些过敏体质患者应避免口服给药，以防引起过敏反应。禁用于机械性肠梗阻和泌尿道梗阻、支气管哮喘患者。

毒扁豆碱

毒扁豆碱（physostig mine）又称依色林（eserine），为叔胺类化合物，从西非毒扁豆（physostigma venosum）的种子中提取的一种生物碱，现已人工合成。口服及注射均易吸收，吸收后外周作用与新斯的明相似，也易透过血脑屏障进入中枢，产生中枢作用（小剂量兴奋，大剂量抑制）。

本药作用选择性低，全身毒性反应较新斯的明严重，很少全身用药。主要局部用药治疗青光眼，滴眼后 5 min 即出现缩瞳，眼压降低作用可维持 1～2 d。与毛果芸香碱相比，本药起效快，作用强而持久。但刺激性较强，长期用药不易耐受。由于收缩睫状肌的作用较强，可出现头痛、调节痉挛等，但调节痉挛作用消失较快。滴眼时应压迫内眦，以免药液流入鼻腔后吸收中毒。大剂量中毒时可致呼吸麻痹。

第五节　全国护士执业资格考试要点解析

青光眼护理

（1）积极开展防盲的宣传，使群众了解青光眼的主要症状及其危害性，一旦发生青光眼，能够主动与医生配合并按医嘱用药。

（2）应把青光眼的普查工作作为重点，对 40 岁以上，特别是有青光眼家属史者，应做眼压、视野及眼底检查，对已确诊或疑有青光眼者，应建立病案卡，定期复查。

（3）对中年以上，经常在傍晚出现眼胀、头痛、红视等自觉症状者，应考虑患青光眼的可能。一旦确诊为临床前期青光眼，必须尽早做预防性手术，以防急性发作。

（4）做好心理护理，解除患者精神上的紧张和焦虑，安定情绪，树立信心，配合医生的治疗。

（5）嘱患者生活要有规律，心情舒畅，劳逸结合，避免阅读时间过长或暗室工作过久。衣领不宜过紧，睡眠时枕头应适当垫高。

（6）饮食要易于消化，不宜一次大量饮水，禁止吃刺激性食物，保持大便通畅。

（7）青光眼患者通常禁忌使用散瞳剂。应嘱患者用药谨慎，一旦误用，应即报告医生采取相应措施。

（8）注意观察用药反应，某些年老体弱因连续多次滴用缩瞳剂医学（教育网收集整理），偶可出现眩晕、多汗等毛果芸香碱中毒反应。应嘱其注意保暖，及时擦汗更衣，防止受凉，并报告医生。为减少毒性症状的发生，嘱其滴药后要压迫泪囊区 2～3 min，以减少毛果芸香碱的吸收。

测试练习

一、名词解释

1. 眼调节痉挛　2. 胆碱能危象

二、填空题

1. 毛果芸香碱的作用原理是________，对________和________的作用最强，而对________系统无明显影响。

2. 毛果芸香碱滴眼后，对视力的影响是________，________。

3. 乙酰胆碱对心血管系统的药理作用有________、________、________、________、________和________。

三、选择题

（一）以下每题有 A、B、C、D、E 五个备选答案，请从中选择一个最佳答案。

1. 毛果芸香碱对眼睛的作用是（　　）。

A. 瞳孔缩小，升高眼内压，调节痉挛　　B. 瞳孔缩小，降低眼内压，调节痉挛

C. 瞳孔扩大,升高眼内压,调节麻痹　　D. 瞳孔扩大,降低眼内压,调节麻痹

E. 瞳孔缩小,降低眼内压,调节麻痹

2. 毛果芸香碱的缩瞳机制是(　　)。

A. 阻断虹膜 α 受体,开大肌松弛　　B. 阻断虹膜 M 胆碱受体,括约肌松弛

C. 激动虹膜 α 受体,开大肌松弛　　D. 激动虹膜 M 胆碱受体,括约肌收缩

E. 抑制胆碱酯酶,使乙酰胆碱增多

3. 对于 ACh,下列叙述错误的是(　　)。

A. 激动 M、N-R　B. 无临床实用价值　C. 作用广泛　D. 化学性质稳定　E. 化学性质不稳定

4. 关于卡巴胆碱作用错误的是(　　)。

A. 激动 M 胆碱受体　B. 激动 N 胆碱受体　C. 用于术后腹气胀与尿潴留

D. 作用广泛,副作用大　E. 禁用于青光眼

5. 可用于检眼镜检查后,抵消睫状肌麻痹剂或扩瞳药作用的是(　　)。

A. 激噻吗洛尔　B. 乙酰唑胺　C. 溴莫尼定　D. 毛果芸香碱　E. 拉坦前列素

6. 可单独用于闭角型青光眼的治疗的是(　　)。

A. 溴莫尼定　B. 卡替洛尔　C. 毛果芸香碱　D. 曲伏前列素　E. 乙酰唑胺

7. 切除支配虹膜的神经(即去神经眼)后再滴入毛果芸香碱,则应(　　)。

A. 扩瞳　B. 缩瞳　C. 先扩瞳再缩瞳　D. 先缩瞳在扩瞳　E. 无影响

8. 下列选项,可直接激动 M、N 胆碱受体的药物是(　　)。

A. 毛果芸香碱　B. 新斯的明　C. 卡巴胆碱　D. 毒扁豆碱　E. 阿托品

9. 与扩瞳药交替滴眼治疗虹膜睫状体炎的药物是(　　)。

A. 阿托品　B. 毛果芸香碱　C. 新斯的明　D. 普鲁卡因　E. 乙酰胆碱

10. 毛果芸香碱不具有的药理作用是(　　)。

A. 腺体分泌增加　B. 心率减慢　C. 眼内压降低　D. 促进胃肠道平滑肌收缩

E. 促进骨骼肌收缩

(二)以下提供若干个案例,每个案例下设若干个试题。请根据各试题题干所提供的信息,在每题下面的 A、B、C、D、E 五个备选答案中选择一个最佳答案。

(11~13 题共用题干)

曲某,女,58 岁,职员。2013 年 5 月 16 日,发热、头疼、恶心,左眼红肿、胀痛、看不清东西,右眼正常。到附近区医院就诊,医生诊断为感冒,发热,左眼结膜炎,给予感冒退热药和消炎眼药水。第二天上午发热症状好转,但头痛和左眼症状加重。到市医院眼科就诊,医生诊断为左眼闭角型青光眼,当即在急诊室处理:毛果芸香碱眼药水滴眼,氢化可的松眼药水滴眼,甘露醇输液。2013 年 5 月 17 日下午,症状明显好转。

11. 毛果芸香碱滴眼后,对视力的影响是(　　)。

A. 视近物清楚,视远物模糊　　B. 视远物清楚,视近物模糊

C. 视近物、远物均清楚　　D. 视近物、远物均模糊　　E. 没有明显影响

12. 下列关于毛果芸香碱治疗青光眼的机制的表述错误的是(　　)。

A. 使房水生成减少　　B. 促进房水循环　　C. 使前房角间隙扩大

D. 激动虹膜 M 胆碱受体,瞳孔括约肌收缩　　E. 眼内压迅速降低

13. 毛果芸香碱有关治疗青光眼的叙述正确的是(　　)。

A. 对闭角型和开角型青光眼均无效　　B. 对闭角型有效,而对开角型无效

C. 对开角型有效,而对闭角型无效

D. 使虹膜向中心方向拉紧,根部变薄,房水回流通畅,降低眼压

E. 抑制睫状体上皮细胞的分泌和血管渗出,降低眼压

四、简答题

1. 胆碱受体激动药分几类?并各举一代表药。

2. 新斯的明的药理作用。

五、论述题

试述毛果芸香碱对眼睛的作用及作用机制。

六、案例分析

患者，女，56 岁。2 个月前开始感到左眼疼痛，视物模糊，视灯周围有红晕，偶伴有轻度同侧头痛，但症状轻微，常自行缓解。3 d 前突然感觉左侧剧烈头痛、眼球胀痛，视力极度下降。在地方医院诊断为左眼急性闭角型青光眼。遂嘱用 2%毛果芸香碱频点左眼，2 h 后自觉头痛、眼胀减轻，视力有所恢复。但 4 h 后患者出现全身不适、流泪、流涎、心悸、上腹不适而急诊求治。试分析：

1. 该患者使用毛果芸香碱滴眼后症状为何能够缓解？

2. 4 h 后患者出现全身不适、出汗、流泪、流涎、心悸、上腹不适，原因是什么？

3. 什么是青光眼？发病机制和主要症状是什么？

参考答案

一、名词解释

1. 激动睫状肌 M 受体，使睫状肌收缩、晶状体悬韧带松弛、晶状体变凸，以致使视近物。

2. 中毒量时运动终板有大量 ACh 积聚，使肌细胞膜过度去极化而阻断神经肌肉传导，肌无力症状加重。

二、填空题

1. 激动 M 胆碱受体；眼；腺体；心血管。

2. 视近物清楚；视远物模糊。

3. 舒张血管；减弱心肌收缩力；减慢心律；减慢房室结和浦肯纤维传导；缩短不应期。

三、选择题

1. A　2. B　3. D　4. C　5. D　6. C　7. B　8. C　9. A　10. E　11. A　12. A　13. D

四、简答题

1. 分三类：M、N 胆碱受体激动药，如乙酰胆碱；M 胆碱受体激动药，如毛果芸香碱；N 胆碱受体激动药，如烟碱。

2. 兴奋骨骼肌，收缩胃肠、膀胱平滑肌，对心血管、眼、腺体也有作用。

五、论述题

1. 引起缩瞳，眼压下降，并有调节痉挛等作用。通过激动瞳孔括约肌的 M 胆碱受体，使瞳孔括约肌收缩。缩瞳引起前房角间隙扩大，房水易回流，使眼压下降。由于睫状肌收缩，悬韧带松弛，使晶状体屈光度增加，故视近物清楚，看远物模糊，称为调节痉挛。

2. 增加外分泌腺分泌。对汗腺和唾液腺作用最为明显，尚可增加泪液、胃液、胰液、肠液及呼吸道黏液细胞分泌。

3. 引起肠道平滑肌兴奋、肌张力增加，支气管平滑肌、尿道、膀胱及胆管肌张力也增加。

六、案例分析

1. 闭角型青光眼主要是因前房角狭窄，房水回流受阻而致眼内压增高所引起的，毛果芸香碱激动瞳孔括约肌上的 M 受体，括约肌收缩，使虹膜向中心拉紧，虹膜根部变薄，前房角间隙变大，房水易于通过滤帘进入巩膜静脉窦，使眼内压降低，故使用毛果芸香碱滴点左眼，能使眼胀减轻。

2. 滴眼的时候没有用手指压着内眦，使药液流入鼻腔，吸收入血循环引起全身不良反应。毛果芸香碱可激动腺体上的 M 受体，使腺体分泌增加，尤其是对汗腺、唾液腺作用明显，道平滑肌，使肌肉张力增加出现上腹不适。使心率减慢，出现心悸。

3. 青光眼行性神经乳头凹陷及视力减退为主要特征，并伴有头痛眼内压升高症状，严重者可导致失明。可分为闭角型青光眼和开角型青光眼。闭角型青光眼主要是前角房狭窄，防水回流受阻而使眼内压升高。开角型青光眼因为虑帘、巩膜静脉窦变性或硬化，防水回流受阻使眼内压升高。急性青光眼症状明显，会出现头痛、恶心、眼部肿痛，视力急剧减退。慢性青光眼初期不明显，末期会出现视野缩小，视力减退。

（石　迪）

第七章　胆碱受体阻断药

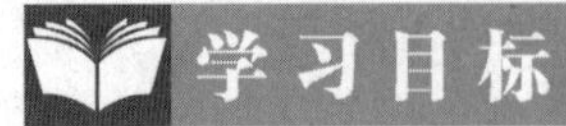

☞ **知识目标**

1. 掌握阿托品的药理作用、临床应用、不良反应和注意事项。
2. 熟悉山莨菪碱、东莨菪碱及溴丙胺太林的作用特点和临床应用。
3. 了解其他抗胆碱药的作用特点和临床应用。

☞ **能力目标**

学会观察胆碱受体阻断药的疗效与不良反应，学会分析、解释涉及胆碱受体阻断药处方的合理性，具备提供胆碱受体阻断药用药咨询服务的能力。

☞ **态度目标**

进一步明确护士工作的重要性，强化责任意识，认真细致实施胆碱受体阻断药的用药护理。

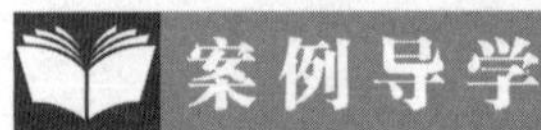

林某，男，7 岁，因高热、腹泻、四肢抽动急诊入院。检查：T：39.6 ℃，R：31 次/min，P：110 次/min，Bp：80/50 mmHg，心率齐，未闻杂音，呼吸音正常；腹软，肝脾未及，面色及皮肤苍白，口唇及指甲轻度发绀。临床诊断：中毒性休克。试分析：对于中毒性休克，除使用抗感染药、糖皮质激素外，还可以考虑使用本章的哪些药物？为什么？

第一节　概　　述

抗胆碱药（anicolinergie drug）能与胆碱受体结合，妨碍 Ach 或胆碱受体激动药与胆碱受体的结合，从而拮抗拟胆碱作用，又称胆碱受体拮抗药。按其对 M 和 N 受体选择性的不同，可分为 M 胆碱受体阻断药（muscarinic cholinoceptor blocking drugs）和 N 胆碱受体阻断药（nicotinic cholinoceptor blocking drugs）。

抗胆碱药物的分类：

1. M 胆碱受体阻断药　M 胆碱受体阻断药能阻碍 ACh 或胆碱受体激动药与平滑肌、心肌、腺体细胞、外周神经节和中枢神经系统等的 M 胆碱受体结合，从而拮抗其拟胆碱作用。因主要用于治疗内脏绞痛，又称平滑肌解痉药。常用药物有阿托品、山莨菪碱、东莨菪碱等。

2. N 胆碱受体阻断药　选择性与神经节 N_N 胆碱受体结合，竞争性阻断 ACh 与其受体结合，使 ACh 不能引起神经节细胞除极化，从而阻断神经冲动在神经节中的传递。N_1（N_N）胆碱受体阻断药又称为神经节阻断药，可快速降低血压，临床曾用于抗高血压，但目前已被其他降压药取代，代表药有美卡拉明、六甲双铵等。N_2（N_M）胆碱受体阻断药又称为骨骼肌松弛药，可使骨骼肌松弛，主要用作麻醉辅助药，代表药有琥珀酰胆碱、筒箭毒碱等。

第二节　M 胆碱受体阻断药

一、阿托品类生物碱

本类药物包括阿托品、山莨菪碱、东莨菪碱及樟柳碱等，多从茄科植物颠茄（Atropa belladonna）、曼陀罗

(Datura stramonium)、洋金花(Datura metel)、莨菪(Hyoscyamus niger)以及唐古特莨菪(Scopolia tangutica)等天然植物中提取,现已能人工合成。化学结构基本相似,其中氧桥具有中枢镇静作用,而羟基可减弱中枢镇静作用。阿托品和山莨菪碱均无氧桥,且山莨菪碱在托品环上多了一个羟基,故中枢镇静作用最弱。东莨菪碱和樟柳碱均含氧桥,且东莨菪碱在托品酸部位少一个羟基,故其中枢镇静作用最强。

阿托品

阿托品(atropine)是一种抗胆碱药,化学式是 $C_{17}H_{23}NO_3$,从茄科植物颠茄、曼陀罗或莨菪等提取的消旋莨菪碱,其性状为无色结晶或白色粉末,易溶于水。为竞争性 M 受体阻断药。阿托品作用广泛,各器官对药物的敏感性亦不同。随着剂量增加,可依次出现腺体分泌减少、瞳孔扩大、心率加快、调节麻痹、胃肠道及膀胱平滑肌抑制,大剂量可出现中枢症状。

【体内过程】

阿托品为叔胺类生物碱,口服后由胃肠道迅速吸收,1 h 后血药浓度达峰值,作用维持 3~4 h,生物利用度约为 50%,$t_{1/2}$ 约为 4 h。吸收后可广泛分布于全身组织,能通过血脑屏障和胎盘屏障。大部分经肾排出,50%~60%以原形经尿排泄,其余可被水解,代谢产物自肾排泄。因通过房水循环排出较慢,局部滴眼作用可达数天至 2 周。

【药理作用】

1. 阿托品能阻断腺体上的 M 受体,使腺体分泌减少。对不同腺体的抑制作用强度不同,以唾液腺和汗腺对阿托品最敏感。在用 0.5 mg 阿托品就可使腺体分泌减少,表现为口干、皮肤干燥,剂量增加抑制作用更为显著,同时泪腺和呼吸腺分泌明显减少。较大剂量阿托品可使胃液分泌减少,但因胃酸分泌还受组胺、促胃液素等的影响,对胃酸的分泌影响较小,对胰液和肠液的分泌基本上无作用。

2. 眼

(1)扩瞳:阿托品能阻断瞳孔括约肌上的 M 受体,致使瞳孔括约肌松弛,瞳孔扩大。

(2)眼压升高:瞳孔扩大后虹膜退向四周边缘,虹膜根部变厚,使前房角间隙变窄,阻碍房水回流入血液循环,房水积聚而致使眼内压升高,青光眼患者禁用。

(3)调节麻痹:阿托品能阻断睫状肌上的 M 受体,睫状肌松弛退向边缘,悬韧带向周围拉紧,晶状体变薄,屈光度降低,不能将近物清晰地成像于视网膜上,此时视远物清楚,视近物模糊,称为调节麻痹。

3. 平滑肌　阿托品对多种内脏平滑肌有松弛作用,尤其对过度活动或痉挛性收缩的内脏平滑肌作用更明显。能解除胃肠平滑肌痉挛,降低痉挛的胃肠道平滑肌蠕动的幅度和频率,缓解胃肠绞痛。缓解膀胱逼尿肌和输尿管平滑肌痉挛,但对胆管、输尿管、支气管和子宫平滑肌的解痉作用较弱。

4. 心血管系统

(1)心脏:治疗量(0.5 mg)可使部分患者心率短暂性轻度减慢,一般每分钟减少 4~8 次,阿托品减慢心率作用是由于其阻断副交感神经节后纤维上的 M_1 受体(即突触前膜 M_1 受体),抑制了负反馈,使 ACh 释放增加。较大剂量的阿托品(1~2 mg)可阻断窦房结 M_2 受体,解除迷走神经对心脏的抑制作用,引起心率加快。心率加快的程度取决于迷走神经张力,在迷走神经张力较高的青壮年心率加快明显,在迷走神经张力低的婴幼儿及老年人的心率影响较小。

(2)血管:因大多数血管缺乏胆碱能神经支配,治疗量阿托品对血管、血压无明显影响。但较大剂量阿托品可引起皮肤血管扩张,出现皮肤潮红和温热等症状。当微循环小血管痉挛时,大利量阿托品有明显的解痉作用,改善微循环,增加重要器官的血流灌注,缓解休克症状。扩血管作用机制尚未明确,但与阻断 M 受体无关,可能是机体对其引起体温升高的代偿性散热反应,也可能与其直接扩血管作用有关。

5. 中枢神经系统　治疗量(0.5~1.0 mg)阿托品对中枢作用不明显,较大剂量(1~2 mg)可兴奋延髓和大脑,2~5 mg 时兴奋作用加强,出现烦躁不安、精神亢奋甚至谵妄、呼吸兴奋等。中毒量(10 mg)可致烦躁、幻觉、定向障碍和运动失调等,严重时由兴奋转为抑制,发生昏迷与呼吸麻痹,出现循环与呼吸衰竭而致死亡。

【临床应用】

1. 内脏绞痛　阿托品可用于各种内脏绞痛,对胃肠道绞痛疗效最好,对胆绞痛及肾绞痛疗效较差,常需与阿片类镇痛药如哌替啶合用。此外,因能松弛膀胱平滑肌,还可用于遗尿症及膀胱刺激征(如尿频、尿急),

疗效较好。

2. 腺体分泌过多　用于全身麻醉前给药，以呼吸道腺体及唾液腺的分泌，防止分泌物阻塞呼吸道而引起的窒息或吸入性肺炎。也可用于严重盗汗和流涎症，用药剂量以不产生口干为宜。

3. 眼科

(1)虹膜睫状体炎：用0.5%~1%阿托品滴眼，可松弛虹膜括约肌及睫状肌，使之充分休息，有利于炎症消退。另外其扩瞳作用还可预防虹膜与晶状体的粘连，常与缩瞳药毛果芸香碱交替应用。

(2)检查眼底：阿托品溶液滴眼，其扩瞳作用维持1~2周，调节麻痹作用维持2~3 d，视力恢复较慢，现已少用，常用合成的作用时间较短的M受体阻断药后马托品。

(3)验光配镜：阿托品调节麻痹作用强，可使晶状体固定，有利于准确检验出晶状体的屈光度。但由于视力恢复较慢，现已少用。因儿童的睫状肌调节机能较强，只有充分地调节麻痹，才能正确地检验屈光度，用于儿童验光。

4. 缓慢型心律失常　用于治疗迷走神经过度兴奋所致窦性心动过缓、窦房传导阻滞、房室传导阻滞等缓慢型心律失常，也可治疗窦房结功能低下而出现的室性异位节律，对大多数的室性心律失常疗效差。

5. 休克　暴发型流行性脑脊髓膜炎、中毒性菌痢、中毒性肺炎等所致的感染性休克患者，大剂量阿托品可用于治疗，通过解除血管痉挛、舒张外周血管，而改善微循环，同时补充血容量，则更利于休克的治疗。但休克伴有心率过速或高热患者不宜应用。由于剂量大、不良反应较多，目前多用山莨菪碱替代。

6. 解救有机农药中毒　阿托品可用于解除有机磷酸酯类中毒时的M样症状及中枢症状。因对N_M受体激动引起的肌肉震颤无效，且无胆碱酯酶复活作用，中、重度中毒时须与胆碱酯酶复活药合用。

【不良反应与用药护理】

阿托品作用广泛，选择性低，临床上应用其一种作用作为治疗作用时，其他作用便可成为不良反应。常见的有口干、瞳孔扩大、视力模糊、心悸、皮肤潮红、体温升高等，上述症状在停药后可消失，故无须特殊处理。大剂量可产生烦躁不安、谵妄、惊厥等中枢中毒症状，严重者可由中枢兴奋转为抑制，出现昏迷、呼吸麻痹而死亡。此外，如果误服过量的颠茄果、曼陀罗果、洋金花或莨菪根茎等也可出现中毒症状。阿托品的最低致死量成人为80~130 mg，儿童约为10 mg。

阿托品中毒主要为对症治疗。对于口服中毒者，应采用洗胃、导泻，以促进毒物排出，同时可用毛果芸香碱、毒扁豆碱对抗其外周作用。地西泮可对抗患者的中枢兴奋症状，但用药剂量不宜过大，以免与阿托品导致的中枢抑制作用产生协同。有呼吸抑制时可采用人工呼吸和吸氧，降低体温可用冰袋或酒精擦浴，这对儿童中毒者更为重要。不可使用吩噻嗪类药物，因这类药物具有M受体阻断作用而加重阿托品中毒症状，会加重阿托品中毒症状。

【禁忌证】青光眼、前列腺肥大、休克伴有心动过速或高热者禁用阿托品。

东莨菪碱

东莨菪碱(scopola mine)是从茄科植物洋金花等植物中提取的一种左旋生物碱。对中枢抑制作用较强，在治疗剂量即可引起中枢神经系统抑制，较大剂量产生催眠作用。其阻断M受体作用与阿托品相似，其中抑制腺体分泌作用较阿托品强，扩瞳及调节麻痹作用较阿托品稍弱，对心血管系统及胃肠道平滑肌作用较弱。东莨菪碱可用于晕动病，与H_1受体阻断药(如苯海拉明)合用能增加效果。还可用于妊娠呕吐及放射病呕吐。该药用于麻醉前给药，优于阿托品，因其具有镇静催眠等中枢抑制作用外，还能兴奋呼吸中枢、抑制腺体分泌。东莨菪碱用于治疗帕金森病，有缓解流涎、震颤和肌肉强直等症状，可能与其阻断纹状体的M胆碱受体，产生中枢抗胆碱作用有关。禁忌证同阿托品。

山莨菪碱

山莨菪碱(anisoda mine)是从茄科植物唐古特山莨菪中分离出的生物碱，人工合成品为654-2。具有明显的外周抗胆碱作用，对胃肠平滑肌、血管平滑肌的解痉作用虽较阿托品稍弱，但选择性高，毒副作用低。抑制腺体分泌和扩瞳作用弱，仅为阿托品的1/20~1/10。不易透过血-脑屏障，中枢作用弱。主要用于胃肠绞痛、感染性休克。不良反应与禁忌证与阿托品相似。

知识拓展

1983 年 4 月正在美国进修的中国医学科学院基础医学研究所助理研究员修瑞娟，在全美微循环学会会议上宣读她关于人体微循环新理论的论文，折服了美国的医学权威。“修氏理论”随即被公认，并被评为“1983 年世界十大科技进展之一”。

修瑞娟在大量的实验基础上发现并证明，人体的各级微动脉血管的自律性运动是以波浪形进行传播的，微循环对器官和组织的灌注是海涛式灌注。这一成果是该领域研究的重大突破。莨菪碱类的药物能增强微动脉血管的自律性运动。

二、阿托品的合成代用品

阿托品用于眼科疾病时，作用时间太久，用作解痉药时，副作用较多。针对这些缺点，通过改造其化学结构，合成了一些选择性较高、副作用较小的合成代用品，包括扩瞳药、解痉药和选择性 M 胆碱受体阻断药。

（一）合成扩瞳药

临床常用的合成扩瞳药有后马托品（homatropine）、尤卡托品（eucatropine）、环喷托酯（cyclopentolate）、托吡卡胺（tropicamide）等，均为短效 M 受体阻断药。与阿托品相比，其扩瞳作用和调节麻痹维持时间较短，适用于散瞳检查眼底和验光。禁忌证同阿托品。

（二）合成解痉药

1. 季铵类解痉药　本类药物特点：①脂溶性低，口服吸收差。②不易通过血-脑屏障，故稍有中枢神经系统的作用。③对胃肠道解痉作用较强，并有不同程度的神经节阻断作用，可致直立性低血压、阳痿等不良反应。中毒量可出现箭毒样神经肌肉阻断作用，引起呼吸麻痹。

2. 叔铵类解痉药　本类药物特点：①脂溶性高，口服易吸收。②易通过血-脑屏障，故有中枢作用。③具有阿托品样胃肠解痉作用，还可抑制胃酸分泌。本类药物是缓解消化性溃疡症状的重要药物，能解除胃肠平滑肌痉挛，缓解绞痛。

（三）选择性 M 胆碱受体阻断药

阿托品的合成代用品绝大多数对 M 胆碱受体亚型缺乏选择性，因此在临床应用时副作用较多，选择性 M 胆碱受体阻断药对 M 受体亚型的选择性高，从而使副作用明显减少。哌仑西平（pirenzepine）对 M_1 和 M_4 胆碱受体的亲和力均强，为不完全的 M_1 胆碱受体阻断药。替仑西平（telenzepine）为哌仑西平的同类物，但其对 M_1 胆碱受体的选择性阻断作用更强。二药均可抑制胃酸与胃蛋白酶的分泌，用于胃和十二指肠溃疡的治疗。哌仑西平在治疗剂量时较少出现口干和视力模糊等反应，由于其脂溶性低而不易进入中枢，故无阿托品样中枢兴奋作用。青光眼及前列腺肥大患者慎用。

第三节　N 胆碱受体阻断药

N 胆碱受体阻断药能与 N 受体结合，拮抗 ACh 激动 N 受体的作用。根据阻断受体的亚型，又分为 N_N 胆碱受体阻断药和 N_M 胆碱受体阻断药。

一、N_N 受体阻断药

N_N 受体阻断药，也称为神经节阻断药（ganglionic blocking drugs），能选择性地结合神经节细胞上的 N_N 受体，竞争性阻断 ACh 与 N_N 受体的结合，从而阻断神经冲动在神经节中的传递。其综合效应主要依两类神经对器官支配的优势而定。交感神经对血管的支配占优势，用本类药后阻断交感神经节上的 N_N 胆碱受体，故对血管主要表现为扩张作用，使血压下降。在平滑肌和腺体以副交感神经占优势，用药后常出现便秘、扩瞳、口干、尿潴留及胃肠道分泌减少等。可用手术麻醉时控制血压，也用于主动脉肿瘤手术，因其不仅降压，而且能防止手术剥离而撕拉组织造成的交感神经反射，不致血压明显升高。代表药有美卡拉明（mecamyla mine，美加明）、樟磺咪芬（trimetaphan camsilate，阿方那特）等。由于不良反应多，现已较少使用。

二、N_M 受体阻断药

N_M 受体阻断药，也称骨骼肌松弛药（muscle relaxants），简称肌松药，能选择性地与骨骼肌运动终极版膜

的 N_M 受体结合，阻断神经肌肉接头的信息传递，使骨骼肌松弛。根据作用特点，分为除极化型肌松药和非除极化型肌松药。

（一）除极化型肌松药

本类药物能与运动终板 N_M 受体结合，激动受体，使终板产生与 ACh 相似而持久的去极化，导致终板对 ACh 反应降低，引起骨骼肌松弛。其特点是：①由于肌纤维去极化时间的差异，药后常先出现短时肌束颤动。② 连续用药可产生快速耐受性。③ 抗胆碱酯酶药不能拮抗其肌松作用。④无神经节阻断作用。

琥珀胆碱（succinylcholine，司可林，scoline）

【体内过程】

本品口服不吸收，注射后即为血液和肝脏中的假性胆碱酯酶迅速水解为琥珀单胆碱，2%的药物以原型，其余以代谢物的形式由肾脏排泄。

【药理作用】

静脉给药后先出现短暂的肌束颤动，1 min 内即出现肌肉松弛，2 min 最强，5 min 左右肌松作用消失。肌肉松弛的顺序是眼睑、颜面部肌肉、颈部肌、上肢肌、下肢肌、躯干肌，肋间肌和膈肌，呼吸肌松弛作用最不明显。恢复顺序则相反，最先松弛的肌肉最晚恢复。

【临床应用】

静脉滴注以维持较长的肌松作用，并可减少麻醉药用量，以便在较浅麻醉下进行手术。适用于气管插管、气管镜、食管镜检查等短时操作原因对咽喉麻痹力强，作用快而短暂，适用于短时操作。

【不良反应与用药护理】

1. 窒息　过量可引起呼吸肌麻痹，临床应用时需备有人工呼吸机。
2. 肌肉酸痛　琥珀胆碱产生肌松作用前有短暂的肌束颤动，易引起肌肉酸痛，一般 3~5 d 可自愈。
3. 血钾升高　骨骼肌细胞持久去极化，释放大量钾离子，从而导致血钾升高。
4. 眼压升高　由于琥珀胆碱可短暂收缩眼球外骨骼肌，可致眼内压升高。

【禁忌证】

高血钾或血钾偏高者，如大面积烧伤、严重软组织损伤、恶性肿瘤及脑血管意外的患者禁用，以免引起心脏骤停；青光眼及白内障晶状体摘除术者禁用。

因本品在碱性溶液中可分解，故不宜与硫喷妥钠混合使用。不宜与毒扁豆碱、氨基苷类、多肽类抗生素配伍应用，避免发生呼吸肌麻痹。

（二）非除极化型肌松药

本类药物与骨骼肌运动终板膜的 N_M 受体结合，拮抗神经递质 ACh 对终极膜的除极化作用，使终板对乙酰胆碱不起产生反应，引起骨骼肌松弛，故又称为竞争性肌松药（competitive muscular relaxant）。其特点是①阻断 N_M 受体，肌松前无肌颤现象。②抗胆碱酯酶药如新斯的明可拮抗其作用。③氨基糖苷类抗生素等肌松药可加强其作用。④有神经节阻断作用。

筒箭毒碱

筒箭毒碱（tubocurarine）是从南美洲印第安人用数种植物制成的植物浸膏箭毒（curare）中提出的生物碱，右旋体具有活性，是临床应用最早的典型非去极化型肌松药。

该药口服难吸收，静脉注射后 4~6 min 起效，快速运动肌如眼部肌肉首先松弛，然后可见四肢、颈部和躯干肌肉松弛，继之肋间肌松弛，出现腹式呼吸，如剂量加大，最终可出现膈肌麻痹，致呼吸停止。肌肉松弛恢复时，其次序与肌松时相反，即膈肌麻痹恢复最快。临床上可作为麻醉辅助药，用于胸腹手术和气管插管等，也可用于控制破伤风的肌肉痉挛。

本品还具有神经节阻断和促进组织胺释放的作用，可引起心率减慢、血压下降、支气管痉挛和唾液分泌增多等。禁忌证为重症肌无力、支气管哮喘和严重休克。由于该药作用时间长，肌松作用不易逆转，且不良反应较多，现已少用。

第四节　全国护士执业资格考试要点解析

有机磷中毒病人阿托品的用药

阿托品用量应根据中毒程度而定。轻度中毒可皮下注射阿托品 1~2 mg,每 1~2 h 1 次,中、重度(包括昏迷)中毒可静脉注射给药。阿托品使用原则是早期、足量反复给药,直到毒蕈碱样症状明显好转或有“阿托品化”表现为止。达到阿托品化,则应减少阿托品剂量或停药。

1. 用药原则　早期、适量、反复给药、快速达到“阿托品化”(瞳孔扩大、颜面潮红、皮肤无汗、口干、心率加速)。

2. 用法　轻度中毒,每次 1~2 mg 皮下或肌注,每 4~6 h 1 次,达阿托品化后改为口服 0.3~0.6 mg,每日 2~3 次;中度中毒,首次 2~5 mg 静注;重度中毒,首次 10~20 mg 静注。如毒蕈碱样症状未好转或未达阿托品化则 5~10 min 后重复半量或全量;也可用静滴维持药量、随时调整剂量、达阿托品化直至毒蕈碱样症状明显好转、改用维持量,如症状、体征基本消退,可减量观察 12 h,如病情无反复、可停药。轻度中毒可单独应用阿托品、中度及重度中毒时合并应用阿托品及胆碱酯酶复能剂,合并用药有协同作用、剂量应适当减少。

3. 少量农药溅入眼内　引起瞳孔缩小、无全身中毒症状者,不必用阿托品作全身治疗,应用 0.5%~1%阿托品滴眼即可解除阿托品中毒症状和解救。

测试练习

一、名词解释

1. 抗胆碱药　2. N_M 胆碱受体阻断药　3. N_N 胆碱受体阻断药

二、填空题

1. 合成扩瞳药有________等;合成解痉药有________、________等。
2. 阿托品用于麻醉前给药,主要是利用其________作用。
3. 解救阿托品中毒可用________来对抗其中毒症状。
4. 阿托品禁用于________和________等。
5. 山莨菪碱的主要用途是________和________;后马托品在临床主要用于________。
6. 阿托品滴眼后,可出现________、________,并能________。
7. 治疗胆绞痛、肾绞痛,宜以________和________合用。

三、选择题

(一)以下每题有 A、B、C、D、E 五个备选答案,请从中选择一个最佳答案。

1. 阿托品解除平滑肌痉挛效果最好的是(　　)。

A. 支气管平滑肌　B. 胆道平滑肌　C. 胃肠道平滑肌　D. 胃幽门平滑肌　E. 子宫平滑肌

2. 窦性心动过速的常见病因是(　　)。(护考真题)

A. 睡眠状态　B. 健康运动员　C. 使用阿托品时　D. 洋地黄过量时　E. 应用受体阻滞剂时

3. 服用阿托品后经常出现的症状是(　　)。(护考真题)

A. 口干　B. 心悸　C. 出冷汗　D. 瞳孔缩小　E. 瞳孔扩大

4. 有机磷农药对人体的毒性主要在于(　　)。(护考真题)

A. 引起急性肾衰竭　B. 使血液凝固发生障碍　C. 抑制中枢神经系统
D. 抑制乙酰胆碱酯酶活力　E. 增加乙酰胆碱的产生

5. 阿托品禁用于(　　)。

A. 麻醉前给药　B. 胃肠绞痛　C. 心动过速　D. 青光眼　E. 膀胱刺激症状

6. 东莨菪碱可用于治疗(　　)。

A. 室上性心律失常 B. 心动过速 C. 晕动症 D. 重症肌无力 E. 青光眼

7. 临床常用的除极化型肌松药为(   )。

A. 卡巴胆碱 B. 琥珀胆碱 C. 筒箭毒碱 D. 阿曲库铵 E. 多库氯胺

8. 下列选项,是关于琥珀胆碱的错误叙述为(   )。

A. 用药后常见短暂的肌束颤动 B. 可被血浆和肝中的丁酰胆碱酯酶水解

C. 连续用药可产生快速耐受性 D. 肌松作用出现快,持续时间短

E. 有神经节阻断作用

9. 某患者患有胃肠绞痛的同时,伴有眩晕症,下列选项,可作为首选的药物为(   )。

A. 阿托品 B. 东莨菪碱 C. 山莨菪碱 D. 樟柳碱 E. 溴丙胺太林

10. 有关阿托品药理作用叙述,错误的是(   )。

A. 抑制腺体分泌 B. 扩张血管,改善微循环 C. 大剂量减慢心率

D. 大剂量加快心率 E. 松弛内脏平滑肌

11. 7 岁女童,主诉上课黑板上的字不清楚,医生建议做散瞳验光,检查视力情况。可用于散瞳验光的药物为(   )。

A. 后马托品 B. 托吡卡胺 C. 阿托品 D. 东莨菪碱 E. 溴丙胺太林

12. 女性患者每次乘坐长途汽车时,均感觉上腹不适,继有恶心、面色苍白、出冷汗、眩晕和呕吐的表现。该患者的治疗可选用的药物是(   )。

A. 东莨菪碱 B. 山莨菪碱 C. 阿托品 D. 毛果芸香碱 E. 溴丙胺太林

(二)以下提供若干个案例,每个案例下设若干个试题。请根据各试题题干所提供的信息,在每题下面的A、B、C、D、E 五个备选答案中选择一个最佳答案。

(13~15 题共用题干)

某男,13 岁,学生。4~5 d 前诉腹痛,父母为了不影响学习在家里让孩子服阿托品一片治疗,腹痛缓解。3~4 h 前因为腹痛再次加重,患者一时心急自服 6~7 片止痛后上学,到校后满脸通红,口齿不清,突然诉看到"有狰狞人头像,地上有蛇"等,急躁、紧张、害怕,打同学,被老师送医院就诊。

13. 阿托品的临床应用不包括(   )。

A. 有机磷中毒的解救 B. 镇静 C. 散瞳

D. 麻醉前给药 E. 解除胃肠道平滑肌痉挛

14. 阿托品的不良反应不包括(   )。

A. 事物模糊 B. 口干 C. 恶心、呕吐 D. 心动过速 E. 心悸

15. 阿托品中毒可用于下列药物治疗(   )。

A. 毛果芸香碱 B. 山莨菪碱 C. 东莨菪碱 D. 后马托品 E. 酚妥拉明

四、简答题

1. 阿托品的药理作用。

2. 东莨菪碱有哪些临床用途?

五、论述题

1. 阿托品中毒有哪些临床表现?如何救治?

2. 阿托品有哪些临床用途?

六、案例分析

林某,男,7 岁,因高热、腹泻、四肢抽动急诊入院。检查:T:39.6 ℃,R:31 次/min,P:110 次/min,Bp:80/50 mmHg,心率齐,未闻杂音,呼吸音正常;腹软,肝脾未及,面色及皮肤苍白,口唇及指甲轻度发绀。诊断:中毒性休克。试分析:对于中毒性休克,除使用抗感染药、糖皮质激素外,还可以考虑使用本章的哪些药物?为什么?

参考答案

一、名词解释

1. 是一类能与乙酰胆碱或拟胆碱药竞争胆碱受体,妨碍胆碱能神经递质乙酰胆碱或拟胆碱药与胆碱受

体结合，产生抗胆碱作用的药物。

2. N_N 胆碱受体阻断药能选择性地与神经节 N_N 受体结合，阻断神经冲动在神经节中的传递，又称为神经节阻断药。

3. N_M 胆碱受体阻断药能选择性地作用于运动神经终板膜上的 N_M 受体，阻滞神经肌肉接头兴奋的正常传递，导致肌肉松弛，又称为骨骼肌松弛药。

二、填空题

1. 后马托品；溴丙胺太林；胃复康。
2. 抑制呼吸道腺体分泌。
3. 毒扁豆碱。
4. 青光眼；前列腺肥大。
5. 抗感染性休克；缓解胃肠痉挛；检查眼底。
6. 瞳孔扩大；眼内压升高；调节麻痹。
7. 阿托品；哌替啶。

三、选择题

1. C　2. C　3. E　4. D　5. C　6. C　7. B　8. E　9. C　10. D　11. C　12. A　13. C　14. C　15. A

四、简答题

1. 主要用于：麻醉前给药、晕动病、妊娠或放射病所致呕吐、帕金森病等。

2. 阿托品对于 M 胆碱受体的阻滞作用有相当高的选择性，但很大剂量也有阻滞神经节 N_N 受体的作用。作用广泛，依次叙述如下：①抑制腺体分泌；②对眼的作用为：出现扩瞳、眼内压升高和调节麻痹；③解除平滑肌痉挛；④对心血管系统，一般治疗量影响不大，大剂量可使心率加快，扩张血管，改善微循环；⑤中枢作用，较大剂量可兴奋延髓及大脑，出现躁动不安等反应，中毒剂量可由兴奋转入抑制，出现昏迷和呼吸麻痹。

五、论述题

1. 阿托品的中毒表现：口干、视物不清、心悸、皮肤潮红、体温升高、排尿困难等，并出现语言不清、烦躁不安、呼吸加快、谵妄、幻觉、惊厥等，最终由兴奋转入抑制，出现昏迷、呼吸麻痹而死亡。解救措施：如口服中毒，首先要洗胃，排出未吸收的药物；外周的症状可迅速给予拟胆碱药，如毛果芸香碱；中枢兴奋者可适量给予安定等镇静催眠药，呼吸抑制者可给予人工呼吸及吸氧等。

2. ①内脏平滑肌痉挛性疼痛；②全身麻醉前给药；③眼科用于虹膜睫状体炎，检查眼底、验光配镜；④缓慢型心律失常；⑤中毒性休克；⑥有机磷酸酯类中毒。

六、案例分析

本章药物阿托品可用于感染性中毒休克。对中毒性痢疾、中毒性肺炎等所致的感染性休克，可用大剂量阿托品治疗，以解除小动脉痉挛而改善微循环，使血压回升而改善症状。

（石　迪）

第八章　肾上腺素受体激动药

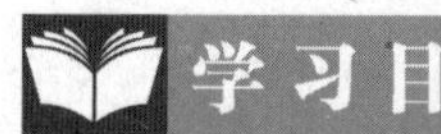

☞ **知识目标**

1. 掌握肾上腺素、去甲肾上腺和异丙肾上腺素的药理作用、临床应用及不良反应。
2. 熟悉多巴胺、间羟胺的作用特点及临床应用。
3. 了解其他肾上腺素受体激动药的作用及临床应用。

☞ **能力目标**

培养观察肾上腺素受体激动药的疗效及监测不良反应的能力，能熟练实施护理操作，并正确指导合理用药。

☞ **态度目标**

明确护士在用药过程中的职责和重要作用，养成严谨求实、爱岗敬业的工作作风。

有一位10岁的小女孩，因急性化脓性扁桃体炎入院，静脉给予青霉素治疗时，突然出现心悸、气急，随即出现四肢厥冷、口唇发绀、呼吸困难、脉搏细速、血压下降。诊断为过敏性休克，遵医嘱给予1%肾上腺素0.5 ml，立即皮下注射。试分析：

1. 为什么过敏性休克首选肾上腺素？
2. 护士执行医嘱应用肾上腺素时应注意哪些事项？
3. 其他的拟肾上腺素药物在临床上有何应用？应用时应注意哪些问题？

肾上腺素受体激动药（adrenoceptor agonists）能与肾上腺素受体结合并激动受体，产生肾上腺素样作用，因其作用与交感神经兴奋的效应相似，故又称拟肾上腺素药或拟交感胺类药。根据药物对肾上腺素受体的选择性不同，本类药物可分为α、β受体激动药、α受体激动药和β受体激动药三类。

第一节　构效关系及分类

一、构效关系

肾上腺素受体激动药的基本化学结构是β-苯乙胺（β-phenylethyla mine）。当苯环α位或β位碳原子的氢及末端氨基被不同基团取代时，可人工合成多种肾上腺素受体激动药。这些基团既影响药物对α、β受体的亲和力及激动受体的能力，也影响药物的体内过程。

1. 苯环上化学基团的不同　肾上腺素、去甲肾上腺素、异丙肾上腺素和多巴胺等在苯环第3、4位碳上都有羟基，形成儿茶酚，故称儿茶酚胺类（catechola mines）。它们在外周产生明显的α、β受体激动作用，易被COMT灭活，作用时间短，对中枢作用弱。如果去掉一个羟基，其外周作用将减弱，而作用时间延长，口服生物利用度增加。去掉两个羟基，则外周作用减弱，中枢作用加强，如麻黄碱。

2. 烷胺侧链α碳原子上氢被取代　被甲基取代（间羟胺和麻黄碱），则不易被MAO代谢，作用时间延长；易被摄取-1所摄入，在神经元内存在时间长，促进神经递质释放。

3. 氨基氢原子被取代　药物对α、β受体选择性将发生变化。去甲肾上腺素氨基末端的氢被甲基取代，则为肾上腺素，可增加对β_1受体的活性；被异丙基取代，则为异丙肾上腺素，可进一步增加对β_1、β_2受体的作用,而对 α 受体的作用逐渐减弱。去氧肾上腺素虽然氨基上的氢被甲基取代,但由于苯环上缺少4位碳羟基,仅保留其对 α 受体的作用,而对 β 受体无明显作用。取代基团从甲基到叔丁基,对 α 受体的作用逐渐减弱,对 β 受体的作用却逐渐加强。

4. 光学异构体　碳链上的 α 碳和 β 碳如被其他基团取代,可形成光学异构体。在 α 碳上形成的左旋体,外周作用较强,如左旋去甲肾上腺素比右旋体作用强10倍以上。在 α 碳形成的右旋体,中枢兴奋作用较强,如右旋苯丙胺的中枢作用强于左旋苯丙胺。

二、分类

按其对不同肾上腺素受体类型的选择性分为三大类:①α 肾上腺素受体激动药(α-adrenoceptor gonists,α 受体激动药);②α、β 肾上腺素受体激动药(α、β-adrenoceptor agonists,α、β 受体激动药);③β 肾上腺素受体激动药(β-adrenoceptor agonists,β 受体激动药)(表8-1)。

表8-1　拟肾上腺素药分类及基本作用的比较

分类	药物	对于不同肾上腺素受体作用的比较			作用方式	
		α	β_1	β_2	直接作用于受体	释放递质
α 受体激动药	去甲肾上腺素	+++	++	+/-	+	
	间羟胺	++	+	+	+	+
	去氧肾上腺素	++	+/-	+/-	+	+/-
α、β 受体激动药	肾上腺素	++++	+++	+++	+	
	多巴胺	+	++	+/-	+	+
	麻黄碱	++	++	++	+	+
β 受体激动药	异丙肾上腺素	-	+++	+++	+	
	多巴酚丁胺	+	++	+	+	+/-

第二节　α、β 受体激动药

肾上腺素(adrenaline,epinephrine)是肾上腺髓质分泌的主要激素,其生物合成主要是在髓质嗜铬细胞中首先形成去甲肾上腺素,然后进一步经苯乙胺-N-甲基转移酶(phenylethanola mine N-methyltransferase,PNMT)的作用,使去甲肾上腺素甲基化形成肾上腺素。药用肾上腺素可从家畜肾上腺提取或人工合成。理化性质不稳定,见光易分解。肾上腺素化学性质不稳定,见光易失效;在中性尤其是碱性溶液中,易氧化变色失去活性。在酸性溶液中较稳定,故药用制剂为盐酸肾上腺素。

【体内过程】

口服后在肠液、肠黏膜和肝脏经结合与氧化而被破坏失效,不能达到有效血药浓度,故口服无效。皮下注射因局部血管收缩而延缓吸收,作用维持时间长,6~15 min 起效,作用维持1 h左右。肌内注射吸收比皮下注射快,作用维持10~30 min。静脉注射立即起效,作用仅维持数分钟。静脉注射或滴注肾上腺素96 h后主要以代谢产物和少量原形经肾排泄。

【药理作用】

肾上腺素主要激动 α 和 β 受体,产生较强的 α 型和 β 型作用。作用与机体的生理病理状态、靶器官中肾上腺素受体亚型的分布、整体的反射作用和神经末梢突触间隙的反馈调节等因素有关。

1. 兴奋心脏　作用于心肌、传导系统和窦房结的 β_1 及 β_2 受体,可提高心肌的兴奋性,使心肌收缩力增强,心率加快,传导加速。对离体心肌的 β 型作用特征是加速收缩性发展的速率(正性缩率作用,positive klinotropic effect)。由于心肌收缩力增强,心率加快,因此心排出量增加。肾上腺素舒张冠状血管,改善心肌的血液供应,且作用迅速。肾上腺素兴奋心脏,提高心肌代谢,使心肌耗氧量增加,剂量过大或静脉注射过快,可引起心律失常,出现期前收缩,甚至引起心室纤颤;当患者处于心肌缺血、缺氧及心力衰竭时,肾上腺素有可能

使病情加重或引起快速型心律失常，如期前收缩、心动过速，可导致心室纤颤。

2. 舒缩血管　激动血管平滑肌上的 α_1 受体，可使皮肤、黏膜血管和肾血管收缩；激动 β_2 受体，则使冠状动脉和骨骼肌血管舒张。

由于体内各部位血管的肾上腺素受体的种类和密度各不相同，所以肾上腺素对血管的作用取决于各器官血管平滑肌上 α_1 及 β_2 受体的分布密度以及给药剂量的大小。小动脉及毛细血管前括约肌血管壁的肾上腺素受体密度高，血管收缩较明显；皮肤、黏膜、肾和胃肠道等器官的血管平滑肌 α_1 受体在数量上占优势，故以皮肤、黏膜血管收缩为最强烈；内脏血管，尤其是肾血管也显著收缩；对脑和肺血管收缩作用十分微弱，有时由于血压升高而被动地舒张；而静脉和大动脉的肾上腺素受体密度低，故收缩作用较弱。而在骨骼肌和肝脏的血管平滑肌上 β_2 受体占优势，故小剂量的肾上腺素往往使这些血管舒张。

肾上腺素也能舒张冠状血管，此作用可在不增加主动脉血压时发生，其机制有三：①兴奋冠脉血管 β_2 受体，血管舒张。②心脏的收缩期缩短，相对延长舒张期。③肾上腺素引起心肌收缩力增强和心肌耗氧量增加，从而促使心肌细胞释放扩血管的代谢产物腺苷（adenosine）。

3. 影响血压　皮下注射治疗量的肾上腺素或低浓度静脉滴注时能兴奋心脏，增加心排出量，使收缩压增高；舒缩血管且舒张血管作用略大于或相当于收缩血管作用，舒张压略下降或不变，脉压增大，身体各部位血液重新分配，有利于紧急状态下机体能量供应的需要。较大剂量静脉注射时，可强烈兴奋心脏，并使血管平滑肌 α_1 受体兴奋占优势，外周阻力显著提高，使收缩压和舒张压均升高。

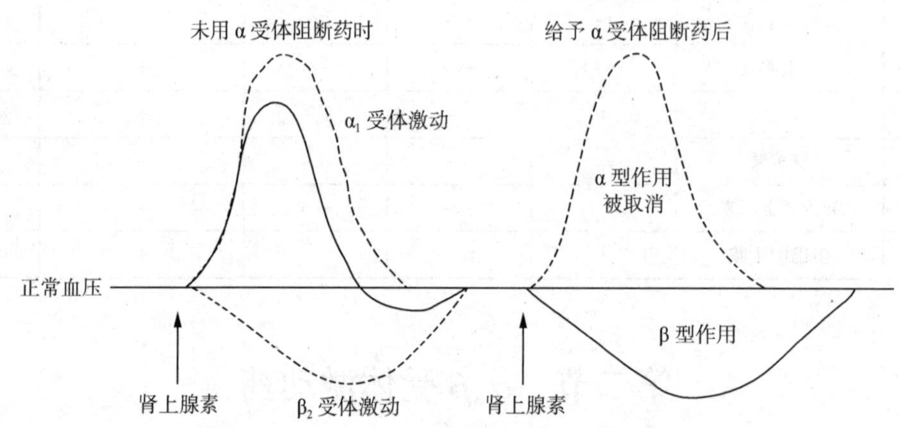

图 8-1　肾上腺素升压作用的翻转示意图

肾上腺素的典型血压改变多为双相反应，即给药后迅速出现明显的升压作用，而后出现微弱的降压反应，后者持续作用时间较长。如果事先给予酚妥拉明等 α 受体阻断药，可取消肾上腺素的 α 型缩血管作用，保留其 β 型舒血管作用，则肾上腺素的升压效应转变为降压，称为肾上腺素升压效应的翻转作用。去甲肾上腺素主要作用于 α 受体，α 受体阻断药仅能取消或减弱其升压效应而无“翻转作用”。异丙肾上腺素主要作用于 β 受体，α 受体阻断药对其降压效应无影响。故 α 受体阻断药引起的低血压不能用肾上腺素救治而应选去甲肾上腺素。

4. 平滑肌　肾上腺素对平滑肌的作用主要取决于器官组织上的肾上腺素受体类型。激动支气管平滑肌的 β_2 受体，发挥强大的舒张支气管平滑肌作用，并能抑制肥大细胞释放组胺等过敏活性物质。激动支气管黏膜血管的 α 受体，使其收缩，降低毛细血管的通透性，有利于消除支气管黏膜水肿。使 β_1 受体占优势的胃肠平滑肌张力降低、自发性收缩频率和幅度减少；对子宫平滑肌的作用与性周期、充盈状态和给药剂量有关，妊娠末期能抑制子宫张力和收缩。肾上腺素的 β 受体激动作用可使膀胱逼尿肌舒张，α 受体激动作用使三角肌和括约肌收缩，由此引起排尿困难和尿潴留。

5. 促进代谢　治疗剂量下，可使耗氧量升高 20%~30%；在人体，由于 α 受体和 β_2 受体的激动都可能致肝糖原分解，而肾上腺素兼具 α、β 作用，故可产生明显的血糖升高作用。此外，肾上腺素降低外周组织对葡萄糖的摄取，部分原因与抑制胰岛素的释放有关。肾上腺素激活甘油三酯酶加速脂肪分解，使血液中游离脂肪酸升高，可能与激动 β_1、β_2 受体有关。

6. 中枢神经系统　肾上腺素不易透过血脑屏障，治疗量时一般无明显中枢兴奋现象，大剂量时出现中枢兴奋症状，如激动、呕吐、肌强直，甚至惊厥等。

【临床应用】

1. 心脏骤停　用于抢救因溺水、麻醉及手术意外、药物中毒、急性传染病及心脏传导阻滞等各种原因所致的心脏骤停。需同时配合有效的心脏按压、人工呼吸和纠正酸中毒等措施。对电击引起的心脏骤停，应配合电除颤等措施进行抢救，也可应用"心脏复苏新三联针"。

知识拓展

心脏复苏新三联针（肾上腺素 1 mg，阿托品 1 mg，利多卡因 50～100 mg）静脉推注，与老三联（肾上腺素、去甲肾上腺素、异丙肾上腺素各 1 mg）比较优点是可预防心律失常。

处方分析

为治疗过敏性休克病人，医生开具了如下处方，请分析是否合理？为什么？

处方：

盐酸肾上腺素注射液　0.5 mg/0.5 ml

甲磺酸酚妥拉明注射液　0.5 mg/1 ml

用法：立即注射

2. 过敏性疾病

（1）过敏性休克：由输液反应或药物过敏引起，由于组胺和白三烯等过敏介质的释放，使大量小血管床扩张和毛细血管通透性增加，引起全身循环血量降低，心率加快，心收缩力减弱，血压下降以及支气管平滑肌痉挛引起呼吸困难等症状。肾上腺素激动 α_1 受体，收缩小动脉和毛细血管前括约肌，降低毛细血管的通透性；能激动 β_1 受体，兴奋心脏，增强心肌收缩力，可改善心功能；激动 β_2 受体缓解支气管痉挛；减少过敏介质释放，扩张冠状动脉，可迅速缓解过敏性休克的临床症状，挽救患者的生命，为治疗过敏性休克的首选药。应用时一般肌内或皮下注射给药，严重病例亦可用生理盐水稀释 10 倍后缓慢静脉注射，但必须控制注射速度和用量，以免引起血压骤升及心律失常等不良反应。

（2）支气管哮喘：能缓解支气管哮喘急性发作，起效快，作用强，维持时间短，但本品由于不良反应严重，仅用于急性发作者。

（3）血管神经性水肿及血清病：肾上腺素可迅速缓解血管神经性水肿、血清病、荨麻疹、花粉症等变态反应性疾病的症状。

3. 局部应用　在局麻药液中加入少量肾上腺素（1∶250 000），一次用量不超过 0.3 mg，可收缩血管，延缓局麻药的吸收，减少吸收中毒并延长局麻作用时间。肢体远端部位手指、足趾、耳部、阴茎等处手术时则不宜加肾上腺素，以免引起局部组织缺血坏死。将浸有 1∶2000～1∶1000 肾上腺素的纱布或棉球用于鼻黏膜和牙表面，可使微血管收缩，用于局部止血。

4. 治疗青光眼　通过促进房水流出以及使 β 受体介导的眼内反应脱敏感化，降低眼内压。

【不良反应与用药护理】

主要不良反应为心悸、烦躁、面色苍白和出汗、头痛和血压升高等。剂量过大或静脉注射速度过快时，α 受体过度兴奋使血压骤升，有发生脑出血的危险，故老年人慎用。当 β 受体兴奋过强时，可使心肌耗氧量增加，引起心肌缺血和心律失常，甚至心室纤颤，故应严格掌握剂量。禁用于高血压、脑动脉硬化、器质性心脏病、糖尿病和甲状腺功能亢进症等。

多巴胺

多巴胺（dopa mine，DA）是去甲肾上腺素生物合成的前体物质，药用的多巴胺是人工合成品。

【体内过程】

口服后易在肠和肝中被破坏，故口服无效。一般常采用静脉滴注给药，不易透过血-脑脊液屏障，因此外源性多巴胺无中枢作用。在体内迅速经 MAO 和 COMT 代谢灭活，故作用时间短暂。因为多巴胺不易透过血脑屏障，所以外源性多巴胺无中枢作用。

【药理作用】

多巴胺可直接激动 α、β 和外周的 DA 受体，并促进神经末梢释放去甲肾上腺素。

1. 兴奋心脏　激动心脏 β_1 受体，并可促进去甲肾上腺素释放，从而增强心肌收缩力，增加心排出量，但对心率的影响小。与肾上腺素相比，较少引起心悸和心律失常。

2. 舒缩血管　治疗量时能激动肾、肠系膜和冠状血管上的多巴胺受体（D_1），使肾、肠系膜和冠状血管舒张；激动皮肤、黏膜血管的 α_1 受体，使皮肤、黏膜血管收缩。大剂量时则以 α 受体的兴奋作用占优势，主要表现为血管收缩。

3. 升高血压　多巴胺在高剂量可增加收缩压，但对舒张压无明显影响或轻微增加，脉压增大。由于心排出量增加，而肾和肠系膜血管阻力下降，其他血管阻力基本不变，总外周阻力变化不大。继续增加给药浓度，多巴胺可激动血管的 α 受体，导致血管收缩，引起总外周阻力增加，使血压升高，这一作用可被 α 受体阻断药所拮抗。

4. 改善肾功能　治疗量激动肾血管的 D_1 受体，舒张肾血管，增加肾血流量及肾小球滤过率；还能直接抑制肾小管对 Na^+ 重吸收，产生排钠利尿作用。大剂量可使肾血管明显收缩，减少肾血流量。

【临床应用】

主要用于治疗各种休克，如感染中毒性休克、心源性休克及出血性休克等。尤其对伴有心肌收缩力减弱、尿量减少而血容量已补足的休克更适宜。多巴胺作用时间短，需静脉滴注，可根据需要逐渐增加剂量。滴注给药时必须适当补充血容量，纠正酸中毒。用药时应监测心功能改变。多巴胺与利尿药联合应用可治疗急性肾衰竭。对急性心功能不全，具有改善血流动力学的作用。

【不良反应与用药护理】

一般剂量不良反应较轻，偶见恶心、呕吐。如剂量过大或滴注太快可出现心动过速、心律失常和肾血管收缩导致肾功能下降等，一旦发生，应减慢滴注速度或停药。如仍不消失，可用酚妥拉明拮抗。与单胺氧化酶抑制药或三环类抗抑郁药合用时，多巴胺剂量应该酌减。

【禁忌证】

室性心律失常、闭塞性血管病、心肌梗死、动脉硬化和高血压患者慎用。嗜铬细胞瘤患者禁用。

麻黄碱

麻黄碱（ephedrine）是从中药麻黄中提取的生物碱。两千年前的《神农本草经》即有麻黄能“止咳逆上气”的记载，麻黄碱现已人工合成，药用其左旋体或消旋体。

【体内过程】

口服易吸收，可通过血-脑脊液屏障。小部分在体内经脱胺氧化而被代谢，大部分以原形经肾排泄，药物消除缓慢，故作用较肾上腺素持久。一次给药药效可维持为 3~6 h。

【药理作用】

麻黄碱可直接和间接激动 α 及 β 受体，又可促进肾上腺素能神经末梢释放去甲肾上腺素而发挥间接作用。与肾上腺素相比，麻黄碱具有下列特点：①兴奋心脏、收缩血管、升高血压和舒张支气管的作用弱而持久。②中枢兴奋作用显著。③连续用药可产生快速耐受性。④性质稳定，口服有效。

1. 心血管　兴奋心脏，使心肌收缩力加强、心排出量增加。在整体情况下由于血压升高，反射性减慢心率，此作用可抵消其直接加快心率的作用，故心率变化不大。麻黄碱的升压作用出现缓慢，但维持时间较长。

2. 支气管平滑肌　松弛支气管平滑肌作用较肾上腺素弱，起效慢，作用持久。

3. 中枢神经系统　具有较显著的中枢兴奋作用，较大剂量可兴奋大脑和皮质下中枢，引起精神兴奋、不安和失眠等。

4. 快速耐受性　麻黄碱短期内反复给药，作用逐渐减弱，称为快速耐受性（tachyphylaxis），也称脱敏（desensitization）。停药后可以恢复。每日用药小于 3 次则快速耐受性一般不明显。麻黄碱的快速耐受性产生的机制，一般认为有受体逐渐饱和与递质逐渐耗损两种因素。通过放射性配体结合实验证明，离体豚鼠肺组织在连续给予麻黄碱后，其与 β 受体的亲和力显著下降。

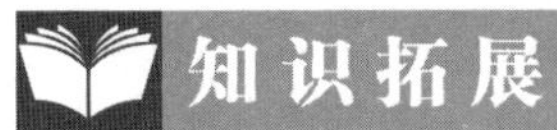

麻黄碱

麻黄碱是从中药麻黄中提取的成分，具有平喘和缓解感冒引起的鼻塞的作用，但也是合成毒品“冰毒”的最主要原料。国家食品药品管理局为了加强管理在2012年下发了《关于加强含麻黄碱类复方制剂管理有关事宜的通知》，通知明确要求限量销售含麻黄碱类的复方制剂如泰诺、白加黑、克咳胶囊、新康泰克等，实名制购买数量从5个最小包装降到2个最小包装。同时，一粒胶囊或一片固体片剂麻黄碱含量超过30 mg的须纳入处方药管理。

【临床应用】

(1)用于预防支气管哮喘发作和轻症的治疗，对于重症急性发作疗效较差。

(2)消除鼻黏膜充血所引起的鼻塞，常用0.5%～1.0%溶液滴鼻，可明显改善黏膜肿胀。

(3)防治某些低血压状态，如用于防治硬膜外和蛛网膜下腔麻醉所引起的低血压。

(4)缓解荨麻疹和血管神经性水肿的皮肤黏膜症状。

【不良反应与用药护理】

大剂量可引起不安、焦虑、失眠等，晚间服用宜加用镇静催眠药以对抗中枢兴奋症状。连续滴鼻治疗过久，可产生反跳性鼻黏膜充血或萎缩。禁忌证同肾上腺素。

第三节　α肾上腺素受体激动药

去甲肾上腺素(noradrenaline，NA；norepinephrine，NE)是去甲肾上腺素能神经末梢释放的主要递质，肾上腺髓质亦少量分泌。药用的NA是人工合成品，化学性质不稳定，见光、遇热易分解，在中性尤其在碱性溶液中迅速氧化变色而失效，在酸性溶液中较稳定，常用其重酒石酸盐。

【体内过程】

口服因局部作用使胃黏膜血管收缩而影响其吸收，在肠内易被碱性肠液破坏；皮下注射时，因血管剧烈收缩吸收很少，且易发生局部组织坏死，故一般采用静脉滴注给药。外源性去甲肾上腺素不易透过血脑屏障，很少到达脑组织。内源性和外源性去甲肾上腺素大部分被神经末梢摄取后，进入囊泡储存(摄取-1)；被非神经细胞摄取者，大多被COMT和MAO代谢而失活(摄取-2)。代谢产物为活性很低的间甲去甲肾上腺素，其中一部分再经MAO的作用，脱胺形成3-甲氧-4-羟扁桃酸(vanillyl mandelic acid，VMA)，后者可与硫酸或葡萄糖醛酸结合，经肾脏排泄。由于去甲肾上腺素进入机体迅速被摄取和代谢，故作用短暂。

【药理作用】

激动α受体作用强大，对α_1和α_2受体无选择性。对β_1受体作用较弱，对β_2受体几乎无作用。

1. 收缩血管　激动血管α_1受体，收缩冠状动脉以外的全身小动脉和小静脉血管。以皮肤黏膜血管收缩最明显，其次是肾脏血管。此外，脑、肝、肠系膜甚至骨骼肌血管也呈收缩反应。动脉收缩使血流量减少，静脉的显著收缩使总外周阻力增加。冠状血管舒张，主要是由于心脏兴奋，心肌的代谢产物(腺苷等)增加所致，同时因血压升高，提高冠状血管的灌注压，故冠状动脉流量增加。激动血管壁的去甲肾上腺素能神经末梢突触前膜α_2受体，抑制去甲肾上腺素释放。

2. 兴奋心脏　可激动心脏的β_1受体，但作用较弱。可使心肌收缩性加强，心率加快，传导加速，心排出量增加。在整体情况下，心率因血压升高而反射性减慢。另外，由于药物的强烈血管收缩作用，总外周阻力增高，增加了心脏的射血阻力，使心排出量不变或下降。剂量过大时，心脏自动节律性增加，可能引起心律失常，但较肾上腺素少见。

3. 升高血压　小剂量静脉滴注血管收缩作用尚不十分剧烈时，由于心脏兴奋使收缩压升高、而舒张压升高不明显，故脉压加大。较大剂量时，因血管强烈收缩使外周阻力明显增高、故收缩压升高的同时舒张压也明显升高，脉压减小。

4. 其他　对机体代谢的影响较弱，仅在大剂量时才出现血糖升高。对中枢神经系统的作用较弱。对于孕妇可增加子宫收缩的频率。

【临床应用】

主要用于神经性休克早期，小剂量、短时间使用，也可用于药物中毒引起的低血压。稀释后口服可使食管和胃黏膜血管收缩起到局部止血作用，作为上消化道出血的抢救措施之一。

【不良反应与用药护理】

1. 局部组织缺血坏死　静脉滴注时间过长、浓度过高或药液漏出血管，可引起局部缺血坏死，如发现外漏或注射部位皮肤苍白，应停止注射或更换注射部位，进行热敷，并用 α 受体阻断药酚妥拉明作局部浸润注射，以扩张血管。

2. 急性肾衰竭　滴注时间过长或剂量过大，可使肾脏血管剧烈收缩，产生少尿、无尿和肾实质损伤，故用药期间尿量应保持在每小时 25 ml 以上。

【禁忌证】

伴有高血压、动脉硬化症、器质性心脏病、少尿、无尿、严重微循环障碍的患者及孕妇禁用。

间羟胺

间羟胺(metara minol)又称阿拉明(ara mine)。化学性质较去甲肾上腺素稳定，即可直接激动 α 受体，对 β 受体作用较弱。间羟胺也可被肾上腺素能神经末梢摄取进入囊泡，通过置换作用促使囊泡中的去甲肾上腺素释放，间接地发挥作用。短时间内连续应用，可因囊泡内去甲肾上腺素减少，使效应逐渐减弱，产生快速耐受性。在产生耐受性时，适当加用小剂量去甲肾上腺素可恢复或增强其升压作用。

间羟胺的作用特点：①收缩血管、升高血压作用较去甲肾上腺素弱而持久。②对肾血管的收缩作用较去甲肾上腺素弱，但仍能显著减少肾脏血流量，但很少引起急性肾衰竭。③兴奋心脏使排出量增加，但对心率影响不明显，有时因血压升高反射性减慢心率，但很少引起心律失常。④理化性质稳定，可肌内注射、静脉给药。因不良反应轻，作为去甲肾上腺素的良好替代品，用于各种休克早期及手术后或脊髓麻醉后的休克。也可用于阵发性房性心动过速，特别是伴有低血压的患者，反射性减慢心率，并对窦房结可能具有直接抑制作用，使心率恢复正常。

去氧肾上腺素和甲氧明

去氧肾上腺素(phenylephrine，苯肾上腺素，neosynephrine)和甲氧明(methoxa mine，甲氧胺，methoxamedrine)都是人工合成品。作用机制与间羟胺相似，不易被 MAO 代谢，可直接和间接地激动 α_1 受体，又称 α_1 受体激动药。作用与去甲肾上腺素相似但较弱，一般剂量时对 β 受体的作用不明显，高浓度的甲氧明有阻断 β 受体的作用。在升高血压的同时，肾血流的减少比去甲肾上腺素更为明显。

作用维持时间较久，除静脉滴注外也可肌内注射。用于抗休克及防治脊髓麻醉或全身麻醉的低血压。甲氧明与去氧肾上腺素均能通过收缩血管、升高血压，使迷走神经反射性兴奋而减慢心率，临床可用于阵发性室上性心动过速。去氧肾上腺素还能兴奋瞳孔扩大肌，使瞳孔扩大，作用较阿托品弱，持续时间较短，一般不引起眼压升高(老年人虹膜角膜角狭窄者可能引起眼压升高)和调节麻痹，在眼底检查时作为快速短效的扩瞳药。

第四节　β 肾上腺素受体激动药

异丙肾上腺素(isoprenaline，isoproterenol)又名喘息定。为人工合成品，药用其盐酸盐，化学结构是去甲肾上腺素氨基上的氢原子被异丙基所取代。

【体内过程】

口服易在肠黏膜与硫酸基结合而失效；多采用舌下含服或气雾吸入给药，吸收较快；舌下含服因能舒张局部血管，少量可从黏膜下的舌下静脉迅速吸收。吸收后主要在肝及其他组织中被 COMT 所代谢。异丙肾上腺素较少被 MAO 代谢，也较少被去甲肾上腺素能神经所摄取，因此其作用维持时间较肾上腺素略长。

【药理作用】

主要激动 β 受体，对 β_1、β_2 受体均有强大的激动作用。对 α 受体几乎无作用。

1. 兴奋心脏　对心脏 β_1 受体具有强大的激动作用，可正性肌力、正性频率、缩短收缩期和舒张期，表现为心肌收缩力增强、心率加快、传导加速、心排出量增加。对窦房结有较高的选择性作用，可兴奋窦房结，引起心动过速，但与肾上腺素比较少引起室性心律失常。

2. 舒张血管　主要通过激动血管 β_2 受体使骨骼肌血管舒张，亦可舒张肾血管、肠系膜血管，但作用较弱，对冠状血管也有舒张作用，也有增加组织血流量的作用。

3. 影响血压　兴奋心脏，收缩压升高；舒张血管，舒张压降低，脉压增大。

4. 扩张支气管　激动支气管平滑肌 β_2 受体，支气管平滑肌舒张，使扩张支气管，作用比肾上腺素略强，并可激动肥大细胞膜上的 β 受体抑制过敏介质释放的作用。

5. 促进代谢　增加糖原和脂肪分解，升高血糖和血中游离脂肪酸。

【临床应用】

1. 心脏骤停　异丙肾上腺素对停搏的心脏具有起搏作用，使心脏恢复跳动。适用于心室自身节律缓慢，高度房室传导阻滞或窦房结功能衰竭而并发的心脏骤停，常与去甲肾上腺素或间羟胺合用作心室内注射。

2. 房室传导阻滞　舌下含药或静脉滴注给药，治疗Ⅱ、Ⅲ度房室传导阻滞。

3. 支气管哮喘　用于控制支气管哮喘急性发作，舌下或喷雾给药，疗效快而强。

4. 休克　适用于中心静脉压高、心排出量低的感染性休克，但要注意补液及心脏毒性。目前临床已少用。

【不良反应】

常见的是心悸、头晕。用药过程中应注意控制心率。在支气管哮喘患者，已处于缺氧状态，加之气雾剂的剂量不易掌握，如剂量过大，可致心肌耗氧量增加，引起心律失常，甚至产生危险的心动过速及心室颤动。禁用于冠心病、心肌炎和甲状腺功能亢进症等。

多巴酚丁胺(dobuta mine)

多巴酚丁胺(dobuta mine)为人工合成品，其化学结构和体内过程与多巴胺相似，口服无效，仅供静脉注射给药。

【药理作用】

主要激动 β_1 受体。

多巴酚丁胺是含有右旋多巴酚丁胺和左旋多巴酚丁胺的消旋体。前者阻断 α_1 受体，后者激动 α_1 受体，对 α 受体的作用因此而抵消。两者都激动 β 受体，但前者激动 β 受体作用为后者的10倍。消旋多巴酚丁胺的作用是两者的综合结果，主要表现激动 β_1 受体。

与异丙肾上腺素比较，本品的正性肌力作用比正性频率作用显著。很少增加心肌耗氧量，也较少引起心动过速；静滴速度过快或浓度过高时，则引起心率加快。这可能由于外周阻力变化不大和心脏 β_1 受体激动时正性肌力作用的参与。而外周阻力的稳定又可能是因为 α_1 受体介导的血管收缩作用与 β_2 受体介导的血管舒张作用相抵消所致。

【临床应用】

主要用于治疗心肌梗死并发心力衰竭，多巴酚丁胺可增加心肌收缩力，增加心排出量和降低肺毛细血管血压，并使左室充盈压明显降低，使心功能改善，继发地促进排钠、排水、增加尿量，有利于消除水肿。

【不良反应】

用药期间可引起血压升高、心悸、头痛、气短等不良反应。偶致室性心律失常。梗阻性肥厚型心肌病患者禁用，因其可促进房室传导，心房纤颤、心肌梗死和高血压患者慎用。其他 β_1 受体激动药普瑞特罗(prenalterel)、扎莫特罗(xamoderol)等，主要用于慢性充血性心力衰竭的治疗。

β_2 受体激动药还包括选择性激动 β_2 受体的药物，常用的药物有：沙丁胺醇(salbutamol)、特布他林(terbutaline)，克仑特罗(clenbuterol)、奥西那林(orciprenaline，间羟异丙肾上腺)、沙美特罗(salmeterol)等，临床主要用于支气管哮喘的治疗。

第五节　全国护士执业资格考试要点解析

心脏骤停病人的护理

心脏骤停(cardiac arrest)是指心脏射血功能的突然终止。病人过去可有或无心脏病史在发生之前大多没有预兆,完全出乎人们的意料之外,使人措手不及。若不及时处理,会造成脑和全身器官组织的不可逆的损害而导致死亡;若及时采取正确的心肺复苏,则有可能恢复。

心跳呼吸停止后,血液循环终止,各组织器官缺血、缺氧。由于脑细胞对缺氧十分敏感,一般在循环停止4~6 min,脑将发生不可逆损害。一旦确定心脏骤停,立即就地进行抢救。

一、护理措施

病人一旦出现意识丧失、呼吸、大动脉搏动消失。应迅速呼救或通知急救中心。同时立即实施抢救。

(1)判断意识与反应在10 s内完成。判断的内容包括意识状态,有无反应。

(2)摆好复苏体位为进行有效的心肺复苏,应将病人仰卧在坚硬、平坦的地面上;若在床上,必须抽去枕头,垫木板;如病人俯卧,应同时转动头、躯干和下肢,将其扳成仰卧位。

(3)基础生命支持(BLS)。

(4)高级生命支持(ACLS)。

二、药物治疗

肾上腺素:为救治心脏骤停的首选药物。主要效力为增加全身循环阻力,升高收缩压和舒张压,增加冠状动脉灌注和心脏血流量。肾上腺素皮下、肌内注射或静脉给药。应严格控制给药剂量和滴速,给药后应密切观察血压、心率等变化。

测试练习

一、名词解释

肾上腺素的翻转作用

二、填空题

1. 氯丙嗪能阻断α受体,抢救其中毒引起的低血压应选用________,而不能选用________。

2. 多巴胺可以激动________受体、________受体和________受体。

3. 组成心脏复苏新三联针的药物是________、________、________。

4. 肾上腺素可激动________受体而使皮肤、黏膜、内脏血管________;也可激动________受体而使心脏________,故能________血压。

5. 肾上腺素的禁忌证是________、________、________、________。

6. 在肾上腺素受体激动药中,抢救过敏性休克的首选药是________;防治腰麻引起的低血压常选用________;治疗急性肾衰竭宜选用________;常作为去甲肾上腺素的良好代用品,用于各种休克早期的药物是________。

7. 当β受体激动时,可引起心肌收缩力________、心率________、传导________、心排出量________、支气管平滑肌________、骨骼肌血管及冠状动脉________、糖原及脂肪________等效应。

8. 去甲肾上腺素的不良反应有________和________。

9. 异丙肾上腺素的临床应用包括________、________、________、________。

三、选择题

(一)以下每题有A、B、C、D、E五个备选答案,请从中选择一个最佳答案。

1. 过敏性休克首选(　　)。

A. 多巴胺　B. 去甲肾上腺素　C. 肾上腺素　D. 异丙肾上腺素　E. 间羟胺

2. 抢救心跳骤停的首选药是(　　)。

A. 酚妥拉明　B. 多巴胺　C. 去甲肾上腺素　D. 肾上腺素　E. 普萘洛尔

3. 下列药物中大剂量应用最易引起心律失常的是(　　)。

A. 异丙肾上腺素　B. 去氧肾上腺素　C. 肾上腺素　D. 麻黄碱　E. 间羟胺

4. 局麻药中加入少量肾上腺素的目的是(　　)。

A. 使局部血管收缩而止血　B. 减少过敏反应的发生率

C. 预防局麻药引起的低血压　D. 预防心脏骤停

E. 延长局麻药作用时间,减少局麻药吸收中毒

5. α 受体阻断药可翻转(　　)的升压作用。

A. 麻黄碱　B. 去甲肾上腺素　C. 肾上腺素　D. 异丙肾上腺素　E. 间羟胺

6. 关于肾上腺素的叙述,正确的是(　　)。

A. 可使血中游离脂肪酸降低　B. 可引起骨骼肌血管和冠状动脉舒张

C. 不易引起心律失常　D. 不能采用心内注射给药　E. 口服易吸收

7. 多巴胺扩张肾和肠系膜血管的机制是(　　)。

A. 兴奋 β 受体　B. 兴奋 α 受体　C. 兴奋 M 受体　D. 兴奋 DA 受体　E. 兴奋 N 受体

8. 防治腰麻及硬膜外麻醉引起的低血压可选用(　　)。

A. 去甲肾上腺素　B. 酚妥拉明　C. 麻黄碱　D. 异丙肾上腺素　E. 肾上腺素

9. 关于麻黄碱的叙述,错误的是(　　)。

A. 口服易吸收　B. 作用弱而持久　C. 中枢兴奋作用显著　D. 舒张肾血管作用强

E. 连续用药可发生快速耐受性

10. 治疗鼻黏膜肿胀宜选用(　　)。

A. 肾上腺素滴鼻　B. 麻黄碱滴鼻　C. 多巴胺滴鼻　D. 去甲肾上腺素滴鼻

E. 异丙肾上腺素滴鼻

11. 去甲肾上腺素治疗上消化道出血时的给药方法是(　　)。

A. 静脉滴注　B. 皮下注射　C. 肌内注射　D. 稀释后口服　E. 静脉推注

12. 抢救伴有心肌收缩力减弱、尿量减少的休克病人宜选用(　　)。

A. 肾上腺素　B. 去甲肾上腺素　C. 麻黄碱　D. 多巴胺　E. 异丙肾上腺素

13. 大剂量静滴去甲肾上腺素导致的局部缺血坏死可选用(　　)。

A. 酚妥拉明　B. 多巴胺　C. 山莨菪碱　D. 异丙肾上腺素　E. 氯丙嗪

14. 下列药物中禁作皮下和肌内注射的是(　　)。

A. 肾上腺素　B. 麻黄碱　C. 去甲肾上腺素　D. 间羟胺　E. 异丙肾上腺素

15. 可替代去甲肾上腺素治疗休克的是(　　)。

A. 肾上腺素　B. 酚妥拉明　C. 异丙肾上腺素　D. 多巴胺　E. 间羟胺

16. 异丙肾上腺素的药理作用是(　　)。

A. 兴奋心脏,升高收缩压和舒张压,松弛支气管平滑肌

B. 兴奋心脏,升高收缩压,降低舒张压,松弛支气管平滑肌

C. 兴奋心脏,降低收缩压,升高舒张压,松弛支气管平滑肌

D. 兴奋心脏,升高收缩压和舒张压,收缩支气管平滑肌

E. 兴奋心脏,降低收缩压和舒张压,松弛支气管平滑肌

17. 可用于治疗支气管哮喘急性发作的是(　　)。

A. 异丙肾上腺　B. 去甲肾上腺素　C. 多巴胺　D. 新斯的明　E. 毛果芸香碱

18. 少尿或无尿的患者应禁用(　　)。

A. 异丙肾上腺素　B. 去甲肾上腺素　C. 多巴胺　D. 麻黄碱　E. 肾上腺素

19. 去甲肾上腺素持续静脉滴注的主要不良反应(　　)。

A. 急性肾衰竭　B. 肝衰竭　C. 心律失常　D. 骨髓抑制　E. 呼吸抑制

20. 肾上腺素与异丙肾上腺素共同的适应证是(　　)。

A. 局部止血　B. 过敏性休克　C. 支气管哮喘　D. 上消化道出血　E. 与局麻药配伍

(二)以下提供若干个案例,每个案例下设若干个试题。请根据各试题题干所提供的信息,在每题下面的A、B、C、D、E 五个备选答案中选择一个最佳答案。

(21~23 题共用题干)

患者,男,30 岁,因咽痛、咳嗽、发热、寒战入院就诊,诊断为急性扁桃体炎。患者皮试后,肌内注射青霉素后 2 min,患者出现面色苍白、脉搏细数无力,血压下降至 70/50 mmHg,并伴有呼吸困难。确诊为患者发生过敏性休克。

21. 急性扁桃体炎选用青霉素治疗属于(　　)。

A. 对因治疗　B. 对症治疗　C. 局部作用　D. 副作用　E. 预防作用

22. 抢救过敏性休克首选药物是(　　)。

A. 异丙肾上腺素　B. 去甲肾上腺素　C. 多巴胺　D. 麻黄碱　E. 肾上腺素

23. 该药禁止用于(　　)。

A. 心脏骤停　B. 甲状腺功能亢进　C. 支气管哮喘　D. 鼻腔出血　E. 房室传导阻滞

(24~26 题共用题干)

患者,女,40 岁,因破伤风就诊,意识清醒,全身肌肉阵发性痉挛、抽搐。医生给予青霉素+抗毒素血清治疗。

24. 破伤风选用青霉素治疗属于(　　)。

A. 对因治疗　B. 对症治疗　C. 局部作用　D. 副作用　E. 预防作用

25. 使用青霉素前必须要为患者(　　)。

A. 测血压　B. 做皮肤过敏试验　C. 记录尿量　D. 查血常规　E. 安慰患者

26. 使用青霉素前为患者做皮试的原因(　　)。

A. 避免发生后遗效应　B. 不产生依赖性　C. 防治发生过敏反应

D. 减轻副作用　E. 避免毒性反应发生

四、简答题

1. 简述肾上腺素的临床应用。
2. 去甲肾上腺素的主要不良反应有哪些?
3. 简述异丙肾上腺素的临床应用。
4. α 受体阻断药引起的低血压为什么不能选用肾上腺素? 应选何药?
5. 间羟胺与去甲肾上腺素比较,主要有哪些特点?
6. 为什么多巴胺对伴有心肌收缩力减弱、尿量减少的休克疗效较好?

五、论述题

1. 简述肾上腺素、去甲肾上腺素、异丙肾上腺素的异同点?
2. 过敏性休克为什么首选肾上腺素?

六、案例分析

(一) 患者,女,10 岁,因急性化脓性扁桃体炎入院,静脉给予青霉素治疗时,突然出现心悸、气急,随即出现四肢厥冷、口唇发绀、呼吸困难、脉搏细数无力、血压下降。诊断为过敏性休克,遵医嘱给予 1%肾上腺素 0.5 ml,立即皮下注射。试分析:

1. 为什么过敏性休克首选肾上腺素?
2. 护士执行医嘱应用肾上腺素时应注意哪些事项?

(二)患者,女,25 岁,患有精神分裂症,长期使用氯丙嗪,因药物使用不当引起血压下降。检查:血压 9.5/7kPa,心率 122 次/min。诊断:低血压。用药过程:盐酸肾上腺素一次 0.25 mg,肌内注射。试分析:以上用药是否合理? 试分析原因。

参考答案

一、名词解释

如果事先给予酚妥拉明等 α 受体阻断药,可取消肾上腺素的 α 型缩血管作用,保留其 β 型舒血管作用,则肾上腺素的升压效应转变为降压,称为肾上腺素升压效应的翻转作用。

二、填空题

1. 去甲肾上腺素;肾上腺素。
2. α、β、多巴胺。
3. 肾上腺素;利多卡因;阿托品。
4. α;收缩;β_1;兴奋;升高。
5. 高血压;器质性心脏病;糖尿病;甲状腺功能亢进症。
6. 肾上腺素;麻黄碱;多巴胺;间羟胺。

7. 增强；加快；加快；增加；松弛；扩张；分解。
8. 局部组织缺血坏死；急性肾衰竭。
9. 支气管哮喘；房室传导阻滞；心脏骤停；休克。

三、选择题

1. C　2. D　3. C　4. E　5. C　6. E　7. D　8. C　9. D　10. B　11. D　12. D　13. A　14. C　15. E　16. B　17. A　18. B　19. A　20. C　21. A　22. E　23. B　24. A　25. B　26. C

四、简答题

1. 肾上腺素的临床应用有以下几点：①心脏骤停。②过敏性疾病：过敏性休克、支气管哮喘、血管神经性水肿及血清病。③局部作用：与局麻药配伍、部止血。

2. ①急性肾衰竭：应用去甲肾上腺素过量或过久，可使肾血管剧烈收缩，肾血流量急剧减少，出现尿少、尿闭等现象。②局部组织缺血坏死：静脉滴注时间过长、浓度过高或药液漏出血管，都可引起局部组织缺血坏死。

3. ①支气管哮喘。②心脏骤停。③房室传导阻滞。④感染性休克。

4. α受体阻断药，可取消肾上腺素的α型收缩血管作用，保留其β型舒张血管作用，则肾上腺素的升压效应转变为降压，称为肾上腺素升压效应的翻转作用。去甲肾上腺素主要作用于α受体，α受体阻断药仅能取消或减弱其升压效应而无“翻转作用”。故α受体阻断药引起的低血压不能用肾上腺素救治而应选去甲肾上腺素。

5. ①收缩血管、升高血压的作用较弱而持久。②肾血管收缩作用较弱，较少引起急性肾衰竭。③对心率的影响不明显，不易引起心律失常。④化学性质稳定，除了静脉给药外，也可肌内注射。

6. 多巴胺能激动心脏的β_1受体，使心肌收缩力增强，心排出量增加；还能激动肾血管的多巴胺受体，扩张肾血管，使肾血流量及肾小球滤过率增加。

五、论述题

1. 肾上腺素、去甲肾上腺素和异丙肾上腺素三者均属于肾上腺素受体激动药，均可以激动肾上腺素受体，产生相应药理作用，但每个药物的侧重不同，详见下表。

肾上腺素、去甲肾上腺素和异丙肾上腺素的比较

	肾上腺素	去甲肾上腺素	异丙肾上腺素
原理	激动α、β受体	激动α、弱激动β_1受体	激动β受体
心脏	兴奋	兴奋	兴奋
血管	舒缩	缩	舒
血压	收缩压：升高	升高	升高
	舒张压：不变或下降	升高	下降
心率	加快	减慢	加快
支气管	扩张	无	扩张

2. 肾上腺素可通过兴奋心脏、收缩血管、舒张支气管、抑制过敏物质释放等作用，迅速缓解过敏性休克所致的循环衰竭和呼吸衰竭症状，详见下表。

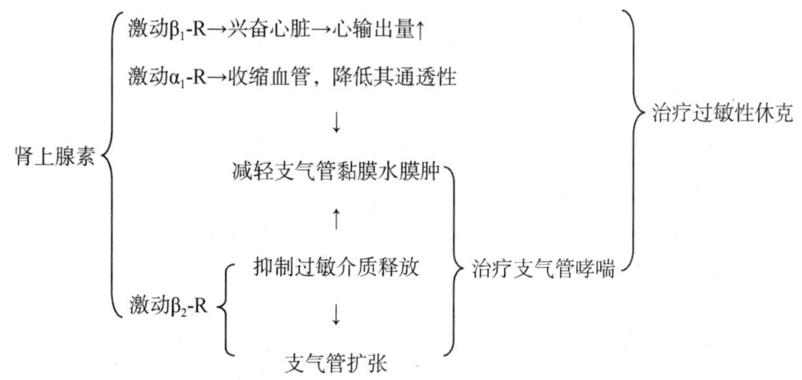

六、案例分析

案例分析(一)

1. 肾上腺素可通过兴奋心脏、收缩血管、舒张支气管、抑制过敏物质释放等作用,迅速缓解过敏性休克所致的循环衰竭和呼吸衰竭症状。

2. 了解病人的心血管系统功能状态;血压、呼吸、脉搏、瞳孔大小等生命体征;对休克病人还应测其体重、液体出入量及微循环情况。并询问相关的用药史及过敏史。肾上腺素皮下、肌内注射或静脉给药。应严格控制给药剂量和滴速,给药后应密切观察血压、心率等变化。

案例分析(二)

该用法不合理。氯丙嗪为 α 受体阻断药,用药后会引起血压下降,也可取消肾上腺素的 α 型收缩血管作用,保留其 β 型舒张血管作用,肾上腺素的升压效应转变为降压,使血压继续下降,因此氯丙嗪引起的低血压不能用肾上腺素救治。

(谢　田)

第九章　肾上腺素受体阻断药

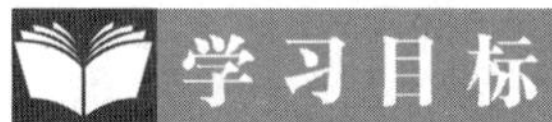

☞ **知识目标**

1. 熟悉酚妥拉明、酚苄明和 β 受体阻断药的药理作用、临床应用、不良反应。
2. 了解其他肾上腺素受体阻断药的作用特点及临床应用。
3. 认真观察该类药物的不良反应，能够正确进行用药及护理。

☞ **能力目标**

培养知识整合的能力和逻辑思维能力。

☞ **态度目标**

明确熟悉相应知识，为进一步学习打好坚实的理论基础。

案例导学

患者，男，80 岁，因头晕住院，血压 24/14 kPa，经超声等检查，诊断为原发性高血压及前列腺增生症。医生处方如下：

Rp：①盐酸酚苄明片　10 mg×50 用法：10 mg，tid

②卡托普利片　25 mg×50　用法：25 mg，tid

第二天患者起床时突然晕倒，测血压为 10/7 kPa，立即让病人平卧，采用头低足高位，同时吸氧。0.5 h 后血压恢复正常。后来患者一旦翻身，血压立刻下降。立即停用酚苄明，约 1 d 后此种现象才消失。试分析：引起此种现象的原因是什么？应用酚苄明时应注意什么？

肾上腺素受体阻断药能与肾上腺素受体结合，阻断去甲肾上腺素能神经递质或肾上腺素受体激动药的作用，也称为抗肾上腺素药，分为 α 受体阻断药、β 受体阻断药和 α、β 受体阻断药三类。

第一节　α 肾上腺素受体阻断药

α 受体阻断药能选择性地与 α 肾上腺素受体结合，其本身不激动或较弱激动肾上腺素受体，却能阻碍去甲肾上腺素能神经递质及肾上腺素受体激动药与 α 受体结合，从而产生抗肾上腺素作用。它们能将肾上腺素的升压作用翻转为降压作用，这个现象称为“肾上腺素作用的翻转”（adrenaline reversal）。这可解释为 α 受体阻断药选择性地阻断了与血管收缩有关的 α 受体，与血管舒张有关的 β 受体未被阻断，所以肾上腺素的血管收缩作用被取消，而血管舒张作用得以充分地表现出来。对于主要作用于血管 α 受体的去甲肾上腺素，它们只取消或减弱其升压效应而无“翻转作用”。对于主要作用于 β 受体的异丙肾上腺素的降压作用则无影响（图 9-1）。

α 受体阻断药具有较广泛的药理作用，根据这类药物对 α_1、α_2 受体的选择性不同，可将其分为 三类：

1. 非选择性 α 受体阻断药

短效类：酚妥拉明、妥拉唑林

长效类：酚苄明

2. 选择性 α_1 受体阻断药 哌唑嗪（prazosin）

3. 选择性 α_2 受体阻断药 育亨宾（yohimbine）

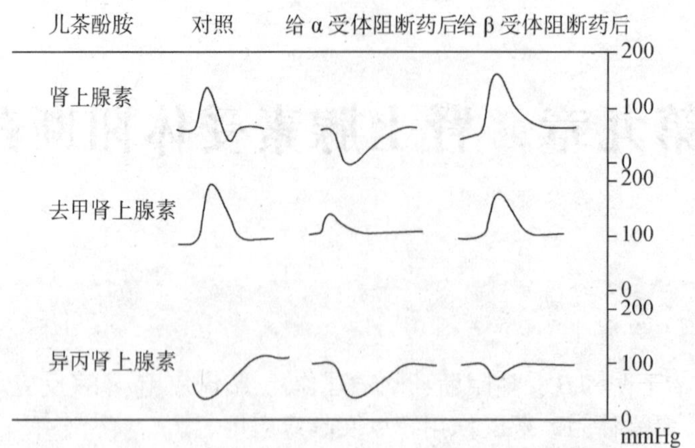

图 9-1　给肾上腺受体阻断药前后，儿茶酚胺对犬血压的作用

一、α_1、α_2 受体阻断药

酚妥拉明

【体内过程】

酚妥拉明生物利用度低，口服效果仅为注射给药的 20%。口服后 30 min 血药浓度达峰值，作用维持 3~6 h；肌内注射作用维持 30~45 min。大多以无活性的代谢物从尿中排泄。

【药理作用】

酚妥拉明与 α_2 受体以氢键、离子键结合，较为疏松，易于解离，故能竞争性地阻断 α 受体，对受体具有相似的亲和力，可拮抗肾上腺素的 α 型作用，使激动药的量-效曲线平行右移，但增加激动药的剂量仍可达到最大效应。

1. 舒张血管　静注可直接松弛血管平滑肌，大剂量也阻断血管平滑肌 α_1 受体，使血管舒张，肺动脉压和外周血管阻力降低，血压下降。

2. 兴奋心脏　因血管舒张、血压下降，反射性地兴奋交感神经，又可阻断神经末梢突触前膜 α_2 受体，促进 NA 的释放，故可兴奋心脏，使心肌收缩力增强，心率加快，心输出量增加。

3. 其他　本品的拟胆碱作用使胃肠平滑肌兴奋，拟组胺样作用使胃酸分泌增加、皮肤潮红等。

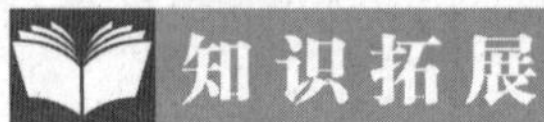

心　　脏

心脏是一个中空器官，分为左、右心房和心室四个腔。全身的静脉血由上、下腔静脉口入右心房，而心脏本身的静脉血由冠状窦口入右心房。右心房的静脉血经三尖瓣口流入右心室，再由右心室前上方肺动脉瓣流入肺动脉，由肺进行气体交换后形成动脉血，再经左、右各两个肺静脉口流入左心房，经二尖瓣流入左心室，最后由左心室上方主动脉瓣口射入主动脉。

某些心肌细胞可以自发地发生动作电位，具有自律性和兴奋性。心脏传导系统包括窦房结、房室结、房室束和浦肯野纤维。窦房结是心脏正常的起搏点，自律性最高，位于右心房壁内，窦房结内的兴奋传至心房肌，使心房肌收缩。同时兴奋可经结间束下传至房间隔下部的房室结，由房室结发出房室束进入心室。房室束进入室间隔分成左、右束支，分别沿心室内膜下行，最后以细小分支即浦肯野纤维分布于心室肌，引起心室收缩。

冠状动脉是供应心脏本身血液的血管，分为左、右冠状动脉。

1. 左冠状动脉　①左主干：起源于主动脉根部左冠窦，然后分为左前降支和左回旋支，有时亦发出第三支血管，即中间支。②左前降支：沿前室间沟下行，下行至心尖或绕过心尖。其主要分支包括间隔支动脉和对角支。③左回旋支：绕向后于左心耳下到达左房室沟。其主要分支为钝缘支。

2. 右冠状动脉　大部分起源于主动脉根部右冠窦。下行至右房室沟，绝大多数延续至后室间沟。其分支包括：圆锥支、窦房结动脉、锐缘支，远端分为后降支和左室后支。

【临床应用】

1. 治疗外周血管痉挛性疾病　如肢端动脉痉挛的雷诺综合征、血栓闭塞性脉管炎及冻伤后遗症。

2. 去甲肾上腺素滴注外漏　长期过量静脉滴注去甲肾上腺素或静脉滴注去甲肾上腺素外漏时，可致皮肤缺血、苍白和剧烈疼痛，甚至坏死，此时可用酚妥拉明 10 mg 溶于 10~20 ml 生理盐水中做皮下浸润注射。

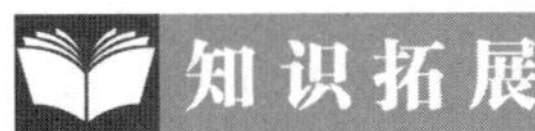

心力衰竭

心力衰竭(heart failure，HF)是各种心脏结构或功能性疾病导致心室充盈和/或射血功能受损，心排血量不能满足机体组织代谢需要，以肺循环和/或体循环瘀血，器官、组织血液灌注不足为临床表现的一组综合征，主要表现为呼吸困难、体力活动受限和体液潴留。心功能不全(cardiac dysfunction)或心功能障碍理论上是一个更广泛的概念，伴有临床症状的心功能不全称为心力衰竭。

(一)左心衰竭、右心衰竭和全心衰竭

左心衰竭由左心室代偿功能不全所致，以肺循环瘀血为特征，临床上较为常见。单纯的右心衰竭主要见于肺源性心脏病及某些先天性心脏病，以体循环瘀血为主要表现。左心衰竭后肺动脉压力增高，使右心负荷加重，右心衰竭继之出现，即为全心衰竭。心肌炎、心肌病病人左、右心同时受损，左、右心衰可同时出现而表现为全心衰竭。单纯二尖瓣狭窄引起的是一种特殊类型的心衰，不涉及左心室的收缩功能，而直接因左心房压力升高而导致肺循环高压，有明显的肺瘀血和相继出现的右心功能不全。

(二)急性和慢性心力衰竭

根据心衰发生的时间、速度、严重程度可分为慢性心衰和急性心衰。

急性心衰系因急性的严重心肌损害、心律失常或突然加重的心脏负荷，使心功能正常或处于代偿期的心脏在短时间内发生衰竭或慢性心衰急剧恶化。临床上以急性左心衰常见，表现为急性肺水肿或心源性休克。慢性心衰有一个缓慢的发展过程，一般均有代偿性心脏扩大或肥厚及其他代偿机制的参与。

(三)射血分数降低性心衰(HFrEF)和射血分数保留性心衰(HFpEF)

对于心衰的描述主要基于左室射血分数(left ventricular ejection fraction，LVEF。LVEF<40%者称为射血分数降低性心衰(HF with reduced EF，HFrEF)，即传统概念中的收缩性心衰。LVEF≥50%的心衰称为射血分数保留性心衰(HF with preserved EF，HFpEF)，通常存在左室肥厚或左房增大等充盈压升高，舒张功能受损的表现，以前称为舒张性心衰。大多数 HFrEF 病人同时存在舒张功能不全，而 HFpEF 病人也可能同时存在非常轻微的收缩功能异常。LVEF 在 40%~49%之间者称为中间范围射血分数心衰(HF with mid-range EF，HFmrEF)，这些病人通常以轻度收缩功能障碍为主，同时伴有舒张功能不全的特点。

3. 治疗顽固性充血性心力衰竭和急性心肌梗死　心力衰竭时，由于心排出量不足，导致交感张力增加、外周阻力增高、肺充血以及肺动脉压力升高，易产生肺水肿。应用酚妥拉明可扩张血管、降低外周阻力，使心脏后负荷明显降低、左室舒张末压与肺动脉压下降、心排出量增加，心力衰竭得以减轻。用酚妥拉明等血管扩张药治疗其他药物无效的急性心肌梗死及充血性心脏病所致的心力衰竭。

4. 抗休克　酚妥拉明舒张血管，降低外周阻力，使心排出量增加，并能降低肺循环阻力，防止肺水肿的发生，从而改善休克状态时的内脏血液灌注，解除微循环障碍。尤其对休克症状改善不佳而左心室充盈压增高者疗效好。适用于感染性、心源性和神经源性休克。但给药前必须补足血容量。有人主张合用去甲肾上腺素，目的是对抗去甲肾上腺素强大的 β_1 受体激动作用，使血管收缩作用不致过分剧烈，并保留对心脏 β_1 受体的激动作用，使心收缩力增加，提高其抗休克的疗效，减少毒性反应。

5. 肾上腺嗜铬细胞瘤酚妥拉明降低嗜铬细胞瘤所致的高血压，用于肾上腺嗜铬细胞瘤的鉴别　诊断、骤发高血压危象以及手术前的准备。作鉴别诊断试验时，可引起严重低血压，曾有致死的报道，故应特别慎重。

6. 药物引起的高血压　用于肾上腺素等拟交感胺药物过量所致的高血压。亦可用于突然停用可乐定或应用单胺氧化酶抑制药患者食用富含酪胺食物后出现的高血压危象。

7. 其他　酚妥拉明口服或直接阴茎海绵体内注射用于诊断或治疗阳痿。

【不良反应】

1. 胃肠反应　可引起恶心、呕吐、腹痛、腹泻、呕吐、胃酸分泌增多等,可诱发或加剧溃疡病,消化性溃疡患者慎用。

2. 心血管反应　常见直立性低血压,静脉给药可引起心率加快、心律失常和心绞痛,需缓慢注射或滴注,冠心病患者慎用。

妥拉唑啉

妥拉唑啉(tolazoline)与酚妥拉明药理作用相似,对(受体的阻断作用较弱,拟胆碱作用和拟组胺样作用较强。口服吸收缓慢,以注射给药为主,主要用于血管痉挛性疾病、去甲肾上腺素静滴时药液外漏的处理。

知识拓展

体位性低血压

体位性低血压又叫直立性脱虚,是由于体位的改变,如从平卧位突然转为直立,或长时间站立发生的脑供血不足引起的低血压。

通常认为,站立后收缩压较平卧位时下降 20 Hgmm 或舒张压下降 10 Hgmm,即为体位性低血压。

体位性低血压是老年人和儿童的常见病,据统计 65 岁以上老年人体位性低血压者约占 15%,其中 75 岁以上的老年人可高达 30%~50%。老年人由于心血管系统逐渐硬化,大血管弹性纤维也会减少,交感神经增强,可使老年人收缩期血压升高。长期偏高的血压,不仅损害压力感受器(位于颈动脉处)的敏感度,还会影响血管和心室的顺应性。当体位突然发生变化或服降压药以后,在血压突然下降的同时,缺血的危险性也大大增加。此外,老年人耐受血容量不足的能力较差,可能与其心室舒张期充盈障碍有关。因此,任何急性病导致的失水过多,或口服液体不足,或服用降压药及利尿药以后,以及平时活动少和长期卧床的病人,站立后都容易引起体位性低血压。

酚苄明

【体内过程】酚苄明(phenoxybenza mine)口服吸收不完全(20%~30%),因局部刺激性强,不作肌内注射或皮下注射,临床只做口服或静脉给药。静注后经转化与(受体牢固结合,起效慢,作用强。本药脂溶性高,大剂量用药可蓄积于脂肪组织中,然后缓慢释放,一次用药其作用可持续 3~4 d,为长效 α 受体阻断药。

【药理作用与临床应用】

本药与酚妥拉明相比,其特点为:①起效缓慢,作用强大而持久;②扩血管及降压强度取决于血管受交感神经控制的程度,当患者处于立位或低血容量时,酚苄明的降压作用更为显著;③主要用于外周血管痉挛性疾病、抗休克、治疗嗜铬细胞瘤和良性前列腺增生。

【不良反应】

直立性低血压、心悸是本药最常见的不良反应。亦可见胃肠道刺激症状,如恶心、呕吐;中枢抑制症状,如嗜睡、疲乏等。

知识拓展

雷诺综合征

雷诺综合征是指肢端动脉阵发性痉挛引起的肢端皮肤颜色的间歇性改变,发作时指(趾)部皮肤颜色突然变白,继而变为青紫,然后转为潮红,继而肤色恢复正常。一般由苍白转至正常需要 15~30 min,以手指多见而足趾少见。雷诺综合征的病因目前仍不完全明确,与寒冷刺激,交感神经异常兴奋、内分泌紊乱等有直接关系。许多免疫结缔组织疾病如皮肌炎、硬皮病、类风湿性关节炎、动脉硬化症等常伴有雷诺综合征,因此认为与机体免疫功能异常也有关。

二、选择性 α_1 受体阻断药

选择性 α_1 受体阻断药对动脉和静脉的 α_1 受体有较高的选择性阻断作用，对去甲肾上腺素能神经末梢突触前膜 α_2 受体无明显作用，因此在拮抗去甲肾上腺素和肾上腺素的升压作用同时，无促进神经末梢释放去甲肾上腺素及明显加快心率的作用。

哌唑嗪

哌唑嗪(prazosin)能选择性阻断 α_1 受体，对 α_2 受体无明显作用，不促进 NA 的释放，心率加快不明显，可舒张小动脉及小静脉使血压下降，减轻心脏的前后负荷，主要用于抗高血压(见第十九章)和治疗慢性心功能不全(见第二十章)。

坦洛新

坦洛新(tamsulosin)对 α_{1a} 受体的阻断作用明显强于对 α_{1b} 受体阻断作用，生物利用度高，$t_{1/2}$ 为 9～15 h，对良性前列腺肥大疗效好，由此认为 α_{1a} 受体亚型可能是控制前列腺平滑肌最重要的 α 受体亚型。研究表明如 α_{1a} 受体主要存在于前列腺，而 α_{1b} 受体主要存在于血管，所以尽管非选择性 α 受体阻断药酚苄明、选择性 α 受体阻断药如哌唑嗪和 α_1 受体阻断药均可用于治疗良性前列腺肥大，改善排尿困难，但对于心血管的影响明显不同，酚苄明可降低血压和引起心悸，哌唑嗪降低血压，而坦洛新则对心率和血压无明显影响。

知识拓展

慢性心功能不全

心力衰竭是由于心肌梗死、心肌病、血流动力学负荷过重、炎症等任何原因引起的心肌损伤，造成心肌结构和功能的变化，最后导致心室泵血或充盈功能低下。临床主要表现为呼吸困难、乏力和体液潴留。慢性心力衰竭(CHF)是指持续存在的心力衰竭状态，可以稳定、恶化或失代偿。治疗心衰的目标不仅要改善症状、提高生活质量，而且要针对心肌重构的机制，延缓和防止心肌重构的发展，降低心衰的住院率和死亡率。

大多数患者有心脏病病史，针对病因治疗将显著改善心衰预后。冠心病、高血压和老年性退行性心瓣膜病是老年心衰患者的主要病因；风湿性心瓣膜病、扩张型心肌病、急性重症心肌炎等病是年轻者心衰的主要原因。收缩性心衰常见病因为冠心病，积极重建血运可防止心衰的发展和恶化；舒张性(或射血分数正常)心衰常见病因为高血压，控制血压极其重要，否则心衰进展迅速，也可诱发急性心衰。

三、选择性 α_2 受体阻断药

育亨宾

育亨宾(yohimbine)可选择性阻断 α_2 受体，促进 NA 的释放，增加交感神经张力，导致血压升高、心率加快，主要用作实验研究的工具药。

第二节　β 肾上腺素受体阻断药

β 肾上腺素受体阻断药(β-adrenoceptor blockers, β-adrenoceptor antagonists)能与去甲肾上腺素能神经递质或肾上腺素受体激动药竞争 β 受体，从而拮抗其 β 型拟肾上腺素作用。他们与激动药呈典型的竞争性拮抗(图 9-2)。β 肾上腺素受体阻断药可分为非选择性的(β_1、β_2 受体阻断药)和选择性的(β_1 受体阻断药)两类。在 β 受体阻断药物中，部分具有内在拟交感活性，因此本类药物又可分为有内在拟交感活性及无内在拟交感活性两类。

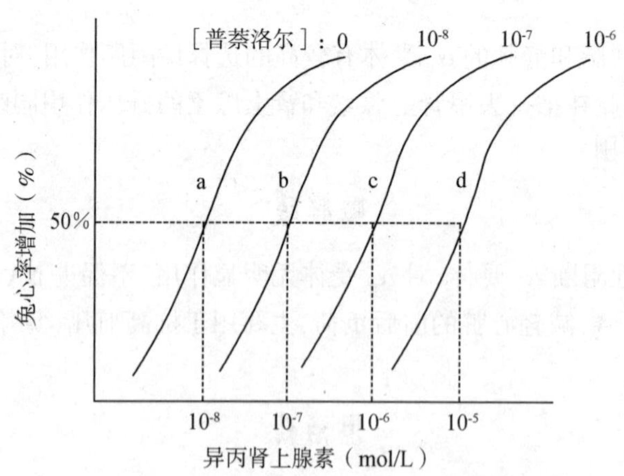

图 9-2　普萘洛尔的典型竞争性拮抗曲线

【体内过程】

β受体阻断药的体内过程特点与各类药的脂溶性有关。β受体阻断药口服后自小肠吸收,但由于受脂溶性及首过消除的影响,其生物利用度个体差异较大。如普萘洛尔、美托洛尔等口服容易吸收,而生物利用度低;吲哚洛尔、阿替洛尔生物利用度相对较高。进入血液循环的β受体阻断药一般能分布到全身各组织,高脂溶性和低血浆蛋白结合率的β受体阻断药,分布容积较大。脂溶性高的药物主要在肝脏代谢,少量以原形随尿排泄。本类药物的半衰期多数在3~6 h,纳多洛尔的半衰期可达10~20 h,属长效β受体阻断药。脂溶性小的药物,如阿替洛尔、纳多洛尔主要以原形经肾脏排泄。由于本类药物主要由肝代谢、肾排泄,对肝、肾功能不良者应调整剂量或慎用,常用药物及特点见表 9-1。

表 9-1　β受体阻断药分类及药理学特点

药物名称	β受体阻断作用		内在拟交感活性	膜稳定作用	口服生物利用度/%	血浆半衰期/h
	β_1	β_2				
非选择性β受体阻断药						
普萘洛尔	+	+	−	++	~25	3~5
噻吗洛尔	+	+	−	−	~50	3~5
吲哚洛尔	+	+	++	±	~75	3~4
选择性β受体阻断药						
美托洛尔	+	−	−	±	~40	3~4
阿替洛尔	+	−	−	−	~50	5~8
醋丁洛尔	+	±	+	+	~40	2~4

【药理作用】

1. β受体阻断作用

(1)心血管系统:对心脏的作用是本类药最主要的作用。可阻断心脏的β_1受体,使心率减慢、传导减慢、心肌收缩力减弱,心排出量减少,心肌耗氧量减少。阻断血管平滑肌的β_2受体,加上心脏功能受到抑制,反射性兴奋交感神经,引起血管收缩,外周阻力增加,使肝、肾、骨骼肌血管和冠脉血流量减少。

(2)收缩支气管平滑肌:阻断支气管平滑肌的β_2受体,使支气管平滑肌收缩,管径变小,呼吸道阻力增高,这种作用较弱,对正常人影响较小,但对支气管哮喘患者,可能诱发或加重哮喘发作。

(3)代谢:β受体阻断药可抑制交感神经兴奋所引起的脂肪分解,与α受体阻断药合用时则可拮抗肾上腺素的升高血糖的作用。普萘洛尔并不影响正常人的血糖水平,也不影响胰岛素的降血糖作用,但能延缓使用胰岛素后血糖水平的恢复。这可能是其抑制了低血糖引起儿茶酚胺释放所致的糖原分解。β受体阻断药能掩盖低血糖时交感神经兴奋的症状如心悸等,使低血糖不易被及时察觉。β受体阻断药不仅可对抗机体对儿茶酚胺的敏感性增高，而且也可抑制甲状腺素(T_4)转变为三碘甲状腺原氨酸(T_3)，可有效控制甲亢的症状。

(4)肾素　β受体阻断药可通过阻断肾近球细胞的β_1受体，抑制肾素的释放，这可能是产生降压作用的原因之一。

2. 内在拟交感活性　某些β受体阻断药如吲哚洛尔在阻断β受体的同时，还对β受体具有部分激动作用，称为内在拟交感活性。由于这种作用较弱，往往被β受体阻断作用所掩盖。具有内在拟交感活性的β受体阻断药，其对心脏的抑制作用和对支气管平滑肌的收缩作用较弱。

3. 膜稳定作用　某些β受体阻断药具有局部麻醉作用和奎尼丁样作用，均是由于其降低细胞膜对离子的通透性所致，故称为膜稳定作用。但该作用在高 于临床有效血药浓度几十倍时才出现，所以目前认为这一作用在常用量时与其治疗作用关系不大。

4. 其他　普萘洛尔具有抗血小板聚集作用；噻吗洛尔可阻断血管平滑肌的β_2受体，减少房水的形成，具有降低眼压的作用。

【临床应用】

1. 心律失常　对多种原因引起的快速型心律失常均有效。

2. 心绞痛和心肌梗死　对典型心绞痛有良好疗效。心肌梗死长期应用可降低复发率和猝死率。

3. 高血压　是治疗高血压的常用药物。

4. 充血性心力衰竭　对扩张型心肌病的心衰治疗作用明显，在心肌状况严重恶化之前早期应用，能缓解某些充血性心力衰竭的症状，改善预后。

5. 其他　①辅助治疗甲亢，可降低基础代谢率，对激动不安、心动过速和心律失常等症状有效，可迅速控制甲状腺危象；②用于嗜铬细胞瘤和肥厚性心肌病；③普萘洛尔试用于偏头痛、肌震颤、肝硬化所致的上消化道出血等；④噻吗洛尔治疗青光眼的疗效与毛果芸香碱相近或较优，且无缩瞳和调节痉挛等不良反应。

知识拓展

高　血　压

高血压(hypertension)是指以体循环动脉血压(收缩压和/或舒张压)增高为主要特征(收缩压≥140毫米汞柱，舒张压≥90毫米汞柱)，可伴有心、脑、肾等器官的功能或器质性损害的临床综合征。高血压是最常见的慢性病，也是心脑血管病最主要的危险因素。正常人的血压随内外环境变化在一定范围内波动。在整体人群，血压水平随年龄逐渐升高，以收缩压更为明显，但50岁后舒张压呈现下降趋势，脉压也随之加大。近年来，人们对心血管病多重危险因素的作用以及心、脑、肾靶器官保护的认识不断深入，高血压的诊断标准也在不断调整，目前认为同一血压水平的患者发生心血管病的危险不同，因此有了血压分层的概念，即发生心血管病危险度不同的患者，适宜血压水平应有不同。血压值和危险因素评估是诊断和制定高血压治疗方案的主要依据，不同患者高血压管理的目标不同，医生面对患者时在参考标准的基础上，根据其具体情况判断该患者最合适的血压范围，采用针对性的治疗措施。在改善生活方式的基础上，推荐使用24 h长效降压药物控制血压。除评估诊室血压外，患者还应注意家庭清晨血压的监测和管理，以控制血压，降低心脑血管事件的发生率。

【不良反应】

1. 一般不良反应　有恶心、呕吐、轻度腹泻等消化道症状，偶见过敏反应如皮疹、血小板减少等。

2. 严重不良反应　常与应用不当有关。

(1)心血管反应：抑制心脏，特别是心功能不全、窦性心动过缓、房室传导阻滞的患者，由于其心脏活动中交感神经占优势，对本类药物的敏感性增高，尤易发生，甚至引起重度心功能不全、肺水肿、房室传导完全阻滞或心脏骤停等严重后果。具有内在拟交感活性的(受体阻断药较少引起心动过缓等心功能抑制。对血管平滑肌β_2受体的阻断，可使外周血管收缩和痉挛，导致四肢发冷、皮肤苍白或发绀，出现雷诺症状或间歇性跛行，甚至引起脚趾溃烂和坏死。

(2)诱发或加重支气管哮喘：由于阻断支气管平滑肌β_2受体，使支气管平滑肌收缩，呼吸道阻力增加，可能诱发或加重哮喘发作。β_1 受体阻断药和具有内在拟交感活性的(受体阻断药,一般不会引起。但这类药物的选择性往往是相对的,故对哮喘病人应慎重。

(3)反跳现象:长期应用 β 受体阻断药后突然停药,可使病情加重,称为反跳现象。其机制与 β 受体向上调节有关,因此长期用药时不可突然停药,应逐渐减量直至停药。

(4)其他:偶见眼-皮肤黏膜综合征,个别患者有幻觉、失眠、抑郁等症状。少数人可出现低血糖及加强降糖药的降血糖作用,掩盖低血糖的症状如心动过速、出汗等,从而出现严重后果。

禁用于严重左室心功能不全、窦性心动过缓、重度房室传导阻滞和支气管哮喘的患者。心肌梗死及肝功能不全者慎用。

一、非选择性 β 受体阻断药

普萘洛尔

普萘洛尔(propranolol,心得安)是等量的左旋和右旋异构体的消旋品,仅左旋体有阻断 β 受体的活性。

【体内过程】

口服吸收率大于 90% ,主要在肝脏代谢,其代谢产物为 4-羟普萘洛尔,仍具有 β 受体阻断药的活性。首过消除率 60%~70% ,生物利用度仅为 30%。口服后血浆药物达峰时间为 1~3 h 出 $t_{1/2}$ 为 2~5 h。老年人肝功能减退,$t_{1/2}$ 可延长。当长期或大剂量给药时,肝的消除能力饱和,其生物利用度可提高。血浆蛋白结合率大于 90%。易于通过血脑屏障和胎盘屏障,也可分泌于乳汁中。其代谢产物 90%以上经肾排泄。不同个体口服相同剂量的普萘洛尔,血浆药物浓度相差可达 25 倍,这可能是由于肝消除功能不同所致。因此临床用药需从小剂量开始,逐渐增加到适当剂量。

【药理作用与临床应用】

普萘洛尔具有较强的 β 受体阻断作用,对 β_1 和 β_2 受体的选择性很低,无内在拟交感活性。用药后心率减慢,心肌收缩力和心排出量降低,冠脉血流量下降,心肌耗氧量明显减少,对高血压患者可使其血压下降,支气管阻力也有一定程度的增高。用于治疗心律失常、心绞痛、高血压、甲状腺功能亢进等。

纳多洛尔

纳多洛尔(nadolol,羟萘心安)对 β_1 和 β_2 受体的亲和力大致相同,阻断作用持续时间长,$t_{1/2}$ 为 10~12 h,缺乏膜稳定性和内在拟交感活性。其他作用与普萘洛尔相似,但强度约为普萘洛尔的 6 倍。且可增加肾血流量,所以在肾功能不全且需用。受体阻断药者可首选此药。纳多洛尔在体内代谢不完全,主要以原形经肾脏排泄,由于半衰期长,可每天给药 1 次。在肾功能不全时可在体内蓄积,应注意调整剂量。

噻吗洛尔和卡替洛尔

噻吗洛尔(timolol,噻吗心安)和卡替洛尔(carteolol)为眼科常用的非选择性 β 肾上腺素受体阻断药,对 β_1 和 β_2 受体均有阻断作用。噻吗洛尔无内在拟交感活性和膜稳定作用,卡替洛尔具有内在拟交感活性。二者降眼压机制主要是减少房水生成。噻吗洛尔 0.1% -0.5%溶液的疗效与毛果芸香碱 1% ~4%溶液相近或较优,每天滴眼两次即可,无缩瞳和调节痉挛等不良反应。局部应用对心率及血压无明显影响。治疗青光眼时可被吸收,其副作用发生于敏感的患者,如哮喘或心功能不全者。卡替洛尔对原发性开角型青光眼具有良好的降低眼压疗效。对于某些继发性青光眼,高眼压症,手术后未完全控制的闭角型青光眼以及其他药物及手术无效的青光眼,加用卡替洛尔滴眼可进一步增强降眼压效果。

吲哚洛尔

引噪洛尔(pindolol,心得静)作用类似普萘洛尔,其强度为普萘洛尔的 6 ~15 倍,且有较强的内在拟交感活性,主要表现在激动 β_2 受体方面。激动血管平滑肌 β_2 受体所致的舒张血管作用有利于高血压的治疗。对于心肌所含少量 β_2 受体(人心室肌 β_1 和 β_2 受体比率为 74∶26,心房为 86∶14)的激动又可减少其心肌抑制作用。

其他此类药物还有索他洛尔(sotalol,甲磺胺心安)、布拉洛尔(bupranolol,氯甲苯心安)、二氯异丙肾上腺素(dichloroisoprenaline)、氧烯洛尔(oxprenolol,得平)、阿普洛尔(alprenolol,心得舒)、莫普洛尔(moprolol,甲氧

苯心安)、托利洛尔(toliprolol,甲苯心安)、卡波洛尔(carbonolol,喹诺酮心安)、硝苯洛尔(nifenalol,硝苯心定)、丙萘洛尔(pronethalol,萘心定)等。

二、选择性 β_1 受体阻断药

美托洛尔

美托洛尔(metoprolol)对 β_1 受体有选择性阻断作用,缺乏内在拟交感活性,对医受体作用较弱,故增加呼吸道阻力作用较轻,但对哮喘患者仍需慎用。常用其酒石酸或琥珀酸盐,口服用于治疗各型高血压、心绞痛、心律失常、甲状腺功能亢进症、心脏神经官能症等,近年来也用于伴有左心室收缩功能异常的症状稳定的慢性心力衰竭患者等。口服吸收迅速而完全,口服后 1.5~2.0 h 血药浓度达峰,生物利用度约 50%,有效血药浓度 0.05~0.10 μg/ml,药物与血浆蛋白结合率约 12%,$t_{1/2}$ 为 3 ~4 h,具有亲脂性,主要经肝脏代谢,代谢物从肾脏排泄。静脉注射用于室上性快速型心律失常、预防和治疗心肌缺血、急性心肌梗死伴快速型心律失常和胸痛的患者。

艾司洛尔

艾司洛尔(esmolol)为选择性的 β_2 肾上腺素受体阻断药,主要作用于心肌的伐肾上腺素受体,大剂量时对气管和血管平滑肌的班肾上腺素受体也有阻断作用。在治疗剂量无内在拟交感作用或膜稳定作用。临床使用其盐酸盐注射剂,起效快速,作用时间短,主要用于心房颤动、心房扑动时控制心室率,围术期高血压以及窦性心动过速。

此类药物还有阿替洛尔(atenolol,氨酰心安)、妥拉洛尔(tolamolol,胺甲苯心安)、倍他洛尔(betaxolol,倍他心安)、普拉洛尔(practolol,心得宁)、醋丁洛尔(acebutolol,醋丁酰心安)等。

第三节　α、β 受体阻断药

本类药物对 α 和 β 受体均有阻断作用,但对 β 受体的阻断作用强于对 α 受体的阻断作用。

拉贝洛尔

拉贝洛尔(labetalol)阻断 β_1 和 β_2 受体的作用强度相似,对 α_1 受体的阻断作用较弱,对 α_2 受体无作用,对 β 受体的阻断作用是 α 受体阻断作用的 5~10 倍。主要用于中、重度高血压、心绞痛,也可用于高血压危象。

常见不良反应有恶心、上腹不适、眩晕、乏力等,大剂量可引起直立性低血压。支气管哮喘及心功能不全者禁用。

阿罗洛尔

阿罗洛尔(arottnolol)为非选择性受体阻断药。

【体内过程】

口服后 2 h 血药浓度达高峰,$t_{1/2}$ 约为 10 h,连续给药无蓄积性。在体内代谢后仍保持一定的药理活性,其代谢产物部分经肾排泄,部分经粪便排泄。

【药理作用与临床应用】

本品与拉贝洛尔相比,α 受体阻断作用强于 β 受体阻断作用,其作用比大致为 1∶8。临床观察表明可降低心肌收缩力,减慢心率,减少心肌耗氧量,减少心排出量。适宜的 α 受体阻断作用,在不使末梢血管阻力升高的情况下,呈现 β 受体阻断作用而降压。可用于高血压、心绞痛及室上性心动过速的治疗,对高血压合并冠心病者疗效佳,可提高生存率。本品亦可用于原发性震颤的治疗,一般从每天 10 mg 开始,最多不超过 30 mg。长期应用要定期监测心、肝、肾功能。如有心动过缓或低血压应减量或停药。

【不良反应及应用注意】

本品少见的不良反应有乏力、胸痛、头晕、稀便及肝脏转氨酶升高等。罕见的不良反应可见心悸、心动过缓、心衰加重、周围循环障碍、消化不良、皮疹及荨麻疹等。孕妇及哺乳期妇女禁用。

卡维地洛

卡维地洛(carvedilol)是一个新型的同时具有 α_1、β_1 和 β_2 受体阻断作用的药物,无内源性拟交感神经活性,高浓度时有钙拮抗作用,还具有抗氧化作用、抑制心肌细胞凋亡、抑制心肌重构等多种作用。它是左旋体和右旋体的混合物,前者具有 α_1 和 β_1 受体阻断作用,后者只具有 α_1 受体阻断作用,整体 α_1 和 β 受体阻断作用的比率为 1∶10,因此阻断 α_1 受体引起的不良反应明显减少。卡维地洛是邻位取代的苯氧乙胺衍生物,其抗氧化作用的结构基础在于其侧链上的咪唑基团。能消除体内产生过量的自由基,抑制氧自由基诱导的脂质过氧化,保护细胞免受损伤。

卡维地洛是第一个被正式批准用于治疗心力衰竭的 β 受体阻断药。本药用于治疗充血性心力衰竭可以明显改善症状,提高射血分数,防止和逆转心力衰竭进展过程中出现的心肌重构,提高生活质量,降低心衰患者的住院率和病死率。

卡维地洛用于治疗轻、中度高血压疗效与其他 β 受体阻断药、硝苯地平等类似。用药量应从小剂量开始(首次 3.125~6.25 mg,2 次/d),根据病情需要每 2 周增量 1 次,最大剂量可用到每次 50 mg,每日 2 次。

第四节　肾上腺素受体阻断药的用药护理

(1)告诉患者用药期间可出现头晕、乏力和直立性低血压等症状,应避免驾驶或高空作业;酚妥拉明用作鉴别诊断嗜铬细胞瘤时,可引起严重的低血压,曾有致死报告,应特别慎重;酚苄明因局部刺激性强,不作肌内注射或皮下注射,口服可引起恶心、呕吐等胃肠刺激症状,在餐中、餐后或与牛奶同服可减轻,静脉给药时要防止药液外漏损伤组织。

(2)α 受体阻断药大剂量可引起直立性低血压,注射后应让病人静卧 30 min,起床时缓慢变换体位。一旦发生低血压应让病人平卧,采用头低足高位,酚妥拉明中毒时可用去甲肾上腺素升压,对妥拉唑啉中毒时可用麻黄碱升压,两者都不可使用去甲肾上腺素升压。用药过程中要严密监测病人血压、脉搏及心率等,静滴时必须缓慢,严格控制滴速。

(3)普萘洛尔口服易吸收,但生物利用度低,必须注意剂量个体化,临床用药从小剂量开始,逐渐增加到适当的剂量;普萘洛尔可引起多梦、幻觉、失眠等,不宜睡前服用。

(4)糖尿病患者使用 β 受体阻断药时,应注意其血糖变化,以免出现低血糖反应;如果发现使用 β 受体阻断药的患者安静时心率低于 50 次/min,应立即报告医生处理。静注 β 受体阻断药速度要缓慢,备好阿托品、肾上腺素及 β 受体激动药等,防止患者对药物敏感而出现低血压、循环衰竭或支气管哮喘。长期使用 β 受体阻断药时不可突然停药,应逐渐减量直至停药,防止发生反跳现象加重病情。

(5)α 受体阻断药应避光、干燥阴凉处储存。巴比妥类药物可增强 α 受体阻断药的降压作用,应避免合用。

测试练习

一、名词解释

翻转作用

二、选择题(以下每题有 A、B、C、D、E 五个备选答案,请从中选择一个最佳答案)

1. β 受体阻断药不宜用于(　　)。

A. 快速型心律失常　B. 甲状腺功能亢进症

C. 伴有支气管哮喘的高血压患者　D. 充血性心力衰竭　E. 心绞痛和心肌梗死

2. 下列哪一种药物主要用于治疗青光眼(　　)。

A. 拉贝洛尔　B. 噻吗洛尔　C. 阿替洛尔　D. 普萘洛尔　E. 吲哚洛尔

3. 酚妥拉明的临床用途中错误的是(　　)。

A. 冠心病　B. 感染性休克　C. 顽固性充血性心力衰竭

D. 肾上腺嗜铬细胞瘤　E. 去甲肾上腺素静滴外漏处理

4. 证明肾上腺素具有兴奋 α、β 受体作用的简便方法是(　　)。
A. 注射酚妥拉明后可使肾上腺素的升压作用减弱或消失
B. 注射酚妥拉明后可使肾上腺素的升压作用翻转为降压
C. 注射普萘洛尔后可使肾上腺素的升压作用减弱或消失
D. 注射普萘洛尔后可使肾上腺素的升压作用翻转为降压
E. 注射普萘洛尔后可使肾上腺素的心率加快作用减弱或消失
5. 治疗酚妥拉明引起的严重低血压可用(　　)。
A. 阿托品　B. 肾上腺素　C. 酚苄明　D. 去甲肾上腺素　E. 异丙肾上腺素
6. 长期使用 β 受体阻断药突然停药可引发(　　)。
A. 血糖过低　B. 血压过低　C. 心动过缓　D. 支气管哮喘　E. 反跳现象
7. 治疗外周血管痉挛性疾病可选用(　　)。
A. α 受体激动剂　B. α 受体阻断剂　C. β 受体激动剂　D. β 受体阻断剂　E. 以上均不行

三、案例分析

患者,男,80 岁,因头晕住院,血压 24/14 kPa,经超声等检查,诊断为原发性高血压及前列腺增生症。医生处方如下:

Rp:①盐酸酚苄明片　10 mg×50
用法:10 mg,tid
②卡托普利片　25 mg×50
用法:25 mg,tid

第二天患者起床时突然晕倒,测血压为 10/7 kPa,立即让病人平卧,采用头低足高位,同时吸氧。0.5 h 后血压恢复正常。后来患者一旦翻身,血压立刻下降。立即停用酚苄明,约 1 d 后此种现象才消失。试分析:引起此种现象的原因是什么?应用酚苄明时应注意什么?

参考答案

一、名词解释

α 受体阻断药能选择性地与 α 肾上腺素受体结合,其本身不激动或较弱激动肾上腺素受体,却能阻碍去甲肾上腺素能神经递质及肾上腺素受体激动药与 α 受体结合,从而产生抗肾上腺素作用。它们能将肾上腺素的升压作用翻转为降压作用,这个现象称为“肾上腺素作用的翻转”。

二、选择题

1. C　2. B　3. A　4. B　5. D　6. C　7. B

三、案例分析

药物的不良反应引起的直立性低血压;遵循给药个体化原则,先从小剂量给起,渐增至有小剂量。

(周　振)

第十章　麻醉药

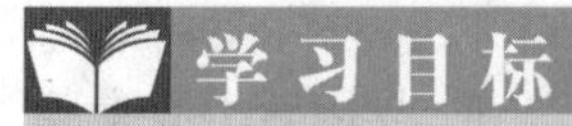

☞ **知识目标**

1. 掌握局部麻醉药的药理作用、临床应用及不良反应。
2. 掌握常用局麻药的作用特点、临床应用及用药护理。
3. 熟悉常用全身麻醉药的作用特点、临床应用及用药护理。
4. 了解各种复合麻醉用药的概念、效果及局部麻醉方法。

☞ **能力目标**

培养观察局部麻醉药的疗效及监测不良反应的能力，能熟练事实用药护理，并正确指导合理用药。

☞ **态度目标**

明确局部麻醉药在用药过程中的特殊性及建立良好的护患关系的重要意义，养成严谨求实、爱岗敬业的工作作风。

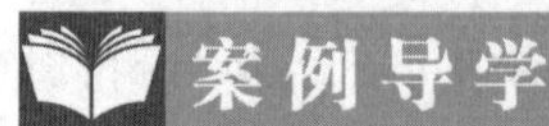

王先生，56 岁。右手因外伤行清创术，为减轻患者痛苦，需先行麻醉。试分析：该选用何种麻醉药？用药时应注意哪些问题？

第一节　局部麻醉药

局部麻醉药简称局麻药，是一类以适当浓度应用于神经末梢或神经干周围，能暂时、完全、可逆性地阻断神经冲动的产生和传导，在意识清醒的状态下使局部痛觉等感觉暂时消失的药物。局麻作用消失后，神经功能可完全恢复，而对各类组织无损伤性影响。

一、局部麻醉药的作用

（一）局麻作用

局麻药可使神经冲动兴奋阈电位升高、传导速度减慢、动作电位幅度降低，甚至丧失兴奋性及传导性。局麻药的作用与神经纤维的直径大小及神经组织的解剖特点有关。一般规律是神经纤维末梢、神经节及中枢神经系统的突触部位对局麻药最为敏感，细神经纤维比粗神经纤维更易被阻断。对无髓鞘的交感、副交感神经节后纤维在低浓度时即可显效，对有髓鞘的感觉和运动神经纤维则需高浓度才能产生作用。对混合神经产生作用时，首先消失的是持续性钝痛（如压痛），其次是短暂性锐痛，继之依次为冷觉、温觉、触觉、压觉消失，最后发生运动麻痹。进行蛛网膜下腔麻醉时，首先阻断自主神经，继而按上述顺序产生麻醉作用。神经冲动传导的恢复则按相反的顺序进行。

（二）局麻作用机制

神经动作电位的产生是由于神经受刺激时引起膜通透性的改变，产生 Na^+ 内流和 K^+ 外流。局麻药作用机制的学说较多，目前公认的是局麻药阻滞神经细胞膜上的电压门控 Na^+ 通道，使 N^+ 在其作用期间内不能进入细胞内，抑制膜兴奋性，发生传导阻滞，产生局麻作用。实验证明，用 4 种局麻药进行乌贼巨大神经轴索内灌流给药时，可产生传导阻滞，而轴索外灌流则不引起明显作用。进一步研究认为本类药物不是作用于细胞膜的外表面，而是以其非解离型进入神经细胞内，以解离型作用在神经细胞膜的内表面，与 Na^+通道的一种或多种特异性结合位点结合，产生 Na^+通道的阻滞作用。因此，具有亲脂性、为非解离型是局麻药透入神经的必要条件，而透入神经后则须转变为解离型带电的阳离子才能发挥作用。局麻药属于弱碱性药物，不同局麻药的解离型/非解离型的比例各不相同，两种形式的比例取决于解离常数 pK_a 与体液 pH 值，多数局麻药的在 7.5~9.0，例如普鲁卡因的 pK_a 为 8.9，而利多卡因则为 7.9，在生理 pH 值条件下普鲁卡因解离多，穿透性差，局麻作用也更弱（图 10-1）。

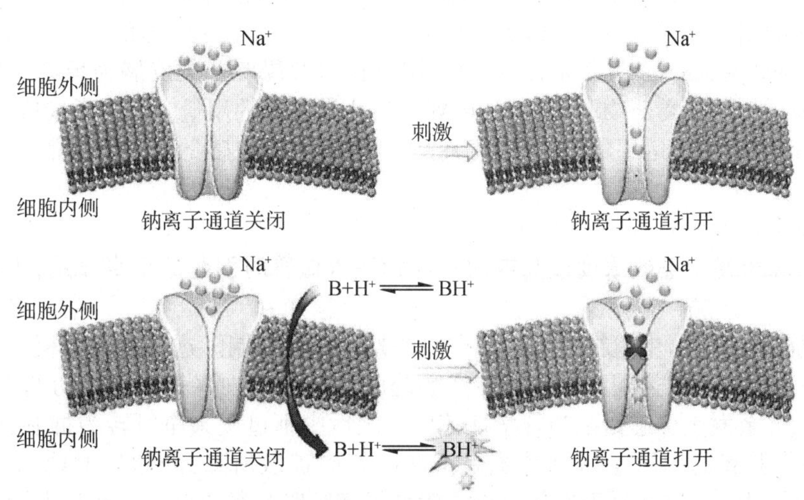

图 10-1　局麻作用机制示意图

局麻药的作用又具有频率和电压依赖性。频率依赖性即使用依赖性（use dependence），在静息状态及静息膜电位增大的情况下，局麻药的作用较弱，增加电刺激频率则使其局麻作用明显加强，这可能是由于在细胞内解离型的局麻药只有在 Na^+通道处于开放状态才能进入其结合位点而产生 Na^+通道阻滞作用，开放的 Na^+通道数目越多，其受阻滞作用越大，因此，处于兴奋状态的神经较静息状态的神经对局麻药敏感。除阻滞 N^+通道外，局麻药还能与细胞膜蛋白结合阻滞 K^+通道，产生这种作用常需高浓度，对静息膜电位无明显和持续性的影响。

【临床应用】

1. 表面麻醉（topical anaesthesia）　是将穿透性强的局麻药根据需要涂于黏膜表面，使黏膜下神经末梢麻醉。用于眼、鼻、口腔、咽喉、气管、食管和泌尿生殖道黏膜的浅表手术。如耳鼻咽喉科手术前咽喉喷雾法麻醉，常选用丁卡因或利多卡因。苯佐卡因也常用于创伤、痔疮及溃疡面等止痛或皮肤瘙痒。

2. 浸润麻醉（infiltration anaesthesia）　是将局麻药溶液注入皮下或手术视野附近的组织，使局部神经末梢麻醉。根据需要可在溶液中加少量肾上腺素，可减缓局麻药的吸收，延长作用时间。浸润麻醉的优点是麻醉效果好，对机体的正常功能无影响。缺点是用量较大，麻醉区域较小，在做较大的手术时，因所需药量较大而易产生全身毒性反应。可选用利多卡因、普鲁卡因、丁哌卡因等。

3. 神经阻滞麻醉（nerve block anesthesia）　是将局麻药注射到外周神经干附近，阻断神经冲动传导，使该神经所分布的区域麻醉，常用于口腔科和四肢手术。阻断神经干所需的局麻药浓度较麻醉神经末梢所需的浓度高，但用量较小，麻醉区域较大。可选用利多卡因、普鲁卡因和丁哌卡因等。为延长麻醉时间，也可将丁哌卡因和利多卡因合用。

4. 蛛网膜下腔麻醉（subarachnoid anaesthesia）　又称脊髓麻醉或腰麻（spinal anaesthesia），是将麻醉药注入腰椎蛛网膜下腔。首先被阻断的是交感神经纤维，其次是感觉纤维，最后是运动纤维。常用于下腹部和下肢手术。常用药物为丁哌卡因、罗哌卡因、丁卡因、普鲁卡因等。药物在脑脊液内的扩散受患者体位、药量、注射速度和溶液比重等的影响。普鲁卡因溶液通常比脑脊液的比重高，为了控制药物扩散，通常将其配成高比重或低比重溶液。如用放出的脑脊液溶解或在局麻药中加 10%葡萄糖溶液，其比重高于脑脊液，用蒸馏水配制溶液的比重可低于脑脊液。患者取坐位或头高位时，高比重溶液可扩散到硬脊膜腔的最低部位，相反，如采用低比重溶液有扩散入颅腔的危险。

脊髓麻醉的主要危险是呼吸麻痹和血压下降,后者主要是由于静脉和小静脉失去神经支配后显著扩张所致,其扩张的程度由管腔的静脉压决定。静脉血容量增大时会引起心输出量和血压的显著下降,因此维持足够的静脉血回流心脏至关重要。可增加输液量或预先应用麻黄碱预防。

5. 硬膜外麻醉(epidural anaesthesia)是将药液注入硬膜外腔,麻醉药沿着神经鞘扩散,穿过椎间孔阻断神经根。硬膜外腔终止于枕骨大孔,不与颅腔相通,药液不扩散至脑组织,无腰麻时头痛或脑脊膜刺激现象。但硬膜外麻醉用药量较腰麻大 5~10 倍,如误入蛛网膜下腔可引起全脊髓麻醉。硬膜外麻醉也可引起外周血管扩张、血压下降及心脏抑制,可应用麻黄碱防治。常用药物为利多卡因、丁哌卡因及罗哌卡因等。

6. 区域镇痛(regional analgesia)近年来,外周神经阻滞技术及局麻药的发展为患者提供了更理想的围术期镇痛的有效方法,通常与阿片类药物联合应用,可减少阿片类药物的用量。酰胺类局麻药如丁哌卡因、左丁哌卡因及罗哌卡因在区域镇痛中运用最为广泛,尤其是罗哌卡因,具有感觉和运动阻滞分离的特点,使其成为区域镇痛的首选药。

【不良反应及防治】

1. 毒性反应　局麻药的剂量或浓度过高或误将药物注入血管时引起的全身作用,主要表现为中枢神经和心血管系统的毒性。

(1)中枢神经系统:局麻药对中枢神经系统的作用是先兴奋后抑制。这是由于中枢抑制性神经元对局麻药比兴奋性神经元更为敏感,首先被阻滞,中枢神经系统脱抑制而出现兴奋症状。初期表现为眩晕、惊恐不安、多言、震颤和焦虑,甚至发生神志错乱和阵挛性惊厥。之后中枢过度兴奋可转为抑制,患者可进入昏迷和呼吸衰竭状态。局麻药引起的惊厥是边缘系统兴奋灶向外周扩散所致,静脉注射地西泮可加强边缘系统 GABA 能神经元的抑制作用,可防止惊厥发作。中毒晚期维持呼吸是很重要的。普鲁卡因易影响中枢神经系统,因此常被利多卡因取代。可卡因可产生欣快和一定程度的情绪及行为影响。

(2)心血管系统:局麻药对心肌细胞膜具有膜稳定作用,吸收后可降低心肌兴奋性,使心肌收缩力减弱,传导减慢,不应期延长。多数局麻药可使小动脉扩张,因此在血药浓度过高时可引起血压下降,甚至休克等心血管反应,特别是药物误入血管内更易发生,高浓度局麻药对心血管的作用常滞后于中枢神经系统的作用,偶有少数人应用小剂量突发心室纤颤导致死亡。丁哌卡因较易发生室性心动过速和心室纤颤,而利多卡因则具有抗室性心律失常作用。

防治:应以预防为主,掌握药物浓度和一次允许的极量,采用分次小剂量注射的方法。小儿、孕妇、肾功能不全患者应适当减量。

目前,对丁哌卡因等长效局麻药中毒的复苏,临床使用静脉推注脂肪乳剂起到了良好的抢救效果,而且这种治疗措施有可能推广到过量应用其他脂溶性药物导致的中枢或者心脏毒性的抢救。

2. 变态反应　较为少见,在少量用药后立即发生类似过量中毒的症状,出现荨麻疹、支气管痉挛及喉头水肿等症状。酯类比酰胺类变态反应发生率高,对酯类过敏者,可改用酰胺类。

防治:询问变态反应史和家庭史,普鲁卡因麻醉前应做皮试,用药时可先给予小剂量,若患者无特殊主诉和异常再给予适当剂量。另外局麻前给予适当巴比妥类药物,使局麻药分解加快,一旦发生变态反应应立即停药,并适当应用肾上腺皮质激素、肾上腺素、抗组胺药。

3. 其他局麻药　用于椎管内阻滞时浓度过高或时间过长可能诱发神经损害,原有神经系统疾病、脊髓外伤或炎症等可能会加重。

二、常用局麻药

(一)酯类

普鲁卡因

普鲁卡因(procaine)对皮肤、黏膜穿透力弱,需注射给药,不适用于表面麻醉,主要用于浸润麻醉、传导麻醉、蛛网膜下腔麻醉和硬膜外麻醉。还用于肌肉、关节等损伤部位的局部封闭,缓解损伤症状。偶见过敏反应。

丁卡因

丁卡因(tetracaine)与普鲁卡因相比具有麻醉效力强和毒性大(均为普鲁卡因的 10 倍)、穿透力强、作用快、维持时间长(2 h 以上)的特点。由于毒性大,吸收迅速,故不用于浸润麻醉。主要用于眼科、耳鼻喉科和口腔科手术作表面麻醉,也可用于传导麻醉、蛛网膜下腔麻醉和硬膜外麻醉。

(二)酰胺类

利多卡因

利多卡因(lidocaine)与同浓度普鲁卡因相比,具有起效快、作用强而持久、穿透力强、安全范围大的特点。临床可用于各种形式的局部麻醉,有全能麻醉药之称。由于扩散力强,麻醉范围不易控制在一定部位,故用于腰麻时应慎重。本药吸收迅速,易通过胎盘屏障,产科慎用。利多卡因与普鲁卡因无交叉过敏反应,对普鲁卡因过敏患者可改用利多卡因。

丁哌卡因

丁哌卡因(bupivacaine)的局麻效力及毒性均比普鲁卡因强 5~8 倍,持续时间长约 10 倍。有效血药浓度较低,是一种较为安全的长效局麻药。可用于浸润麻醉、传导麻醉和硬膜外麻醉。因对组织穿透力弱,故不适用于表面麻醉。

罗哌卡因

【药理作用与临床应用】罗哌卡因(ropivacaine)阻断痛觉的作用较强而对运动的作用较弱,对心肌的毒性较丁哌卡因小,具有毒性低、时效长、耐受性良好等特点,适用于硬膜外、臂丛阻滞和局部浸润麻醉。因对子宫和胎盘血流几乎无影响,故也适用于产科手术麻醉。目前认为是丁哌卡因的理想替代药物。

【不良反应】

1. 毒性反应　最常见。主要表现为中枢神经系统和心血管系统的吸收毒性,原因是误用了超剂量局麻药或将过量局麻药直接注入血管内,血药浓度骤然超限所致。

2. 过敏反应　较少见。少数人用药后立即发生类似过量中毒的症状,表现为荨麻疹、皮炎、支气管痉挛、血压下降和心律失常等,严重者可发生过敏性休克,甚至死亡。酯类局麻药的发生率高,酰胺类很少发生,两类药之间无交叉过敏反应,对酯类过敏者可改用酰胺类。

3. 其他　蛛网膜下腔麻醉和硬膜外麻醉时,因同时阻滞交感神经,常伴有血压下降,可用麻黄碱预防。

依替卡因

依替卡因(etidocaine)为长效局麻药。起效快,麻醉作用为利多卡因的 2~3 倍,对感觉和运动神经阻滞都较好,因此主要用于需要肌松的手术麻醉,而在分娩镇痛或术后镇痛方面应用有限。局部和全身的毒性均较大。

甲哌卡因

甲哌卡因(mepivacaine)又名卡波卡因(carbocaine)。麻醉作用、毒性与利多卡因相似,但维持时间较长(2 h 以上),有微弱的直接收缩血管作用。主要在肝脏代谢,以葡萄糖醛酸结合的形式由肾脏排出,仅有 1%~6%以原形出现于尿液。与利多卡因相比,其血中浓度要高 50%,母体内浓度高势必通过胎盘向胎儿转移,故不适用于产科手术。用于局部浸润、神经阻滞、硬膜外阻滞和蛛网膜下腔阻滞。

丙胺卡因

丙胺卡因(prilocaine)起效较快,约 10 min。时效与利多卡因相似,为 2.5~3.0 h。代谢快,降解产物α-甲苯胺可使低铁血红蛋白氧化成高铁血红蛋白,临床表现为青紫、血氧饱和度下降以及血红蛋白尿等。该药可透过胎盘。主要用于浸润麻醉、神经阻滞、硬膜外阻滞等,也可用于静脉内局麻。

第二节　全身麻醉药

全身麻醉药简称全麻药,是一类能可逆性地抑制中枢神经系统功能,引起不同程度的意识、感觉、反射暂时消失及骨骼肌松弛,以利于实施外科手术的药物。麻醉作用包括镇痛、催眠、肌松、遗忘、意识消失、抑制异常应激反应等诸多方面，但镇痛作用是其中最基本、最重要的作用。

全身麻醉药分为吸入性麻醉药和静脉麻醉药。

一、吸入麻醉药

吸入麻醉药是指能经呼吸道迅速进入体内而产生全身麻醉的药物。本类药为挥发性液体或气体，脂溶性高，容易经肺泡扩散进入血液，通过血-脑脊液屏障进入中枢神经系统，达到一定的分压（浓度）时即产生全麻作用。停止给药后药物多以原形经肺呼出而排泄。

吸入性麻醉制剂及作用特点见表10-1。

表10-1　吸入性麻醉制剂及作用特点

制　剂	作用特点
麻醉乙醚（anesthetic ether）	无色透明液体，有臭味，MAC为1.92％，镇痛、肌松作用强，麻醉深度易调节控制，对呼吸、循环抑制轻，安全性大，毒性小。易燃易爆、诱导麻醉与苏醒均缓慢、对呼吸道刺激性大，现已少用
氟烷（halothane）	无色透明液体，MAC为0.77％，诱导、苏醒较迅速，但镇痛、肌松作用差，可增强心肌对儿茶酚胺的敏感性，诱发心律失常，故禁与肾上腺素合用。不燃不爆，目前应用较多，但有减少使用的趋势
恩氟烷（enflurane，安氟醚）	无色液体，不燃不爆，对呼吸道无刺激性，镇痛、肌松作用均强于氟烷，诱导、苏醒较迅速。二者是同分异构体，MAC分别为1.68％和1.15％，是目前应用最广的吸入麻醉药。用量过大可致惊厥。有癫痫病史及肝功能低下者不宜使用
氧化亚氮（nitrous oxide，N_2O，笑气）	无色无刺激性的气体吸入麻醉药，有甜味，诱导、苏醒迅速，镇痛作用强，无肌松作用。不燃不爆，麻醉效能较弱，MAC高达105%（高压舱内测定）。临床主要用于诱导麻醉或与其他麻醉药配伍使用

【体内过程】

吸入性麻醉药均为脂溶性高的挥发性液体或气体，容易透过肺泡的生物膜吸收，分布至中枢神经系统（脑组织）。依据量-效关系，吸入性麻醉药浓度越高，吸收速率越快。全麻越迅速，跨越外科麻醉期四期分级的速度越快。

在常压（一个大气压）下，能使50%患者镇痛的肺泡气体中全麻药的浓度称为最小肺泡浓度（minimal alveolar concentration，MAC）。各种吸入性全麻药都有恒定的MAC值，数值越低，该药物的麻醉作用越强。此外，肺通气量和肺部的血流量也呈正比例影响吸入性麻醉药的吸收量和速率。

全麻药以气体状态经肺泡吸收入血，经血液转运进入脑组织，依据量-效关系而产生效应，即药物经过气-血与血-脑过程（由肺泡气经血转运到脑组织）而发挥作用。全麻药在血中的溶解度通常用血中药物浓度与吸入气体中药物浓度达到平衡时的比值即血/气分布系数表示。血/气分布系数大的药物，在血液中溶解度大，溶解量大。因此，肺泡、血中和脑内的药物分压上升比较缓慢，麻醉诱导时间长。血/气分布系数小的药物，在血液中溶解度小，溶解量小，在肺泡气、血中和脑内的药物分压能快速提高，麻醉诱导时间较短。

麻醉药物吸收后随即分布转运到各个器官，其分布药量和速率依赖于该器官的血流供应量。在休息状态时每分钟的平均流量，每100g脑组织为54 ml，而肌肉只有3~4 ml，脂肪组织更少，因此麻醉药进入脑组织比进入肌肉和脂肪的速率快。脂溶性高的全麻药容易进入类脂质含量丰富的脑组织，血中药物浓度与脑组织中药物浓度达到平衡时的比值即脑/血分配系数，脑/血分配系数大，进入脑组 织的药量大，麻醉效应强而持久。

知识拓展

吸入麻醉分期

吸入麻醉时，给药剂量与麻醉深度有明显的量-效关系并有相应特征性表现，为了掌控临床麻醉的深度和避免过度麻醉的危险，常以麻醉分期最明显的乙醚麻醉为代表，将麻醉深度分为四期，简介如下：

第一期（镇痛期）是指从麻醉给药开始到患者意识完全消失，出现镇痛及健忘的麻醉状态，这与大脑皮质和网状结构上行激活系统受到抑制有关。

第二期(兴奋期)是指从意识和感觉消失到第三期即外科麻醉期开始。患者表现为兴奋躁动、呼吸不规则、血压不稳定,是皮质下中枢脱抑制的表现。第一、二期合称为麻醉诱导期,在诱导期内,容易出现喉头痉挛、心搏骤停等麻醉意外,不宜做任何手术或外科检查。现今常用诱导麻醉快速达到外科麻醉期。

第三期(外科麻醉期)患者恢复安静,呼吸和血压平稳为本期开始的标志。随着麻醉再加深,皮质下中枢(间脑、中脑、脑桥)自上而下逐渐受到抑制,脊髓则由下而上被抑制。外科麻醉期可细分为四级,一般手术都在第三级进行,在临近麻醉的第四级时出现呼吸明显抑制,发绀,血压下降,表明麻醉深度涉及延髓生命中枢,应立即停药或减量。

第四期(延髓麻醉期)时呼吸停止,血压剧降。如出现延髓麻醉状态,必须立即停药,进行人工呼吸,心脏按压,争分夺秒全力进行复苏。

上述分期是早期单用乙醚麻醉的典型四期分期的表现。现在临床常用诱导麻醉(多药复合麻醉),目的是避开可产生麻醉意外的麻醉第一、二期,快速进入外科麻醉期。因而,麻醉分期尤其是麻醉第三、四期的表现仍有重要意义,可衡量临床各种麻醉的深度,防止麻醉过深而发生意外。临床上吸入性全身麻醉经常维持在三期的一至二级,手术完毕停药后,患者将沿着与麻醉相反的顺序逐渐恢复,但通常没有第二期的兴奋期表现。

当停止给药后,机体组织中未经代谢的原形药物随血流经过肺泡排出,脑/血和血/气分配系数较低的药物易被血液带走,苏醒快,相反则苏醒慢。

全身血液每半分钟可通过肺 1 次,因此吸入性麻醉药由肺进入血液极快,肺的通气量正常时,麻醉药从肺排出也较快。

【作用机制】

全麻药作用机制有各种学说,目前尚未有定论。脂质学说是各种学说的基础,其依据是化学结构各异的全麻药均有较高脂溶性,且脂溶性越高,麻醉作用越强。据此认为脂溶性较高的全麻药容易溶入神经细胞胞膜的脂质层,引起胞膜物理和化学性改变,使膜受体蛋白及钠、钾通道发生构象和功能的改变,影响神经细胞除极或递质的释放,由此广泛抑制神经冲动的传递,引起全身麻醉的效应。随着研究手段的改进,全身麻醉的作用机制从最初的“脂质学说”发展到现在的“蛋白质学说”,即全麻药可与中枢神经系统中许多靶位相结合而发挥作用,并进一步证实这些靶位主要是配体门控离子通道。全麻药可以通过抑制兴奋性突触和增强抑制性突触的传递功能而发挥作用,其特异性的机制是干扰配体门控离子通道的功能。中枢抑制性神经递质 GABA 的受体 GABAa 受体组成神经细胞膜上的 Cl^- 通道,绝大多数的全麻药都可以与 GABAa 受体上的一些特殊位点结合,提高 GABAa 受体对 GABA 的敏感性,增加 Cl^- 通道开放,使细胞膜超极化,导致中枢神经系统的抑制而产生全身麻醉的效应。全身麻醉药的镇痛作用与 GABAa 受体、NMDA 受体、甘氨酸受体、阿片受体和神经元烟碱受体有关。

骨骼肌松弛药可增强本类药的肌松作用,合用时肌松药剂量应减少。阿片类镇痛药、镇静催眠药可增强本类药的麻醉作用,合用时本类药用量应减少。

麻醉乙醚是经典麻醉药,为无色澄明易挥发的液体,有特异臭味,易燃易爆,易氧化生成过氧化物及乙醛而产生毒性。麻醉浓度的乙醚对呼吸功能和血压几乎无影响,对心、肝、肾的毒性也小。乙醚尚有箭毒样作用,故肌肉松弛作用较强。但乙醚的麻醉诱导期和苏醒期较长,易发生麻醉意外。其特异臭味可刺激气管黏液分泌,易引起吸入性肺炎。加上易燃、易爆等缺点,现代手术室已少用,但其使用简便,在野战、救灾等情况下仍有重要价值。

氟烷为无色透明液体,沸点 50.2 ℃,但化学性质不稳定,遇光、热易降解,临床浓度不燃不爆。氟烷血/气分布系数小,MAC 为 0.75%,麻醉作用快而强,麻醉诱导期短而苏醒快。但氟烷的肌松和镇痛作用较弱;还能扩张脑血管,升高颅内压;增加心肌对儿茶酚胺的敏感性,诱发心律失常等。可致子宫肌松弛而诱发产后出血,禁用于难产或剖宫产患者。反复应用偶致肝炎或肝坏死,现已经被更安全的药物如七氟烷等替代。

恩氟烷、异氟烷是较为常用的吸入性麻醉药。两者是同分异构物,和氟烷比较,MAC 稍大,麻醉诱导平稳、迅速和舒适,麻醉停药后苏醒快。麻醉时肌肉松弛良好,不增加心肌对儿茶酚胺的敏感性。反复使用对肝无明显副作用,偶有恶心、呕吐。主要用于麻醉维持。

地氟烷化学结构与异氟烷相似，由氟取代异氟烷分子中的氯。麻醉效价强度低于前述同类药物。具有低脂溶性和低代谢性，麻醉诱导期极短而患者苏醒快。缺点是因麻醉诱导期浓度过大，刺激呼吸道引起咳嗽、呼吸停顿及喉头痉挛。适合于成人及儿童的麻醉维持。

七氟烷结构与异氟烷相似，其特点是对心肺功能影响较小，血/气分布系数低，麻醉诱导和苏醒比其他麻醉药快。目前吸入性麻醉药使用率，七氟烷占比达95%。广泛用于成人和儿科患者的院内手术及门诊手术的全身麻醉的诱导和维持。

氧化亚氮是最早的麻醉药，为无色、味甜、无刺激性液态气体，性质稳定，不燃不爆，在体内不代谢，绝大多数经肺以原形呼出。脂溶性低，血/气分配系数仅为0.47，诱导期短而苏醒快，患者感觉舒适愉快。镇痛作用强，对呼吸和肝、肾功能无不良影响。但对心肌略有抑制作用。氧化亚氮的MAC值超过100，麻醉效能很低，需与其他麻醉药配伍方可达满意的麻醉效果，主要用于诱导麻醉或与其他全身麻醉药配伍使用。

二、静脉麻醉药

静脉麻醉药是须经静脉途径给药才能产生全身麻醉作用的药物。优点是无诱导期的不适，不需要特殊设备，使用方便，不刺激呼吸道，病人易接受，无燃烧、爆炸的危险，不污染手术室空气。缺点是麻醉深度不易掌握，肌松不完全，除氯胺酮外镇痛作用不明显，长时间应用有蓄积作用。

硫喷妥钠（thiopental sodium）为超短效巴比妥类药物，脂溶性极高，能迅速透过血-脑屏障，麻醉快，没有兴奋期。静注后，在体内迅速重新分布，转运到肌肉及脂肪等组织储存，脑内浓度下降，一次静脉注射仅维持数分钟。镇痛差，肌松不完全，单独应用仅适用于小手术，常用作诱导麻醉和基础麻醉，应缓慢静注。对呼吸中枢有明显抑制，新生儿、婴幼儿慎用。有时可致喉、支气管痉挛，可用阿托品预防。支气管哮喘患者慎用。

氯胺酮（keta mine）能阻断痛觉向丘脑和新皮层的传导，同时兴奋脑干和边缘系统，使病人的意识模糊而不完全丧失。病人呈浅睡眠状态，对周围环境的改变不敏感，痛觉完全消失，意识和感觉分离，称为“分离麻醉”。氯胺酮起效快，镇痛作用强，维持时间短，需要重复给药，苏醒期较长，可出现幻觉、谵妄等精神症状。对体表的镇痛作用强，对内脏的镇痛作用弱，不松弛骨骼肌，呼吸抑制作用弱。对心血管有明显兴奋作用，引起心率加快、血压升高，慎用于休克和高血压患者。还能增加脑血流量，升高颅内压，禁用于严重高血压、脑出血及青光眼患者。临床用于小手术或低血压病人的诱导麻醉。

依托咪酯（etomidate）起效快、维持时间短、苏醒迅速，无明显镇痛作用，对心血管和呼吸系统抑制轻。主要缺点是术后恶心、呕吐的发生率高，抑制肾上腺皮质激素生成，引起注射部位疼痛和肌肉痉挛等。

丙泊酚对中枢神经有抑制作用，产生良好的镇静、催眠效应，起效快，作用时间短，苏醒迅速，无蓄积作用。镇痛作用微弱。能抑制咽喉反射，有利于气管插管。能降低颅内压和眼压，减少脑耗氧及脑血流量。对循环系统有抑制作用，表现为血压下降，外周血管阻力降低。对呼吸功能也有抑制作用。可用于门诊短小手术的辅助用药，也可作为全麻诱导、维持及镇静催眠辅助用药。

咪达唑仑，具有抗焦虑、催眠、抗惊厥、肌松和顺行性遗忘等作用。可用于危重患者作为静脉麻醉，也可以与镇痛药合用做静脉复合麻醉。咪达唑仑比地西泮起效快，消除迅速，注射部位无刺激性，不引起静脉炎，但同样有呼吸抑制作用。

右美托咪定具有中枢性抗交感、抗焦虑和镇静作用，可用于全身麻醉、气管内插管行呼吸机治疗和有创检查，还可用于治疗时的镇静，也用于心血管手术麻醉以及围术期麻醉合并用药。

三、复合麻醉

为克服一种全麻药的缺点，减少不良反应，增加麻醉的安全性，常采用联合用药的方法，称为复合麻醉。

1. 麻醉前给药　如手术前夜用地西泮，消除病人的紧张情绪；用阿托品抑制腺体分泌，防止唾液及支气管分泌物增多而引起吸入性肺炎等。

2. 基础麻醉　术前应用大剂量催眠药如巴比妥类等，使患者达到深睡状态，在此基础上进行麻醉，可使药量减少，麻醉平稳。常用于小儿。

3. 诱导麻醉　选用诱导期短的全麻药如硫喷妥钠等，使病人迅速进入外科麻醉期，避免诱导期的不良反应，然后再改用其他药维持麻醉。

4. 合用肌松药　合用琥珀胆碱或筒箭毒碱等，以满足手术对肌肉松弛的要求。

5. 神经安定镇痛术　常以氟哌利多和芬太尼按50：1组成依诺伐静脉注射，可使病人意识蒙眬、镇痛，适用于小手术。在此基础上配合全麻药和肌松药，可达到满意的外科麻醉，称为神经安定麻醉。

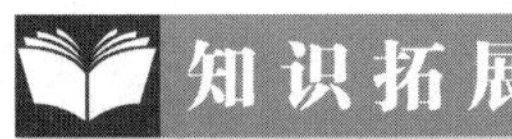

麻醉药和麻醉药品

这两类药有实质性区别。麻醉药是能引起机体的一部分或全部暂时性、可逆性失去感觉，特别是痛觉的一类药物，临床主要用于全身麻醉或局部麻醉，如乙醚、普鲁卡因、利多卡因等。麻醉药品是指连续使用、滥用时，易产生生理依赖性和精神依赖性、能成瘾癖的药品，如吗啡、可卡因、哌替啶等，属国家重点管理药物，必须按《药品管理法》和《麻醉药品和精神药品管理条例》严格管理。

第三节　麻醉药的用药护理

(1)详细询问患者有无麻醉史、过敏史及用药史，特别是有无抗高血压药、强心药、降血糖药、催眠药、镇痛药、激素类药物、抗凝药等应用史；向病人介绍麻醉的方法、实施过程、注意事项、可能出现的问题及麻醉后的恢复过程等，使病人减轻焦虑和恐惧，以最佳心态接受并配合麻醉；告诉患者按照要求禁饮食、接受麻醉前用药。

(2)全麻药用药和苏醒期间要密切监测病人的体温、脉搏、呼吸、血压等，发现问题，及时有效处理。

(3)局麻药使用时要注意预防毒性反应的发生。严格掌握药物浓度和一次允许的最大剂量，并采用分次小剂量注射的方法。当遇到用量已达极量而局麻效果仍不理想时，应采取间隔一定时间后(短效药间隔 20~30 min，长效药间隔 45~60 min)再次给药，而用量则减至常用量的一半。小儿、孕妇、肝肾功能不全等病人应适当减量。一旦出现情况应立即停药、给氧，建立静脉通道、输液，应用地西泮、苯巴比妥类药物，抽搐和惊厥者给予硫喷妥钠，并配合气管插管，血压下降者给麻黄碱或间羟胺等维持循环功能，呼吸停止时立即进行心肺复苏。

(4)酯类局麻药易出现过敏反应，用药前应询问患者有无药物过敏史进行过敏试验，阳性者禁用。一旦发生过敏反应，应立即停药、给氧、补液、适当应用肾上腺皮质激素、肾上腺素及抗组胺药进行抢救。

(5)局麻药中常加入少量肾上腺素使局部血管收缩，延缓药物吸收，延长作用时间，减少中毒。但指(趾)端、阴茎等部位局麻时禁止加入肾上腺素，以防局部组织缺血坏死。普鲁卡因在血浆中可被酯酶水解为二乙氨基乙醇和对氨基苯甲酸，前者可增强强心苷的毒性，故用洋地黄类药物的患者慎用或禁用普鲁卡因，后者能对抗磺胺类药物的抗菌作用，应避免同时应用。

(6)硫喷妥钠呈强碱性，不宜与酸性药物配伍。普鲁卡因性质不稳定，受热、光照、久贮易分解，不宜与碱性药物配伍。丁卡因久贮出现浑浊不可再用。

测试练习

一、名词解释

1. 局部麻醉药　2. 蛛网膜下腔麻醉

二、选择题(以下每题有 A、B、C、D、E 五个备选答案，请从中选择一个最佳答案填在括号内)

1. 为延长局麻药的作用时间，减少中毒，常在局麻药中加入适量的(　　)。

A. 去甲肾上腺素　B. 肾上腺素　C. 异丙肾上腺素　D. 阿托品　E. 多巴胺

2. 下列药物中既可用于局麻又可用于心律失常的是(　　)。

A. 丁卡因　B. 普鲁卡因　C. 丁哌卡因　D. 利多卡因　E. 以上都不能

3. 全麻中阿托品的作用是(　　)。

A. 基础麻醉　B. 诱导麻醉　C. 麻醉前给药　D. 加强肌松作用　E. 安定镇痛术

4. 腰麻时在局麻药中加入麻黄碱的目的是(   )。
A. 预防过敏性休克
B. 对抗局麻药的扩血管作用
C. 防止麻醉过程中产生血压下降
D. 延长局麻作用持续时间
E. 以上都不对

5. 普鲁卡因不宜用于下列何种麻醉(   )。
A. 表面麻醉 B. 浸润麻醉 C. 传导麻醉 D. 蛛网膜下腔麻醉 E. 硬膜外麻醉

6. 局麻时对普鲁卡因过敏的患者可改用(   )。
A. 丁哌卡因 B. 丁卡因 C. 利多卡因 D. 罗哌卡因 E. 恩氟烷

7. 下列有关乙醚麻醉的介绍哪一项是错误的(   )。
A. 麻醉浓度时对血压影响较大
B. 有肌松作用
C. 对心、肝、肾毒性小
D. 能刺激呼吸道腺体分泌增加
E. 诱导期和苏醒期较长,易发生意外

三、案例分析

王先生,56 岁。右手因外伤行清创术,为减轻患者痛苦,需先行麻醉。试分析:该选用何种麻醉药?用药时应注意哪些问题?

参考答案

一、名词解释

1. 局部麻醉药简称局麻药,是一类以适当浓度应用于神经末梢或神经干周围,能暂时、完全、可逆性地阻断神经冲动的产生和传导,在意识清醒的状态下使局部痛觉等感觉暂时消失的药物。

2. 又称脊髓麻醉或腰麻,是将麻醉药注入腰椎蛛网膜下腔。首先被阻断的是交感神经纤维,其次是感觉纤维,最后是运动纤维。

二、选择题

1. B 2. D 3. C 4. C 5. A 6. C 7. A

三、案例分析

局部麻醉药;局麻药使用时要注意预防毒性反应的发生。严格掌握药物浓度和一次允许的最大剂量,并采用分次小剂量注射的方法。当遇到用量已达极量而局麻效果仍不理想时,应采取间隔一定时间后(短效药间隔 20~30 min,长效药间隔 45~60 min)再次给药,而用量则减至常用量的一半。

(周 振)

第十一章　镇静催眠药

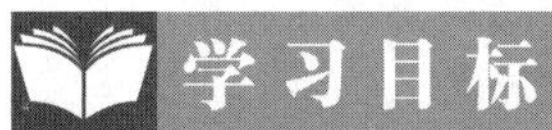

学习目标

☞ 知识目标

1. 掌握苯二氮䓬类药物的作用、临床应用、主要不良反应和注意事项。
2. 熟悉巴比妥类药物的临床应用和主要不良反应。
3. 了解其他镇静催眠药的作用特点及临床应用。

☞ 能力目标

具备根据适应证合理选择镇静催眠药及正确处置不良反应的能力。

☞ 态度目标

能区别不同种类镇静催眠药的作用特点。能与病人及家属进行沟通，开展用药咨询服务，能正确指导病人合理用药。

案例导学

患者，李女士，53 岁。近 1 个月来由于入睡困难，伴夜间觉醒次数明显增多和早醒而就诊，体检未发现其他异常，临床诊断为失眠症。给予苯二氮䓬类药物地西泮，患者服药后入睡快，且夜间觉醒次数少。但晨起后患者仍有头晕、嗜睡、乏力及淡漠等表现。后将地西泮更换成艾司唑仑，晨起后患者的头晕、嗜睡、乏力等表现明显减轻。试分析：

1. 失眠的治疗为何首选苯二氮䓬类药物？
2. 晨起后患者仍有头晕、嗜睡、乏力及淡漠等表现，这是什么原因引起的？
3. 如果服用大量苯二氮䓬类药物中毒后应如何解救？

第一节　概　　述

镇静催眠药(sedatives and hypnotics)是一类能够对中枢神经系统产生普遍性抑制作用的药物，且具有剂量依赖性的特点。较小剂量时可引起安静或嗜睡状态，称为镇静作用；较大剂量时能产生诱导入睡、促进和维持近似生理性睡眠的催眠作用。

目前，常用的镇静催眠药按化学结构分为三类：苯二氮䓬类、巴比妥类及其他类。巴比妥类是传统的镇静催眠药，20 世纪 60 年代后，苯二氮䓬类因临床疗效较好，安全性较高，不良反应较少，即使大剂量也不会出现麻醉和中枢麻痹，几乎已完全取代了巴比妥类用于镇静、催眠。现今，又有新型的非苯二氮䓬类镇静催眠药问世，具有选择性强、起效快、作用持续时间短、安全范围大、不良反应少的优点。

知识拓展

睡眠时相

根据脑电图特点和睡眠中眼球运动的情况，可将生理性睡眠包括两种睡眠时相，即快动眼睡眠(rapid eye movement sleep，REMS)和非快动眼睡眠(non rapid eye movement sleep，NREMS)。睡眠时两者交替出现一次为一个睡眠周期,整个睡眠过程包括4~5个周期。REMS的特点是眼动活跃、多梦、呼吸快、心率快、血压波动明显、骨骼肌极度松弛,这一时期主要与智力发育、学习和记忆躯体休息有关;NREMS可分为浅睡眠和深睡眠(亦称慢波睡眠),特点是大脑皮层高度抑制,生长激素分泌达到高峰,这一时期有利于机体的生长发育和大脑皮质休息。某些镇静催眠药可缩短REMS,长期应用后突然停药可致该时相反跳性延长,出现多梦和焦虑现象。

理想的催眠药应具备:能够快速诱导睡眠,服药后30 min即可入睡;不引起睡眠结构紊乱;对精神运动无影响;无记忆损害;没有宿醉现象;没有依赖性;无呼吸抑制;与其他药物无相互作用。

第二节　苯二氮䓬类

苯二氮䓬类(benzodiazepines,BZ)是临床最常用的镇静催眠药,常用的有20多种。其基本化学结构相似,均为1,4-苯并二氮䓬的衍生物,苯二氮䓬环上的氢被不同基团取代,可分别获得含各种结构的苯二氮䓬类药物。各药基本药理作用相似,但由于受体选择性不同,在抗焦虑、镇静催眠、抗惊厥、抗癫痫等方面各有侧重。根据半衰期长短可分为三类:①长效类:地西泮(diazepam,安定)、氟西泮(flurazepam,氟安定)、氯氮䓬(chlordiazepoxide,利眠宁);②中效类:硝西泮(nitrazepam,硝基安定)、奥沙西泮(oxazepam,去甲羟基安定)、劳拉西泮(lorazepam,氯羟安定)、艾司唑仑(estazolam,舒乐安定)、氯硝西泮(clonazepam,氯硝安定);③短效药:三唑仑(triazolam,甲基三唑氯安定)、阿普唑仑(alprazolam,甲基三唑安定)等。

地西泮为苯二氮䓬类的代表药,广泛用于临床。其不同的衍生物之间抗焦虑、镇静催眠、抗惊厥作用各有侧重(表11-1)。

表11-1　常用苯二氮䓬类药物的作用比较

类别	药物	作用和应用	不良反应及注意事项
长效类	氟西泮	具有较好催眠作用,用于各种失眠症	眩晕、嗜睡、共济失调等,肝、肾功能不全者及孕妇慎用,15岁以下小儿禁用
	氯氮䓬	具有抗焦虑、镇静、肌肉松弛等作用,用于神经官能症和失眠	嗜睡、便秘等,长期服用可产生耐受性和成瘾性,老人慎用,孕妇和哺乳期妇女禁用
中效类	硝西泮	催眠、抗癫痫作用强,用于各种失眠和癫痫	嗜睡、头昏、共济失调等,服药期间禁酒,重症肌无力病人禁用
	奥沙西泮	与地西泮作用相似但较弱,用于神经官能症、失眠及癫痫	偶见恶心、头昏,肝、肾功能不全者慎用
	劳拉西泮	具有镇静、催眠和抗焦虑作用,主要用于焦虑症或暂时性心理紧张所引起的失眠	常见嗜睡、眩晕、共济失调等,注射给药可见注射部位疼痛、发红和烧灼感等
中效类	艾司唑仑	镇静、催眠作用比硝西泮强,用于焦虑、失眠、紧张、恐惧、癫痫大发作、小发作和术前镇静	偶见乏力、嗜睡,1~2时可自行消失
	氯硝西泮	抗惊厥、抗癫痫作用强,可用于各型癫痫,对舞蹈症、药物引起的多动症及慢性多发性抽搐等也有效	常见嗜睡、共济失调及行为紊乱,有时可见焦虑、抑郁、头昏、乏力、眩晕等。肝、肾功能不全者慎用,青光眼禁用
短效类	三唑仑	起效快,镇静、催眠、肌松作用强,用于焦虑、失眠及神经紧张等	嗜睡、头昏、乏力等,孕妇和哺乳期妇女慎用,急性闭角型青光眼、重症肌无力病人禁用
	阿普唑仑	镇静、催眠和抗焦虑作用比地西泮强,用于焦虑、抑郁、恐惧、顽固性失眠及癫痫大发作和小发作	嗜睡、头痛、无力、心悸、恶心等,孕妇、哺乳期妇女禁用

地西泮(diazepam)

【体内过程】又名安定，口服吸收迅速而完全，1 h 左右可达血药浓度高峰。肌内注射时，由于体液的 pH 可使药物沉淀，吸收缓慢而不规则，血药浓度较低。血浆蛋白结合率约为 99%。脂溶性高，容易通过血脑屏障和胎盘屏障，主要分布于脂肪、类脂和血流丰富的组织器官。在肝脏代谢，生成去甲地西泮，而后经羟化反应生成奥沙西泮，此两种代谢产物均具有药理活性。地西泮及其代谢产物主要由肾脏排出体外，少量可从乳汁排出。原形药的半衰期为 1～2 d，代谢产物去甲地西泮的半衰期可长达 2～5 d。

【作用机制】目前认为苯二氮䓬类的中枢作用主要与药物加强中枢抑制性神经递质γ-氨基丁酸(GABA)功能有关，还可能和药物作用于不同部位的 GABA 受体 A 亚型，即 $GABA_A$ 受体密切相关。脑内存在苯二氮䓬类药物的高亲和性结合位点——BZ 受体，受体分布以大脑皮质最多，大脑边缘系统和中脑次之，脑干和脊髓最少。苯二氮䓬类结合于脑内不同部位的 $GABA_A$ 受体复合物上的 BZ 受体，促进了 GABA 与 $GABA_A$ 的受体结合，使细胞膜对 Cl^- 通透性增加(Cl^- 通道开放的频率增加)，Cl^- 大量进入细胞内引起膜超极化，从而使神经兴奋性降低，呈现中枢抑制效应。

【药理作用与临床应用】

1. 抗焦虑作用　焦虑是最常见的一种情绪状态，由紧张、焦急、忧虑、担心和恐惧等感受交织而成的一种复杂的情绪反应。小于镇静剂量的地西泮具有明显的抗焦虑作用，可显著改善病人的恐惧、紧张不安、激动、忧虑、烦躁不安及失眠等以及由焦虑引起的胃肠功能紊乱、心悸、出汗、震颤等症状。地西泮的抗焦虑作用选择性较高，小剂量(2.5～5.0 mg/次，3 次/d)是临床上治疗各种原因引起的焦虑症的首选药物。对持续性焦虑症宜选用长效类药物，对间断性焦虑症则选用中、短效类药物。

2. 镇静催眠作用　随着剂量的增加，地西泮(5～15 mg/次，睡前服)可相继引起镇静和催眠作用。能够缩短入睡时间，显著延长睡眠持续时间并减少觉醒次数。对 REMS 的影响较小，停药后 REMS 反跳性延长的作用不明显，不易造成病人停药困难。与巴比妥类相比，地西泮对呼吸系统的抑制作用较弱，即使过量也不致造成呼吸麻痹，安全范围大；对肝药酶几乎无诱导作用，耐受性轻，不影响其他药物的代谢；嗜睡、共济失调等不良反应以及依赖性、戒断症状等均较轻。故目前以地西泮为代表的苯二氮䓬类药物已经取代巴比妥类成为临床最常用的镇静催眠药。地西泮用于治疗失眠，尤其对因焦虑性失眠效果好。静脉注射可用于麻醉前和心脏电击复律前给药，可缓解病人的恐惧和不安，并减少麻醉药用量。

3. 抗惊厥抗癫痫作用　临床上可用于辅助治疗破伤风、小儿高热、子痫或中枢兴奋药中毒引起的惊厥。对癫痫病人病灶神经元异常放电的扩散具有抑制作用，虽不能减少原发病灶的放电，但可终止或减轻癫痫发作。临床用于治疗癫痫全身强直-阵挛性发作、失神性发作，静脉注射地西泮是临床治疗癫痫持续状态的首选药。

4. 中枢性肌松作用　具有较强的肌肉松弛作用，但通常不影响病人的正常活动。小剂量时抑制脑干网状结构下行系统对γ神经元的易化作用，较大剂量时增强脊髓神经元的突触前抑制，并抑制多突触反射，引起肌肉松弛。临床用于治疗脑血管意外、脊髓损伤等引起的中枢性肌肉强直，并对局部关节病变、腰肌劳损或内窥镜检查导致的肌肉痉挛有效。

5. 其他　较大剂量可引起暂时性记忆缺失。临床用于麻醉前给药、心脏电击复律或内镜检查前给药，可缓解病人对手术的恐惧情绪、减少麻醉药用量，并使病人对手术中的不良刺激在术后不复记忆。

【不良反应与用药护理】

苯二氮䓬类药物毒性小，安全范围大，一般不良反应与药物对中枢神经系统的抑制有关。

1. 中枢神经系统反应　小剂量口服毒性小，安全范围大，治疗量连续用药有一定蓄积性，可出现头昏、嗜睡、乏力、记忆力下降等；大剂量可致共济失调、震颤、视力模糊、言语不清等。用药期间应避免从事驾驶车辆、高空作业和操作机器等工作。

2. 急性中毒　使用过量或静脉注射过快可导致急性中毒，主要表现为谵妄、昏迷、呼吸和循环抑制。一旦出现急性中毒，除加速药物排出、阻止吸收及对症治疗外，还可应用选择性苯二氮䓬受体阻断药氟马西尼(flumazenil，安易醒)解救。

3. 依赖性和耐受性　长期应用可产生耐受性、依赖性，突然停药会产生戒断症状，表现为失眠、焦虑、兴奋、心动过速、震颤、梦魇甚至惊厥等，但比巴比妥类发生率低。所以应避免长期、反复使用。与巴比妥类相比，本类药物的戒断症状发生较迟、较轻。

4. 其他　偶见视物模糊、低血压、尿失禁、胃肠不适、粒细胞减少、白细胞下降及过敏反应等；长期用药有致畸形，妊娠早期禁用；可通过胎盘屏障和随乳汁分泌，临产前用药大量的地西泮，可使新生儿肌张力降低、体温下降及呼吸轻度抑制，产前和哺乳期慎用。

第三节　巴比妥类

巴比妥类(barbiturates)药物是巴比妥酸的衍生物，为传统的镇静催眠药。根据显效时间和作用维持时间长短的不同，可分为4类(表11-2)，长效类有苯巴比妥(phenobarbital，鲁米那)、中效类异戊巴比妥(amobarbital，阿米妥)、短效类有司可巴比妥(secobarbital，西康乐)和超短效类有硫喷妥钠(thiopental sodium，潘托撒)等。现临床应用的药物主要有苯巴比妥。

表11-2　巴比妥类药物的作用比较

分类	药物	持续时间/h	主要用途
长效类	苯巴比妥	6~8	镇静催眠、抗惊厥、抗癫痫
中效类	异戊巴比妥	3~6	镇静催眠、抗惊厥
短效类	司可巴比妥	2~3	催眠、抗惊厥
超短效类	硫喷妥钠	0.25	静脉麻醉

【药理作用与临床应用】

巴比妥类口服或注射均易吸收，并迅速分布于全身。苯巴比妥脂溶性低，静脉注射需要30 min才显效，代谢物及原形经肾排泄，因排出缓慢，故维持时间较长。尿液pH影响巴比妥类的排出，中毒时可用碳酸氢钠碱化尿液，以促进排出。

巴比妥类对中枢神经系统有普遍抑制作用，作用具有明显的剂量依赖性。小剂量时，有选择性地抑制脑干网状结构上行激动系统，促进γ-氨基丁酸能神经的功能，增强其抑制效应。随着剂量逐渐增加，选择性逐渐降低，抑制范围逐渐加大，可相继引起镇静、催眠、抗惊厥和麻醉作用，剂量过大则出现中枢麻痹甚至死亡。

1. 镇静催眠　可缩短REMS，改变正常睡眠模式，引起非生理性睡眠。久用停药后REMS会反跳性延长，伴有多梦，导致睡眠障碍，是产生依赖性的重要原因。

2. 抗惊厥、抗癫痫　用于小儿高热、子痫、破伤风、脑膜炎、脑出血及药物中毒引起的惊厥，常用苯巴比妥或异戊巴比妥肌内注射。苯巴比妥亦可用于控制癫痫发作。

3. 麻醉及麻醉前给药　静脉注射硫喷妥钠可用于诱导麻醉或基础麻醉。

4. 增强中枢抑制药的作用　能增强解热镇痛药的镇痛作用，故复方止痛药常含有巴比妥类；也能增强其他药物的中枢抑制作用。

【不良反应与用药护理】

1. 后遗效应　服药后次晨仍有嗜睡、头晕、乏力、定向障碍、精神不振等，也叫"宿醉"反应。

2. 耐受性和成瘾性　可诱导肝药酶的活性，不仅加速其他药物在体内的代谢，也加速其自身代谢。长期服用此类药物可使病人产生精神依赖性。

3. 急性中毒　一次大量服用或静注过快均可急性中毒，主要表现为血压降低、呼吸抑制、深度昏迷、生理性反射减弱或消失，若不及时抢救会危及生命，深度呼吸抑制是该类药物中毒致死的主要原因。抢救措施为维持呼吸和循环功能；同时采用催吐、洗胃和导泻等方法排出药物；碱化血液和尿液，促进巴比妥类药物由神经组织向血液转移，并减少药物在肾小管的重吸收，加速药物从肾排出；严重病例可采用透析疗法。

4. 其他　少数病人出现过敏反应，如荨麻疹、血管神经性水肿等，偶尔发生剥脱性皮炎。苯巴比妥可造成肝损害。

【禁忌证】

严重肺功能不全、支气管哮喘、颅脑损伤所致呼吸抑制等患者禁用。孕妇、哺乳期妇女、低血压患者、心肝肾功能不全者慎用。

第四节　其他镇静催眠药

水合氯醛(chloral hydrate)

水合氯醛是三氯乙醛的水合物,口服或灌肠吸收迅速,在肝中代谢为作用更强的三氯乙醇。治疗量催眠作用强而可靠,约 15 min 起效,作用可持续 6~8 h,不缩短 REMS 且作用温和,醒后无后遗效应,不易蓄积中毒;大剂量可呈现抗惊厥作用。临床用于催眠,尤其适用于顽固性失眠或对其他催眠药无效的失眠;也可用于子痫、破伤风、小儿高热及中枢兴奋药中毒所致的惊厥。

水合氯醛刺激性较强,气味难闻,口服容易引起恶心、呕吐以及加重胃炎和胃溃疡。为减少刺激,可稀释后服用或经直肠给药。大剂量能抑制心肌收缩,缩短心肌不应期,过量对心、肝、肾实质性脏器有损害;久用产生耐受性和依赖性,戒断症状较严重,应防止滥用;口服 4~5 g 可引起急性中毒。一般以 10%溶液口服,或直肠给药,以减少刺激性。胃炎、溃疡病和严重心、肝、肾疾病病人禁用。

唑吡坦(zolpidem)、扎兰普隆(zaleplon)

为咪唑吡啶衍生物,是新型的非苯二氮䓬类短效镇静催眠药。能够选择性作用于大脑边缘系统苯二氮䓬类受体的 1 亚型,呈现较好的镇静、催眠作用,而对 2 亚型受体亲和力较弱,因此对记忆和情绪的影响也相对较小。

唑吡坦作用强、显效快,口服吸收迅速,30 min 起效,$t_{1/2}$ 为 2. 5 h。60%经肾脏排泄,40%随粪便排泄。对肝脏酶没有诱导作用。小剂量时,能缩短入睡时间,延长睡眠时间;在较大剂量时,第 2 相睡眠、慢波睡眠(第 3 和第 4 相睡眠)时间延长,REM 睡眠时间缩短。用于偶发性、暂时性、慢性失眠症。常见不良反应包括意识模糊、精神病样反应、眩晕、共济失调、头痛、嗜睡、肌力减弱、警觉度降低、复视,少见乏力、胃肠道症状、性欲改变、皮肤症状。治疗剂量时可出现顺行性遗忘,极少出现“宿醉”反应。

扎兰普隆给药后吸收迅速,$t_{1/2}$ 为 0. 9~1. 1 h,绝大部分在肝脏代谢。能缩短入睡时间,帮助病人入睡,虽然很快被代谢,但病人接着能自然睡眠。与苯二氮䓬类药物相比,后遗作用(白天镇静作用、焦虑、瞌睡和损害识别记忆能力等)较小,长期或短期使用时,极少产生耐受性和依赖性,戒断反应较少,几乎不引起反弹性睡眠障碍。适用于入睡困难的失眠症的短期治疗。

佐匹克隆(zopiclone,唑比酮)

为环吡咯酮类衍生物,是第三代镇静催眠药物。口服吸收迅速,起效快,半衰期短。类似苯二氮䓬类,可与 $GABA_A$ 受体的 BZ 结合位点结合,发挥抗焦虑、镇静催眠、抗惊厥和肌松作用。用于各种失眠症,特别是暂时性入睡困难和早醒的病人,对原发性轻度失眠症或神经衰弱性失眠具有良好的疗效,还可用于麻醉前给药。特点是入睡快,睡眠时间长,明显增加深睡眠,醒后舒适。由于对呼吸系统的抑制作用极小,因而不影响次晨的精神活动和动作的机敏性。长期用药突然停药会出现戒断症状,与苯二氮䓬类同服时戒断综合征增加。偶见嗜睡、口干、肌无力、醉态等。服用期间应禁食辛辣和刺激性食物。

甲丙氨酯(meprobamate)又称眠尔通、格鲁米特(glutethimide)和甲喹酮(methaqualone)也都有镇静催眠作用,但久服都可成瘾。

丁螺环酮(buspirone)

丁螺环酮是一种新的非苯二氮䓬类,抗焦虑作用与地西泮相似,但无镇静、肌肉松弛和抗惊厥作用。许多资料表明,中枢神经系统 5-HT 是引起焦虑紊乱的重要神经递质。丁螺环酮为 $5\text{-}HT_{1A}$ 受体的部分激动剂,激动突触前 $5\text{-}HT_{1A}$ 受体,反馈抑制 5-HT 释放,而发挥抗焦虑作用。它对 $GABA_A$ 受体并无作用。其抗焦虑作用在服药后 1~2 周才能显效,4 周达到最大效应。口服吸收好,首关效应明显,在肝中代谢,$t_{1/2}$ 为 2~4 h。临床适用于焦虑性激动、内心不安和紧张等急慢性焦虑状态。不良反应有头晕、头痛及胃肠功能紊乱等,无明显的生理依赖性和成瘾性。

第五节　全国护士执业资格考试要点解析

镇静催眠药是中枢神经系统抑制药，具有镇静催眠作用，过多剂量可麻醉全身，包括延髓中枢。一次服用大剂量可引起急性镇静催眠药中毒或减量可引起戒断综合征，长期滥用可引起耐药性和依赖性而导致慢性中毒。

一、病因

1950 年以前常用的镇静催眠药是巴比妥类。20 世纪 50 年代以后开始开拓使用非巴比妥类药但缺点也不少。1960 年开始用抗焦虑药物苯二氮䓬类，目前，此类药物几乎取代了大部分其他镇静催眠药。镇静催眠药可分为以下几类：

1. 苯二氮䓬类

(1) 长效类($t_{1/2}$>30 h)：氯氮䓬、地西泮、氟西泮。

(2) 中效类($t_{1/2}$6~30 h)：阿普唑仑奥沙西泮、替马西泮。

(3) 短效类：三唑仑。

2. 巴比妥类

(1) 长效类：巴比妥、苯巴比妥。

(2) 中效类：戊巴比妥、异戊巴比妥、布他比妥。

(3) 短效类：司可巴比妥、硫喷妥钠。

3. 非巴比妥非苯二氮䓬类(中效~短效) 水合氯醛、甲丙氨酯(眠尔通)。

二、临床表现

(一) 急性中毒

1. 巴比妥类中毒　一次用大剂量巴比妥类，引起中枢神经系统抑制，症状与剂量有关。

(1) 轻度中毒：嗜睡、情绪不稳定、注意力不集中、记忆力减退、共济失调、发音含糊不清、步态不稳、眼球震颤。

(2) 重度中毒：进行性中枢神经系统抑制，由嗜睡到深昏迷。呼吸抑制由呼吸浅而慢到呼吸停止。心血管功能由低血压到休克。体温下降常见。肌张力松弛，腱反射消失。胃肠蠕动减慢。长期昏迷病人可并发肺炎、肺水肿、脑水肿、肾衰竭而威胁生命。

2. 苯二氮䓬类中毒　中枢神经系统抑制较轻，主要症状是嗜睡、头晕、言语含糊不清、意识模糊、共济失调。很少出现严重的症状如长时间深度昏迷和呼吸抑制等。如果出现上述症状，应考虑同时服用了其他镇静催眠药或酒等。

三、用药护理措施

(一) 用药前评估

1. 明确用药目的　可用于抗焦虑、镇静催眠，也可用于抗惊厥、抗癫痫和麻醉。应明确用药目的，根据病人用药目的的不同，确定正确的给药途径、给药时间、给药剂量。

2. 掌握病人基本情况　了解病人焦虑、失眠的原因、程度、性质、表现；是否用过镇静催眠药、应用的种类、剂量、时间、疗效等；有无药物依赖性或滥用现象。了解病人心、肺、肝、肾功能。

3. 禁忌证的排查　因可透过胎盘屏障和随乳汁分泌，孕妇和哺乳期妇女禁用地西泮。青光眼、重症肌无力病人慎用地西泮；消化性溃疡病人及严重心、肝、肾功能不全者慎用或禁用水合氯醛。

(二) 用药监护

(1) 建议病人改变不利于睡眠的生活方式，增加体力活动，调整心理状态，有规律地作息，尽量用非药物方法缓解焦虑和失眠问题。饮酒会增强药物毒性，烟、酒、茶、咖啡等饮品能影响睡眠；提醒病人用药后不要从事驾车、操作机器或登高作业。

(2) 告诉病人长期应用本类药物易产生依赖性，突然停药可能出现戒断症状。应严格掌握适应证，避免滥用及长期用药。一般采用小剂量短期给药和间断用药，连续用药超过 2~3 周应督促病人逐渐减量停药。

(3) 护士应视病人将药物服下后离开，以防病人将药物囤积而发生意外。

(4) 配制地西泮注射液时不能用注射用水、生理盐水、葡萄糖氯化钠、乳酸钠溶液稀释，可用 10% 的葡萄糖溶液作为溶媒。静脉注射地西泮时应缓慢，成人每分钟不超过 5 mg，小儿不超过 0.08 mg/(kg·min)，注射时间不少于 5 min，以免引起血压过低、呼吸抑制等不良反应。

(5)镇静催眠药与其他具有中枢抑制作用的药物或乙醇合用时，可增加对中枢的抑制效应，造成昏睡、呼吸抑制甚至死亡。合用时应减小剂量，并对病人密切监护。

(三)急救与处理

(1)静脉注射地西泮时应观察病人呼吸、血压、心率，急性中毒除对症处理外，必要时可用苯二氮䓬受体阻断药氟马西尼解救。

(2)巴比妥类急性中毒处理主要是排除毒物、支持和对症治疗。①排除毒物：口服本品未超过 3 h 者，可用 0.9%氯化钠注射液或 1∶2000 高锰酸钾溶液洗胃，然后用 10～15 g 硫酸钠(禁用硫酸镁)导泻，静脉滴注碳酸氢钠或乳酸钠碱化血液和尿液，促进药物排泄。亦可应用利尿药或甘露醇加速药物排泄。②支持和对症治疗：保持呼吸道通畅，给氧或进行人工呼吸，必要时行气管切开或气管插管，给予呼吸兴奋药或升压药，以维持呼吸和循环功能。

测试练习

一、填空题

1. 镇静催眠药主要分为________、________、________。

2. 苯二氮䓬类药物的主要药理作用是________、________、________和________。

3. 苯二氮䓬类药物通过________受体发挥作用，增加 Cl^- 通道________而增加了 Cl^- 内流，增强 GABA 的抑制作用。

二、选择题

(一)以下每题有 A、B、C、D、E 五个备选答案，请从中选择一个最佳答案。

1. 地西泮不用于(　　)。

A. 焦虑症和焦虑性失眠　B. 高热惊厥　C. 麻醉前给药　D. 癫痫持续状态　E. 诱导麻醉

2. 地西泮抗焦虑的主要作用部位是(　　)。

A. 脑干网状结构　B. 下丘脑　C. 边缘系统　D. 大脑皮质　E. 延髓

3. 患者，女，29 岁。强迫清洗，患者明知不应该又无法控制，因此产生强烈焦虑情绪。医嘱：地西泮 5 mg po。护士应该特别注意观察该药的不良反应是(　　)。(护考真题)

A. 依赖性、成瘾性　B. 皮疹　C. 共济失调　D. 嗜睡　E. 兴奋、多语、幻觉

4. 可用于癫痫大发作和持续状态的巴比妥类药物是(　　)。

A. 巴比妥　B. 苯巴比妥　C. 异戊巴比妥　D. 司可巴比妥　E. 硫喷妥

5. 能引起短暂性记忆缺失的中枢抑制药是(　　)。

A. 巴比妥类　B. 苯二氮䓬类　C. 吩噻嗪类　D. 哌啶类　E. 咪唑类

6. 苯巴比妥过量急性中毒，为加速药物从肾脏排泄，应采取的主要措施是静脉滴注(　　)。

A. 碳酸氢钠　B. 维生素 C　C. 5%葡萄糖溶液　D. 甘露醇　E. 生理盐水

7. 具有镇静、催眠、抗惊厥、抗癫痫作用的药物是(　　)。

A. 水合氯醛　B. 苯巴比妥　C. 苯妥英钠　D. 硫喷妥钠　E. 司可巴比妥

8. 口服对胃有刺激，消化性溃疡患者应慎用的药物是(　　)。

A. 水合氯醛　B. 苯巴比妥　C. 硫喷妥钠　D. 司可巴比妥　E. 苯二氮䓬类

(二)以下提供若干个案例，每个案例下设若干个试题。请根据各试题题干所提供的信息，在每题下面的 A、B、C、D、E 五个备选答案中选择一个最佳答案。

(9～10 题共用题干)

患者，男，50 岁，近一段时间因工作压力较大睡眠时间明显缩短，诊断为失眠症。

9. 治疗患者失眠应选用(　　)。

A. 苯巴比妥　B. 水合氯醛　C. 地西泮　D. 硫喷妥钠　E. 硫酸镁

10. 关于用药期间的叙述,错误的是(　　)。

A. 长期用药者应逐渐减量停药　B. 静脉注射速度过快时对呼吸、心血管有兴奋作用

C. 出现急性中毒必要时可选用氟马西尼　D. 因药物有致畸性,妊娠早期禁用

E. 用药期间可能出现头晕、嗜睡、乏力及记忆力下降等症状

三、简答题

1. 苯二氮䓬类药物的作用和临床应用有哪些?

2. 治疗失眠时,苯二氮䓬类药物为什么已取代了巴比妥类药物?

3. 巴比妥类药物急性中毒时应采用哪些急救措施?

四、案例分析

(一)患者,女,46 岁 ,公务员,因工作压力过大导致长期失眠,医生给予艾司唑仑口服。3 周后失眠明显改善,减量停药后失眠家中,患者自行加倍服用,停药后自觉心慌、烦躁、多梦、失眠加重,要求医生再次用药。试分析:

1. 患者为什么会出现此种表现?

2. 患者在用药过程中存在什么问题?

(二)患者,李女士,53 岁。近 1 个月来由于入睡困难,伴夜间觉醒次数明显增多和早醒而就诊,体检未发现其他异常,临床诊断为失眠症。给予苯二氮䓬类药物地西泮,患者服药后入睡快,且夜间觉醒次数少。但晨起后患者仍有头晕、嗜睡、乏力及淡漠等表现。后将地西泮更换成艾司唑仑,晨起后患者的头晕、嗜睡、乏力等表现明显减轻。试分析:

1. 失眠的治疗为何首选苯二氮䓬类药物?

2. 晨起后患者仍有头晕、嗜睡、乏力及淡漠等表现,这是什么原因引起的?

3. 如果服用大量苯二氮䓬类药物中毒后应如何解救?

(三)李女士,26 岁,近期失恋后悲观失意,欲结束自己年轻的生命。口服大量戊巴比妥类药物后,出现昏迷、呼吸抑制、血压下降等症状。被朋友发现后,紧急送医就诊。试分析:

1. 该患者出现上述症状的原因是什么?

2. 对该患者应采用哪些急救措施?

参考答案

一、填空题

1. 苯二氮䓬类;巴比妥类;其他类。

2. 抗焦虑;镇静催眠;抗惊厥和抗癫痫;中枢性肌肉松弛。

3. $GABA_A$;开放频率。

二、选择题

1. E　2. C　3. D　4. B　5. B　6. A　7. B　8. A　9. C　10. B

三、简答题

1. 苯二氮䓬类药物的作用和临床应用为:①抗焦虑,是治疗各种原因引起的焦虑症的首选药。对持续性焦虑症宜选用长效类药物,对间断性焦虑症则宜选用中、短效类药物。②镇静催眠,主要用于各种情绪紧张引起的失眠,对躯体病理刺激引起的失眠作用较差。③抗惊厥及抗癫痫,可用于辅助治疗破伤风、子痫、小儿高热及药物中毒等引起的惊厥。静脉注射地西泮是治疗癫痫持续状态的首选药,对其他类型的癫痫发作则以硝西泮和氯硝西泮的疗效较好。④中枢性肌肉松弛,主要用于治疗脑血管意外、脊髓损伤等中枢神经病变所引起的肌肉僵直,也可缓解腰肌劳损等局部病变引起的肌肉痉挛。⑤其他,用于麻醉前给药、心脏电击复律或内镜检查前给药。

2. 苯二氮䓬类药物的特点是:①治疗指数高,对呼吸影响小,大剂量也不会引起麻醉,安全范围大。②对 REMS 影响小,连续应用停药后反跳现象轻,但能缩短 NREMS,减少夜惊或夜游症的发生。③对肝药酶无诱

导作用,联合用药相互干扰小。④依赖性、戒断症状较轻。所以苯二氮䓬类药物比巴比妥类药物相对安全,故临床较为常用。

3. 急性中毒的抢救措施为:维持呼吸和循环功能;同时采用催吐、洗胃和导泻等方法排出药物;碱化血液和尿液,促使巴比妥类药物由神经组织向血液转移,并减少药物在肾小管的重吸收,加速药物从肾排出。

四、案例分析

案例分析(一)

1. 艾司唑仑为苯二氮䓬类镇静催眠药,患者使用后产生了依赖性和耐受性,突然停药出现了戒断症状。

2. 虽然苯二氮䓬类药物的依赖性较巴比妥类药物轻,但长时间大量用药仍会引起,应避免长期、大量、反复使用,患者用药期间不应擅自增大剂量。

案例分析(二)

1. 失眠首先苯二氮䓬类药物的原因:①对 REMS 的影响较小,产生近似生理性睡眠。②安全范围大,不良反应少,耐受性、成瘾性轻。③过量也不产生麻醉作用。④无肝药酶诱导作用。

2. 苯二氮䓬类药物毒性小,安全范围大,一般不良反应的发生与药物对中枢神经系统的抑制有关,故患者晨起后出现头晕、嗜睡、乏力及淡漠等表现,长效类尤易发生。

3. 急性中毒的抢救原则是:排除毒物、支持和对症治疗。①排除毒物:口服本品未超过3 h者,可用0.9%氯化钠注射液或1∶2000高锰酸钾溶液洗胃,然后用10~15 g硫酸钠(禁用硫酸镁)导泻,静脉滴注碳酸氢钠或乳酸钠碱化血液和尿液,促进药物排泄,亦可应用利尿药或甘露醇加速药物排泄。②支持和对症治疗:保持呼吸道通畅,给氧或进行人工呼吸,必要时行气管切开或气管插管,给予呼吸兴奋药或升压药,以维持呼吸和循环功能。

案例分析(三)

1. 戊巴比妥类药物是普遍性中枢抑制药,随着给药剂量的增大,中枢抑制作用会逐渐增强,相继出现镇静、催眠、抗惊厥和麻醉作用。用量过大或注射过快,均可引起急性中毒。表现为中枢神经系统抑制,呼吸和心血管系统功能紊乱,出现昏睡,甚至昏迷、发绀、呼吸减慢、多种反射减弱或消失,体温和血压下降,最终因呼吸抑制而死亡。

2. 急性中毒的抢救原则是:排除毒物、支持和对症治疗。①排除毒物:口服本品未超过3 h者,可用0.9%氯化钠注射液或1∶2000高锰酸钾溶液洗胃,然后用10~15 g硫酸钠(禁用硫酸镁)导泻,静脉滴注碳酸氢钠或乳酸钠碱化血液和尿液,促进药物排泄,亦可应用利尿药或甘露醇加速药物排泄。②支持和对症治疗:保持呼吸道通畅,给氧或进行人工呼吸,必要时行气管切开或气管插管,给予呼吸兴奋药或升压药,以维持呼吸和循环功能。

(程琍琍)

第十二章　抗癫痫药和抗惊厥药

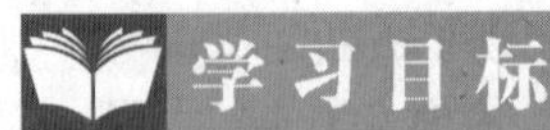

学习目标

☞ **知识目标**

1. 掌握抗癫痫药苯妥英钠的作用、临床应用、不良反应与用药护理。
2. 熟悉各类型癫痫的首选治疗药物。
3. 了解新型抗癫痫药物的作用特点和抗癫痫药的用药原则。

☞ **能力目标**

学会观察抗癫痫药的疗效及不良反应,正确指导病人合理用药及熟练进行抗癫痫药的用药护理。

☞ **态度目标**

明确抗癫痫药合理应用对控制和预防癫痫发作的重要意义,培养对病人高度负责的工作态度及救死扶伤的人道主义精神。

案例导学

李爷爷,63 岁。癫痫病史 10 年,晨起外出散步时,突然倒地,头眼向右侧偏斜,左手上举,口吐白沫,牙关紧咬,全身抽搐,小便失禁,意识丧失。诊断为部分性癫痫继发全面强直-阵挛发作,医生给予苯妥英钠治疗,症状得以控制,为防止复发,遵医嘱长期服用苯妥英钠。试分析:

1. 为什么部分性发作继发全面强直-阵挛发作选用苯妥英钠?
2. 作为一名护士应该如何指导李爷爷合理应用苯妥英钠及用药期间需要注意哪些问题?

癫痫是一种反复发作的神经系统疾病,病因复杂,发病机制尚未完全阐明,因此,现有的治疗手段仍以药物对症治疗为主,用药目的在于减少或防止发作。

抗癫痫药的作用机制包括两方面:①增强 γ-氨基丁酸的作用,拮抗兴奋性氨基酸的作用。②干扰 Na^+、Ca^{2+}、K^+等离子通道,发挥膜稳定作用。

惊厥(convulsion)是各种原因引起的中枢神经系统过度兴奋的一种症状,表现为全身骨骼肌不自主地强烈收缩,呈强直性或阵挛性抽搐,硫酸镁是主要代表药。

第一节　癫痫及临床分类

癫痫(epilepsy)是由多种原因引起的脑部神经元高度同步化异常高频放电所致,并向周围组织扩散,导致大脑功能短暂失调的综合征。具有发作性、短暂性、重复性、刻板性的特点表现为意识、运动、感觉、精神行为、自主神经等多方面功能障碍或兼而有之,并伴有异常脑电图。每次发作或每种发作称为癫痫发作或痫样发作,反复多次发作所引起的慢性神经系统病症则称为癫痫。具有特殊病因,由特定的症状和体征组成的特定的癫痫现象称为癫痫综合征。临床根据发作时的临床症状和发作起始脑电图的特征将癫痫发作分为以下几种主要发作类型(表 12-1)。

表 12-1　癫痫发作分类表

发作分类	临床特征	治疗药物
局限性发作：		
1. 单纯性局限性发作	局部肢体运动或感觉异常，持续 20~60 s	卡马西平、苯妥英钠、苯巴比妥
2. 复合性局限性发作（神经运动性发作）	冲动性神经异常，无意识的运动，如唇抽动、摇头等。病灶在颞叶和额叶，持续 30~120 s	扑米酮、丙戊酸钠
全身性发作：		
1. 失神性发作（小发作）	多见于儿童，短暂的意识突然丧失，EEG 呈 3Hz/s	乙琥胺、丙戊酸钠、拉莫三嗪
2. 肌阵挛性发作	依年龄可分为婴儿、儿童和青春期肌阵挛，部分肌群发生短暂的休克样抽动，大概持续约 1s，FFG 表现为特有的短暂暴发性多棘波	糖皮质激素、丙戊酸钠、氯硝西泮
3. 强直-阵挛性发作（大发作）	意识突然丧失，全身强直-阵挛性抽搐，继而较长时间的中枢神经系统功能全面抑制，持续数分钟 EEG 呈高幅棘慢波或棘波	卡马西平、苯巴比妥、苯妥英钠、丙戊酸钠、扑米酮
4. 癫痫持续状态	指大发作持续状态，反复抽搐，持续昏迷，不及时解救危及生命	地西泮、劳拉西泮、苯妥英钠、苯巴比妥

第二节　抗癫痫药

一、抗癫痫药的作用机制

抗癫痫药（anti-epileptic drugs）是指用于防治癫痫发作的药物。抗癫痫药的主要作用有两方面：①抑制病灶神经元异常过度放电。②阻止病灶异常放电向周围正常神经组织扩散。抗癫痫药的作用机制主要有两方面：一是增强 γ-氨基丁酸（GABA）的作用，拮抗兴奋性氨基酸的作用。癫痫的形成往往起源于局部兴奋性递质谷氨酸和抑制性递质 GABA 的失衡。GABA 为中枢神经系统内抑制性神经递质，当其作用于相应的 $GABA_A$ 受体，可引起 Cl^- 内流增加，细胞膜超极化，降低神经细胞的兴奋性，从而抑制动作电位的高频重复发放。因此，增强 GABA 作用的药物可以发挥抗癫痫作用。兴奋性递质谷氨酸的过度释放及其受体激活是癫痫发病的重要机制之一。降低谷氨酸活性和（或）拮抗其相应受体，具有抑制各种癫痫动物模型惊厥发作的作用。二是干扰 Na^+、Ca^{2+}、K^+ 等离子通道，发挥膜稳定作用。谷氨酸受体激活导致的 Na^+ 和 Ca^{2+} 内流能造成神经元去极化，而 $GABA_B$ 受体激活导致的 K^+ 外流以及 $GABA_A$ 受体激活所致的 Cl^- 内流能造成超极化。抑制电压依赖性 Na^+ 通道产生的持久反复的神经元兴奋，可减少神经元持续性动作电位发放频率。阻滞细胞膜 T 亚型钙通道可降低神经细胞兴奋性，因此，抑制神经末梢高电压激活钙通道，降低钙离子内流，减少突触前膜神经递质的释放，也是抗癫痫药的作用机制之一。

二、常用的抗癫痫药

苯妥英钠

苯妥英钠（phenytoin sodium）又称大仑丁（dilantin），属乙内酰脲类，为苯二乙酰脲的钠盐，最早从 1938 年开始使用的非镇静催眠性抗癫痫药。

【体内过程】

苯妥英钠为一弱酸，难溶于水，其制剂用钠盐-苯妥英钠，呈强碱性（pH＝10.4），刺激性大。肌内注射可在局部产生沉淀，吸收缓慢不规则，因而不宜作肌内注射或皮下注射。口服吸收不规则，每日给药 0.3~0.6 g，单次口服 3~12 h 血药浓度达高峰。连续服药，须经 6~10 d 才能达到有效血药浓度（10~20 pg/ml），血浆蛋白结合率 85%~90%，全身分布，V_d 为 0.6 L/kg。主要由肝药酶代谢为羟基苯妥英，再与葡萄糖醛酸结合后经肾脏排出，只有不足 5%以原形由尿排出。消除速度与血药浓度有关，一般当血药浓度低于 10 ug/ml 时，其按一级动力学消除，半衰期约为 20 h；当血药浓度显著增高时，则按零级动力学方式消除，半衰期亦随之延长。高于此浓度时，则按零级动力学消除，血浆半衰期可延至60 h，这可能与羟化反应已饱和有关。羟化代谢能力受遗传因素影响，个体差异大，且不同厂家制剂的生物利用度差别也很大，要注意剂量个体化，这与治疗效果密切相关，苯妥英钠的血药浓度>10 ug/ml 时可控制癫痫发作，>20 ug/ml 时则开始出现毒性反应，因此，最好在血药浓度监控下给药。

【作用机制】

苯妥英钠的作用较复杂，研究表明本品不能抑制癫痫病灶异常放电，但可阻止它向正常脑组织扩散。这可能与其抑制突触传递的强直后增强(posttetanic potentiation，PTP)有关。PTP 是指反复高频电刺激(强直刺激)突触前神经纤维，引起突触传递的易化，使突触后纤维反应较未经强直刺激前增强的现象。在癫痫病异常放电的扩散过程中 PTP 也起易化作用，治疗浓度的苯妥英钠选择性地抑制 PTP 形成，使异常放电的扩散受到阻抑。苯妥英钠具有膜稳定作用，可降低细胞膜对 Na^{+} 和 Ca^{2+} 的通透性，抑制 Na^{+} 和 Ca^{2+} 内流，降低细胞膜的兴奋性，使动作电位不易产生，抑制异常放电向病灶周围的正常脑组织扩布。这种作用除与其抗癫痫作用有关外，也是其治疗三叉神经痛等中枢疼痛综合征和抗心律失常的药理作用基础。苯妥英钠产生膜稳定作用的机制有以下 3 个方面：

1. 阻滞电压依赖性钠通道　对钠通道具有选择性阻滞作用，延长通道失活时间，增加动作电位阈值，使钠依赖性动作电位不能形成。这也是本品具有抗惊厥作用的主要机制。

2. 阻滞电压依赖性钙通道　治疗浓度的苯妥英钠能选择性阻滞 L 型和 N 型钙通道，但对哺乳动物丘脑神经元的 T(transient)型 Ca^{2+} 通道无阻滞作用，这可能是其治疗失神性发作无效的原因。

3. 对钙调素激酶系统的影响　Ca^{2+} 的第二信使作用是通过 Ca^{2+} 受体蛋白-钙调素(calmodulin)及其偶联的激酶系统介导的。本品通过抑制钙调素激酶的活性，影响突触传递功能；通过抑制突触前膜的磷酸化过程，使 Ca^{2+} 依赖性释放过程减弱，减少谷氨酸等兴奋性神经递质的释放；抑制突触后膜的磷酸化，可减弱递质与受体结合后引起的去极化反应，加上对钙通道的阻滞作用，共同产生稳定细胞膜作用。

【药理作用与临床应用】

1. 抗癫痫　是治疗强直-阵挛性发作和单纯性局限性发作的首选药，对精神运动性发作亦有效，静脉注射可有效缓解癫痫持续状态，但对失神发作无效，甚至加重病情。

2. 治疗中枢疼痛综合征　包括三叉神经痛和舌咽神经痛，此类神经痛放电活动与癫痫类似，可引起剧烈疼痛。苯妥英钠可缓解疼痛并减少发作次数。其作用可能与神经细胞膜稳定作用有关。

3. 抗心律失常　主要用于强心苷中毒引起的室性心律失常。

【不良反应与用药护理】

1. 局部刺激　苯妥英钠碱性较强，对胃肠道刺激较大，口服可致食欲减退、恶心、呕吐、腹痛等症状，故宜饭后服用；静脉注射可发生静脉炎。

2. 牙龈增生　长期用药后可出现牙龈增生，多见于儿童及青少年，发生率约为 20%，是由于部分药物经唾液排出刺激胶原组织增生所致。服药期间应注意口腔卫生，防止牙龈炎，经常按摩牙龈也可减轻症状，一般停药 3~6 个月后可自行消退。

3. 神经系统反应　长期用药或用药量过大可致小脑-前庭系统功能失调，表现为眩晕、眼球震颤、复视、共济失调等，严重者可导致语言障碍、精神错乱，甚至昏睡、昏迷等，应加强用药监护，及时注意控制和调整剂量。

4. 血液系统反应　因本品抑制叶酸的吸收并加速其代谢，抑制二氢叶酸还原酶，长期应用可导致叶酸缺乏，引起巨幼红细胞性贫血，宜选用甲酰四氢叶酸防治。

5. 过敏反应　常见药热、皮疹，亦可引起粒细胞缺乏、血小板减少、再生障碍性贫血和肝坏死，长期用药应定期检查血常规和肝功能。

6. 其他反应　静脉注射过快可致心律失常、心脏抑制和血压下降，宜在心电监护下使用；能诱导肝药酶加速维生素 D 代谢，导致低血钙，小儿长期应用可引起佝偻病样改变，成人可出现软骨病；有一定致畸作用，孕妇慎用；久用骤停可致癫痫加重，甚至诱发癫痫持续状态。

7. 药物相互作用　保泰松、苯二氮䓬类、磺胺类、水杨酸类及口服抗凝药等可与本品竞争血浆蛋白的结合部位，使本品游离型血药浓度增加。异烟肼、氯霉素等通过抑制肝药酶可提高本品的血药浓度；而苯巴比妥和卡马西平等通过肝药酶诱导作用加速本品的代谢而降低其血药浓度和药效。

卡马西平

卡马西平(carbamazepine,酰胺咪嗪)在20世纪60年代开始用于治疗三叉神经痛,20世纪70年代开始用于治疗癫痫。

【体内过程】

本品难溶于水,口服后吸收缓慢,不规则,个体差异较大,食物可促进吸收。2~4 h血浆浓度达高峰,有效血药浓度为4~10pg/ml,血浆蛋白结合率为75%~80%,3~6 d达到稳态血药浓度。经肝脏代谢为有活性的环氧化卡马西平,仍有抗癫痫作用。脑脊液中浓度可达血药浓度的50%。长期服用由于其对肝药酶的诱导可加快自身代谢,单次给药半衰期可从36 h缩短至15~20 h;连续用药3~4周后半衰期可缩短至20 h。

【作用机制】

卡马西平的作用机制类似苯妥英钠,治疗浓度时能阻滞Na^+通道,降低细胞兴奋性;也可抑制T型钙通道,抑制癫痫病灶及其周围神经元放电。同时还能增强中枢性抑制递质GABA在突触后的作用。

【药理作用与临床应用】

1. 抗癫痫　本品系广谱抗癫痫药,对各型癫痫均有效,是治疗单纯性局限性发作和大发作的首选药物之一,对复合性局限性发作疗效好,单纯性局限性发作也有效,可加重失神、肌阵挛性发作。因其比苯妥英钠不良反应少,目前多用于控制除失神性发作及肌阵挛性发作之外的各类型癫痫发作。
2. 治疗中枢性疼痛综合征　对三叉神经痛和舌咽神经痛疗效优于苯妥英钠。
3. 抗躁狂、抗抑郁　用于锂盐无效的躁狂病人,对抑郁症亦有效。还可改善癫痫病人的精神症状。
4. 其他　临床上还可用于治疗尿崩症。

【不良反应与用药护理】

常见眩晕、恶心、呕吐、视物模糊及共济失调等,一般不需停药,1周左右逐渐消失。亦可见皮疹和心血管反应,因其严重过敏反应可引起Steven-Johnson综合征,一般需立即停药。偶见粒细胞减少、骨髓抑制等,长期用药注意检查血常规。轻微和一般性疼痛不需要用卡马西平;饭后立即服药,可减少胃肠道症状;癫痫患者突然停药可引起惊厥或疯病持线状态。

卡马西平可诱导肝药酶,增强其他药物的代谢速率,如扑米酮、苯妥英钠、乙琥胺、丙戊酸钠和氯硝西泮。

苯巴比妥

苯巴比妥(phenobarbital,又称鲁米那,lu minal)是巴比妥类中最有效的一种抗癫痫药物,也是1921年用于抗癫痫的第一个有机化合物。

【药理作用】

除镇静催眠作用外,苯巴比妥还有抗癫痫作用,其抗癫痫作用强、广谱、起效快。

【作用机制】

苯巴比妥既能抑制病灶的异常放电,又能抑制异常放电的扩散。抗癫痫作用机制可能与以下作用有关:①与突触后膜上的GABA-苯二氮䓬大分子受体的一个变构调节单位结合,增加GABA介导的Cl^-内流,导致膜超极化,降低膜兴奋性;②阻断突触前膜Ca^{2+}的摄取,减少Ca^{2+}依赖性的神经递质(NE,ACh和谷氨酸等)的释放。此外,在较高浓度时也可阻滞Na^+和Ca^{2+}(L型和N型)通道。

【临床应用】

主要用于治疗癫痫大发作及癫痫持续状态,对单纯的局限性发作及精神运动性发作也有效,对小发作和婴儿痉挛效果差。苯巴比妥作为镇静催眠药,大剂量对中枢抑制作用明显,均不作为首选药。在控制癫痫持续状态时,临床更倾向于用戊巴比妥钠静脉注射。

【不良反应与用药护理】

苯巴比妥为镇静催眠药物,需给药数周后才能达到最大抗癫痫效果。用药初期易出现嗜睡、精神萎靡等副作用,长期使用易产生耐受性。本药为肝药酶诱导剂,与其他药物联合应用时应注意相互影响。

乙琥胺

乙琥胺(ethosuximide)属琥珀酰亚胺类,1958年首次报道可用于治疗失神性发作的药物。

【体内过程】

口服后吸收完全,3 h 血药浓度达高峰,有效血药浓度为 40~100 pe/ml,血浆蛋白结合率低,其表观分布容积为 0.7 L/kg。不在脂肪组织中蓄积。长期用药时脑脊液内的药物浓度可接近血浆药物浓度。控制失神发作的有效血浆浓度为 40~100 g/ml。儿童需 4~6 d 血浆药物浓度达稳态水平,成人需要更长时间。儿童血浆 $t_{1/2}$ 约为 30 h,成人为 40~50 h。大约 25%的乙琥胺以原形从尿排出,其余在肝脏代谢失活,主要代谢产物是羟乙基衍生物,与葡萄糖醛酸结合后经尿排出体外。

【药理作用及作用机制】

目前认为丘脑在小发作时出现的 3Hz 异常放电中起重要作用。而乙琥胺在治疗浓度时可抑制丘脑神经元低阈值 Ca^{2+} 电流,从而抑制 3Hz 异常放电的发生。乙琥胺临床用药浓度高于治疗浓度时,还可以抑制 Na^{+}-K^{+}-ATP 酶,抑制 GABA 转氨酶的作用。

【临床应用】

乙琥胺对小发作疗效好,其疗效较氯硝西泮稍差一些,但副作用及耐受性的产生较少,故仍为临床治疗小发作(失神性发作)的首选药,对其他类型癫痫无效。

【不良反应与用药护理】

乙琥胺毒性低,常见的副作用为胃肠道反应,其次为中枢神经系统症状。有神经病史者慎用,易引起精神行为异常,表现为焦虑、抑郁、短暂的意识丧失、攻击行为、多动、精神不集中和幻听等。偶见嗜者酸性粒细胞缺乏症或粒细胞缺失症,严重者发生再生障碍性贫血。有精神病史者易引起精神行为异常,故应慎用。

扑米酮

扑米酮(primidone)又称去氧苯巴比妥,化学结构类似苯巴比妥。其活性代谢产物为苯巴比妥和苯乙基丙二酰胺。扑米酮原药及两种代谢产物均有抗癫痫活性。

作用机制与苯巴比妥相似,即可增强 $GABA_A$ 受体活性,抑制谷氨酸的兴奋性,作用于钠、钙通道。与苯妥英钠和卡马西平合用有协同作用,与苯巴比妥合用无意义。本品与苯巴比妥相比无特殊优点,且价格较贵,仅用于其他药物无效的患者。

常见不良反应有中枢神经系统症状,如镇静、嗜睡、眩晕、复视、共济失调等;偶见呼吸困难、荨麻疹、眼睑肿胀或胸部紧迫感;血液系统毒性反应,如白细胞减少、血小板减少、贫血等。用药期间应注意检查血常规,严重肝、肾功能不全者禁用。

丙戊酸钠

丙戊酸钠(sodium valproate)最早于 1882 年合成,1964 年用于治疗癫痫,为一种新型广谱抗癫痫药,可用于治疗各型癫痫。

【体内过程】

口服吸收迅速而完全,1~4 h 血药浓度达到高峰。可通过血-脑脊液屏障,通过胎盘屏障,可进入胎儿血液循环,也可从乳汁分泌。在肝脏代谢,大部分以原形排出,血浆 $t_{1/2}$ 约为 15 h。

【药理作用及作用机制】

丙戊酸钠的抗癫痫作用与 GABA 有关,它是 GABA 转氨酶和琥珀酸半醛脱氨酶抑制剂,能减少 GABA 代谢,增加脑内 GABA 含量;还能提高谷氨酸脱羧酶活性,使 GABA 生成增多,并能提高突触后膜对 GABA 的反应性,从而增强 GABA 能神经突触后抑制作用。此外,本品抑制 Na^{+}通道,减弱 T 型 Ca^{2+}电流,抑制起源于丘脑的 3Hz 异常放电。

【临床应用】

本品为广谱抗癫痫药,临床上对各类型癫痫都有一定疗效,对大发作疗效不及苯妥英钠、苯巴比妥,但当上述药无效时,用本药仍有效。对小发作优于乙琥胺,但因其肝脏毒性而不作为首选药物。对精神运动性发作疗效与卡马西平相似。对复杂部分性发作疗效近似卡马西平,对非典型的小发作疗效不及氯硝西泮。它是大发作合并小发作时的首选药物,对其他药物未能控制的顽固性癫痫也有效。丙戊酸钠还可有效地预防热性惊厥复发。

【不良反应与用药护理】

常见与剂量相关的不良反应有食欲不振、恶心、呕吐等消化系统症状，宜饭后服用。长期不良反应有体重增加、多囊卵巢、脱发、血小板聚集障碍等。中枢神经系统不良反应较少，主要表现为震颤、乏力、嗜睡、共济失调等。偶见肝损害，30%患者在服药几个月内出现无症状性肝功能异常，主要表现为天冬氨酸氨基转移酶升高。偶见重症肝炎、急性胰腺炎和高氨血症，严重者可致肝功能衰竭，故用药期间注意定期检查肝功能。丙戊酸钠能提高苯妥英钠、苯巴比妥、氯硝西泮和乙琥胺的血药总浓度和抗癫痫作用，而苯妥英钠、苯巴比妥、扑米酮和卡马西平则能降低丙戊酸钠的血药浓度和抗癫痫作用。

苯二氮䓬类

苯二氮䓬类（benzodiazepine，BZ）具有抗惊厥及抗癫痫作用，可抑制病灶放电向周围扩散，但不能消除这种异常放电，仅为癫痫持续状态的首选药。常用的药物有地西泮、硝西泮、氯硝西泮和劳拉西泮。

1. 地西泮（diazepam，安定）　是治疗癫痫持续状态的首选药物。

2. 硝西泮（nitrazepam，硝基安定）　主要用于癫痫小发作，特别是肌阵挛性发作及婴儿痉挛等，也可用于抗惊厥。

3. 氯硝西泮（clonazepam，氯硝安定）　抗癫痫谱较广，对癫痫小发作疗效较地西泮好，对肌阵挛性发作、婴儿痉挛也有效；静脉注射还可治疗癫痫持续状态。氯硝西泮不良反应一般较轻，常见中枢神经系统反应和消化系统症状，停药后可恢复。但易产生耐受性，久服突然停药可加剧癫痫发作，甚至诱发癫痫持续状态。故乙琥胺仍为小发作的首选药。

奥卡西平

奥卡西平（oxcarbazepine）是卡马西平的衍生物，1999 年开始用于临床，药效与卡马西平相似或稍强，对大脑皮质运动有高度选择性抑制作用。口服吸收较好，吸收后在体内还原成具有药理活性的代谢产物，与食物同服增加其生物利用度。奥卡西平及其代谢产物可阻滞电压依赖性 Na^+ 通道，从而阻止病灶放电的扩布。此外，也可以作用于 K^+、Ca^{2+} 通道而发挥作用。

奥卡西平在临床上主要用于对卡马西平有过敏反应者，可作为卡马西平的替代药物应用于临床。对于复杂性部分发作、全身强直阵率性发作效果较好。对糖尿病性神经病、偏头痛、带状疱疹后神经痛和中枢性疼痛也有效。

不良反应较卡马西平轻，诱导肝药酶程度轻，毒性低，常见的为头晕、疲劳、眩晕、头痛、复视、眼球震颤，过量后可出现共济失调，严重的有血管性水肿、Stevens-Johnson 综合征及多器官过敏反应等。

拉莫三嗪

拉莫三嗪（lamotrigine）为苯三嗪类衍生物，是新型抗癫痫药，作用机制及特点类似苯妥英钠和卡马西平。口服吸收快而完全。在肝脏代谢，其消除主要以葡萄糖醛酸结合的形式由肾脏排出。

拉莫三嗪为电压敏感性 Na^+ 通道阻滞剂，通过减少 Na^+ 通道的 Na^+ 内流而增加神经元的稳定性。可作为成人局限性发作的辅助治疗药，约有 25%患者的发作频率降低 50%。单独使用可治疗全身性发作，疗效类似卡马西平，对失神发作也有效。临床上多与其他抗癫痫药合用治疗一些难治性癫痫。常见不良反应为中枢神经系统反应及胃肠道反应，包括：头痛、头晕、嗜睡、视物模糊、复视、共济失调、皮疹、便秘、恶心、呕吐等；较少见的不良反应有变态反应、弥散性血管内凝血、面部皮肤水肿及光敏性皮炎等。

第三节　抗癫痫药应用的注意事项

癫痫是一种慢性疾病，虽然神经外科治疗可使一些患者康复，但主要治疗手段仍然是长期使用抗癫痫药物，防止发作，甚至是终身用药。抗癫痫药的用药原则及用药期间注意事项包括以下几点。

1. 根据发作类型合理选用抗癫痫药物（见表 12-2）

表 12-2　抗癫痫药物的选择

癫痫主要发作类型	药物选择
成人部分性发作	苯妥英钠　卡马西平　苯巴比妥　丙戊酸钠
儿童失神性发作	乙琥胺　丙戊酸钠　氯硝西泮
成人全面强直-阵挛性发作	卡马西平　苯妥英钠　丙戊酸钠　苯巴比妥　拉莫三嗪
儿童全面强直-阵挛性发作	苯妥英钠　卡马西平　苯巴比妥　丙戊酸钠
肌阵挛性发作	丙戊酸钠　氯硝西泮　拉莫三嗪
癫痫持续状态	地西泮　苯巴比妥　苯妥英钠

2. 剂量与用法　包括:①尽可能单药治疗。单一类型发作选用一种有效药,一般从小剂量开始逐渐增加剂量,每日剂量分次服用,达到理想效果后进行维持治疗。单独一种药物治疗的优点是无药物间相互作用、不良反应少、费用少、依从性好,单药治疗可使约 65%的发作得到控制。多种类型发作可考虑采用联合用药;如合并用药则不超过 3 种,同时注意调整剂量和药物间的相互作用可能引起的不良反应。②治疗过程中不宜随意更换药物,必要时,需采用逐渐过渡用药方法,即在原药基础上加用新药,待其发挥疗效后再逐渐撤掉原药;否则可致癫痫发作或癫痫持续状态。③需长期用药,治疗过程中不可随意停药,即使症状完全控制后,至少维持 2~3 年后方可在数个月甚至 1~2 年内逐渐停药,防止出现反跳现象,导致癫痫复发,有些病例需终身用药。

3. 不良反应　长期使用抗癫痫药应注意其毒副作用。应密切观察和定期检查血常规、肝功能等。孕妇服用抗癫痫药引起畸胎及死胎概率较高,应慎用。

第四节　抗惊厥药

惊厥(convulsion)是中枢神经系统过度兴奋的一种症状,表现为全身骨骼肌不自主地强烈收缩,呈强直性或阵挛性抽搐。多伴有意识障碍,如救治不及时,可危及生命。惊厥发病与多种因素相关,包括遗传、感染、中毒、微量元素缺乏、离子紊乱、神经递质失衡等。治疗需标本兼顾,维持生命功能,控制惊厥发作症状,预防复发。多见于小儿高热、子痫、破伤风、癫痫大发作和中枢兴奋药中毒等。常用抗惊厥药包括巴比妥类、苯二氮䓬类中的部分药物、水合氯醛和硫酸镁。

硫酸镁

硫酸镁(magnesium sulfate)可因给药途径不同而产生不同的药理作用。口服给药很少吸收,有泻下和利胆作用,外用热敷可消炎去肿,注射给药则产生全身作用。

【药理作用与作用机制】

镁(Mg^{2+})是细胞内重要的阳离子,主要存在于细胞内液,细胞外液仅占 5%。血液中 Mg^{2+} 为 2~3.5 mg/100 ml,低于此浓度时,神经及肌肉的兴奋性升高。Mg^{2+} 参与多种酶活性的调节,在神经冲动传递和神经肌肉应激性维持等方面发挥重要作用。注射硫酸镁能抑制中枢及外周神经系统,使骨骼肌、心肌、血管平滑肌松弛,从而发挥肌松和降压作用。作用机制可能是由于 Mg^{2+} 和 Ca^{2+} 化学性质相似,可特异性地竞争 Ca^{2+} 结合位点,拮抗 Ca^{2+} 的作用。如运动神经末梢 ACh 的释放过程需要 Ca^{2+} 参与,而 Mg^{2+} 竞争拮抗 Ca^{2+} 的这种作用,干扰 ACh 的释放,使神经肌肉接头处 ACh 减少,导致骨骼肌松弛。同时 Mg^{2+} 也作用于中枢神经系统,引起感觉及意识丧失。出于同样原理,当 Mg^{2+} 过量中毒时亦可用 Ca^{2+} 来解救。

【临床应用】

临床上主要用于缓解子痫、破伤风等惊厥,也常用于高血压危象。临床上常以肌内注射或静脉滴注给药。

【不良反应与用药护理】

硫酸镁注射的安全范围很窄,血浆镁离子浓度超过 3.5 mmol/L 即可出现中毒症状。血镁过高即可抑制延髓呼吸中枢和血管运动中枢,引起呼吸抑制、血压骤降和心脏骤停。肌腱反射消失是呼吸抑制的先兆,连续注射过程中应经常检查肌腱反射。中毒时应立即进行人工呼吸,并缓慢注射氯化钙和葡萄糖酸钙加以对抗。

第五节　全国护士执业资格考试要点解析

癫痫病人的护理

癫痫是一组由大脑神经元异常放电所引起的以短暂中枢神经系统功能失常为特征的临床综合征，具有突然发生和反复发作的特点。

一、治疗原则

癫痫发作时的治疗以预防外伤及其他并发症为原则，而不是立即用药。

(1)对继发性癫痫应积极治疗原发病，对颅内占位性病变首先考虑手术治疗。

(2)合理用药，长期用药者在完全控制发作后应再持续服药3~5年，然后再考虑停药，平时要按医嘱定时定量服药，保证一定的血药浓度。特别是要根据发作类型选择最佳药物。最好单一药物治疗，如两种以上类型发作同时存在，最多只能用两种药。

(3)定时测量血中药物浓度以指导用药。

(4)癫痫持续状态在给氧、防护的同时应迅速制止发作，首先给地西泮10~20 mg静脉注射，注射速度不超过每分钟2 mg，以免抑制呼吸，监测血药浓度的同时静脉滴入苯妥英钠以控制发作。

二、用药护理

1. 用药注意事项　药物治疗的原则为从单一小剂量开始尽量避免联合用药；长期服药，疗程一般在4~5年；停药遵循缓慢和逐渐减量的原则，一般需6个月以上的时间，切忌癫痫发作控制后自行停药，或间断不规则服药，不利于癫痫的控制，严重时可导致癫痫持续状态。

2. 药物不良反应的观察和处理　多数抗癫痫药物有胃肠道反应，宜分次餐后口服。苯妥英钠可出现胃肠道反应、牙龈增生、共济失调、细胞减少等；卡马西平可引起眩晕、共济失调、白细胞减少、骨髓抑制等；丙戊酸钠可引起食欲缺乏、恶心呕吐、血小板减少肝损害等应告病人及家属，出现异常及时就医。对血液、肝、功能有损害的药物，服药前应做血常规、尿常规和肝肾功能检查，服药期间定期抽血做血常规和生化检查，必要时做血药浓度的测定，以防药物毒副作用。

3. 癫痫持续状态的护理　①迅速建立静脉通路，立即按医嘱缓慢静脉注射地西泮，速度不超过每分钟2 mg，必要时可在30 min内重复给药也可用地西泮60~100 mg溶于5%葡萄糖或生理盐水中，于12 h内缓慢静脉滴注；用药中密切观察病人呼吸、心律、血压的变化，如出现呼变浅、昏迷加深、血压下降，宜暂停注射。异戊巴比妥钠0.5 g溶于注射用水10 ml静注，速度不超过每分钟0.1 g，每日限量为1 g，用药时注意有无呼吸抑制和血压下降。②严密观察生命征、意识瞳孔等变化，监测血清电解质和酸碱平衡情况，以及时发现并处理高热、周围循环衰竭脑水肿等严重并发症。③保持病室环境安静、光线较暗，避免外界各种刺激。④连续抽搐者应控制入液量，按医嘱快速静滴脱水剂，并给氧气吸入，以防缺氧所致脑水肿。⑤保持呼吸道通畅和口腔清洁，24 h以上不能经口进食的病人，应给予鼻饲流质，少量多次。

测试练习

一、填空题

1. 癫痫成人单纯性局限性发作首选________，儿童失神性发作首选________，全面强直-阵挛性发作首选________，肌阵挛性发作首选________，癫痫持续状态首选________。

2. 苯妥英钠的临床应用是________、________和________。

3. 卡马西平临床可用于治疗________、________、________和________。

4. 抗癫痫药对胎儿有致畸作用，故________慎用。

5. 长期应用苯妥英钠：①应注意口腔卫生，经常________，一般停药后3~6个月牙龈增生可自行消退；②服用________预防软骨病；③定期检查血常规、肝功能，并给予________以预防巨幼红细胞性贫血。

二、选择题

(一)以下每题有A、B、C、D、E五个备选答案,请从中选择一个最佳答案。

1. 下述有关苯妥英钠的描述中不恰当的是(　　)。
A. 治疗心律失常　B. 治疗三叉神经痛　C. 服用治疗量药物,血药浓度个体差异不大
D. 口服后药物吸收不规则　E. 不同制剂生物利用度明显不同

2. 苯妥英钠对下述哪一种癫痫类型无效(　　)。
A. 强直-阵挛发作　B. 失神性发作　C. 癫痫持续状态　D. 复杂部分性发作　E. 单纯部分性发作

3. 苯妥英钠抗癫痫作用的主要机制是(　　)。
A. 稳定神经细胞膜,阻止异常放电向周围正常脑组织扩散　B. 抑制脑内癫痫病灶本身异常放电
C. 抑制脊髓神经元　D. 具有肌肉松弛作用　E. 对中枢神经系统普遍抑制

4. 癫痫全面强直-阵挛发作宜选用的是(　　)。
A. 氯丙嗪　B. 氯硝西泮　C. 乙琥胺　D. 地西泮　E. 苯妥英钠

5. 癫痫持续状态的应首选(　　)。(护考真题)
A. 巴比妥类　B. 硫喷妥钠　C. 水合氯醛　D. 地西泮　E. 水合氯醛

6. 可用于治疗强心苷中毒引起的室性心律失常的抗癫痫药(　　)。
A. 地西泮　B. 苯妥英钠　C. 丙戊酸钠　D. 乙琥胺　E. 苯巴比妥

7. 长期应用可引起牙龈增生的抗癫痫药是(　　)。
A. 苯巴比妥　B. 苯妥英钠　C. 乙琥胺　D. 丙戊酸钠　E. 卡马西平

8. 对癫痫失神发作无效,甚至使发作次数增加的药物是(　　)。
A. 苯妥英钠　B. 地西泮　C. 乙琥胺　D. 氯硝西泮　E. 丙戊酸钠

9. 治疗全面强直-阵挛发作和失神发作混合型癫痫应选用(　　)。
A. 乙琥胺　B. 丙戊酸钠　C. 苯妥英钠　D. 苯巴比妥　E. 劳拉西泮

10. 可用于治疗外周神经痛的抗癫痫药物是(　　)。
A. 卡马西平　B. 丙戊酸钠　C. 扑米酮　D. 苯巴比妥　E. 氯硝西泮

11. 下列属于广谱抗癫痫药的是(　　)。
A. 乙琥胺　B. 卡马西平　C. 丙戊酸钠　D. 苯妥英钠　E. 苯巴比妥

12. 以下药物中对三叉神经痛有较好疗效的是(　　)。
A. 苯巴比妥　B. 卡马西平　C. 乙琥胺　D. 丙戊酸钠　E. 地西泮

13. 王先生,36岁。半年前在上班途中突然倒地,意识丧失,全身肌肉强直性痉挛,约20 s后转为阵挛,持续数分钟,继而昏睡。去医院就诊,脑电图出现高幅棘慢波,诊断为癫痫强直-阵挛性发作(大发作)。宜选择下列何种抗癫痫药治疗(　　)。
A. 丙戊酸钠　B. 乙琥胺　C. 地西泮　D. 苯巴比妥　E. 苯妥英钠

14. 李先生,50岁。三年前因癫痫强直-阵挛性发作就诊,为控制病情长期服用苯妥英钠。遵医嘱近日去医院检查血常规,发现大量体积大而核发育幼稚的红细胞,诊断为巨幼红细胞性贫血,应选用下列何药治疗(　　)。
A. 维生素C　B. 维生素A　C. 铁剂　D. 亚叶酸钙　E. 叶酸

15. 长期服用苯妥英钠的癫痫病人,近日体检发现血钙浓度低,患有软骨病,试分析原因(　　)。
A. 饮食缺钙　B. 饮食缺乏维生素D　C. 严重营养不良
D. 苯妥英钠可诱导肝药酶,加速维生素D的代谢　E. 个体差异的原因

16. 小明,6岁。在玩耍时突然停止活动,手中玩具落地,两眼瞪视不动,15 s后清醒,继续玩,几天来发作5次,对发作过程无记忆,为癫痫失神发作,用下列何药治疗(　　)。
A. 苯妥英钠　B. 苯巴比妥　C. 地西泮　D. 乙琥胺　E. 卡马西平

17. 癫痫患者在完全控制发作后应在持续用药(　　)。(护考真题)
A. 半年　B. 1~2年　C. 4~5年　D. 6~7年　E. 8年

(二)以下提供若干个案例,每个案例下设若干个试题。请根据各试题题干所提供的信息,在每题下面的A、B、C、D、E五个备选答案中选择一个最佳答案。

(18～20题共用题干)

患者,女,15岁,失神性发作5年,服用氯硝西泮维持治疗,病情稳定。1周前,突然出现意识丧失、跪倒在地、抽搐、口吐白沫、昏迷,临床诊断为失神性发作伴大发作。

18. 该患者禁止使用的药物为(　　)。

A. 苯妥英钠　B. 氯硝西泮　C. 丙戊酸钠　D. 乙琥胺　E. 卡马西平

19. 失神性发作应选择下列哪种药物治疗(　　)。

A. 苯妥英钠　B. 苯巴比妥　C. 丙戊酸钠　D. 地西泮　E. 卡马西平

20. 该药应用过程中最严重的不良反应为(　　)。

A. 胃肠反应　B. 神经系统反应　C. 过敏反应　D. 肝损害　E. 肾损害

(21～22题共用题干)

患者,男,38岁,4年前曾患脑炎,近3个月常出现幻听、幻视和错觉,临床诊断为神经运动性发作。

21. 可选用下列哪种药物治疗(　　)。

A. 氯丙嗪　B. 肾上腺素　C. 卡马西平　D. 阿司匹林　E. 碳酸锂

22. 该药还可用于(　　)治疗。

A. 心律失常　B. 失眠　C. 焦虑症　D. 抑郁症　E. 三叉神经痛

三、简答题

1. 苯妥英钠的药理作用及临床应用?
2. 简述苯妥英钠体内过程的特点?
3. 卡马西平的药理作用及临床应用?
4. 简述抗癫痫药应用的注意事项?

四、论述题

试述长期应用苯妥英钠的不良反应及防治措施?

五、案例分析

(一)李爷爷,63岁。癫痫病史10年,晨起外出散步时,突然倒地,头眼向右侧偏斜,左手上举,口吐白沫,牙关紧咬,全身抽搐,小便失禁,意识丧失。诊断为部分性癫痫继发全面强直-阵挛发作,医生给予苯妥英钠治疗,症状得以控制,为防止复发,遵医嘱长期服用苯妥英钠。试分析:

1. 为什么部分性发作继发全面强直-阵挛发作选用苯妥英钠?
2. 作为一名护士应该如何指导李爷爷合理应用苯妥英钠及用药期间需要注意哪些问题?

(二)患者,男,10岁,有癫痫病史,服用苯妥英钠治疗症状得以控制。近来突然停药,就诊当日,患儿突然痉挛抽搐昏迷跌倒,口吐白沫,面色苍白,痉挛抽搐发作每次持续5～10 min,间歇数分钟后再次发作,间歇期仍昏迷不醒,发作共持续约1 h。诊断为癫痫持续状态。试分析:

1. 此时患者应首选什么药物治疗?
2. 停用苯妥英钠是否与此次发作有关?为什么?

参考答案

一、填空题

1. 苯妥英钠;乙琥胺;苯妥英钠;丙戊酸钠;地西泮。
2. 抗癫痫;中枢疼痛综合征;抗心律失常。
3. 抗癫痫;中枢性疼痛综合征;抗躁狂;抗抑郁。
4. 妊娠期妇女。
5. 按摩牙龈;维生素D;亚叶酸钙。

二、选择题

1.C　2.B　3.A　4.E　5.D　6.B　7.B　8.A　9.B　10.A　11.C　12.B　13.E　14.D　15.D　16.D　17.C　18.A　19.C　20.D　21.C　22.E

三、简答题

1.(1)抗癫痫:是治疗全面强直-阵挛发作和单纯部分性发作的首选药,对复杂部分性发作亦有效,静脉注射可有效缓解癫痫持续状态,但对失神发作、肌阵挛发作无效,甚至加重病情。

(2)治疗中枢疼痛综合征:包括三叉神经痛和舌咽神经痛,可缓解疼痛并减少发作次数。其作用与膜稳定作用有关。

(3)抗心律失常:主要用于强心苷中毒引起的室性心律失常。

2. 口服吸收慢且不规则,需连续用药 6~10 d 才可达到稳态血药浓度。血浆蛋白结合率高达 90%,主要经肝药酶代谢,代谢产物及少量药物原形经肾排泄。

3. (1)抗癫痫:对各型癫痫均有效,对复杂部分性发作疗效最好,对全面强直-阵挛性发作和单纯部分性发作也有效,可加重失神、肌阵挛性发作。为部分性发作的首选药之一。因其比苯妥英钠不良反应少,目前多用于控制除失神性发作及肌阵挛性发作之外的各类型癫痫发作。

(2)治疗中枢性疼痛综合征:对三叉神经痛和舌咽神经痛疗效优于苯妥英钠。

(3)抗躁狂、抗抑郁:用于锂盐无效的躁狂病人,对抑郁症亦有效。还可改善癫痫病人的精神症状。

4. (1)药物的选择:根据癫痫的类型和病人具体情况合理选择药物。

(2)剂量:抗癫痫药大多需经数日才能达到稳态血药浓度,且不同病人对药物反应的个体差异较大,故剂量宜从小量开始,逐渐增加至控制发作且不引起严重不良反应为止。

(3)用法:①尽可能单药治疗,单一类型发作选用一种有效抗癫痫药即可,每日剂量分次服用;多种类型发作可考虑采用联合用药,同时注意调整剂量;②治疗过程中不宜随意更换药物,必要时,需采用过渡用药方法,即在原药基础上加用新药,待其发挥疗效后再逐渐撤掉原药;③需长期用药,不可随意停药,即使症状完全控制后,至少维持 2~3 年再逐渐停药,否则会导致复发。

(4)不良反应:长期使用抗癫痫药需注意毒副作用,应密切观察和定期检查血常规、肝功能等。

四、论述题

(1)胃肠道反应:碱性强,对胃肠道有刺激性,口服可致食欲减退、恶性、呕吐、腹痛等,宜饭后服用。

(2)牙龈增生:多见于儿童及青少年,发生率约为 20%。是由于部分药物经唾液排出刺激胶原组织增生所致。应指导病人注意口腔卫生,经常按摩牙龈。

(3)神经系统反应:长期用药或用药量过大可致小脑-前庭系统功能失调,表现为眩晕、眼球震颤、复视、共济失调等,严重者可导致语言障碍、精神错乱,甚至昏睡、昏迷等,应加强用药监护,及时注意控制和调整剂量。

(4)巨幼红细胞性贫血:因抑制二氢叶酸还原酶,长期应用可导致巨幼红细胞性贫血。

(5)过敏反应:常见药热、皮疹,亦可引起粒细胞减少、血小板减少、再生障碍性贫血。

(6)其他反应:静脉注射过快可致心律失常、心脏抑制和血压下降,宜在心电监护下使用;能诱导肝药酶加速维生素 D 代谢,导致低血钙,小儿长期应用可引起佝偻病样改变,成人可出现软骨病;有一定致畸作用,孕妇慎用;久用骤停可致癫痫加重,甚至诱发癫痫持续状态。

五、案例分析

案例分析(一)

1. 苯妥英钠可通过阻止异常高频放电向正常脑组织扩散,从而呈现抗癫痫作用。

2. 苯妥英钠刺激性大,宜饭后服用;应注意口腔卫生,经常按摩牙龈,一般停药后 3~6 个月牙龈增生可自行消退;同时服用维生素 D 预防软骨病;定期检查血常规、肝功能,并给予亚叶酸钙以预防巨幼红细胞贫血。

案例分析(二)

1. 应首选地西泮静脉滴注。

2. 本次发作与苯妥英钠停用有直接关系。抗癫痫时需长期用药,不能随意停药,即使症状已经完全控制,至少要维持 2~3 年再逐渐停药,否则会导致复发。

(谢 田)

第十三章　抗帕金森病药和治疗阿尔茨海默病药

学习目标

☞ **知识目标**

1. 掌握左旋多巴、金刚烷胺、司来吉兰的药理作用、临床应用及不良反应。
2. 了解治疗阿尔茨海默病药的常用药物。

☞ **能力目标**

学会观察抗帕金森病药和治疗阿尔茨海默病药的疗效及不良反应，熟练进行用药护理，并能正确指导患者合理用药；培养指导患者家属护理帕金森病和阿尔茨海默病病人的方法。

☞ **态度目标**

培养学生护理帕金森病和阿尔茨海默病病人的耐心、爱心、责任心。

案例导学

李女士，72岁。2年前开始左手出现抖动，1年后逐渐波及左上肢，且手部颤抖加重呈“搓药丸”样动作，同时表现出运动减少且动作迟缓，走路时步态细碎，迈步后不能及时止步。诊断为帕金森病。医生给予左旋多巴治疗，病情缓解。试分析：

1. 为什么左旋多巴可以治疗帕金森病？
2. 左旋多巴的不良反应包括哪些？

中枢神经系统退行性疾病是指一组由慢性进行性中枢神经组织退行性变性而产生的疾病的总称。主包括帕金森病（Parkinson disease，PD）、阿尔茨海默病（Alzheimer disease，AD）、亨廷顿病（Huntington disease，HD）、肌萎缩侧索硬化症（amyotrophic lateral sclerosis，ALS）等。本组疾病的确切病因和发病机制尚不清楚，其共同特征是神经细胞发生退行性病理学改变。关于其发病机制的众多假说中，兴奋毒性、细胞凋亡和氧化应激等假说比较受重视。

1. 兴奋毒性假说　该假说认为某些原因引起的兴奋性神经递质谷氨酸的大量释放，通过激动AMPA受体、NMDA受体和代谢型谷氨酸受体以及通过膜去极化激活电压依赖性钙通道，使Ca^{2+}大量内流，导致胞内钙超负荷，导致神经元的选择性损伤。

2. 细胞凋亡假说　该假说认为是由于某种特殊的生长因子缺乏而导致基因转录改变和某种特殊“细胞凋亡蛋白”被激活，其最后死亡过程可能与蛋白酶caspase家族激活有关。

3. 氧化应激假说　该假说认为细胞内线粒体氧化磷酸化过程中所产生的氧自由基过多或体内氧自由基清除功能减弱所导致的一种失衡状态，过多的氧自由基将会攻击某些关键酶、生物膜类脂和DNA，最终导致细胞死亡。

随着社会的发展，人口老龄化问题日益突出，本组疾病是仅次于心血管疾病和癌症的严重影响人类健康和生活质量的第三位因素。但是，除帕金森病患者可以通过药物延长寿命和提高生活质量外，其余疾病的治疗效果难以令人满意。本章重点介绍治疗帕金森病和阿尔茨海默病的药物。

第一节　抗帕金森病药

一、帕金森病简介

帕金森病(Parkinson disease,PD)又称震颤麻痹,是一种主要表现为进行性锥体外系功能障碍的中枢神经系统退行性疾病,其典型症状为静止震颤、肌肉僵直、运动迟缓、共济失调和姿势反射受损,严重者伴有记忆障碍和痴呆。临床症状类似帕金森病,但是继发于脑动脉硬化、脑梗死、脑炎后遗症及化学药物中毒(如 Mn^{2+}、CO、抗精神病药物中毒)等疾病者统称为帕金森综合征。

抗帕金森病药主要包括拟多巴胺类药和中枢胆碱受体阻断药两类。拟多巴胺类药通过直接补充 DA 前体物或抑制 DA 降解而产生作用;中枢胆碱受体阻断药通过拮抗相对过高的胆碱能神经功能而缓解症状。总体目标是恢复多巴胺能和胆碱能神经系统功能的平衡状态。

 知识拓展

帕金森病的发病机制

帕金森病的发病机制尚不清楚,目前比较受到推崇的是"多巴胺学说"。黑质中多巴胺能神经元以 DA 为递质,对脊髓前角运动神经元起抑制作用;尾核中的胆碱能神经元以乙酰胆碱(ACh)为递质,对脊髓前角运动神经元起兴奋作用。正常时这两条通路功能处于平衡状态,共同调节运动功能。帕金森病患者因黑质病变 DA 合成减少,造成黑质-纹状体通路多巴胺能神经功能减弱,胆碱能神经功能相对占优势,因而出现肌张力增高症状。

二、拟多巴胺类药

(一)多巴胺的前体药

左旋多巴

左旋多巴(levodopa,L-DOPA),又名 L-多巴,是多巴胺的前体物质,由酪氨酸羟化酶催化左旋酪氨酸生成。现已人工合成。

【体内过程】口服吸收迅速,食物可减少药物的吸收。胃排空延缓、胃酸 pH 值偏低或高蛋白饮食等均可降低左旋多巴的生物利用度。口服后绝大部分被肝脏、肠黏膜和其他外周组织的脱羧酶代谢为多巴胺,仅1%左右的左旋多巴能通过血脑屏障进入中枢神经系统而发挥疗效。

【药理作用及机制】PD 患者的黑质多巴胺能神经元退行性改变,酪氨酸羟化酶同步减少,使脑内酪氨酸转化为 L-DOPA 极度减少。L-DOPA 是多巴胺的前体,通过血脑屏障后,补充纹状体中多巴胺的不足而发挥治疗作用。多巴胺因不易通过血脑屏障,不能用于治疗 PD。

【临床应用】

1. 治疗帕金森病　治疗各种类型的 PD 患者,但对吩噻嗪类等抗精神病药(如氯丙嗪)所引起的帕金森综合征无效。其作用特点为:①显效慢,用药 2~3 周方起效,用药 1~6 个月后才能获得最大疗效;②对肌肉僵直和运动困难的疗效好,对肌肉震颤的疗效差;③疗效与黑质-纹状体病损程度相关,轻症或较年轻患者疗效好,重症或年老体弱者疗效较差;④与外周多巴胺脱羧酶抑制药卡比多巴等合用,可增加脑组织中的多巴胺而提高疗效,并减轻外周不良反应。

左旋多巴能明显改善帕金森病患者的肌肉强直、运动迟缓、肌肉震颤,可改善患者走路姿态、面部表情、言语、书写、吞咽和呼吸的异常,也可使情绪好转,但对患者的痴呆症状疗效不佳。随着用药时间的延长,左旋多巴的疗效逐渐下降,3~5 年后疗效已不明显,其发生的原因可能与患者疾病的发展、受体下调等因素有关。

2. 治疗肝昏迷　左旋多巴在脑内可转化为多巴胺和去甲肾上腺素,可以对抗因肝功能衰竭而产生并进入中枢的假性递质,缓解因假性递质引起中枢神经冲动传导障碍,恢复正常神经功能活动,使肝昏迷病人意识清醒。

【不良反应】不良反应分为早期反应和长期反应。

1. 早期反应

(1)胃肠道反应:表现为厌食、恶心、呕吐、腹胀、腹痛和腹泻。其发生原因是左旋多巴在外周和中枢能脱羧成DA,分别直接刺激胃肠道和兴奋延髓催吐化学感受区D_2受体,减量或饭后服药可减轻;偶见溃疡出血或穿孔。

(2)心血管反应:约30%的病人在用药初期可出现轻度体位性低血压,原因不明;此外因多巴胺可激动β受体,导致心动过速和心律失常。

2. 长期反应

(1)异动症:是异常动作舞蹈症的总称,也称为运动障碍。多见于面部肌群,表现为张口、咬牙、伸舌、皱眉、头颈部扭动等。异动症是由于服用大量L-DOPA后,多巴胺受体过度兴奋所致,服用2年以上者发生率达90%。

(2)症状波动:服药3~5年后,有40%~80%患者出现症状快速波动,重则出现"开-关现象",即病人突然出现多动不安(开),而后又出现全身性或肌肉强直性运动不能(关),此症状反复交替,严重妨碍病人正常活动。症状波动的发生与PD的发展导致多巴胺的储存能力下降有关。

(3)精神障碍:发生比例占病例的10%~15%,表现为失眠、焦虑、噩梦、躁狂、幻觉、妄想或抑郁等,一旦出现精神障碍的症状需减量或停药,其发病原因是多巴胺作用于大脑边缘系统有关。

(4)其他:诱发青光眼、痛风、味觉异常、嗅觉异常、唾液呈棕色等。

【药物相互作用】

(1)维生素B_6能加速L-DOPA在外周组织转化成DA,可增强L-DOPA在外周的副作用,降低其抗帕金森的疗效;

(2)吩噻嗪类、丁酰苯类、利舍平能对抗L-DOPA的疗效;

(3)抗抑郁药能引起直立性低血压,加强L-DOPA的副作用。

(二)左旋多巴的增效药

1. 氨基酸脱羧酶(AADC)抑制药

卡比多巴

卡比多巴为α-甲基多巴肼的左旋体,又称α-甲基多巴肼、洛得新。卡比多巴不能通过血脑屏障,对进入脑组织的左旋多巴无转化抑制作用,与L-DOPA合用时,仅能抑制外周AADC。由于卡比多巴能抑制L-DOPA在外周的脱羧,使进入中枢神经系统的L-DOPA增加。卡比多巴与L-DOPA组成的复方制剂称为心宁美,现有心宁美控释剂。

苄丝肼

苄丝肼又称羟苯泗泾、色拉肼。与L-DOPA组成的复方制剂称为美多巴,其药理作用与心宁美相同。

2. MAO-B抑制药

司来吉兰

司来吉兰又称丙炔苯丙胺,为选择性极高的MAO-B抑制剂。人体内的单胺氧化酶(MAO)分为A、B两型,MAO-A主要分布于肠道,其功能是对食物、肠道内和血液循环中的单胺进行氧化脱氨代谢;MAO-B主要分布于黑质-纹状体,其功能是降解DA。司来吉兰能选择性抑制中枢神经系统MAO-B,减少脑内DA的降解,使脑内的多巴胺浓度增加,药效延长。司来吉兰与L-DOPA合用后,能增加疗效,降低L-DOPA用量,减少L-DOPA外周的不良反应,并能消除长期单独使用L-DOPA出现的症状波动。

3. 儿茶酚氧位甲基转移酶(COMT)抑制药

L-DOPA在体内的代谢途径包括:①由氨基酸脱羧酶(AADC)脱羧转化为多巴胺;②经儿茶酚氧位甲基转移酶(COMT)转化成3-O-甲基多巴(3-O-MD)。3-O-MD可影响L-DOPA的吸收和进入脑组织。因此,抑制COMT的活性能增加脑内L-DOPA,从而增强L-DOPA的抗帕金森疗效。

硝替卡朋

硝替卡朋的作用强,毒性低。由于不易通过血脑屏障,只抑制外周的COMT,增加左旋多巴的生物利用度，使纹状体中的左旋多巴和DA增加而发挥抗帕金森病作用。

托卡朋和恩他卡朋

托卡朋和恩他卡朋为新型COMT抑制药，能延长L-DOPA半衰期，使进入脑组织的L-DOPA增多。托卡朋是唯一能同时抑制外周和中枢COMT的药物，恩他卡朋仅能抑制外周的COMT。托卡朋和恩他卡朋尤其适用于伴有症状波动的患者。托卡朋的主要不良反应为肝毒性，严重时可发生暴发性肝衰竭，仅在其他抗PD药物无效时使用。

（三）多巴胺受体激动药

溴隐亭

溴隐亭又称溴麦角隐亭、澳麦亭，可选择性激动中枢的D_2类受体，对外周多巴胺受体、α受体也有较弱的激动作用。对帕金森病和肝昏迷的疗效与左旋多巴近似，作用持久，尤其适用于其他药物治疗效果减退的帕金森病病人，此外，因溴隐亭能抑制催乳素和生长激素分泌，亦可用于治疗乳溢-闭经综合征和肢端肥大症。

不良反应较多：①消化系统常见食欲减低、恶心、呕吐、便秘；②心血管系统常见直立性低血压、心律失常；③运动功能障碍方面的不良反应与左旋多巴类似；④精神系统症状表现为幻觉、错觉和思维混乱等；⑤其他不良反应包括头痛、鼻塞、腹膜和胸膜纤维化、红斑性肢痛。

利舒脲

利舒脲激动D_2类受体的强度是溴隐亭的1000倍，能明显改善PD患者的运动功能障碍、减少严重的“开-关现象”和L-DOPA引起的异动症。

罗匹尼罗和普拉克索

罗匹尼罗和普拉克索均为非麦角生物碱类新型DA受体激动药，能选择性地激动D_2类受体，患者耐受性好，胃肠道反应较小。

（四）促多巴胺释放药

金刚烷胺

金刚烷胺又称金刚烷，最初为抗病毒药，后发现有抗帕金森病作用，疗效不及左旋多巴。金刚烷胺抗帕金森病的机制为：①促使病人脑内黑质-纹状体中残存的DA能神经递质释放；②抑制DA的再摄取；③直接激动DA受体；④较弱的中枢抗胆碱作用。金刚烷胺抗帕金森病的特点为：①显效快，作用持续时间短，用药数天即可获最大疗效，但连用6~8周后疗效逐渐减弱；②对PD的肌肉强直、震颤和运动障碍的缓解作用较强，优于抗胆碱药物，但不及L-DOPA；③与左旋多巴合用可产生协同作用。

长期用药可见下肢皮肤网状青斑、精神不安、失眠和运动失调等。偶致惊厥，癫痫患者禁用。

三、中枢胆碱受体阻断药

本类药物可阻断中枢胆碱受体，拮抗纹状体内乙酰胆碱的作用，恢复胆碱能神经与多巴胺能神经的功能平衡，对早期PD患者有较好的治疗效果，对晚期严重PD患者的疗效差，可与L-DOPA合用。

苯海索

苯海索又名安坦，为人工合成的胆碱受体阻断药，对中枢的胆碱受体有选择性阻断作用，但疗效不如左旋多巴。口服易吸收，临床主要用于轻症、不能耐受左旋多巴或禁用左旋多巴的病人及各种药物（如氯丙嗪）引起的锥体外系反应。副作用与阿托品相同但症状较轻，表现为口干、便秘、尿潴留、瞳孔散大、视力模糊等。禁用于青光眼和前列腺肥大患者。老年病人因脑内乙酰胆碱减少，不宜使用本类药物。

苯扎托品

苯扎托品又名甲磺酸苯扎托品，作用近似阿托品，具有抗胆碱作用，同时还有抗组胺、局部麻醉和大脑皮质抑制作用。用于治疗帕金森病以及药物引起的帕金森病症状，外周不良反应轻。

第二节　治疗阿尔茨海默病药

一、阿尔茨海默病简介

老年性痴呆症(阿尔茨海默病)可分为原发性痴呆症、血管性痴呆症和两者的混合型。原发性痴呆症又称为阿尔茨海默病(Alzheimer disease,AD),是一种与年龄高度相关的、以进行性认知障碍和记忆力损害为主的中枢神经系统退行性疾病。主要病理特征是大脑萎缩、脑组织内老年斑、广泛神经元缺失和神经元纤维缠结。表现为记忆力、判断力、抽象思维等一般智力的丧失,但视力、运动能力等则不受影响。

AD 占老年性痴呆症患者总数的 70%左右,已经成为威胁人类晚年生活质量的主要疾病之一,确诊后平均存活时间为 10 年左右。AD 的发病机制目前尚未完全明确,目前尚无特效治疗药物,可选用的治疗药物为胆碱酯酶抑制药、谷氨酸受体拮抗药、神经细胞生长因子增强剂、代谢激活剂与神经保护药、M 受体激动药。

二、胆碱酶酶抑制药

他克林

他克林为第一代中枢性、可逆性和非特异性乙酰胆碱酯酶抑制剂,因具有较强的肝脏毒性,已停用。

多奈哌齐

多奈哌齐为第二代可逆性中枢胆碱酶酶(AChE)抑制药。

【体内过程】口服后吸收好,半衰期长,$t_{1/2}$ 约为 70 h。主要经肝脏代谢,经肾脏排泄,少量以原药形式随尿排出。与他克林相比,外周不良反应少,患者易耐受。

【药理作用】通过抑制 AChE 来增加中枢 ACh 的含量,与第一代他克林相比,多奈哌齐对中枢 AChE 有更高的选择性,能改善轻至中度 AD 患者的认知能力和其他临床症状。

【临床应用】用于改善患者的认知障碍,延缓病情发展。用于轻至中度 AD 患者。

【不良反应】常见不良反应有恶心、腹泻、疲劳和肌肉痉挛,连续用药 2~3 周后可自行消退。

利斯的明

利斯的明又名卡巴拉汀,为第二代 AChE 抑制药,能改善 AD 患者胆碱能神经介导的认知功能障碍,提高认知能力。利斯的明具有安全、耐受性好、不良反应轻等优点,且无外周活性,尤其适用于伴有心脏、肝脏以及肾脏等疾病的 AD 患者。

加兰他敏

加兰他敏为第二代 AChE 抑制药,对神经元中的 AChE 有高度选择性,用于治疗轻、中度 AD,疗效与他克林相当,但无肝毒性。主要不良反应表现为治疗早期(2~3 周)患者可有恶心、呕吐及腹泻等胃肠道反应,稍后即消失。

石杉碱甲

石杉碱甲又名哈伯因,是我国学者于 1982 年从石杉科植物千层塔中分离得到的一种新生物碱。

【体内过程】口服吸收迅速、完全,生物利用度为 96.9%,易通过血脑屏障。原形药物及代谢产物经肾排出。

【药理作用】为强效、可逆性胆碱酯酶抑制药,对改善衰老性记忆障碍及老年痴呆患者的记忆功能有良好作用。

【临床应用】用于老年性记忆功能减退及 AD 患者,改善其记忆和认知能力。

【不良反应】常见不良反应有恶心、头晕、多汗、腹痛、视物模糊等,一般可自行消失,严重者可用阿托品拮抗。有严重心动过缓、低血压及心绞痛、哮喘、肠梗阻患者慎用。

三、谷氨酸受体拮抗药

美金刚

美金刚又名美金刚胺,是第一个用于治疗晚期 AD 的谷氨酸受体拮抗剂,与胆碱酯酶抑制药合用效果更好。当谷氨酸以病理量释放时,美金刚可减少谷氨酸的神经毒性作用,当谷氨酸释放过少时,美金刚可改善记忆过程所需谷氨酸的传递。临床研究表明,该药能显著改善轻度至中度血管性痴呆症患者的认知能力,而且对较严重的患者效果更好;对中度至重度的老年痴呆症患者,还可显著改善其动作能力、认知障碍和社会行为。美金刚的不良反应多为一过性,临床安全性高。

第三节　全国护士执业资格考试要点解析

一、帕金森病病人的护理

帕金森病又称震颤麻痹,是一种较为常见的黑质和黑质纹状体通路变性的慢性疾病。临床以静止性震颤、肌强直、运动减少和体位不稳为主要特征。本病好发50岁以上的中老年,男性略多于女性。本病呈慢性进行性发展,且不能自动缓解,病人主要死于疾病晚期出现的各种并发症。脑部炎症、肿瘤、代谢障碍、脑动脉硬化及使用某些药物如氟桂利嗪、氯丙嗪、利舍平等产生的震颤、肌强直等症状,称为帕金森综合征。

(一)病因

病因尚未阐明,目前认为并非单因素引起,可能是多因素共同作用的结果。

1. 神经系统老化　本病多见于中老年人,尤其多见60岁以上人,在活体或尸检中均证实了纹状体中的多巴胺含量显著减少,多巴胺 D_1 受体和 D_2 受体逐年下降,提示年龄老化可能与发病有关。

2. 环境因素　环境中存在分子结构类似甲苯基四氢基吡啶(MPTP为合成阿片的副产物)的某些工业毒物和农业毒物,作为本病的病因之一,已引起人们的重视。

3. 遗传　约10%的病人有家族史,提示遗传因素参与发病,包括常染色体显性或常染色体隐性遗传。帕金森病病人的黑质受到严重破坏,造成多巴胺的生成减少,导致神经末梢处的多巴胺不足,从而使纹状体失去抑制性作用,乙酰胆碱的兴奋性相对增强,临床出现帕金森病症状。

(二)临床表现

帕金森病好发于60岁以上的男性。起病多缓慢,且呈进行性发展,动作不灵活和震颤为疾病早期的首发症状,随疾病进展出现特征表现。

1. 静止性震颤　始于一侧上肢远端,逐渐扩展到同侧下肢及对侧上下肢。上肢震颤重于下肢,手指呈现有规律的拇指对掌和余指屈曲的震颤,形成"搓丸样动作"。震颤在静止状态时出现且明显,运动时减轻或暂时停止,情绪激动可加重,睡眠时可完全停止,故称为"静止性震颤"。疾病后期,震颤可累及下颌、口唇、舌和头部。少数70岁以上发病者可无震颤。

2. 肌强直　本病的主要特征之一,多从一侧上肢或下肢近端开始,逐渐蔓延至远端、对侧全身肌肉,表现为被动运动关节时的"铅管样强直",如合并有震颤,可表现为"齿轮样强直"病人可出现头部前倾,躯干俯屈,上臂内收,肘关节屈曲,腕关节伸直,手指内收,拇指对掌,指关节伸直,髋、膝关节均略屈曲等特殊姿势。

3. 运动迟缓　随意动作减少减慢:①"写字过小":书写时字越写越小,上肢不能做精细动作的表现。②姿势步态异常:早期走路时上肢摆动幅度小,步伐逐渐变小变慢,转弯时步态障碍尤为明显。晚期有"慌张或前冲步态":行走时起步困难,且步距小,往前冲。坐位、卧位起立困难,有时行走中全身僵住,不能动弹,称为"冻结"现象。③"面具脸":面肌运动减少的表现。④日常活动受限:如坐下后不能起立,卧床时不能自行翻身;进食困难,手持勺取食物时手发抖,不能将食物准确送入口中;不能独立取水、沐浴、刷牙、修剪指甲;不能取物、穿衣或脱衣,不能解系鞋带和纽扣,不能穿脱鞋袜,不能满意地修饰如剃须;不能独立如厕。⑤严重病人:可因日、舌、腭及咽部肌肉运动障碍而出现流涎,进食时食物在口中咀嚼无力,咽食时发噎或反呛,甚至发生吞咽困难。此外,病人还可出现顽固性便秘、排尿不畅、出汗、言语障碍等。⑥未及时治疗的晚期病人:可有痴呆、忧郁症,也可因严重肌强直和继发性关节僵硬,使病人长期卧床而并发肺炎和压疮。

(三)辅助检查

本病缺乏有诊断价值的实验室及其他检查。脑脊液中多巴胺的代谢产物高香草酸含量可降低,但缺乏特异性。

(四)治疗原则

以及早使用替代性药物和抗胆碱药物治疗为主,辅以行为治疗,必要时手术治疗,从而达到减轻症状,减少并发症,增强自理能力,延长病人生命的目的。治疗要点:

1. 抗胆碱药　适用于早期轻症病人。常用盐酸苯海索(安坦)1~2 mg,每日3次口服;或选用东莨菪碱、苯扎托品、丙环定等。

2. 多巴胺替代药物　常用左旋多巴(多巴胺的前体),此药进入脑内经多巴脱羧酶作用转化成多巴胺而发挥治疗作用,剂量自 62.5 mg 开始,2~3 次/d,视症状控制情况,缓慢增加其剂量和服药次数,最大剂量不应超过 250 mg, 3~4 次/d;多巴丝肼(美多巴)是左旋多巴和苄丝肼的混合剂,可根据不同时期的病情选用。

3. 多巴胺受体激动剂　早期病人使用可延迟使用左旋多巴及减少左旋多巴用量,中、晚期病人可改善症状和减少大剂量使用左旋多巴复方制剂所带来的副作用。常选用多巴胺 D_2 受体激动剂溴隐亭,初起口服 0.625 mg/d,1 周后每晚服 2.5 mg,共 1 周,以后每周增加 2.5 mg,直至 10~30 mg/d 的最适剂量。对用溴隐亭无效病人可选用或改用培高利特(协良行)。

4. 手术疗法　适用于症状限于一侧或一侧较重的病例,年龄在 60 岁以下,且药物治疗无效或副作用严重而不能耐受药物治疗者。

(五)护理问题

1. 躯体移动障碍　与黑质病变,锥体外系功能障碍有关。

2. 自尊紊乱　与自体形象改变和生活依赖别人有关。

3. 营养失调低于机体需要量　与舌、腭及咽部肌肉运动障碍致进食减少和肌强直、震颤致机体消耗量增加有关。

4. 自理缺陷　与黑质病变,锥体外系功能障碍有关。

(六)护理措施

1. 生活护理

(1)主动了解病人的需要,指导和鼓励病人自我护理,做力所能及的事情,必要时协助病人洗漱、进食、沐浴、料理大小便。

(2)对出汗多的病人,指导其穿柔软、宽松的棉质衣物,经常清洁皮肤,勤换被褥衣物,勤洗澡,若洗澡有困难则应指导其家人协助完成,知调节适宜的水温至病人满意,洗澡用具放在病人容易拿到的地方,提供安全保护措施。

(3)对如厕有困难者,应移除去厕所通道上的障碍物,提供必需的辅助便器,如高度适中的坐厕或便桶,便桶支撑侧要有长的扶手或周围有扶手,手纸放在病人伸手可及处,指导、训练、鼓励病人尽量使用便器。

(4)穿着、修饰能力差的病人,提供穿衣时适当的隐蔽条件,鼓励病人独立更衣、修饰,必要时提供帮助,更衣时将病人安置在轮椅或椅子上,以便病人有依靠,鼓励病人穿宽松的衣服,建议病人穿不用系带的鞋。

2. 心理护理　病人因不自主的震颤,肌强直和运动减少,精细的动作很难完成,给工作带来不便或困难,及"面具脸"的形成和流涎等自体形象的改变,而不愿参与社会活动,胆怯、逃避。因生活自理能力差或丧失,外加社会支持差,而感到无望、无助、失望、无价值、孤独及忧郁、自卑无能,唯恐自己成为或即将成为生活上完全依赖他人的残疾者。

(1)建立信任的护患关系,细心观察病人的心理反应,鼓励病人表达并注意倾听他们的感情和对自己的想法和看法;鼓励病人现实地积极评价自己,尽量维持过去的兴趣与爱好,帮助培养和寻找新的简单易做的爱好;提供正确的信息,避免批评性意见。

(2)促进病人与社会的交往,为病人创造良好的亲情和人际关系氛围,重获角色责任的愿望和能力,安排家人和朋友多来探视,有助于减轻病人心理压力;鼓励病人参与病房的活动、尽量多走动,避免对病人过于保护,也不要给病人提出过多的要求,协助病人接受他人的帮助,提供机会与有同样经历的人接触和交往,帮助亲人或朋友接受病人的形象改变和感受,以获得社会支持。

(3)指导病人保持衣着整洁和自我形象的尽量完美,必要时为病人提供隐蔽和安全的环境,尤其是进行日常活动如起居、饮食和排泄等,提高自我照顾和自我护理的能力,增强治疗和生活的信心。

3. 运动护理　运动能避免肌肉萎缩及保持关节活动度,运动技巧能改善行走能力及减轻颤抖。在实施运动护理时:

(1)首先要告诉病人或家属运动锻炼的目的,并与病人或家属商定切实可行的运动锻炼计划。

(2)鼓励病人尽量参与各种形式的活动,如散步、打太极拳、做床边体操等,注意保持身体和各关节的活动强度与最大活动范围,做到每星期至少 3 次,每次至少 30 min。

(3)对有功能障碍如起坐困难时,应指导病人在做完每日的一般运动后,协助病人反复练习起坐动作;对起步较困难或步行时突然僵住不能动的病人,指导病人思想要尽量放松,尽量跨大步,向前走时脚尽量抬高,双臂尽量摆动,眼睛注视前方不要注视地面等,如由家属协助病人行走,应指导其不要强行拉着病人走;在运动锻炼过程中要活动与休息交替进行,对不能行走的病人,应每日协助做全关节运动及伸展运动,按摩四肢肌肉,并注意动作轻柔,以免造成病人疼痛和骨折。要为功能锻炼的环境配备沙发或座椅,配置床护栏、手杖、走道扶手等必要的辅助设施,呼叫器置于病人床边。功能锻炼时注意患者安全,避免坠和摔倒。

4. 饮食护理　指导病人合理饮食和正确进食,有助于改善营养状况。

(1)进食前向病人介绍造成营养低下的原因、饮食治疗的原则和目的;仔细了解病人的吞咽反应是否灵敏,有无控制口腔活动的能力,是否存在咳嗽和呕吐反射,能否吞咽唾液;准备好有效吸引装置。

(2)安置病人正确的体位,餐前餐后让病人取坐姿坐在椅子上或床沿上保持 10~15 min。

(3)从小量食物开始,让病人逐渐掌握进食的每一步骤,进食时不要催促,并注意保持合适的食物温度,以防进食时烫伤,餐具最好使用不易打碎的不锈钢餐具,不能持筷进食者改用汤勺。

(4)尽可能提供病人便于食用的食物,对咀嚼能力减退的病人提供易咀嚼、易消化的细软、无刺激的食物或半流质饮食,如选用稀粥、面片、蒸蛋等精细制作的小块食物或黏稠不易反流的食物,少量分次吞咽。对进流质、饮水反呛病人,经口进食易引起误吸、窒息或吸入性肺炎,应及时给予鼻饲,同时做好相应的护理,必要时按医嘱给予静脉维持营养。

(5)饮食以高热量、高维生素、低脂、适量优质蛋白饮食为主,并及时补充水分,蛋白不宜盲目给予过多,以免降低左旋多巴类药物的疗效。

(6)在实施指导合理饮食和正确进食过程中,注意观察病人营养状况改善和体重变化的情况。

5. 病情观察　动态病情监测有助于掌握病情的发展与演变、有无并发症的发生及药物的治疗效果。应重点观察肌强直、肌震颤及其发展情况,吞咽困难及其程度,每日的进食量及体重变化情况,有无肺炎、压疮等并发症出现,发现异常应及时报告医生做相应的处理。

6. 用药护理　加强用药护理可防止药物副作用发生和减轻对机体的影响。

(1)左旋多巴及混合制剂:主要有恶心、呕吐、厌食、不自主运动、直立性低血压,幻觉、妄想等精神症状,应嘱病人在进食时服药,以减轻消化道症状。为不影响左旋多巴的疗效,嘱病人不应同时服维生素 B_6。若出现精神症状、不自主运动、每日多次突然波动于严重运动减少和缓解而伴异动("开-关"现象)、出现每次服药后药物的作用时间逐渐缩矩("剂末"现象),应报告医生并按医嘱处理。

(2)抗胆碱能药:主要有口干、眼花、少汗或无汗、面红、恶心、便秘、失眠和不安,严重者有谵妄、不自主运动等副作用,根据反应轻重,按医嘱处理。合并有前列腺肥大及青光眼者禁用此类药物。

(3)多巴胺受体激动剂:主要有恶心、呕吐、低血压和昏厥、红斑性肢痛、便秘、幻觉等副作用。在用药时宜从小剂量开始,逐渐缓慢增加剂量直至有效维持;服药期间嘱病人尽量避免使用维生素 B_6、利舍平、氯氮革、氯丙嗪等药物,以免降低疗效或导致直立性低血压。

(七)健康教育

(1)指导病人在病程中遇事要冷静、沉着应对,避免情绪紧张、激动,以免加重病情。

(2)日常生活及社会活动中要适时调整心态以保持心理平衡。坚持参加适量的力所能及的活动和体育锻炼,运动中应根据病情及自己的体能,把握好方式、强度与时间,以免运动量过大而加重病情;户外活动应根据气温变化增减衣服,户内活动应调整好室温,以防受凉感冒;尽量保持最大限度的全关节活动,以防继发性关节僵硬。加强日常生活动作、平衡功能及语言功能等康复训练,以利于增强自理能力;生活有规律,保证充足休息与睡眠,有助于体能的恢复;饮食结构与营养合理,有助于营养状况及病情的改善;注意环境安全,尽量避免接触过多的杀虫剂、除草剂等化学物质。

(3)告诉病人按医嘱正确用药和坚持用药,以及药物的主要副作用和处理方法。

(4)嘱病人定期复查肝、肾功能,监测血压变化。

(5)指导病人病情相对稳定时,尽量参与一些有益身心健康的活动,但在外出时要注意安全,防止意外伤害事故的发生,最好身边有人陪伴,无人陪伴时病人应随身携带有病人姓名、住址和联系电话的"安全卡片"以防走失。

(6)告知病人要注意病情变化和并发症的表现,发现异常及时就诊。

二、阿尔茨海默病病人的护理

阿尔茨海默病(AD)是一种中枢神经系统原发性退行性变性疾病,病因及发病机制尚不清楚。主要临床表现是痴呆综合征。其特点是形态学上出现大脑皮质萎缩,并伴有神经元纤维缠结及老年斑。潜隐起病,病程呈进行性发展。

(一)病因及发病机制

1. 发病相关因素

(1)遗传学:家系研究显示 AD 与一级和二级亲属的痴呆家族史有关。①阿尔茨海默病的一级亲属 10%有痴呆危险性;②90 岁时,一级亲属 23%有痴呆危险性,比普通人群高 4.3 倍,并认为是常染色体显性基因遗传,估计外显率为 50%;③父母一方为阿尔茨海默病,病人在 70 岁以前发病,其同胞到 85 岁时患病危险性为 50%。

(2)社会心理因素:病前性格孤僻,兴趣狭窄,重大不良生活事件与 AD 的发病相关。有研究发现,晚发 AD 的相关危险因素是营养不良和噪声;早发 AD 相关的危险因素是精神崩溃和躯体活动过少。

2. 发病机制

(1)大脑皮质萎缩:大脑皮质各区出现萎缩以前额叶、颞叶及顶叶受累最多,特别是海马结构。大脑重量减轻。

(2)神经元改变:神经元数量减少或丧失,皮质神经元脂褐质聚集,星形细胞增生。随着神经元丧失伴有大量的神经元纤维缠结、老年斑或神经炎性斑,这是 AD 的特征性病理改变。病理改变多见于萎缩皮质,以颞顶区最明显。

(3)突触变性和消失:阿尔茨海默病中,突触变性出现较早,但只有在弥散性老年斑形成后,突触变性才变得明显,前突触终端密度减低最高可达 45%,而突触脱失可能与病人认知障碍有关。

(4)神经元存在颗粒性空泡变性:该变化是由胞质内成簇的空泡组成,内含 0.5~1.5 μm 的颗粒,见于海马的锥体细胞。在正常老年人的海马也可以看到颗粒空泡变性,但程度很轻。

(5)胆碱能功能:记忆和认知功能与胆碱能系统有关。AD 病人胆碱能系统受损部位主在海马、杏仁核、蓝斑和中缝核。

(二)临床表现

AD 起病潜隐,病情发展缓慢,无明确的起病期,病程进行性发展。

1. 记忆障碍　是 AD 的早期突出症状或核心症状。其特点是近事遗忘先出现,记不住新发生的事,对原有工作不能胜任。主要累及短时记忆、记忆保存和学习新知识困难。不能完成新的任务,表现为忘性大、好忘事、丢三落四,严重时刚说的话或做过的事情转眼就忘记。记住熟人的姓名、电话号码、反复说同样的话或问同样的问题。随着病情的进展,出现远记忆障碍,记不清自己经历,记不清亲人的姓名及成员间关系和称呼,出门迷路,不知方向而走失,定力障碍日益明显。随着记忆障碍加重,可出现虚构症状。

视空间和定向障碍:是 AD 的早期症状之一。如常在熟悉的环境或家中迷失方向,找不到厕所在哪里,走错卧室、外出找不到回家的路。画图测试不能精确临摹简单的立体图。时间定向差,不知道今天是何年、何月、何日,甚至深更半夜起床要上街购物。

2. 言语障碍　病人的言语障碍呈现特定模式,首先出现语义学障碍,表现为找词困难、用词不当或张冠李戴。讲话絮叨,病理性赘述。可以出现阅读和书写困难,进而出现命名困难。最初仅限于少数物品,以后扩展到普通常见的物体命名。言语障碍进一步发展为语法错误、错用词类、语句颠倒,最终因素也受到破坏而胡乱发音、不知所云,或缄默不语。

3. 失认和失用　失认是指感觉功能正常,但不能认识或鉴别物体,如不能识别物体、地点和面容(不认识镜中自己像)。失用是指理解和运动功能正常,但不能执行运动,表现为不能正确完成系列动作,如先装好烟斗再打火;不能按照指令执行可以自发完成的动作如不会穿衣,把裤子套在头上,不会系鞋带、系腰带,把筷子用嘴嚼,原是裁缝而不会裁剪衣服,不会用剪子等。

4. 智力障碍　全面的智力减退,包括理解、推理、判断、抽象、概括和计算等认知功能。

5. 人格改变　多见。额叶、颞叶受累的病人常有明显的人格改变,或是既往人格特点的发展,或向另一极端偏离。病人变得孤僻,不主动交往,自私,行为与身份同原来的素质与修养不相符合,情绪变化变得容易波动,易激惹,有时欣快,无故打骂人,与病前判若两人。

6. 进食、睡眠和行为障碍　病人常食欲减退,约半数病人出现正常睡眠节律的紊乱或颠倒,白天卧床,晚上则到处活动,干扰他人。动作刻板重复、愚蠢笨拙,或回避交往,表现得退缩、古怪、纠缠他人。

7. 精神症状　疾病早期以高级皮质功能障碍为主,疾病中期可出现各种精神障碍,其中部分是继发于人格改变,有的是认知缺陷导致。

(1)错认和幻觉:可出现错认,把照片或镜子中的人错认为真人而与之对话;少数病人出现听幻觉,并与之对话。有的病人出现幻视,多出现在傍晚,应警惕幻视可能是与痴呆重叠的谵妄的症状表现。

(2)妄想:多为非系统的偷窃、被害、贫穷和嫉妒内容。也可以出现持续的系统的妄想,认为居室不是自己的家,家人策划抛弃他,往往会造成家庭和护理困难。

(3)情绪障碍:情感淡漠是早期常见的症状。部分病人可出现短暂的抑郁心境。还可出现欣快、焦虑和易激惹。

8. 灾难反应　病人主观意识到自己智力缺损,却极力否认,在应激的状况下产生继发性的激越,如掩饰记忆力减退,病人用改变话题、开玩笑等方式转移对方注意力。一旦被识破或对病人的生活模式加以干预,如强迫病人如厕或更衣,病人就不能忍受而诱发“灾难”反应,即突然而强烈的言语或人身攻击发作。该反应的终止和发作往往都很突然。

9. 神经系统症状　多见于晚期病人,如下颌反射,强握反射,口面部不自主动作如吸吮、噘嘴等。有的病人伴发 Klüver-Bucy 综合征,这是颞叶受损症状表现为严重视觉失认,不能命名或描述三种所熟悉的东西;乱食征,面前放的东西有往嘴里放的倾向;过多口部行为及性欲改变。偶见癫痫。晚期病人可见吞咽困难、厌食及明显体重下降。

(三)心理学检查

心理学检查是诊断有无痴呆及痴呆严重程度的重要方法。我国已经引进和修订了许多国际通用的简捷、快速的筛查工具,具有良好的诊断效度,敏感性与特异性均较好。简述如下:

(1)简易智力状况检查(MMSE) 由 Folstein 于 1975 年编制。

(2)长谷川痴呆量表(HDS)。

(3)日常生活能力量表(ADL) 1969 年由 Lawton 和 Brody 制定。

(四)治疗原则

本病病因未明,针对病因治疗很难,一般采取以下措施:

1. 促智药或改善认知功能的药物　目的在于改善认知功能,延缓疾病的进展。

(1)乙酰胆碱酯酶抑制剂(AChE):已知记忆力及认知功能与胆碱能系统有密切关系且发现病人 AChE 活性明显减退。

1)多奈哌齐(安理申):改善认知功能,服用 6 个月治疗期间,可见到症状无进一步恶化,主要不良反应为:腹泻、肌肉痉挛、乏力、恶心及失眠等。

2)艾斯能:是选择性地作用于脑皮质和海马的乙酰胆碱酯酶抑制剂。艾斯能治疗可以延缓阿尔茨海默病病人症状的进展速度,可在 6 个月内没有恶化。

3)石杉碱甲(哈伯因):是我国研制的胆碱酯酶抑制剂,对认知功能、日常生活能力有改善。主要不良反应是消化道症状。

(2)促脑代谢及推迟痴呆进程:双氢麦角碱有扩张血管作用,促进大脑对葡萄糖和氧的作用,提高大脑神经细胞代谢功能,对痴呆病人警觉性、焦虑、抑郁等有一定改善作用。

2. 对症治疗　主要针时痴呆伴发的各种精神症状。

(1)抗焦虑药物:如有焦虑、激越、失眠症状,可考虑应用短效苯二氮䓬类,以劳拉西泮、奥沙西泮、阿普唑仑最常用。其他可选择丁螺环酮等药。

(2)抗抑郁药:约 20%~50%的 AD 病人可出现抑郁症状。首先予以心理社会支持、改善环境,必要时应用抗抑郁药。选择 5-羟色胺再摄取抑制剂(氟伏沙明、西酞普兰、舍曲林、帕罗西汀、氟西汀)和其他新型抗抑郁药如文拉法辛、米氮平等。

(3)抗精神病药:有助于控制病人的行为紊乱、激越、攻击性和幻觉妄想等。选用新型抗精神病药物,如利培酮、奥氮平、奎硫平等,一般用量较小。

(五)护理问题

(1)有受伤的危险。

(2)自尊紊乱。

(3)个人应对无效。

(4)有暴力行为的危险。

(5)自理能力缺陷。

（六）护理措施

1. 护理评估

对AD患者的护理评估除了通过家属提供的主观资料外，需要对患者总体的认知功能水平、执行功能、语言能力、运用功能、视空间和结构能力、精神行为症状进行详细的评估，除此之外护士对患者的日常生活能力评定尤为重要。日常能力包括两个方面：基本日常能力（BADL）和工具性日常生活能力量表（IADL）。前者指独立生活所必需的基本功能，如穿衣、吃饭、如厕等，后者包括复杂的日常和社会能力，如打电话、购物、做家务、洗衣、使用交通工具、服药和理财等。日常能力减退是痴呆的核心症状之一，能够帮助护士制定合适的护理目标和策略，而且能够帮助医生判断患者是否需要专人照料或者入住专业护理机构。

2. 主要护理问题及措施

（1）沟通障碍。

1）危险因素及诱因：AD患者常有言语障碍，言语特点为含糊、刻板啰唆、不得要领的表达方式，患者会表现为找词困难、用词不当或张冠李戴，也可出现阅读和书写困难，继而出现命名困难。

2）护理措施：①痴呆患者在不同阶段会表现出交流困难，早期常常表现为找词困难、理解表达困难、主动交流的意愿减退，这时需要护理人员耐心倾听，鼓励患者主动表达，并建议患者使用记事本等协助记忆。②与患者交流时使用清晰、简短、简单的句子，避免用成语和不明确的词语表达，不使用命令性语言，应用温和、委婉的话语对患者进行劝导。③交流时从正面靠近，保持目光的接触，避免开放性问题，帮助减少选择性，不与患者争论，交流时保持耐心和镇静。④护理人员要通过适当的手势、平和的声音、温柔的触摸以及微笑来传递信息，从患者的身体语言、含糊不清的语言甚至喊叫中体会患者的意图与需求。

（2）生活自理能力下降。

1）危险因素及诱因：AD患者存在智能障碍。智能包括既往获得的知识、经验以及运用这些知识和经验解决新问题、形成新概念的能力。AD患者是全面性的智能减退，包括理解、推理判断、抽象概括和计算等认知功能。

2）护理措施：轻度痴呆患者生活自理能力保持较好，随着疾病发展，逐渐出现自理能力下降甚至完全丧失。①进食护理：一日三餐定时、定量，尽量保持患者平时的饮食习惯，选择营养丰富、荤素搭配、无刺、无骨、易消化的食物。多吃水果、蔬菜，督促患者喝足够的水。提供安静、舒适、固定的进食环境。鼓励患者自行进食，延缓功能衰退。缓慢进食，不催促患者，以防噎食及呛咳。暴饮暴食者应适当限制入量，防止因消化不良而出现呕吐、腹泻，注意患者异食的情况。不停要求吃东西的可以少量给予饼干、水果等，不宜过多，以免影响正餐的进食量。根据患者的牙齿和咀嚼功能调整饮食种类，如流食、半流食或软食，进食困难的患者必要时护理人员给予喂食，喂食时注意速度要慢、食物要碎、患者身体要坐直，进食时预防呛咳和呛噎，吞咽困难的患者必要时鼻饲或静脉补液，保证营养和水分的摄入。②二便管理：痴呆患者因记忆损害和视空间障碍，会出现大小便不知如厕，找不到厕所，随地大小便或尿湿衣裤的情况，所以厕所要有明显标识，定时引导患者如厕。尽量采取坐位，避免疲劳。避免大便秘结，及时处理便秘。及时发现患者排便示意，避免患者因找不到厕所而发怒或随地大小便。对于大小便失禁的重度患者，应定时督促患者如厕，如尿湿衣裤应及时更换，注意保持会阴部皮肤清洁干燥。③个人卫生照料：协助患者做好个人卫生，定时督促协助患者完成生活自理，如帮助患者时可从后面或旁边进行，减少患者压力。洗澡之前做好沟通，取得患者配合，如患者拒绝，要了解原因（不会洗、懒得做、担心衣服会被偷走、认为已经洗过），给患者恰当的解释劝说，可以让患者比较亲近或信赖的人与患者沟通。洗澡时先洗身体再洗头，注意水温。如用浴盆，水不要放得太满，注意安全，防滑倒。卧床的患者应定时进行肢体关节的被动活动，保持肢体功能位置，防止关节畸形和肌肉萎缩。保护患者皮肤，定时翻身进行皮肤按摩，促进血液循环，预防压疮发生。④衣着照料：患者的衣物要单独存放，只放简单应季的衣服，避免过多，减少患者因认知下降出现的选择错误。护理人员可协助患者挑选应季衣物，患者难以选择衣物时，照料者应帮助选择，避免患者较大情绪反应。衣服要穿脱方便，避免拉锁、扣子较多、较为烦琐的衣物，便于患者穿着。疾病晚期，照料者要手把手指导患者穿衣、穿袜子、系扣子等，尽量保持患者自理能力。

（3）睡眠障碍。

1）危险因素及诱因：约半数患者正常的睡眠节律紊乱或颠倒。白天卧床，晚上到处活动、骚扰他人。EEG显示REM睡眠潜伏期长，慢波睡眠减少。

2）护理措施：①帮助患者安排合理的作息时间表，督促患者按时起床、按时就寝，养成良好的作息习惯。②创造良好的睡眠环境，房间不要太黑，可以开暗灯，消除患者因明亮度明显变化而产生的恐惧感。③调整患者睡眠颠倒的情况,白天尽量不让患者睡觉,可安排患者做一些益智游戏和手工活动,减少白天打盹的情况,以保证夜间睡眠质量。④睡前给患者温水泡脚,听一些安神催眠的音乐让患者精神放松、舒适入睡。⑤睡前做好安全措施,如门、窗、水、电等,以防发生意外事故。半夜患者吵闹,不要突然开灯,也不要大声斥责患者,对患者要轻声解释,引导入睡。

(4)潜在的安全风险。

1)危险因素及诱因:患者失忆、失认、智能障碍等痴呆症状导致其可能失去使用工具的能力,而煤气灶、电水壶等家用电器成为威胁患者安全的因素。

2)护理措施:①照料者应管理好厨房用具,如刀、叉、剪刀等应上锁保存,电器不用时应拔掉插销或关掉电源,电源插座应加放电源封口。在患者可视范围内,保证摆放物品对患者安全。②照料者协助患者管理药品,在患者经常活动的区域关掉电和煤气。③禁止患者单独外出,以免走失。

(5)精神行为问题。

1)危险因素及诱因:痴呆的非认知行为症状有焦虑、抑郁、幻觉、妄想等,这些症状不仅加剧病情、严重影响患者的生活质量,而且增加患者意外的风险。

2)护理措施:①患者尽量生活在自己熟悉的环境,不随意改变生活环境。频繁更换住所会加重患者视空间障碍,如房子装修也应尽量保留老人比较熟悉的东西,减少不良刺激。患者应当有适当的活动空间,保证活动空间的安全性。②调整生活节奏:生活简单有规律,可以让患者参与购物、散步、逛公园、做简单家务等活动,让患者白天有事可做,不勉强做能力达不到的事,不要伤害患者的自尊心,对患者要多鼓励、多表扬,不取笑、不批评。③积极识别诱发因素:精神行为问题的发生会有一定的诱发因素,如被强迫做不愿意做的事时患者会发脾气、骂人,甚至会有冲动伤人行为。环境改变会使患者感到紧张、恐惧、不知所措,继而出现行为问题。照料者要细心观察,避免诱发因素导致的行为问题。

3. 基础护理

(1)生活护理:协助病人晨晚间护理、协助洗澡、更衣、修剪指(趾)甲,保持皮肤清洁,防止皮肤感染。

(2)维持正常的营养代谢:提供软食或流质饮食,维持机体水、电解质的平衡。暴饮、暴食病人要控制其进食量;拒绝进食病人,鼓励与他人一起进餐,以增进食欲;进食量不够或完全不能进食者,协助喂食,注意喂食速度和进食姿势,以免发生呛咳。

(3)排泄护理:训练定时排泄习惯,大小便失禁病人需及时处理,尿潴留病人诱导排尿或导尿;便秘病人给予缓泻剂。

(4)睡眠护理:创造睡眠环境,晚餐不宜过饱,晚餐后不宜多饮水,不宜参加引起兴奋的娱乐活动;日间增加活动时数,保证夜间睡眠,必要时给予药物辅助。

4. 安全护理

(1)建立舒适、安全的病房环境:确保病人安全,使其获得安全感和归属感。

(2)增加现实感:不随意变更病人病室内的物品陈设。

(3)建立良好的护患关系:介绍病房环境,帮助其确认周围环境,如介绍医务人员,在病室、餐厅、厕所门口张贴醒目标志等;尊重病人原有的生活习惯,以便记忆。

(4)床位的安置:安排在重点病室重点照顾,并提供方便病人自理生活的设施;病室布置注意保持对病人适当的感觉刺激;室内采光柔和无危险物品。

(5)环境的安全:注意预防跌倒、骨折、外伤等。提供病人穿着轻便、防滑的软底鞋。在病人进行日常生活料理时,给予足够的时间或耐心协助。

(6)专人陪护:病人外出时须有人陪伴。给病人佩戴身份识别卡(姓名、地址、联系人、电话等),走失时方便寻找。

5. 症状护理

(1)提供关心、问候、周到、耐心的护理,维护病人的尊严。

(2)协助病人制订日常生活时间表,尽量保持规律性生活方式,鼓励病人做力所能及的事,以延缓功能退化。对有收藏废物行为的病人要耐心劝阻,严防吞食异物。

(3)观察病情变化。对长期卧床病人,定时翻身、按摩、进行肢体功能活动,预防压疮发生,卧床者加床档以免坠床。

(4)帮助病人日常活动和个人卫生料理,穿衣、洗澡、如厕等,对自理能力不足者,按严重程度分别进行生活料理操作训练，由简而繁，重复强化，帮助病人保持现有的自理能力。

(5)对行为退缩、懒散的病人进行行为训练，鼓励病人参加文娱治疗活动，促使病人记忆和行为等有不同程度的改善。

(6)对有自杀、自伤或攻击行为的病人，密切观察其情绪反应，及时发现轻生观念和暴力倾向，去除危险因素，主动提供护理，严禁单独活动；必要时采取保护性约束，必要时专人护理。

(七)健康教育

(1)告知病人及家属当原发疾病得到控制后，精神症状可以减轻或消失；但部分病人的精神症状可能会持续很长时间或转为慢性状态。

(2)在疾病的急性期，精神症状主要以意识模糊、兴奋为主，此时应尽快带病人就医，避免自伤、伤人等冲动行为的发生。在疾病的慢性朔，病人主要以记忆力减退、智能减退和人格改变为主，此时应主要照顾好病人的日常生活，防止发生营养缺乏、感染、跌伤、骨折、压疮等。

(3)指导家属掌握观察病情变化的方法，如发现病人情绪不稳定，激惹性增高，抑郁、焦虑，或出现幻觉、妄想等应及时就诊。

(4)告知家属病人所服药物的名称、剂量、服用方法和常见的不良反应等。指导家属妥善保管药物，帮助病人按时服药，坚持复诊。

(5)家属应多关心病人的生活，协助病人克服由于残留智力减退、行为障碍、人格改变等后遗症引起的生活困难，如为病人准备一些标记缝在衣服上(病人姓名、血型、家庭住址)。尽量避免病人单独外出，家庭居住设施应简单安全，以免病人走失或受伤。家属应尽量保持病人病前的生活习惯，避免病人因生活改变而导致的紧张、焦虑。家属要体谅和分享病人的内心感受，多与病人交流，帮助病人回忆有意义的往事，鼓励病人。同时要帮助病人解决生活中的实际问题，加强对病人的监护和管理，防止意外。

测试练习

一、选择题(以下每题有 A、B、C、D、E 五个备选答案，请从中选择一个最佳答案)

1. 帕金森病导致肌强直、震颤等症状的原因是(　　)。

A. 黑质内多巴胺能神经变性　　B. 纹状体内多巴胺含量下降
C. 黑质纹状体多巴胺神经功能减弱　　D. 黑质纹状体通路多巴胺能神经功能占优势
E. 以上均是

2. 下列何药既可抗帕金森病，又可治疗肝昏迷的是(　　)。

A. 卡比多巴　　B. 金刚烷胺　　C. 溴隐亭　　D. 苯海索　　E. 左旋多巴

3. 左旋多巴治疗帕金森病的机制是(　　)。

A. 左旋多巴在脑内转变为 DA，补充纹状体内 DA 不足
B. 阻断黑质中胆碱受体　　C. 提高纹状体中 5-HT 含量
D. 降低黑质中乙酰胆碱的含量　　E. 提高纹状体中的乙酰胆碱的含量

4. 禁与左旋多巴合用的药物是(　　)。

A. 卡比多巴　　B. 多巴胺　　C. 维生素 B_{12}　　D. 维生素 B_6　　E. 苯海索

5. 左旋多巴治疗帕金森病初期最常见的不良反应是(　　)。

A. 躁狂、妄想、幻觉等　B. “开关”现象　　C. 胃肠道反应　　D. 不自主异常运动　E. 精神障碍

6. 下列何药是多巴脱羧酶抑制药的是(　　)。

A. 卡比多巴　　B. 金刚烷胺　　C. 溴隐亭　　D. 左旋多巴　　E. 苯海索

7. 增加左旋多巴抗帕金森病疗效，减少不良反应的药物是(　　)。

A. 卡比多巴　　B. 维生素 B_6　　C. 利舍平　　D. 苯乙肼　　E. 溴丙胺太林

8. 与左旋多巴组成的复方制剂是治疗震颤麻痹的首选药，单独应用基本无药理作用是(　　)。

A. 卡比多巴　　B. 金刚烷胺　　C. 溴隐亭　　D. 苯扎托品　　E. 苯海索

9. 对于苯海索治疗帕金森病适用情况的不恰当叙述是(　　)。
A. 轻症帕金森病　B. 不能耐受左旋多巴者　C. 禁用左旋多巴者
D. 抗精神病药导致的帕金森综合征无效　E. 以上都不是
10. 下列哪项不是左旋多巴的不良反应(　　)。
A. 肝昏迷　B. 胃肠道反应　C. 心血管反应　D. 开-关现象　E. 精神障碍
11. 溴隐亭能治疗帕金森病是由于(　　)。
A. 中枢抗胆碱作用　B. 激活 DA 受体　C. 激活 GABA 受体　D. 提高脑内 DA 浓度　E. 使 DA 减少
12. 具有抗病毒作用的抗帕金森病药(　　)。
A. 卡比多巴　B. 金刚烷胺　C. 溴隐亭　D. 苯海索　E. 左旋多巴
13. 帕金森病的主要病变部位在(　　)。
A. 中脑边缘系统多巴胺能神经通路　B. 中脑皮质通路多巴胺能神经通路
C. 小脑脑干多巴胺能神经通路　D. 丘脑下部垂体多巴胺能神经通路
E. 黑质纹状体多巴胺能神经通路
14. 下列治疗阿尔茨海默病的药物中属于特异、非竞争性谷氨酸受体拮抗药的是(　　)。
A. 吡拉西坦　B. 脑活素　C. 美金刚　D. 加兰他敏　E. 石杉碱甲
15. 对于金刚烷胺治疗帕金森病作用的不恰当描述是(　　)。
A. 抑制 DA 再摄取　B. 直接激动 DA 受体
C. 较弱的抗胆碱作用　D. 促使纹状体中残存的完整 DA 能神经元释放 DA
E. 有很强的抗胆碱作用
16. 下述药物单用抗帕金森病无效的是(　　)。
A. 多巴胺　B. 肾上腺素　C. 去甲肾上腺素　D. 异丙肾上腺素　E. 麻黄碱
17. 左旋多巴抗帕金森病哪一种叙述是不恰当的(　　)。
A. 对轻症、年轻患者疗效好　B. 对重症、老年患者疗效差
C. 对肌肉震颤疗效差　D. 对肌肉僵直及运动困难疗效好
E. 对肌肉震颤疗效好

二、案例分析

李女士，72 岁。2 年前开始左手出现抖动，1 年后逐渐波及左上肢，且手部颤抖加重呈“搓药丸”样动作，同时表现出运动减少且动作迟缓，走路时步态细碎，迈步后不能及时止步。诊断为帕金森病。医生给予左旋多巴治疗，病情缓解。试分析：

1. 为什么左旋多巴可以治疗帕金森病？
2. 左旋多巴的不良反应包括哪些？

参考答案

一、选择题

1. C　2. E　3. A　4. D　5. C　6. A　7. A　8. A　9. D　10. A　11. B　12. B　13. E　14. C　15. E　16. B　17. E

二、案例分析

1. 帕金森病患者的黑质多巴胺能神经元退行性变，酪氨酸羟化酶同步减少，使脑内酪氨酸转化为左旋多巴极度减少。左旋多巴是多巴胺的前体，通过血脑屏障后，能补充纹状体中多巴胺的不足而发挥治疗作用。

2. 左旋多巴的不良反应分为早期反应和长期反应：①早期反应包括胃肠道反应、心血管反应；②长期反应包括异动症、症状波动、精神障碍等。

（高　琳）

第十四章　抗精神失常药

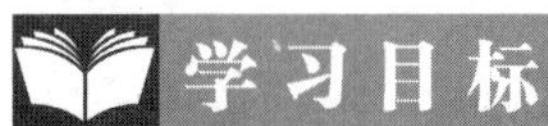

学习目标

☞ **知识目标**

1. 掌握氯丙嗪、氯氮平的作用、临床应用、不良反应及用药护理。

2. 熟悉抗精神失常药的分类、碳酸锂及丙米嗪的临床应用、不良反应及用药护理；氟西汀的作用特点及临床应用。

3. 了解其他抗精神失常药的作用特点及临床应用。

☞ **能力目标**

能够根据患者的不同症状选择正确的药物及给药方式，并能够为患者及家属开展用药咨询及健康教育，从而指导患者合理用药。

☞ **态度目标**

明确护士在用药护理中的重要职责，培养爱岗敬业的工作态度及严谨求实的工作作风。

案例导学

李先生，48 岁。患者因工作变动受到巨大刺激，时常自言自语、无故发笑。常说有同事要迫害他。被家属带到医院进行治疗，诊断为精神分裂症。入院治疗期间给予氯丙嗪口服。6 周后病人症状得到控制，但伴随出现流涎、手抖、坐立不安等表现。试分析：

1. 李先生给予氯丙嗪 6 周后为何出现上述症状？
2. 针对该患者的用药护理有哪些注意事项？
3. 该患者应选用哪些药物进行治疗？
4. 针对该患者在用药期间的护理有何需要注意的地方？

（本“案例导学”属于本章测试习题中的案例分析题的一题）

第一节　抗精神病药

精神失常往往是由多种原因导致的精神活动障碍为主的一类疾病，包含精神分裂症、躁狂症、抑郁症以及焦虑症等。用于治疗此类疾病的药物统称为抗精神失常药。目前根据临床的应用可分为抗精神病药、抗躁狂症药、抗抑郁症药以及抗焦虑药。

精神分裂症是一类以思维方式、情感、行为之间的相互不协调，精神活动同现实之间相互脱离的为主要的较常见的精神病。可以根据患者的临床症状将其分为两种类型，分别为Ⅰ型与Ⅱ型。其中Ⅰ型主要出现的阳性症状是幻觉和妄想等，Ⅱ型表现的阴性症状是情感淡漠、思维贫乏、退缩、主动性缺乏等。抗精神病药又称神经安定药，用于治疗精神分裂症为主的患者，但对躁狂症也有一定的疗效。这类药物多为强效多巴胺受体拮抗剂，在治疗期间，多数药物可导致不良反应如情绪冷漠、精神运动迟缓和运动障碍等。本节主要是对Ⅰ型精神分裂症具有较好的治疗效果，但对Ⅱ型精神分裂症治疗效果一般甚至是没有效果。

抗精神病药可根据其化学结构的差异分为吩噻嗪类、硫杂蒽类、丁酰苯类和其他类。

一、吩噻嗪类

吩噻嗪是由硫、氮联结两个苯环的一种三环结构，其 2、10 位被不同基团取代则获得本节述及的吩噻嗪类抗精神分裂症药物。目前临床上常用的药物分别是氯丙嗪、氟奋乃静、三氟拉嗪、硫利达嗪等,其中以氯丙嗪的应用最为常见。在1952年法国用氯丙嗪治疗兴奋性躁动病人,它不仅抑制了病人的兴奋,而且对其他精神症状也具有一定的疗效。其后,又相继发现了对精神分裂症具有治疗作用的多个衍生物,这类药物统称为吩噻嗪类抗精神分裂症药物。

氯丙嗪

氯丙嗪又名冬眠灵,是吩噻嗪类的代表药。

【体内过程】氯丙嗪口服吸收慢且不规则,2~4 h到达血药浓度高峰。但是个体之间存在的差异较大,易受食物或抗胆碱药物的影响,且研究表明,氯丙嗪在人体的消除速度随年龄的增加而递减,故老年患者给药剂量需降低。肌内注射吸收速度快,当药物进入血液后,可达到90%以上与血浆蛋白的结合,分布于全身,可透过血脑屏障,脑中浓度较高可达到10倍左右,且容易透过胎盘屏障而进入胎儿体内。氯丙嗪主要经肝代谢、肾排泄,因易蓄积于脂肪组织,排泄速度缓慢,半衰期为6~9 h,停药数周乃至半年,尿液中仍可以被检测出。

【药理作用】氯丙嗪可以阻断脑内的多巴胺受体(D_2)从而起到抗精神病的作用,同时对α受体和M受体也具有阻断作用。

1. 对中枢神经系统的作用

(1)抗精神病作用:氯丙嗪在临床上是治疗精神分裂症的首选药,该药安全有效,目前已使用50余年。氯丙嗪对中枢神经系统有较强的抑制作用。当正常人服用治疗剂量的该药物后,会出现安静、活动减少、情感淡漠及注意力下降,反应迟钝,安静环境中易诱导入睡,但容易被唤醒,醒后则神志清楚,且加大剂量也不出现麻醉。精神病患者服用氯丙嗪后,将会迅速控制兴奋躁动症状。临床上给予25~50 mg氯丙嗪与相同剂量的异丙嗪混合,进行深部肌内注射或静脉滴注,能够迅速有效地控制兴奋和急性精神分裂症,并根据患者的病情发展进行制订后续的治疗方案。连续用药(1.5~6个月)可使病人消除幻觉、妄想、躁狂及精神运动性兴奋的症状,情绪稳定,恢复理智,能够生活自理。氯丙嗪的抗精神病作用不产生耐受性。但如果持续给药则会导致镇静作用降低而产生耐受性。目前认为,氯丙嗪是通过阻断了中脑-边缘系统通路和中脑-皮质通路的D_2受体而产生抗精神病作用。

(2)镇吐作用:氯丙嗪的镇吐作用较强,小剂量氯丙嗪能抑制延髓第四脑室底部的催吐化学感受区的D_2受体;大剂量则直接抑制呕吐中枢,但对因前庭受刺激引起的呕吐无效,可能与其抑制位于延脑催吐化学感受区旁的呃逆调节中枢有关。

(3)对体温调节的作用:氯丙嗪对下丘脑体温调节中枢的抑制作用很强,使其调节能力减退,故使机体温度随外界温度变化而升降。在物理降温的配合下,氯丙嗪可使机体温度降至正常或正常温度以下。在高温环境下,又可使体温高于正常水平。

(4)加强中枢抑制药的作用:氯丙嗪能使麻醉药、镇静催眠药、镇痛药以及乙醇等中枢抑制药作用增强,合用时,应适当减少后几类药物的用量,避免加深对中枢神经系统的过度抑制。

2. 对自主神经系统的作用

(1)降压作用:氯丙嗪能够阻断肾上腺素α受体,能翻转肾上腺素的升压作用,同时抑制血管运动中枢,舒张血管、降低血压。降压作用可产生耐受性,不宜用于高血压的治疗。

(2)抗胆碱作用:大剂量应用氯丙嗪,能够阻断M受体,出现口干、视物模糊、尿潴留和便秘等症状,但该副作用较弱,无临床意义,可能与不良反应有关。

3. 对内分泌系统的影响　氯丙嗪可阻断结节-漏斗通路中的D_2受体,通过抑制下丘脑催乳素抑制因子的释放,增加催乳素的分泌;抑制生长激素、促肾上腺皮质激素及促性腺激素分泌。

【临床应用】

1. 精神分裂症　氯丙嗪对急、慢性精神分裂症均有效,尤其对Ⅰ型精神分裂症的急性病人疗效较好。对Ⅱ型精神分裂症的病人无效,或者导致病情加重。治疗能显著缓解或消除病人的兴奋、躁狂、攻击行为以及幻觉、妄想症状,也能改善异常的思维、情感和行为,恢复理智,生活自理。但不能根治,需要长期用药。此外,也可用于治疗躁狂症及伴有兴奋、紧张、躁动、幻觉和妄想的其他精神病人,但需要小剂量给药,一旦控制症状则立即停药。

2. 止吐　氯丙嗪可用于多种原因引起的呕吐,包括药物性(如吗啡、洋地黄等)、病理性(如尿毒症、恶性肿瘤晚期、胃肠炎、放射病等），对生理性（如妊娠早期）也有效、还可用于治疗顽固性呃逆，但对前庭受刺激或胃肠道所致的呕吐（如晕动病）无效。

3. 人工冬眠　在物理降温配合下，氯丙嗪可使体温低于正常范围，进行低温麻醉；与哌替啶、异丙嗪三药联合应用组成“冬眠合剂”，应用后可使病人呈深睡“冬眠”状态，体温、基础代谢及组织耗氧量均明显降低，称为“人工冬眠”。此时机体对缺氧、缺能量的耐受力提高，有利于机体度过危险期，为其他有效的治疗赢得时间。常用于严重感染、严重创伤、中毒性高热、惊厥、妊娠毒血症、甲状腺危象及休克等症状的治疗。

【不良反应与用药护理】

1. 一般不良反应　中枢抑制症状如嗜睡、淡漠、无力等；M 胆碱受体阻断症状如口干、无汗、便秘、尿潴留、视力模糊、眼压升高及心动过速等；α 受体阻断症状如鼻塞、直立性低血压、血压下降以及反射性心率过快等。长期应用可诱发乳房肿大、闭经及儿童生长缓慢等。由于氯丙嗪的刺激性较强，不宜使用皮下注射，静脉注射则会导致血栓性静脉炎的出现，应使用生理盐水或葡萄糖注射溶液稀释后再进行缓慢注射。给予氯丙嗪后，会引起直立性低血压，建议病人卧床 1～2 h 后缓慢站起。如果出现低血压，应给予 α 受体激动药去甲肾上腺素升压，但应禁止使用肾上腺素，因氯丙嗪可引起肾上腺素的升压作用翻转而导致血压进一步降低。

2. 锥体外系反应　长期大量使用氯丙嗪后会出现的不良反应，主要有四种表现：①帕金森综合征：引起肌张力增高、肌肉震颤、面容呆板、动作迟缓、流涎等症状。②静坐不能：出现心烦意乱、坐立不安、反复徘徊等症状。③急性肌张力障碍（见于给药后的 1～5 d 内）：由于出现舌、面、颈及背部肌肉痉挛，病人强迫性张口、伸舌、斜颈、呼吸及吞咽困难等现象；上面三种症状可用中枢抗胆碱药苯海索等缓解。④迟发性运动障碍：出现不自主有节奏的刻板运动，口-舌-颊三联症（如吸吮、舔舌、咀嚼等）及四肢舞蹈样徐动症。停药后仍不消失。应用中枢抗胆碱药会加重，抗多巴胺药可减轻症状。前 3 种不良反应是由于氯丙嗪拮抗了黑质-纹状体通路的 D_2 样受体，减弱了纹状体中的多巴胺功能、增强了乙酰胆碱的功能而引起的，需要减少药量、停药来减轻或消除，也可用抗胆碱药以缓解。第四种反应发生的原因可能是长期阻断 DA 受体后，受体上调作用诱发的增敏作用，当药物减量或者停止使用时会出现。器质性脑疾患者易诱发迟发性运动障碍，故老年人应尽量不服用该药。临床观察发现约有 20%的患者服用氯丙嗪后会出现迟发性运动障碍。虽然症状较轻，但如一步恶化，将影响病人生活质量。

3. 内分泌系统及代谢反应　可出现男性乳房发育、女性乳房肿大、泌乳、停经、儿童发育迟缓等。长期使用氯丙嗪会影响机体代谢而导致体重上升。

4. 急性中毒　过量应用氯丙嗪可致急性中毒，出现昏睡、血压下降、心肌损害、心电图异常，应迅速给予对症治疗。

5. 惊厥及癫痫　少数病人会在服药期间出现局限性或全身性抽搐，降低惊厥阈可诱发癫痫、有心律失常和猝死的危险。

【禁忌证】老年患者中如有心血管疾病的应慎用，冠心病患者易发生猝死应慎用。严重肝功能损伤的患者应禁用。氯丙嗪可诱发癫痫，有癫痫史患者应禁用。尿毒症、青光眼、昏迷患者（特别是应用中枢抑制药后）应禁止使用。

奋乃静

抗精神病作用、止吐作用强，镇静作用较弱，对血压影响不大。对幻觉、妄想、焦虑、紧张、激动等症状有效。毒性低，锥体外系反应较重。还可治疗各种原因所致呕吐及顽固性呃逆。

氟奋乃静

具有中枢兴奋及激活作用。抗精神病作用较强，但镇静、降压作用较弱。适用于妄想型、紧张型精神分裂症、慢性精神分裂症及偏执型精神分裂症患者。

三氟拉嗪

具有中枢兴奋及激活作用。抗精神病作用与镇吐作用较强，作用快而持久，主要用于治疗精神病，对急、慢性精神分裂症均有效，尤其是妄想型与紧张型较好。

硫利达嗪

有较强镇静作用，中度降血压作用、抗胆碱作用及较弱的止吐作用，是吩噻嗪类药物中锥体外系反应最少的。适用于伴有焦虑、抑郁、紧张的精神分裂症。也可用于老年患者及儿童多动症、行为障碍的治疗，具有一定的疗效。

二、硫杂蒽类

该类药物同吩噻嗪类药物的基本结构类似，区别在吩噻嗪环上第10位的氮原子被碳原子所取代，因此硫杂蒽类药物的基本药理作用同吩噻嗪类药物的也类似。

氯普噻吨

氯普噻吨又名泰尔登，是硫杂蒽类的代表药。抗精神病作用不如氯丙嗪，但镇静作用比氯丙嗪强，虽然具有 α 受体和M受体阻断作用，但较弱。主要用治疗精神分裂症、躁狂症及伴有兴奋或情感障碍的其他精神障碍。锥体外系为其不良反应，但与氯丙嗪相比较弱。

三、丁酰苯类

该类药的化学结构同吩噻嗪类完全不同，但其药理作用与临床应用与吩噻嗪类药物类似。

氟哌啶醇

药理作用与氯丙嗪相似，抗精神病、止吐作用强，属于强效抗精神病药；镇静作用较弱。主要用于治疗以兴奋、躁动、幻觉、妄想为主的精神分裂症及躁狂症。锥体外系反应较严重，症见急性肌张力障碍和静坐不能。长期大量应用可致心肌损害。哺乳期妇女禁用。

氟哌利多

作用与氟哌啶醇相似，但作用快、强，维持时间短。临床常用与镇痛药芬太尼合用，做“神经安定镇痛术”（一种特殊麻醉状态，精神恍惚，活动减少，不入睡，但痛觉消失），用于小手术麻醉，也适用于麻醉前给药、呕吐及对精神病患者的攻击行为进行控制。

匹莫齐特

该药属于氟哌利多的双氟苯衍生物，临床上适用于精神分裂症、躁狂症和秽语综合征。该药作用可以很好地抗幻觉及妄想，而且会将慢性退缩被动的患者活跃起来。同氯丙嗪相比，其镇静、降压、抗胆碱等副作用小，但锥体外系不良反应大。匹莫齐特易导致患者室性心律失常和心电图异常，可见Q-T间期延长、T波改变，故对患有心脏病史的病人应禁止服用。

四、其他类

目前对于新型抗精神病药的开发及临床精神药理学的研究在不断深入，根据主要药理作用可将其分为典型性抗精神病药（又称传统抗精神病药物或第一代抗精神病药）及非典型性抗精神病药。典型性抗精神病药药理作用主要是阻断中枢多巴胺 D_2 样受体，第一代抗精神病药的代表药氯丙嗪存在不良反应（锥体外系反应）大和催乳素水平升高。对精神病阴性症状疗效差等。研发出的第二代抗精神病药（如氯氮平、利培酮等）对五羟色胺和多巴胺受体具有作用。治疗量时不产生或较少产生锥体外系不良反应，一般不升高血清催乳素水平。该类药物疗效好、作用范围广、安全性高等优点，可提高患者的生存质量。

氯氮平

氯氮平又名氯扎平，属于广谱神经安定剂。抗精神病作用较强，起效快（7日内见效）。用于急、慢性精神分裂症，对用其他药治疗无效的仍有效，可控制病人兴奋躁动、焦虑不安、妄想等，对迟发运动障碍有明显改善作用，给药后症状可以显著减轻，可以控制病情。几乎无锥体外系反应，缺点是可引起粒细胞减少甚至缺乏，应定期检查血常规，骨骼抑制或血细胞异常者禁用。

奥氮平

奥氮平化学结构与药理特征与氯氮平都很相似，但不引起粒细胞缺乏症。适用于各型精神分裂症，主要用于治疗精神分裂症，对急性期、慢性期、首发、复发均有效，对阳性和阴性症状都有改善作用，对阴性症状的作用尤其明显。维持治疗，预防复发。氯氮平也可用于长期给予氯丙嗪等抗精神分裂症药物引起的迟发运动障碍，可获明显改善，原有精神疾病也得到控制。氯氮平对情感淡漠和逻辑思维障碍的改善较差。不良反应少，主要是嗜睡和体重增加，锥体外系和内分泌紊乱反应轻，亦有引起染色体畸变的报道。青光眼病人、哺乳期妇女禁用。

五氟利多

五氟利多为口服长效抗精神病药，每周口服 1 次，维持长效可能是由于储存于脂肪组织，缓慢释放进入血液相关。药理作用与氟哌啶醇类似。可用于各种类型的精神分裂症及镇吐，镇静作用较弱，对幻觉、妄想、退缩效果较好，尤其适用于病情缓解者的维持治疗。锥体外系反应较常见。

舒必利

舒必利又名硫苯酰胺。可选择性地拮抗中脑-边缘系统 D_2 受体，对抑郁患者具有疗效。用于治疗精神分裂症，对淡漠、退缩、木僵、抑郁、幻觉和妄想症状的效果较好；此外还有较强的镇吐作用，可以治疗顽固性恶心、呕吐，锥体外系反应较轻，哺乳期妇女、嗜铬细胞瘤病人禁用。

利培酮

利培酮又名利司培酮。可有效阻断五羟色胺和 D_2 亚型受体。对Ⅰ型和Ⅱ型精神分裂症患者均有一定作用。用于治疗急性和慢性精神分裂症，可以改善阳性症状、阴性症状和情感症状（如抑郁、负罪感、焦虑），在维持治疗中，能继续发挥其临床疗效。锥体外系反应较轻，可引起高催乳素血症，哺乳期妇女禁用。目前已成为抗精神分裂症的一线用药。

喹硫平

喹硫平用于治疗各类精神分裂症，对阴性、阳性症状均有效，对双向情感障碍的躁狂、抑郁发作也有效。常见的不良反应为困倦、头晕、口干、轻度无力、便秘、心动过速及直立性低血压。偶有白细胞减少，锥体外系反应很少。

阿立哌唑

阿立哌唑适用于精神分裂症的阳性症状、阴性症状、情感障碍，双相情感障碍。长期应用还可降低精神分裂症的复发率，改善情绪和认知功能障碍。常见不良反应有头痛、焦虑、失眠、恶心、便秘、静坐不能、视力模糊等。

齐拉西酮

该药是目前临床上用于治疗精神分裂症的第 5 个非典型药物，是在氯氮平、利培酮、奥氮平和喹硫平之后上市的。同 D_2、D_3、$5HT_{2A}$、$5HT_{2C}$、$5HT_{1A}$、$5HT_{1D}$、α 肾上腺素受体的亲和力高，具有中等亲和力的是组胺 H_1 受体，而与 M 受体之间无亲和力。对 NA、5-HT 再摄取都有抑制作用的非典型抗精神分裂症药。临床上治疗急性或慢性、初发或复发精神分裂症效果很好；可用于治疗精神分裂症的视听幻觉、妄想等阳性症状；对动机缺乏和逃避社会的阴性症状也有效。常见不良反应见头痛、嗜睡、活动异常、恶心、便秘及心血管反应等。

第二节　抗躁狂症药

躁狂症主要症状为情绪高涨、想象力丰富、烦躁不安、过度活动、思维及语言不能自控。目前认为躁狂药是因为脑内 5-HT 缺乏，NA 过多所致。1949 年澳大利亚学者首先将碳酸锂治疗躁狂症进行报道，但并未受到关注。20 世纪 70—80 年代后临床上治疗躁狂症的主要药物是碳酸锂，抗精神病药中的氯丙嗪、氟哌利多醇和抗癫痫药物卡马西平等对躁狂症也有效。

碳酸锂

【体内过程】口服吸收快且完全,给药后2~4 h后血药浓度达到高峰。但透过血-脑屏障进入脑组织需要一定时间,故显效慢,连续用药6~7 d症状才有改善。$t_{1/2}$ 为6~20 h,碳酸锂大多通过肾脏排泄,绝大部分原形药从尿排出,与 Na^+ 竞争性重吸收,所以钠盐摄入量的多少对血浆锂离子浓度影响显著。

【药理作用】治疗量对正常人精神活动几乎无影响,但是对躁狂症及精神分裂症的躁狂症状有显著疗效,可使言语、行为恢复正常。碳酸锂产生抗躁狂作用与其可抑制脑内的去甲肾上腺素和多巴胺的释放和促进再摄取,降低突出间隙的去甲肾上腺素浓度有关。

【临床应用】主要用于躁狂症,对急性躁狂症和轻度躁狂症效果明显,对双相障碍的躁狂状态效果显著,对精神分裂症的兴奋、躁动症状也有效。对严重的急性躁狂症病人,可用本药与抗精神病药(如氯丙嗪或氟哌啶醇)配伍,既可迅速控制症状,又能减轻恶心、呕吐等不良反应,症状控制后继续用碳酸锂维持治疗预防复发。

【不良反应与用药护理】锂盐不良反应较多,安全范围窄,给药期间应监测血药浓度。血药浓度超过1.5 mmol/L即出现中毒,轻者出现口干、头昏、恶心、呕吐、腹痛、腹泻、多尿;但会在持续治疗1~2周内症状减轻或消失。严重者可出现精神紊乱、视物不清、意识模糊、肌肉震颤、反射亢进、癫痫发作等,甚至出现昏迷、休克、急性肾衰竭与死亡。一旦出现应马上停药,并静注生理盐水加速锂离子的排出,必要时可进行血液透析。为确保用药安全,应每日监测患者的血锂浓度,当浓度达到1.5~2.0 mmol/L时,马上进行减量或者是停止给药。

第三节　抗抑郁症药

目前认为抑郁症是因为脑内5-HT和NA都缺乏所致。抗抑郁症药物包括:单胺氧化酶抑制药、三环类抗抑郁药、四环类抗抑郁药、5-HT再摄取抑制药等。抗抑郁药主要用来治疗情绪低落、抑郁消极。各种抗抑郁药均能够让70%左右的抑郁患者病情得到控制,长期服药可降低反复发作及抑郁复发。抗抑郁药也可用于治疗焦虑性障碍、惊恐发作、强迫性障碍及恐惧症。丙米嗪和选择性5-HT重摄取抑制剂对非情感性障碍如遗尿症、贪食症等也具有一定的疗效。

一、三环类抗抑郁药

丙米嗪

丙米嗪又名米帕明。是三环类抗抑郁药的代表药。

【体内过程】口服吸收良好,有首关消除,2~8 h血药浓度达峰值,血浆蛋白结合率高达60%~96%,分布广泛,以脑、肝、肾及心脏分布较多,可以通过血-脑屏障和胎盘屏障,半衰期($t_{1/2}$)为10~20 h,主要在肝脏代谢、经肾排出。

【药理作用】主要通过抑制去甲肾上腺素及5-HT在神经末梢的再摄取发挥抗抑郁作用。

1. 对中枢神经系统的作用　正常人服用本药后,表现为安静、头晕、困倦、视力模糊、口干、血压稍降等。而抑郁症病人服药后,产生精神振奋、情绪高涨、焦虑心情减轻等抗抑郁作用。连续服药2~3周才会出现显著疗效。

2. 对自主神经系统的作用　治疗量有阻断M胆碱受体的作用,引起阿托品样作用(如出现视物模糊、口干、便秘及尿潴留等症状)。

3. 对心血管系统的作用　通过阻断心肌组织的神经突触间隙NA的再摄取,使心肌的NA含量增高,从而引起心律失常和直立性低血压。多见症状是心动过速。检查心电图见T波倒置或低平。可能和该药具有阻断单胺类再摄取而导致心肌中NA浓度增高有一定关系。丙米嗪对心肌有奎尼丁样直接抑制效应,患有心血管病人应谨慎用药。

【临床应用】用于各种原因导致的抑郁症、强迫症、多动症和恐惧症的治疗。对内源性、反应性及更年期抑郁症疗效较好,对精神病的抑郁症效果较差,对伴有焦虑的抑郁症效果明显,亦可用于儿童遗尿症。剂量需根据年龄做调整,临睡前口服,给药时间最多不超过3个月。

【不良反应与用药护理】

1. 阿托品样作用　因会阻断M受体,引起口干、视物模糊、眼压升高、尿潴留等副作用。

2. 中枢神经系统　如多汗、无力、头晕、失眠、反射亢进、共济失调、精神紊乱、癫痫等。

3. 心脏毒性　剂量过大会引发直立性低血压、心动过速及心律失常，应注意监测心电图。

4. 过敏反应　极少数服药者会引起皮疹、粒细胞降低及黄疸等过敏反应，需要定期检查血常规及肝功能。

【禁忌证】心血管患者、5 岁以下患儿谨慎使用。青光眼、前列腺肥大、肝功能不全、孕妇、甲状腺功能亢进者应禁止使用。

阿米替林

阿米替林又名依拉维。属于三环类抗抑郁药，能抑制 5-HT 及 NA 的再摄取，其抗抑郁作用与丙米嗪相似，可使抑郁症病人情绪提高，对思维缓慢、行动迟缓和食欲不振等症状能有所改善。用于治疗各种类型抑郁症、焦虑症、神经性厌食症。不良反应有口干、便秘、视力模糊、排尿困难等。由于镇静作用与抗胆碱作用比较大。建议口服 1 d 1 次，给药剂量范围在 25 mg 到 150 mg，逐渐加量，临睡前口服。口服后能够稳定地在胃肠道内被吸收，但随着剂量增加将会导致吸收速度变慢。在肝脏生成活性代谢物去甲替林，最终代谢物以游离型或结合型从尿中排除。在体内能够充分和蛋白质结合，半衰期是 9～36 h。阿米替林的不良反应较丙米嗪严重，报道中偶见使糖尿病加重的症状。禁忌证同丙米嗪一样。

氯米帕明

氯米帕明又名氯丙米嗪，同丙米嗪的药理作用和应用相类似，具有较强的 5-HT 再摄取及抑制的作用，它体内的活性代谢成分为去甲氯米帕明，能够较强的抑制 NA 再摄取。临床上用于治疗抑郁症、强迫症、恐惧症及发作性睡眠导致的肌肉松弛。不良反应与注意事项同丙米嗪类似。

多塞平

多塞平又名多虑平，抗抑郁作用较丙咪嗪弱，但其抗焦虑作用较丙咪嗪强，同丙咪嗪相比镇静作用及对血压的影响也较强，对心脏副作用较小。对治疗伴有焦虑症状的抑郁症效果最好，服药几日后就能够缓解焦虑、紧张、情绪低落、行动迟缓等症状，2～3 周后即可显效。对消化性溃疡治疗也具有一定疗效。其不良反应和注意事项同丙米嗪。儿童和孕妇慎用，老年患者减量。

二、NA 再摄取抑制药

马普替林

马普替林是四环类抗抑郁药，能抑制 NA 再摄取，无 5-HT 再摄取。口服吸收缓慢，适合各型抑郁症病人、焦虑症，特别是老年抑郁症病人。常见不良反应有口干、便秘、眩晕及视物模糊等，少见心动过速、直立性低血压、震颤、躁狂发作症状、过敏反应、中性粒细胞降低、尿潴留等。

文拉法辛

文拉法辛是 5-HT 和 NA 再摄取抑制药。用于各种类型抑郁症，对伴有焦虑的抑郁症、难治性抑郁症、老年抑郁症有较好疗效，维持治疗可降低复发，也适用于广泛性焦虑症。常见主要不良反应：胃肠道不适、眩晕、嗜睡、梦境怪异、失眠和紧张、出汗以及性功能异常。

地昔帕明

地昔帕明又名去甲丙米嗪。该药口服吸收迅速，通常入血 2～6 h 后达血药浓度峰值，地昔帕明与血浆蛋白结合率高达 90%，肝脏内代谢，其代谢产物为具有活性的去甲丙米嗪，大部分通过尿液排泄，少量经胆汁排泄。该药效率是抑制 5-HT 摄取的 100 倍以上，属于在去甲肾上腺能神经末梢的一种强 NA 摄取抑制剂。也具有 DA 抑制的摄取作用。拮抗 H_1 受体作用强。但具有较弱的 α 受体和 M 受体拮抗作用。对轻、中度的抑郁症效果好，镇静作用轻，可有效缩短 REM 睡眠，并使深睡眠延长。增加血压和心率，虽然轻但副作用会有直立性低血压，其原因与抑制 NA 的再摄取、阻断 α 受体作用有关。

抑郁症治疗的给药剂量是开始口服 25 mg/次，3 次/d，逐渐加量至 50 mg/次，3～4 次/d，最大给药量为 300 mg/d。老年患者需要酌情降低剂量。较丙米嗪的不良反应小，对心脏有一定作用。给药量过大则会出现血压降低、心律失常、惊厥、震颤、口干、便秘等。会明显增强拟交感胺类药物的作用因此不能合用；同样，与 MAO 抑制剂合用也要慎重；与胍乙啶及作用于肾上腺素能神经末梢的降压药合用抑制药物经胺泵摄取进入末梢产生降压效果减弱。

去甲替林

去甲替林口服给药,从胃肠道吸收,同血浆蛋白结合率是 90%~95%,62%以代谢物形式在尿液中排泄,肾衰竭患者服用也很安全,血浆 $t_{1/2}$ 是 18~60 h。本药具有较强抑制 NA 摄取作用,而对 5-HT 的摄取抑制作用弱。镇静、抗胆碱、降低血压及对心脏的影响和诱发惊厥作用较弱。缩短 REM 睡眠时间帮助抑郁症患者入睡。不良反应是会出现直立性低血压及心率加快。去甲替林治疗内源性抑郁症效果优于反应性抑郁症,比其他三环类抗抑郁药治疗显效快。其镇静作用、抗胆碱作用、降低血压作用、对心脏的影响等虽均比丙米嗪弱,但仍要注意过量引起的心律失常,特别是心肌梗死的恢复期、传导阻滞或原有心律失常的人,用药不慎会加重病情。需注意双相抑郁症患者可致躁狂症发作。该药可降低惊厥发作阈,癫痫患者应慎用。

瑞波西汀

瑞波西汀属于选择性去甲肾上腺素再摄取抑制剂,提高中枢内 NA 的活性,改善情绪。对 5-HT 抑制作用弱,无显著的 M 受体亲和力。口服易于吸收,约 2 h 达血药峰值。血浆蛋白结合率高。临床适应证为治疗成年人抑郁症。常见不良反应如失眠、口干、便秘、头晕、心率加快等。服药后可能出现自残或自杀想法,特别需要注意 18 岁以下病人。妊娠、分娩、哺乳期妇女、有惊厥史者、严重心血管病人须禁用。

三、5-HT 再摄取抑制药

由于抗抑郁作用三环类抗抑郁药较明确,但对少数患者仍无效,且存在副作用较多,患者对药物的耐受性差,给药剂量如过量则会导致中毒甚至是死亡。从 20 世纪 70 年代起开始研制的选择性 5-HT 再摄取抑制剂,与 TCAs 的结构不同,发现 5-HT 再摄取的抑制作用选择性更强,且对其他递质和受体作用小,既保留了 TCAs 的疗效,同时避免了 TCAs 带来的不良反应。这类药物如临床上经常使用的氟西汀、帕罗西汀、舍曲林等,镇静作用微弱,又对精神运动功能无损伤。对心血管和自主神经系统功能影响较小。同时还有抗抑郁和抗焦虑双重作用,给药 2~3 周后有抗抑郁作用。这类药物适合脑内 5-HT 减少所致的抑郁症,对于病因不清但其他药物疗效不佳或不能耐受的抑郁症患者适用。临床上常用氟西汀、帕罗西汀、舍曲林等。

氟西汀

氟西汀又名氟苯氧丙胺、百忧解。属于强效 5-HT 再摄取抑制药,较抑制 NA 摄取高 200 倍。

【体内过程】口服吸收良好,有首关消除,达峰值时间 6~8 h,血浆蛋白结合率高达 95%。单个剂量给药时 $t_{1/2}$ 为 48~72 h,去甲氟西汀是去甲基活性代谢物由肝脏经 P_{450}-$2D_6$ 代谢生成,与母体的活性相同,但半衰期较长。

【药理作用】氟西汀对以下受体亲和力较弱甚至无,如肾上腺素受体、组胺受体、$GABA_B$ 受体、M 受体、5-HT 受体。同 TCAs 对抑郁症的治疗效果相类似,但耐受性与安全性优于 TCAs。

【临床应用】适用于治疗药物在肝脏代谢,肝功能不好的抑郁症患者,给药间隔为隔日。治疗神经性贪食症的剂量是 60 mg/d。还可用于治疗该强迫症。

【不良反应与用药护理】恶心呕吐、头痛头晕、乏力失眠、厌食、体重下降、震颤、惊厥、性欲降低等不良反应。肝病患者给药后如半衰期延长应慎用。肾功能不全者长期服药须减量,并延长给药间隔。氟西汀与 MAO 抑制剂联合给药时应注意"血清素综合征"的发生,初期为不安、激越、恶心、呕吐或腹泻,随后高热、强直、肌阵挛或震颤、自主神经功能紊乱、心动过速、高血压、意识障碍、甚至痉挛和昏迷,严重者可威胁生命,临床用药时应特别注意。

【禁忌证】心血管疾病、糖尿病者应慎用。孕妇、哺乳期女性、单胺氧化酶抑制剂给药的患者、对氟西汀过敏者应禁止使用。

舍曲林

舍曲林是一种选择性的 5-HT 再摄取抑制药。用于治疗抑郁症和强迫症,包括伴随焦虑有或无躁狂史的抑郁症,维持治疗可有效地防止抑郁症的复发。主要不良反应胃肠道不适,头晕、失眠、口干、性功能障碍,严重肝肾功能不全者禁用。

禁止与 MAO 抑制剂联合给药。

四、其他抗抑郁药

米氮平

米氮平是 NA 和特异性 5-HT 受体拮抗药。适用于各种抑郁症、焦虑症。对伴有焦虑、睡眠障碍、老年性、自杀倾向抑郁症效果明显，可用于维持治疗。常见不良反应嗜睡、头晕、食欲、体重增加。心血管疾病、器质性脑综合征、糖尿病、严重肝肾功能不全、排尿困难、青光眼等病人慎用。孕妇、哺乳期妇女及儿童不宜使用。

吗氯贝胺

吗氯贝胺是一种新型选择性、强效的可逆性单胺氧化酶抑制药，用于治疗各类抑郁症，不仅能改善抑郁症状，而且对认知功能障碍也有益处，特别适用于老年抑郁症。不良反应有头晕、头痛、轻度恶心、口干、多汗、失眠、嗜睡及心悸等。嗜铬细胞瘤、有意识障碍、儿童禁用。MAOIs 避免同其他抗抑郁药联合用药，避免产生“血清素综合征”。

第四节　抗焦虑药

焦虑症是主要表现为情绪焦虑的一种神经官能症，常见症状为反复发作性惊恐或持续性精神紧张，并伴有自主神经功能紊乱的一类症候。其症状可见紧张、忧虑恐惧、心悸、头痛、失眠、多梦、消化不良等。临床上常见两种类型为广泛性焦虑障碍和惊恐障碍。

丁螺环酮

丁螺环酮又名布斯哌隆，属于 $5-HT_{1A}$ 受体部分激动剂。能够和 $5-HT_{1A}$ 受体结合，并对蓝斑区去甲肾上腺素细胞放电加强，从而具有抗焦虑的作用；丁螺环酮产生抗抑郁作用是由于其还能够降低 5-HT 受体的敏感性。但其无明显的作用是镇静、抗惊厥和肌肉松弛。持续用药不产生躯体依赖性。对各种类型的焦虑症均适用。常见的不良反应为头晕、头痛、烦躁及失眠等。

第五节　抗精神失常药的护理应用

一、用药前评估

1. 明确用药目的　明确所患疾病，区别是治疗精神分裂症、躁狂症、抑郁症及焦虑症。

2. 问诊患者基本情况信息

(1)评估病史：①评估患者既往患病情况，所患何种疾病、发病时间、诊疗过程及治疗效果；②评估患者发病前的症状，是否出现烦躁不安、多动、行为怪异、自杀倾向、妄想、幻听或幻视等精神失常的行为；是否存在诱发因素或情境因素。

(2)评估身体状况：患者身体状况的基础值如躯体、饮食、排泄、睡眠、精神、患者情绪状态、行为、焦虑程度，生命体征、血常规、心电图、肝、肾功能等。

(3)评估患者用药史：①之前使用过哪些药物，包括药物的用量、用药持续，有无不良反应，药物过敏史，是否正在服用药物。②患者是否具有药物依从性等。

3. 排查禁忌证

以下病史的患者禁止使用氯丙嗪如青光眼、乳腺癌、乳腺增生、昏迷、严重肝功能障碍及有癫痫病史；冠心病伴有心血管疾病的老年患者需慎用氯丙嗪；严重肾病、急性心梗、室性早搏、缺钠低盐饮食、重症肌无力、帕金森病、癫痫及孕妇禁用碳酸锂；心脏病、高血压、肝肾功能不全、青光眼、孕妇禁止使用丙咪嗪；青光眼、严重心脏病、高血压、尿潴留等病人禁用阿米替林；孕妇、哺乳期妇女、同时服用单胺氧化酶抑制剂病人禁用氟西汀。

二、用药监护

(1)进行用药宣教：向患者及家属介绍使用药物的原则及用药常识，精神分裂症需要早期进行干预治疗，长期乃至终身服药，治疗原则应遵循早期、低剂量起始、逐渐增量、足量、足疗程，严格执行医嘱进行药物治疗；并定期给予检查血常规、肝肾功能、血压、心电图等。

(2)家属需严格监护患者口服药物,确保按时足量将药物服下,防止漏服;对藏药的患者应特别关注,如单独看护服药,与餐同服,服药后注意观察患者口腔、水杯是否藏药物。有些药物用药期间不从事高空操作、驾车、操纵机器等。老年患者服药期间需多喝水,多吃水果等,不饮酒和含乙醇的饮料,适当运动避免便秘和尿潴留;用喂食或鼻饲时应防止发生噎食窒息。

(3)氯丙嗪给药方式为深部肌内注射,需注意常更换注射部位;静脉注射时需缓慢注射避免造成血栓性静脉炎;某些肝药酶诱导药如卡马西平、苯妥英钠可加速氯丙嗪代谢,与吗啡、哌替啶合用能致呼吸抑制、血压降低,上述药物联合用药时,需注意调整剂量;服用氯丙嗪,可使尿液由粉红色变至红棕色,停药会消失,需告知病人消除疑虑;防止日晒产生光敏反应。

(4)应用氯丙嗪期间应定期检查患者的血常规、肝功能及需要及时监测心电图等。

(5)锂盐不良反应较多,需注意胃肠道反应,用药期间要仔细观察,安全范围窄,临床应严格监护血锂浓度,达到 1.6 mmol/L 应立即停药,并补充 0.9%氯化钠注射液促进锂盐的排泄。

(6)大多数抗抑郁药具有镇静作用,适合晚上一次服用,降低不良影响。单胺氧化酶抑制药与其他抗抑郁药不能合用或先后用药,避免出现严重的不良反应,如高血压、高热、肌阵挛、意识障碍等,已用单胺氧化酶抑制药者,至少停药 2 周后才能给予其他抗抑郁药。

三、急救措施与处理

1. 氯丙嗪中毒　①支持疗法,保持呼吸道畅通,输氧、输液、心电监护。②尽早洗胃、导泻。③严密监护病人。④严重中毒,如利尿、血液透析无效者,需要血液灌流。⑤对症治疗,患者给药期间一旦出现直立性低血压,轻者平卧休息,重者应用去甲肾上腺素、间羟胺治疗。

2. 碳酸锂中毒　①洗胃、导泻,禁用催吐法。②输液,使用 NaCl 注射液,增加尿量,加速锂的排泄。③重度中毒患者进行血液透析。

第六节　全国护士执业资格考试要点解析

药物治疗是治疗精神分裂症的主要方法,但药物在治疗精神症状的同时,又会出现各种不良反应,从而导致患者服药依从性差,这也是患者疾病复发的重要原因。因此,对于那些服用抗精神病药物的患者需要加强护理,从而提高患者的服药依从性,降低复发率。

1. 确保将药物服下　精神分裂症患者在急性发病期大部分无自知力,不认为自己患病,常会出现拒服药的行为,护理人员在发药过程中,应一人发药,一人检查口腔,确保药物服下。对于拒绝服药,且不听劝告者,应与医生协商,改用其他给药方式,如肌注长效针剂等。

2. 注意观察患者服药后的反应及服药效果　抗精神病药物在治疗精神症状的同时,也会出现各种不良反应。药物的不良反应严重影响了患者的服药依从性、生活质量及身体健康。精神分裂症患者往往缺乏主诉,应注意密切观察患者用药后的效果,及时发现药物产生的不良反应,并给予恰当的处理和治疗是非常必要的。

3. 提高患者服药依从性　精神分裂症患者服药依从性差的原因主要为:一是患者无自知力,认为自己没有病,不需要吃药,而拒服药;二是患者难以耐受药物所产生的不良反应;三是患者受症状的支配而拒服药,如有的患者认为药物是别人用来毒害他的,或者出现幻觉认为有人告诉他不要吃药等;四是患者未充分认识到坚持服药的重要性,有的患者认为自己的病已经好了,不需要再继续服药而擅自停药;五是患者因经济或结婚生子等原因而停药。护理人员需要针对以上原因对患者进行健康宣教,帮助患者认识疾病发生的原因及服药对康复的作用,并向患者及家属讲解相关药物治疗的知识,使其了解疾病的预后与药物治疗的关系,引导患者把病情好转与服用抗精神病药联系起来,使其领悟到药物治疗带来的好处,从而真正认识到抗精神病药的重要性。消除患者对药物的错误认识和对不良反应的误解,提高患者服药依从性。

测试练习

一、名词解释

1. 人工冬眠　2. 锥体外系反应

二、选择题

(一)以下每题有 A、B、C、D、E 五个备选答案,请从中选择一个最佳答案。

1. 精神分裂症常用(　　)。

A. 氯噻嗪　B. 利舍平　C. 吗啡　D. 哌替啶　E. 氯丙嗪

2. 氯丙嗪不用于(　　)。

A. 麻醉前给药　B. 镇吐　C. 帕金森病　D. 人工冬眠　E. 精神分裂症

3. 碳酸锂对下列症状效果最明显的是(　　)。

A. 精神分裂症的兴奋躁动症状　B. 躁狂抑郁症　C. 反复发作的抑郁症
D. 急性躁狂和轻度躁狂　E. 认知功能障碍

4. 氯氮平治疗精神分裂症的突出优点是(　　)。

A. 对Ⅰ型和Ⅱ型精神分裂症患者均有效　B. 对继发性抑郁有治疗作用　C. 锥体外系反应较重
D. 对患者的认知功能障碍有改善作用　E. 用药方便,患者容易接受

(二)以下提供若干个案例,每个案例下设若干个试题。请根据各试题题干所提供的信息,在每题下面的 A、B、C、D、E 五个备选答案中选择一个最佳答案。

(5~7 题共用题干)

患者,女,30 岁,未婚,素日性格开朗,因与男友生气吵架后出现失眠乏力,茶饭不思,自觉人生乏味。经常服用止痛片、谷维素、地西泮治疗,未见明显效果。1 个月前病情加重,时感烦躁不安,有时诉自己患上了"癌症",悲观厌世,多次企图自杀,均被阻止。诊断:抑郁症。服用阿米替林治疗,患者服用 2 周后,增到 1 日 200 mg,出现口干、视物模糊、排尿困难、便秘、心动过速、震颤。

5. 阿米替林是(　　)。

A. 三环类抗抑郁药　B. NA 摄取抑制药　C. 5-HT 再摄取抑制药
D. 5-HT 受体阻断药　E. 阻断突触前膜 α_2 受体,促进 NA 的释放

6. 出现的口干、视物模糊、排尿困难、心动过速,原因在于(　　)。

A. 药物阻断了 α 受体所致　B. 药物阻断了 M 受体所致
C. 药物阻断了 5-HT 受体所致　D. 药物阻断了 NA 的再摄取所致
E. 阻断了 5-HT 的再摄取所致

7. 阿米替林禁用于(　　)。

A. 伴有焦虑的抑郁症患者　B. 催眠　C. 伴有甲亢的抑郁患者
D. 更年期的抑郁患者　E. 内源性抑郁患者

三、简答题

1. 简述氯丙嗪对体温的影响。
2. 简述碳酸锂的药理作用。
3. 抗抑郁药丙咪嗪的药理作用有哪些?

四、论述题

试论述氯丙嗪的药理作用与临床应用?

五、案例分析

(一)李先生,48 岁。患者因工作变动受到巨大刺激,时常自言自语、无故发笑。常说有同事要迫害他。被家属带到医院进行治疗,诊断为精神分裂症。入院治疗期间给予氯丙嗪口服。6 周后病人症状得到控制,但伴随出现流涎、手抖、坐立不安等表现。试分析:

1. 李先生给予氯丙嗪 6 周后为何出现上述症状?
2. 针对该患者的用药护理有哪些注意事项?

(二)刘先生,36 岁,已婚。平素性格内向,做事稳重得体,与同事关系融洽。20 d 前与同事吵架后突然话多、兴奋,睡眠时间减少,半个月前彻夜不眠,夜不归宿,若家人朋友劝阻便大发脾气,就诊。入院精神检查:主动与医生交谈,情感高涨,说话滔滔不绝,表情丰富、兴奋,做事不计后果,行为冲动,不服从管理,无自知力。诊断:躁狂症。给予碳酸锂治疗,目前使用碳酸锂 2.0 g/d,突然出现恶心、呕吐、双手震颤,体温 39 ℃,共济运动失调,肌张力增高,意识障碍。血锂浓度为 2.2 mmoL/L。试分析:

1. 患者应用碳酸锂后出现的临床表现应如何判断?
2. 此时如何处理? 临床上使用碳酸锂应注意什么?

参考答案

一、名词解释

1. 应用“冬眠合剂”(由氯丙嗪、哌替啶、异丙嗪组成),患者会出现深睡状态,体温、基础代谢及组织耗氧量均明显降低,称为“人工冬眠”。

2. 长期大量应用吩噻嗪类药物时(如氯丙嗪),导致出现的副作用,如帕金森综合征、急性肌张力障碍、静坐不能。其原因可能是由于阻断了黑质—纹状体通路的多巴胺受体,使多巴胺神经功能减弱,胆碱能神经功能增强所致。

二、选择题

1. E　2. C　3. D　4. D　5. A　6. B　7. C

三、简答题

1. 给予氯丙嗪后。会抑制结节-漏斗通路的体温调节中枢,使其调节功能失灵,故体温会随外界温度而变化。如配合物理降温,可使体温降至正常值以下。若环境温度超过体温,氯丙嗪使用不当,不仅不能降低体温,反而会使体温升高。

2. 碳酸锂对正常人的精神活动几乎无影响,但对躁狂症的患者有显著抗躁狂作用,其作用机制可能是抑制脑内 NA 释放,促进 NA 再射取及干扰脑内 PI 代谢。

3. 中枢抗抑郁作用,抑制突触前膜对 NA 及 5-HT 的再射取,阻断 M 受体,出现阿托品样副作用;降血压,抑制多种心血管反射,易导致患者出现心律失常。

四、论述题

氯丙嗪的药理作用有:①抗精神病:适用于各型精神分裂症。②镇吐:对多种疾病和药物导致的呕吐和呃逆具有抑制作用。③影响体温调节:对下丘脑后部的体温调节中枢具有抑制作用,使其调节功能丧失。体温会随环境中温度的高低而变化,适用于低温麻醉和人工冬眠。④加强中枢抑制药:镇静作用,还能够加强麻醉药、镇静催眠药、镇痛药的作用,小剂量给药可用于治疗神经官能症的焦虑、紧张等。⑤α 受体阻断作用:该作用效果明显,能够翻转肾上腺素的升压作用。而且氯丙嗪能够直接舒张血管平滑肌及抑制血管运动中枢,使血管扩张,外周阻力降低而产生降压作用。⑥阿托品样作用:氯丙嗪在治疗剂量时具有 M 受体阻断作用较弱,无治疗意义,临床上常引起口干、视物模糊、尿潴留及便秘等副作用。⑦影响内分泌系统:氯丙嗪阻断结节漏斗 DA 通路,催乳素分泌增多;垂体促性腺激素释放减少,FSH、LH 分泌减少;垂体生长激素分泌减少;促肾上腺皮质激素释放减少,使肾上腺皮质激素分泌减少。

五、案例分析

案例分析(一)

该患者出现的是氯丙嗪不良反应中的锥体外系反应。

1. 病人出现流涎、手抖、坐立不安等症状表现属于不良反应中的锥体外系反应,是由于氯丙嗪拮抗了黑质-纹状体通路的 D_2 样受体,减弱了纹状体中的多巴胺功能、增强了乙酰胆碱的功能而引起的,需要减少药量、停药来减轻或消除,也可用抗胆碱药以缓解。

2. 给予氯丙嗪后,会引起直立性低血压,建议病人卧床 1~2 h 后缓慢站起。如果出现低血压,应给予去甲肾上腺素升压,但应禁止使用肾上腺素。针对该患者出现的锥体外系反应(如流涎、手抖、坐立不安等症状)应当减少服药量或者停止使用。避免日晒,防止光敏反应。应用氯丙嗪期间应定期检查血常规、肝功能和监测心电图。

案例分析(二)

目前患者的临床表现为锂中度中毒。

1. 处理方法:①应立即停止使用碳酸锂;②通过洗胃、静脉滴注 1000~2000 ml 的 0.9%生理盐水大量输液清除体内过多的锂;③给予甘露醇强制性利尿、5%碳酸氢钠溶液静脉滴注来促进锂的排泄;④必要时进行血液透析。

2. 临床上使用锂盐的注意事项:①使用前应进行详细的体格,如对肝、肾功能,电解质,心、脑电图和血、尿常规进行检查。②制定个体化治疗方案,定期检测血锂浓度。③缓慢给药方法。④诊治前需将药物的不良反应、中毒症状等告知家属,早发现、早治疗。⑤妊娠期禁用。

(丁　莹)

第十五章　镇痛药

学习目标

☞ **知识目标**

1. 掌握吗啡、哌替啶的药理作用、临床应用、不良反应及用药护理。
2. 熟悉喷他佐辛、芬太尼、美沙酮的作用特点及临床应用。
3. 了解其他镇痛药作用特点及临床应用。

☞ **能力目标**

能规范进行护理操作并正确指导合理用药;培养合理选择镇痛药的能力。

☞ **态度目标**

学会用辩证唯物主义观点认识药物,养成良好的职业素养,珍爱生命,坚决抵制毒品的诱惑。

案例导学

患者钱某,女,48 岁在家务农。患者右上腹部绞痛,间歇发作已数年,入院前 40 h,觉绞痛发作后有持续性钝痛,疼痛剧烈时放射至右肩及腰部,并有恶心、呕吐、腹泻等症状,经某医院诊断为:①胆石症;②慢性胆囊炎。患者于入院前曾因疼痛注射过吗啡,用药后呕吐更加剧烈,疼痛不止,呼吸显著变慢,腹泻却得到控制,来本院后应用抗生素以控制炎症,并用哌替啶 50 mg i. m,阿托品 0. 5 mg i. m,每 3~4 h 1 次,并进行手术治疗。术后患者仍感伤口疼痛,继续注射哌替啶,并感到越来越迫切需要注射此药,如果 1 d 不注射,则四肢怕冷,情绪不安,手脚发麻,气急、说话含糊,甚至发脾气,不听劝说,一打针就安静舒服,现在每天需要注射哌替啶 4 次,每天 300~400 mg,晚上还须加服安定类始能安静入睡,患者转入精神病院处理。试分析:

1. 病人入院前用吗啡,入院后用哌替啶,药理根据何在? 这样应用是否合适?
2. 患者出院后为什么还继续要求应用哌替啶? 你认为这是恰当的吗?
3. 为什么用吗啡后呕吐更加剧烈,呼吸变慢,疼痛不止,而腹泻却得到控制?
4. 为什么在用哌替啶的同时要加用阿托品?

镇痛药包括麻醉性镇痛药和非麻醉性镇痛药。麻醉性镇痛药,通过激动中枢神经系统特定部位的阿片受体而产生镇痛作用,又称阿片类镇痛药,多用于剧痛,属本章叙述范围。阿片类药物用于治疗疼痛已有几千年历史,至今仍是主要的镇痛药物之一,但如反复应用易成瘾,易药物滥用,故又称为成瘾性镇痛药,故本类药物的绝大多数都被归入管制药品之列。非麻醉性镇痛药是具有镇痛、解热、抗炎作用的药物,对各种钝痛(如头痛、牙痛等)有效,详见第十六章。

第一节　概　　述

疼痛是多种疾病的症状,它使患者感受痛苦,尤其是剧痛,还可能引起生理功能紊乱,甚至休克。因此,适当地应用药物缓解疼痛,防止可能产生的生理功能紊乱是很必要的。但疼痛的原因不同,应区别不同情况选用不同药理作用的药物。另外,疼痛的性质与部位往往是诊断疾病的重要依据,因此对诊断未明的疼痛不宜先用药物止痛,以免掩盖病情,贻误诊断。

根据痛觉冲动的发生部位,疼痛可分为躯体痛、内脏痛和神经性痛 3 种类型。躯体痛是由于身体表面和深层组织的痛觉感受器受到各类伤害性刺激所致，又可分为急性痛（亦称锐痛）和慢性痛（亦称钝痛）两种。前者为尖锐而定位清楚的刺痛，伤害性刺激达到阈值后立即发生，刺激撤除后很快消失；后者为强烈而定位模糊的“烧灼痛”，发生较慢，持续时间较长。内脏痛是由于内脏器官、体腔壁浆膜及盆腔器官组织的痛觉感受器受到炎症、压力、摩擦或牵拉等刺激所致。神经性痛是由于神经系统损伤或受到肿瘤压迫或浸润所致。

疼痛的调控是一个非常复杂的过程。一般认为，谷氨酸和神经肽类是伤害性感觉传入神经末梢释放的主要递质，两者同时释放，对突触后神经元产生不同的生理作用。谷氨酸被释放后仅局限于该突触间隙内，作用于突触后膜的 NMDA 受体和 AMPA 受体而将痛觉信号传递给下一级神经元。因其作用发生和消除均很快，故称快递质。P 物质（SP）等神经肽被释放后则扩散到一定范围且同时持续影响多个神经元的兴奋性而使疼痛信号扩散。因其作用缓慢而持久，故称慢递质。但谷氨酸和神经肽类可协同调节突触后神经元放电特性，这可能与神经肽类增加和延长谷氨酸的作用有关。目前有关疼痛调控机制的主导学说是 Wall 和 Melzack 于 1965 年提出的“闸门学说”。该学说认为脊髓胶质区感觉神经元同时接受外周感觉神经末梢的感觉信号和中枢下行抑制系统的调节信号，形成痛觉控制的“闸门”，当感觉信号强度超过闸门阈值，即产生痛觉。近年亦提出痛觉过敏（hyperalgesia）和痛觉超敏（allodynia）的发生机制与外周伤害性感受器增敏和中枢突触传递长时程增强（long-term poten-tiation）现象有关，后者是一种近年发现的突触传递效能的可塑性改变现象，即突触传递在某种因素的作用下，同样强度的突触前刺激可以引起更大的突触后信号，且可长时间维持。

阿片（opium）为罂粟科植物罂粟未成熟蒴果浆汁的干燥物，其药理功效早在公元前 3 世纪即有文献记载，在公元 16 世纪已被广泛地用于镇痛、止咳、止泻、镇静催眠。现已知阿片含有 20 余种生物碱，其中仅有吗啡、可卡因和罂粟碱（papaverine）具有临床药用价值。阿片类药物（opiates）是源自阿片的天然药物及其半合成衍生物的总称。机体内能与阿片类药物结合的受体称之为阿片受体（opioid receptor）。

本章介绍的镇痛药是指通过激动中枢神经系统特定部位的阿片受体，从而产生镇痛作用，并同时缓解疼痛引起的不愉快情绪的药物。因其镇痛作用与激动阿片受体有关，且易产生药物依赖性（de-pendence）或成瘾性，易导致药物滥用（drug abuse）及戒断综合征（withdrawal syndrome），故称阿片类镇痛药（opioid analgesics）或麻醉性镇痛药（narcotic analgesics）、成瘾性镇痛药（addictive analgesics）。本类药中的绝大多数被归入管制药品之列，其生产、运输、销售和使用，必须严格遵守“国际禁毒公约”和我国的有关法规如《中华人民共和国药品管理法（2015）》、《麻醉药品和精神药品管理条例（2005）》等。非麻醉性镇痛药的镇痛作用则与阿片受体无关，如解热镇痛抗炎药。

第二节　阿片受体和内源性阿片肽

1962 年，我国学者邹刚、张昌绍等证明吗啡镇痛作用部位在中枢第三脑室周围灰质。1973 年，Snyder 及其同事首先找到了阿片类药物能被特异性受体识别的直接证据，其后的药理学实验结果提示，阿片受体类型不止一种，这一推论在 1992 年通过受体分子克隆技术得到证实。现有结果表明，机体内主要由 μ 受体（M0R）、6 受体（D0R）、κ 受体（K0R）3 类阿片受体介导阿片类药物的药理效应，其相应的编码基因为 Opr ml、Oprdl 和 Oprkl 。1976 年，Martin 等提出 a 受体也是阿片受体的一种亚型，后来发现 a 受体产生的药理作用不能被阿片受体拮抗药纳洛酮所拮抗，因而将其从阿片受体中分离出去。阿片受体中，μ 受体是介导吗啡镇痛效应的主要受体，也有镇静、呼吸抑制、缩瞳、欣快及依赖性等效应；κ 受体主要介导脊髓镇痛效应，也能引起镇静作用；6 受体介导的镇痛效应不明显，但能引起抗焦虑和抗抑郁作用，成瘾性较小。

氨基酸序列分析表明 μ、6 和 κ 受体均有 7 个跨膜区，分别由 372、380 和 400 个氨基酸残基组成，3 种阿片受体氨基酸序列同源性高达 60% ，属于 G 蛋白偶联受体。阿片受体 C 末端至半胱氨酸残基区域高度保守，通过与百日咳毒素（pertussis toxin）敏感型 G 蛋白偶联而抑制腺苷酸环化酶活性，激活配体门控 K^+ 通道和抑制电压门控 Ca^{2+} 通道，从而减少神经递质释放和阻断痛觉传递。

阿片受体主要存在于下丘脑、中脑导水管周围灰质、蓝斑核和脊髓背角区，强烈提示机体内存在内源性的阿片样物质。1975 年，Hughes 和 Kosterlitz 成功地从脑内分离出两种五肽，即甲硫氨酸脑啡肽（met-enkephalin）、亮氨酸脑啡肽（leu-enkephalin），并证明它们能与吗啡类药物竞争受体且具有吗啡样药理作用，这一杰出的工作对阿片类镇痛药作用机制的研究具有划时代的意义。其后又陆续发现 β-内啡肽（p-endorphin）、强啡肽 A 和 B（dynorphin A、B）以及内吗啡肽 I 和 H（endomorphin I、H）等与阿片类药物作用相似的肽，统称为内源性阿片肽（endogenous opioid peptides）。到目前为止，内源性阿片肽共有 12 种，分属于脑啡肽、内啡肽、强啡肽、孤啡肽和内吗啡肽五大家族。阿片肽在体内分布广泛，除中枢神经系统外，也分布于自主神经节、肾上腺、消化道等组织和器官。在脑内，阿片肽的分布与阿片受体分布近似，广泛分布于纹状体、杏仁核、下丘脑、中脑导水管周围灰质、低位脑干、脊髓胶质区等许多核区。虽然阿片肽由不同前体经蛋白酶降解而成，但多数在 N 端有相同氨基酸序列（Tyr-Gly-Gly-Phe）。阿片肽起着神经递质或神经调质（调节神经递质释放）或神经激素的作用，往往与其他神经递质共存，对痛觉、神经内分泌、心血管活动和免疫反应起重要调节作用。阿片肽与阿片受体特异性结合产生吗啡样作用，其效应可被阿片受体拮抗药纳洛酮所阻断。根据阿片类药物对不同亚型阿片受体亲和力及内在活性的不同，将药物分为阿片受体激动药、部分激动药和拮抗药（表 15-1）。

1994 年，Bunzow 和 Mollereau 两个实验室同时克隆出阿片受体样受体（opioid receptor-like receptor，ORL-R），因该受体与当时已知的阿片受体激动药的亲和力极低，故又称孤儿阿片受体（orphan opioid receptor）。1995 年，Meunier 和 Reinscheid 实验室分别克隆出内源性配体（17 肽），其化学结构与强啡肽高度相似，能选择性激活孤儿受体，称为孤啡肽（orphanin FQ）或痛敏肽（nociceptin）。因此 ORL-R 又称痛敏肽/孤啡肽受体（nociceptin/orphanin FQ receptor，N/OFQ-R）。痛敏肽/孤啡肽受体广泛分布于中枢神经系统如下丘脑、中脑导水管周围灰质、蓝斑核和脊髓背角等部位，特别是在中枢下行痛觉控制环路有高表达，从而参与痛觉的感受和调控过程。但其效应似乎与机体疼痛的状态有关，如内源性镇痛环路可以被痛敏肽/孤啡肽阻断，而痛觉过敏也可被痛敏肽/孤啡肽阻断。此外，孤啡肽受体也参与阿片类药物耐受和药物依赖性的形成，也与机体应激反应、摄食行为和学习记忆过程有关。

表 15-1　阿片肽及药物对阿片受体亚型的影响

阿片肽或药物	阿片受体亚型		
	μ	Б	κ
阿片肽类			
内啡肽	+++	+++	+++
亮氨酸脑啡肽	+	+++	
甲硫氨酸脑啡肽	++	+++	
强啡肽	++	+	+++
内吗啡肽	+++		
激动药			
吗啡	+++	+	++
可卡因	+	+	+
哌替啶	++	+	+
美沙酮	+++		
芬太尼	+++	+	
二氢埃托啡	+++	+	+
部分激动药			
喷他佐辛	P	+	++
布托洛啡	P	+	+++
丁丙诺啡	P	—	—
纳布啡	—		++
拮抗药			
纳洛酮	—	—	—
纳曲酮	—	—	—

注："+"：激动药；"-"拮抗药；"P"：部分激动药。

根据药理作用机制,阿片类镇痛药可分为3类:①吗啡及其相关阿片受体激动药;②阿片受体部分激动药和激动-拮抗药;③其他镇痛药。

第三节 吗啡及其相关阿片受体激动药

阿片受体激动药包括阿片生物碱类镇痛药和人工合成类镇痛药,前者包括吗啡和可卡因,后者包括哌替啶、美沙酮、芬太尼等。

吗 啡

【化学结构及构效关系】

吗啡(morphine)的分子结构由四部分组成:①保留四个双的氢化菲核(环A、B、C);②与菲核环B相稠合的N-甲基哌啶环;③连接环A与环C的氧桥;①环A上的一个酚羟基与环C上的醇羟基。酚羟基氢原子被甲基取代,则镇痛作用减弱(如可卡因);叔胺氮被烯丙基取代,则不仅镇痛作用减弱,而且成为吗啡的拮抗药,如烯丙吗啡和纳洛酮。

【体内过程】

口服后易自胃肠道吸收,但首关消除明显,生物利用度低,故常用注射给药。皮下注射后30 min已有60%吸收。约1/3与血浆蛋白结合。未结合型吗啡迅速全身,仅有少量通过血脑屏障,但已足以发挥中枢性药理作用。主要在肝内与葡萄糖醛酸结合而失效,其结合物及小量未结合的吗啡于24 h内大部分自肾排泄。血浆$t_{1/2}$2.5~3.0 h。吗啡有小量经乳腺排泄,也可通过胎盘进入胎儿体内。

【药理作用】

1. 中枢神经系统

(1)镇痛:吗啡有强大选择性镇痛作用,对绝大多数急性疼痛和慢性疼痛的镇痛效果良好,一次皮下注射给药,即能明显减轻或消除疼痛,作用可持续4~6 h,主要与其激动脊髓胶质区、丘脑内侧、脑室及导水管周围灰质的阿片受体有关,并意识及其他感觉不受影响。吗啡对各种疼痛都有效,而对持续性慢性钝痛的效力大于间断性锐痛。

(2)镇静、致欣快作用:吗啡还有明显镇静作用;并能消除由疼痛所引起的焦虑、紧张、恐惧等情绪反应,因而显著提高对疼痛的耐受力。随着疼痛的缓解以及对情绪的影响,可出现欣快症(euphoria),表现为极大满足感和幸福感等,且对正处于疼痛折磨的患者十分明显,而对已适应慢性疼痛的患者则不显著或引起烦躁不安,这也是吗啡镇痛效果良好的重要因素,同时也是造成强迫用药的重要原因。

(3)抑制呼吸:治疗量即可抑制呼吸,使呼吸频率减慢、潮气量降低、每分通气量减少,其中呼吸频率减慢尤为突出,并随剂量增加而作用增强,急性中毒时呼吸频率可减慢至3~4次/min。呼吸抑制是吗啡急性中毒致死的主要原因。吗啡降低脑干呼吸中枢对血液CO_2张力的敏感性,同时,对脑桥呼吸调节中枢也有抑制作用。

(4)镇咳:直接抑制延髓咳嗽中枢,使咳嗽反射减轻或消失,产生镇咳作用。该作用与其镇痛和呼吸抑制作用无关,可能与激动延髓孤束核阿片受体有关,具体机制尚不清楚。

(5)缩瞳:吗啡可兴奋支配瞳孔的副交感神经,引起瞳孔括约肌收缩,使瞳孔缩小。吗啡中毒时瞳孔极度缩小,针尖样瞳孔为其中毒特征。吗啡缩瞳作用不产生耐受性,治疗量尚可降低正常人和青光眼患者的眼压。

(6)其他:吗啡还可引起中枢性的恶心、呕吐。

2. 平滑肌

(1)胃肠道平滑肌:吗啡可兴奋胃肠道平滑肌,提高其张力,甚至达到痉挛程度。由于胃窦部及十二指肠上部张力提高,胃蠕动受抑制,使胃排空延迟,易致食物反流,减少其他药物吸收;小肠及大肠平滑肌张力提高,蠕动推进性减弱,肠内容物通过延缓,促使水分吸收增加,此外,吗啡还抑制消化液的分泌;回盲瓣及肛门括约肌张力提高,加之对中枢的抑制作用,使便意迟钝,排便反射减弱,因而易引起便秘。

(2)胆道平滑肌:治疗量吗啡即可引起胆道奥迪括约肌收缩痉挛,使胆总管压力升高10倍,并持续2 h以上。胆囊内压亦显著提高,导致上腹不适甚至胆绞痛,阿托品可部分缓解。

(3)其他平滑肌:吗啡可降低子宫张力、收缩频率和收缩幅度,延长产妇分娩时程;提高膀胱外括约肌张力和膀胱容积,可引起尿潴留;治疗量对支气管平滑肌兴奋作用不明显,但大剂量可引起支气管收缩,诱发或加重哮喘，可能与其促进柱状细胞释放组胺有关。

3. 心血管系统

吗啡扩张阻力血管及容量血管，降低外周阻力，当患者改变体位，尤其由低体位转为直立时可易发生体位性低血压。其降压作用是由于它使中枢交感神经张力降低，外周小动脉扩张所致。降压作用可部分地被组胺药所对抗，因而该作用部分地与吗啡释放组胺有关。吗啡对心率及节律均无明显影响，治疗量吗啡仅轻度降低心肌氧耗量和左心室舒张末压。吗啡因抑制呼吸使体内 CO_2 蓄积，可扩张脑血管和降低阻力，导致脑血流增加和颅内压增高。

4. 免疫系统

吗啡对免疫系统有抑制作用，包括抑制淋巴细胞增殖，减少细胞因子的分泌，减弱自然杀伤细胞的细胞毒作用；也可抑制人类免疫缺陷病毒（human immu-nodeficiency virus，HIV）蛋白诱导的免疫反应，这可能是吗啡吸食者易感 HIV 的主要原因。

【作用机制】

现认为内源性阿片肽和阿片受体共同组成机体的抗痛系统，阿片类药物的镇痛作用是同时通过直接抑制源自脊髓背角的痛觉上行传入通路和激活源自中脑的痛觉下行控制环路来实现的。痛觉传入神经末梢通过释放谷氨酸、sp 等递质而将痛觉冲动传向中枢，内源性阿片肽由特定的神经元释放后可激动脊髓感觉神经突触前、后膜上的阿片受体，通过百日咳毒素敏感的 G 蛋白偶联机制，抑制腺苷酸环化酶、减少 Ca^{2+} 内流，使突触前膜递质释放减少、突触后膜超极化，最终减弱或阻滞痛觉信号的传递，产生镇痛作用。同时内源性阿片肽还可通过增加中枢下行抑制系统对脊髓背角感觉神经元的抑制作用而产生镇痛作用（图 15-2）。吗啡的镇痛作用是通过激动脊髓胶质区、丘脑内侧、脑室及导水管周围灰质等部位的阿片受体，主要是灰质受体，模拟内源性阿片肽对痛觉的调制功能而产生镇痛作用。其缓解疼痛所引起的不愉快、焦虑等情绪和致欣快的药理作用则与其激活中脑边缘系统和蓝斑核的阿片受体而影响多巴胺能神经功能有关。

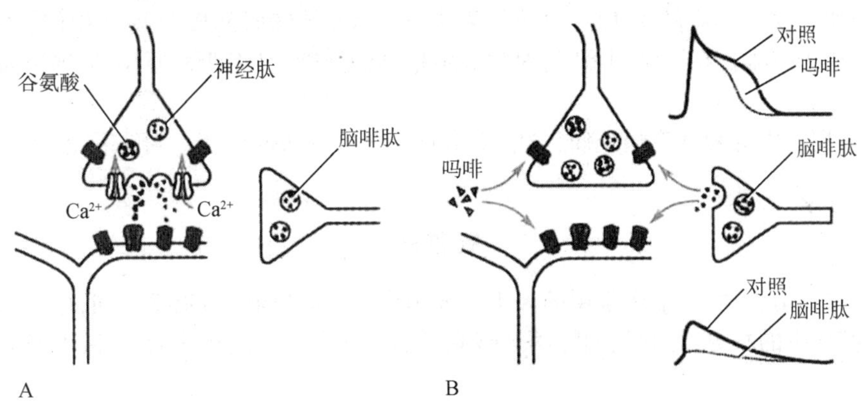

图 15-2 吗啡镇痛作用机制示意图

A. 脊髓背角痛觉传入。谷氨酸和神经肽是伤害性感觉传入末梢释放的主要神经递质，突触前、后膜均接受含脑啡肽的中间神经元调控，后者受中枢下行抑制通路控制。B. 内源性脑啡肽或外源性吗啡作用于突触前、后膜的阿片受体，导致 Ca^{2+} 内流减少，须外流增加，使突触前膜神经递质释放减少、突触后膜超极化，从而抑制痛觉传入。右上角插图：阿片类缩短突触前末梢动作电位时程（APD）；右下角插图：阿片类导致突触后膜超极化和减弱兴奋性突触后电位（EPSP）

【临床应用】

1. 镇痛　吗啡对各种疼痛都有效，但久用易成瘾，所以除癌症剧痛可长期应用外，一般仅短期用于其他镇痛药无效时的急性锐痛如严重创伤、烧伤等。对于心肌梗死引起的剧痛，如果血压正常，可用吗啡止痛；此外，由于吗啡有镇静及扩张血管作用，可减轻患者的焦虑情绪及心脏负担，更有利于治疗。诊断未明前慎用，以免掩盖病情而延误诊断。

2. 心源性哮喘　对于左心衰竭突然发生急性肺水肿而引起的呼吸困难（心源性哮喘），除应用强心苷、氨茶碱及吸入氧气外，静脉注射吗啡常可产生良好效果。其作用机制是由于吗啡扩张外周血管，降低外周阻力；同时其镇静作用有利于消除患者的焦虑恐惧情绪；因而可减轻心脏负荷。此外，吗啡降低呼吸中枢对 CO_2 的敏感性，使急促浅表的呼吸得以缓解。但对于休克、昏迷及严重肺功能不全者禁用。

3. 止泻　适用于急、慢性消耗性腹泻以减轻症状。如为细菌感染,应同时服用抗菌药。

【不良反应】

1. 治疗量　吗啡有时可引起眩晕、恶心、呕吐、便秘、排尿困难、胆绞痛、呼吸抑制、嗜睡等副作用。

2. 连续反复多次应用吗啡　易产生耐受性及成瘾,一旦停药,即出现戒断症状,表现为兴奋、失眠、流泪、流涕、出汗、震颤、呕吐、腹泻,甚至虚脱、意识丧失等。若给以治疗量吗啡,则症状立即消失。成瘾者为追求吗啡的欣快症及避免停药所致戒断症状的痛苦,常不择手段获取吗啡(称为强迫性觅药行为),危害极大。故对吗啡等成瘾性药物应严格控制使用,并按国家颁布的《麻醉药品管理条例》严格管理。吗啡耐受性与成瘾性的产生主要由于神经组织对吗啡的适应性;与吗啡成瘾及戒断症状有直接联系的是蓝斑核,该核由去甲肾上腺素能神经元组成,且有阿片受体密集;吗啡或脑啡肽均可抑制蓝斑核放电,当动物对吗啡耐受或成瘾后,该核放电也出现耐受,一旦停用吗啡,则放电加速,同时出现戒断症状,提示戒断症状与蓝斑核去甲肾上腺素能神经元活动增强有关。据报道,能抑制蓝斑核放电的可乐定可缓解吗啡戒断症状。

3. 表现为昏迷、瞳孔极度缩小(针尖样瞳孔)、呼吸高度抑制至休克　呼吸麻痹是致死的主要原因。需用人工呼吸、给氧抢救;吗啡拮抗药纳洛酮对吗啡之呼吸抑制有显著效果,如用药无效,则吗啡中毒的诊断可疑。

【禁忌证】

吗啡能通过胎盘或乳汁抑制胎儿或新生儿呼吸,同时能对抗催产素对子宫的兴奋作用而延长产程(原因未明),故禁用于分娩止痛及哺乳妇女止痛。由于抑制呼吸抑制咳嗽反射以及释放组胺而致支气管收缩,故禁用于支气管哮喘及肺心病患者。颅脑损伤所致颅内压增高的患者、肝功能严重减退患者禁用。

可卡因

可卡因(codeine)又称甲基吗啡,在阿片中含量约 0.5%。口服后易吸收。大部分在肝内代谢,有 10%可卡因脱甲基后转变为吗啡而发挥作用。

可卡因的镇痛作用仅为吗啡的 1/12。镇咳作用为其 1/4。持续时间则与吗啡相似。镇静作用不明显。欣快症及成瘾性也弱于吗啡。在镇咳剂量时,对呼吸中枢抑制轻微,又无明显便秘、尿潴留及体位性低血压的副作用。

临床上,可卡因用于中等程度疼痛止痛,与解热镇痛药合用有协同作用。可卡因也是典型的中枢性镇咳药(见第二十七章)。

哌替啶

哌替啶为苯基哌啶衍生物,是临床常用的人工合成镇痛药,其结构虽与吗啡不同,但它仍具有与吗啡相同的基本结构,即哌啶环中的叔氮,与叔氮相隔两个碳原子的季碳和与季碳相连的苯环(A 环)。

【体内过程】

口服易吸收,皮下或肌内注射后吸收更迅速,起效更快,故临床常用注射给药。血浆蛋白结合率约 60%,主要在肝脏代谢为哌替啶酸及去甲哌替啶,再以结合型或游离型自尿排出。去甲哌替啶有中枢兴奋作用,中毒时发生惊厥可能与此有关。哌替啶血浆 $t_{1/2}$ 约为 3 h。

【药理作用】

1. 中枢神经系统　与吗啡相似,作用于中枢神经系统的阿片受体而发挥作用。皮下或肌内注射后 10 min 可产生镇静、镇痛作用,但持续时间比吗啡短,仅 2~4 h。镇痛效力弱于吗啡,注射 80~100 mg 哌替啶约相当于 10 mg 吗啡的镇痛效力。10%~20%患者用药后出现欣快。哌替啶与吗啡在等效镇痛剂量时,抑制呼吸的程度相等。对延脑 CTZ 有兴奋作用,并能增加前庭器官的敏感性,易致眩晕、恶心、呕吐。

2. 平滑肌　能中度提高胃肠道平滑肌及括约肌张力,减少推进性肠蠕动,但因作用时间短,故不引起便秘,也无止泻作用。能引起胆道括约肌痉挛,提高胆道内压力,但比吗啡弱。治疗量对支气管平滑肌无影响,大剂量则引起收缩。对妊娠末期子宫,不对抗兴奋子宫的作用,故不延缓产程。

3. 心血管系统　治疗量可致体位性低血压,原因同吗啡。由于抑制呼吸,也能使体内 CO_2 蓄积,脑血管扩张而致脑脊液压力升高。

【临床应用】

1. 镇痛　哌替啶对各种剧痛如创伤性疼痛、手术后疼痛、内脏绞痛、晚期癌痛都有些镇痛效果。但对慢性钝痛则不宜使用,因仍有成瘾性。新生儿对哌替啶抑制呼吸作用极为敏感,故产妇于临产前 2~4 h 内不宜使用。

2. 麻醉前给药及人工冬眠　哌替啶的镇静作用可消除患者手术前紧张、恐惧情绪,减少麻醉药用量;与氯丙嗪、异丙嗪合用组成冬眠合剂用于人工冬眠疗法。

【不良反应】

治疗量哌替啶与吗啡相似,可致眩晕、出汗、口干、恶心、呕吐、心悸及因体位性低血压而发生晕厥等。久用也可成瘾。剂量过大可明显抑制呼吸。偶可致震颤、肌肉痉挛、反射性亢进甚至惊厥,中毒解救时可配合抗惊厥药。禁忌证与吗啡相同。

美沙酮

美沙酮(methadone)有左旋体及右旋体。左旋体较右旋体效力强 850 倍。常用其消旋体。药理作用性质与吗啡相似,但它口服与注射同样有效(吗啡口服利用率低)。其镇痛作用强度与持续时间与吗啡相当。耐受性与成瘾性发生较慢,戒断症状略轻,且易于治疗。一次给药后,镇静作用较弱,但多次用药有显著镇静作用。抑制呼吸、缩瞳、引起便秘及升高胆管内压力都较吗啡轻。适用于创伤、手术及晚期癌症等所致剧痛。

芬太尼及其同系物

芬太尼(fentanyl)镇痛作用较吗啡强 100 倍(治疗量为吗啡的 1/100),一次肌内注射 0.1 mg,15 min 起效,维持 1~2 h。可用于各种剧痛。与全身麻醉药或局部麻醉药合用,可减少麻醉药用量。与氟哌利多合用有安定镇痛作用。不良反应有眩晕、恶心、呕吐及胆道括约肌痉挛。大剂量产生明显肌肉僵直,纳洛酮能对抗之。静脉注射过速易抑制呼吸,应当加强注意。禁用于支气管哮喘、颅脑肿瘤或颅脑外伤引起昏迷的患者以及两岁以下小儿。本药成瘾性小。

舒芬太尼(sufentanil)和阿芬太尼(alfentanil)均为芬太尼的类似物,舒芬太尼的镇痛作用强于芬太尼,是吗啡的 1000 倍,阿芬太尼的镇痛作用弱于芬太尼,是吗啡的 40~50 倍。两药起效快,作用时间短,尤以阿芬太尼突出,故称为超短效镇痛药。两药血浆蛋白结合率为 90%,阿芬太尼血浆 $t_{1/2}$ 为 1~2 h,舒芬太尼血浆 $t_{1/2}$ 为 2~3 h。两药均在肝脏代谢失活后经肾排泄,约 1%以原形经尿排出。对心血管系统影响小,常用于心血管手术麻醉。阿芬太尼由于其药动学特点,很少蓄积,短时间手术可采用分次静脉注射,长时间手术可采用持续静脉滴注。

瑞芬太尼(remifentanil)为新型芬太尼衍生物,镇痛作用为吗啡的 100~200 倍。注射后起效快,被体内的酯酶快速水解,作用时间短,为短效镇痛药。瑞芬太尼与芬太尼的镇痛作用相似,重复和持续输注无体内蓄积,主要用于全麻诱导及静脉全身麻醉,也可用于术后镇痛和分娩镇痛。

知识拓展

癌痛的镇痛治疗

癌痛治疗三阶梯方法就是在对癌痛的性质和原因做出正确的评估后,根据癌症病人的疼痛程度和原因适当选择相应的镇痛药,即对轻度疼痛的患者应主要选用解热镇痛抗炎类药(如阿司匹林、对乙酰氨基酚、布洛芬、吲哚美辛栓剂等);若为中度疼痛者应选用弱阿片类药(如可卡因、氨酚待因、布桂嗪、曲马朵等);若为重度疼痛者应选用强阿片类药(如吗啡、哌替啶、美沙酮、二氢埃托啡等)。在用药过程中要尽量选择口服给药途径;有规律地按时给药而不是按需(只在痛时)给药;药物剂量应个体化;需要时可加用辅助药物,如解痉药(止针刺样痛、浅表性灼痛)、精神治疗药(抗抑郁药或抗焦虑药)等。

二氢埃托啡

二氢埃托啡(dihydroetorphine)为我国生产的强镇痛药。为吗啡受体激动药。其镇痛作用是吗啡的 10 000 倍。用量小,一次 20~40 μg。镇痛作用短暂,仅 2 h 左右。小剂量新用药不易产生耐受性而大剂量持续用药则易出现耐受性。它也可成瘾,但较吗啡轻。常用于镇痛或吗啡类毒品成瘾者的戒毒。

第四节　阿片受体部分激动药和激动-拮抗药

喷他佐辛

喷他佐辛(pentazocine)为苯并吗啡烷类衍生物,其哌啶环中 N 上甲基为异戊烯基取代而成的合成镇痛药。主要激动 K、σ 受体;但又可拮抗 μ 受体。

【药理作用与临床应用】

按等效剂量计算,本药的镇痛效力为吗啡的 1/3,一般皮下或肌内注射 30 mg 的镇痛效果与吗啡 10 mg 相当。其呼吸抑制作用约为吗啡的 1/2;增加剂量至 30 mg 以上,呼吸抑制作用并不按比例增强;用量达 60 mg 则可产生精神症状,大剂量纳洛酮可对抗之。本药可减慢胃排空并延缓肠管运送肠内容物的时间,但对胆道括约肌的兴奋作用较弱,胆道内压力上升不明显。对心血管系统的作用不同于吗啡,大剂量反而增快心率,升高血压。对冠心病患者,静脉注射能提高平均主动脉压、左室舒张末期压,因而增加心脏做功量。本药能提高血浆中去甲肾上腺素水平,这与它兴奋心血管系统的作用有关。由于本药尚有一定的拮抗 μ 受体的作用,因而成瘾性很小,在药政管理上列入非麻醉品。本药能减弱吗啡的镇痛作用;对吗啡已产生耐受性的患者,可促进戒断症状的产生。它拮抗吗啡类抑制呼吸的作用不明显。适用于各种慢性剧痛,口服及注射后收均良好,肌内注射后 0.25~1.00 h 达血药浓度峰值。口服后,在肝中的首过消除显著,进入全身循环的镇痛药不到 20%,故口服后需 1~3 h 才达血药浓度峰值。本药主要在肝内代谢,代谢速率个体差异较大,这可能是它镇痛效果个体差异大的原因。肌肉注射后 $t_{1/2}$ 约为 2 h;口服后作用持续 5 h 以上。

【不良反应】

常见镇静、眩晕、恶心、出汗。剂量增大能引起呼吸抑制、血压升高、心率增快;有时可引起焦虑、噩梦、幻觉等。纳洛酮能对抗其呼吸抑制的毒性。

第五节　其他镇痛药

曲马朵

曲马朵(tramadol)为阿片受体激动药,其镇痛作用强度与喷他佐辛相似。口服易于吸收,生物利用度约 90%,$t_{1/2}$ 约为 6 h。不良反应和其他镇痛药相似,偶有多汗、头晕、恶心、呕吐、口干、疲劳等。治疗剂量时不抑制呼吸,也不影响心血管功能,不产生便秘等副作用。适用于中度及重度急慢性疼痛及外科手术。不宜用于轻度疼痛,长期应用也可能成瘾。

延胡索乙素及罗通定

延胡索(Corydalis ambigua)为罂粟科草本植物,药用其块茎。又名玄胡、元胡。能活血散瘀、行气止痛。《本草纲目》中曾记载“治一身上下诸痛,用之中的,妙不可言”。经研究发现所含延胡索乙素有镇痛作用。它是消旋四氢帕马丁(dl-tetrahydropalmatine),有效部分为左旋体,即罗通定(rotundine)。

口服延胡索乙素及罗通定吸收良好,镇痛作用较解热镇痛药强。研究证明其镇痛作用与脑内阿片受体无关。口服延胡索乙素 100~200 mg,10~30 min 出现镇痛作用,维持 2~5 h。对慢性持续性钝痛效果较好,对创伤或手术后疼痛或晚期癌症的止痛效果较差。可用于治疗胃肠及肝胆系统等内科疾病所引起的钝痛、一般性头痛以及脑震荡后头痛等。也可用于痛经及分娩止痛,对产程及胎儿均无不良影响。

第六节　阿片受体拮抗剂

纳洛酮(naloxone)化学结构与吗啡极相似,主要区别为叔氮上以烯丙基取代甲基,6 位羟基变为酮基。纳洛酮对 4 型阿片受体都有拮抗作用。它本身并无明显药理效应及毒性,给人注射 12 mg 后,不产生任何症状;

注射 24 mg 只产生轻微困倦。但对吗啡中毒者,小剂量(0.4～0.8 mg)肌肉或静脉注射能迅速翻转吗啡的作用,1～2 min 就可消除呼吸抑制现象,增加呼吸频率。对吗啡成瘾者可迅速诱发戒断症状,表明纳洛酮在体内与吗啡竞争同一受体。临床适用于吗啡类镇痛药急性中毒,解救呼吸抑制及其他中枢抑制症状,可使昏迷患者迅速复苏。在镇痛药的理论研究中,纳洛酮是重要的工具药。

纳曲酮(naltrexone)的作用与纳洛酮相同,但口服生物利用度较高,作用维持时间较长。

第七节　全国护士执业资格考试要点解析

1. 胆石症　胆石症典型症状为胆绞痛,引起胆囊管或胆总管暂时性梗阻而发生的胆管急症,主要见于消化系统疾病,如胆囊炎、胆结石、胆道蛔虫、急性梗阻性化脓性胆管炎等。

胆绞痛多位于右上腹或上腹部,呈阵发性或持续疼痛阵发加剧,可向右肩胛部和背部放射,部分病人因剧痛而不能准确说出疼痛部位,可伴有恶心呕吐。首次胆绞痛出现后,约 70%的病人一年内可能会再次发作,随后发作频率增加。胆绞痛还可伴随寒战、高热、黄疸等症状。

检查引起胆绞痛的病因,可采取腹部超声检查、经皮肝穿刺胆管造影、内镜逆行性胰胆管造影术,心电图检查,以排除心肌梗死或心肌缺血。

治疗急性胆绞痛可口服或注射抗胆碱类药品阿托品、山莨菪碱,必要时可加用哌替啶,缓解 Oddi 括约肌痉挛。

胆绞痛患者应该清淡饮食,避免油腻食物,规律进食,避免暴饮暴食。少吃高脂肪食物,戒烟限酒,注意保暖。忌辛辣饮食。

2. 肾绞痛　主要由肾结石和输尿管结石引起,表现为肾区疼痛伴叩击痛,典型表现为阵发性腰部或上腹部疼痛,剧烈难忍,可沿输尿管放射至同侧腹股沟,还可涉及同侧睾丸或阴唇,一般同时伴有肉眼或镜下血尿、恶心呕吐,如同时伴有泌尿系感染,可有尿频、尿急、尿痛的症状;可行药物治疗或体外碎石,或手术取石,可根治,预后良好,一般无后遗症。

腹部平片对尿石症的诊断具有特殊重要价值,列为尿石症的常规检查。90%以上的尿路结石都含有钙盐,故大多数结石在平片上显影。

肾绞痛是泌尿外科的常见急症,需紧急处理。肾绞痛的治疗以解痉止痛为主,常用的止痛药物包括非甾体镇痛抗炎药物,如双氯芬酸、吲哚美辛及阿片类镇痛药(哌替啶、曲马朵)等,解痉药如 M 型胆碱受体阻断剂阿托品等。

测试练习

一、填空题

1. 吗啡急性中毒时应用呼吸兴奋药________或阿片受体拮抗药________进行解救。

2. 吗啡属于________药,其作用机理是与________结合,临床用途有________、________。

3. 吗啡的禁忌证有________、________、________、________、________。

4. ________可用于伴有胸痛的干咳,连用可产生________,应控制使用。

5. 具有镇痛作用,中毒时可散瞳的药物是________,可缩瞳的药物是________。

6. 镇痛作用比吗啡强 100 倍,但成瘾性比吗啡轻的药物是________;镇痛作用为吗啡的 1/10,但较吗啡多用的药物是________;镇痛作用比吗啡弱,成瘾性极少,已列入非麻醉药品的药物是________;镇痛作用及副作用均小于吗啡,主要用于干咳的药物是________;具有阿片受体拮抗作用的药物是________。

7. 吗啡可用于________哮喘,而禁用于________哮喘。

8. 哌替啶镇痛作用虽比吗啡弱,但比吗啡常用,因为________也比吗啡弱。

9. 治疗胆绞痛、肾绞痛、宜以________和________合用。

10. 人工冬眠合剂由异丙嗪、________和________组成。

11. 连续反复用吗啡最重要的不良反应是________,急性中毒时主要表现有________和________,致死的原因是________。

12. 吗啡镇痛作用部位在________,机制是________。

13. 罗通定的镇痛作用较解热镇痛药________,对________效较好。

二、选择题(以下每题有 A、B、C、D、E 五个备选答案,请从中选择一个最佳答案)

1. 心源性哮喘应选用( )。

A. 喷他佐辛　B. 美沙酮　C. 罗通定　D. 曲马朵　E. 吗啡

2. 常用哌替啶替代吗啡用于镇痛的原因是( )。

A. 显效快,作用时间长　B. 镇痛作用强
C. 可解除平滑肌痉挛　D. 成瘾性小　E. 不抑制呼吸

3. 哌替啶的作用不包括( )。

A. 镇痛　B. 镇静　C. 镇咳　D. 抑制呼吸　E. 提高胃肠平滑肌张力

4. 对吗啡正确的描述是( )。

A. 禁用于支气管哮喘的病人　B. 可用于颅内高压病人
C. 可用于肝功能严重减退者　D. 禁用于心源性哮喘病人
E. 中毒时可使病人瞳孔散大

5. 骨折剧痛应选用( )。

A. 阿司匹林　B. 吲哚美辛　C. 罗通定　D. 哌替啶　E. 可卡因

6. 阿片受体拮抗剂是( )。

A. 芬太尼　B. 哌替啶　C. 曲马朵　D. 美沙酮　E. 纳洛酮

7. 用于吗啡脱瘾的替代疗法的药物是( )。

A. 哌替啶　B. 美沙酮　C. 喷他佐辛　D. 芬太尼　E. 曲马朵

8. 吗啡主要用于( )。

A. 头痛、发热　B. 精神分裂症　C. 镇静催眠　D. 其他镇痛药无效的剧烈疼痛
E. 抑郁症

9. 吗啡治疗心源性哮喘的机制( )。

A. 扩张外周血管,减少回心血量,降低呼吸中枢对 CO_2 的敏感性,镇静作用
B. 收缩血管平滑肌,缓解呼吸困难　C. 扩张支气管平滑肌,缓解呼吸困难
D. 有欣快感,提高呼吸中枢的兴奋性　E. 缓解肺部炎症

10. 不属于吗啡禁忌证的是( )。

A. 分娩止痛　B. 支气管哮喘
C. 诊断未明的急腹症　D. 肝功能严重减退病人　E. 心源性哮喘

11. 吗啡的镇痛作用主要应用于( )。

A. 分娩阵痛　B. 慢性钝痛　C. 胃肠痉挛　D. 肾绞痛
E. 其他镇痛药无效的急性锐痛

12. 急性吗啡中毒的解救药是( )。

A. 尼莫地平　B. 纳洛酮　C. 肾上腺素　D. 曲马朵　E. 喷他佐辛

13. 吗啡导致胆道痉挛是由于( )。

A. 胃窦部、十二指肠张力提高　B. 抑制消化液分泌
C. 胆道括约肌收缩,胆道排空受阻　D. 食物消化延缓　E. 胃排空延迟

14. 慢性钝痛时,不宜用吗啡的主要原因是( )。

A. 对钝痛疗效差　B. 治疗量即可抑制呼吸　C. 导致便秘
D. 易成瘾　E. 易导致直立性低血压

15. 与吗啡的镇痛机制有关的是( )。

A. 阻断阿片受体　B. 激动中枢阿片受体
C. 抑制中枢 PG 合成　D. 抑制外周 PG 合成　E. 阻断中枢 M 受体

16. 吗啡不具有以下哪种作用(　　)。

A. 镇咳　B. 抑制呼吸　C. 镇吐　D. 镇痛　E. 镇静

17. 吗啡中毒死亡的主要原因是(　　)。

A. 昏迷　B. 血压下降　C. 呼吸麻痹　D. 肾衰竭　E. 心力衰竭

18. 下列哪项不是哌替啶的适应证(　　)。

A. 创伤性剧痛　B. 内脏绞痛　C. 晚期癌痛　D. 手术后疼痛　E. 关节痛

19. 下述哪一个药物可以应用于人工冬眠(　　)。

A. 吗啡　B. 哌替啶　C. 喷他佐辛　D. 曲马朵　E. 阿法罗定

20. 吗啡急性中毒的表现不包括(　　)。

A. 昏迷　B. 瞳孔极度缩小呈针尖样

C. 呼吸深度抑制　D. 因呼吸麻痹而死亡　E. 惊厥

21. 李先生,39 岁。因车祸骨折入院,为缓解剧痛,遵医嘱给予吗啡镇痛,用药后出现呼吸抑制,请分析是何原因(　　)。

A. 激动边缘系统的阿片受体　B. 激动蓝斑核的阿片受体

C. 激动延髓催吐化学感受区(CTZ)多巴胺受体

D. 抑制呼吸中枢,并降低呼吸中枢对 CO_2 的敏感性

E. 激动中脑盖前核得阿片受体

22. 急性胰腺炎病人不可使用的止痛剂是(　　)。

A. 阿托品　B. 山莨菪碱　C. 东莨菪碱　D. 吗啡　E. 阿法罗定

23. 典型的镇痛药其特点是(　　)。

A. 有镇痛、解热作用　B. 有镇痛、抗炎作用

C. 有镇痛、解热、抗炎作用　D. 有强大的镇痛作用,无成瘾性

E. 有强大的镇痛作用,反复应用容易成瘾

24. 吗啡常用注射给药的原因是(　　)。

A. 口服不吸收　B. 片剂不稳定　C. 易被肠道破坏　D. 首关消除明显　E. 口服刺激性大

25. 吗啡镇咳的部位是(　　)。

A. 迷走神经背核　B. 延脑的孤束核

C. 中脑盖前核　D. 导水管周围灰质

E. 蓝斑核

26. 吗啡抑制呼吸的主要原因是(　　)。

A. 作用于时水管周围灰质　B. 作用于蓝斑核

C. 降低呼吸中枢对血液 CO_2 张力的敏感区　D. 作用于脑干极后区　E. 作用于迷走神经背核

27. 吗啡缩瞳的原因是(　　)。

A. 作用于中脑盖前核的阿片受体　B. 作用于导水管周围灰质

C. 作用于延脑孤束核的阿片受体　D. 作用于蓝斑核

E. 作用于边缘系统

28. 镇痛作用最强的药物是(　　)。

A. 吗啡　B. 喷他佐辛　C. 芬太尼　D. 美沙酮　E. 可卡因

29. 哌替啶比吗啡应用多的原因是(　　)。

A. 无便秘作用　B. 呼吸抑制作用轻

C. 作用较慢,维持时间短　D. 成瘾性较吗啡轻　E. 对支气平滑肌无影响

30. 胆绞痛病人最好选用(　　)。

A. 阿托品　B. 哌替啶　C. 氯丙嗪+阿托品　D. 哌替啶+阿托品

E. 阿司匹林+阿托品

31. 心源性哮喘可以选用(　　)。

A. 肾上腺素　B. 沙丁胺醇　C. 地塞米松　D. 格列齐特　E. 吗啡

32. 吗啡镇痛作用的主要部位是(　　)。
A. 蓝斑核的阿片受体　B. 丘脑内侧、脑室及导水管周围灰质
C. 黑质-纹状体通路　D. 脑干网状结构　E. 大脑边缘系统
33. 吗啡的镇痛作用最适用于(　　)。
A. 其他镇痛药无效时的急性锐痛　B. 神经痛　C. 脑外伤疼痛　D. 分娩止痛
E. 诊断未明的急腹症疼痛
34. 人工冬眠合剂的组成是(　　)。
A. 哌替啶、氯丙嗪、异丙嗪　B. 派替啶、吗啡、异丙嗪
C. 哌替啶、芬太尼、氯丙嗪　D. 哌替啶、芬太尼、异丙嗪
E. 芬太尼、氯丙嗪、异丙嗪
35. 镇痛作用较吗啡强100倍的药物是(　　)。
A. 哌替啶　B. 阿法罗定　C. 芬太尼　D. 可卡因　E. 曲马朵
36. 在药政管理上已列入非麻醉品的镇痛药是(　　)。
A. 哌替啶　B. 芬太尼　C. 阿法罗定　D. 喷他佐辛　E. 美沙酮
37. 与吗啡成瘾性及戒断症状有直接联系的部位是(　　)。
A. 孤束核　B. 盖前核　C. 蓝斑核　D. 壳核
E. 迷走神经背核
38. 对吗啡急性中毒呼吸抑制有显著疗效的药物是(　　)。
A. 多巴胺　B. 肾上腺素　C. 咖啡因　D. 纳洛酮　E. 山梗菜碱
39. 镇痛作用最强的药物是(　　)。
A. 吗啡　B. 芬太尼　C. 二氢埃托啡　D. 哌替啶　E. 美沙酮
40. 喷他佐辛最突出的优点是(　　)。
A. 适用于各种慢性钝痛　B. 可口服给药
C. 无呼吸抑制作用　D. 成瘾性很小,已列入非麻醉药口　E. 兴奋心血管系统
41. 阿片受体的拮抗剂是(　　)。
A. 纳曲酮　B. 喷他佐辛　C. 可卡因　D. 延胡索乙素　E. 罗通定
42. 对吗啡成瘾者可迅速诱发戒断症状的药物是(　　)。
A. 哌替啶　B. 曲马朵　C. 纳洛酮　D. 美沙酮　E. 以上都不是
43. 吗啡无下列哪种不良反应(　　)。
A. 引起腹泻　B. 引起便秘　C. 抑制呼吸中枢　D. 抑制咳嗽中枢　E. 引起体位性低血压
44. 与脑内阿片受体无关的镇痛药是(　　)。
A. 哌替啶　B. 罗通定　C. 美沙酮　D. 喷他佐辛　E. 二氢埃托啡
45. 下列哪种情况不宜用哌替啶镇痛(　　)。
A. 创伤性疼痛　B. 手术后疼痛　C. 慢性钝痛　D. 内脏绞痛　E. 晚期癌症痛
46. 吗啡不具备下列哪种药理作用(　　)。
A. 引起恶心　B. 引起体位性低血压　C. 致颅压增高　D. 引起腹泻　E. 抑制呼吸

三、简答题

1. 比较吗啡与哌替啶的作用与用途?
2. 分娩止痛能否应用吗啡或哌替啶?为什么?
3. 吗啡的主要不良反应是什么?禁忌证有哪些?
4. 简述吗啡用于心源性哮喘的机制。

四、论述题

1. 吗啡是否可用于治疗心源性哮喘和支气管哮喘,为什么?
2. 试述吗啡的镇痛作用特点,作用机制及临床应用。

五、案例分析

(一)患者马女士,48岁,患者右上腹部绞痛,间歇发作已数年,入院前40 d,觉绞痛发作后有持续性钝痛,

疼痛剧烈时放射至右肩及腰部，并有恶心、呕吐、腹泻等症状，经某医院诊断为：①胆石症；②慢性胆囊炎。患者于入院前曾因疼痛注射过吗啡，用药后呕吐更加剧烈，疼痛不止，呼吸显著变慢，腹泻却得到控制，来本院后应用抗生素以控制炎症，并用哌替啶 50 mg i. m，阿托品 0.5 mg i. m. 每 3~4 h 一次，并进行手术治疗。术后患者仍感伤口疼痛，继续注射哌替啶，并感到越来越迫切需要注射此药，如果一天不注射，则四肢怕冷，情绪不安，手脚发麻，气急、说话含糊，甚至发脾气，不听劝说，一打针就安静舒服，现在每天需要注射哌替啶四次，每天 300~400 mg，晚上还须加服安定类始能安静入睡，患者转入精神病院处理。试分析：

1. 病人入院前用吗啡，入院后用哌替啶，药理根据何在？这样应用是否合适？
2. 患者出院后为什么还继续要求应用哌替啶？你认为这是恰当的吗？
3. 为什么用吗啡后呕吐更加剧烈，呼吸变慢，疼痛不止，而腹泻却得到控制？
4. 为什么在用哌替啶的同时要加用阿托品？

参考答案

一、填空题

1. 尼可刹米；纳洛酮。
2. 镇痛；阿片受体；镇痛；心源性哮喘。
3. 肺源性心脏病；临产前与哺乳期妇女；支气管哮喘；颅内压升高的患者；肝功能严重损伤。
4. 可卡因；成瘾性。
5. 阿托品；吗啡。
6. 芬太尼；哌替啶；镇痛；新可卡因；纳洛酮。
7. 心源性；支气管。
8. 成瘾性。
9. 阿托品；哌替啶。
10. 哌替啶；氯丙嗪。
11. 成瘾性；昏迷、呼吸抑制；瞳孔极度缩小；呼吸麻痹。
12. 中枢；激活脑内阿片受体。
13. 强；慢性钝痛。

二、选择题

1. E　2. D　3. C　4. A　5. D　6. E　7. B　8. D　9. A　10. E　11. E　12. B　13. C　14. D　15. B　16. C　17. C　18. E　19. B　20. E　21. D　22. C　23. E　24. D　25. B　26. C　27. A　28. C　29. D　30. D　31. E　32. B　33. A　34. A　35. C　36. D　37. C　38. D　39. C　40. D　41. A　42. C　43. C　44. B　45. C　46. D

三、简答题

1. 相同作用：镇静、镇痛、欣快感、抑制呼吸、扩张血管、兴奋平滑肌等；哌替啶无吗啡的镇咳、缩瞳、便秘、延长产程等作用。相同用途：镇痛、心源性哮喘；哌替啶还可用于麻醉前给药、人工冬眠、分娩止痛等。

2. 可用哌替啶，不能用吗啡。因为吗啡能透过胎盘屏障，对胎儿有较强的呼吸抑制作用，并且吗啡会降低催产素对妊娠子宫的敏感性，延长产程；哌替啶抑制呼吸作用较弱，而且不会延长产程。

3. 不良反应：一般反应有嗜睡、恶心呕吐、便秘、排尿困难、低血压等，主要不良反应是成瘾性和耐受性；禁忌证：支气管哮喘、颅内压升高患者、肺源性心脏病、临产前及哺乳期妇女、严重肝功能受损。

4. 机制是：①扩张外周血管、降低外周阻力、减轻心脏负荷；②镇静作用，消除不良情绪，减轻心脏负荷；③降低中枢对 CO_2 的敏感性，缓解急促、表浅的呼吸。

四、论述题

1. 吗啡可以用于心源性哮喘但不能用于支气管哮喘。心源性哮喘的发病原因是因左心衰竭→急性肺水肿→肺通气困难→缺氧和窒息感。吗啡治疗心源性哮喘的原因是：扩张血管，降低心脏前后负荷；降低呼吸中枢对二氧化碳的敏感性，缓解急促浅表的呼吸；镇静作用可消除病人的紧张恐惧的情绪，降低耗氧量。支气管哮喘的表现有：支气管痉挛，黏膜水肿导致缺氧和呼吸困难，呼吸急促有代偿作用。吗啡有收缩支气管、抑制呼吸的作用,会加重缺氧,镇咳作用会使分泌物不易咳出,这些都不利于支气管哮喘的病人。

2. 镇痛作用特点:镇痛作用强,对持续性慢性疼痛(钝痛)效果好;在镇痛的同时意识清楚,听觉、视觉及触觉等不受影响;镇痛的同时伴有镇静及欣快感,可缓解疼痛引起的紧张、恐惧情绪,环境安静可诱导患者入睡,但易唤醒;为成瘾性镇痛药,禁止非医疗目的的使用。作用机制:吗啡激动中枢痛觉传导通路上的阿片受体,产生模拟体内内啡肽的作用,使痛觉一级传入神经末梢的 P 物质释放减少,从而产生镇痛作用。临床应用:主要用于剧烈疼痛,如烧伤、严重创伤,血压正常的心肌梗死,心源性哮喘,急性腹泻。

五、案例分析

1. 哌替啶为人工合成的阿片类镇痛药,效力约为吗啡的 1/10~1/8,引起便秘及尿潴留的发生率低于吗啡,相对成瘾性也较吗啡小。

2. 有可能患者不仅产生身体依赖,也有可能产生了心理性依赖。

3. 吗啡的作用里就有止泻这一点,而产生的副作用里常见的胃肠道反应就是恶心、呕吐,反复使用吗啡,恶心、呕吐的症状才会受到抑制、消失。

4. 胆囊炎、胆囊结石、尿道结石等由于平滑肌产生痉挛加剧疼痛,而哌替啶只是镇痛,止痉效果并不好,常配合阿托品用。其实在之前已确诊,用吗啡时,就可改用吗啡阿托品。

(郑澎涛)

第十六章　解热镇痛抗炎药

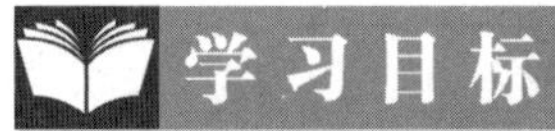

学习目标

☞ 知识目标

1. 掌握解热镇痛抗炎药的共同作用特点；阿司匹林的药理作用、临床应用、不良反应及中毒的解救措施；对乙酰氨基酚及布洛芬的作用特点。
2. 熟悉其他解热镇痛抗炎药的作用特点。
3. 了解选择性 COX-2 抑制药和非选择性 COX 抑制药的作用特点不良反应。

☞ 能力目标

培养观察解热镇痛抗炎药的疗效和不良反应的能力，能规范进行护理操作，并正确指导患者合理用药。

☞ 态度目标

明确发热、疼痛、炎症对机体的利弊，学会用辩证的观点来认识药物，养成良好的职业素质。

案例导学

李先生，48 岁。近日因"发热、膝关节明显肿胀疼痛"入院。无消化性溃疡病史。医生诊断为急性风湿性关节炎，给予阿司匹林 1 g/次，一天 4 次进行治疗。连用 12 d 后，李先生的膝关节肿胀疼痛症状明显好转，但开始出现耳鸣、头晕。诊断为阿司匹林中毒，医嘱：立即停用阿司匹林并静脉滴注 5% 碳酸氢钠。次日听力开始好转，至停药后第 7 d 听力完全恢复。试分析：

1. 为什么阿司匹林发生中毒时要静脉滴注碳酸氢钠？
2. 阿司匹林的不良反应有哪些？

解热镇痛抗炎药是一类具有解热、镇痛，而且大多数还有抗炎、抗风湿作用的药物。鉴于其抗炎作用与糖皮质激素不同，故这类药又称为非甾体抗炎药（non-steroidal anti-inflammatory drugs，NSAIDs）。本类药物共同的药理机制是抑制环氧化酶（cyclooxygenase，COX）活性而减少前列腺素（prostaglandin，PG）的生物合成。

第一节　概　　述

根据化学结构的不同，解热镇痛抗炎药可分为水杨酸类、苯胺类、吲哚类、芳基乙酸类、芳基丙酸类、烯醇酸类、吡唑酮类、烷酮类、异丁芬酸类等。

NSAIDs 分为选择性 COX-2 抑制药和非选择性 COX 抑制药。目前市场上的 NSAIDs 类药物中没有一种是非常理想的药物。临床常用的 COX 抑制剂的主要特点见表 16-1。

表 16-1　临床常用的 NSAIDs 比较

分类		主要特点
非选择性 COX 抑制药		
水杨酸类	阿司匹林	有解热镇痛抗炎作用；有胃肠反应及出血倾向
苯胺类	对乙酰氨基酚	有解热镇痛作用，抗炎作用极弱，胃肠反应常见

续表

分类		主要特点
吲哚类	吲哚美辛	强效抗炎镇痛作用,不良反应发生率高
芳基乙酸类	双氯芬酸	中效抗炎镇痛作用,不良反应发生率低
芳基丙酸类	布洛芬	临床一线药,不良反应发生率低
烯醇酸类	吡罗昔康	胃肠反应发生约 20%,耳鸣、皮疹等
	美洛昔康	在非选择性 COX 抑制药中胃肠反应相对轻
烷酮类	萘丁美酮	为前体药,在肝脏激活,不良反应较少,解热作用强
异丁芬酸类	舒林酸	为前体药,体内转化为磺基代谢物,不良反应中等程度
选择性 COX-2 抑制药		
二芳基吡唑类	塞来昔布	胃肠反应显著降低
二芳基呋喃酮类	罗非昔布	胃肠反应显著降低

一、药理作用与机制

炎症反应中,细胞膜磷脂在磷脂酶 A_2(phospholipase A_2,PLA_2)的作用下释放出花生四烯酸(arachi-donic acid,AA)。AA 经环氧化酶作用生成前列腺素和血栓素(thromboxane A_2,TXA_2);经脂氧化酶作用则产生白三烯(leukotriene,LT)等物质。

NSAIDs 的共同作用包括:

1. 抗炎作用　大多数解热镇痛药都有抗炎作用。其作用机制是抑制体内 COX 的生物合成。COX 有 COX-1 和 COX-2 两种同工酶,其中 COX-2 为诱导型,在各种损伤性因素的作用下,磷脂酶 A_2(PL A_2)水解细胞膜磷脂,生成花生四烯酸,花生四烯酸经 COX-2 催化生成前列腺素。在炎症反应过程中,前列腺素可致血管扩张和组织水肿。目前认为,NSAIDs 对 COX-2 的抑制是 NSAIDs 发挥药效的基础。

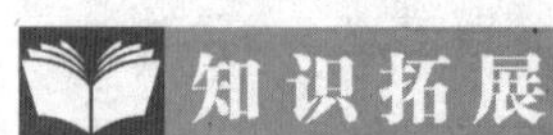

前列腺素和白三烯在炎症反应中的作用

前列腺素(PG)是炎症反应中一类活性很强的炎症介质,可扩张小血管,增加微血管通透性,还有致热、吸引中性粒细胞及与其他炎症介质的协同作用。PG 对血管、神经末梢、炎症细胞和其他组织具有多种作用。

白三烯(LT)是花生四烯酸代谢途径中具有生物活性的产物,是一类重要的炎症介质。在各种诱发因素作用下,体内多种炎症细胞,如肥大细胞、中性粒细胞、巨噬细胞、嗜酸性粒细胞能产生并释放 LTB_4、LTC_4、LTD_4 和 LTE_4,对嗜酸性粒细胞、中性粒细胞、单核细胞有极强的趋化作用,使这些炎症细胞聚集在炎症局部,释放炎症介质(包括细胞因子等),诱导免疫系统产生瀑布式连锁反应,收缩支气管,增加血管通透性。

2. 镇痛作用　NSAIDs 对于炎症和组织损伤引起的疼痛效果尤佳。临床主要用于缓解慢性钝痛,如关节炎、肌肉和血管起源的疼痛、牙痛、痛经、产后疼痛及癌症骨转移痛等。NSAIDs 的镇痛机制包括:①抑制 PG 的合成,使局部痛觉感受器对缓激肽等致痛物质的敏感性降低;②NSAIDs 本身有微弱的致痛作用;③NSAIDs 能进入脂质双层,阻断信号转导,从而抑制疼痛;④部分 NSAIDs 能在中枢神经系统产生镇痛作用。

3. 解热作用　当细菌、病毒等外源性致热源进入机体时,刺激机体产生并释放内源性致热源,内源性致热源进入中枢,促使 PG 合成和释放增加,导致下丘脑的体温调定点上移,增加产热,体温升高。NSAIDs 主要通过抑制下丘脑 PG 的生成而发挥解热作用,能使升高的体温降到正常水平,而对正常体温几乎没有影响。

4. 其他作用　NSAIDs 可通过抑制环氧化酶而对血小板聚集发挥强大的、不可逆的抑制作用;能抑制肿瘤的发生、发展及转移;能预防和延缓阿尔茨海默症发病、延缓角膜老化及防止早产。

二、常见不良反应

COX 有 COX-1 和 COX-2 两种同工酶，其中 COX-1 为结构型，主要分布于血管、胃、肾等组织中，其功能是保护胃肠黏膜、调节血小板聚集、调节外周血管阻力和调节肾血流量。目前认为，NSAIDs 对 COX-1 的抑制是 NSAIDs 不良反应的基础。

1. 胃肠道反应　最常见，表现为上腹不适、恶心、呕吐、出血和溃疡等。在长期服用非选择性 NSAIDs 的患者中，约 20%的患者有胃肠损害，口服前列腺类似物可减轻。

2. 皮肤反应　是 NSAIDs 的第二大常见不良反应，表现为皮疹、荨麻疹、瘙痒、剥脱性皮炎、光敏等。该不良反应多见于舒林酸、萘普生、甲氯芬酸和吡罗昔康。

3. 肾毒性　少见，表现为肾炎和肾乳头坏死，合用利尿药时更易发生。

4. 肝毒性　发生率较低，表现为转氨酶升高、肝细胞变性坏死，多见于老年患者、有肾病病史及长期大剂量应用本类药物的患者。

5. 心血管系统不良反应　见于长期大剂量应用本类药物的患者均有潜在的心血管风险，表现为心律不齐 、血压升高、心悸等。其发生机制包括：①抑制了对心血管系统有保护作用的 COX-1；②抑制肾素活性。鉴于此不良反应后果的严重性，FDA 已要求药品生产厂家在其说明书中加入黑框警示。

6. 血液系统反应　NSAIDs 能抑制血小板聚集，延长出血时间。少数患者可见再生障碍性贫血、粒细胞缺乏症，NSAIDs 致血液系统不良反应的机制不明。

7. 其他不良反应　表现为头晕、头痛、嗜睡、精神错乱、耳鸣、耳聋、视物模糊、味觉异常、角膜沉积和视网膜病变等。

第二节　非选择性环氧化酶抑制药

非选择性环氧化酶抑制药包括水杨酸类、苯胺类、吲哚类、芳基乙酸类、芳基丙酸类、烯醇酸类、吡唑酮类、烷酮类和异丁芬酸类，各类药物均具有解热、镇痛作用，而其抗炎作用则差异较大。

一、水杨酸类

水杨酸类药物包括阿司匹林和水杨酸钠。

阿司匹林

阿司匹林(aspirin)又称乙酰水杨酸。

【体内过程】口服后小部分在胃、大部分在小肠中吸收。吸收后迅速被体内的酯酶水解为水杨酸，水解后的水杨酸盐广泛分布于全身组织包括关节腔、脑脊液和胎盘。水杨酸盐与血浆蛋白结合率高达 80%～90%，因与其他药物竞争血浆蛋白上的结合位点而发生药物相互作用。

主要经肝脏代谢，大部分以代谢物形式、少部分以水杨酸盐形式经肾排泄。尿液的 pH 值对其排泄量的影响很大，在碱性尿中可排出 85%，而在酸性尿中则仅为 5%，故阿司匹林严重中毒时，可碱化尿液加速其排泄。

【药理作用与临床应用】阿司匹林及其代谢物水杨酸可抑制 COX-1 和 COX-2，具有相似的解热、镇痛、抗炎作用。

1. 解热镇痛作用　阿司匹林有较强的解热、镇痛作用。临床主要用于治疗慢性钝痛，如头痛、牙痛、肌肉痛、痛经及感冒发热等。

2. 抗风湿作用　阿司匹林能减轻炎症引起的红、肿、热、痛等症状，迅速缓解风湿性关节炎的症状，目前仍是治疗风湿性关节炎和类风湿性关节炎的首选药。用于抗风湿治疗时需大剂量用药，一般成人 3～5 g/d，分 4 次于饭后服用。

3. 影响血小板的功能　低浓度的阿司匹林能不可逆地抑制血小板环氧化酶，减少血小板中血栓素 A_2(TXA_2)的生成，进而影响血小板的聚集，预防血栓的形成；高浓度的阿司匹林能直接抑制血管壁中 PG 合成酶，减少了前列环素(PGI_2) 的合成而促进血栓的形成(PGI_2 与 TXA_2 是生理拮抗剂)。临床常采用小剂量(50～100 mg) 阿司匹林治疗缺血性心脏病、脑缺血病、房颤、人工心脏瓣膜、动静脉瘘或其他手术后的血栓形成。

4. 其他　儿科用于皮肤黏膜淋巴结综合征(川崎病)的治疗。

【不良反应】阿司匹林在长期应用时不良反应多且严重。

1. 胃肠道反应　最常见。表现为上腹不适、恶心、呕吐,严重者可致胃溃疡及无痛性胃出血,原有溃疡病者症状加重。餐后服药或同服止酸药可减轻胃肠道反应,合用 PGE_1 的衍生物米索前列醇可减少溃疡的发生率。阿司匹林引起胃肠道反应的机制是:①直接刺激胃黏膜;②刺激延髓催吐化学感应区(CTZ);③抑制胃壁组织 COX-1 生成前列腺素,如 PGE2(胃壁前列腺素对胃黏膜细胞有保护作用)。

2. 凝血障碍　阿司匹林能不可逆地抑制环氧化酶,抑制血小板合成血栓素 A_2(TXA_2),使出血时间延长。大剂量阿司匹林可以抑制凝血酶原的形成,引起凝血障碍,加重出血倾向,引起低凝血酶原血症,使用维生素 K 可以预防。严重肝病、有出血倾向的疾病如血友病患者、产妇和孕妇禁用。如需手术患者,术前 1 周应停用阿司匹林。

3. 水杨酸反应　阿司匹林剂量过大(5g/d)时,可出现头痛、眩晕、恶心、呕吐、耳鸣和视力、听力减退,称为"水杨酸反应",是水杨酸类中毒的表现,严重者可出现高热、脱水、过度呼吸、酸碱平衡失调、精神错乱,甚至危及生命。严重中毒者应立即停药,静脉滴注碳酸氢钠溶液碱化尿液,以加速水杨酸盐的排泄。

4. 过敏反应　少数患者用药后可出现荨麻疹、血管神经性水肿和过敏性休克。某些哮喘患者服用阿司匹林或其他解热镇痛药后可诱发哮喘,称为"阿司匹林哮喘"。"阿司匹林哮喘"不是以抗原-抗体反应为基础的过敏反应,其发生机制是阿司匹林抑制 PG 合成,使花生四烯酸生成的白三烯等代谢产物增多,这些增多的代谢产物导致支气管平滑肌收缩痉挛而诱发哮喘。肾上腺素治疗"阿司匹林哮喘"无效,可用抗组胺药和糖皮质激素治疗。哮喘、鼻息肉及慢性荨麻疹患者禁用阿司匹林。

5. 瑞夷综合征　病毒性感染的儿童,如流感、水痘、麻疹、流行性腮腺炎等,在使用阿司匹林退热时,偶可引起急性肝脂肪变性-脑病综合征(瑞夷综合征),以肝衰竭合并脑病为突出表现,虽少见,但预后恶劣,可引起死亡,因此病毒性感染的患儿不宜用阿司匹林退热,可用安全性相对高的对乙酰氨基酸代替。

6. 对肾脏的影响　老年人及伴有心、肝、肾功能损害的患者在用药期间可出现水肿、多尿等肾小管功能受损的表现,偶见间质性肾炎、肾病综合征,甚至肾衰竭。其发生机制未明。

【药物相互作用】阿司匹林可通过竞争与白蛋白结合提高游离血药浓度,引起药物相互作用。当与口服抗凝血药双香豆素合用时易引起出血;与肾上腺皮质激素合用时易诱发溃疡及出血;与磺酰脲类口服降糖药合用可引起低血糖;当与丙戊酸、呋塞米、青霉素、甲氨蝶呤等弱碱性药物合用时,由于竞争肾小管主动分泌的载体而增加各自的游离血药浓度。

二、苯胺类

对乙酰氨基酚

对乙酰氨基酚又名扑热息痛,是非那西汀的体内代谢产物。

【体内过程】口服易吸收,0.5~1.0 h 达到血浆峰浓度。常规剂量下主要经肝脏代谢,形成无活性的代谢物随尿中排出;大剂量时代谢生成有毒的对乙酰苯醌亚胺,导致肝肾损害。

【药理作用与临床应用】解热镇痛作用与阿司匹林相当,抗炎作用极弱。临床主要用于退热和缓解慢性钝痛。对乙酰氨基酚无明显的胃肠道反应,适用于不能耐受阿司匹林胃肠道反应的患者。

【不良反应】治疗量不良反应较少,胃肠道反应轻,偶见药热、皮疹等过敏反应;长期使用极少数人可致肾毒性,过量(成人 10~15g)可引起肝坏死;亦可引起高铁血红蛋白血症。

三、吲哚类

吲哚美辛

吲哚美辛(消炎痛)为人工合成的吲哚衍生物。

【体内过程】口服吸收迅速而完全,3 h 血药浓度达峰值。主要经肝脏代谢,代谢物从尿、胆汁、粪便排泄。血浆 $t_{1/2}$ 为 2~3 h。

【药理作用与临床应用】吲哚美辛是最强的 PG 合成酶抑制药之一,抗炎作用是阿司匹林的数十倍,对炎性疼痛的镇痛效果明显,解热作用与阿司匹林相似。因不良反应多,故仅用于其他药物不能耐受或疗效不显著的急性风湿性关节炎、类风湿关节炎、强直性脊柱炎、骨关节炎,对癌性发热及其他不易控制的发热有效。

【不良反应】本药的多数不良反应的发生与用药剂量过大有关。

1. 胃肠反应 表现为食欲减退、恶心、腹痛、上消化道溃疡、穿孔、出血、腹泻和急性胰腺炎。

2. 中枢神经系统 表现为头痛、眩晕、精神失常。

3. 造血系统 可引起粒细胞减少、血小板减少、再生障碍性贫血等。

4. 过敏反应 常见为皮疹,严重者可诱发哮喘、血管性水肿及休克等。有"阿司匹林哮喘"的患者禁用本药。

四、芳基乙酸类

双氯芬酸

【体内过程】口服吸收迅速,有首过消除。可在关节滑液中积聚,主要经肝脏代谢,大量使用无蓄积现象。

【药理作用与临床应用】为强效抗炎镇痛药,抗炎效应强度是吲哚美辛的2~2.5倍。临床用于各种中等程度疼痛、类风湿关节炎、粘连性脊椎炎、非炎性关节痛、椎关节炎等引起的疼痛,各种神经痛、手术及创伤后疼痛,以及各种疼痛所致发热等。

【不良反应】不良反应轻,偶见肝功能异常,白细胞减少。

五、芳基丙酸类

包括布洛芬、萘普生、非诺洛芬、酮洛芬、氟比洛芬和奥沙普秦等。

布洛芬

布洛芬是第一个应用于临床的丙酸类的NSAIDs。

【体内过程】口服吸收迅速而完全,受食物和药物影响较小。吸收后1~2 h血药浓度达峰值,血浆蛋白结合率高,主要经肝脏代谢,经肾脏排泄。

【药理作用与临床应用】布洛芬为非选择性COX抑制剂,有明显的解热镇痛抗炎作用,临床主要用于风湿性关节炎、骨关节炎、强直性关节炎、急性肌腱炎、滑液囊炎和痛经的治疗。

【不良反应】胃肠道反应较轻,病人易于耐受,表现为恶心、上腹部不适等,偶见皮肤黏膜过敏、血小板减少、头痛、头晕及视力障碍等不良反应。

萘普生

萘普生有明显的解热镇痛抗炎作用,作用强度与吲哚美辛相似。口服吸收迅速而完全,约95%自尿中以原形及代谢产物排出。主要用于类风湿关节炎、骨关节炎、强直性脊椎炎、痛风、运动系统的慢性变性疾病及轻至中度疼痛如痛经等,对于风湿性关节炎及骨关节炎的疗效,疗效类似阿司匹林。

酮洛芬

酮洛芬有镇痛、抗炎及解热作用。抗炎作用较布洛芬强,副作用小,毒性低。主要用于类风湿关节炎、风湿性关节炎、骨关节炎、强直性脊柱炎及痛风等的治疗。本品耐受性良好、不良反应一般为肠、胃部不适或皮疹、头痛、耳鸣。

六、烯醇酸类

吡罗昔康

【体内过程】口服吸收完全,主要经肝脏被代谢,代谢产物及少量原形药物自尿和粪便中排泄。有肠肝循环现象,一次服药后可多次出现血药峰值,作用迅速而持久。

【药理作用与临床应用】主要用于治疗风湿性关节炎、类风湿关节炎、急性痛风、腰肌劳损、肩周炎、原发性痛经等,其疗效与阿司匹林相似。但吡罗昔康只能缓解疼痛及炎症,不能改变关节炎的病程进展,必要时须合用糖皮质激素类药物。

【不良反应】偶见头晕、水肿、胃部不适、腹泻或便秘、粒细胞减少、再生障碍性贫血等,停药后一般可自行消失。长期服用可引起胃溃疡及大出血。

美洛昔康

美洛昔康对COX-2的选择性抑制作用比COX-1高10倍。适应证与吡罗昔康相同。治疗量时胃肠道不良反应少,剂量过大或长期服用可致消化道出血、消化性溃疡。

七、吡唑酮类

保泰松

保泰松有很强的抗炎、抗风湿作用,解热作用弱。口服吸收完全迅速,蛋白结合率达90%,主要经肝脏代谢,经肾脏排泄。长期服用可引起蓄积性中毒。临床可用于治疗风湿性及类风湿关节炎、强直性脊柱炎,但由于不良反应较多,现已少用。

八、烷酮类

萘丁美酮

萘丁美酮是前体药物,吸收后被迅速代谢为强效的环氧化酶抑制药。临床用于治疗类风湿关节炎,疗效较好,不良反应较轻。

九、异丁芬酸类

舒林酸

舒林酸是前体药物,在体内转化后的产物方有解热、镇痛、抗炎活性,效应强度不及吲哚美辛,但强于阿司匹林。适应证与吲哚美辛相似。胃肠反应、肾毒性和中枢神经系统不良反应的发生率低。

第三节　选择性环氧化酶-2抑制药

选择性COX-2抑制剂在减少胃肠道不良反应的同时,可能带来心血管系统等严重不良反应,其效果与安全性仍有待进一步确定。

塞来昔布

塞来昔布抑制COX-2的作用较COX-1高375倍,是选择性的COX-2抑制药。

【体内过程】口服易吸收,血浆蛋白结合率高,主要经肝脏代谢,随尿和粪便排泄。

【药理作用与临床应用】具有抗炎、镇痛和解热作用。在治疗剂量时对人体内COX-1无明显影响,也不影响TXA_2的合成,但可抑制PGI2合成。临床用于风湿性关节炎、类风湿关节炎、骨关节炎、家族性腺瘤性息肉的治疗;也可用于缓解术后疼痛、牙痛、痛经。

【不良反应】胃肠道反应的发生率低,长期应用可增加严重心血管血栓性不良事件、心肌梗死和卒中的风险,对磺胺类过敏的患者禁用。

【注意事项】

(1)禁用于对其他NASIDs过敏的患者及对磺胺类过敏的患者。

(2)禁用于高血压未控制的患者。

(3)扎鲁司特、氟康唑、他汀类调血脂药可抑制塞来昔布的代谢,升高其血药浓度。

(4)塞来昔布可抑制β受体阻断药、抗抑郁药及抗精神药的代谢,使这些药物的血药浓度升高,合用时应注意。

罗非昔布

罗非昔布对COX-2有高度的选择性抑制作用,但不抑制血小板聚集。具有解热、镇痛和抗炎作用。口服吸收好,经肝脏代谢。临床主要用于治疗骨性关节炎,胃肠道不良反应轻,但有增加心肌梗死和心脏猝死发病的危险,现已不用。

尼美舒利

尼美舒利是一种新型非甾体抗炎药，具有抗炎、镇痛和解热作用，对COX-2的选择性抑制作用较强，口服后吸收迅速完全，常用于类风湿关节炎和骨关节炎、腰腿痛、牙痛、痛经的治疗。副作用小，胃肠道不良反应少而轻微，但禁用于12岁以下发热儿童。

第四节　全国护士执业资格考试要点解析

一、体温的评估

（一）体温的产生与生理调节

1. 体温的产生　体温是物质代谢的产物，是人体新陈代谢和骨骼肌运动过程中不断产生热能的结果。保持相对恒定的体温，是保证机体新陈代谢和正常生命活动的重要条件。

2. 体温的生理调节　正常人的体温是相对恒定的，它通过大脑与丘脑下部的体温调节中枢的调节和神经体液的作用，使产热和散热保持动态平衡。

3. 散热方式

（1）辐射：是指热量由一个物体表面通过电磁波的形式传到另一个与之不接触的物体表面的散热方式。在安静状态下及低温环境中，辐射是主要的散热方式。由身体辐射所散射出的热量与辐射面积的大小成正比。

（2）对流：是指通过气体或液体的流动来交换热量的一种散热方式。散热量与气体或液体的流动速度成正比。

（3）蒸发：是指由液态变为气态，同时带走大量热量的一种散热方式。在环境温度等于或高于皮肤温度时，蒸发是主要的散热方式。如病人高热时用乙醇拭浴，就是利用乙醇的蒸发带走热量，以起到降低体温的作用。

（4）传导：是指机体的热量直接传到另一个同他直接接触且温度较低的物体的一种散热方式。如高热时用冰袋、冰帽等降温，就是利用传导散热。

（二）正常体温及生理性变化

1. 正常体温　所谓正常体温不是一个具体的温度点，而是一个范围。临床上通常以口腔、直肠和腋窝的温度为标准，其中直肠温度最接近人体深部的体温。但临床测量口腔、腋下温度更为常见。正常值：口腔温度为37 ℃（范围在36.3~37.2 ℃），直肠温度37.5 ℃（范围在36.5~37.7 ℃），腋下温度36.5 ℃（范围在36.0~37.0 ℃）。

2. 生理性变化　体温虽然保持相对恒定，但并不是固定不变的，可随年龄、性别、昼夜、运动和情绪等因素的变化而有所波动，但这种波动很小，常在正常范围内。

（1）年龄因素：不同年龄由于基础代谢水平不同，体温也不同。新生儿因为体温调节中枢发育尚未完善，体温易受环境温度的影响而发生波动。儿童基础代谢率高，体温可略高于成人。老年人由于基础代谢率低，故体温偏低。

（2）性别因素：女性一般较男性稍高。女性在月经前期和妊娠早期，体温可轻度升高，而排卵期较低，这主要与孕激素分泌的周期性变化有关。

（3）昼夜因素：体温随昼夜变化出现有规律的波动，一般清晨2—6时体温最低，下午1—6时体温最高，但变化范围不大，在0.5~1.0 ℃之间。

（4）其他：情绪激动、精神紧张、进食均可使体温略有升高。而安静、睡眠、饥饿等可使体温略有下降。

（三）发热

机体在致热原作用下或各种原因引起体温调节中枢功能障碍，使体温升高超出正常值范围，称为发热。

1. 病因

（1）感染性发热：

感染性发热是引起发热的最主要因素。各种病原体如细菌、病毒、真菌、支原体、立克次体、螺旋体、寄生虫等引起的急性或慢性、局部性或全身性感染，均可引起发热。

(2)非感染性发热:

1)物理及化学性损害:如大面积烧伤、中暑、创伤、大手术后、骨折、安眠药中毒等。

2)变态反应性疾病:如风湿热、药物热、溶血反应等。

3)血栓及栓塞性疾病:如心肌梗死、肢体坏死等引起的发热,又称吸收热。

4)恶性肿瘤:如肝癌、肺癌等各种恶性肿瘤均有可能出现发热。

5)内分泌代谢疾病:如甲状腺功能亢进症、痛风、重度脱水等。

6)自主神经功能紊乱:多为低热,包括:①原发性低热:低热可持续数月甚至数年,体温波动范围较小,多在0.5 ℃以内。②感染后低热:原有感染已治愈,因体温调节功能尚未恢复正常所致。③夏季低热:多见于幼儿,与体温调节中枢功能不完善、身体虚弱有关;营养不良或脑发育不全者多见。④生理性低热:精神紧张、剧烈运动后可出现低热,也可见于月经前或妊娠初期。

2. 发热程度

以口腔温度为标准,发热程度可划分为:

(1)低热:体温37.3~38.0 ℃。

(2)中等度热:体温38.1~39.0 ℃。

(3)高热:体温39.1~41.0 ℃。

(4)超高热:体温在41 ℃以上。

3. 发热的过程

发热的临床过程可分为以下三个阶段:

(1)体温上升期:特点为产热大于散热。临床表现:病人畏寒、无汗、皮肤苍白,有时伴有寒战。体温上升的方式有骤升和渐升。体温突然升高,在数小时内体温就上升到最高点,称为骤升,如肺炎链球菌肺炎。体温逐渐升高,在数日内上升到最高点,称为渐升,如伤寒。

(2)高热持续期:其特点为产热和散热在较高水平趋于平衡,体温维持在较高状态。临床表现:病人颜面潮红,皮肤灼热,口唇干燥,呼吸深快,脉搏加快,尿量减少。此期可持续数小时、数天甚至数周,因疾病及治疗效果而异。

(3)退热期:其特点为散热大于产热,散热增加而产热趋于正常,体温恢复至正常调节水平。临床表现:病人大量出汗,皮肤温度下降。退热的方式有骤退和渐退。体温急剧下降称为骤退,如大叶性肺炎;体温逐渐下降称为渐退,如伤寒。体温下降时,由于大量出汗,体液丧失,年老体弱及患心血管病的病人,易出现虚脱或休克现象,表现为血压下降,脉搏细速、四肢湿冷等,应密切观察,加强护理。

4. 临床表现

热型是根据绘制在体温单上的体温曲线波动的特点所分的类型。临床常见的热型有以下几种:

(1)稽留热:体温持续升高达39.0~40.0 ℃。左右,持续数天或数周,24 h波动范围不超过1 ℃。常见于伤寒、肺炎链球菌肺炎等。

(2)弛张热:体温在39.0 ℃。以上,但波动幅度大,24 h内体温差达1 ℃以上,最低体温仍超过正常水平。常见于败血症等。

(3)间歇热:高热与正常体温交替出现,发热时体温骤升达39.0 ℃以上,持续数小时或更长,然后很快下降至正常,经数小时、数天的间歇后,又再次发作。常见于疟疾等。

(4)不规则热:体温在24 h内变化不规则,持续时间不定。常见于流行性感冒、癌性发热等。

5. 伴随症状

(1)寒战:见于大叶性肺炎、败血症、急性溶血或输血反应等。

(2)单纯疱疹:口唇单纯疱疹多出现于急性发热性疾病,如大叶性肺炎、流行性脑脊髓膜炎、流行性感冒等。

(3)淋巴结肿大:见于局灶性化脓性感染、白血病、转移癌等。

(4)肝脾大:见于病毒性肝炎、胆道感染、结缔组织病、白血病等。

(5)关节肿痛:见于猩红热、风湿热、结缔组织病、痛风等。

(6)皮疹:见于麻疹、猩红热、水痘、风湿热、结缔组织病等。

(7)昏迷:见于流行性乙型脑炎、流行性脑脊髓膜炎、中毒性菌痢、中暑等。

6. 体温过高病人的护理

(1)密切观察:测量体温,对高热病人应每隔 4 h 1 次,待体温恢复正常 3 d 后,改为每日 2 次;同时注意观察发热的临床过程、热型、伴随症状及治疗效果等,如病人的面色、脉搏、呼吸、血压及出汗等体征。小儿高热易出现惊厥,应密切观察,如有异常应及时报告医生。

(2)卧床休息:高热时,新陈代谢增快,进食量少,消耗增加,病人又大多体质虚弱,因此应卧床休息,减少能量消耗,以利于机体的康复。护士还应为病人提供温度适宜、安静舒适、通风良好的室内环境。

(3)物理降温:体温超过 39.0 ℃,可用冰袋冷敷头部;体温超过 39.5 ℃时,可用乙醇拭浴、温水拭浴或做大动脉冷敷。药物或物理降温 0.5 h 后应测量体温,并做好记录及交班。

(4)保暖:体温上升期,病人如伴寒战,应及时调节室温,注意保暖,必要时可饮热饮料。

(5)补充营养和水分:给予病人高热量、高蛋白、高维生素、易消化的流质或半流质饮食,鼓励病人少量多餐。鼓励病人多饮水,以补充大量消耗的水分,促进代谢产物的排出。对不能进食的病人,遵医嘱给予静脉输液或鼻饲,以补充水分、电解质和营养物质。

(6)口腔护理:高热病人由于唾液分泌减少,口腔黏膜干燥,机体抵抗力下降,极易引起口腔炎症及溃疡,因此,护士应在晨起、餐后、睡前协助病人漱口,保持口腔清洁,防止口腔感染,如口唇干裂应涂润滑油保护。

(7)皮肤清洁:病人在退热期常常大量出汗,应及时擦干汗液,更换衣服及床单、被套,以保持皮肤清洁、干燥,防止着凉。对长期高热卧床的病人,还应注意预防压疮的发生。

(8)心理护理:观察了解发热各期病人的心理反应,对体温的变化、伴随的症状给予合理的解释,经常关心体贴病人,满足病人的需要,以缓解其紧张情绪,消除躯体不适。

(9)健康教育:教会病人及家属正确测量体温的方法、简易的物理降温方法,并告知病人及家属休息、营养、饮水、清洁的重要性。

二、测量体温的方法

(一)体温计的种类

1. 水银体温计的种类:包括口表、肛表、腋表,分别用来测量口腔、直肠、腋下温度。

2. 其他:如电子体温计、可弃式化学体温计、红外线测温仪等。

(二)测量方法

1. 用物　体温计放入弯盘内(垫纱布)或体温篮内,消毒液纱布,记录本,笔和带秒针的表。

2. 操作方法　测量前,检查体温计是否完好,水银柱是否在 35 ℃以下。备好用物携至床边,确认病人,给予解释,以取得合作。根据病人病情选择合适的测量体温的方法:

(1)口腔测温法:①将口表水银端斜放于舌下热窝,即舌系带两侧;②嘱病人紧闭口唇含住口表,用鼻呼吸,勿用牙咬,不要说话;③3 min 后取出。

(2)腋下测温法:①协助病人解开衣扣,擦干腋窝汗液,将体温计水银端放于腋窝深处,使之紧贴皮肤;②嘱病人屈臂过胸夹紧体温计,不能合作的病人应协助夹紧手臂;③10 min 后取出。

(3)直肠测温法:①协助病人侧卧、俯卧或屈膝仰卧位,露出臀部;②润滑肛表水银端,将其轻轻插入肛门 3~4 cm;③3 min 后取出;④用卫生纸擦净肛门处。

体温计取出后,用消毒纱布擦净,准确读数,将体温计甩至 35 ℃以下,放到消毒液容器内消毒,记录体温值;整理床单位,协助病人取舒适体位。

3. 注意事项

(1)测量体温前、后,应清点体温计总数。手甩体温计时要用腕部力量,勿触及他物,以防撞碎。切忌把体温计放入热水中清洗或放在沸水中煮,以防爆裂。

(2)根据病人病情选择合适的测量体温的方法:①凡婴幼儿、精神异常、昏迷、口鼻腔手术以及呼吸困难、不能合作的病人,不宜测口腔温度;②凡消瘦不能夹紧体温计、腋下出汗较多者,以及腋下有炎症、创伤或手术的病人不宜使用腋下测温法;③凡直肠或肛门手术、腹泻,以及心肌梗死的病人不宜使用直肠测温法。

(3)病人进食、饮水,或进行蒸汽吸入、面颊冷热敷等,须隔 30 min 后测口腔温度;腋窝局部冷热敷应隔 30 min 再测量腋温;灌肠、坐浴后须隔 30 min,方可经直肠测温。

(4)测口温时,当病人不慎咬破体温计时,应立即清除玻璃碎屑,以免损伤唇、舌、口腔、食管及胃肠道的黏膜;口服牛奶或蛋清以延缓汞的吸收;在病情允许的情况下,可服大量粗纤维食物(如韭菜等),以加速汞的排出。

(5)凡给婴幼儿、昏迷、危重病人及精神异常者测体温时,应有专人看护,以免发生意外。

(6)如发现体温与病情不相符合,应守在病人身旁重新测量,必要时可同时测口温和肛温作对照。

三、水银体温计的清洁、消毒和检查法

(一)水银体温计的清洁、消毒

1. 目的　保持体温计清洁,防止交叉感染。

2. 消毒液　常用的有70%乙醇、1%过氧乙酸、1%消毒灵等。

3. 方法

(1)水银体温计使用后,全部浸泡于消毒容器内,5 min后取出,用冷开水冲洗后,将体温计的水银柱甩至35 ℃以下,再放入另一盛有消毒液容器内浸泡,30 min后取出,用冷开水冲洗,擦干后存放于清洁的容器内备用。

(2)口表、腋表、肛表应分别消毒、清洗与存放。

(3)消毒液和冷开水须每日更换,盛放的容器应每周消毒1次。

(二)水银体温计的检查方法

水银体温计需定期检查,以保持准确性。方法:将所有体温计的水银柱甩至35 ℃以下,于同一时间放入已经测试过的40 ℃以下的温水内,3 min后取出检视。若读数相差0.2 ℃以上、玻璃管有裂隙、水银柱自动下降的体温计则取出,不再使用。

三、冷疗法

(一)冷疗的作用

1. 控制炎症扩散　冷可使局部血管收缩,局部血流减少、减慢,降低细胞新陈代谢和微生物的活力,限制了炎症的扩散。适用于炎症早期的病人。

2. 减轻疼痛　冷可抑制细胞活动,降低神经末梢的敏感性而减轻疼痛。冷也可使血管收缩,毛细血管的通透性降低,减轻由于组织充血、肿胀而压迫神经末梢所导致的疼痛。临床上常用于牙痛、烫伤等病人。

3. 减轻局部充血或出血　冷可使毛细血管收缩,血流量减少,血流速减慢,从而减轻局部组织的充血、出血。常用于扁桃体摘除术后、鼻出血、局部软组织损伤早期的病人。

4. 降低体温　冷直接与皮肤接触,通过传导、蒸发等物理作用,来降低体温。临床上常用于高热、中暑等病人。

(二)冷疗的影响因素

1. 冷疗的方式　冷疗的方式有干法和湿法,同等温度条件下湿法比干法效果好,所以干冷法的温度应比湿冷法低一些,才能达到治疗效果。

2. 冷疗的部位　因皮肤的厚薄不同,不同部位的冷疗,效果也不同,一般皮肤较薄的部位对冷更为敏感。另外,冷疗效果还受血液循环情况的影响,如在颈部、腋下、腹股沟等体表较大的血管流经处置冷,因血液循环良好,冷疗效果更好。

3. 冷疗面积　冷疗的效果与用冷面积大小成正比,如冷疗面积大则反应强;如冷疗面积小,反应则弱。但需要注意的是,冷疗面积越大,机体的耐受性越差,越易引起全身反应。

4. 冷疗时间　冷疗的效应需要一定的时间才能产生,并随着时间的延长而增强,一般用冷时间为15~30 min。时间过长会引起继发性效应,不但抵消治疗效果,还可导致不良反应,出现冻伤等,甚至造成组织细胞死亡。

5. 温度差　冷疗的温度与体表皮肤的温度相差越大,机体对冷刺激的反应越强,反之则越弱;另外,环境温度也会影响冷疗效果,如在冷环境中用冷疗,冷效应会增强。

6. 个体差异　病人机体状况、精神状态、年龄及性别不同,对冷疗的耐受力不同,反应也不相同。如年老病人,因感觉功能减退,对冷疗刺激反应比较迟钝;婴幼儿因体温调节中枢未发育完善,对冷疗耐受性较低;女性病人对冷的感受较男性敏感等。

(三)冷疗的禁忌

1. 血液循环障碍　冷疗可使局部血管收缩,继续加重血液循环障碍,导致组织缺血、缺氧而变性坏死,因此对休克、大面积受损、微循环明显障碍的病人,不宜用冷疗。

2. 慢性炎症或深部有化脓病灶　冷疗可使局部血流量减少,影响炎症吸收。

3. 对冷过敏　对冷过敏的病人冷疗后可出现皮疹、关节疼痛、肌肉痉挛等现象。

4. 禁忌用冷的部位

(1)枕后、耳郭、阴囊处:用冷易引起冻伤。

(2)心前区:用冷可反射性引起心率减慢、心律不齐。

(3)腹部:用冷易引起腹泻。

(4)足底:用冷可反射性引起末梢血管收缩,影响散热;还可引起一过性的冠状动脉收缩。

(四)冷疗的方法

1. 局部用冷法

(1)冰袋或冰囊的应用

1)目的:多用于降温、止血、镇痛、消炎。

2)操作步骤:①备齐用物,将冰块放入帆布袋内,用锤子敲成小块,放入盆中,用冷水冲去棱角,以免其棱角损坏冰袋而漏水,造成病人不适。②将小冰块装入冰袋或冰囊内约2/3满,排尽空气,扎紧袋口后擦干,然后倒提抖动,检查无漏水装入布套。③携冰袋至床旁,核对解释后,将冰袋放于需要部位。高热病人降温,可放在前额、头顶、颈部、腋下、腹股沟等部位;扁桃体摘除术后,冰囊可放在颈前颌下,必要时,可向病人说明,用三角巾两端在颈后部系好。④用冷时间:不超过30 min。⑤用毕整理用物,安置病人,整理床单位。⑥将冰袋倒空,倒挂晾干后,吹入少许空气,拧紧袋口存放于干燥阴凉处,以免两层橡胶粘连。⑦洗手,记录冷疗的部位、时间及冷疗的效果和反应。

3)注意事项:①注意观察冷疗部位血液循环情况,如局部皮肤出现苍白、青紫、麻木感等,须立即停止用冷。同时注意倾听病人倾诉,有异常立即停止用冷。②冷疗过程中,应注意随时观察冰袋有无漏水,冰块是否融化,以便及时更换或添加。③用冷时间须准确,最长不超过30 min,如需再用应间隔60 min。④用于降温时,应在冰袋使用后30 min测体温,并记录。

(2)冰帽或冰槽的应用

1)目的:用于头部降温,采用以头部降温为主、体表降温为辅的方法,为防止脑水肿,降低脑细胞的代谢率,减少其耗氧量,提高脑细胞对缺氧的耐受性,从而减轻脑细胞的损害。

2)操作步骤:①备齐用物,将冰块放入帆布袋内,用锤子敲成小块,放入盆中,用冷水冲去棱角,将小冰块装入冰帽或冰槽内。②携冰帽至床旁,核对解释后,将病人头部置于冰帽或冰槽内,后颈部和两耳处垫海绵垫,两耳塞不脱脂棉,防止水流入耳内。用凡士林纱布覆盖两眼。将排水管置于水桶中。③观察病人体温、局部皮肤情况,以及全身反应和病情变化。④用毕整理用物,安置病人,整理床单位。⑤冰帽处理同冰袋。将冰槽内冰水倒空,消毒后备用。⑥洗手,记录冷疗的时间、冷疗的效果和反应。

3)注意事项:①观察头部皮肤的变化,尤其是耳郭部位应注意防止发生青紫、麻木及冻伤。②观察体温,为病人测肛温,每30 min 1次,肛温不得低于30 ℃。③观察病人的心率,防止心房、心室纤颤或房室传导阻滞等的发生。④观察冰帽有无破损、漏水,冰块融化后,应及时更换或添加。

(3)冷湿敷法

1)目的:多用于消炎、消肿、止痛、止血。

2)操作步骤:①备齐用物携至病人处,核对解释,以取得配合。②病人取舒适体位,在冷敷部位下面垫橡胶单及治疗巾,局部涂以凡士林,上面盖一层纱布。③将敷布浸于冰水或冷水中,用长钳拧敷布至不滴水为度,抖开折好,敷于患处。④及时更换敷布,每3~5 min 1次,冷敷时间为15~20 min。⑤冷敷完毕,用纱布擦净患处,整理用物。⑥安置病人,整理床单位。⑦洗手,记录冷敷的部位、时间及冷敷的效果和反应。

3)注意事项:①观察局部皮肤的变化及病人的全身反应。②敷布浸泡需彻底,拧至不滴水为度,并及时更换敷布。③冷敷部位如为开放性伤口,应按无菌原则处理。

2. 全身用冷法

全身用冷法包括乙醇拭浴和温水拭浴法,通过蒸发和传导作用,来增加机体的散热,多用于高热病人的降温。

(1)乙醇拭浴:

1)用物:治疗碗内盛25%~35%乙醇200~300 ml(温度30 ℃左右),小毛巾或纱布2块,大毛巾,冰袋及套,热水袋及套,必要时备便器、清洁衣裤1套及屏风。

2)操作方法:①备齐用物携至床旁,核对病人,做好解释,关闭门窗,用屏风遮挡,松开床尾盖被,协助排便,松解衣裤。②将冰袋放置于头部,以助降温,并可防止拭浴时全身表皮血管收缩,引起头部充血。将热水袋放置足底,使病人感觉舒适,并促进足底血管扩张,有利于散热。③拭浴方法:将浸湿并拧至半干的小毛巾缠于手上成手套式,以离心方向拍拭,每侧3 min,再用大毛巾擦干皮肤。④拭浴顺序:a. 双侧上肢:先擦拭颈部外侧面、上臂外侧、手背,再擦拭侧胸部、腋窝、上臂内侧、手心;以同法擦拭另一上肢。b. 背部:病人侧卧,从颈部向下擦拭整个背、腰部,穿好上衣。c. 双侧下肢:先擦拭髋部、大腿外侧、足背,再擦拭腹股沟、大腿内侧、踝部;最后擦拭股下、腘窝、足跟;以同法擦拭另一下肢,穿好裤子。⑤撤去大毛巾及热水袋,盖好被子,取舒适卧位,整理床单位。⑥整理用物,洗手,记录。⑦30 min后测量体温,并记录在体温单上,如体温降至39 ℃以下,应取下冰袋。

3)注意事项:①因全身用冷面积较大,拭浴中应注意观察病人的反应,如有面色苍白、寒战,或脉搏、呼吸异常时,应立即停止拭浴,并报告医生。②在擦至腋窝、肘部、腹股沟、腘窝等血管丰富处,应稍用力擦拭,并将停留时间延长些,以利于散热。③一般拭浴时间为15~20 min,以免病人着凉。④禁忌擦拭后颈部、心前区、腹部和足底。⑤新生儿、血液病病人等禁忌使用。

(2)温水拭浴:用于高热病人降温。

方法:盆内盛32~34 ℃的温水2/3量,其余用物、操作方法、注意事项同乙醇拭浴。

测试练习

一、选择题(以下每题有A、B、C、D、E五个备选答案,请从中选择一个最佳答案)

1. 患儿,男,8岁。因风湿热入院,目前使用青霉素和阿司匹林治疗。近日该患儿出现食欲下降、恶心等胃肠道不适,护士可以给予的正确指导是(　　)。(护考真题)

A. 饭后服用阿司匹林　　B. 暂时停用阿司匹林

C. 暂时停用青霉素　　D. 两餐间注射青霉素

E. 阿司匹林与维生素C同服

2. 患儿,女,5岁。2周前与水痘患儿有密切接触。现该患儿体温为39.0 ℃,胸前区出现红斑疹、丘疹,护士不能采用的降温措施是(　　)。(护考真题)

A. 冰枕　　B. 温湿敷　　C. 阿司匹林口服　　D. 适量对乙酰氨基酚口服

E. 多饮水,增加排尿

3. 消化性溃疡病人发热宜选择使用哪种退热药(　　)。

A. 布洛芬　　B. 阿司匹林　　C. 吲哚美辛　　D. 保泰松　　E. 对乙酰氨基酚

4. 小剂量阿司匹林预防血栓形成的机制是(　　)。

A. 直接抑制血小板聚集　　B. 抑制环加氧酶,减少血栓素 A_2 形成

C. 抑制凝血酶的形成　　D. 激活血浆中抗凝血酶Ⅱ

E. 对抗维生素K的作用

5. 吲哚美辛的常见不良反应是(　　)。

A. 胃肠道反应　　B. 高铁血红蛋白症　　C. 抑制骨髓造血

D. 过敏反应　　E. 血尿、蛋白尿、水肿

6. 较易导致胃肠道出血的药物是(　　)。

A. 阿司匹林　　B. 布洛芬　　C. 对乙酰氨基酚　　D. 安乃近　　E. 氯芬那酸

7. 阿司匹林退热作用的机制是(　　)。

A. 抑制丘脑体温调节中枢,使产热减少　　B. 兴奋汗腺上的M受体,使出汗增加,散热增加

C. 中和内毒素　　D. 抑制前列腺素E的合成

E. 对抗前列腺素对体温中枢的作用

8. 下述哪一项不属于阿司匹林的作用(　　)。
A. 解热　B. 镇痛　C. 消炎抗风湿　D. 抗血小板聚集
E. 促进前列腺素合成
9. 小剂量的阿司匹林(　　)。
A. 应应用于创伤疼痛和内脏绞痛　B. 可以使发热病人体温降至正常
C. 消化道反应少　D. 能防治血管内血栓形成
E. 常导致白细胞下降
10. 没有抗风湿作用的药物是(　　)。
A. 阿司匹林　B. 安乃近　C. 对乙酰氨基酚　D. 保泰松　E. 吲哚美辛
11. 下述哪一种药物属于水杨酸类(　　)。
A. 对乙酰氨基酚　B. 吲哚美辛　C. 氯芬那酸　D. 安乃近　E. 阿司匹林
12. 可以导致高铁血红蛋白血症的药物是(　　)。
A. 阿司匹林　B. 安乃近　C. 布洛芬　D. 对乙酰氨基酚　E. 吲哚美辛
13. 解热镇痛药的共同作用机制是(　　)。
A. 激动中枢阿片受体　B. 抑制 PG 合成　C. 阻断中枢 DA 受体
D. 抑制 5-HT 的合成　E. 促进去甲肾上腺素释放
14. 类风湿性关节炎首选(　　)。
A. 哌替啶　B. 布桂嗪　C. 对乙酰氨基酚　D. 阿司匹林　E. 吲哚美辛
15. 大剂量阿司匹林用于(　　)。
A. 预防血栓形成　B. 感冒发热　C. 风湿性关节炎　D. 头痛　E. 牙痛
16. 解热镇痛药解热作用的特点是(　　)。
A. 能降低正常人体温　B. 仅能降低发热病人的体温
C. 既能降低正常人体温又能降低发热病人的体温　D. 解热作用受环境温度影响
E. 体温越高解热作用越明显
17. 解热镇痛药可用于(　　)。
A. 分娩止痛　B. 手术后疼痛　C. 胃肠绞痛
D. 头痛、关节痛、牙痛等慢性钝痛　E. 骨折剧痛
18. 阿司匹林的临床应用不包括(　　)。
A. 预防脑血栓形成　B. 治疗感冒引起的头痛
C. 治疗风湿性关节炎　D. 缓解牙痛　E. 治疗支气管哮喘
19. 阿司匹林过量中毒可引起水杨酸反应,为加速其排泄,常静脉滴注(　　)。
A. 50%葡萄糖　B. 5%碳酸氢钠　C. 20%甘露醇　D. 生理盐水　E. 葡萄糖酸钙
20. 阿司匹林过量引起出血,用下列何药防治(　　)。
A. 肝素　B. 维生素 K　C. 氨甲苯酸　D. 维生素 C　E. 垂体后叶素
21. 阿司匹林预防脑血管栓塞应采用(　　)。
A. 大剂量短疗程　B. 大剂量长疗程　C. 小剂量长疗程　D. 中剂量长疗程　E. 中剂量短疗程
22. 阿司匹林的临床应用不包括(　　)。
A. 预防脑血栓形成　B. 治疗感冒引起的头痛　C. 治疗风湿性关节炎
D. 缓解牙痛　E. 用于内脏平滑肌绞痛
23. 对乙酰氨基酚用于(　　)。
A. 头痛、发热　B. 精神分裂症　C. 镇静催眠　D. 创伤性剧痛　E. 抑郁症
24. 下列不是阿司匹林禁忌证的是(　　)。
A. 活动性溃疡病　B. 低凝血酶原血症、血友病　C. 孕妇
D. 维生素 K 缺乏症　E. 心肌梗死

二、简答题

1. 简述解热镇痛抗炎药的共同作用及作用机制。

2. 解热镇痛抗炎药的解热作用与氯丙嗪对体温的影响有何不同？

3. 阿司匹林的镇痛作用与吗啡有何不同？

4. 为什么阿司匹林用于预防血栓形成必须应用小剂量而不能用大剂量？

三、案例分析

李先生，48 岁。近日因“发热、膝关节明显肿胀疼痛”入院。无消化性溃疡病史。医生诊断为急性风湿性关节炎，给予阿司匹林 1g/次，一天 4 次进行治疗。连用 12d 后，李先生的膝关节肿胀疼痛症状明显好转，但开始出现耳鸣、头晕。诊断为阿司匹林中毒，医嘱：立即停用阿司匹林并静脉滴注 5%碳酸氢钠。次日听力开始好转，至停药后第 7d 听力完全恢复。试分析：

1. 为什么阿司匹林发生中毒时要静脉滴注碳酸氢钠？

2. 阿司匹林的不良反应有哪些？

参考答案

一、选择题

1. A 2. C 3. E 4. B 5. A 6. A 7. D 8. E 9. D 10. C 11. E 12. D 13. B 14. D 15. C 16. B 17. D 18. E 19. B 20. B 21. C 22. E 23. A 24. E

二、简答题

1. 解热镇痛药的共同药理作用有解热作用、镇痛作用、抗炎抗风湿作用，作用机制是抑制 PG 合成酶，使 PG 合成减少。

2. 解热镇痛抗炎药的解热作用与氯丙嗪对体温的影响的不同之处在于：①作用机制不同：解热镇痛抗炎药抑制中枢 PG 的生物合成，而氯丙嗪抑制体温调节中枢；②解热镇痛抗炎药用于解热时不需配合物理降温，而氯丙嗪须配合物理降温；③解热镇痛抗炎药仅使发热者的体温下降至正常，对正常体温几乎无影响，而氯丙嗪配合物理降温，可使发热者和正常体温下降。

3. 阿司匹林的镇痛作用与吗啡的不同之处在于：①作用机制不同：阿司匹林的镇痛作用主要是抑制炎症部位 PG 的生物合成，而吗啡主要是激动中枢有关部位阿片受体，提高抗痛系统的功能；②镇痛的强度和应用不同，阿司匹林的镇痛强度中等，用于慢性钝痛；而吗啡的镇痛作用强大，主要用于其他镇痛药无效的急性锐痛；③阿司匹林久用不成瘾，而吗啡有成瘾性。

4. 小剂量阿司匹林抑制环加氧酶，从而抑制 TXA_2 的生成，可防止血栓形成；大剂量阿司匹林可抑制血管壁中的 PG 合成酶，使前列环素（PGI_2）合成减少，而 TXA_2 和 PGI_2 二者为生理性对抗剂，故可促进血栓形成。因此，阿司匹林用于预防血栓形成必须应用小剂量而不能用大剂量。

三、案例分析

1. 尿液的 pH 值对阿司匹林排泄量的影响很大，在碱性尿中可排出 85%，而在酸性尿中仅为 5%，所以阿司匹林严重中毒时，可通过静脉滴注碳酸氢钠碱化尿液以加速其排泄。

2. 阿司匹林在长期应用时不良反应多且严重，主要包括：①胃肠道反应：最常见，表现为上腹不适、恶心、呕吐，严重者可致胃溃疡及无痛性胃出血；②凝血障碍：阿司匹林能不可逆地抑制环氧化酶，抑制血小板合成血栓素 A_2（TXA_2），使出血时间延长。大剂量阿司匹林可以抑制凝血酶原的形成，引起凝血障碍，加重出血倾向，引起低凝血酶原血症；③水杨酸反应：阿司匹林剂量过大（5g/d）时，可出现头痛、眩晕、恶心、呕吐、耳鸣和视力、听力减退，称为“水杨酸反应”；④过敏反应：少数患者用药后可出现荨麻疹、血管神经性水肿和过敏性休克。某些哮喘患者服用阿司匹林或其他解热镇痛药后可诱发哮喘，称为“阿司匹林哮喘”；⑤瑞夷综合征：病毒性感染的儿童，如流感、水痘、麻疹、流行性腮腺炎等，在使用阿司匹林退热时，偶可引起急性肝脂肪变性-脑病综合征（瑞夷综合征），以肝衰竭合并脑病为突出表现，虽少见，但预后恶劣，可引起死亡；⑥对肾脏的影响：老年人及伴有心、肝、肾功能损害的患者在用药期间可出现水肿、多尿等肾小管功能受损的表现，偶见间质性肾炎、肾病综合征，甚至肾衰竭。

（高　琳）

第十七章　中枢兴奋药与促大脑功能恢复药

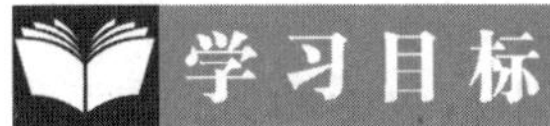

☞ **知识目标**

1. 熟悉咖啡因、尼可刹米、洛贝林的作用、临床应用及不良反应。
2. 了解中枢兴奋药的分类及其他中枢兴奋药的作用特点与临床应用。

☞ **能力目标**

能够依据中枢兴奋药的疗效与不良反应实施用药护理，学会分析解释涉及中枢兴奋药处方的合理性，并具备提供用药咨询服务的能力。

☞ **态度目标**

明确针对此类药物安全范围小的特点护士在用药过程中的重要职责，养成严谨求实、爱岗敬业的工作作风。

案例导学

张先生，35岁，极度消瘦，有吸毒史。入院时已处于昏迷状态，口唇发绀，经检查发现病人瞳孔极度缩小，两侧对称如针尖样大小，呼吸深度抑制，呼吸频率每分钟仅为5次或6次。试分析：

1. 此患者属于何种药物中毒？
2. 抢救应选择什么药物效果较好？
3. 应该如何给药？如何开展用药护理？

第一节　中枢兴奋药

一、概述

中枢兴奋药是一类可以提高中枢神经系统功能活动的药物，临床通常作为因严重疾病或药物中毒引发的中枢性呼吸抑制或呼吸衰竭的综合抢救措施之一。本类药物对整个中枢神经系统均有兴奋作用，因选择性不同对各部位的作用强度不同。这种选择性又是相对的，随着药物剂量的增加，不仅作用增强，并且作用范围也随之扩大。因此，选用中枢兴奋药时，必须严格掌握适应证并准确控制剂量，密切观察病人用药后反应。

中枢兴奋剂对多种神经递质系统有明显的作用，其中枢兴奋的机理也十分复杂，但此类药物急性兴奋中枢的机理目前较为明确的如下：通过增加突触间兴奋性神经递质的含量，如去甲肾上腺素（NE）和多巴胺（DA），促进儿茶酚胺类神经末梢释放NE和DA（苯丙胺类以此途径为主），阻断NE和DA再摄取（可卡因以此为主），抑制单胺氧化酶，减少NE和DA的破坏等；直接作用于NE、DA受体（如致幻性苯丙胺类MDMA）；通过减少抑制性神经递质5-羟色胺（5-HT）的含量（MDMA以此为主）。

中枢兴奋剂除对DA、NE、5-HT等神经系统有影响以外，对胆碱能也有明显作用。因此类药物作用个体差异较大，少数人使用不仅无兴奋作用，反而呈现中枢抑制表现，尚不能从中枢作用的角度圆满地解释。

根据药物主要作用部位可将此类药物分为以下三类：①主要兴奋大脑皮层的药物，如咖啡因等；②主要兴奋延髓呼吸中枢的药物，通常又称为呼吸兴奋药，如尼可刹米、二甲弗林、洛贝林等。③主要兴奋脊髓的药物，如士的宁，但此类药物毒性大，较少用于临床，而主要用于实验研究。

二、常用中枢兴奋药

(一)大脑皮质兴奋药

大脑皮质兴奋药是一类在临床治疗剂量下选择性兴奋大脑皮质,并能够提高大脑皮质功能活动的药物。临床主要用于颅脑外伤后昏迷、中枢抑制剂中毒等所致意识障碍等。由于该类药物还具有改善注意力、减少攻击行为等作用,故也常用于儿童精神迟钝、儿童注意缺陷多动障碍的治疗。

咖啡因(caffeine)

从咖啡豆、茶叶中提取的黄嘌呤类的生物碱,现已可通过人工合成方法获取,既是中枢兴奋药,也是日常饮料中的常见成分。由于具有兴奋中枢神经系统的作用,咖啡因是运动员在竞技体育比赛中禁止使用的兴奋剂,国际奥委会规定运动员尿检浓度超过12μg/ml即视为阳性。

【体内过程】口服吸收完全,可与有机酸形成复盐如苯甲酸钠咖啡因(简称安钠咖,CNB)。注射给药吸收良好,可分布全身体液,迅速通过血脑屏障,亦可通过胎盘屏障进入胎儿体内。血浆半衰期3~7 h,但用于早产儿可长达50 h以上。主要经过肝脏代谢,代谢物及少数原形药物经过肾脏排泄。

【药理作用】

1. 兴奋中枢神经系统　小剂量(50~200 mg)可选择性兴奋大脑皮层,精神兴奋,思维活跃,减轻疲劳,消除睡意,改善思维并可提高工作效率;较大剂量(250~500 mg)可直接兴奋延髓呼吸中枢和血管运动中枢,并提高呼吸中枢对二氧化碳的敏感性,使呼吸加深加快,血压升高,该作用在呼吸中枢抑制状态更为明显。

2. 心血管作用　通过抑制磷酸二酯酶减少cAMP的分解破坏,促使细胞内第二信使cAMP含量增加,激活蛋白激酶,产生广泛的生理效应。小剂量可兴奋迷走神经,减慢心率;大剂量可通过加强心肌收缩力兴奋心脏,使心率加快,心排出量增加。因外周血管平滑肌松弛,使皮肤、肺、肾、冠脉血管扩张,冠脉血流量增加,然与外周血管不同咖啡因对脑血管具有收缩作用,通过减少脑血管搏动的幅度可缓解头痛症状。

3. 其他　对支气管平滑肌和胆道平滑肌有舒张作用;通过增加肾小球滤过率,减少肾小管对钠离子的重吸收,具有利尿作用;另具有刺激胃酸、胃蛋白酶分泌等作用。

【临床应用】

(1)适用于严重传染病及中枢抑制药镇静催眠药或抗组胺药过量中毒所致的昏睡、呼吸抑制及循环衰竭,如吗啡过量引起的呼吸抑制、早产儿呼吸暂停等。

(2)配伍使用,如与麦角胺配伍制成麦角胺咖啡因片治疗偏头痛;与解热镇痛药配伍治疗一般性头痛;与溴化物配伍制成咖溴合剂治疗神经官能症。

【不良反应与用药护理】较少见且轻微,安全范围较大。较大剂量使用可出现激动、失眠、头痛、耳鸣、心悸、恶心、呕吐等症状,剂量过大(>800 mg)至中毒剂量导致惊厥,久用可产生耐受性和依赖性。由于婴幼儿高热状态易发生惊厥,故不宜选用具有咖啡因的解热复方退热药。由于增加胃酸分泌,消化性溃疡患者不宜久用。该药物与麻黄碱或肾上腺素合用作用增强,因此不宜同时注射。

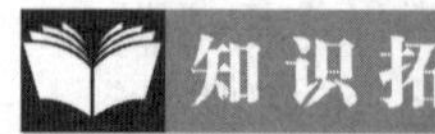

无处不在的咖啡因

含咖啡因成分的饮品,不单只是咖啡。美国佛罗里达大学的研究人员呼吁,充斥市面上,标榜为提神饮料的产品都含有咖啡因,研究人员通过对10种畅销提神饮料与19种碳酸饮料的分析,发现许多提神饮料比典型的碳酸饮料咖啡因含量高出两倍。除饮料外,许多非处方的药物中也含咖啡因,甚至含量更高。

哌甲酯(methylphenidate)

哌甲酯又名利他林,苯丙胺类药物。

【体内过程】口服易吸收,2 h达Cmax,脑内药物浓度高于血药浓度。血浆 $t_{1/2}$ 约为2 h,一次服药作用持续 4 h,大部分酯解成利他酸,随尿液排出。

【药理作用】 作用机制与促进 NA 和 DA 等脑内单胺类神经递质的释放,以及抑制这些递质的再摄取有关。中枢兴奋作用温和,兴奋大脑皮质和皮质下中枢,能改善精神活动,消除疲劳,振奋精神,缓解抑郁状态,减轻疲乏感;可产生轻度欣快感和轻度食欲缺乏,解除轻度抑制。较大剂量也可兴奋呼吸中枢。

【临床应用】 主要用于小儿遗尿症、儿童多动综合征的治疗,也可用于轻度抑郁症、发作性睡病和中枢抑制药中毒治疗。临床上采用呼吸三联针(哌甲酯 20 mg、洛贝林 12 mg、二甲弗林 16 mg 溶于 5%葡萄糖注射液 250 ml 中)静脉滴注,持续给药可用于重症呼吸衰竭。

【不良反应与用药护理】 不良反应较少,大剂量可导致血压升高、眩晕、头痛等,中毒剂量引起惊厥。长期服用能够抑制儿童的生长发育,且使用疗程越长,儿童身高增加减慢越明显。因此类药物可产生耐受性、依赖性,故哌甲酯属一类精神药品而受到特殊管制。

【禁忌证】 癫痫、青光眼、高血压及 6 岁以下儿童禁用。

 **知识拓展**

发作性睡病

发作性睡病(narcolepsy)是一种原因不明的慢性睡眠障碍,临床上以不可抗拒的短期睡眠发作为特点,多于儿童或青年期起病。往往伴有猝倒发作、睡眠瘫痪、睡眠幻觉等其他症状,合称为发作性睡病四联症。发作性睡病一词,由 Gelineau 于 1880 年首创,因此本病又称 Gelineau 综合征。睡眠障碍国际分类第二版(ICSD-2)中将发作性睡病分为 4 种亚型:

1. 发作性睡病,伴猝倒症;
2. 发作性睡病,不伴猝倒症;
3. 发作性睡病,医学状况所致;
4. 发作性睡病(待分类)。

(二)延髓呼吸中枢兴奋药

延髓呼吸中枢兴奋药主要是在临床治疗剂量下通过兴奋呼吸中枢,用于解除或改善呼吸抑制状态的药物。这类药物中,有些药不仅能兴奋呼吸中枢,而且还具有兴奋中枢神经系统的其他部位作用,提高其功能活动,也常称为苏醒药。此类药物作用时间短,需要反复用药才能维持疗效。对于中枢性呼吸衰竭,临床主要采用人工呼吸机、吸氧等综合治疗措施以长时间维持患者的呼吸,呼吸中枢兴奋药只作为综合措施之一被使用。

尼可刹米(nikethamide)

尼可刹米又名可拉明,烟酰胺衍生物。

【体内过程】 皮下注射、肌肉注射后吸收好、起效快,但作用时间短暂,一次静脉注射只能维持作用 5~10 min,作用温和,进入体内后迅速分布至全身,体内代谢为烟酰胺,然后再被甲基化为 N-甲基烟酰胺经尿排出。

【药理作用】 治疗量可直接兴奋延髓呼吸中枢,同时也通过刺激颈动脉体和主动脉体化学感受器,反射性地兴奋呼吸中枢,提高呼吸中枢对二氧化碳敏感性,使呼吸加深、加快,呼吸功能得以改善。当机体呼吸功能处于抑制状态时,该药物兴奋作用更为明显,呼吸加深、加快的同时可以增加换气量。另外对血管运动中枢及脊髓也具有兴奋作用,但是作用较弱。

【临床应用】 用于各种原因引起的中枢性呼吸抑制,对吗啡中毒所致呼吸抑制及肺心病引起的呼吸衰竭解救效果较好,对巴比妥类药物中毒引起的呼吸抑制效果较差。

【不良反应与用药护理】 该药物安全范围较大,不良反应较少。过量可致血压升高、心率加快、肌肉震颤僵直、咳嗽、呕吐、大汗淋漓,中毒剂量甚至导致癫痫样惊厥,随之出现昏迷。用药过程中患者一旦出现面部肌肉痉挛、肢体抽动等惊厥征兆应立即停药或减量。惊厥发作可静脉注射苯二氮䓬类药或小剂量硫喷妥钠控制,用药时须配合人工呼吸和给氧措施。另需要注意本品因可致动脉痉挛和血栓,因此不可动脉注射。

二甲弗林(dimefline)

二甲弗林又名回苏灵。

可直接兴奋呼吸中枢,其作用比尼可刹米强约100倍。作用快,维持时间短,能显著改善呼吸功能,增加肺换气量,提高动脉血氧饱和度,降低血中二氧化碳分压。临床主要用于各种原因引起的中枢性呼吸抑制,对肺性脑病有较好的促苏醒作用。该药物安全范围小,过量易引起惊厥,小儿尤易发生。因中毒量吗啡可兴奋脊髓诱发惊厥,故吗啡中毒者慎用。静脉给药需稀释后缓慢注射,一旦发现惊厥先兆应立即停药,严重者可用地西泮等解救。

洛贝林(lobeline)

洛贝林又名山梗菜碱。最初由产于北美的山梗菜科植物山梗菜中提取的生物碱,现已能人工合成。水溶液遇光、热易分解变色,应避光、阴凉处存放。

【药理作用】对呼吸中枢并无直接兴奋作用,而是通过刺激颈动脉体和主动脉体的化学感受器部位的胆碱受体,反射性兴奋延髓的呼吸中枢,但弱于烟碱。通过兴奋延髓极后区催吐化学感受区,同时激动参与呕吐动作的迷走和脊髓传入通路,导致呕吐发生。

【临床应用】临床主要用于新生儿窒息、小儿感染性疾病所致的呼吸衰竭及一氧化碳中毒。作用快、弱、短暂,仅维持数分钟,需反复应用。

【不良反应与用药护理】静脉注射可使患者血压升高、心率加快,需缓慢给药。过量出现恶心、呕吐、咳嗽、震颤、头晕、大汗淋漓等症状,较大剂量注射可兴奋迷走神经中枢,引起心动过缓、房室传导阻滞等,随着剂量的继续加大具有兴奋交感神经节和肾上腺髓质作用而导致中枢抑制,出现心动过速,甚至震颤、惊厥、呼吸衰竭、死亡。用药中患者一旦出现烦躁不安、反射亢进、面部和肢体肌肉抽搐,应立即减量或停药。

【禁忌证】低血压、高血压、心动过速、传导阻滞、孕妇禁用。

多沙普仑(doxapram)

人工合成的新型非特异性呼吸中枢兴奋药,具有安全范围大、作用强、起效快等特点,是目前较为理想的呼吸兴奋药。作用机制与维持时间和尼可刹米相似,具有兴奋呼吸中枢及血管运动中枢作用。主要用于麻醉药、药物中毒引起的中枢性呼吸抑制。可作为全麻术后催醒药物,快速改善患者的清醒度,恢复咽反射,缩短气管拔管时间。静滴10 min后可阻止80%全麻诱发的寒战发作,还可用于乙醇、镇静催眠药等急性中毒引起的中枢抑制。不良反应可见头痛、乏力、恶心、呕吐、腹泻及尿潴留、胸痛、胸闷、血压升高、心律失常、用药局部发生血栓性静脉炎等;少见精神错乱、呛咳、眩晕、畏光、发热感、多汗等;过量表现为惊厥、不自主震颤和反射亢进。癫痫、惊厥、严重肺部疾病患者禁用。

中枢兴奋药作用部位的选择性具有剂量依赖性,随着剂量加大,兴奋作用增强,对中枢的作用范围扩大。上述药物中毒剂量均能引起中枢神经系统广泛而强烈的兴奋,诱发惊厥,严重的惊厥因机体能量耗竭转入抑制,不可继续使用中枢兴奋药,否则由于中枢过度抑制而导致死亡。应用时严格掌握剂量及适应证,结合输液、给氧等措施。对循环衰竭导致的呼吸功能减弱、中枢兴奋药加重脑细胞缺氧,须慎用。常用安全范围较为广泛的尼可刹米和洛贝林,对呼吸机麻痹引发的呼吸功能不全,中枢兴奋药往往无效,宜选用新斯的明解救。由于中枢兴奋药可提高脑组织细胞代谢,增加其耗氧量,在呼吸不良状态下更加加重脑组织细胞的缺氧状态,循环衰竭、心搏骤停引发的呼吸功能不全应少用或者不用中枢兴奋药。

第二节　促大脑功能恢复药

促大脑功能恢复药大多作用靶点不明确,作用机制较为复杂,包括促进脑组织对氧、葡萄糖、氨基酸和磷脂的利用,增加蛋白质的合成,改善脑代谢,促进大脑皮质及海马ACh释放,保护神经细胞膜,增加脑血流等。

吡拉西坦(piracetam)

【体内过程】GABA的衍生物,口服易吸收,易通过血-脑屏障,血浆 $t_{1/2}$ 为5~6 h,主要以药物原形由肾脏排泄。

【药理作用】

(1)促进脑组织对氧、葡萄糖、氨基酸和磷脂的利用,促进蛋白质合成,提高大脑中 ATP/ADP 比值,改善脑代谢;

(2)作用于大脑前额叶皮质,通过受体的变构效应,抑制 AMPA 受体的脱敏和失活,进而增强 AMPA 受体的功能;

(3)促进中枢海马 ACh 释放,增加前额叶皮质 M 受体的密度;

(4)增加脑血流量;

(5)增强脑部左右两半球间神经信息的传递。

【临床应用】

(1)AD、VD、脑动脉硬化症、脑血管意外、脑外伤等原因引起的思维与记忆功能减退以及轻、中度脑功能障碍;

(2)儿童智能发育迟缓;

(3)对巴比妥、氰化物、一氧化碳及乙醇中毒后的意识恢复有一定效果。

【不良反应及用药护理】可见口干、失眠、食欲低下、呕吐等,偶见轻度肝功能损伤。同类药物还有茴拉西坦(阿尼西坦),与吡拉西坦相比,具有作用强、起效快、毒性低的特点。

甲氯芬酯(meclofenoxate)

主要通过对大脑皮质的兴奋作用,在缺氧条件下增加神经细胞对糖的利用,改善脑细胞能量代谢;通过增加大脑皮质、下丘脑、基底节等的脑血流量,改善脑缺氧状态;通过增加脑组织内 ACh 的含量,提高 M 受体与 ACh 的亲和力,提高大脑的学习和记忆能力;促进膜卵磷脂合成,保护生物膜;激活脑干上行网状结构系统功能,产生促进苏醒作用;清除自由基,减少脑细胞内的脂褐素沉积。临床可用于外伤性昏迷 AD、药物中毒或脑动脉硬化以及脑梗死引起的意识障碍、酒精中毒、小儿遗尿症等。由于本品作用缓慢,故需反复用药,因可出现失眠症状,应上午服用。

测试练习

一、选择题(以下每题有 A、B、C、D、E 五个备选答案,请从中选择一个最佳答案)

1. 中枢兴奋药的共同不良反应是(　　)。

A. 心动过速　B. 引起惊厥　C. 升高血压　D. 头痛、头晕　E. 肌张力增高

2. 咖啡因兴奋中枢的主要部位是(　　)。

A. 延髓　B. 脊髓　C. 大脑皮质　D. 丘脑　E. 延髓和大脑皮质

3. 咖啡因常与(　　)配伍治疗偏头痛。

A. 阿司匹林　B. 氯苯那敏　C. 双氯芬酸　D. 麦角胺　E. 麦角新碱

4. 对小儿遗尿症及儿童多动综合征均有效的药物是(　　)。

A. 咖啡因　B. 洛贝林　C. 贝美格　D. 哌甲酯　E. 尼可刹米

5. 下列对尼可刹米作用机制及用途的叙述,(　　)是错误的。

A. 可直接兴奋延髓呼吸中枢　B. 提高呼吸中枢对 CO_2 的敏感性

C. 可刺激颈动脉体化学感受器,反射性兴奋呼吸中枢

D. 对肺心病及吗啡中毒引起的呼吸抑制效果好

E. 对巴比妥类药物中毒引起的呼吸抑制疗效更佳

6. 新生儿窒息首选药是(　　)。

A. 洛贝林　B. 尼可刹米　C. 二甲弗林　D. 咖啡因　E. 甲氯芬酯

7. 洛贝林的临床应用不包括(　　)。

A. 一氧化碳中毒　B. 新生儿窒息　C. 传染病所致呼吸衰竭

D. 呼吸机麻痹所致呼吸衰竭　E. 中枢抑制药所致呼吸衰竭

8. 对多沙普仑的叙述,错误的是(　　)。

A. 作用强、起效快、疗效确切　　B. 安全范围大

C. 安全范围小　　D. 可直接兴奋呼吸中枢　　E. 过量可致惊厥

9. 巴比妥类药物中毒时最好的辅助解救药物是(　　)。

A. 二甲弗林　　B. 甲氯芬酯　　C. 尼可刹米　　D. 山梗菜碱　　E. 贝美格

10. 刘先生 25 岁,因大剂量滥用吗啡,出现昏迷、血压下降、呼吸深度抑制,瞳孔缩小呈针尖样,诊断为吗啡中毒,应选用下列何种药物改善呼吸(　　)。

A. 尼可刹米　　B. 洛贝林　　C. 咖啡因　　D. 贝美格　　E. 甲氯芬酯

二、简答题

1. 中枢兴奋药的分类,每类列举代表药物。

2. 咖啡因的药理作用与临床应用。

3. 简述中枢兴奋药应用的注意事项。

三、案例分析

张先生,35 岁,极度消瘦,有吸毒史。入院时已处于昏迷状态,口唇发绀,经检查发现病人瞳孔极度缩小,两侧对称如针尖样大小,呼吸深度抑制,呼吸频率每分钟仅为 5 次或 6 次。试分析:

1. 此患者属于何种药物中毒?

2. 抢救应选择什么药物效果较好?

3. 应该如何给药?如何开展用药护理?

参考答案

一、选择题

1. B　2. C　3. D　4. D　5. E　6. A　7. D　8. C　9. E　10. A

二、简答题

1. 根据中枢兴奋药的主要作用部位可分为两类:①主要兴奋大脑皮层药物,如咖啡因等;②主要兴奋延髓呼吸中枢药物,如尼可刹米、洛贝林、二甲弗林等。

2. 咖啡因的作用:小剂量可选择兴奋大脑皮质,振奋精神,减轻疲劳,改善思维。较大剂量可直接兴奋延髓呼吸中枢和血管运动中枢,并提高呼吸中枢对二氧化碳敏感性,使呼吸加深加快,血压升高。适用于:①严重传染病及中枢抑制药中毒所致的呼吸抑制及循环衰竭;②与麦角胺配伍治疗偏头痛,与解热镇痛药配伍治疗一般性头痛。

3. 中枢兴奋药应用注意事项

(1)药物的选择:应根据引起中枢性呼吸抑制的病因和病人具体情况合理选择药物。

(2)用法:①应用中枢兴奋药时,必须保持气道通畅;②需严格掌握用药剂量及给药间隔时间,一般应小剂量、间歇给药或几种药物交替使用;③静脉给药速度须缓慢。

(3)不良反应:①用药时一定要严密观察病情变化,常规测血压、脉搏、检查腱反射及观察意识状态等,谨防惊厥的发生;②给药前应准备好苯二氮䓬类药物如地西泮或短效巴比妥类等药物,作为惊厥时的急救药物。

三、案例分析

1. 此患者属于吗啡中毒。

2. 抢救应选择药物尼可刹米,该药物对吗啡中毒所致呼吸抑制解救效果较好。

3. 该药物皮下注射、肌肉注射后吸收好、起效快。作用时间短暂,一次静脉注射只能维持作用 5~10 min,作用温和,进入体内后迅速分布至全身。因本品因可致动脉痉挛和血栓,不可动脉注射。用药后患者一旦出现面部肌肉痉挛,肢体抽动等惊厥征兆应立即停药或减量。过量可致血压升高、心率加快、肌肉震颤僵直、咳嗽、呕吐、大汗淋漓,中毒剂量甚至导致癫痫样惊厥,随之出现昏迷。惊厥发作可静脉注射苯二氮䓬类药或小剂量硫喷妥钠控制,用药时须配合人工呼吸和给氧措施。

(刘　莹)

第十八章　利尿药和脱水药

学习目标

☞ **知识目标**

1. 掌握呋塞米、氢氯噻嗪、螺内酯的作用、临床应用、不良反应急用药护理。
2. 熟悉氨苯蝶啶、螺内酯、甘露醇、山梨醇和高渗葡萄糖的作用及临床应用。
3. 了解利尿药的作用部位和作用机制。

☞ **能力目标**

培养观察利尿药和脱水药的疗效及监测不良反应的能力，能熟练实施用药护理操作，并正确指导合理用药。

☞ **态度目标**

严格掌握利尿药和脱水药的适应证，明确护士在用药过程中的重要职责，具有良好的职业道德、严谨细致的工作作风。

案例导学

王先生，46 岁。有高血压性心脏病史 10 余年，几天前因胸闷、气促而住院。15 min 前因胸闷在睡眠中憋醒，坐起后仍不能缓解，进而出现明显的呼吸困难、咳嗽，咳粉红色泡沫痰。体检：表情紧张，大汗。张口呼吸，口唇青紫，心率 120 次/min，两肺满布湿罗音。立即予以紧急处理：协助坐立、吸氧、静脉注射毛花苷 C、呋塞米及其他药物治疗。试分析：

1. 使用呋塞米治疗的目的是什么？
2. 用药时应注意什么问题？

第一节　利尿药

利尿药(diuretics)是一类作用于肾脏，增加电解质和水的排出，使尿量增多的药物。临床上主要用于治疗各种原因引起的水肿，也可用于急、慢性肾衰竭、高血压、心功能不全、高钙血症、尿崩症等非水肿性疾病的治疗。

一、利尿药作用的生理学基础

尿液的生成是通过肾小球滤过、肾小管和集合管的重吸收及分泌而实现的，利尿药是通过增加肾小球的滤过或影响肾小管和集合管的重吸收与分泌功能而产生利尿作用(图 18-1)。

(一)增加肾小球的滤过

血液中的成分除蛋白质和血细胞外，均可经肾小球滤过而形成原尿。正常成人每日肾小球滤过产生的原尿达 180 L，但每日排出的终尿仅为 1～2 L，这说明 99%以上的原尿被肾小管和集合管重吸收，强心苷、氨茶碱、多巴胺等药物虽然可通过加强心肌收缩力、扩张肾血管、增加肾小球的滤过率和肾血流量，使原尿生成增加，但由于肾脏存在球-管平衡的调节机制，肾小球滤过率增加时，肾小管的重吸收率也提高，终尿量并不能明显增多，因此有些药物虽然增加肾小球滤过，但利尿作用多不明显，故临床实际意义不大。

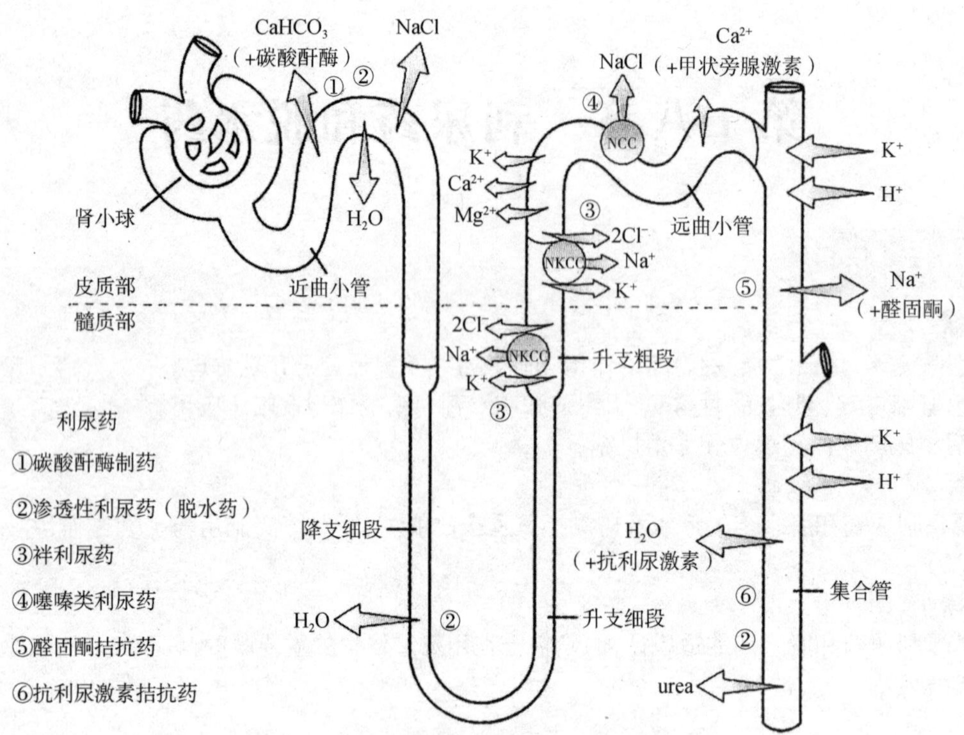

图 18-1　肾小管各段重吸收和利尿药作用部位

（二）减少肾小管和集合管的重吸收

原尿经过近曲小管、髓袢、远曲小管及集合管的过程中，99%的水、钠被重吸收。如果肾小管和集合管对 Na^+和水的重吸收功能受到抑制，排出的 Na^+和尿量就会明显增加。由于各段肾小管对水和电解质的重吸收作用不同，故作用于肾小管不同部位的利尿药所产生的利尿作用也有明显差异。目前临床常用的利尿药主要是通过减少肾小管和集合管对水和电解质的重吸收而产生排钠利尿作用。

1. 近曲小管　近曲小管是 Na^+的重吸收的主要部位，原尿中 65%～70%的 Na^+在近曲小管主要通过 H^+-Na^+交换而被重吸收。Na^+的重吸收伴有 Cl^-和 H_2O 的被动重吸收，60%的水被动重吸收以维持近曲小管液体渗透压的稳定。近曲小管上皮细胞内有丰富的碳酸酐酶，此酶在 Na^+-H^+交换中起催化作用。H^+产生于 CO_2 与 H_2O 所生成的 H_2CO_3，此过程需要细胞内碳酸酐酶催化（图 18-2）。如乙酰唑胺能抑制碳酸酐酶的活性，H^+生成就会减少，管内的 H^+-Na^+交换也随之减少，Na^+的排出增加，从而产生利尿作用。近曲小管是 Na^+的重吸收的主要部位，作用于此部位的药物，虽然可抑制近曲小管的重吸收，但近曲小管本身及以下各段可出现代偿性重吸收现象，因而呈现较弱利尿作用，又可引起代谢性酸中毒，现已少用。

2. 髓袢升支粗段的髓质部和皮质部　原尿中约 25%的 Na^+在此段被重吸收，而不伴有水的重吸收，是高效能利尿药的主要作用部位。髓袢升支粗段 NaCl 的重吸收，是依赖于管腔内侧 Na^+-K^+-$2Cl^-$共同转运系统，该转运系统可将 2 个 Cl^-、一个 Na^+和一个 K^+同向转运到细胞内。当原尿流经髓袢升支粗段时，随着 NaCl 的重吸收，管腔内尿液逐渐由高渗变为低渗，为肾对尿液的稀释功能。NaCl 被重吸收到髓质间质后与尿素共同使髓袢所在的髓质组织间液的渗透压提升为高渗状态，当这种低渗尿液流经远曲小管到达位于高渗区的集合管时，在抗利尿激素（ADH）作用下，管内大量水分被动地向髓质间液扩散，管腔液不断被浓缩，为肾对尿液的浓缩功能。当髓袢升支粗段髓质和皮质部对 NaCl 的重吸收被抑制时，肾的稀释功能与浓缩功能都降低，呈现强大的利尿作用。

3. 远曲小管　滤液中约 10%的 NaCl 在远曲小管被重吸收，主要通过 Na^+- Cl^-共同转运子（Na^+-Cl^- co-trans-porter）。与髓袢升支粗段一样远曲小管相对不通透水，NaCl 的重吸收进一步稀释了小管液。噻嗪类利尿药通过阻断 Na^+- Cl^-共同转运子而产生作用。另外，Ca^{2+}通过顶质膜上的 Ca^{2+}通道和基侧质膜上的 Na^+-Ca^{2+}交换子（Na-Ca^{2+} exchanger）而被重吸收，甲状旁腺激素（parathyroid hormone，PTH）可以调节这个过程。

4. 集合管　集合管能重吸收原尿中 2%～5%的 NaCl，重吸收的机制与其他节段不同。主细胞顶质膜通过分离的通道转运 Na^+和排出 K^+，进入主细胞内的 Na^+通过基侧质膜的 Na^+-K^+-ATP 酶转运进入血液循环。

由于 Na^+进入细胞的驱动力超过 K^+的分泌，因而 Na^+的重吸收要超过 K^+的分泌，可产生显著的管腔负电位，该负电位驱动 Cl^-通过旁细胞途径吸收入血。

（三）影响肾小管和集合管的分泌

近曲小管、远曲小管和集合管均有分泌功能，主要分泌 H^+和 K^+，均与小管内 Na^+进行交换。此外，远曲小管还分泌 NH_3，可与 H^+及 Cl^-结合成 NH_4Cl 排出。

由于集合管管腔 Na^+的浓度与 K^+的分泌有密切的联系。作用于集合管上游的利尿药如果增加 Na^+的排出，则将促进集合管 K^+的分泌。而且如果 Na^+的排出是与离子结合的方式，如与 HCO^{3-}结合，Cl^-则不容易在集合管被重吸收，导致管腔的负电位增加，进一步促进 K^+的分泌。

醛固酮（aldosterone）通过对基因转录的影响，增加顶质膜 Na^+通道和 K^+通道的活性以及 Na^+-K^+-ATP 酶的活性，促进 Na^+的重吸收以及 K^+的分泌。醛固酮拮抗药螺内酯以及氨苯蝶啶等药物作用于此部位，它们又称为保钾利尿药。

影响尿浓缩的最后关键是抗利尿激素（也称加压素，vassopressin）。抗利尿激素通过调控集合管主细胞表达的水通道 AQP2 的向细胞膜的转移过程，即所谓的“穿梭机制”，增加集合管主细胞对水的通透性。肾脏内髓组织的高尿素浓度主要是由表达于髓袢降支细段、集合管末端和直小血管降支的尿素通道（urea transporters）所介导的肾内尿素循环所决定的，其也受抗利尿激素调控。高浓度的尿素与 NaCl 共同形成的肾内髓组织高渗透压促使水在管内外渗透压差的作用下，通过集合管主细胞表达的水通道被重吸收。

二、利尿药分类

常用利尿药根据其效能和作用部位分为三类。

1. 高效能利尿药　主要作用于髓袢升支粗段髓质部和皮质部，如呋塞米、依他尼酸、布美他尼等。
2. 中效能利尿药　主要作用于髓袢升支粗段皮质部和远曲小管近端，如噻嗪类如氢氯噻嗪、氯噻酮等。
3. 低效能利尿药　主要作用于远曲小管和集合管，如螺内酯、氨苯蝶啶、阿米洛利等。

三、常用利尿药

（一）高效能利尿药（袢利尿药）

本类药物主要作用部位在髓袢升支粗段，选择性地抑制 NaCl 的重吸收。由于本类药物对 NaCl 的重吸收具有强大的抑制能力，而且不易导致酸中毒，因此是目前最强效的利尿药。常用药物有呋塞米（furosemide，速尿）、依他尼酸（ethacrynic acid，利尿酸）和布美他尼（bumetanide）。三种药物的化学结构各不相同，依他尼酸是一个苯氧基乙酸衍生物，味塞米和布美他尼与碳酸酐酶抑制药一样是磺胺的衍生物，临床上应用的另一个药物托拉塞米（torasemide）是它们的活性代谢物，其半衰期比它的原形药长。

呋塞米（furosemide，速尿）

【体内过程】

口服易吸收，20~30 min 起效，作用维持 6~8 h；静脉注射 5 min 后起效，维持 2~3 h。大部分药物以原形经近曲小管分泌排泄。血浆 $t_{1/2}$ 为 1 h 左右，肾功能不全的病人 $t_{1/2}$ 可延长至 10 h。

【药理作用】

1. 利尿作用　可使肾小管对 Na^+的重吸收由原来的 99.4%下降为 70% ~80%，使排尿量明显增加，可达每分钟 30~40 ml。作用于髓袢升支粗段的髓质部与皮质部，特异性地与 Cl^-竞争 Na^+-K^+-$2Cl^-$共同转运系统的 Cl^-结合部位，抑制 NaCl 重吸收，降低肾脏对尿液的稀释与浓缩功能，发挥强大、迅速的利尿作用。同时使 Na^+、K^+、Cl^-、Ca^{2+}、Mg^{2+}离子的排出增加。因可促进 K^+的排泄，故称为排钾利尿药。

2. 扩张血管　能扩张肾血管，降低肾血管阻力，增加肾血流量，改善肾皮质内血流分布。此外，呋塞米还可直接扩张小动脉，降低外周阻力，扩张小静脉，降低回心血量，减轻心脏负荷，对心力衰竭的病人可减轻肺水肿。

【临床应用】

主要用于肺水肿和其他严重水肿以及急性高钙血症等。

1. 严重水肿　因利尿作用强大，一般不作为首选，主要用于其他利尿药无效的严重或顽固性的心、肝、肾性水肿。

2. 急性肺水肿　静脉注射呋塞米是治疗急性肺水肿的首选药。静脉注射呋塞米能迅速扩张容量血管，使回心血量减少,在利尿作用发生之前即可缓解急性肺水肿,是急性肺水肿的迅速有效的治疗手段之一。同时由于利尿,使血液浓缩,血浆渗透压增高,也有利于消除脑水肿,对脑水肿合并心力衰竭者尤为适用。

3. 急性肾衰竭　静脉注射呋塞米,其强大的利尿作用对阻塞的肾小管有冲洗作用,减少肾小管的萎缩和坏死,同时通过扩张肾小管,降低肾血管阻力,增加肾血流量,改善肾缺血,用于防治各种原因如休克、中毒、麻醉意外、失水、循环功能不全所致的急性肾衰竭。大剂量呋塞米可以治疗慢性肾衰竭,增加尿量,在其他药物无效时仍然能产生作用。

4. 加速毒物排泄　应用呋塞米的同时配合输液,产生强大的利尿作用,可加速毒物的排出。主要用于某些经肾脏排泄的药物中毒的抢救,如长效巴比妥类、氟化物、碘化物、水杨酸类、溴剂等药物中毒的解救。

5. 高钙血症　抑制 Ca^{2+} 的重吸收而降低血钙。高钙危象时,可静脉注射呋塞米。

【不良反应与用药护理】

1. 水与电解质紊乱　最常见,常为过度利尿所引起,表现为低血容量、低血钾、低血钠、低血镁、低氯性碱血症。低氯性碱血症是由于该类药物增加盐和水的排泄,因而加强集合管 K^+ 和 H^+ 的分泌所致。其中以低钾血症最为常见,一般在用药后 1~4 周出现,低血钾可以增强强心苷对心脏的毒性,诱发强心苷中毒,对晚期肝硬化病人可诱发肝昏迷。故应注意及时补充钾盐或加服保钾利尿药。长期应用可发生低血镁。如低血钾伴有低血镁时,因 Mg^{2+} 有稳定细胞内 K^+ 的作用,单纯纠正低血钾,效果不好,应同时纠正低血镁。

知识拓展

低血钾的危害

当人体血清中钾离子浓度低于 3.5 mmol/L 时称为低血钾。人体发生低血钾时,将影响人体的心脏、血管、中枢神经、消化、泌尿等系统。其主要危害是造成神经肌肉系统和心血管系统发生功能障碍,突出的表现为四肢酸软无力,出现不同程度的迟缓瘫痪,以下肢为先,并重于上肢,肌张力减弱,腱反射减退,同时可伴心悸、胸闷、腹胀、食欲缺乏、恶心等症状,严重者还可能引起呼吸困难、呼吸肌麻痹、严重心律失常等。

2. 耳毒性　大剂量快速注射呋塞米可导致耳毒性发生,表现为引起眩晕、耳鸣、听力减退或暂时性耳聋等,肾功能不全者尤易发生。耳毒性的发生机制可能与内耳淋巴液电解质成分的改变和耳蜗毛细胞损伤有关。肾功能不全或同时使用其他耳毒性药物,如并用氨基苷类抗生素时较易发生耳毒性。

3. 胃肠道反应　常见有恶心、呕吐、腹痛、腹泻、食欲减退等,大剂量可引起胃肠道出血,久服可诱发溃疡,宜餐后服用。

4. 代谢障碍　呋塞米可造成高尿酸血症。这与利尿后血容量降低、细胞外液容积减少、导致尿酸经近曲小管的重吸收增加有关;另外,该药和尿酸竞争有机酸分泌途径也是原因之一。痛风病人慎用,但临床痛风的发生率较低。长期应用还可引起高血糖(但很少导致糖尿病)、升高 LDL 胆固醇和甘油三酯、降低 HDL 胆固醇。

5. 过敏反应　与磺胺类药物有交叉过敏反应,可见皮疹、剥脱性皮炎、嗜酸粒细胞增多等,偶有间质性肾炎等,停药后可以迅速恢复。

6. 其他不良反应　少数患者可见白细胞、血小板减少及溶血性贫血等。偶见间质性肾炎。

布美他尼(bumetanide)

为目前作用最强的利尿药,作用强度是呋塞米的 40~60 倍。其特点是起效快、作用强、持续时间短,口服 0.5~1.0 min 显著,持续 4~6 h;静脉注射数分钟即可产生利尿作用。主要作为呋塞米的代用品,用于各种顽固性水肿和急性肺水肿,对急性肾衰竭尤为适宜。不良反应与呋塞米相似而较轻,耳毒性小,为呋塞米的 1/6,听力有缺陷者可选用。

(二)中效能利尿药

人们在研究和开发更有效的碳酸酐酶抑制药时,发现了噻嗪类(thiazides),噻嗪类是临床广泛应用的一类口服利尿药和降压药。它们是由杂环苯并噻二嗪与一个磺酰胺基组成。本类药物作用相似,仅所用剂量不同，但均能达到同样效果。常用药物有氢氯噻嗪（hydrochlorothiazide）、环戊噻嗪（cyclopenthiazide）、苄氟噻嗪（bendroflumethiazide）。其中以氢氯噻嗪更为常用。是临床上广泛应用的一类口服中效能利尿药。还有其他类似噻嗪类的利尿药有吲达帕胺（indapamide）、氯噻酮（chlortalidone，氯酞酮）、美托拉宗（metolazone）、喹乙宗（quinethazone），它们虽无噻嗪环但有磺胺结构，它们的利尿作用与噻嗪类相似（图 18-2，表 18-1），故在本节一并介绍。

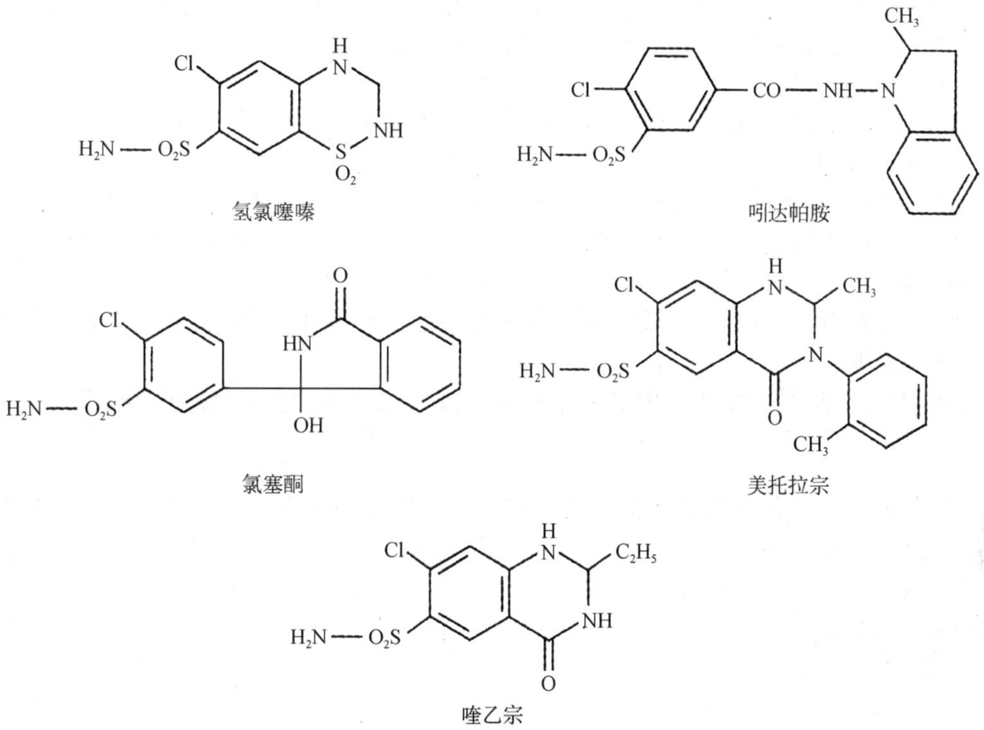

氢氯噻嗪　吲达帕胺

氯塞酮　美托拉宗

喹乙宗

图 18-2　氢氯噻嗪及相关药物的化学结构

表 18-1　常用的中效能利尿药剂量和药理特性的比较

药物	每日口服剂量（mg）	药理特性（与氢氯噻嗪比较）
氢氯噻嗪	50～100	原形药物
吲达帕胺	2.5～10	利尿强度相等，对碳酸酐酶抑制作用强
氯胺酮	50～100	利尿作用相等，作用持久，对 K^+ 影响小
美托拉宗	2.5～10	利尿作用强，作用持久
喹乙宗	50～100	与美托拉尔相似

【体内过程】

本类药物脂溶性较高，口服吸收迅速而完全，口服后 1～2 h 起效，4～6 h 血药浓度达高峰。所有的噻嗪类均以有机酸的形式从肾小管分泌，因而与尿酸的分泌产生竞争，可使尿酸的分泌速率降低。一般 3～6 h 排出体外。氢氯噻嗪相对脂溶性小，因此常采用相对大的剂量。氢氯噻嗪吸收缓慢，且作用时间较长。吲达帕胺主要经过胆汁排泄，但仍有足够的活性形式经过肾消除，从而发挥其在远曲小管的利尿作用。

【药理作用】

1. 利尿作用　主要作用于髓袢升支粗段皮质部和远曲小管近端，抑制 Na^+-Cl^- 共同转运系统，抑制 NaCl 的重吸收，降低肾对尿液的稀释功能，对浓缩功能没有影响，产生中等程度的利尿效应。促进了 Na^+-K^+ 交换，K^+ 的排出增多，为排钾利尿药，长期服用可引起低血钾。

2. 抗利尿作用　噻嗪类药物能明显改善尿崩症病人的口渴症状，减少尿量，主要因为排 Na^+ 使血浆渗透压降低而减轻口渴感。其抗利尿作用机制不明。

3. 降压作用　噻嗪类利尿药是常用的降压药物，降压作用温和、持久。早期通过排 Na^+ 利尿、减少血容量而降压，长期用药则通过扩张外周血管而产生降压作用。

【临床应用】

1. 各型水肿　可用于各种原因引起的水肿。对轻、中度心源性水肿疗效较好，是治疗慢性心功能不全的常用药物之一。低血钾容易诱发强心苷中毒，故应及时补充钾盐；对肾性水肿的疗效与肾功能损害程度相关，肾功能受损较轻者效果较好；肝性水肿应慎用，防止低血钾诱发肝昏迷，可与醛固酮拮抗药合用。

2. 尿崩症　主要用于肾性尿崩症及加压素无效的垂体性尿崩症。

3. 高血压病　是治疗高血压的基础药物之一，常与其他降压药合用，以增强疗效，减少不良反应。

4. 其他　也可用于高尿钙伴有肾结石者，以抑制高尿钙引起的肾结石的形成。

【不良反应】

1. 电解质紊乱　长期应用可致低血钾、低血钠、低血镁、低氯性碱血症。其中以低钾血症多见，表现为恶心、呕吐、腹胀、肌无力、心律失常等。

2. 代谢障碍　可导致高血糖、高脂血症。可使糖尿病患者以及糖耐量中度异常的患者血糖升高，可能是因其抑制了胰岛素的分泌以及减少组织利用葡萄糖。纠正低血钾后可部分翻转高血糖效应。本类药物可使血清胆固醇增加 5%～15%，并增加低密度脂蛋白。糖尿病、高脂血症患者慎用。

3. 过敏反应　与磺胺类药有交叉过敏反应，可见皮疹、皮炎等，偶见严重的过敏反应如溶血性贫血，血小板减少、坏死性胰腺炎等。

4. 其他 可见胃肠反应，偶见溶血性贫血、粒细胞减少、血小板减少、急性胰腺炎、胆汁阻塞性黄疸等。

处方分析：

某心功能不全的病人，伴有全身性水肿，医生开出下列处方，请分析是否合理。

Rp：地高辛片　　0.25 mg

用法：一日 1 次，口服

氢氯噻嗪　　25 mg

用法：一日 2 次，口服

氯化钾　　0.25g

用法：一日 1 次，口服

（三）低效能利尿药

此类药物为保钾利尿药，能够减少 K^+排出。主要分为两类，一类为醛固酮（盐皮质激素）受体拮抗药（如螺内酯），另一类为肾小管上皮细胞 Na^+通道抑制药（如氨苯蝶啶、阿米洛利），它们均主要作用于远曲小管远端和集合管。

保钾利尿药在集合管和远曲小管产生拮抗醛固酮的作用。它们或者通过直接拮抗醛固酮受体，或者通过抑制管腔膜上的 Na^+通道而起作用。

1. 醛固酮受体拮抗药

醛固酮通过与特异性盐皮质激素受体结合，发挥保 Na^+、H_2O 排 K^+和 H^+的作用。醛固酮受体拮抗剂则在远曲小管末端和集合管产生作用。目前可用作醛固酮拮抗剂的有螺内酯、依普利酮、坎利酮（canrenone）和坎利酸钾（potassium canrenoate）。

螺内酯

螺内酯（spironolactone）又称安体舒通（antisterone），人工合成的甾体化合物，其化学结构与醛固酮相似。

【药理作用】

螺内酯是醛固酮的竞争性拮抗药。其利尿作用弱、缓慢而持久。醛固酮从肾上腺皮质释放后，进入远曲小管细胞，并与胞质内盐皮质激素的胞质受体结合成醛固酮-受体复合物，然后转位进入胞核诱导特异 DNA 的转录、翻译，产生醛固酮诱导蛋白，进而调控 Na^+和 K^+转运。螺内酯的结构与醛固酮相似，结合到胞质中的盐皮质激素受体，阻止醛固酮-受体复合物的核转位，而产生拮抗醛固酮的作用。此外，该药也能干扰细胞内醛固酮活性代谢物的形成，影响醛固酮作用的充分发挥，出现排 Na^+保 K^+的作用。

【临床应用】

1. 治疗伴有醛固酮水平增高的顽固性水肿　对肝硬化、肾病综合征等水肿病人疗效较好。单用效果较差，常与噻嗪类排钾利尿药合用，以提高疗效并防止低血钾。

2. 充血性心力衰竭　近年来认识到醛固酮在心力衰竭发生发展中起重要作用，因此螺内酯用于心力衰竭的治疗已经不仅仅限于通过排 Na^+、利尿消除水肿，而是通过抑制心肌纤维化等多方面的作用而改善患者的状况。

【不良反应与用药护理】

1. 高血钾　久用可引起高血钾，常表现为嗜睡、极度疲劳、心律失常等。肝肾功能不全者更易发生。
2. 性激素样作用　久用可致男性乳房发育、女性多毛、月经周期紊乱等，停药后可消失。
3. 中枢神经系统反应　可见头痛、嗜睡、步态不稳及精神错乱等中枢神经反应。
4. 胃肠道反应　可出现恶心、呕吐、腹痛、便秘、腹泻及胃溃疡出血等。

氨苯蝶啶和阿米洛利

【体内过程】

氨苯蝶啶（triamterene）在肝脏代谢，但其活性形式及代谢物也从肾脏排泄。阿米洛利则主要以原形经肾脏排泄。由于氨苯蝶啶消除途径广泛，因此其半衰期比阿米洛利短，前者为 4.2 h，后者为 6~9 h，氨苯蝶啶需频繁用药。

【药理作用与作用机制】

氨苯蝶啶和阿米洛利均为远曲小管和集合管 Na^+通道阻滞剂。作用在远曲小管后端和集合管，抑制 Na^+的重吸收和 K^+的分泌，使管腔的负电位降低，因此驱动 K^+分泌的动力减少，抑制了 K^+分泌，从而产生排 Na^+、利尿、保 K^+的作用，为保钾利尿药。还可促进尿酸排泄。

阿米洛利作用较氨苯蝶啶强，维持时间也长。

【临床应用】

常与排钾利尿药合用治疗顽固性水肿，如心力衰竭、肝硬化等引起的水肿。

【不良反应与用药护理】

不良反应较少。可见恶心、呕吐、腹泻等消化道症状。长期服用可致高血钾。氨苯蝶啶还可抑制二氢叶酸还原酶，干扰叶酸代谢，可引起叶酸缺乏，肝硬化病人服用此药易导致巨幼红细胞性贫血。

依普利酮

依普利酮（eplerenone）是选择性醛固酮受体拮抗剂。本品口服给药后约经 1.5 h 达到血药峰浓度，半衰期为 4~6 h，吸收不受食物的影响。其副作用较小，对高血压、心力衰竭等的疗效较好，具有广阔的临床使用前景。

依普利酮抗醛固酮受体的活性约为螺内酯的 2 倍。依普利酮可显著地降低实验性充血性心力衰竭大鼠的血管过氧化物形成，从而改善血管的收缩和舒张功能。另一方面它对醛固酮受体具有高度的选择性，而对肾上腺糖皮质激素、黄体酮和雄激素受体的亲和性较低，从而克服了螺内酯的促孕和抗雄激素等副作用。

乙酰唑胺

乙酰唑胺（acetazolamide）又称醋唑磺胺（diamox），是碳酸酐酶抑制药的原形药。碳酸酐酶抑制药是现代利尿药发展的先驱，是磺胺的衍生物，在应用磺胺抗菌时，发现它能造成碱利尿和高氯性酸中毒，进而开发出碳酸酐酶抑制药。乙酰唑胺的化学结构中有磺胺基，是其活性必需基团。

【药理作用与作用机制】

乙酰唑胺通过抑制碳酸酐酶的活性而抑制 HCO^{3-}的重吸收，治疗量时乙酰唑胺抑制近曲小管约 85%的 HCO^{3-}的重吸收。由于 Na^+在近曲小管可与 HCO_{3-}结合排出，近曲小管 Na^+重吸收会减少，水的重吸收减少。但集合管 Na^+重吸收会大大增加，使 K^+的分泌相应增多（Na^+-K^+交换增多）。因而碳酸酐酶抑制药主要造成尿中上 HCO^{3-}、K^+和水的排出增多。由于碳酸酐酶还参与集合管酸的分泌，因此集合管也是这类药物利尿的另一个次要部位。

乙酰唑胺还可以抑制肾脏以外部位碳酸酐酶依赖的 HCO^{3-}的转运。如眼睫状体向房水中分泌 HCO^{3-}，以及脉络丛向脑脊液分泌 HCO^{3-}，因而减少房水和脑脊液的生成量以及 pH 值。

【临床应用】

由于新的利尿药的不断涌现，加之其利尿作用较弱，本类药物现在很少作为利尿药使用，但仍有几种特殊的用途。

1. 治疗青光眼　减少房水的生成，降低眼压，对多种类型的青光眼有效，是乙酰唑胺应用最广的适应证。

2. 急性高山病　登山者在急速登上3000m以上时会出现无力、头晕、头痛和失眠的症状。一般较轻，几天后可自然缓解。但严重时会出现肺水肿或脑水肿而危及生命。乙酰唑胺可减少脑脊液的生成和降低脑脊液及脑组织的pH，减轻症状，改善机体功能。在开始攀登前24 h口服乙酰唑胺可起到预防作用。

3. 碱化尿液　通过采用乙酰唑胺碱化尿液可促进尿酸、胱氨酸和弱酸性物质（如阿司匹林）的排泄，但只在使用初期有效，长时间服用乙酰唑胺要注意补充碳酸氢盐。

4. 纠正代谢性碱中毒　持续性代谢性碱中毒多数是因为体内K^+和血容量减少或是因为体内盐皮质激素水平过高所致，一般应针对这些病因治疗。但当心力衰竭患者在使用过多利尿药造成代谢性碱中毒时，由于补盐可能会增加心脏充盈压，因而可使用乙酰唑胺。此外乙酰唑胺在纠正碱中毒的同时，其微弱的利尿作用也对心衰有益。乙酰唑胺还可用于迅速纠正呼吸性酸中毒继发的代谢性碱中毒。

5. 其他　乙酰唑胺可用于癫痫的辅助治疗、伴有低钾血症的周期性瘫痪，以及严重高磷酸盐血症，以增加磷酸盐的尿排泄等。

【不良反应与用药护理】严重不良反应少见。

1. 过敏反应　作为磺胺的衍生物，可能会造成骨髓抑制、皮肤毒性、磺胺样肾损害，对磺胺过敏的患者易对本药产生过敏反应。

2. 代谢性酸中毒　长时间用药后，体内储存的HCO_3^-减少可导致高氯性酸中毒。酸中毒和HCO_3^-耗竭会引起其他肾小管节段对Na^+重吸收增加，因此乙酰唑胺在使用一段时间之后，其利尿作用会显著降低，一般有效利尿作用仅维持2~3 d。

3. 尿结石　其减少HCO_3^-的作用会导致磷酸盐尿和高钙尿症。长期用药也会引起肾脏排泄可溶性物质的能力下降，而且钙盐在碱性pH条件下相对难溶，易形成肾结石。

4. 失钾　同时给予KCl补充可以纠正。

5. 其他　毒性较大剂量可引起嗜睡和感觉异常；肾衰竭患者使用该类药物可引起蓄积而造成中枢神经系统毒性；过敏反应（如发热、皮疹、骨髓抑制、间质性肾炎等）也常发生，对磺胺高敏的患者易产生过敏反应。

第二节　脱水药

脱水药（dehydrant agents）又称为渗透性利尿药，是一类能迅速提高血浆渗透压使组织脱水的药物。包括甘露醇、山梨醇、高渗葡萄糖、尿素等。静脉注射给药后，可以提高血浆渗透压，产生组织脱水作用。当这些药物通过肾脏时，不易被重吸收，使水在近曲小管和髓袢降支的重吸收减少，肾排水增加，产生渗透性利尿作用。该类药具有如下共同特点：①静脉注射后不易透过血管进入组织。②在体内不被或很少被代谢。③易经肾小球滤过，不易被肾小管重吸收。④是高渗溶液。

甘露醇

甘露醇（mannitol）为己六醇结构，临床主要用20%的高渗溶液静脉注射或静脉滴注。

【药理作用】

1. 脱水作用　可降低颅内压和眼压。静脉注射后，不易从毛细血管渗入组织，不被代谢，能迅速提高血浆渗透压，使组织间液水分向血浆转移，细胞内水分向组织间液转移，而产生组织脱水作用。对脑、眼前房等具有屏障功能的组织脱水作用更明显，可降低颅内压和眼内压。静脉注射10 min起效，2~3 h作用达高峰，维持6~8 h。

2. 利尿作用　静脉注射甘露醇后，血浆渗透压升高，血容量增加，血液黏滞度降低，可稀释血液，增加循环血量和肾小球滤过率，该药在肾小球滤过后不被重吸收，导致肾小管和集合管内渗透压升高，管内外渗透压差的改变使水在近曲小管、髓袢降支和集合管的重吸收减少，甚至可将肾间质的水吸入肾小管和集合管，产生利尿作用。另外，由于排尿速率的增加，减少了尿液与肾小管上皮细胞接触的时间，使几乎所有电解质的重吸收减少。如抑制髓袢升支对 Na^+ 的重吸收,可以降低髓质高渗区的渗透压,进而抑制集合管水的重吸收,产生渗透性利尿作用。

3. 清除自由基　脑细胞在缺氧时,可产生大量自由基,与不饱和脂肪酸反应,生成过氧脂质物而损伤细胞膜。甘露醇可清除自由基,对细胞性脑水肿有防治作用。

【临床应用】

1. 脑水肿　是目前治疗颅脑损伤、颅内肿瘤、脑膜炎及脑组织缺氧等引起的脑水肿首选药。甘露醇口服用药则造成渗透性腹泻,可用于从胃肠道消除毒性物质。甘露醇是治疗脑水肿、降低颅内压安全而有效的首选药物。也可用于青光眼急性发作和患者术前应用以降低眼压。

2. 青光眼　可用于青光眼急性发作和青光眼术前降低眼压。

3. 预防急性肾衰竭　在肾衰竭早期应用,可通过脱水、利尿作用,维持足够的尿量,稀释肾小管内有害物质,冲洗阻塞的肾小管,防止肾小管萎缩、坏死。

4. 其他　用于大面积烧伤引起的水肿及促进体内毒物的排出等。

【不良反应与用药护理】

不良反应少见。使用前检查注射液有否结晶析出,若有则加温溶解,冷却至体温时应用,注射要缓慢,注射过快时可引起一过性头痛、眩晕、畏寒和视物模糊。因可增加循环血量而增加心脏负荷,慢性心功能不全者禁用。另外,活动性颅内出血者禁用。用静脉注射后,能迅速提高血浆渗透压,使组织间液向血浆转移而产生组织脱水作用。静脉注射切勿漏出血管外,否则可引起局部组织肿胀或血栓性静脉炎,严重时可导致组织坏死。

山梨醇

山梨醇(sorbitol)是甘露醇的同分异构体,常用25%的高渗溶液。其作用、临床应用及不良反应与甘露醇相似。因进入体内后部分在肝内转化为果糖而失去脱水作用,故脱水作用较甘露醇弱。

高渗葡萄糖

50%的高渗葡萄糖(hypertonic glucose)静脉注射后可产生脱水及渗透性利尿作用,因葡萄糖可从血液进入组织中,且易代谢,故脱水作用弱而短暂。单独用于脑水肿时,由于葡萄糖可进入脑组织内,同时带入水分,可引起颅内压回升,产生“反跳”现象,甚至超过用药前水平。故治疗脑水肿时,常与甘露醇交替使用,以巩固疗效。

第三节　全国护士执业资格考试要点解析

肾病综合征病人的护理

一、病因

原发性肾病综合征是指原发于肾脏本身疾病,如急性肾炎、急进性肾炎、肾性肾炎等疾病过程中发生肾病综合征。继发性肾病综合征病因很多,常见为糖尿病肾病、肾淀粉样变、狼疮性肾炎、过敏性紫癜、感染及药物引起。

有四大临床特点:①大量蛋白尿;②低白蛋白血症;③高脂血症;④水肿。

二、治疗原则

1. 休息　严重水肿、体腔积液时需卧床休息。

2. 饮食　采用优质蛋白(富含必需氨基酸的动物蛋白),要保证充分,每日每千克体重不少于126~147 kJ(30~35 kcal);水肿时应低盐(食盐<3 g/d)。

3. 利尿消肿　可选择利尿药治疗。

4. 减少尿蛋白　血管紧张素转换酶抑制剂能直接降低肾小球内高压,从而减少尿蛋白排泄,并延缓肾功能损害。

5. 抑制免疫与炎症反应

三、用药护理

观察利尿药的治疗效果及有无不良反应发生,如低钾、低钠、低氯血症性碱中毒等。使用大剂量呋塞米时,应注意观察有无恶心、直立性眩晕、口干、心悸等。注意初始利尿不能过猛,以免血容量不足,诱发血栓形成和损伤肾功能。

测试练习

一、填空题

1. 呋塞米的主要不良反应为________、________、________和________。

2. 呋塞米临床用于________、________、________、________。

3. 呋塞米作用于________,能特异性地与 Cl^- 竞争 Na^+-K^+-$2Cl^-$ 共同转运系统的 Cl^- 结合部位,抑制 NaCl 的再吸收而发挥利尿作用。

4. 氢氯噻嗪具有________、________、________等作用。

5. 氢氯噻嗪主要用于治疗________、________、________。

6. 常见的保钾利尿药是________、________。

7. 适用于治疗与醛固酮增多有关的顽固性水肿的药物是________。

8. 治疗脑水肿应首选________,脑水肿伴心功能不全宜选用________。

9. 常用的脱水药有________、________、________。

10. 静注甘露醇具有________和________作用。

11. 伴有继发性醛固酮增多的肝性水肿病人,如久用氢氯噻嗪可降低________诱发肝性脑病,所以这种病人应选用________等________型利尿药。

12. 在常用利尿药中适用于做基础降压药的是________;适用于肝硬化腹水的保钾利尿药是________;适用于急性肺水肿的利尿药是________;降低颅内压的首选药是________。

二、选择题

(一)以下每题有 A、B、C、D、E 五个备选答案,请从中选择一个最佳答案。

1. 下列药物中利尿作用最强的是(　　)。

A. 氢氯噻嗪　B. 环戊噻嗪　C. 螺内酯　D. 呋塞米　E. 氨苯蝶啶

2. 对急性药物中毒病人,为加速毒物排出宜选用(　　)。

A. 山梨醇　B. 氢氯噻嗪　C. 螺内酯　D. 呋塞米　E. 氨苯蝶啶

3. 呋塞米没有(　　)不良反应。

A. 水与电解质紊乱　B. 胃肠反应　C. 耳毒性　D. 高尿酸血症　E. 高血钾

4. (　　)利尿药不宜与链霉素合用。

A. 呋塞米　B. 氢氯噻嗪　C. 螺内酯　D. 氨苯蝶啶　E. 阿米洛利

5. 呋塞米的利尿作用强大迅速,其作用机制是(　　)。

A. 增加肾小球的滤过率　B. 抑制近曲小管对 Na^+ 的重吸收

C. 抑制髓袢升支粗段的 Na^+-K^+-$2Cl^-$ 共同转运系统　D. 拮抗醛固酮

E. 抑制集合管对 Na^+ 的重吸收

6. 长期应用可升高血钾的利尿药是(　　)。

A. 氢氯噻嗪　B. 环戊噻嗪　C. 呋塞米　D. 布美他尼　E. 氨苯蝶啶

7. 心功能不全伴有脑水肿者宜选用(　　)。

A. 甘露醇　B. 呋塞米　C. 螺内酯　D. 阿米洛利　E. 氢氯噻嗪

8. 急性肺水肿宜选用(　　)。

A. 螺内酯　B. 甘露醇　C. 山梨醇　D. 氢氯噻嗪　E. 呋塞米

9. 急性肾功能衰竭宜选用(　　)。

A. 呋塞米　B. 阿米洛利　C. 氨苯蝶啶　D. 螺内酯　E. 氢氯噻嗪

10. 应用高效能利尿药消除水肿时,应及时补充(　　)。

A. 钾盐　B. 钙盐　C. 镁盐　D. 维生素 C　E. 葡萄糖

11. 既有利尿作用,又有抗利尿作用的药物是(　　)。

A. 螺内酯　B. 布美他尼　C. 氢氯噻嗪　D. 阿米洛利　E. 呋塞米

12. 临床常用的利尿降压药是(　　)。

A. 氢氯噻嗪 B. 呋塞米 C. 氨苯蝶啶 D. 乙酰唑胺 E. 螺内酯

13. 治疗尿崩症可选用( )。

A. 氢氯噻嗪 B. 呋塞米 C. 螺内酯 D. 乙酰唑胺 E. 氨苯蝶啶

14. 可引起高尿酸血症,痛风病人慎用的药物是( )。

A. 螺内酯 B. 氢氯噻嗪 C. 氨苯蝶啶 D. 甘露醇 E. 山梨醇

15. 有关噻嗪类利尿药作用描述不恰当的是( )。

A. 有降压作用 B. 提高血浆尿酸浓度

C. 能拮抗醛固酮的利尿作用 D. 可使血糖升高 E. 有抗利尿作用

16. 通过拮抗醛固酮而产生利尿作用的是( )。

A. 氢氯噻嗪 B. 呋塞米 C. 布美他尼 D. 氨苯蝶啶 E. 螺内酯

17. 下列属于保钾利尿药的是( )。

A. 呋塞米 B. 氢氯噻嗪 C. 环戊噻嗪 D. 螺内酯 E. 布美他尼

18. 适用于原发性醛固酮增多引起的顽固性水肿的药物是( )。

A. 布美他尼 B. 螺内酯 C. 呋塞米 D. 氢氯噻嗪 E. 氨苯蝶啶

19. 肝硬化腹水宜选用( )。

A. 氨苯蝶啶 B. 氢氯噻嗪 C. 呋塞米 D. 甘露醇 E. 螺内酯

20. 直接抑制远曲小管和集合管 Na^+-K^+交换的利尿药是( )。

A. 布美他尼 B. 氢氯噻嗪 C. 呋塞米 D. 氨苯蝶啶 E. 螺内酯

21. 下列关于脱水药的叙述不正确的是( )。

A. 可通过肾小球滤过 B. 静脉注射后不易透过血管壁进入组织

C. 在体内不被或少被代谢 D. 可以被肾小管吸收 E. 为高渗溶液

22. 治疗脑水肿的首选药( )。

A. 甘露醇 B. 氢氯噻嗪 C. 呋塞米 D. 螺内酯 E. 山梨醇

23. 临床常用脱水药甘露醇的浓度是( )。

A. 10% B. 20% C. 25% D. 50% E. 75%

24. 葡萄糖作为脱水药使用时的浓度是( )。

A. 10% B. 20% C. 25% D. 50% E. 75%

25. 具有渗透性利尿作用的药物是( )。

A. 甘露醇 B. 呋塞米 C. 氢氯噻嗪 D. 螺内酯 E. 氨苯蝶啶

26. 脱水药消除组织水肿的给药途径是( )。

A. 口服 B. 静脉注射 C. 肌内注射 D. 皮下注射 E. 直肠给药

27. 下列哪种联合用药不合理( )。

A. 氢氯噻嗪+螺内酯 B. 呋塞米+氨苯蝶啶

C. 螺内酯+氨苯蝶啶 D. 氢氯噻嗪+氨苯蝶啶 E. 呋塞米+螺内酯

28. 慢性心功能不全者禁用( )。

A. 螺内酯 B. 甘露醇 C. 呋塞米 D. 氨苯蝶啶 E. 氢氯噻嗪

(二)以下提供若干个案例,每个案例下设若干个试题。请根据各试题题干所提供的信息,在每题下面的A、B、C、D、E 五个备选答案中选择一个最佳答案。

(29~30 题共用题干)

患者,女,45 岁,因慢性心功能不全致下肢水肿,经过强心苷治疗,心功能改善,但水肿无好转。实验室检查显示:血浆醛固酮水平增高。

29. 为消除该患者水肿宜选用( )。

A. 呋塞米 B. 氢氯噻嗪 C. 乙酰唑胺 D. 布美他尼 E. 螺内酯

30. 长期应用该药可引起( )。

A. 高血钾 B. 高血钙 C. 低血钾 D. 低血钙 E. 低血钠

三、简答题

1. 简述常用利尿药的分类及其代表药。

2. 为什么急性肺水肿选用呋塞米治疗？
3. 呋塞米为什么能够防治急性肾功能衰竭？
4. 呋塞米的主要不良反应有哪些？
5. 简述氢氯噻嗪的作用、用途及不良反应。
6. 简述脱水药的特点,常用脱水药有哪些？
7. 心功能不全的病人为什么禁用甘露醇？

四、论述题

1. 试述噻嗪类利尿药的作用、临床应用、不良反应及注意事项。
2. 急性脑水肿患者首选的脱水药是什么？简述应用时的注意事项。

五、案例分析

(一)患者,男,70 岁,因心功能衰竭合并尿路感染入院治疗。用药过程:硫酸庆大霉素 8 万 U,一日 2 次,肌内注射;5%葡萄糖注射液 250 ml+呋塞米 20 ml,一日 1 次,静脉滴注。试分析:用药过程是否合理？为什么？

(二)王先生,46 岁。有高血压性心脏病史 10 余年,几天前因胸闷、气促而住院。15 min 以前前因胸闷在睡眠中憋醒,坐起后仍不能缓解,进而出现明显的呼吸困难、咳嗽,咳粉红色泡沫痰。体检:表情紧张,大汗。张口呼吸,口唇青紫,心率 120 次/min,两肺满布湿啰音。立即予以紧急处理:协助坐立、吸氧、静脉注射毛花苷 C、呋塞米及其他药物治疗。试分析:

1. 使用呋塞米治疗的目的是什么？
2. 用药时应注意什么问题？

参考答案

一、填空题

1. 水与电解质紊乱;耳毒性;胃肠道反应;高尿酸血症。
2. 严重水肿;急性肺水肿;急性肾衰竭;加速毒物排泄;高钙血症。
3. 髓袢升支粗段髓质部和皮质部。
4. 利尿作用;抗利尿作用;降压作用。
5. 各型水肿;尿崩症;高血压。
6. 螺内酯;氨苯蝶啶。
7. 螺内酯。
8. 甘露醇;呋塞米。
9. 20%甘露醇;25%山梨醇;50%葡萄糖。
10. 脱水;利尿。
11. 血钾;螺内酯;保钾。
12. 氢氯噻嗪;螺内酯;呋塞米;甘露醇。

二、选择题

1. D　2. D　3. E　4. A　5. C　6. E　7. B　8. E　9. A　10. A　11. C　12. A　13. A　14. B　15. C　16. E　17. D　18. B　19. E　20. D　21. D　22. A　23. B　24. D　25. A　26. B　27. C　28. B　29. E　30. A

三、简答题

1. 分三类:①高效能利尿药,如呋塞米。②中效能利尿药,如氢氯噻嗪。③低效能利尿药,如螺内酯和氨苯蝶啶。

2. 呋塞米具有强大的利尿作用,可使血容量降低,回心血量减少,左心室充盈压降低,降低心脏前负荷;另一方面还能扩张小动脉,降低外周阻力,减轻左心室后负荷,从而迅速消除由左心衰竭所引起的肺水肿。

3. 静脉注射呋塞米,其强大的利尿作用对阻塞的肾小管有冲洗作用,减少肾小管的萎缩和坏死,同时通过扩张肾小管,降低肾血管阻力,增加肾血流量,改善肾缺血,用于防治各种原因如休克、中毒、麻醉意外、失水、循环功能不全所致的急性肾衰竭。

4. 呋塞米的主要不良反应有:

(1)水与电解质紊乱,表现为低血容量、低血钾、低血钠、低血镁、低氯性碱血症。

(2)耳毒性。

(3)胃肠道反应。

(4)高尿酸血症。

(5)过敏反应。

(6)其他不良反应,如白细胞、血小板减少及溶血性贫血等。

5. 作用:①利尿作用;②抗利尿作用;③降压作用。

应用:①治疗各型水肿;②治疗高血压;③治疗尿崩症。

不良反应:①电解质紊乱;②代谢障碍;③过敏反应;④其他:如胃肠反应、溶血性贫血、粒细胞减少等。

6. ①静脉注射后不易透过血管壁进入组织;②多数在体内不被或很少被代谢;③易经肾小球滤过,不易被肾小管重吸收;④为高渗溶液。

常用的脱水药:20%甘露醇、25%山梨醇、50%葡萄糖。

7. 因为甘露醇静脉给药后,能迅速提高血浆渗透压,使组织间液的水分向血管内转移,血容量增多而加重心脏负荷,故心功能不全的病人禁用甘露醇。

四、论述题

1. 噻嗪类的利尿作用和临床应用:①利尿作用:用于各种原因引起的水肿。②降压作用:用于治疗原发性高血压,常与其他药物联合应用。③抗利尿作用:用于治疗尿崩症。

不良反应及注意事项:①水、电解质紊乱:长期应用可导致低血钾、低血钠、低血镁、低氯性碱血症,其中以低钾血症多见。②代谢障碍:可导致高血糖、高脂血症。可使糖尿病患者以及糖耐量中度异常的患者血糖升高。本类药物可使血清胆固醇增加5%~15%,并增加低密度脂蛋白。糖尿病、高脂血症患者慎用。③过敏反应:与磺胺类药有交叉过敏反应,可见皮疹、皮炎等,偶见严重的过敏反应如溶血性贫血,血小板减少、坏死性胰腺炎等。④其他:可见胃肠反应,偶见溶血性贫血、粒细胞减少、血小板减少、急性胰腺炎、胆汁阻塞性黄疸等。

2. 脑水肿引起颅内压升高首选药为甘露醇静脉滴注。应用甘露醇的注意事项包括:①药品用前检查:甘露醇遇冷易结晶,故患者使用前应仔细检查,如有结晶,可放置热水中或用力震荡,待结晶完全溶解后再使用。②选择适宜滴速:滴速越快,血浆渗透压就越高,脱水作用就越强,疗效会越好,因此滴速不能过慢,一般要求再20 min内滴完。但静脉滴速过快可致一过性头痛、眩晕、胃寒、视力模糊、心悸,甚至引起急性肾衰竭等。③避免药液外漏:静脉滴注发生药液外漏时可导致局部组织肿痛,甚至坏死。一旦发生渗漏,需及时处理。④防止过敏反应:过敏反应少见,偶见哮喘、皮疹,甚至死亡。一旦出现过敏反应需及时停药,并采取抗过敏、对症等用药治疗。⑤注意禁忌证:因甘露醇能加重充血性心力衰竭和活动性颅内出血患者的病情,因此以上疾病禁用甘露醇。

五、案例分析

案例分析(一)

不合理。呋塞米通过利尿及扩血管等作用可用于治疗心力衰竭,庆大霉素可用于泌尿系感染的治疗,但是庆大霉素和呋塞米均有耳毒性,两药合用会增加耳毒性,尤其是老年患者耳毒性的发生率会增高。

案例分析(二)

1. 呋塞米可通过减少血容量,降低心脏前负荷,改善心功能;降低静脉压,消除或缓解静脉瘀血及其所引发的肺水肿及外周水肿。

2. 呋塞米为排钾利尿药,因此可导致低血钾,要鼓励病人在用药期间多食含钾丰富的食物如香蕉、苹果、橘子、葡萄、西红柿、菠菜、鱼、肉等,必要时补充钾盐或合用保钾利尿药。

呋塞米注射给药可致局部疼痛,应深部肌内或静脉注射,静脉注射前应稀释,切忌加入酸性液中静脉滴注。具有耳毒性,避免与其他具有耳毒性的药物合用,如氨基苷类抗生素。大剂量重复使用时应定期进行听力检测,若有眩晕、耳鸣、听力减退或暂时性耳聋等症状出现,应及时减量或停药。

(谢　田)

第十九章　抗高血压药

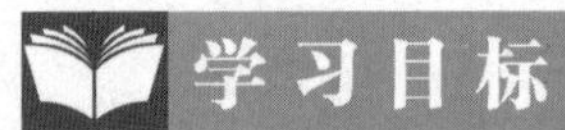

学习目标

☞ **知识目标**

1. 掌握利尿药、β受体阻断药、钙通道阻滞药、血管紧张素转化酶抑制药及血管紧张素Ⅰ受体阻断药的作用机制、临床应用及不良反应。

2. 熟悉中枢性降压药、α受体阻断药、血管扩张药的作用特点和临床应用。

3. 去甲肾上腺素能神经末梢阻滞药和神经节阻断药的应用。

☞ **能力目标**

具备根据适应证合理选择抗高血压药及正确处理不良反应的能力；能区别不同种类抗高血压药的作用；会分析抗高血压药常用配伍用药的合理性。医患沟通良好，合理开展抗高血压药的用药咨询，正确指导病人合理用药。

☞ **态度目标**

明确护士在用药护理中的重要职责，培养爱岗敬业的工作态度及严谨求实的工作作风。

案例导学

患者，男，65岁、高血压5年余，未曾规律治疗，近日头昏、头痛加重就诊。体检：血压160/110 mmHg，心电图提示左心室肥厚，空腹血糖6.5 mmol/L。医生给予：硝苯地平缓释片30 mg，口服，1次/d；氢氯噻嗪25 mg，一日1次。用药2周后，血压120/90 mmHg，空腹血糖6.5mmol/L。试分析：

1. 用药后出现症状的原因？
2. 如何处理？
3. 该患者应选用哪些药物进行治疗？
4. 针对该患者在用药期间的护理有何需要注意的地方？

（本"案例导学"属于本章测试习题中的案例分析题的一题）

高血压是一种常见的心血管系统疾病，临床上是以体循环动脉压增高为主要特征的一种综合征。国际高血压协会和世界卫生组织规定高血压诊断标准为成人静息时血压≥140/90 mmHg（18.7/12.0 kPa）。分为原发性高血压和继发性高血压，原发性高血压约占90%左右，是指绝大多数高血压病因及发病机制为阐述清晰，血压的调节同体内许多系统相关，参与了血压的调节的有交感神经-肾上腺素系统、肾素-血管紧张素系统、血管舒缓肽-激肽-前列腺素系统、血管内皮松弛因子-收缩因子系统。根据血压升高的幅度可将高血压分为四期，分别是Ⅰ期、Ⅱ期、Ⅲ期、Ⅳ期。根据高血压发病的缓急和病情发展的速度可分为缓进型和急进型。

抗高血压药起到降低血压的作用是针对上述的环节作用；而继发性高血压比例约10%，是继发于某些疾病的一种表现症状。高血压持续发展是一个"隐形杀手"，严重危害人类健康，可累及心、脑、肾等主要脏器发生并发症和增加病死率（动脉硬化、心力衰竭、肾功能衰竭、脑血管意外、猝死等），要提起人们的高度重视并预防治疗。高血压病需要终生治疗并不能根治，正确合理应用抗高血压药，将血压控制在正常范围内，能预防并降低心、脑、肾等并发症的出现，降低死亡率，延长患者的生命，提高生存质量。

第一节　抗高血压药的分类

影响和维持动脉血压的基本条件是心输出量、外周血管阻力、血容量。血压调节系统有交感神经系统、肾素-血管紧张素系统。抗高血压药又称降压药，是用于高血压治疗的且能够降低血压的一类药物的总称。目前，临床上常用的一线抗高血压药物是：利尿药、钙通道阻滞药、β 受体阻断药、血管紧张素转化酶抑制药、AT_1 受体阻断药。第二线降压药如中枢神经抑制药和血管扩张药，其中此类中的中枢性降压药和血管扩张药等较少单独使用。根据其作用的部位及作用机制，可将其分为下列几类：

1. 利尿药　氢氯噻嗪、吲达帕胺、呋塞米等。

2. 交感神经抑制药

(1)中枢性降压药：可乐定甲基多巴、莫索尼定等。

(2)肾上腺素受体阻断药：①β 受体阻断药：普萘洛尔、美托洛尔、比索洛尔、阿替洛尔。②α 受体阻断药：哌唑嗪、特拉唑嗪等。③α、β 受体阻断药：拉贝格尔。

(3)去甲肾上腺素能神经末梢阻滞药：利舍平、胍乙啶等。

(4)神经节阻滞药：美卡拉明、咪噻芬等。

3. 钙通道阻滞药(CCB)　硝苯地平、尼群地平、氨氯地平、非洛地平等。

4. 肾素-血管紧张素系统(RAS)抑制药

(1)血管紧张素转化酶抑制药(ACEI)：卡托普利、依那普利等。

(2)血管紧张素Ⅰ受体阻断药(ARB)：氯沙坦、缬沙坦、厄贝沙坦等。

5. 血管扩张药

(1)血管平滑肌舒张药：肼屈嗪、硝普钠等。

(2)钾通道开放药：吡那地尔等。

第二节　常用抗高血压药

一、利尿药

利尿药是一类直接作用于肾脏，影响尿的生成过程，促进电解质和水的排泄，使尿量增加。是治疗高血压的基础药物，单独使用时即具有降压作用，并可增加其他降压药的作用。治疗早期高血压应该是限制摄入钠盐的含量。氢氯噻嗪类利尿药治疗高血压是以改变患者体内 Na^+ 平衡主要手段之一。各类利尿药单用即有降压作用，并可增强其他降压药的作用。

利尿药降低血压作用机制尚未清晰。初使用利尿药能够降低细胞外液容量及心输出量。但长期用后心输出量逐渐恢复至给药前水平但仍保持降压作用，细胞外液容量仍有所降低。若维持有效的降压作用，血浆容量需降低 5%左右，且血浆肾素水平一直升高，体内 Na^+ 含量降低。长期使用利尿药可间接降低血管阻力，是由于利尿药在体外对血管平滑肌并无显著作用，因此摘除肾的患者及动物使用利尿药无明显的降压作用。持续地减少体内 Na^+ 浓度及降低细胞外液容量，平滑肌细胞内 Na^+ 浓度下降可能使细胞内 Ca^{2+} 浓度降低，血管平滑肌对缩血管物质的反应性减弱。氢氯噻嗪是最常用的利尿药。其他类如呋塞米，用于伴有肾功能不全的高血压患者。

氢氯噻嗪

氢氯噻嗪又名双氢克尿噻，属于中效能利尿药。

【体内过程】该药口服吸收快速且不完全，分布于全身各组织器官，含量最高的是肾脏，其次是肝脏，口服约 1 h 后起效，2 h 左右达到血药浓度峰值，体内作用时间 12~18 h，$t_{1/2}$ 为 12 h 左右。95%在近曲小管以原形分泌，尿液排出。可透过胎盘屏障，从乳汁排出。

【药理作用】该药降压作用温和、缓慢、持久，可降低卧、立位血压，可使收缩压与舒张压成比例下降，降压过程平稳，大多数患者用药 2~4 周能够显著降压。长期用药无明显耐受性，不易导致体位性低血压。单用该作用较弱，联合用药(同血管扩张药及某些交感神经抑制药)，具有协同或相加作用。该作用机制是早期通过排钠利尿,使有效血容量及心输出量降低;长期用药会使体内 Na^+ 轻度缺失,降低血管平滑肌内 Na^+ 的浓度,体内的 Na^+-Ca^{2+} 交换机制作用,细胞内 Ca^{2+} 浓度降低,降低血管平滑肌细胞对去甲肾上腺素等缩血管物质的反应性,血管张力下降而产生该作用;还诱导动脉壁产生激肽、前列腺素等物质使血管扩张,血压降低。

【临床应用】单用氢氯噻嗪适用于轻、中度高血压,治疗中、重度高血压需要同其他抗高血压药物联合应用,避免其他降压药导致的水钠潴留,适用于高血压伴有心力衰竭的患者。

【不良反应与用药护理】小剂量的氢氯噻嗪无显著的不良反应,但若长期大剂量用药可影响体内的电解质代谢紊乱、血糖及血脂升高,还会增高肾素活性(使 RAAS 激活阻碍降压,需要同时给予降低肾素活性的 β 受体阻断药合用)。会出现血钠、血钾、血钙降低的现象,给药期间需要注意钠的摄入、注意补钾或和保钾利尿药合用;还会出现高尿酸血症和高氮质血症。

【禁忌证】高血压患者合并有糖尿病或高脂血症者、痛风患者和肾功能减退者等慎用。

吲达帕胺

吲达帕胺属于非噻嗪类吲哚啉衍生物。属于新型、长效的一种降压药。具有轻度利尿和钙拮抗作用,降压作用温和,疗效确切,维持时间长(约 24 h 左右),每日仅需 1 次给药,当患者肾功能损伤时,大部分需要从胆汁排泄,在体内无蓄积作用。可用于轻、中度高血压。尤其适宜伴肾功能不全、糖尿病、高尿酸血症及高脂血症的高血压病人。单独用药时对Ⅰ、Ⅱ型高血压患者疗效确切,和其他降压药合用可增强疗效。药物不良反应少,不引起血脂变化。伴有高脂血症的患者可用其代替噻嗪类利尿药。其不良反应低且作用时间短,某些患者会出现头痛、嗜睡、低血钾等现象,连续用药会出现依赖性。长期用药会出现性功能降低。孕妇慎用。磺胺过敏、严重肾功能不全、肝功能不全及低血钾的患者需禁止使用该药。

二、β 肾上腺素受体阻断药

普萘洛尔

普萘洛尔又名心得安。为非选择性 β 受体阻断药的代表药,广泛应用于心血管系统疾病中。

【体内过程】口服给药起效慢,1~2 周起效,3~4 周作用明显,维持时间长(约 2 天左右),$t_{1/2}$ 大约 4 h 左右。肝脏首关消除显著,生物利用度仅为 25%左右,个体化差异显著。

【药理作用】降压作用缓慢,持久。作用机制为:①阻断心肌 β_1 受体,减少心排出量。②阻断肾小球旁器 β_1 受体,抑制肾素的分泌。③阻断中枢 β 受体,使外周交感神经活性降低。④阻断外周去甲肾上腺素能神经末梢突触前膜 β_2 受体,抑制正反馈调节作用,减少去甲肾上腺素的释放。⑤增加前列腺素的合成。

【临床应用】是一种安全、有效、廉价的降压药,临床上单独用药可治疗轻、中度高血压,联合用药可治疗重度高血压和顽固性高血压。尤其适用于高肾素型高血压、高心排出量型高血压和伴有心动过速、心绞痛、脑血管病的高血压者。

【不良反应与用药护理】普萘洛尔长期给药后不能突然停药,突然停药会诱发“停药综合征”,需逐渐降低用药直至停药,避免产生或加重高血压、心绞痛等。长期应用可影响脂代谢,使血脂升高并对血糖恢复速度延缓。会使支气管平滑肌和血管平滑肌收缩,该药用量个体差异较大,通常需要从小剂量开始给药,逐渐加量使用。

【禁忌证】伴有糖尿病、禁食后或麻醉病人慎用。禁用于高血脂的患者。伴有支气管哮喘、外周血管痉挛性疾病患者禁用。因抑制心脏,故伴有心力衰竭、传导阻滞、窦性心动过缓者不宜使用。因降低肾血流量及肾小球滤过率,伴肾功能不良者慎用。

美托洛尔

美托洛尔又称倍他乐克。是选择性 β_1 受体阻断剂,对 β_2 受体影响甚微。

【体内过程】口服吸收完全,口服给药起效慢,1~2 周起效,3~4 周作用明显,维持时间长(约 2 d 左右),$t_{1/2}$ 大约 4 h 左右。肝脏首关消除显著,生物利用度仅为 25%左右,个体化差异显著。测量餐后给药后的血药浓度为空腹时给药血药浓度的 1 倍。同血浆蛋白结合率低,能够透过胎盘屏障和血脑屏障,并能从乳汁中分泌。

【药理作用】降压作用缓慢,持久。没有内在拟交感活性及膜稳定的作用。作用机制为:①阻断心肌 β_1

受体,减少心排出量。②阻断肾小球旁器β_1受体,抑制肾素的分泌。③阻断中枢β受体,使外周交感神经活性降低。④阻断外周去甲肾上腺素能神经末梢突触前膜β_2受体,抑制正反馈调节作用,减少去甲肾上腺素的释放。⑤增加前列腺素的合成。

【临床应用】美托洛尔是一种安全、有效、廉价的降压药,临床上单独用药可治疗轻、中度高血压,联合用药可治疗重度高血压和顽固性高血压。尤其适用于高肾素型高血压、高心排出量型高血压和伴有心动过速、心绞痛、脑血管病的高血压者。也适用于阻塞性呼吸系统疾病的患者。

【不良反应与用药护理】普萘洛尔长期给药后不能突然停药,突然停药会诱发“停药综合征”,需逐渐降低用药直至停药,避免产生或加重高血压、心绞痛等。会出现心率降低、传导阻滞、血压下降、心力衰竭严重等不良反应。对中枢神经系统影响则会出现乏力、眩晕、抑郁、头痛、失眠等症状。长期应用可影响脂代谢,出现恶心、腹痛、腹泻等。还会使血脂升高并对血糖恢复速度的速度延缓。会使支气管平滑肌和血管平滑肌收缩,该药用量个体差异较大,通常需要从小剂量开始给药,逐渐加量使用。

【禁忌证】伴有糖尿病、禁食后或麻醉病人慎用。禁用于高血脂的患者。伴有支气管哮喘、外周血管痉挛性疾病患者禁用。因抑制心脏,故伴有心力衰竭、传导阻滞、窦性心动过缓者(心率低于 45 次/min)不宜使用。因降低肾血流量及肾小球滤过率,伴肾功能不良者慎用。

阿替洛尔

阿替洛尔又名氨酰心安。口服吸收不完全,生物利用度较低。给药次数为 1 次/d。给药后约 1~3 h 达到血药浓度高峰。其降压机制同美托洛尔类似,小剂量时,对心脏的β_1受体有较大的选择性,而对血管及支气管β_2受体的影响较小。较大剂量时对血管及支气管平滑肌的β_2受体也有作用。无膜稳定作用及无内在拟交感活性。口服用于治疗各种程度高血压。降压作用持续时间较长。适用于心绞痛里的心律失常患者。某些患者服药后会出现心动过缓。

卡维地洛

该药属于α和β受体阻断药,并能够舒张血管。口服吸收首过消除明显,生物利用度低,药效维持可达 24 h 左右。不良反应与普萘洛尔类似,但不影响脂质代谢。临床上用于治疗轻、中度高血压或伴有肾功能不全、糖尿病的高血压患者。

比索洛尔

比索洛尔能够选择性阻断β_1受体。其作用比阿替洛尔强。无内在拟交感活性。给药作用时间长达 1 d 以上。连续服用不会出现耐受现象,且出现呼吸系统的副作用低。

三、钙通道阻断药

钙通道阻断药能够抑制细胞外钙离子的内流,降低细胞内钙离子的含量,血管平滑肌细胞的收缩和细胞内游离钙的含量有关,细胞内钙离子含量降低而导致血管平滑肌松弛、血管扩张,血压降低。钙通道阻断药种类繁多,该类药的化学结构同吩噻嗪类完全不同,但其药理作用与临床应用与吩噻嗪类药物类似。按照化学结构区分可分为二氢吡啶类和非二氢吡啶类。二氢吡啶类对血管平滑肌具有选择性,对心脏的影响较小,常见的有作硝苯地平、尼群地平、氨氯地平等。非二氢吡啶类对心脏和血管均有保护作用,常见的有维拉帕米等。各种钙通道阻滞药均有良好的降压作用。短效药如硝苯地平等价格便宜,且降压作用好,临床上常用。中效类如尼群地平等作用确切、价格低。长效类优点是保护高血压靶器官免受损伤,但价格高。

硝苯地平

【体内过程】口服易吸收,30 min 左右起效,1~2 h 药效达高峰。在体内持续作用时间 6~8 h。舌下含服 2~3 min 后显效。喷雾吸入在 5 min 内显效。缓释片口服达高峰持续 2.5~5.0 h,$t_{1/2}$为 7 h,降压作用维持 12 h。控释片血药浓度稳定,降压作用持续时间大于 24 h。主要在肝脏代谢,少量以原形经肾脏排泄。

【药理作用】降压作用快而强。降压时可引起反射性心率加快,血浆肾素活性增高,但较直接扩血管药作用弱,可用β受体阻断药对抗。通过抑制钙离子内流,使血管平滑肌松弛,血管扩张,血压下降,降压时不减少心、脑、肾的血流量。对正常人血压影响不大。

【临床应用】临床上适合治疗各型高血压(轻、中、重度)。适用于合并冠心病、肾脏疾病、哮喘和高脂血症者,尤其适宜低肾素型高血压。降压时能反射性的增加交感神经活性,普通制剂因血药浓度波动大,已不单独使用,常同利尿剂、β受体阻断药等合用;缓释剂和控释剂使用方便,不良反应较少,对于高血压的长期治疗适用。

【不良反应与用药护理】不良反应较轻。常见头痛、面色潮红、眩晕、心悸、踝部水肿等。踝部水肿是由于扩张了毛细血管前血管所致,并非水钠潴留导致的。少数病人服药会出现反射性心率加快,导致心肌缺血严重,诱发心肌梗死或心绞痛。

【禁忌证】肝肾功能不全的患者需减少给药量;低血压的病人应禁止使用。

尼群地平

尼群地平口服容易被吸收,0.5 h 左右血药浓度可达高峰,与血浆蛋白结合率很高。其药理作用与硝苯地平类似,降压作用温和且持久,但较硝苯地平有很强的扩张血管作用和很强利尿作用。临床上可用于治疗各型高血压长期给药、缺血性心脏病及慢性心功能不全、高血压伴有心、脑供血不足的患者。血管性痴呆的延缓或预防。口服给药,每日 1~2 次。不良反应与硝苯地平相似,其不良反应较少,少数患者不良反应会出现头痛、面部潮红、眩晕、疲倦、周围水肿。用于慢性心功能不全时,如与地高辛合用应减少地高辛的用量。肝功能不全的患者应慎用或减少给药量,并增加地高辛的血药浓度。

拉西地平

拉西地平对血管的选择性强,不易产生反射性心动过速和心输出量增加,临床上适应证如轻、中度高血压及抗动脉粥样硬化。但其降压作用见效慢、持续时间长,口服给药,每日 1 次。不良反应轻,常见的有心悸、头痛、面红、水肿等。

氨氯地平

氨氯地平,又名络活喜。药理作用同硝苯地平相似,但较硝苯地平作用平稳而持久,$t_{1/2}$ 为 40~50 h。口服给药,每日 1 次。氨氯地平可舒张全身和冠状血管,冠状血流量增加,降低血压。临床上用于治疗原发性高血压、稳定型心绞痛及变异型心绞痛。不良反应常见有心悸、头痛、面红、水肿等。肝肾功能不良者需要禁止使用。

四、肾素-血管紧张素转化酶抑制药

肾素-血管紧张素-醛固酮系统是人体重要的体液调节系统,是循环系统和心血管组织的一部分,对生理条件下保持电解质和体液平衡、调节血压等方面具有重要作用。肾小球旁器细胞在血容量下降或β受体激动时能够分泌一种酶叫肾素使肝脏产生的血管紧张素原转变成血管紧张素Ⅰ(AngI),在血管紧张素转化酶(ACE)的作用下,能够转换成血管紧张素Ⅱ(AngⅡ),该物质将循环系统中的血管紧张素受体(AT_1)激活,可以使外周血管收缩,促进醛固酮的分泌,导致血压升高;同时还能够引起心室重构和血管重构,参与高血压、缺血性心脏病及慢性心功能不全等心血管疾病的病理生理过程,诱发病情加重。抑制 RAAS 系统的药物可分为以下三类:血管紧张素Ⅰ转化酶抑制药、血管紧张素Ⅰ受体(AT_1)阻断药、肾素抑制药。

(一)血管紧张素Ⅰ转化酶抑制药(ACEI)

血管紧张素Ⅰ转化酶抑制药(ACEI)能够抑制 ACE 的活性,使血管紧张素Ⅱ(AngⅡ)的生成降低,缓激肽的降解减少,扩张血管,降低血压。1981 年,第一个 ACE 抑制剂卡托普利上市用于治疗高血压,当今临床上超过 18 个 ACE 抑制剂在使用。血管紧张素转化酶抑制药的降压疗效十分好,逆转心肌肥大和血管壁增生,对组织器官具有保护作用,对高血压患者的并发症及一些伴发疾病有很好的疗效。对伴有糖尿病、左心室肥厚、左心功能障碍及急性心肌梗死的高血压患者的首选药物。可阻断醛固酮,增强利尿药的作用。有轻度潴留 K^+的作用,高血钾的患者使用时需注意。不良反应是血管神经性水肿及发生无痰干咳,应注意减量或停药。

卡托普利

卡托普利又名巯甲丙脯酸,开博通。是临床上第一个批准并使用的血管紧张素转化酶抑制药。

【体内过程】卡托普利口服易吸收,约 15 min 起效,1.0~1.5 h 作用达高峰,体内作用时间可持续 4~6 h,作用时间长短与剂量有关。生物利用度在 75%左右。血浆蛋白结合率是 30%左右。食物会影响药物吸收,宜餐前 1 h 服用。部分在肝脏代谢,主要经肾排泄。

【药理作用】该药降压作用轻度至中度,能够降低外周阻力,增加肾血流量,不伴反射性心率加快。不易发生直立性低血压;增加机体对胰岛素的敏感性;无脂质代谢的影响。无耐受性,能够抑制 ACE,抑制 Ang Ⅰ转变为 Ang Ⅱ,从而产生扩张血管作用;同时减少醛固酮分泌,促进钠离子排出;特异性肾血管扩张亦加强排钠作用;抑制缓激肽的水解,是体内缓激肽增多;又能够抑制交感神经系统活性。可防止和逆转心肌肥大和血管壁增厚。

【临床应用】临床上对各型高血压均有效。是治疗高血压的一线药物。对合并有糖尿病及胰岛素抵抗、左心室肥厚、心力衰竭、急性心肌梗死的高血压患者有效,无耐受性,且停药不会出现反跳现象。60%~70%患者单用本品能使血压控制在理想水平,中、重度高血压患者加用利尿药则 95%患者有效。可与钙通道阻滞剂、β 肾上腺素受体阻断药联合应用。

【不良反应与用药护理】

1. 刺激性干咳 如出现需停止用药。给药半年以上易发生,发生率为 5%~20%,缓激肽及前列腺素等对呼吸道黏膜刺激性强,引发患者出现干咳。女性多见,停药后自行消失。

2. 首剂现象 首次给药剂量过大会发生低血压,发生率约 2%,初次开始应小剂量给药。

3. 高血钾 如出现,患者需要定期监测电解质。

4. 中性粒细胞减少 和剂量大小有关,肾功能不全病人发生率较高。

5. 青霉胺样反应 因药物中含巯基相关,会出现皮疹、瘙痒、味觉异常或缺失。

6. 血管性水肿 与缓激肽及其代谢产物有关,此现象应停药。双侧肾动脉狭窄及孕妇禁用。

依那普利

依那普利又名恩那普利、悦宁定。是一个不含巯基的长效、高效 ACE 抑制剂。口服易吸收,不受食物影响,体内分布广泛,$t_{1/2}$ 为 12 h 左右。经肾脏排泄。属于前体药,在体内可以被肝脏酯酶水解转化为具有活性的产物依那普利拉,后者能与 ACE 结合发挥抑制作用。该药的降压机制和卡托普利相似,但其抑制 ACE 的作用强。能降低总外周血管阻力,增加肾血流量。降压作用强而持久。口服后最大降压作用出现在服药后 6~8 h,药物作用时间可持续 24 h 左右。给药次数每日 1 次。当给药剂量大于 10 mg 后,作用持续时间会随着给药剂量的增加而延迟。适用于高血压(各级原发性高血压和肾性高血压)的治疗。对心功能的作用效果优于卡托普利。不良反应同卡托普利相似。味觉缺少少见。因为其不含巯基,故青霉胺样反应(如皮疹、嗜酸性粒细胞增多等)不典型。因作用强,导致不良反应咳嗽等明显,合并有心力衰竭时会导致低血压,应适当控制剂量。其他 ACE 抑制药还有赖诺普利、贝那普利、福辛普利、喹那普利、雷米普利、培哚普利和西拉普利等。它们的共同特点是长效抗高血压药,给药次数为每日 1 次。除了赖诺普利外,其余均为前体药。作用和临床应用同依那普利。

(二)血管紧张素Ⅱ受体阻断药(ARB)

血管紧张素Ⅱ受体具有 AT_1 受体和 AT_2 受体两种亚型。AT_1 受体参与心血管的功能活动,但 AT_2 受体服的生理作用机制不明。AT_1 受体阻断药能够阻断血管紧张素Ⅱ受体的心血管的效应,较血管紧张素Ⅰ转化酶抑制药对血管紧张素Ⅰ受体的拮抗作用更强,降压作用显著且长效;②不良反应不会出现咳嗽、血管神经性水肿等是由于血管紧张素Ⅱ受体阻断药不影响缓激肽的降解。AT_1 受体阻断药属于肽类,限于不能口服且作用时间短,目前临床上已经不再使用。临床上用的是非肽类 AT_1 受体阻断药,如氯沙坦、缬沙坦、厄贝沙坦、坎替沙坦、替米沙坦等。

氯沙坦

氯沙坦又名洛沙坦。该药选择性高、亲和力强、具有专一性等特点。降压作用缓慢平稳、持久。

【体内过程】该药口服易吸收,但具有首过效应,故生物利用度仅为 33%,不受食物影响。约有 14%的物质经肝转化为活性更强的代谢产物。每日给药 1 次,维持 24 h,治疗时间 3~6 周后,血药浓度达峰,时间约 1 h,$t_{1/2}$ 约为 2 h,能够在体内转化成作用强、维持时间长的活性代谢产物。

【药理作用】属于强效的 AT_1 受体阻断药,对 AT_1 受体的亲和力要远远强于 AT_2 受体。能够竞争性拮抗 AT_1 受体和血管紧张素Ⅱ转化酶结合。拮抗血管紧张素Ⅱ转化酶的缩血管作用并能够加强交感神经活性,降低收缩血管效应及抑制促进醛固酮分泌的作用,从而降低血压。还可以阻止血管紧张素Ⅱ转化酶对心血管细胞的增生,抑制心肌重构和血管重构。还可以增加肾血流量和肾小球的滤过率,增加水、钠和尿酸的排出,对肾脏具有保护作用。

【临床应用】临床上适用于治疗各类型的高血压,尤其适用于伴有糖尿病、肾病和慢性心功能不全的病人。特别对血管紧张素Ⅰ转化酶抑制药不耐受的患者。对慢性心功能不全的患者也具有一定的治疗作用。与利尿药、钙通道阻断药合用可增强疗效。

【不良反应与用药护理】氯沙坦的不良反应较少,偶见头痛、头晕及胃肠道不适等。不影响缓激肽的降解,所以不容易引起咳嗽及血管神经性水肿。避免和补钾药和留钾利尿药合用。

【禁忌证】孕妇及哺乳期妇女应禁用,对肾动脉狭窄的患者也需禁止使用。

缬沙坦

【体内过程】该药口服吸收快,生物利用度低,和血浆蛋白结合率高达 94%以上,排泄途径经胆汁排泄。给药后血药浓度 4~6 h 后达峰值。作用时间 24 h 以上。

【药理作用】缬沙坦药理作用和氯沙坦相似,对 AT_1 受体有选择性阻断作用,对 AT_1 受体的亲和力要比 AT_2 受体高很多。能竞争性阻断血管紧张素Ⅱ转化酶与 AT_1 受体结合。降压作用明显,不影响心率,突然停药不会出现血压反跳。长期使用可逆转左室肥厚和血管壁增厚。因其不能促进缓激肽生成,故不易导致咳嗽。

【临床应用】临床上适用于Ⅰ、Ⅱ级高血压的治疗及对 ACE 抑制剂不耐受的患者。

【不良反应与用药护理】不良反应较少,常见头痛、眩晕、恶心、腹痛、乏力等症状。少数见肝功能指标升高。亦可引起低血压、肾功能障碍及高血钾等。

【禁忌证】禁用于钠和血容量不足、肾动脉狭窄、严重肾功能不全以及胆道梗阻患者对本品过敏者、妊娠期及哺乳期妇女。需与留钾利尿药和补钾药慎联合用药。

坎地沙坦

该药对 AT_1 受体的作用强、体内维持时间久、选择性高等特点。$t_{1/2}$ 为 3~11 h。临床上适用于原发性高血压的治疗,长期使用可逆转左心室肥厚,对肾脏具有保护作用。不良反应发生率较低,禁忌证可见其他 AT_1 受体阻断药。

(三)肾素抑制药

肾素可催化血管紧张素原转化形成血管紧张素Ⅰ;肾素抑制药抑制血管紧张素Ⅰ的生成是通过降低肾素活性,从而降低血压。是一类新型的抗高血压药,如瑞米吉仑。

瑞米吉仑

瑞米吉仑药理作用较强,口服给药,不仅能降低血压,还能增加肾血流量,对不宜用血管紧张素Ⅰ转化酶抑制药的患者可以尝试用瑞米吉仑。

第三节 其他抗高血压药

一、中枢性降压药

中枢性降压药有可乐定、甲基多巴、胍法辛、胍那苄、莫索尼定和雷美尼定等。首次研究发现可乐定是由于作用于延髓背侧孤束核肾上腺素 α_2 受体而产生的降压作用,但随着研究深入发现它降压作用还同延髓嘴端腹外侧区的咪唑啉 I_1 受体有关。且彼此之间存在协同作用,可乐定的降压作用的产生是由两种受体共同联合产生的效果。莫索尼定等主要作用于咪唑啉受体,甲基多巴的作用是在孤束核 α_2 受体。

可乐定(可乐宁)

【体内过程】口服给药吸收迅速且安全,30 min 起效并血药浓度达到峰值,2~4 h 血药浓度达高峰,在体内作用时间可持续 6~8 h。生物利用度约为 75%。和血浆蛋白结合率低，约一半的药物以原形从尿液中排泄出，可以透过血脑屏障。

【药理作用】具有中等偏强的降压作用。其降压机制是能够激动中枢的咪唑啉 I_1 受体和 α_2 受体，使中枢抑制性神经元功能加强，外周交感神经活性降低，血管扩张，血压下降。静脉注射，血压暂时升高，随后血压一直降低，但口服给药只能降压并不能升高。对正常人的血压也可以降低。可乐定还可以减弱胃肠道的分泌和运动；可乐定还能够促进内源性阿片肽的释放而产生镇静、镇痛作用，但可被纳洛酮拮抗。降压时伴有心率减慢及心排出量减少。

【临床应用】暂不单独使用，常在其他降压药无效时使用。由于对肾血流量和肾小球滤过率无影响，并抑制胃肠道腺体分泌和平滑肌运动，可用于肾性高血压或患有消化性溃疡的高血压病人。与利尿药合用有协同作用。滴眼液给药可治疗开角型青光眼。吗啡类成瘾的戒毒药。

【不良反应与用药护理】主要的不良反应有嗜睡、口干、便秘、眩晕等。其他有抑郁、血管性水肿、腮腺肿痛、食欲不振、阳痿（停药即可消失）等。突然停药可出现短时的交感神经亢进（如心悸、出汗、升高血压等症状），应逐渐减量或用可乐定及酚妥拉明进行治疗。久用则会导致水、钠潴留，可以合用利尿药进行减轻症状。三环类化合物如丙米嗪等药物在能够在中枢和可乐定发生竞争性拮抗，消除可乐定的降压作用，二者不宜合用。

【禁忌证】对于高空作业及驾驶机动车人员使用时需注意。

莫索尼定

莫索尼定属于第二代中枢性降压药，药理作用和可乐定类似，对中枢的咪唑啉 I_1 受体比可乐定的选择性高，可以降低外周交感神经的活性，使血管扩张而降低血压。因对 α_2 受体效应低，所以它降压作用不如可乐定强，咪唑啉 I_1 受体和 α_2 受体能够协同控制血压。因对受体的选择性较高，所以莫索尼定的不良反应少，镇静作用也不是很明显，也无停药反跳现象。长期用药也有良好的降压效果，并能逆转心肌肥厚，适用于治疗轻、中度高血压。每日给药 1 次。

甲基多巴

甲基多巴的药理作用和可乐定类似，但对肾血流量和肾小球滤过率无影响。临床上用于Ⅱ级高血压的治疗，特别是伴有肾功能不全的高血压病人及妊娠期高血压。常见的不良反应有嗜睡、口干、便秘，偶见肝脏损伤和黄疸等。禁止用于肝功能不全的患者。

二、血管扩张药

血管扩张药通过直接作用于小动脉，松弛血管平滑肌，使外周阻力降低，扩张血管而产生降压作用。例如此类药物肼屈嗪，能够扩张小动脉，对容量血管无明显作用，由于小动脉扩张，外周阻力降低而使血压降低；又可以由压力感受性反射性兴奋交感神经，增加血浆中肾素的活性，引起心率加快、心肌收缩力增加，心输出量增多，对抗其中的降压作用，诱发水钠潴留，通常不能单独用药，需要和利尿药与 β 受体阻断药合用。该类药物的不良反应较多，常见的有心悸、心绞痛等；并会诱发高血压患者的心肌肥厚加强。另一些药如均可扩张硝普钠对小动脉和静脉，降低回心血量，但心排出量不变，反射性兴奋交感神经。血管扩张药不会引起直立性低血压及阳痿等。一般治疗高血压时不单独用于，仅在其他降压药无效时才联合应用该类药物。

新型血管扩张药是钾通道开放药，又称为钾通道激活药。能够激活血管平滑肌细胞膜上的 ATP 敏感性钾离子通道，促进钾离子外流，使细胞膜超极化，导致钙离子通道失活，钙离子内流减少，扩张小动脉平滑肌，降低外周血管阻力，从而使血压下降。降压过程中会引起反射性心动过速或心输出量增加。但是对舒张血管具有选择性，对冠状动脉、胃肠道血管和脑血管作用强，但对肾和皮肤血管无舒张作用。联合应用利尿药和 β 受体阻断药，则可纠正其水钠潴留和反射性心动过速的。如米诺地尔、吡那地尔、二氮嗪等。其他类，包括吲达帕胺、酮色林等。

硝普钠

硝普钠又名亚硝基铁氰化钠，属于硝基扩血管药，又被称为一氧化氮（NO）供体药。

【体内过程】该药口服不吸收，需静脉滴注给药，起效快。在体内 2 min 内可出现明显的降压作用，降压作用强,但维持时间短,半衰期时间短,1~3 min 后血压快复。其水溶液不稳定,遇光加速分解、热或长时间储存易产生有毒的氰化物,故需避光储存,现用现配。

【药理作用】 硝普钠属于硝基类快速、强效、短效的扩张血管药。能直接松弛全身小动脉与小静脉,使心脏前、后负荷降低,血压下降。在血管平滑肌内代谢出一氧化氮,使鸟苷酸环化酶在血管平滑肌内被激活,使环磷酸鸟苷升高,致使血管平滑肌松弛,产生显著降压作用。

【临床应用】 临床上主要用于治疗高血压急症(高血压危象、高血压脑病、恶性高血压、嗜铬细胞瘤所致的高血压),但是需要监测并控制给药速度。还可用于患者在外科手术室的麻醉控制性降低血压。还能够用于慢性心功不全及伴有心力衰竭的严重高血压病人的治疗。

【不良反应与用药护理】 静脉滴注速度过快会导致血压下降显著,患者会出现头痛、心悸、恶心、呕吐等症状,停止给药后症状即消失。长期或大剂量用药会产生硫氰酸盐及其代谢产物,在体内积蓄而引起中毒反应,可用硫代硫酸钠抢救。硫氰酸盐对甲状腺对碘的摄取产生抑制作用,对甲状腺功能产生抑制作用,因此给药时需要监测血液中氰化物的含量。

【禁忌证】 禁止适用于肝肾功能不全的患者。

肼屈嗪(肼苯哒嗪)

【体内过程】 口服吸收迅速,给药 1 h 后血药浓度达峰值,作用时间长达 12 h。

【药理作用】 可舒张小动脉血管的平滑肌,降低外周阻力,使血压下降,且舒张压要比收缩压下降的显著。无显著的扩张静脉作用,不会出现直立性低血压。降压作用机制可能是由于血管平滑肌细胞钙内流或钙从细胞储存库的释放被干预。降压时反射性兴奋交感神经,出现心率加快、心排出量增加、血浆肾素活性增高和水钠潴留,影响降压效果。

【临床应用】 临床上适用于中、重度高血压(Ⅱ级),不宜单独使用,常制成复方制剂。

【不良反应与用药护理】 不良反应会出现头痛、眩晕、面色潮红、低血压等舒张心血管作用、反射性交感活性升高;因扩张动脉可引起血液从缺血区向非缺血低血压等血管扩张反应,心绞痛患者避免诱发或加重心力衰竭;大剂量会导致全身性红斑狼疮样综合征,因此老年患者或伴有冠心病的人应立即停止用药,并给予糖皮质激素进行处理。

【禁忌证】 禁止用于妊娠早期、冠心病、心绞痛及心力衰竭的患者。

米诺地尔

降压作用强且时间久。作用于动脉平滑肌,让对 ATP 敏感性的钾离子通道开放,扩张小动脉血管,但无小静脉扩张。用于治疗重度及肾性高血压或其他降压药无效的高血压。可反射性心率加快、心输出量增加,引起心悸、水钠潴留。常合用利尿药和 β 受体阻断药,可避免反射性交感神经兴奋,水钠潴留等不良反应。常用会引起多毛症,临床上还用于治疗男性脱发。

吡那地尔

【体内过程】 服易吸收,体内血药浓度达峰时间 1 h,维持 6 h。生物利用度约为 57%。主要在肝脏代谢,代谢产物仍有降压活性,但作用强度仅为原药的 1/4,$t_{1/2}$ 为 3 h。

【药理作用】 扩张血管,降低收缩压和舒张压,作用强于哌唑嗪,但其降压机制尚未阐明,有报道认为可能是通过激活血管平滑肌细胞膜 ATP 敏感性钾离子通道,促进钾离子外流,细胞膜超极化而扩张血管。也有认为其降压机制可与抑制钙离子内流,降低细胞内钙有关。

【临床应用】 临床上主要用于轻、中度高血压(Ⅰ、Ⅱ级)。常与利尿药和 β 受体阻断药合用提高作用效果,减轻水肿和心悸等不良反应的发生。

【不良反应与用药护理】 常见的不良反应有水肿、头痛、嗜睡、乏力、心悸、心电图 T 波改变、体位性低血压、颜面潮红、鼻黏膜充血及多毛症等不良反应的发生。

二氮嗪

二氮嗪,又名氯甲苯噻嗪,属于强效、速效降压药。可静脉注射给药,临床上主要用于治疗高血压急症,不良反应发生率高,目前被硝普钠给替代用药。

酮色林(凯他舍林)

【体内过程】该药口服给药生物利用度低,仅为50%左右。$t_{1/2}$ 约为14 h,给药4 d后约有68%代谢物从尿液中排出,几乎无原形药。

【药理作用】酮色林属于5-羟色胺拮抗药,能选择性拮抗5-HT_2受体,从而抑制5-HT引起的血管收缩,使外周阻力下降,产生降压作用。本药对组胺H_1受体和α受体阻断作用较弱,几乎不影响正常人的心率和血压,也可以使肾血管阻力下降,还能够降低血清总胆固醇、甘油三酯、低密度脂蛋白胆固醇和升高高密度脂蛋白胆固醇,但不影响糖代谢。

【临床应用】临床上用于各型高血压及高血压危象。每日40 mg,给药次数2次的降压效果等同于卡托普利每日100 mg或氢氯噻嗪每日50 mg。老年患者疗效较好,不易产生耐受。还可用于充血性心力衰竭、雷诺病、间歇性跛行等症状的治疗。

【不良反应与用药护理】常见的不良反应有头晕、乏力、水肿、口干、胃肠不适、体重增加和心电图Q-T延长等。对于心功能不全的患者需要定期监测心电图。

【禁忌证】禁止使用于有明显心动过缓、心电图Q-T≥500 ms、低血钾及低血镁症的患者。不宜与排钾利尿药合用。

吲达帕胺

具有利尿和钙拮抗作用,且钙拮抗作用较强,降压作用强且长效。可抑制血管平滑肌细胞中的钙离子内流,使细胞内钙离子浓度降低,使全身小动脉与小静脉血管扩张,外周阻力降低,从而使血压下降。临床多用于治疗轻、中度型原发性高血压。该药对不影响脂质代谢及糖代谢,也不会使血钾下降,对于老年患者、糖尿病患者及肾功能不全的高血压患者效果较好。不良反应较轻,偶见轻度恶心、头晕等症状,长期给药可能会引发低血钾症。

三、α 受体阻断药

哌唑嗪

【体内过程】口服吸收效果好,30 min内起效,达高峰时间为1~2 h,$t_{1/2}$为2~4 h,体内作用时间6~10 h。主要在肝脏内代谢,具有显著性首过消除。

【药理作用】哌唑嗪能够使血管平滑肌突触后膜上的α受体阻断,小动脉和小静脉血管被扩张,外周阻力下降,血压降低。不使心率加快,也不影响肾血流量,不影响心肌收缩力。可改善前列腺肥大患者的排尿困难等症状。哌唑嗪可使血浆三酰甘油、总胆固醇、低密度脂蛋白胆固醇和极低密度脂蛋白胆固醇含量降低,增加高密度脂蛋白胆固醇,能够缓解冠状动脉病。

【临床应用】临床上适用于治疗轻、中度高血压,特别是伴有高脂血症或前列腺肥大的高血压患者,联合利尿药或β受体阻断药可使疗效增强。还能够治疗充血性心力衰竭,可使小动脉、小静脉血管扩张,降低心脏前、后负荷,改善心功能等增强作用效力。

【不良反应与用药护理】第一次口服该药1 h内出现严重的性直立性低血压症状,患者会出现晕厥、心悸、意识丧失等症状,若首次给药剂在临睡前将剂量降低至0.5 mg服用,可避免产生首剂现象。偶见不良反应还会有头痛 、头晕嗜睡、口干、乏力等症状。

常见的还有特拉唑嗪、乌拉地尔等。特拉唑嗪作用及不良反应较哌唑嗪弱。特点是半衰期较长,1 d给药1次即可。乌拉地尔属于尿嘧啶类α_1受体阻断药,可使小动脉、小静脉血管舒张,外周阻力及肾血管阻力下降,增加肾血流量,降低血压。长期用药无耐受性且不良反应少。

四、去甲肾上腺素能神经末梢阻滞药

本类药物主要通过作用于去甲肾上腺素能神经末梢部位,耗竭其递质去甲肾上腺素,降低收缩血管的作用,抑制儿茶酚胺的摄取、储存或释放,从而具有降压作用,如利舍平及胍乙啶。

利血平

利血平又称利舍平。降压作用缓慢、温和、持久。是通过抑制去甲肾上腺素能神经末梢递质的合成、储存、再摄取,使其消耗,从而发挥降压作用,但同时会减慢心率。主要用于轻、中度高血压。利舍平不良反应较多,可引起副交感神经功能亢进如鼻塞、胃酸过多、胃肠道运动增加、腹泻等,长期用药会诱发抑郁症及性功能障碍等。现在很少单独应用。仅作为一些传统的抗高血压药的复方制剂的成分,或是作为研究交感神经活动的工具药。长期用药可引起抑郁、消化性溃疡等,故很少单用,联合噻嗪类利尿药或其他药组成复方制剂使用能够增强疗效。

胍乙啶

胍乙啶降压作用强且作用时间久,能阻止交感神经末梢突触前膜去甲肾上腺素的释放。并耗竭其储存,产生降压作用。胍乙啶的不良反应较多,会导致体位性低血压、减少心、脑、肾血流量等,一般不单独用药,需和其他抗高血压药合用治疗重度高血压或顽固性高血压。

第四节　抗高血压药物的合理应用

关于高血压的致病原因和机制尚未研究十分透彻,目前并没有根治方法,只能对症治疗。治疗高血压的原则是要将血压维持在正常范围,并且降低心、脑、肾并发症的发生概率,提升病人的生存质量,延年益寿。目前临床上治疗高血压的药物种类繁多,需要结合药物的作用特点、病人的病情以及个体差异等合理选择用药,如有需要可以联合用药治疗。

一、用药前对患者进行评估

询问患者是否有存在患高血压家族病史,是否具有高钠、高脂饮食、吸烟饮酒、社会-心理因素过大等诱发因素。患者身体健康情况,有无肝、肾功能障碍,明确患者用药史,之前是否使用过降压药,药品名称、给药剂量、疗效、疗程、有无不良反应及是否具有用药过敏史。女性患者还需排查是否是妊娠期,孕妇禁用卡托普利;患有消化性溃疡、精神抑郁症的患者禁用利舍平;肝功能不全、甲状腺功能减退、肾功能不全、严重贫血病人禁用硝普钠;老年人或伴有冠心病的高血压病人慎用肼屈嗪,以免诱发或加重心绞痛。还应根据不同患者的年龄、性别、种族、发病因素、病理特点、并发症及自身对药物的耐受性的不同,调整药物及给药剂量,应根据患者的具体情况制定最适宜的个体化治疗方案。

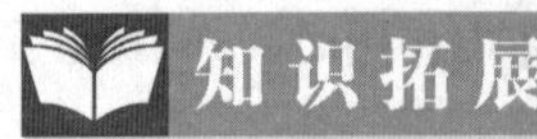

抗高血压药的时间治疗学

高血压发生或发作具有昼夜节律特征,临床上通过调整给药时间、剂量或应用特殊制剂(如缓释剂),调整患者在不同时段内血液或组织中的药物浓度,使药物的作用与疾病的节律相一致,从而增加疗效并降低或避免不良反应的发生概率。在降压治疗中至少要符合3个用药目的:降低昼夜整体血压水平;控制血压晨峰,从而降低清晨心脑血管意外的发生率;维持夜间血压的适度下降,恢复正常的血压昼夜节律。

二、高血压患者治疗原则

1. 根据高血压程度选择药物　研究发现,收缩压每降低9 mmHg且舒张压每降低4 mmHg,可使脑卒中发病率降低36%,冠心病发病率降低3%,心血管发病率降低34%。患者需要积极治疗,正确选择适合自身的降压药物,普通高血压患者的目标血压应低于140/90 mmHg,青年人、伴有糖尿病、肾病、心力衰竭的患者血压应低于130/80 mmHg,老年患者收缩压应低于150 mmHg,老年人伴有糖尿病或者是慢性肾功能不全的患者血压应低于140/90 mmHg。轻度高血压患者如果血压不是很高首选控制体重、低盐低脂肪饮食、加强运动等方式进行干预,但暂不用药物进行治疗。如果这样仍未能控制住血压,此时需要进行抗高血压药物干预治疗。轻度的高血压病人可单独选用利尿药、钙拮抗药、β受体阻断药等进行治疗;而中、重度高血压患者需要在利尿药的基础上联合其他药物(如钙拮抗药、β受体阻断药、血管紧张素Ⅰ转化酶抑制药);重度病人还应给予米诺地尔等血管舒张药;高血压危象患者则用静脉滴注硝普钠治疗。

2. 根据并发症与不良反应的特点选择药物　合并肾功能不全的患者,可用血管紧张素Ⅰ转化酶抑制药、钙通道阻滞药进行干预,但不适合选用β受体阻断药和利尿药;合并窦性心动过速的患者,且患者年龄小于50岁的,首选β受体阻断药,但不适合选用硝苯地平、肼屈嗪;合并消化性溃疡的患者,可用可乐定,α_1受体阻断药和钙通道阻滞药,但不适合选用噻嗪类利尿药;合并慢性心功能不全、支气管哮喘的患者,可用利尿药、哌唑嗪、血管紧张素Ⅰ转化酶抑制药等,但不适合选用β受体阻断药;但是老年患者还需注意服药期间可能会出现体位性低血压(如服用大剂量利尿药、α_1受体阻断药等)或者是影响认知能力的药物(如可乐定等)。儿童患者应首选血管紧张素Ⅰ转化酶抑制药或ARB。妊娠期患者应选用甲基多巴、肼屈嗪、拉贝洛尔等,但血管紧张素Ⅰ转化酶抑制药或ARB等应禁止使用。

3. 根据适应证选择联合用药　联合用药可采用机制不同的两种或两种以上的药物联合用药。即可增强疗效,又能使各药的不良反应降低。但是同类药物一般不推荐联合使用。对于轻、中度高血压的患者首次给药时可单独给药,如果治疗效果不佳,可用利尿药联合β受体阻断药,血管紧张素Ⅰ转化酶抑制药、AT_1受体阻断药、α_1受体阻断药和钙通道阻滞药,此时如果效果还是不佳,则可三联用药,即在二联用药的同时加用中枢性降压药或血管扩张药。

三、用药监护

(1)养成良好的生活习惯:倡导患者低盐、低脂饮食、适量运动等良好习惯,控制体重、少吸烟饮酒,培养良好的心理素质及适应社会的抗压能力。

(2)对患者进行用药指导,应提高患者对长期治疗重要性的认识、并规律坚持按医嘱用药。根据患者病情、不良反应、疗效及并发症情况合理选药,即使血压趋向正常也不随便停药,更换药物时应该逐步替代。更换药物时也亦逐步替代。

(3)高血压患者的血压波动性是靶器官损伤的重要因素之一,避免降压过快、过强造成重要器官灌流不足,要平稳降压。指导病人正确选择给药方法,注意用药剂量个体化,先小剂量逐步加量至有效剂量,改为维持量巩固疗效。单独用药不能控制血压,需联合用药。从而延缓或减少心、脑、肾等重要脏器并发症的发生,降低患者的死亡率。尽量使用中、长效药物或者多使用缓释剂、控释剂,平稳降压并有保护靶器官。

(4)使用氢氯噻嗪利尿药时应注意患者补钾,并定期监测患者的血糖、血脂变化等;使用哌唑嗪时应避免发生“首剂现象”,改为临睡前给药,并将首次剂量降至0.5 mg;使用肾素-血管紧张素系统的药物时也应避免出现高血钾。不宜与保钾利尿药、钾制剂和含钾的盐合用。

使用硝普钠时应严格控制滴速(每分钟3 μg/kg),长期或大量应用时需监测血浆中氰化物的浓度避免出现氰化物蓄积中毒,必要时用硫代硫酸钠防治;硝普钠遇光易被破坏,故应现用现配,临床上应并避光使用,且配制时间不得超过4 h。

第五节　全国护士执业资格考试要点解析

原发性高血压患者治疗目的是最大限度地降低心脑血管并发症发生与死亡的总体危险。

一、改善生活行为

患者应将体重指数控制在24 kg/m^{2}以下。限制钠盐总量摄入每日不超过6g。补充钙和钾,每日食用新鲜蔬菜和水果。降低脂肪量摄入控制在膳食总热量的25%以下。戒烟、限制饮酒。按照年龄和身体状况选择适宜的运动方式如慢跑、步行等。

二、应用降压药的治疗原则

应小剂量开始给药;优先选择长效制剂;按照病情需要联合用药;制定个体化给药方案选择适合的降压药物。

三、高血压急症的治疗原则

应及时正确处理高血压急症,在短时间内缓解病情,预防进行性或不可逆靶器官损害,降低死亡率。

(1)严密监测血压的情况下迅速降压,静脉给予降压药,根据血压情况及时调整给药剂量。如果病情许可,可口服降压药治疗。

(2)控制性降压为防止短时间内血压骤然下降,使机体重要器官的血流灌注明显减少,要采用逐渐降压相应处理。如果降压后病人重要器官出现缺血的表现,血压降低幅度应更小些,在随后的1~2周内将血压逐渐降至正常。

(3)要求选择使用起效快、作用持续时间短、不良反应小的药物,临床上常用的有硝普钠、硝酸甘油、尼卡地平、拉贝洛尔等,一般情况下首选硝普钠。

测试练习

一、名词解释

1. 抗高血压药
2. 首剂现象

二、选择题

(一)以下每题有 A、B、C、D、E 五个备选答案,请从中选择一个最佳答案。

1. 关于硝苯地平叙述错误的是(　　)。
A. 第一代二氢吡啶类钙通道阻滞药　B. 降压时可反射性引起心率加快
C. 可联合 β 受体阻断药应用　D. 禁用于肥厚型心肌病
E. 心脏抑制作用此扩张血管作用强
2. 利尿药在降压的同时伴有(　　)。
A. 血糖降低　B. 血脂降低　C. 血钠降低　D. 血钙升高　E. 血肌酐升高
3. 氢氯噻嗪作用特点有(　　)。
A. 降压作用温和、缓慢、持久　B. 能降低正常人血压　C. 保钾利尿
D. 显著增高血浆肾素活性　E. 单用可治疗重度高血压
4. 氢氯噻嗪是(　　)的代表药。
A. 扩张血管药　B. 利尿药　C. 钙离子拮抗剂　D. 钾通道开放药　E. β 受体阻断药
5. 下列药物静脉滴注过程中需要严密监测血压的是(　　)。(护考真题)
A. 胺碘酮　B. 呋塞米　C. 氨茶碱　D. 硝普钠　E. 利多卡因
6. 患者,男性,55 岁。Ⅰ期高血压并充血性心力衰竭。治疗高血压首选药物(　　)。(护考真题)
A. 阿替洛尔　B. 普萘洛尔　C. 尼莫地平　D. 氢氯噻嗪　E. 硝普钠
7. 血管紧张素Ⅰ转化酶抑制药不包括(　　)。
A. 雷米普利　B. 培哚普利　C. 卡托普利　D. 依那普利　E. 氯沙坦
8. 高血压危象首选的治疗药物是(　　)。(护考真题)
A. 硝普钠　B. 硝酸甘油　C. 利尿剂　D. 甘露醇　E. 美托洛尔
9. 高血压患者的治疗药物卡托普利最常见的副作用是(　　)。(护考真题)
A. 心率减慢　B. 头痛　C. 乏力　D. 心率增快　E. 刺激性干咳

(二)以下提供若干个案例,每个案例下设若干个试题。请根据各试题题干所提供的信息,在每题下面的 A、B、C、D、E 五个备选答案中选择一个最佳答案。(10~11 题共用题干)

患者,女,60 岁,患有充血性心力衰竭病史,6 年余,近日出现头晕、失眠去医院就诊,测量血压为 165/95 mmHg,经医生诊断为高血压。

10. 该患者可选用的降压药是(　　)。
A. 利舍平　B. 卡托普利　C. 氨氯地平　D. 硝普钠　E. 哌唑嗪
11. 该药物不宜用在(　　)。
A. 肾性高血压　B. 高血压伴主动脉瓣狭窄　C. 高血压伴糖尿病
D. 充血性心力衰竭　E. 高血压伴心肌梗死

三、简答题

1. 简述抗高血压药的分类及主要代表药。
2. 抗高血压药为什么经常联合用药?请举例说明。
3. 简述卡托普利的临床应用?

4. 简述氯沙坦的降压作用机制、临床应用及主要不良反应。

5. 简述可乐定的降压机制。

四、论述题

1. 试论述哌唑嗪、普萘洛尔、拉贝洛尔各有何特点？其临床应用是什么？

2. 血管紧张素转化酶抑制药的降压机制及其他降压药相比有何降压特点？

五、案例分析

（一）患者，男，65 岁、高血压 5 年余，未曾规律治疗，近日头昏、头痛加重就诊。体检：血压 160/110 mmHg，心电图提示左心室肥厚，空腹血糖 6.5 mmol/L。医生给予：硝苯地平缓释片 30 mg，口服，1 次/d；氢氯噻嗪 25 mg，一日 1 次。用药 2 周后，血压 120/90 mmHg，空腹血糖 6.5 mmol/L。试分析：用药后出现症状的原因？应该如何处理？

（二）患者刘先生，65 岁。患高血压。经检查：血压 160/110 mmHg，心电图提示心肌损害。医生给予：卡托普利 25 mg，一日 3 次；氢氯噻嗪 12.5 mg，一日 1 次。用药 7 d 后出现恶心、头晕、无力出冷汗、心悸。测血压：120/90 mmHg。试分析：出现症状的原因？应该如何处理？

参考答案

一、名词解释

1. 抗高血压药，又称降压药，是一类主要用于治疗高血压和防治并发症（如脑卒中、慢性心功能不全、肾功能衰竭等）发生的一类药物。

2. 首剂现象是指一些病人在首次服用某种药物的时候，由于机体对药物作用尚未适应而引起的不可耐受的强烈反应。如部分患者首次服用哌唑嗪，会出现用药后严重的直立性低血压、心悸、头晕等症状，应该将给药剂量减半，或改为临睡前服药，可避免发生首剂现象。

二、选择题

1. E　2. C　3. A　4. B　5. D　6. D　7. E　8. A　9. E　10. B　11. B

三、简答题

1. 抗高血压药物分类（根据药物对血压调节系统中的影响及作用部位分类）：①利尿药的代表药氢氯噻嗪。②肾素-血管紧张素系统抑制药：血管紧张素Ⅰ转化酶抑制剂（ACEI）的代表药卡托普利；血管紧张素Ⅱ受体阻断药（ARB）的代表药氯沙坦；肾素抑制药的代表药瑞米吉仑。③钙通道阻滞药的代表药硝苯地平。④血管扩张药：直接扩张血管药的代表药肼屈嗪；钾通道开放药的代表药吡那地尔；其他扩血管药的代表药吲达帕胺。⑤交感神经抑制药：中枢性降压药的代表药可乐定；神经节阻断药的代表药美卡拉明；抗去甲肾上腺素能神经末梢药的代表药利舍平、胍乙啶；肾上腺素能受体阻断药：α_1 受体阻断药的代表药哌唑嗪，β 受体阻断药的代表药普萘洛尔，α 和 β 受体阻断药的代表药拉贝洛尔。其中利尿药、β 受体阻断药、钙通道阻滞药、血管紧张素Ⅰ转化酶抑制剂和血管紧张素Ⅱ受体阻断药类为临床上常用抗高血压药。

2. 降压药联合用药是为了使疗效增强，降低不良反应发生的概率。如哌唑嗪长期给药会导致水钠潴留，加用利尿药（如噻嗪类）既可纠正哌唑嗪的水钠潴留不良反应，又使降压效果增强。

3. 卡托普利对治疗各级高血压均有效，适用于治疗Ⅰ、Ⅱ级原发性或肾性高血压，也可与利尿药、β 受体阻断药等联合用药用于治疗Ⅰ、Ⅱ级高血压，尤其是适用于高血压伴糖尿病及胰岛素抵抗、左心室肥厚心力衰竭、急性心肌梗死的病人。

4. 氯沙坦属于强效选择性 AT_1 受体阻断药，能够竞争性拮抗 AngⅡ同 AT_1 受体结合，使血管扩张，血压下降，心脏负荷降低，抑制醛固酮分泌，并可阻止或逆转心血管重构作用，从而改善心功能。同时还能够增加肾血流量和肾小球滤过率，增加水、钠及尿酸排泄，对肾脏具有保护作用。

临床适用于原发性高血压及伴有肾病或糖尿病肾病的高血压病人。主要不良反应为给药剂量过大可导致低血压。但不易引起咳嗽和血管神经性水肿。

5. 可乐定的降压机制是能够激动延髓腹外侧的 I_1 咪唑啉受体和延髓孤束核外一级神经元突出后膜的 α_2 受体，使外周交感神经张力降低，血压下降；还能够激动外周交感神经突触前膜 α_2 受体及其相邻的咪唑啉受体，引起负反馈作用，从而抑制神经末梢对去甲肾上腺素的释放；另一机制则是可促进内源性阿片肽的释放。

四、论述题

1. 突触前膜 α_1 受体能够被哌唑嗪阻断，使小动脉及静脉血管平滑肌扩张，降低外周阻力，血压下降，但对肾血流量不产生影响。临床上适合中度高血压及伴有肾功能不全的患者。普萘洛尔对 β_1、β_2 受体均无选择性，可使心肌上的 β_1 受体被阻断，降低心输出量；肾脏 β_1 受体被阻断，从而抑制肾素的分泌；还能够使突触前膜 β_2 受体被阻断，外周交感神经活性被降低；阻断中枢 β 受体，使血压下降。临床上适合轻、中度高血压，尤其是对伴有心输出量高和肾素活性偏高的高血压患者治疗效果好。拉贝洛尔可竞争性阻断 α 受体、β 受体，降低心率，心输出量减少，作用温和。临床上适用于治疗各型高血压，静脉注射给药对高血压危象效果好。

2. 血管紧张素转化酶抑制药的降压机制有三方面：一是能够抑制整体 RAAS 系统中 ATⅡ的形成，对血管和肾具有直接作用，影响交感神经系统及醛固酮的分泌而发挥间接作用；二是能够抑制局部的 RAAS，抑制局部生成的 ATⅡ，从而抑制去甲肾上腺素的释放，使交感神经系统对心血管系统的作用减弱，使血压降低并改善心功能，该作用与长期降压疗效有关；三是 ACEⅠ类药物还能够抑制缓激肽的降解。缓激肽作用于 β_2 受体，促进前列腺素合成，血管舒张。

血管紧张素转化酶抑制药的特点：一是临床上用于治疗各型高血压，降压时不会反射性引起心率加快；二是长期使用，不会导致电解质紊乱和脂质代谢异常；三是可降低肾血管阻力，使肾血流量增加；四是可防止并逆转高血压病人的血管壁增厚和心肌细胞增生肥大，对心脏具有保护作用；五是可以提高高血压病人的生存质量，降低死亡率。六是增加机体对胰岛素的敏感性。

五、案例分析

案例分析(一)

该病人空腹血糖值 6.5 mmol/L，已超过正常血糖值，不给予可使血糖升高的氢氯噻嗪。可用卡托普利一次 25 mg，3 次/d，因其可使机体对胰岛素的敏感性提高，利于控制血糖。

案例分析(二)

患者给药后出现的不良反应及血压骤降与卡托普利用量过多及两药产生的协同作用有关。联合使用卡托普利与氢氯噻嗪治疗高血压能够产生协同作用，而且某些病人刚开始用血管紧张素转换酶抑制剂时有可能出现血压骤降。故卡托普利与氢氯噻嗪合用时，临床上建议开始给药量是一次 6.25 mg，一日 2 次。

（丁 莹）

第二十章　抗慢性心功能不全药

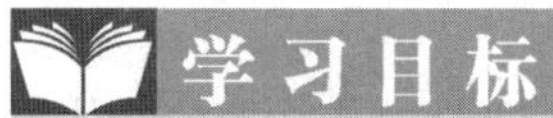

学习目标

☞ 知识目标

1. 掌握强心苷类药物的药理作用、临床应用、不良反应及用药护理措施。
2. 熟悉β受体阻断药、肾素-血管紧张素-醛固酮系统抑制药、利尿药的作用特点和临床应用。
3. 了解其他抗慢性心功能不全药物的作用特点和临床应用。

☞ 能力目标

学会观察抗慢性心功能不全药的疗效及监测不良反应的能力，能熟练进行护理操作，并正确指导患者合理用药。

☞ 态度目标

明确强心苷类药物作用的两重性，明确护士在用药过程中的职责，学会关心、爱护病人，养成细心严谨的工作作风和对生命高度负责的意识。

案例导学

李阿姨，58岁，有扩张性心肌病病史，平素服用美托洛尔缓释片、卡托普利和地高辛，间断服用呋塞米。1周以来活动后自觉胸闷，每日加服呋塞米，未服用补钾药物，3 h前反复恶心呕吐伴晕厥1次入院。入院后给予心电监护：心率40次/min，房颤伴Ⅲ度房室传导阻滞，频发室性早搏，短阵室性心动过速，血浆地高辛药物浓度为3. 39 ng/ml。诊断为地高辛中毒。试分析：

1. 地高辛中毒的临床表现有哪些？
2. 防治强心苷中毒的措施有哪些？

心力衰竭是由各种心脏疾病导致心功能不全的一种临床综合征。绝大多数情况下是指心肌收缩力下降，心排血量不能满足机体代谢的需要，导致器官、组织血液灌流不足，同时出现体循环和/或肺循环瘀血的表现。心力衰竭时通常伴有体循环充血和/或肺循环充血，故又称充血性心力衰竭（congestive heart failure，CHF）。慢性充血性心力衰竭又称为慢性心功能不全。

第一节　慢性心功能不全的病理生理学及治疗药物的分类

一、慢性心功能不全的病理生理学

（一）慢性心功能不全时心肌功能及结构变化

1. 心肌功能变化　绝大多数患者表现为心肌收缩力减弱，心输出量减少，射血分数明显下降，组织器官灌流不足，此类患者对正性肌力药物反应较好。少数患者表现为心室的充盈异常，心室舒张受限和不协调，心室舒张末期压增高，体循环和/或肺循环瘀血，其射血分数下降不明显甚至正常，对正性肌力药物反应较差。

2. 心脏结构变化　心肌长期处于超负荷状态，心肌缺血、缺氧、心肌细胞能量生成障碍，心肌过度牵张，心肌细胞内 Ca^{2+} 超载等病理生理改变引发心肌细胞肥大、心肌细胞凋亡、心肌组织纤维化等，心肌组织发生重构，表现为心肌肥厚、心腔扩大等。

（二）慢性心功能不全的神经内分泌变化

1. 交感神经系统激活　心肌收缩力减弱、心输出量下降，交感神经系统活性反射性增高，这一变化在慢性心功能不全早期可起到一定的代偿作用，但长期的交感神经系统的激活可增加心脏的后负荷及耗氧量，促进心肌肥厚，诱发心律失常甚至猝死。

2. 肾素-血管紧张素-醛固酮系统（RAAS）激活　慢性心功能不全时肾血流量减少，RAAS 被激活，RAAS 的激活在心功能不全早期有一定的代偿作用，长期的 RAAS 激活使全身小动脉强烈收缩，促进醛固酮的释放而致水钠潴留，增加心脏的负荷而加重病情。

3. 精氨酸加压素增多　慢性心功能不全时患者血中精氨酸加压素含量增加，使血管平滑肌细胞内 Ca^{2+} 增加而收缩血管，增加心脏负荷。

4. 内皮素增多　血液及心肌组织中内皮素增多可产生强烈的收缩血管作用和正性肌力作用，还能引起心室重构。

5. 心房钠尿肽、脑钠肽、肾上腺髓质素分泌增多　产生舒血管、减少水钠潴留等作用，有益于改善慢性心功能不全的病理变化。

二、治疗慢性心功能不全药物的分类

1. 肾素-血管紧张素-醛固酮系统抑制药

（1）血管紧张素转化酶抑制药：卡托普利、依那普利等。

（2）血管紧张素Ⅱ受体（AT_1）阻断药：氯沙坦、缬沙坦等。

（3）醛固酮拮抗药：螺内酯。

2. 利尿药　氢氯噻嗪、呋塞米等。

3. β 肾上腺素受体阻断药　美托洛尔、卡维地洛等。

4. 正性肌力药

（1）强心苷类药：地高辛等。

（2）非苷类正性肌力药：米力农、维司力农等。

5. 扩血管药　硝普钠、硝酸异山梨酯、肼屈嗪、哌唑嗪等。

6. 钙增敏药及钙通道阻滞药　氨氯地平等。

第二节　肾素-血管紧张素-醛固酮系统抑制药

血管紧张素转化酶（ACE）抑制药和血管紧张素Ⅱ受体（AT_1）拮抗药是用于心功能不全治疗最重要的药物之一。ACE 抑制药能防止和逆转心室的重构，提高心脏及血管的顺应性，不仅能缓解心力衰竭症状、提高生活质量，而且显著降低心力衰竭患者的病死率、改善预后。此类药物为临床治疗心力衰竭的一线用药。

一、血管紧张素转化酶抑制药

常用药物有卡托普利、依那普利、西拉普利、贝那普利、雷米普利及福辛普利等。

【作用机制】

1. 降低心脏前后负荷　①减少醛固酮生成，减轻水钠潴留，降低心脏前负荷。②抑制血管紧张素转化酶（ACE），抑制体循环及局部组织中血管紧张素Ⅰ（AngⅠ）向血管紧张素Ⅱ（AngⅡ）的转化，使血液及组织中 AngⅡ含量降低，从而减弱了 AngⅡ的收缩血管作用；ACE 抑制药还能抑制缓激肽的降解，使血中缓激肽含量增加，缓激肽可促进 NO 和 PGI_2 生成，发挥扩张血管、降低心脏后负荷的作用。

2. 抑制心肌及血管重构　AngⅡ及醛固酮可促进心肌细胞增生、心肌间质纤维化，引起心肌及血管重构。ACE 抑制药可减少 AngⅡ及醛固酮的形成，防止和逆转心肌与血管重构。

3. 降低交感神经活性　AngⅡ能促进去甲肾上腺素释放及中枢交感神经冲动的传递，从而加重心脏负荷及心肌损伤。ACE 抑制药可减少 AngⅡ生成而改善心功能。

【临床应用】 ACE 抑制药现已作为治疗 CHF 的一线药物广泛应用于临床，尤其是重度及难治性 CHF，可明显降低心血管事件的发生率和死亡率，若与利尿药合用，疗效更好。若高血压并发 CHF，本类药可作首选。

【不良反应】 偶见头晕、头痛、疲倦、恶心、腹泻、味觉障碍、皮疹、白细胞缺乏。其他不良反应包括：

1. 首剂低血压　多见于口服吸收快、生物利用度高的 ACE 抑制药（如卡托普利）。

2. 咳嗽　无痰干咳是 ACE 抑制药较常见的不良反应，偶致支气管痉挛性呼吸困难，其发生原因可能是 ACE 抑制药使缓激肽在肺内蓄积的结果。

3. 高血钾　ACE 抑制药可使醛固酮分泌减少，血钾升高。多见于肾功能障碍患者或同时服用保钾利尿药的患者。

4. 低血糖　ACE 抑制药可增强机体对胰岛素的敏感性，引起低血糖反应。

5. 肾功能损伤　ACE 抑制药能加重双侧肾血管病患者的肾功能损伤，偶有不可逆性肾功能减退发展为持续性肾衰竭者，停药后常可恢复。

6. 对妊娠与哺乳的影响　ACE 抑制药可引起胎儿畸形、胎儿发育不良甚至死胎。雷米普利与福辛普利可随乳汁分泌，哺乳期妇女忌用。

7. 血管神经性水肿　见于用药初第 1 个月，可发生于唇、舌、口腔、鼻部与面部其他部位，偶可发生于喉头，一旦发生应立即停药。

二、血管紧张素Ⅱ受体（AT_1）阻断药

常用药物包括氯沙坦、缬沙坦、厄贝沙坦、依普沙坦、替米沙坦、奥美沙坦。

本类药可选择性阻断 AT_1 受体，抑制 AngⅡ的收缩血管和促进醛固酮分泌的作用，降低血压，逆转心室重构。因对缓激肽途径无影响，不引起咳嗽和血管神经性水肿，主要用于不能耐受 ACEI 时的替代治疗。

三、抗醛固酮药

CHF 时血中醛固酮的浓度可明显增高，大量的醛固酮除了保钠排钾外，可促进成纤维细胞的增殖，刺激蛋白质与胶原蛋白的合成，引起心房、心室、大血管的重构，加速心衰恶化。此外，它还可阻止心肌摄取去甲肾上腺素，使去甲肾上腺素游离浓度增加而诱发冠状动脉痉挛和心律失常，增加心衰时室性心律失常和猝死的可能性。

临床研究证明，在常规治疗的基础上，加用醛固酮受体拮抗剂螺内酯可明显降低 CHF 病死率，防止左心室肥厚时心肌间质纤维化，改善血流动力学和临床症状。

第三节　利尿药

目前利尿药仍作为一线药物广泛用于各种心力衰竭的治疗。

【药理作用】利尿药促进 Na^+、水的排泄，减少血容量，降低心脏前负荷；降低静脉压，消除或缓解静脉淤血及其引发的肺水肿和外周水肿。利尿药尤其适用于 CHF 伴有水肿或有明显瘀血者。

1. 轻度 CHF　单独应用噻嗪类利尿药疗效良好。

2. 中、重度 CHF 或单用噻嗪类疗效不佳者　袢利尿药或噻嗪类与保钾利尿药合用。

3. 对严重 CHF、慢性 CHF 急性发作、急性肺水肿或全身水肿者　噻嗪类药物常无效，宜静脉注射袢利尿药呋塞米。

4. 保钾利尿药作用较弱　多与其他利尿药如袢利尿药等合用，能有效拮抗 RAAS 激活所致的醛固酮水平的升高，增强利尿效果及防止失钾。

【注意事项】大剂量利尿药可减少有效循环血量，降低心排血量，加重心力衰竭；因减少血容量而反射性兴奋交感神经，减少肾血流量，加重组织器官灌流不足，加重肝肾功能障碍，导致心力衰竭恶化；利尿药可引起电解质紊乱，尤其是排钾利尿药引起的低钾血症，是 CHF 时诱发心律失常的常见原因之一，特别是与强心苷类合用时更易发生。应注意补充钾盐或与保钾利尿药合用。

第四节　β肾上腺素受体阻断药

长期应用β肾上腺素受体阻断药卡维地洛、比索洛尔和美托洛尔可以改善 CHF 的症状，提高射血分数，改善患者的生活质量，降低死亡率。

【作用机制】

1. 拮抗交感活性　β受体阻断药通过阻断心脏β受体，拮抗过量儿茶酚胺对心脏的毒性作用，防止过量儿茶酚胺所致的心肌细胞坏死，改善心肌重构；减少肾素释放，抑制 RAAS，防止高浓度 AngⅡ对心脏的损害。

2. 抗心律失常与抗心肌缺血作用　β受体阻断药具有明显的抗心肌缺血及抗心律失常作用，后者也是其降低 CHF 病死率和猝死的重要机制。

【临床应用】长期应用β受体阻断药可阻止扩张型心肌病及缺血性 CHF 症状的恶化、改善心功能、降低

猝死及心律失常的发生率。

【注意事项】

1. 正确选择适应证　以扩张型心肌病 CHF 的疗效最好。

2. 长期应用　一般心功能改善的平均奏效时间为 3 个月。

3. 应从小剂量开始　初期应用β受体阻断药可使血压下降、心率减慢、心输出量下降、心功能恶化，故应用时宜从小剂量开始，并与强心苷合并应用，以消除其负性肌力作用。

4. 应合用其他抗 CHF 药　CHF 时应合并应用利尿药、ACE 抑制药和地高辛，以此作为基础治疗措施。

【禁忌证】严重心动过缓、严重左室功能减退、明显房室传导阻滞、低血压及支气管哮喘者慎用或禁用。

第五节　正性肌力药物

强心苷是一类具有强心作用的苷类化合物。可供使用的制剂有地高辛、洋地黄毒苷、毛花苷 C(西地兰)和毒毛花苷 K。临床常用的为地高辛。

【体内过程】强心苷类药物化学结构相似，作用性质相同。

1. 长效类　洋地黄毒苷脂溶性高，口服吸收好，大多经肝代谢后经肾排出，有肠肝循环，$t_{1/2}$ 为 5~7 d。

2. 中效类　地高辛口服生物利用度个体差异大，应注意剂量个体化。口服吸收的地高辛分布广泛，能通过血脑屏障；约 2/3 的地高辛以原形经肾脏排出，$t_{1/2}$ 为 33~36 h。

3. 短效类　去乙酰毛花苷、毒毛花苷 K 口服不吸收，需静脉注射给药，绝大部分以原形经肾脏排出，显效快，作用维持时间短。

【药理作用】

(一)对心脏的作用

1. 正性肌力作用　强心苷对心脏具有高度的选择性，能显著加强衰竭心脏的收缩力，增加心输出量，从而解除心衰的症状。强心苷正性肌力作用的特点是：①使心肌收缩敏捷，因此舒张期相对延长；②加强衰竭心肌收缩力，增加心输出量的同时，并不增加心肌耗氧量，甚至使心肌耗氧量有所降低；③增加衰竭心脏的心排出量(对正常心排出量无影响)。

强心苷正性肌力作用的机制：强心苷与心肌细胞膜上的 Na^+-K^+-ATP 酶结合并抑制其活性，使细胞内 Na^+量增加，K^+减少，激活 Na^+-Ca^{2+}双向交换机制，或使 Na^+内流减少，Ca^{2+}外流减少，或使 Na^+外流增加，Ca^{2+}内流增加，最终导致心肌细胞内 Ca^{2+}增加，心肌的收缩力加强。

2. 减慢心率作用(负性频率)　治疗量的强心苷对正常心率影响小，但对心率加快及伴有房颤的心功能不全者则可显著减慢心率。心功能不全时由于反射性交感神经活性增强，使心率加快。强心苷减慢心率的机制是：①应用强心苷后心搏出量增加，反射性地兴奋迷走神经，抑制窦房结，使心率减慢；②增加心肌对迷走神经的敏感性。

3. 减慢传导作用(负性传导)　治疗量的强心苷可兴奋迷走神经，使房室结和浦肯野纤维的传导减慢，使部分心房冲动不能到达心室，有利于减慢心衰患者过快的心室频率。大剂量强心苷还可直接抑制房室结和浦肯野纤维传导，使心房冲动大部分甚至全部不能到达心室，导致不同程度的房室传导阻滞。

(二)对神经和内分泌系统的作用

1. 引起呕吐　中毒剂量的强心苷可兴奋延髓的催吐化学感受区。

2. 引起快速型心律失常　中毒剂量的强心苷可兴奋交感神经中枢。

3. 拮抗 RAAS　强心苷能降低血浆肾素活性，减少血管紧张素Ⅱ及醛固酮含量。

(三)利尿作用

强心苷可直接抑制肾小管 Na^+-K^+-ATP 酶，减少肾小管对 Na^+的重吸收，促进钠和水排出，发挥利尿作用。另外，心功能改善后增加了肾血流量和肾小球的滤过功能。

(四)对血管的作用

强心苷能直接收缩血管平滑肌，使外周阻力上升，这一作用与交感神经系统及心排血量的变化无关。但 CHF 患者用药后，因交感神经活性降低的作用超过直接收缩血管的效应，因此血管阻力下降、心排血量及组织灌流增加、动脉压不变或略升。

【临床应用】

1. 治疗心力衰竭 强心苷现多用于以收缩功能障碍为主且对利尿药、ACE 抑制药、β 受体阻断药疗效欠佳者。不同原因所致的心力衰竭因病情不同，强心苷疗效有一定的差异：对心瓣膜病、高血压和某些先天性心脏病等引起的心衰疗效最佳；对甲状腺功能亢进、维生素 B_1 缺乏和严重贫血所诱发的高排出量心衰疗效较差；对严重二尖瓣狭窄、缩窄性心包炎等因心室充盈受限的心衰疗效差；对严重心肌病变或有活动性心肌炎引起的心衰不易发挥疗效；对肺心病引起的心衰疗效差且易加重心肌缺氧。心肌梗死急性期患者使用强心苷，易致心律失常等严重反应，不宜应用。

2. 治疗某些心律失常

(1)心房纤颤：心房纤颤时心房率可达 400~600 次/min，且不规则。其危害主要是过多的冲动传至心室，引起心室率过快，造成心脏排血不足，导致严重的循环障碍。强心苷可抑制房室传导，使过多的冲动不能通过房室结传到心室，以减慢心室频率，改善循环。对心房纤颤伴心衰的患者疗效较好。

(2)心房扑动：心房扑动时心房率为 250~300 次/min，冲动易于传至心室，使心室率过快。强心苷缩短心房肌的不应期，使房扑转为房颤，并降低传导性，减少对心室的影响。停用强心苷后，心房肌的有效不应期相对延长，异位节律落在不应期而消除折返，某些患者可转为窦性节律。

(3)阵发性室上性心动过速：轻度偶发者，可采用各种刺激迷走神经的方法而终止发作。强心苷通过增强迷走神经功能以终止其发作，可选择应用。

【不良反应及防治】强心苷治疗安全范围小，一般治疗量已接近中毒剂量的 60%，而且生物利用度及对强心苷敏感性的个体差异较大，故易发生不同程度的毒性反应。特别是当低血钾、高血钙、低血镁、心肌缺氧、酸碱平衡失调、发热、心肌病理损害、肾功能不全、高龄及合并用药等因素存在时更易发生。

1. 主要不良反应

(1)心脏毒性反应：是强心苷最严重的不良反应，约有 50% 的病例发生各种类型心律失常。①快速型心律失常：强心苷中毒最多见和最早见的是室性期前收缩，约占心脏毒性发生率的 1/3，也可发生二联律、三联律及心动过速，甚至发生室颤。②房室传导阻滞：强心苷引起的房室传导阻滞除与提高迷走神经兴奋性有关外，还与高度抑制 Na^+-K^+-ATP 酶有关。③窦性心动过缓：强心苷可因抑制窦房结、降低其自律性而发生窦性心动过缓，应作为停药的指征之一。

(2)胃肠道反应：最常见的早期中毒症状。主要表现为厌食、恶心、呕吐及腹泻等。剧烈呕吐可导致失钾而加重强心苷中毒，所以应注意补钾或考虑停药。

(3)中枢神经系统反应：主要表现有眩晕、头痛、失眠、疲倦和谵妄等症状及视觉障碍，如黄视、绿视症及视物模糊等。视觉异常通常是强心苷中毒的先兆，可作为停药的指征。

2. 防治措施

(1)避免诱因：应避免出现诱发中毒的各种因素如低血钾、低血镁、高血钙、心肌缺氧等，同时应注意肝肾功能不全、肺心病、严重心肌损害患者易致蓄积中毒，合用某些能提高洋地黄血药浓度的药物如儿茶酚胺类药、奎尼丁、利舍平、胺碘酮等也易致蓄积中毒。

(2)警惕中毒先兆：用药过程中应密切观察患者用药后的反应，警惕中毒先兆，有条件时应监测血药浓度。一旦出现中毒先兆，应立即减量或停药。

(3)停药补钾：包括停用排钾利尿药；轻者口服、重者静脉滴注钾盐。

(4)抗心律失常治疗：室性心律失常选用苯妥英钠；窦性心动过缓或房室传导阻滞宜用阿托品治疗。

(5)对极严重的地高辛中毒者，可用地高辛抗体 Fab 片段静脉注射治疗。

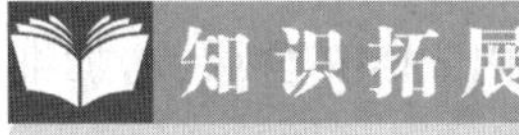

是中毒还是用量不足？

洋地黄中毒或用量不足时的心衰症状有时难以鉴别。临床上一般以先减量或停药观察较为安全，如减量或停药后心衰加重，则说明剂量不足，应补足后心衰症状可好转。如停药或减量后心衰好转则证明系中毒所致。具体还要根据心电图检查和血药浓度测定，结合临床表现综合判定。在正常治疗剂量下，地高辛血药浓度为 1.0~2.0 ng/ml，高于此可能中毒。

【禁忌证】室性心动过速、心室颤动、严重心动过缓、Ⅱ度以上房室传导阻滞、低血钾所致的心律失常、严重心肌炎患者及心肌梗死后的24h内禁用。

【药物相互作用】

(1)钙剂与强心苷有协同作用,两药合用,毒性反应增强。

(2)糖皮质激素、排钾利尿药可引起低血钾,易诱发强心苷中毒。

(3)考来烯胺妨碍地高辛的吸收,降低其血药浓度。

(4)奎尼丁、胺碘酮、维拉帕米、红霉素等能升高地高辛的血药浓度,合用宜酌情减量。

(5)毒毛花苷K不宜与碱性药物配伍使用。

【给药方法】强心苷类药物安全范围小、个体差异大,用药应个体化。对每一患者应确定最佳给药方案,以提高疗效,降低中毒发生率。

1. 传统给药方法　此法分两步给药。第一步:短期内给予足以控制症状的剂量,此量称为全效量(即洋地黄化量),其标志是心率减至70~80次/min,呼吸困难减轻,发绀消失,肺部湿性啰音开始减退,尿量增加,水肿消退等。此步又分为缓给法和速给法。缓给法适用于轻症患者,可在3~4 d内达全效量;速给法适用于病情较重且2周内没有用过强心苷的患者,一般一天内给足全效量。第二步:每日给予维持量以维持疗效。

2. 逐日恒定剂量法　为了减少强心苷中毒的发生率,提高治疗效果,对轻症或2周内用过强心苷的患者,不必先给全效量,常采用每日给予恒定剂量(常为维持量),经4~5个半衰期,使血药浓度达到稳态浓度而发挥疗效。对病情较重者,可联合应用强效利尿药或血管紧张素转化酶抑制药,能迅速取得疗效。

二、非苷类正性肌力药

非苷类正性肌力药包括β肾上腺素受体激动药及磷酸二酯酶(PDE)抑制药等。由于这类药物可能增加心衰患者的病死率,故不宜作常规治疗用药。

(一)儿茶酚胺类

β受体参与维持正常心脏功能。CHF时交感神经处于激活状态,内源性儿茶酚胺的长期影响使β受体,尤其是β_1受体对儿茶酚胺类药物及β受体激动药的敏感性下降。在CHF后期,儿茶酚胺更是病情恶化的主要因素之一,且易引起心率加快和心律失常,因此β受体激动药主要用于强心苷反应不佳或禁忌者,更适用于伴有心率减慢或传导阻滞的患者。

多巴胺

多巴胺小剂量时激动D_1、D_2受体,扩张肾、肠系膜及冠状血管,增加肾血流量和肾小球滤过率,促进排钠。稍大剂量激动β受体,并促使NA释放,抑制其摄取,故能增加外周血管阻力、加强心肌收缩性、增加心输出量。大剂量时激动α受体,致血管收缩,心脏后负荷增高。故多巴胺多用于急性心力衰竭,常作静脉滴注。

多巴酚丁胺

多巴酚丁胺能选择性地兴奋β_1受体,产生正性肌力作用,使心排出量增加;同时,对血管上的β_2受体也有较弱的兴奋作用,能扩张外周血管,降低后负荷。静脉给药起效快,但作用短暂,$t_{1/2}$仅为2~3 min,而且使心率稍有加快,临床仅适用于某些CHF的紧急处理。

剂量过大可引起血压升高、心动过速等。连续使用时易产生快速耐受性,用药不宜超过72 h。梗阻型肥厚性心肌病、心房纤颤患者禁用。

(二)磷酸二酯酶抑制药

磷酸二酯酶抑制药(PDEI)通过抑制PDE-Ⅲ,减少cAMP水解,明显提高心肌细胞内cAMP含量,增加细胞内钙浓度,发挥正性肌力和血管舒张双重作用,属正性肌力扩血管药。

氨力农、米力农和维司力农

氨力农有增加心肌收缩性和舒张血管的作用,能增加心排出量和心脏指数,降低外周阻力,可用于严重心衰或对强心苷和利尿药不敏感的心衰患者。但不良反应较多,有血压降低、心律失常和肝功能损害等,长期用药约15%的患者出现血小板减少,甚至死亡,现已少用。

米力农的作用较氨力农强20倍,不良反应较少,有室上性及室性心动过速、心绞痛、头痛等。主要供短期静脉给药治疗严重心衰,但有报道本药可增加心衰患者的病死率,应慎重选用。

维司力农作用似米力农,有较强的正性肌力作用及适度的血管扩张作用。临床应用同米力农。

第六节　扩血管药

扩血管药治疗心功能不全的机制为:扩张静脉,使静脉回心血量减少,降低心脏的前负荷,进而降低肺楔压、左心室舒张末压等,缓解肺部瘀血症状;扩张小动脉,降低外周阻力,降低心脏的后负荷,增加心输出量,增加动脉供血,缓解组织缺血症状,并可弥补或抵消因小动脉扩张而可能发生的血压下降和冠状动脉供血不足等不利影响(表 20-1)。

表 20-1　常用扩血管药的特点

常用药物	作用特点	临床应用	注意事项
硝酸酯类	扩张静脉,使静脉容量增加、右房压力降低,减轻肺瘀血及呼吸困难;选择性地舒张心外膜的冠状血管,增加冠脉血流而提高其心室的收缩和舒张功能,解除心衰症状,提高患者的运动耐力	伴有冠心病、肺瘀血症状明显的 CHF 病人	可产生明显耐受性,联合应用肼屈嗪可减轻
肼屈嗪	扩张小动脉,降低心脏后负荷,增加心输出量;较明显地增加肾血流量	肾功能不全或对 ACEI 不耐受的 CHF 病人	反射性激活交感神经系统及 RAAS,长期单用疗效差。主要用于肾功能不全或对 ACE 抑制药不能耐受的 CHF 者
硝普钠	扩张小静脉和小动脉,降低心脏前、后负荷,可快速控制危急的 CHF	适用于需迅速降低血压和肺楔压的急性肺水肿、高血压危象等危重病例	口服无效,静脉滴注后 2~5 min 见效;遇光易分解
哌唑嗪	选择性的 α_1 受体阻断药,能扩张动、静脉,降低心脏前、后负荷,增加心输出量	继发于冠心病、高血压病及舒张功能障碍的 CHF,尤其适用于其他药物无效的病例	不适用于 CHF 伴有房室传导阻滞、低血压、左心室功能低下伴后负荷低及有严重收缩功能障碍的病人

第七节　钙增敏药及钙通道阻滞药

一、钙增敏药

钙增敏药作用于收缩蛋白,增加肌钙蛋白对 Ca^{2+} 的亲和力,在不增加细胞内 Ca^{2+} 浓度的条件下,增强心肌收缩力。

【作用机制】

(1)钙增敏药可通过多种机制调节肌丝对 Ca^{2+} 的反应。

(2)钙增敏药激活 ATP 敏感的钾通道,使血管扩张,改善心脏的供血供氧,减轻心脏负荷,降低心肌耗氧量,在 CHF 的治疗中具有正性肌力和血管扩张作用,可增加 CHF 患者的运动耐量并改善 CHF 症状。

【不良反应】该类药物和米力农一样,可降低 CHF 患者的生存率。该类药物均缺乏心肌舒张期的松弛作用,使舒张期变短、张力提高,其作用机制尚有待进一步探讨,疗效有待于大规模的临床研究。

二、钙通道阻滞药

钙通道阻滞药用于 CHF 的机制为:①扩张外周动脉作用强,降低外周阻力,减轻心脏的后负荷;②有降压和扩张冠脉的作用,对抗心肌缺血;③缓解钙超载,改善心室的松弛性和僵硬度,改善舒张期功能障碍。

短效钙通道阻滞药如硝苯地平、地尔硫䓬、维拉帕米等可使 CHF 症状恶化,增加患者的病死率,可能与其负性肌力作用及反射性激活神经内分泌系统等有关。因此,不适用于 CHF 的治疗。

长效钙通道阻滞药如氨氯地平和非洛地平是新一代二氢吡啶类钙通道阻滞药,其作用出现较慢、维持时间较长,舒张血管作用强而负性肌力作用弱,且反射性激活神经内分泌系统作用较弱,降低左心室肥厚的作用与 ACE 抑制药相当,可用于 CHF 的治疗。

钙通道阻滞药的最佳适应证是继发于冠心病、高血压以及舒张功能障碍的 CHF,尤其是其他药物无效的病例。但对于 CHF 伴有房室传导阻滞、低血压、左室功能低下伴后负荷低以及有严重收缩功能障碍的患者,不宜使用钙通道阻滞药。

第八节　抗慢性心功能不全药的用药护理

(1)告诉患者强心苷类药物治疗剂量与中毒剂量接近,安全性较低。请患者严格按医嘱用药,切忌随意改变药物的用法和用量,药物漏服后绝对不能补服。要求患者及家属密切观察用药后的疗效,有无尿量增加、水肿减退、运动耐力提高、心率减慢等。用药后如果原有心衰症状未能改善,应及时向医生汇报。

(2)告知患者心衰病情变化快,必须严密观察病情。如果出现心衰症状加剧,如突然心悸、呼吸困难、不能平卧、气急、发绀、粉红色泡沫状痰等需及时抢救。告知患者如果出现恶心、呕吐、食欲缺乏、厌食、腹泻等消化道症状;气短、泡沫状痰、夜间憋醒、咳嗽加重等呼吸系统症状;头痛、眩晕、烦躁、倦怠、嗜睡、失眠等中枢症状;黄视、绿视、视物模糊等视觉异常;心悸、脉搏不规则等心脏反应,应及时报告医生。

(3)嘱咐患者要避免劳累、精神刺激、受寒,戒烟、酒、浓茶和咖啡。食物以低盐、高热量、高纤维素且清淡易消化食物为宜,每餐不宜过饱,多食蔬菜、水果以防便秘。适当控制水分摄取,保持情绪平稳,注意体重变化。

(4)要求患者合理安排作息,应以半卧位静卧休息,在病情初步控制后方可稍事下床活动和自理生活,但应避免疲劳。可适当进行户外平地散步,以减少长期卧床可能引起的下肢栓塞、肺部感染和体力衰退。基本康复后,也应尽量从事低强度体力工作,保证睡眠时间充足。

(5)嘱咐有明显浮肿或年老体弱的患者,尽量不要移动,并定时按摩臀部及下肢,以防褥疮、下肢静脉栓塞和肢体萎缩。

(6)要求患者定期检查地高辛浓度和血钾、钠、镁及尿素氮、肌酐等,并定期复查心电图、心功能。

(7)告诉患者每天测量并记录脉搏次数、体重及水肿情况,将病情及时报告医生,由医生决定药物是否需要调整。心率少于 60 次/min、体重增加超过 1 kg/周,或有其他异常,应及时报告医生。

第九节　全国护士执业资格考试要点解析

一、循环系统解剖生理

循环系统由心脏、血管和调节血液循环的神经体液装置组成。其功能是为全身各组织器官运输血液,将氧、营养物质输送到组织,并在内分泌腺和靶器官之间传递激素,同时将组织代谢产生的废物和二氧化碳运走,以保证人体新陈代谢的正常进行,维持机体内部理化环境的相对稳定。

(一)心脏

心脏是一个由肌肉构成的圆锥形、中空的器官,分四个腔室,即左心房、左心室、右心房、右心室。左、右心房之间,左、右心室之间各有肌性的房间隔和室间隔相隔,左右心之间互不相通。左心房、室之间有二尖瓣,左房、室间通过二尖瓣相通,右心房、室之间有三尖瓣,右房、室间通过三尖瓣相通,左、右房室瓣均有腱索与心室乳头肌相连;左心室与主动脉之间有主动脉瓣,左心室和主动脉通过主动脉瓣相通,右心室与肺动脉之间有肺动脉瓣,右心室和肺动脉通过肺动脉瓣相通;心瓣膜具有防止心房和心室在收缩或舒张时出现血液反流的功能。

心壁分为 3 层,由外向内依次为心外膜、肌层、心内膜,心外膜即心包的脏层紧贴于心脏表面,与心包壁层形成心包腔,腔内含少量浆液起润滑作用。

冠状动脉是营养心脏的血管,起源于主动脉根部,有左、右两支,围绕在心脏的表面并穿透到心肌内。左冠状动脉又分成前降支和回旋支,主要负责左心房、左心室前壁、侧壁及室间隔前 2/3 部位心肌的血液供应;右冠状动脉主要供给右心房、右心室、左心室后壁、室间隔后 1/3 部位的心肌和窦房结、房室交界区等处。

心脏在心脏内传导系统的作用下,进行着有节律的收缩和舒张活动,具有驱动血液流动的泵血功能。心脏传导系统包括窦房结、结间束、房室结、希氏束、左右束支及其分支和普肯耶纤维,负责心脏正常冲动的形成和传导。

（二）血管

循环系统的血管分动脉、静脉、毛细血管。动脉是引导血液输出心脏的管道，主要功能是输送血液到组织器官，动脉管壁有肌纤维和弹力纤维，能在各种血管活性物质的作用下收缩和舒张，改变外周血管的阻力，又称“阻力血管”；静脉的主要功能是汇集从毛细血管来的血液，将血液送回心脏的管道，其容量大，机体的血液有60%～70%存在于静脉中，又称“容量血管”；毛细血管位于小动脉与小静脉之间，呈网状分布，其管壁由单层的内皮细胞和基膜组成，是血液与组织液进行物质交换的场所，又称“功能血管”。

（三）调节循环系统的神经体液

调节循环系统的神经是交感神经和副交感神经，交感神经兴奋时，心率加快、心肌收缩力增强、外周血管收缩、血管阻力增加、血压升高；副交感神经兴奋时，心率减慢、心肌收缩力减弱、外周血管扩张、血管阻力减小、血压下降。调节循环系统的体液因素有肾素-血管紧张素-醛固酮系统，对调节钠钾平衡、血容量和血压起重要作用，电解质、某些激素等，也是调节循环系统的体液因素。另外研究发现心肌细胞和血管内皮细胞也具有内分泌功能，能分泌心钠肽、内皮素、内皮舒张因子等活性物质；心肌细胞还具有受体和信号转达功能，在调节心、血管的运动和功能方面有重要作用。

二、慢性心力衰竭病人的护理

慢性心力衰竭是多数心血管疾病的终末阶段，也是最主要的死亡原因。心力衰竭是一种复杂的临床综合征，特定的症状是呼吸困难和乏力，特定的体征是水肿，这些情况可造成器官功能障碍，影响生活质量。主要表现为心脏收缩功能障碍的主要指标是射血分数下降，一般<40%；而心脏舒张功能障碍的病人射血分数相对正常，通常心脏无明显扩大，但有心室充盈指标受损。

心力衰竭的严重程度通常采用美国纽约心脏病学会的心功能分级方法。

Ⅰ级：心脏病患者日常活动不受限制，一般活动不引起乏力、呼吸困难等心衰症状。

Ⅱ级：心脏病患者体力活动轻度受限，休息时无自觉症状，一般活动下出现心衰症状。

Ⅲ级：心脏病患者体力活动明显受限，低于平时一般活动即引起心衰症状。

Ⅳ级：心脏病患者不能从事任何体力活动，休息状态下也存在心衰症状，活动后加重。

（一）病因和诱因

1. 病因

（1）心肌损害：如冠心病、心肌缺血、心肌梗死、心肌炎和心肌病；心肌代谢障碍性疾病以糖尿病、心肌病最常见。

（2）心脏负荷过重：

1）容量负荷（前负荷）过重：见于二尖瓣、主动脉瓣关闭不全；房间隔缺损、室间隔缺损、动脉导管未闭；以及伴有全身血容量增多疾病，如甲状腺功能亢进症、慢性贫血等。

2）压力负荷（后负荷）过重：见于高血压、主动脉瓣狭窄、肺动脉高压、肺动脉瓣狭窄等，以及左、右心室收缩期射血阻力增加的疾病。

2. 诱发和加重心力衰竭的因素

（1）感染：感染是最常见和最主要的诱因，特别是呼吸道感染。

（2）生理或心理压力过大：劳累过度、精神紧张、情绪激动等。

（3）循环血量增加或锐减：如输液过多过快、摄入高钠食物、大量失血、严重脱水等。

（4）心律失常：心房颤动是诱发心力衰竭的重要因素，其他各种类型的快速性心律失常以及严重的缓慢性心律失常也可诱发心力衰竭。

（5）治疗不当：如洋地黄用量不足或过量、不恰当地应用某些抑制心肌收缩力的药物等。

（6）妊娠和分娩：妊娠、分娩加重心脏负荷，可诱发心力衰竭。

（7）其他：各种原因引起的水、电解质、酸碱平衡紊乱；合并甲状腺功能亢进，贫血、肺栓塞等。

（二）临床表现

1. 早期　可无症状，或仅出现心动过速、面色苍白、出汗、疲乏和活动耐力减低等。

2. 左心衰竭　主要表现为肺循环瘀血，主要特征为：

（1）呼吸困难：最早出现的是劳力性呼吸困难，经休息后缓解；最典型的是阵发性夜间呼吸困难，严重者可发生急性肺水肿；晚期出现端坐呼吸。

（2）咳嗽、咳痰、咯血：咳嗽、咳痰早期即可出现，多发生在夜间，坐、立位可减轻。痰液特点为白色泡沫样，如发生急性肺水肿，则咳大量粉红色泡沫痰，为肺泡和支气管瘀血所致。

(3)其他症状：由于心排出量降低，出现倦怠、乏力、头昏、失眠、嗜睡、烦躁等症状，重者可有少尿。

(4)体征：心率加快、第一心音减弱、心尖区舒张期奔马律，部分病人可出现交替脉，是左心衰竭的特征性体征。肺部可闻湿啰音，急性肺水肿时可出现哮鸣音。慢性左心衰竭可有心脏扩大。

3. 右心衰竭　主要表现为体循环静脉瘀血，其症状以食欲缺乏、恶心呕吐、水肿、腹胀、少尿、肝区胀痛等为特征。体征：

(1)水肿：早期在身体的下垂部位和组织疏松部位，出现凹陷性水肿。重者可出现全身水肿，并伴有胸腔积液、腹水和阴囊水肿。

(2)颈静脉怒张和肝颈静脉回流征阳性：右心衰竭可见颈静脉怒张，其程度与静脉压升高的程度呈正相关；压迫病人的腹部或肝脏，可见颈静脉怒张更明显，称为肝颈静脉回流征阳性。

(3)肝大和肝压痛：可出现肝大和压痛；持续慢性右心衰竭者，可发展为心源性肝硬化，此时肝脏压痛不明显，肝颈静脉回流征不明显，伴有黄疸和肝功能损害。

(4)发绀：由于体循环静脉瘀血，血流缓慢，血液中还原血红蛋白增多所致。

4. 全心衰竭　病人同时有左心衰竭和右心衰竭的表现。但当右心衰竭后，肺瘀血的临床表现可减轻。

(三)辅助检查

1. 血液检查　血浆 B 型利钠肽(BNP)和氨基末端 B 型钠肽前体(NT-PYOBNP)测定的价值近年来已被广泛接受，成为心衰病人的重要检查之一，有助于心衰的诊断与鉴别诊断，判断心衰严重程度疗效及预后。

2. X 线检查

(1)心影大小及外形可为病因诊断提供重要依据，根据心脏扩大的程度和动态改变还可间接反映心功能状态。

(2)有无肺瘀血及其程度直接反映心功能状态。早期肺静脉压增高主要表现为肺门血管影增强；肺动脉压力增高可见右下肺动脉增宽；肺间质水肿可使肺野模糊；肺小叶间隔内积液可表现为 Kerley B 线是在肺野外侧清晰可见的水平线状影，是慢性肺瘀血的特征性表现。

3. 超声心动图

(1)比 X 线检查更能准确地提供各心腔大小变化及心瓣膜结构情况，是诊断心力衰竭最主要的仪器检查。

(2)评估心脏功能：射血分数可反映心脏收缩功能，正常射血分数>50%。

4. 有创性血流动力学检查　目前多采用漂浮导管在床边进行，经静脉插管直至肺小动脉，可测定各部位的压力及血液含氧量，计算心脏指数(CI)及肺小动脉楔压(PCWP)，直接反映左心功能，正常时 CI>2.5L/(min·m^2)，PCWP<12 mmHg。

5. 放射性核素检查　放射性核素心血池显影帮助判断心室腔大小，计算射血分数和左心室最大充盈速率。

(四)治疗原则

1. 治疗病因、消除诱因　控制高血压；应用药物、介入或手术治疗改善冠心病心肌缺血；心瓣膜病的手术治疗等。积极控制感染；纠正贫血；对于心室率较快的心房颤动，及时复律或控制心室率；对甲状腺功能亢进症要注意予以纠正。

2. 减轻心脏负担

(1)休息：限制体力活动，避免精神紧张，减轻心脏负荷。

(2)饮食：应低钠饮食，同时要少食多餐。水肿明显时应限制水的摄入量。

(3)吸氧：给予持续氧气吸入，流量 2~4L/min，增加血氧饱和度，改善呼吸困难。

(4)利尿剂应用：可排出体内潴留的体液，减轻心脏前负荷，改善心功能。常用的利尿剂：①排钾利尿剂：如氢氯噻嗪、呋塞米、丁脲胺等，其作用为阻碍钠、钾、氯化物的重吸收，达到利尿目的。排钾利尿剂主要不良反应是可引起低血钾，应补充氯化钾或与保钾利尿剂同用。噻嗪类利尿剂如氢氯噻嗪可抑制尿酸排泄，引起高尿酸血症，大剂量长期应用可影响胆固醇及糖的代谢，应严密监测。②保钾利尿剂：如螺内酯、氨苯蝶啶，其作用为排钠和氯化物，潴留钾。但利尿作用弱，常与排钾利尿剂合用，加强利尿减少排钾。

3. 扩血管药物　通过扩张小动脉，减轻心脏后负荷；通过扩张小静脉，减轻心脏前负荷。

(1)扩张小静脉制剂临床上以硝酸酯制剂为主。如硝酸甘油，每次 0.3~0.6 mg 舌下含服，可重复使用，重症病人可静脉点滴；硝酸异山梨醇（消心痛）2.5～10 mg 舌下含化，每 4 h 1 次或 5～20 mg 口服，每日 3～4 次。

（2）扩张小动脉制剂的药物种类很多，如血管紧张素转换酶抑制剂（ACEI）的卡托普利、贝那普利；α_1 受体拮抗剂如哌唑嗪等；直接舒张血管平滑肌的制剂如双肼屈嗪等。

4. 正性肌力药物是治疗心力衰竭的主要药物，具有增强心肌收缩力作用，适于治疗以收缩功能异常为特征的心力衰竭，尤其对心腔扩大引起的低心排出量心力衰竭，伴快速心律失常的病人作用最佳。

（1）洋地黄类药物：是临床最常用的强心药物，具有正性肌力和减慢心率作用，在增加心肌收缩力的同时，不增加心肌耗氧量。

1）应用洋地黄类药物的适应证：充血性心力衰竭，尤其对伴有心房颤动和心室率增快的心力衰竭，对心房颤动、心房扑动和室上性心动过速均有效。

2）应用洋地黄类药物的禁忌证：严重房室传导阻滞、肥厚性梗阻型心肌病、急性心肌梗死 24 h 内不宜使用。洋地黄中毒或过量者为绝对禁忌证。

3）常用洋地黄制剂包括：地高辛为口服制剂，使用维持量的给药方法即维持量法，0.25 mg，1 次/d。

毛花苷 C 为静脉注射制剂，每次 0.2～0.4 mg，稀释后静脉注射，24 h 总量 0.8～1.2 mg。适用于急性心衰或慢性心衰加重时，尤其适用于心衰伴快速心房颤动者。

4）洋地黄类药物毒性反应：药物的治疗剂量和中毒剂量接近，易发生中毒。易导致洋地黄中毒的情况主要包括：肾功能不全、低血钾、严重缺氧、急性心肌梗死、急性心肌炎引起的心肌损害、年老等情况。

常见毒性反应包括：胃肠道表现：食欲下降、恶心、呕吐等。神经系统表现：视力模糊、黄视绿视、头晕、头痛等。心血管系统表现：是较严重的毒性反应，常出现各种心律失常，室早二联律最为常见，常有室上性心动过速伴房室传导阻滞、房室传导阻滞、窦性心动过缓等。长期心房颤动病人使用洋地黄后心律变得规则，心电图 ST 段出现鱼钩样改变，应注意有发生洋地黄中毒的危险。

（2）β 受体兴奋剂：常用的有多巴酚丁胺、多巴胺静脉点滴，由小剂量开始，逐渐增加用量。适用于急性心肌梗死伴心力衰竭的病人；小剂量多巴胺能扩张肾动脉，增加肾血流量和排钠利尿，从而用于充血性心力衰竭的治疗，大剂量多巴胺可维持血压，用于心源性休克的治疗。

（3）磷酸二酯酶抑制剂：常用的有氨力农、米力农等，具有正性肌力作用和扩张周围血管作用，可缓慢静脉滴注，宜短期使用。

5. β 受体拮抗剂　可对抗代偿机制中交感神经兴奋性增强这一效应，从而降低病人死亡率、住院率，提高其运动耐量。常用药物有卡维地洛、美托洛尔等。但 β 受体拮抗剂确实有负性肌力作用，临床应用应十分慎重。仅小剂量应用于以舒张功能不全为特征的轻、中度心力衰竭的治疗。此类药物患有支气管痉挛性疾病、心动过缓、Ⅱ度以上包括Ⅱ度的房室传导阻滞的病人禁用。

（五）护理问题

1. 气体交换受损　与左心衰竭致肺循环瘀血有关。

2. 体液过多　与右心衰竭致体循环瘀血、水钠潴留、低蛋白血症有关。

3. 活动无耐力　与心功能不全、心排出量下降有关。

4. 潜在并发症　洋地黄中毒。

（六）护理措施

1. 休息与活动　根据病人心功能分级决定活动量，尽量保证病人体力和精神休息，以减轻心脏负荷。督促病人坚持动静结合，循序渐进增加活动量。同时监测活动中有无呼吸困难、胸痛、心悸、疲劳等症状，如有不适应停止活动，并以此作为限制最大活动量的指征。

一般心功能Ⅰ级：不限制一般的体力活动，但避免剧烈运动和重体力劳动。心功能Ⅱ级：可适当从事轻体力工作和家务劳动，强调下午多休息。心功能Ⅲ级：日常生活可以自理或在他人协助下自理，严格限制一般的体力活动。心功能Ⅳ级：绝对卧床休息，生活需要他人照顾。可在床上做肢体被动或主动运动和翻身，逐步过渡到坐床边或下床活动。将病人所需用物如茶杯、餐具、眼镜、书报等置于伸手可及之处，帮助病人在床上或床旁使用便器。当病情好转后，鼓励病人尽早作适量的活动，防止长期卧床导致静脉血栓形成、肺栓塞、便秘、褥疮的发生。

2. 病情观察

（1）注意观察水肿的消长情况，每日测量体重，准确记录出入量。

(2)监测病人呼吸困难的程度、发绀情况、肺啰音的变化以及血气分析和血氧饱和度等变化,根据缺氧的轻重程度调节氧流量和给氧方式,一般为2~4L/min,肺心病心衰病人应为1~2L/min持续吸氧。

(3)心力衰竭病人由于肺瘀血、呼吸道分泌物增多及抵抗力下降,易发生呼吸道感染,密切观察体温、咳嗽、咳痰、呼吸音等的变化,预防和及时发现肺部感染。

(4)由于肠道瘀血、进食减少、长期卧床及焦虑等因素使肠蠕动减弱,又因排便方式的改变,病人常有便秘现象,而用力排便可增加心脏负荷和诱发心律失常。故饮食中需增加粗纤维食物,必要时口服缓泻剂或开塞露置肛中,保持大便通畅。注意不能使用大剂量液体灌肠,以防增加心脏负担。

(5)定期监测血电解质及酸碱平衡情况:特别对使用强利尿剂者,应观察有无电解质、酸碱平衡紊乱或循环血量的改变,防止低钾血症诱发洋地黄中毒或加重心力衰竭。

(6)观察肢体状况:长期卧床病人易发生下肢静脉血栓形成,应注意观察病人肢体远端是否出现局部肿胀、发绀等皮肤变化。

3. 输液的护理　严格控制输液量和速度,以防诱发急性肺水肿。

4. 饮食护理　给予高蛋白、高维生素的易消化、清淡饮食,注意补充营养,改善病人营养状况。少量多餐,避免过饱;限制水、钠摄入,限制含钠量高的食品如腌制品、海产品、发酵面食、罐头、味精、啤酒、碳酸饮料等。每日食盐摄入量少于5g,服利尿剂者可适当放宽。

5. 皮肤、口腔护理　应注意加强病人皮肤护理,每天进行会阴部清洁、清洁周身皮肤,温水泡脚,局部按摩,预防压疮及皮肤感染的发生。重度水肿病人,由于循环及营养不良,皮肤抵抗力低、弹性差,易受损伤,帮助病人翻身或改变体位时,要避免拖、拉等增加皮肤摩擦的动作,防止皮肤损伤。对于阴囊水肿的男性病人,也要注意保持阴囊周围的清洁,涂爽身粉等保持局部干燥、必要时可使用阴囊托,将阴囊托起,防止阴囊皮肤破溃、感染。加强口腔护理,特别是呼吸困难病人因张口呼吸易发生口干和口臭,以防止感染。

6. 用药护理

(1)使用利尿剂的护理:遵医嘱正确使用利尿剂,并注意有关不良反应的观察和预防。监测血钾及有无乏力、腹胀、肠鸣音减弱等低钾血症的表现,同时多补充含钾丰富的食物,如深色蔬菜、瓜果、红枣、菇类、豆类等,必要时遵医嘱补充钾盐。口服补钾宜在饭后或将水剂与果汁同饮,以减轻胃肠道不适;静脉补钾时每500 ml液体中氯化钾含量不宜超过1.5g。应用保钾利尿剂需注意有无胃肠道反应、嗜睡、乏力、皮疹,高血钾等不良反应。利尿剂的应用时间选择早晨或日间为宜,避免夜间排尿过频而影响病人的休息。

(2)使用洋地黄的护理:

1)严格遵医嘱给药,当病人脉搏<60次/min或节律不规则应暂停服药并通知医生。静脉给药时务必稀释后缓慢静注,并同时监测心率、心律及心电图变化。

2)注意不与奎尼丁、普罗帕酮(心律平)、维拉帕米(异搏定)、钙剂、胺碘酮等药物合用,以免增加药物毒性。

3)应严密观察病人用药后毒性反应,必要时监测血清地高辛浓度。

4)洋地黄类药物毒性反应的处理:立即停用洋地黄类药;停用排钾利尿剂;观察血钾,积极补充钾盐;快速纠正心律失常,如果血钾不低可使周利多卡因或苯妥英钠;对缓慢心律失常,可使用阿托品0.5~1.0 mg治疗或安置临时起搏器。

(3)使用血管扩张剂的护理:应用硝酸酯制剂应注意观察和预防不良反应发生,如头痛、面红、心动过速、血压下降等。硝酸甘油静滴时应严格掌握滴速,监测血压变化;应用ACE抑制剂时需预防直立性低血压、皮炎、蛋白尿、咳嗽、间质性肺炎等不良反应的发生。

7. 心理护理　焦虑可使心率增加,故减轻病人精神负担与限制体力活动同样重要。要鼓励病人说出内心的感受,指导病人进行自我心理调整。鼓励家属探视病人,帮助稳定病人的情绪。对高度焦虑、情绪不易放松的病人可遵医嘱应用小量镇静剂。

(七)健康教育

(1)向病人及其家属讲解慢性心力衰竭的病因、诱因。指导家属重视病人心理变化,帮助病人树立战胜疾病的信心,保持病人情绪稳定。

(2)指导病人自我护理的方法:①避免感冒,积极治疗呼吸道感染;②饮食宜清淡、易消化、富营养饮食,少食多餐。限制钠盐,每日食盐不超过5 g。多食蔬菜、水果,可适当使用醋、胡椒、葱姜等调味品以改善食欲,劝其戒烟酒。

（3）帮助病人合理安排活动与休息，制定适当有利于提高心脏储备力的活动，如平地散步、打太极拳、练气功等，避免耗氧量大的运动如举重、快跑等，即使心功能恢复，也应尽量从事轻工作，避免重体力劳动和过度疲劳；帮助病人寻求放松的生活方式，避免精神紧张、兴奋，夜间须有足够的睡眠时间，白天保证午睡。

（4）告知病人应严格遵医嘱服药，不得随意增减或撤换药物，帮助病人熟悉所用药物的名称、剂量、用法、服药时间、可能出现的不良反应及预防方式。教会病人自我用药监测，如服洋地黄药物时要学会自测脉率，若脉率少于每分钟 60 次，或有厌食、恶心、呕吐，为洋地黄中毒，应暂时停服并就诊；服用血管扩张剂者，改变体位时动作不宜过快，以防止发生直立性低血压。

（5）指导病人加强病情监测，定时测量体重，观察气急、水肿、咳嗽、夜尿、厌食、饱胀感等症状，若体重增加，即使尚未出现水肿，也应警惕心衰先兆；若在骶尾部或足踝部部位出现水肿，表明已有心力衰竭；若气急加重、夜尿增多、有厌食饱胀感，常提示心衰复发；若气急加重、夜间平卧时咳嗽，是左心功能不全的表现。

（6）强调病人定期门诊随访重要性，可根据病情及时调整药物剂量，以及早发现病情变化。平时一旦发生病情变化应立即就医。

（7）育龄妇女应避孕或在医生的指导下控制妊娠与分娩。

测试练习

一、选择题（以下每题有 A、B、C、D、E 五个备选答案，请从中选择一个最佳答案）

1. 强心苷治疗慢性充血性心力衰竭的主要作用是（　　）。

A. 正性肌力作用　B. 负性频率作用　C. 负性传导作用　D. 利尿作用　E. 扩血管作用

2. 强心苷产生正性肌力作用的机制是（　　）。

A. 兴奋心肌 β_1 受体　B. 兴奋心肌 M 受体

C. 增加心肌细胞内 Ca^{2+}浓度　D. 增加心肌细胞内 Na^{+}浓度

E. 增加心肌细胞 K^{+}浓度

3. 患者，男性，64 岁。慢性充血性心力衰竭，在治疗期间出现恶心、呕吐、头痛、头晕、黄视。检查心率 50 次/min，二联律，考虑可能为（　　）。（护考真题）

A. 硝酸甘油中毒　B. 氨茶碱中毒　C. 多巴胺中毒　D. 洋地黄中毒　E. 利多卡因中毒

4. 洋地黄中毒的严重表现是（　　）。（护考真题）

A. 恶心、呕吐　B. 食欲不振　C. 眩晕　D. 色视　E. 心律失常

5. 强心苷中毒引起的窦性心动过缓可选用（　　）。

A. 阿托品　B. 利多卡因　C. 氯化钾　D. 肾上腺素　E. 苯妥英钠

6. 观察使用强心苷类药物的病人，（　　）可继续用药。

A. 恶心、呕吐加重　B. 色觉障碍　C. 心率 70 次/min　D. 室性期前收缩呈二联律

E. 频发室性期前收缩

7. 心力衰竭患者出现洋地黄毒性反应，首要的处理措施是（　　）。（护考真题）

A. 停用洋地黄药物　B. 补液，稀释体内药物

C. 电击除颤　D. 利多卡因，纠正心律失常　E. 利尿，促进排泄

8. 在治疗慢性心功能不全时使用硝普钠是因为该药能（　　）。

A. 增加供氧量　B. 有较强的利尿作用　C. 加强心肌收缩力

D. 补充钠盐　E. 同时扩张小动脉和小静脉，降低心脏前后负荷

9. 强心苷对（　　）导致的心衰疗效较差。

A. 高血压心脏病　B. 心瓣膜病　C. 先天性心脏病

D. 严重贫血引起的心衰　E. 心衰伴有房颤

10. 服用强心苷药物后，病人将白色衣服看成绿色，可能是因为（　　）。

A. 强心苷中毒　B. 心衰症状好转　C. 血钠过高　D. 血钾过高　E. 血镁过高

11. 患者，男性，55 岁。慢性心力衰竭，遵医嘱服用地高辛 0.25 mg，1 次/d。服药期间，患者主诉视物模

糊且感觉物体变为黄色。护士明白患者出现了(　　)。(护考真题)

A. 洋地黄药物中毒　B. 心律失常　C. 心衰加重　D. 低钾血症　E. 高钠血症

12. 临床治疗心力衰竭时,应用洋地黄的主要目的是(　　)。(护考真题)

A. 增强心肌收缩力　B. 减慢心室率　C. 调节心肌耗氧量

D. 抑制心肌传导系统　E. 提高异位起搏点的自律性

13. 强心苷对(　　)导致的心衰疗效较差甚至无效。

A. 高血压心脏病　B. 心瓣膜病　C. 先天性心脏病　D. 心衰伴有房颤　E. 缩窄性心包炎

14. 心力衰竭病人在应用强心苷类药物时,出现(　　)症状提示中毒。

A. 室性期前收缩　B. 心率 70 次/min　C. 电解质紊乱　D. 高血钾　E. 眩晕

15. 洋地黄类药物中毒所致心律失常中,最常见的是(　　)。

A. 室上性心动过速　B. 室颤　C. 室性期前收缩

D. 窦性心动过速　E. 窦性心动过缓

16. 急性心肌梗死 24 h 内应禁用的药物是(　　)。(护考真题)

A. 呋塞米　B. 硝酸甘油　C. 尿激酶　D. 利多卡因　E. 洋地黄

17. 强心苷用于治疗心房纤颤的机制(　　)。

A. 加强心肌收缩力　B. 抑制房室传导　C. 延长心房不应期　D. 加快房室传导　E. 减慢窦性心律

18. 强心苷中毒出现室性早搏及室性心动过速宜选用(　　)。

A. 苯妥英钠　B. 奎尼丁　C. 维拉帕米　D. 异丙肾上腺素　E. 普萘洛尔

19. 使用强心苷期间禁止(　　)。

A. 静脉滴注钠盐　B. 静脉注射钙盐　C. 静脉滴注镁盐　D. 静脉滴注钾盐　E. 静脉注射葡萄糖

20. 患者,男性,75 岁。患冠心病,出现全心衰竭,在治疗期间出现恶心、视物模糊、黄绿视,应及时向医生报告,并考虑原因是(　　)。(护考真题)

A. 心力衰竭加重,胃肠道瘀血　B. 脑血管意外

C. 扩血管药物引起的低血压　D. 利尿药物引起的电解质紊乱　E. 洋地黄药物中毒

21. 地高辛与氢氯噻嗪合用治疗心衰时要注意补充(　　)。

A. 钙盐　B. 钾盐　C. 钠盐　D. 镁盐　E. 高渗葡萄糖

22. 某病人入院后一直服用强心苷类药物,护士正确判断强心苷发挥疗效的依据是(　　)。

A. 脉率变慢　B. 呼吸变深　C. 收缩压变低　D. 舒张压变低　E. 脉率加快

23. 患者,男性,60 岁。慢性充血性心力衰竭,医嘱:地高辛 0.25 mg,qd。护士发药时应首先注意(　　)。(护考真题)

A. 给药前测血压　B. 发药到口

C. 嘱患者服药后多饮水　D. 给药前测脉率(心率)及节律　E. 患者按时服药

24. 强心苷主要用于治疗(　　)。

A. 充血性心力衰竭　B. 完全性心脏传导阻滞　C. 心室纤维颤动　D. 心包炎

E. 二尖瓣重度狭窄

25. 洋地黄类药物最严重的毒性反应是(　　)。

A. 胃肠道反应　B. 神经系统症状　C. 呼吸系统反应　D. 心脏毒性反应　E. 泌尿系统反应

26. 既能治疗高血压又能治疗慢性心功能不全的药物是(　　)。

A. 洋地黄毒苷　B. 卡托普利　C. 地高辛　D. 米力农　E. 多巴胺

27. 解救地高辛严重中毒的最好药物是(　　)。

A. 普鲁卡因胺心腔注射　B. 地高辛抗体 Fab 片段静注

C. 氯化钾静脉滴注　D. 苯妥英钠　E. 利多卡因

二、案例分析

李阿姨,58 岁,有扩张性心肌病病史,平素服用美托洛尔缓释片、卡托普利和地高辛,间断服用呋塞米。一周以来活动后自觉胸闷,每日加服呋塞米,未服用补钾药物,3 h 前反复恶心呕吐伴晕厥 1 次入院。入院后给予心电监护:心率 40 次/min,房颤伴Ⅲ度房室传导阻滞,频发室性早搏,短阵室性心动过速,血浆地高辛药物浓度为 3.39 ng/ml。诊断为地高辛中毒。试分析:

1. 地高辛中毒的临床表现有哪些？
2. 防治强心苷中毒的措施有哪些？

参考答案

一、选择题

1. A　2. C　3. D　4. E　5. A　6. C　7. A　8. E　9. D　10. A　11. A　12. A　13. E　14. A　15. C　16. E　17. B　18. A　19. B　20. E　21. B　22. A　23. D　24. A　25. D　26. B　27. B

二、案例分析

1. 地高辛为临床常用的强心苷类药物，强心苷的治疗安全范围小，一般治疗量已接近中毒剂量的 60%，而且生物利用度及对强心苷敏感性的个体差异较大，故易发生不同程度的毒性反应。特别是当低血钾、高血钙、低血镁、心肌缺氧、酸碱平衡失调、发热、心肌病理损害、肾功能不全、高龄及合并用药等因素存在时更易发生。强心苷中毒的临床表现包括：

(1)心脏毒性反应：是强心苷最严重的不良反应，约有 50% 的病例发生各种类型心律失常。①快速型心律失常：强心苷中毒最多见和最早见的是室性期前收缩，约占心脏毒性发生率的 1/3，也可发生二联律、三联律及心动过速，甚至发生室颤；②房室传导阻滞；③窦性心动过缓：应作为停药的指征之一。

(2)胃肠道反应：是最常见的早期中毒症状。主要表现为厌食、恶心、呕吐及腹泻等。剧烈呕吐可导致失钾而加重强心苷中毒，所以应注意补钾或考虑停药。

(3)中枢神经系统反应：主要表现有眩晕、头痛、失眠、疲倦和谵妄等症状及视觉障碍，如黄视、绿视症及视物模糊等。视觉异常通常是强心苷中毒的先兆，可作为停药的指征。

2. 强心苷中毒的防治措施包括：

(1)避免诱因：应避免出现诱发中毒的各种因素如低血钾、低血镁、高血钙、心肌缺氧等，同时应注意肝肾功能不全、肺心病、严重心肌损害患者易致蓄积中毒，合用某些能提高洋地黄血药浓度的药物如儿茶酚胺类药、奎尼丁、利舍平、胺碘酮等也易致蓄积中毒。

(2)警惕中毒先兆：用药过程中应密切观察患者用药后的反应，警惕中毒先兆，有条件时应监测血药浓度。一旦出现中毒先兆，应立即减量或停药。

(3)停药补钾：包括停用排钾利尿药；轻者口服、重者静脉滴注钾盐。

(4)抗心律失常治疗：室性心律失常选用苯妥英钠；窦性心动过缓或房室传导阻滞宜用阿托品治疗。

(5)对极严重的地高辛中毒者，可用地高辛抗体 Fab 片段静脉注射治疗。

（高　琳）

第二十一章　抗心绞痛药

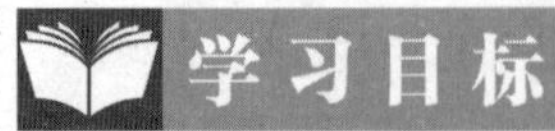

☞ **知识目标**

1. 掌握硝酸甘油的药理作用、临床应用、不良反应及禁忌证。
2. 熟悉普萘洛尔和硝苯地平药理作用、临床应用、不良反应及禁忌证。
3. 了解其他抗心绞痛药物的临床应用。

☞ **能力目标**

能规范进行护理操作并正确指导合理用药;培养合理选择抗心绞痛药的能力。

☞ **态度目标**

学会用辩证唯物主义观点认识药物,养成良好的职业素养,珍爱生命,培养救死扶伤的高尚医德。

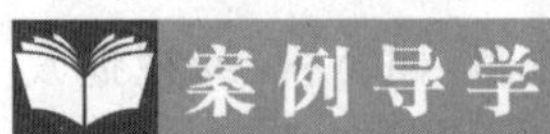

男性,60 岁,心前区痛 1 周,加重 2 d。1 周前开始在骑车上坡时感心前区痛,并向左肩放射,经休息可缓解,二天来走路快时亦有类似情况发作,每次持续 3~5 min,含硝酸甘油迅速缓解,为诊治来诊,发病以来进食好,二便正常,睡眠可,体重无明显变化。既往有高血压病史 5 年,血压 150~180/90~100 mmHg,无冠心病史,无药物过敏史,吸烟十几年,1 包/天,其父有高血压病史。查体:T36.5 ℃,P100 次/min,R18 次/min,Bp180/100 mmHg,一般情况好,无皮疹,浅表淋巴结未触及,巩膜不黄,心界不大,心率 84 次/min,律齐,无杂音,肺叩诊清音,无啰音,腹平软,肝脾未触及,下肢不肿。

诊断:1. 冠心病,心功能Ⅰ级

2. 高血压病Ⅲ期

治疗:1. 药物治疗,给予普萘洛尔 5 mg/次,每日两次口服;硝苯地平 10 mg/次,每日 3 次口服。

2. 休息,低盐低脂饮食,心电监护。

3. 疼痛仍然发作时行抗凝治疗,必要时 PCI 治疗。

试分析:

1. 硝酸甘油能够缓解症状,能否长期服用?
2. 临床常见冠心病如何分型? 常用药物有哪些种类?
3. 该患者普萘洛尔与硝苯地平合用治疗是否适用? 为什么?

心绞痛是冠状动脉粥样硬化性心脏病(冠心病)的常见症状,是冠状动脉供血不足,心肌急剧的、暂时的缺血和缺氧所引起的临床综合征。发作时胸骨后部及心前区出现阵发性绞痛或闷痛,并可放射至左上肢,疼痛是由缺血、缺氧的代谢产物乳酸、丙酮酸或类似激肽的多肽类物质等所引起。

参照世界卫生组织有关意见,将心绞痛分型如下:

1. 稳定型心绞痛　最常见,多在体力活动时发病,也称劳累型心绞痛。

2. 不稳定型心绞痛　包括初发型、恶化型及自发性心绞痛,有可能发展为心肌梗死或猝死,也可逐渐恢复为稳定型心绞痛。

3. 变异型心绞痛　为冠状动脉痉挛所诱发。属于自发性心绞痛,休息时也可发病。

心肌暂时性缺血缺氧是由于血和氧的供需失去平衡所致。现已明确心肌对氧的需求增加和冠状动脉痉挛两方面是心绞痛发生的重要病理生理机制。

心肌的氧供应决定于动、静脉的氧张力差及冠状动脉的血流量。正常情况下心肌细胞摄取血液氧含量的65%～75%，已接近于最大量，如再需增加氧的供应，已难以从血中更多地摄取氧，只能通过增加冠状动脉血流量来提供，而后者又取获于冠状动脉阻力、灌流压、侧支循环及舒张时间等因素。正常情况下冠状动脉系统的小动脉阻力对冠状动脉流量起着重要作用，出现粥样硬化后，狭窄区以下的小动脉因缺氧而舒张，此时较大的心外膜血管则对冠状动脉流量起主要作用。

心肌对氧的需求为 8～10 ml/100g 心肌/min，决定氧耗的主要因素是心肌的基本代谢，心室壁肌张力，分钟射血时间，心率和收缩性。其中，基本代谢的氧耗用于细胞膜转运功能及合成蛋白质，它较为稳定，少受药物影响；室壁肌张力则影响较大，它与心室容积和室内压力成正比，张力愈高耗氧愈多；分钟射血时间是每搏射血时间与心率的乘积、射血时室壁肌张力最高，所以，射血时间愈久，耗氧愈多；收缩性的强弱也明显影响氧耗，强时耗氧多，反之耗氧少。由于测定心肌实际耗氧量较为困难，临床上将影响耗氧量的主要因素简化为“三项乘积”（收缩压×心率×左心室射血时间）或“二项乘积”（收缩压×心率）作为粗略估计心肌耗氧量的指标。

由上可见，药物可通过舒张冠状动脉、解除冠状动脉痉挛或促进侧支循环的形成而增加冠状动脉供血。药物也可通过舒张静脉，减少回心血量、降低前负荷；舒张外周小动脉、降低血压，减轻后负荷；降低室壁肌张力；减慢心率及降低收缩性等作用而降低心肌对氧需求。实际上，常用的抗心绞痛药正是通过对这两方面的影响，恢复氧的供需平衡而发挥治疗作用的。

第一节　常用抗心绞痛药

一、硝酸酯类及亚硝酸酯类

硝酸酯类药物有：硝酸甘油，硝酸异山梨酯，单硝酸异山梨酯，其中硝酸甘油最常用，戊四硝酯及吸入用的亚硝酸异戊酯已少用。

硝酸甘油

硝酸甘油（nitroglycerin）是硝酸酯类的代表药，因其起效快、疗效好、经济、使用方便等优点，至今仍是防治心绞痛最常用的药物。

【药理作用】

硝酸甘油（nitroglycerin）的基本作用是松弛平滑肌，但以松弛血管平滑肌的作用最为明显：

1. 对血管的作用　能舒张全身静脉和动脉，但舒张毛细血后静脉（容量血管）远较舒张小动脉的作用为强。对较大的冠状动脉也有明显舒张作用，对毛细血管括约肌则作用较弱。对血管的总结果是：血液积于静脉及下肢血管，使静脉回心血量减少，降低前负荷、心室充盈度与室壁肌张力。治疗量的硝酸甘油使动脉收缩压降 1.3～2.0 kPa（10～15 mmHg），舒张压不变，后负荷略降。它也能舒张头、面、颈、皮肤血管及肺血管。

2. 对心脏的作用　硝酸甘油对心脏无明显作用。对正常人及无心功能衰竭的冠心病患者，却使每搏及分钟输出量减少，心率不变或轻度加快；剂量加大，可致降压而反射性加快心率。心绞痛患者舌下含服硝酸甘油数分钟后，心脏负荷迅速减轻，表现为心室舒张末压下降，心室内径减小，外周血管阻力下降，使左心室功能改善，心肌耗氧明显减少。

【抗心绞痛作用的机制】

（1）硝酸甘油使容量血管扩张而降低前负荷，心室舒张末期压力及容量也降低。在较大剂量时也扩张小动脉而降低后负荷，从而降低室壁肌张力及氧耗。

（2）硝酸甘油能明显舒张较大的心外膜血管及狭窄的冠状血管以及侧支血管，此作用在冠状动脉痉挛时更为明显，但对阻力血管的舒张作用微弱。当冠状动脉因粥样硬化或痉挛而发生狭窄时，缺血区的阻力血管已因缺氧而处于舒张状态、这样、非缺血区阻力比缺血区为大，用药后将迫使血液从输送血管经侧支血管流向缺血区，而改善缺血区的血流供应。

（3）硝酸甘油能使冠状动脉血流量重新分配。已知心内膜下血管是由心外膜血管垂直穿过心肌延伸而来的，因此内膜下血流易受心室壁肌张力及室内压力的影响，张力与压力增高时，内膜层血流量就减少。在心绞痛急性发作时,左心室舒张末压力增高,所以心内膜下区域缺血最为严重。硝酸甘油能降低左心室舒张末压,舒张心外膜血管及侧支血管,使血液易从心外膜区域向心内膜下缺血区流动,从而增加缺血区的血流量,放射微球法已证明硝酸甘油能增加心内膜下区的血液灌流量。用微型氧电极也测得给硝酸甘油后,心内膜层/心外膜层氧分压比值上升。(图 21-1)

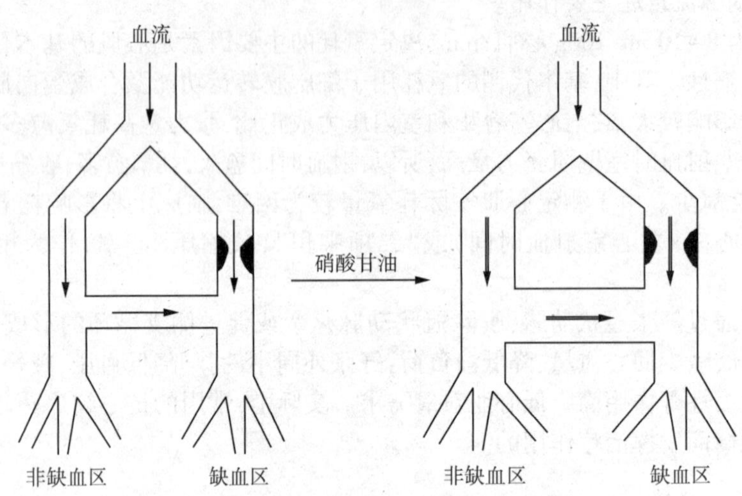

图 21-1 硝酸甘油对冠脉血流分布的影响

【舒张血管的作用机制】

血管内皮细胞能释放扩血管物质 EDRF(Endo-thelium-derived relaxing factor 血管内皮舒张因子,即一氧化氮 NO),它是由内皮细胞中的 L-精氨酸-NO 合成途径产生的,并从内皮细胞弥散到血管平滑肌细胞,其中它激活鸟苷酸环化酶(GC)增加细胞内 cGMP 的含量,从而激活依赖于 cGMP 的蛋白激酶,促使肌球蛋白轻链去磷酸化,而松弛血管平滑肌。硝基扩管药能在平滑肌细胞及血管内皮细胞中产生 NO 而舒张血管。硝酸酯类在平滑肌细胞能与硝酸受体结合,并被硝酸酯受体的巯基还原成 NO 或-SNO(亚硝巯基)。此外,释出的还能抑制血小板聚集和黏附,有利于冠心病的治疗。

【体内过程】

硝酸甘油舌下含服易经口腔黏膜迅速吸收,2~5 min 出现作用,3~10 min 作用达峰值,维持 20~30 min,血浆 $t_{1/2}$ 约为 3 min,舌下含化的生物利用度为 80%,也可经皮肤吸收而达到治疗效果。分布容积为的 0.35 L/kg,在肝经有机硝酸酯还原酶脱酸而形成二硝酸或单硝酸盐而失效,最后与葡萄糖醛酸结合,从尿排出。

【临床应用】

对各型心绞痛均有效,用药后能中止发作,也可预防发作。对急性心肌梗死不仅能减少耗氧量,尚有抗血小板聚集和黏附作用,使坏死的心肌得以存活或使梗死面积缩小,但应限制用量,以免过度降压。

【不良反应与用药护理】

多数不良反应是其血管舒张作用所继发,如短时的面颊部皮肤发红;而搏动性头痛则是脑膜血管舒张所引起;有时出现体位性低血压及晕厥;眼内血管扩张则可升高眼内压。剂量过大可使血压过度下降,冠状动脉灌注压过低,并可反射性兴奋交感神经、增加心率、加强心肌收缩性反使耗氧量增加而加重心绞痛发作。超剂量会引起高铁血红蛋白症。

连续用药后可出现时耐受性,停药 1~2 周后,耐受性可消失。耐受性的发生可能与"硝酸酯受体"中的巯基被耗竭有关。为克服耐受可采用下列措施:调整给药次数和剂量,不宜频繁给药;采用最小剂量;采用间歇给药法,无论采用何种给药途径,如口服、舌下、静注或经皮肤,每天不用药的间歇期必须在 8 h 以上;补充含巯基的药物,如加用卡托普利,甲硫氨酸等,可能阻止耐受性。

硝酸异山梨酯

硝酸异山梨酯(isosorbide dinitrate)的作用及作用机制与硝酸甘油相似而作用较弱,与硝酸甘油相比作用出现较慢、维持时间较久,经肝代谢后可得二个活性代谢产物,仍具有扩血管及抗心绞痛作用。但剂量范围个体差异较大,不良反应较多。

知识拓展

1847 年意大利化学家索布雷罗(Ascanio So brero)发现用硝酸和硫酸处理甘油能得到一种黄色的油状透明液体,这种液体很容易因震动而发生爆炸,它就是硝酸甘油。

诺贝尔(Alfred Bernhard Nobel)发现硝酸甘油不易运输,经过反复的试验,诺贝尔改良硝酸甘油的生产工艺,使其能在全世界范围安全地生产、运输和使用。硝酸甘油制作专利为诺贝尔带来巨大的财富,诺贝尔希望他的发明能促进人类生产的发展,但事与愿违,炸药被用于战争,他在一些人心目中成了"贩卖死亡的商人"。为此诺贝尔在他生前立下遗嘱用这笔财富设置了诺贝尔和平奖、化学奖、物理奖、文学奖、生理或医学奖。诺贝尔奖在 1901 年 12 月 10 日即诺贝尔逝世 5 周年时首次颁发。

1878 年穆乐尔医生给一位长期吸烟伴反复心绞痛发作的 64 岁老年病人每天口服 3 次稀释后的硝酸甘油溶剂,发现患者胸痛发作次数明显减少。随后,这种治疗方法在更多的病人身上使用都取得很好的治疗效果。1879 年穆乐尔医生在《柳叶刀》杂志发表了他的研究成果,硝酸甘油治疗心绞痛的方法开始在临床推广。

二、肾上腺素 β 受体阻断药

β 受体阻断药如普萘洛尔、吲哚洛尔、噻马洛尔及选择性 β_1 受体阻断药如阿替洛尔、美托洛尔、醋丁洛尔等均可用于心绞痛,能使多数患者心绞痛发作次数减少,硝酸甘油用量减少,并增加运动耐量,改善缺血性心电图的变化。现已作为一线防治心绞痛的药物,其中普萘洛尔(propranolol)、美托洛尔(metoprolol)和阿替洛尔(atenolol)在临床最为常用。

【药理作用】

心绞痛时,交感神经活性增强,心肌局部和血中儿茶酚胺含量增高,更大程度地激动 β 受体,使心肌收缩性加强,心率加快,心肌耗氧量明显增加,因而加重了心肌缺血缺氧。普萘洛尔等 β 受体阻断药则能明显降低心肌耗氧量,也降低后负荷而缓解心绞痛。临床观察表明,用普萘洛尔后,对心率减慢和收缩性减弱较明显的患者,所获疗效最好。

普萘洛尔还能改善缺血区的供血,因用药后心肌耗氧量减少,非缺血区的血管阻力增加,促使血液向缺血区已舒张的阻力血管流动,从而增加缺血区的供血。其次,β 受体阻断药能减慢心率,使舒张期延长,从而冠脉的灌流时间延长,这有利于血液从心外膜血管流向易缺血的心内膜区,普萘洛尔还能促进氧合血红蛋白的解离而增加全身组织包括心肌的供氧。

普萘洛尔抑制心肌收缩性而增大心室容积(增加前负荷),延长射血时间,而相对增加心肌耗氧量、部分抵消其降低氧耗量的有利作用,但多数患者用药后心肌总耗氧量是降低的。

【临床应用】

治疗稳定型及不稳定型心绞痛,可减少发作次数,对兼患高血压或心律失常者更为适用。对心肌梗死也有效,能缩小梗死范围。普萘洛尔不宜用于冠状动脉痉挛有关的变异型心绞痛,因冠脉上的 β 受体被阻断后,α 受体占优势,易致冠状动脉收缩。

普萘洛尔有效剂量的个体差异较大,一般宜从小量开始,以后每隔数日增加 10~20 mg,多数患者用量可达 80~240 mg/d。久用停药时,应逐渐减量,否则会加剧心绞痛的发作,引起心肌梗死或突然死亡,可能是长期用药后 β 受体数量增加(向上调节),而突然停药时对内源性儿茶酚胺的反应有所增强所致。长期应用后对血脂也有影响,本类于血脂异常的患者。合用普萘洛尔和硝酸甘油可相互取长补短,如普萘洛尔可取消硝酸甘油所引起的反射性心率加快;硝酸甘油却可缩小普萘洛尔所扩大的心室容积,而两药对耗氧量的降低却有协同作用,还可减少不良反应的发生。

三、钙通道阻滞药

钙通道阻滞药是临床用于预防和治疗心绞痛的常用药,特别是对变异型心绞痛疗效最佳。本类药物尽管种类较多,化学结构不同,但都具有阻滞心肌细胞和平滑肌细胞的 L 型电压依赖性钙通道,抑制 Ca^{2+} 内流的作用,因而具有广泛的药理作用及临床应用,包括抗心律失常作用及降血压作用。因此,心肌缺血伴高血压或心

律失常者可选用。

【抗心绞痛作用及机制】

钙通道阻滞药通过阻滞 L 型 Ca^{2+} 通道，抑制 Ca^{2+} 内流而产生以下作用：

1. 降低心肌耗氧量　钙通道阻滞药能使心肌收缩力减弱，心率减慢，血管平滑肌松弛，血管扩张，血压下降，心脏负荷减轻，从而使心肌耗氧量减少。

2. 舒张冠状血管　本类药物对冠脉中较大的输送血管及阻力小的血管均有扩张作用，特别是对处于痉挛状态的血管有显著的解除痉挛作用，从而增加缺血区的血液灌注。此外还可增加侧支循环，改善缺血区的供血和供氧。

3. 保护缺血心肌细胞　心肌缺血时，细胞膜对 Ca^{2+} 的通透性增加和 Ca^{2+} 从细胞内排出到细胞外的能力下降，外钙内流的增加或细胞内 Ca^{2+} 向细胞外转运障碍，使胞内 Ca^{2+} 超载（Ca^{2+} overload），特别是线粒体内 Ca^{2+} 积聚，从而失去氧化、磷酸化的能力，促使细胞凋亡和死亡。Ca^{2+} 通道阻滞药通过抑制外钙内流，减轻缺血心肌细胞的 Ca^{2+} 超载而保护心肌细胞，对急性心肌梗死者，能缩小梗死范围。

4. 抑制血小板聚集　不稳定型心绞痛与血小板黏附和聚集、冠状动脉血流减少有关，大多数急性心肌梗死也是由动脉粥样硬化斑块破裂、局部形成血栓突然阻塞冠状动脉所致。钙通道阻滞药阻滞 Ca^{2+} 内流，降低血小板内 Ca^{2+} 浓度，可抑制血小板聚集。

此外，有报道表明钙通道阻滞药还具有促进血管内皮细胞产生及释放内源性 NO 的作用。

【临床应用】

钙通道阻滞药治疗心绞痛与 β 受体阻断药有许多相似之处，但与之相比有如下优点：①钙通道阻滞药因有松弛支气管平滑肌作用，故更适合心肌缺血伴支气管哮喘者。②钙通道阻滞药有强大的扩张冠状动脉作用，变异型心绞痛是最佳适应证。③钙通道阻滞药抑制心肌作用较弱，特别是硝苯地平还具有较强的扩张外周血管，降低外周阻力作用且血压下降后反射性加强心肌收缩力，可部分抵消对心肌的抑制作用，因而较少诱发心力衰竭。④心肌缺血伴外周血管痉挛性疾病患者禁用 β 受体阻断药，而钙通道阻滞药因扩张外周血管，恰好适用于此类患者的治疗。常用于抗心绞痛的钙通道阻滞药有硝苯地平（nifedipine，又称心痛定）、维拉帕米（verapamil，又称异搏定）、地尔硫䓬（diltiazem，又称硫氮酮）、哌克昔林（perhexiline，又称双环己哌啶）及普尼拉明（prenyla mine，又称心可定）等。由于钙通道阻滞药有显著解除冠状动脉痉挛的作用，因此对变异型心绞痛疗效显著，对稳定型心绞痛及急性心肌梗死等也有效。

硝苯地平

硝苯地平扩张冠状动脉和外周小动脉作用强，抑制血管痉挛效果显著，对变异型心绞痛效果最好，对伴高血压患者尤为适用。对稳定型心绞痛也有效，对急性心肌梗死患者能促进侧支循环，缩小梗死区范围。可与 β 受体阻断药合用，增加疗效。有报道称硝苯地平可增加发生心肌梗死的危险，应引起重视。

维拉帕米

维拉帕米扩张冠状动脉作用较弱，对变异型心绞痛多不单独使用本药。对稳定型心绞痛有效，疗效近似普萘洛尔，它与 β 受体阻断药合用起协同作用，但两药合用可显著抑制心肌收缩力及传导系统，故合用要慎重。因其抑制心肌收缩力、抑制窦房结和房室结的传导，故对伴心衰、窦房结或明显房室传导阻滞的心绞痛患者应禁用。

地尔硫䓬

地尔硫䓬对变异型、稳定型和不稳定型心绞痛都可应用，其作用强度介于上述两药之间。扩张冠状动脉作用较强，对周围血管扩张作用较弱，降压作用小，对伴房室传导阻滞或窦性心动过缓者应慎用，又因其抑制心肌收缩力，对心力衰竭患者也应慎用。

钙通道阻滞药与 β 受体阻断药联合应用可以治疗心绞痛，特别是硝苯地平与 β 受体阻断药合用更为安全。二者合用对降低心肌耗氧量起协同作用。β 受体阻断药可消除钙通道阻滞药引起的反射性心动过速，后者可抵消前者的收缩血管作用。临床证明对心绞痛伴高血压及运动时心率显著加快者最适宜。

第二节　其他抗心绞痛药物

血管紧张素转化酶抑制剂

血管紧张素转化酶抑制剂(angiotensin converting enzyme inhibitors,ACEI)包括卡托普利(captopril)、赖诺普利(lisinopril)和雷米普利(ramipril)等。该类药物不仅用于高血压和心衰的治疗,也可通过扩张动、静脉血管减低心脏前后负荷,从而减低心脏耗氧量,舒张冠状血管增加心肌供氧,以及对抗自由基,减轻其对心肌细胞的损伤和阻止血管紧张素 II 所致的心脏和血管重构作用。

卡维地洛

卡维地洛(carvedilol)是去甲肾上腺素能神经受体阻断药。因其既能阻断 α 受体,又具有一定的抗氧化作用,故可用于心绞痛、心功能不全和高血压的治疗。

尼可地尔

尼可地尔(nicorandil)是 K^+ 通道激活药,既有激活血管平滑肌细胞膜 K^+ 通道,促进 K^+ 外流,使细胞膜超极化,抑制 Ca^{2+} 内流作用,还有释放 NO,增加血管平滑肌细胞内 cGMP 生成的作用。上述两种作用的结果使血管平滑肌松弛,冠脉血管扩张,冠状动脉供血增加和减轻 Ca^{2+} 超载对缺血心肌细胞的损害。主要适用于变异型心绞痛和慢性稳定型心绞痛,且不易产生耐受性。同类药还有吡那地尔 (pinacidil)和克罗卡林(cromakalim)。

吗多明

吗多明(molsido mine)的代谢产物作为 NO 的供体,释放 NO,通过与硝酸酯类相似的作用机制,扩张容量血管及阻力血管,降低心肌耗氧量,改善侧支循环,改善心肌供血。舌下含服或喷雾吸入用于稳定型心绞痛或心肌梗死伴高充盈血压患者,疗效较好。

雷诺嗪

雷诺嗪(ranolazine)用于对其他抗心绞痛药物治疗无效者的慢性心绞痛治疗。其抗心绞痛作用机制尚不清楚,可能与抑制脂肪酸氧化,调节代谢和增加心肌供能有关。使用时必须与氨氯地平、β 受体阻断药或硝酸酯类药物联合应用。需注意在使用中成药可影响心脏的电传导并延长心脏 Q-T 间期,此外,部分患者出现头晕,恶心和乏力等。

第三节　全国护士执业资格考试要点解析

一、心绞痛发作期治疗

突发以胸骨体中段或上段,可波及心前区。可放射至左肩、左臂内侧。患者压迫感、发闷、紧缩感。持续时间多在 3~5 min 内,一般不超过 15 min。患者应立即休息。硝酸酯类药物是最有救、作用最快终止心绞痛发作的药物,可扩张冠脉,增加冠脉血流量,同时扩张外周血管,减轻心脏负担而缓解心绞痛。如舌下含化硝酸酯甘油 0.3~0.6 mg(硝酸甘油经舌下丰富的毛细血管吸收后,直接进入上腔静脉,进入右心房),1~2 min 开始起效,作用持续 30 min 左右。药物还有硝酸异山梨酯(消心痛)等。

二、缓解期治疗

避免诱发因素,如激动、劳累、饱餐、寒冷、吸烟。饮食以低热量、低脂肪、低胆固醇、少糖、少盐。使用硝酸酯制剂、β 受体阻滞药、钙拮抗药、抑制血小板聚集(肠溶阿司匹林)等药物。也可经皮冠状动脉腔内成形术、主动脉-冠状动脉旁路移植手术治疗。

测试练习

一、填空题

1. 常用的抗心绞痛药代表药物有________、________、________。

2. 抗心绞痛物的作用方式是通过________和________而发挥作用。

3. 抗心绞痛药物可分为三类：________类，其代表性药物为________；________类，其代表性药物为________；________类，其代表性药物为________。

4. 连续应用硝酸甘油可出现________，但停药数周后可消失。

5. 普萘洛尔可用于治疗________型心绞痛，但禁用于________型心绞痛。

6. 常用的钙拮抗药有________、________、________。

7. 普萘洛尔长期应用后在代谢方面对________也有影响，故禁用于________的心绞痛患者。

8. 钙拮抗药对________心绞痛最为有效，也可用于________及________心绞痛，但硝苯地平对________心绞痛的治疗有一定局限性，因其能使________加快而增加心肌缺血的危险。

9. 硝酸甘油抗心绞痛的给药途径是________。

10. 心肌耗氧量除取决心肌收缩力外，还取决于________。

11. 抗心绞痛药通过________和________发挥抗心绞痛作用。

12. 硝酸甘油临床适应证包括________、________、________。

13. 硝酸甘油连续使用 2~3 周可出现________，克服的方法是________、________等。

14. 普萘洛尔不宜用于变异型心绞痛，因为________。

二、选择题（以下每题有 A、B、C、D、E 五个备选答案，请从中选择一个最佳答案）

1. 抗心绞痛药物的共有作用是（　　）。
A. 收缩血管　B. 降低心肌耗氧量　C. 减慢心率　D. 抑制心肌收缩力　E. 降低室壁张力

2. 心绞痛急性发作时硝酸甘油常用的给药方法（　　）。
A. 口服　B. 吸入　C. 皮下注射　D. 软膏涂抹皮肤　E. 舌下含服

3. 下列哪项不是硝酸甘油的不良反应（　　）。
A. 头痛　B. 升高眼压　C. 升高颅内压　D. 心率过快　E. 心动过缓

4. 伴有哮喘的心绞痛病人不宜选用（　　）。
A. 硝酸甘油　B. 硝苯地平　C. 硝酸异山梨酯　D. 普萘洛尔　E. 维拉帕米

5. 不能用于自发性心绞痛（　　）。
A. 普萘洛尔　B. 硝苯地平　C. 硝酸甘油　D. 硝酸异山梨酯　E. 单硝酸异山梨酯

6. 具有抗心绞痛和抗心律失常的药物是（　　）。
A. 普萘洛尔　B. 硝酸甘油　C. 硝酸异山梨酯　D. 单硝酸异山梨酯　E. 利多卡因

7. 终止心绞痛急性发作应首选（　　）。
A. 普萘洛尔　B. 舌下含服硝酸甘油
C. 口服硝酸甘油　D. 口服硝酸异山梨酯　E. 口服硝苯地平

8. 硝酸甘油不能用于治疗（　　）。
A. 劳累性心绞痛　B. 自发性心绞痛　C. 混合性心绞痛　D. 急性心肌梗死　E. 心律失常

9. 心绞痛发作时，下列药物疗效最佳的是（　　）。
A. 索米痛片　B. 阿托品　C. 硝酸甘油　D. 普萘洛尔　E. 吗啡

10. 目前认为硝酸甘油抗心绞痛作用机制是（　　）。
A. 扩张容量血管，降低前负荷，明显扩张侧支血管，增加心外膜区血供
B. 降低心肌氧耗量，扩张心脏阻力血管，增加缺血区血供
C. 降低心肌耗氧量，改善缺血区血供，增加心内膜血供
D. 扩张冠状动脉，增加冠脉流量　E. 促进氧与血红蛋白分离，增加心肌供氧量

11. 钙拮抗药对下列疗效最好的是（　　）。
A. 稳定型心绞痛　B. 不稳定型心绞痛　C. 变异型心绞痛　D. 混合型心绞痛　E. 心绞痛伴心衰

12. 硝酸甘油没有下列作用的是（　　）。
A. 扩张容量血管　B. 减少回心血量　C. 增加心率　D. 增加心室内壁张力　E. 降低心肌耗氧量

13. 下述关于普萘洛尔与硝酸甘油合用治疗心绞痛的理论根据，错误的是（　　）。
A. 增强疗效　B. 防止反射性心率加快　C. 避免心容积增加

D. 能协同降低心肌耗氧量　　E. 避免普萘洛尔抑制心脏

14. 硝酸甘油、β 受体阻滞剂、钙通道阻滞剂治疗心绞痛的共同作用是(　　)。

A. 扩张血管　B. 减少心肌耗氧量　C. 减慢心率　D. 抑制心肌收缩力　E. 减少心脏容积

15. 硝酸甘油与普萘洛尔合用可增强疗效,但两药剂量过大可致(　　)。

A. 均可使心肌收缩力减弱,从而增加心肌耗氧量

B. 均可使心容积增大,心输出量减少　　C. 均可使射血时间缩短,心耗氧量减少

D. 均可使心率慢,心肌供血不足　　E. 均可使血压下降,反而心肌供血不足

16. 硝酸酯类舒张血管的机制是(　　)。

A. 直接作用于血管平滑肌　　B. 阻断 α 受体

C. 促进前列环素生成　　D. 释放一氧化氮　　E. 阻滞 Ca^{2+} 通道

17. 硝酸异山梨酯与硝酸甘油比较,其作用持久的原因是(　　)。

A. 硝酸异山梨酯体内不被代谢　　B. 硝酸异山梨酯肝肠循环量大　　C. 硝酸异山梨酯排泄慢

D. 硝酸异山梨酯代谢物仍具有抗心绞痛作用　　E. 以上都不是

18. 普萘洛尔、维拉帕米的共同禁忌证是(　　)。

A. 轻、中度高血压　　B. 变异型心绞痛

C. 强心苷中毒时心律失常　　D. 甲亢伴有窦性心动过速　　E. 严重心功能不全

19. 普萘洛尔、硝酸甘油、硝苯地平治疗心绞痛的共同作用是(　　)。

A. 减慢心率　B. 缩小心室容积　C. 扩张冠脉　D. 降低心肌氧耗量　E. 抑制心肌收缩力

20. 普萘洛尔治疗可产生下列哪一项不利作用(　　)。

A. 心收缩力增加,心率减慢　　B. 心室容积增大,射血时间延长,增加氧耗

C. 心室容积缩小,射血时间缩短,降低氧耗　D. 扩张冠脉,增加心肌血供

E. 扩张动脉,降低后负荷

21. 下列关于硝酸甘油的不良反应的叙述,哪一点是错误的(　　)。

A. 头痛　B. 升高眼内压　C. 心率加快　D. 致高铁血红蛋白症　E. 阳痿

22. 变异型心绞痛可首选(　　)。

A. 硝酸甘油　B. 硝苯地平　C. 硝普钠　D. 维拉帕米　E. 普萘洛尔

23. 下列哪项是减弱硝苯地平治疗心绞痛的因素(　　)。

A. 心室张力降低　B. 心率加快　C. 心室压力减少　D. 改善缺血区的供血　E. 增加侧枝血流

三、简答题

1. 抗心绞痛药的作用方式是什么？分为几类及其代表药是什么？

2. 常用于抗心绞痛钙拮抗剂有哪些？临床应用时应如何选择？

四、4 四、论述题

1. 硝酸酯类与 β 受体阻断药合用治疗心绞痛有何优缺点,并说明其理由。

2. 试述 β 受体阻断药的抗高血压、抗心律失常、抗心绞痛的作用机理。

3. 试述硝酸甘油治疗心绞痛的机制。

五、案例分析

(一)男性,60 岁,心前区痛一周,加重二天。一周前开始在骑车上坡时感心前区痛,并向左肩放射,经休息可缓解,二天来走路快时亦有类似情况发作,每次持续 3~5 min,含硝酸甘油迅速缓解,为诊治来诊,发病以来进食好,二便正常,睡眠可,体重无明显变化。既往有高血压病史 5 年,血压 150~180/90~100 mmHg,无冠心病史,无药物过敏史,吸烟十几年,1 包/d,其父有高血压病史。查体:T36.5 ℃,P100 次/min,R18 次/min,Bp180/100 mmHg,一般情况好,无皮疹,浅表淋巴结未触及,巩膜不黄,心界不大,心率 84 次/min,律齐,无杂音,肺叩诊清音,无啰音,腹平软,肝脾未触及,下肢不肿。

诊断:1. 冠心病,心功能Ⅰ级。

　　2. 高血压病Ⅲ期。

治疗:1. 药物治疗,给予普萘洛尔 5 mg/次,每日两次口服;硝苯地平 10 mg/次,每日 3 次口服。

　　2. 休息,低盐低脂饮食,心电监护。

3. 疼痛仍然发作时行抗凝治疗,必要时 PCI 治疗。

试分析:1. 硝酸甘油能够缓解症状,能否长期服用?

2. 临床常见冠心病如何分型?常用药物有哪些种类?

3. 该患者普萘洛尔与硝苯地平合用治疗是否适用?为什么?

参考答案

一、填空题:

1. 硝酸甘油;普萘洛尔;硝苯地平。
2. 降低心肌耗氧量,增加心肌供氧量。
3. 硝酸酯类;硝酸甘油;β 受体阻断药;普萘洛尔;钙拮抗药;硝苯地平。
4. 耐受性。
5. 劳累型;变异型。
6. 硝苯地平;维拉帕米;地尔硫䓬。
7. 血脂;血脂异常。
8. 变异型;稳定型;不稳定型;不稳定型;心率。
9. 舌下含化、必要时可采用静滴。
10. 心率和心室壁肌张力。
11. 降低心肌耗氧量;增加心肌缺血区血流供应。
12. 抗心绞痛(治疗各型心绞痛);急性心肌梗死;难治性充血性心力衰竭。
13. 耐受性;采用小剂量给药;采用间歇给药。
14. 冠脉 β_2 受体阻断后,α 受体占优势,易致冠脉收缩导致病情恶化。

二、选择题:

1. B　2. E　3. E　4. D　5. A　6. A　7. B　8. E　9. C　10. C　11. C　12. D　13. E　14. B　15. E　16. D　17. D　18. E　19. D　20. B　21. E　22. B　23. D

三、简答题

1. 抗心绞痛通过降低心肌耗氧或增加心肌供氧起到抗心绞痛作用。分为 3 类:硝酸酯类:硝酸甘油;β 受体阻断药:普萘洛尔;钙拮抗药:硝苯地平。

2. (1)常用于抗心绞痛的钙拮抗剂有:硝苯地平、维拉帕米和地尔硫䓬。(2)选择药物:A. 变异型心绞痛:常选用硝苯地平,也常选用地尔硫䓬。选用硝苯地平时可与普萘洛尔合用,硝苯地平扩血管作用引起的反射性心率加快和普萘洛尔收缩冠脉不利影响均可在联合用药中互相抵消。B. 劳累型心绞痛:稳定型选用地尔硫䓬,亦可选用维拉帕米,但不能用硝苯地平;不稳定型选用地尔硫䓬单独使用或与硝酸酯类联合应用。

四、论述题

1. 普萘洛尔与硝酸酯类联合应用,可互相取长补短,从不同途径减轻心脏做功,降低心肌耗氧量,达到协同作用,硝酸甘油的反射性兴奋心脏作用被普萘洛尔阻滞,而普萘洛尔增大心室容积和延长射血时间的缺点,也可被硝酸酯类拮抗。缺点是两者均有降压作用,如果联合用药剂量过大,可引起血压过度下降,冠脉血流量因灌注不足而急剧减少,反而加重心绞痛。

2. 抗高血压:阻断 β 受体①抑制心脏(β_1);②减少肾素释放(β_1);③抑制突触前膜正反馈(β_2);④阻断血管运动中枢 β_2 受体。抗心律失常:阻断心脏 β_1 受体①降低自律性;②减慢传导;③延长有效不应期。抗心绞痛:①降低心肌耗氧(β_1);②通过使血液重新分布到缺血区(β_2)及改善心内膜下血供(β_1)而增加缺血区供血;③改善心肌代谢(β)。

3. (1)降低耗氧:①硝酸甘油舒张容量血管,使回心血量减少,降低心脏前负荷,降低室壁张力,而使耗氧量减少;②较大剂量舒张小动脉,使外周阻力降低,心脏射血时间减少,耗氧降低;(2)增加供氧:①增加心内膜下供血。硝酸甘油舒张较大的心外膜血管,同时由于心室壁肌张力下降,均有利于血流进入心内膜,改善心内膜供血;②硝酸甘油舒张较大的输送血管,促进侧支血管开放,使冠脉血液易由非缺血区流向缺血区,增加供氧。

五、案例分析

1. 不能长期服用,因为硝酸甘油易产生耐受性。

2. 临床常见分型为:①稳定型心绞痛最常见,多在体力活动时发病。②不稳定型心绞痛,包括初发型、恶化型及自发性心绞痛,有可能发展为心肌梗死或猝死,也可逐渐恢复为稳定型心绞痛。③变异型心绞痛 为冠状动脉痉挛所诱发。属于自发性心绞痛,休息时也可发病。

常用药物类型:①硝酸酯类。②β受体拮抗剂。③钙通道阻滞剂。

3. 适用。钙通道阻滞药与β受体阻断药联合应用可以治疗心绞痛,特别是硝苯地平与普萘洛尔合用更为安全。二者合用对降低心肌耗氧量起协同作用。β受体阻断药可消除钙通道阻滞药引起的反射性心动过速,后者可抵消前者的收缩血管作用、临床证明对心绞痛伴高血压及运动时心率显著加快者最适宜。

(郑澎涛)

第二十二章 抗心律失常药

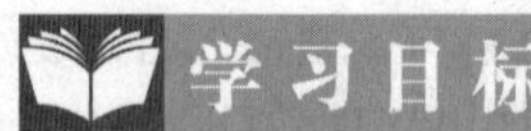

☞ **知识目标**

1. 掌握奎尼丁、利多卡因、普罗帕酮、普萘洛尔、胺碘酮、维拉帕米的抗心律失常作用特点，临床应用及主要不良反应。

2. 熟悉抗心律失常药的药物分类。

3. 了解抗心律失常药对心肌电生理的影响。

☞ **能力目标**

熟练掌握抗心律失常药用药过程的监护，正确指导病人合理用药。

☞ **态度目标**

明确抗心律失常药不良反应的严重性，具有严谨求实的工作作风。

 案例导学

张爷爷，61 岁。冠心病史 6 年，2 周前突发急性心肌梗死，经治疗病情好转出院，近日又因出现室性早搏入院。为控制室性前期收缩遵医嘱给予利多卡因静脉推注。试分析：

1. 为什么室性前期收缩要选用利多卡因？

2. 其他抗心律失常药有哪些？临床应用时如何开展用药护理？

第一节 概 述

心律失常(arrhythmia)是指心脏冲动起源部位、心动频率、节律、传导速度、兴奋次序等发生异常。心律正常时心脏通过协调规律性地收缩和舒张来顺利完成泵血功能，心律失常时因心脏泵血功能发生障碍，无论心动过速或过慢均会影响心脏搏出量和全身器官的供血，某些类型心律失常甚至危及患者生命，如心室颤动。一般依据心律失常时心动频率的快慢分为缓慢型心律失常和快速型心律失常两种。临床上根据发病原因可分为冲动形成异常和冲动传导异常，治疗方式有药物治疗和非药物治疗(起搏器、导管消融、电复律、手术等)两种，其中药物治疗在抗心律失常方面发挥着重要作用。各型快速型心律失常的发病机制和药物治疗较为复杂，包括房性期前收缩、房性心动过速、心房纤颤、心房扑动、阵发性室上性心动过速、室性前期收缩、室性心动快速及心室颤动等。快速型心律失常的发生与心肌电生理紊乱有关，因此，明确心肌正常电生理与心律失常的异常电生理机制对指导临床合理应用抗心律失常药具有重要意义。

一、正常心脏电生理特性

正常心律是各心肌细胞动作电位活动的整体结果，多种内向和外向电流参与心肌细胞的动作电位时程，细胞膜上的各种离子通道活动形成动作电位并影响心脏的电生理特性。

(一) 自律性

心脏具有自动产生节律性兴奋的能力，心肌细胞可以在没有外来刺激的条件下自动地发生节律性兴奋的特性称为自动节律性，简称自律性。心脏的自律性来源于特殊组织中的自律细胞，它们能自动产生节律性兴奋，再传导到其他心肌细胞，其中窦房结细胞的自律性最高，可将自动产生的兴奋向外扩布，依次激动心房肌、房室交界、房室束、心室内传导组织和心室肌，引起整个心脏兴奋和收缩。自律性高低取决于 4 相自动除极速

度、最大舒张电位和阈电位间的差值。4 相自动除极速度、最大舒张电位和阈电位间的差值越小，自律性越高；反之，自律性越低。

（二）传导性

任何心肌细胞膜部位产生的兴奋不但可沿整个细胞膜扩布，并且可以传递到周围相近的心肌细胞，致使整个心肌被兴奋，以上心肌细胞这种传导兴奋的能力称为传导性。因心脏各部位的组织结构不同，传导速度各异。同类心肌传导速度主要取决于 0 相除极速率（Vmax）、幅度等，0 相除极速率高且幅度大则传导快，反之传导慢。

（三）有效不应期（ERP）

在动作电位复极过程中，当膜电位恢复到-50 至-60mV 时，细胞才对刺激发生可扩布的动作电位，称为有效不应期。有效不应期与动作电位时程时间长短的变化基本一致，即 ADP 增长，ERP 也相对延长。若 APD 增长程度小于 ERP，ERP 与 ADP 比值加大，则说明心肌兴奋可扩布的时间延长，不易发生快速型心律失常。

二、心律失常的发生机制

心律失常的产生是由于心脏冲动形成异常和（或）冲动传导异常所致。

（一）冲动形成异常

1. 窦房结自律性增高

正常情况下心脏由自律性较高的窦房结起搏细胞开启全心活动。心脏快反应自律细胞包括心房传导组织、房室束及普肯耶纤维；慢反应自律细胞包括窦房结及房室结。两类细胞最主要的区别在于快反应细胞的自律性主要由于 Na^+ 内流所产生，而慢反应细胞则由 Ca^{2+} 内流所产生。正常情况下，窦房结产生的冲动 60~100 次/min，如果在窦房结动作电位时程中，4 相 Ca^{2+} 内流加速，导致 4 相自动除极速度加快，则自律性增高。当机体存在交感神经活性增高、低血钾、高血钙、心肌缺血缺氧、心肌细胞受机械牵张、心肌代谢出现障碍、电解质发生紊乱及酸碱失衡等状态均可导致心脏部分心肌细胞舒张期自动除极加速，最大静息电位降低，自律细胞自律性升高，发出冲动每分钟超过 100 次，则引起窦性心动过速即快速型心律失常。

2. 异位冲动产生

缺血缺氧使非自律心肌细胞（如心室肌细胞）产生异常自律性，此种异常兴奋向周围组织扩布可引起心律失常。

3. 后除极

心肌细胞在一个动作电位后产生一个提前去极化，称为后除极。频率越快振幅较小，波动呈现振荡性，可导致异常波动出现而引发触发活动。后除极有两种类型，分别是发生于动作电位复极化 2 或 3 相的早后除极（EAD）和发生于动作电位完全复极或接近完全复极时的迟后除极（DAD）。早后除极的发生与动作电位时程过度延长有关，缩短动作电位时程的药物可减少早后除极，例如低血钾、延长 ADP 的药物、浦肯野纤维损伤等均为诱因，易导致尖端转型室性心动过速；迟后除极的发生与细胞内钙超载有关，诱发原因有强心苷类中毒、心肌缺血、细胞外高钙等。

（二）冲动传导异常

1. 单纯性传导异常

单纯性传导异常包含传导减慢、传导阻滞和单向传导阻滞，其中单向传导阻滞的产生原因可能与邻近细胞不应期长短不一或者由病变导致的传导递减息息相关。

2. 折返

折返（reentry）是引发快速型心律失常的重要原因之一，指经过一次冲动下传后，又可顺着另一环形通路折回，再一次兴奋已兴奋过的心肌并可以反复运行的现象。在病理状态下环行通路发生单向传导阻滞，或因病变导致心肌传导功能障碍均会诱发折返激动。折返激动的发生取决于环行通路的存在、冲动传导速度下降及邻近心肌纤维有效不应期的不均一性。单次折返导致一次期前收缩，连续折返可引发阵发性心动过速、扑动或颤动，多个微型折返同时发生也会导致扑动或颤动。当心脏存在房室连接旁路，折返形成于心房、房室结和心室间，可诱发预激综合征。

三、抗心律失常药的基本作用机制

临床主要通过阻滞钠通路、拮抗心脏交感效应、阻滞钾或钙通道来降低心肌组织的异常自律性、减少后除极、调节传导性或有效不应期以消除折返的方法治疗心律失常。

1. 降低心肌自律性

抗心律失常药物可由动作电位4相斜率的降低、提高动作电位的发生阈值增加静息膜电位绝对值、动作电位时程的延长等方法降低心肌组织异常自律性。If是动作电位4相斜率的主要影响因素，而细胞内cAMP水平上升导致If数值增大，加速自动去极速度。如β肾上腺素受体阻断剂通过降低细胞内cAMP水平而减小If，最终导致动作电位4相斜率下降；钠通道阻滞药通过阻滞钠通道来提高快反应细胞动作电位的发生阈值；钙通道阻断药通过阻滞钙通道来提高慢反应细胞动作电位的发生阈值；钾通道阻滞药通过阻滞钾外流而延长动作电位时程。

2. 减少后除极

早后除极的发生与Ca^{2+}内流增多有关，可使用钙通道阻断药对抗。迟后除极的发生与细胞内钙超载和短暂Na^{+}内流有关，钙通道阻断药通过抑制细胞内钙超载而减少迟后除极，钠通道阻滞药可抑制迟后除极的0相去极化。

3. 消除折返

病理条件下心肌细胞传导功能障碍是诱发折返的重要原因，抗心律失常药物主要通过抑制传导或延长有效不应期消除折返。如钙通道阻断药和β肾上腺素受体拮抗药可减慢房室结的传导性，消除房室结折返所致的室上性心动过速。钠通道阻滞药和钾通道阻滞药可延长快反应细胞的有效不应期，钙通道阻断药（如维拉帕米）和钾通道阻滞药可延长慢反应细胞的有效不应期。

四、抗心律失常药的分类

抗心律失常药物的应用是临床防治快速型心律失常的主要方法，根据药物作用的电生理特点将抗心律失常药分为以下四类（表22-1）：

Ⅰ类-钠通道阻滞药，根据对钠通道阻滞程度和特性又将其分为ⅠA类、ⅠB类、ⅠC类；

Ⅱ类-β肾上腺素受体阻断药，通过对心肌细胞β受体的拮抗来抑制交感神经兴奋所致的起搏电流、钠电流和L型钙电流增加，减慢4相舒张期自动除极斜率以降低自律性，还可通过减慢动作电位0相除极速度来减慢传导速率；

Ⅲ类-延长动作电位时程（APD）药，通过对钾通道的阻滞使动作电位时程和有效不应期延长；

Ⅳ类-钙通道阻断药通过阻断L型钙电流使窦房结自律性降低，房室结传导性减慢，细胞内钙超载得以抑制。

表22-1　抗心律失常药分类

类别	常用代表药物
Ⅰ类-钠通道阻滞药	
ⅠA类 适度阻滞钠通道	奎尼丁、普鲁卡因胺等
ⅠB类 轻度阻滞钠通道	苯妥英钠、利多卡因等
ⅠC类 重度阻滞钠通道	普罗帕酮、氟卡尼等
Ⅱ类-β受体阻断药	普萘洛尔等
Ⅲ类-延长动作电位时程药	胺碘酮等
Ⅳ类-钙通道阻断药	维拉帕米、地尔硫䓬等

第二节　常用抗心律失常药

一、Ⅰ类-钠通道阻滞药

（一）ⅠA类药物

此类药物通过适度阻滞心肌细胞膜的快钠通道，抑制4相Na^{+}内流，降低自律性，减慢0相除极，减慢传导速率且对钠通道的阻滞作用强度介于ⅠB与ⅠC之间。因复极过程显著延长，K^{+}与Ca^{2+}在心肌细胞膜上通透性降低，该类药物具有膜稳定作用，广泛作用于心肌，主要用于治疗室上性及室性心律失常。

奎尼丁(quinidine)

奎尼丁作为广谱抗心律失常药物是从金鸡纳树皮中提取的一种生物碱，抗疟药奎宁的右旋体。1918 年 Frey 率先使用奎尼丁治疗各种类型心律失常，持续作为临床最广泛使用的抗心律失常药物长达 50 年，后因其不良反应明显目前临床已很少使用。

【体内过程】口服经胃肠吸收迅速且完全，30 min 出现作用，2~3 h 作用最强，作用维持约 6 h 左右。生物利用度介于 44%与 98%之间，个体差异大，血浆蛋白结合率高达 80%。心肌浓度高于血药浓度数十倍，有效血药浓度为 3~6 μg/ml，中毒血药浓度 8 μg/ml。半衰期 5~7 h，主要经肝脏氧化代谢且羟基化代谢产物仍具有药理活性，肾脏排泄。

【药理作用】通过与心肌细胞膜钠通道蛋白结合以抑制细胞膜钠通道，抑制钙离子内流。降低心肌兴奋性和自律性、减慢传导速度，延长心室及心房的有效不应期。此外还通过竞争性抑制 M 受体具有抗胆碱作用，可阻断 α 受体，扩张外周血管，使血压下降、心率加速。

【临床应用】主要用于治疗心房扑动和心房颤动的复律及窦性心率的维持，室上性和室性心动过速的转复和预防。

【不良反应与用药护理】

1. 胃肠道反应　十分常见，如恶心、呕吐、腹泻等。
2. 心血管反应　因减弱心肌收缩力，阻断 α 受体，使血压降低，容易发生直立性低血压，严重者偶发生奎尼丁晕厥，发作时患者伴有意识突然丧失，出现阵发性心动过速甚至室速，应密切观察，一旦发生，及时抢救。心脏毒性反应严重，导致室内及房室传导阻滞等。
3. 金鸡纳反应　因用药时间长，血浆内药物浓度过高导致患者头痛、眩晕、耳鸣、视力模糊、精神失常等症状。
4. 过敏反应　皮疹、药热、哮喘、血小板减少等过敏反应。

【禁忌证】心力衰竭、低血压、肝或肾功能不全慎用奎尼丁，重度传导阻滞、强心苷中毒及高血钾等禁用奎尼丁。

普鲁卡因胺(procainamide)

【体内过程】该药物作为普鲁卡因的衍生物，口服吸收迅速而完全，生物利用度约 80%，血浆蛋白结合率约 20%。经 N-乙酰转移酶作用下肝脏代谢，代谢产物乙酰卡尼(NAPA)仍具有药理活性，原形及活性代谢产物经肾脏排泄。

【药理作用】作用与奎尼丁相似，但阻断 α 受体和抗胆碱作用不显著，普鲁卡因胺通过阻滞开放状态的钠通道，使心肌自律性降低，传导速度降低、有效不应期延长。

【临床应用】广谱抗心律失常药物，主要用于室性心律失常，如室性期前收缩和室性心动过速，也可用于预激综合征房颤合并快速心率或复律治疗。

【不良反应与用药护理】长期口服后多出现胃肠道反应，如厌食、恶心、呕吐、腹泻等。静脉给药可导致血压和传导速度的降低。皮疹、药热、白细胞减少、肌痛等过敏症状较常见，中枢不良反应如幻觉、精神失常等，少数病人长期应用可诱发红斑狼疮综合征。因神经阻滞作用，血药浓度过高导致外周血管扩张，导致患者出现低血压，故静脉注射时应谨慎控制速度，且患者应采取平卧位，护理时连续监测患者血压及心电图的变化。

丙吡胺(disopyramide)

【体内过程】口服吸收良好、生物利用度约 50%。随剂量增加，游离血药浓度增高，药理作用明显增强。血浆 $t_{1/2}$ 为 4~10 h，肾脏排泄。

【药理作用】类似于奎尼丁，但心肌负性肌力作用强于奎尼丁，抗胆碱能神经作用明显。

【临床应用】主要用于治疗室性心律失常，尤其用于其他药物无效的危及生命的心律失常患者，也可用于防止心肌梗死导致的猝死。

【不良反应与用药护理】因抗胆碱作用导致患者出现口干、便秘、视力模糊、尿潴留等不良反应，该药物具有诱发或加重患者心脏功能不全的可能。

【禁忌证】青光眼、前列腺肥大及Ⅱ、Ⅲ度房室传导阻滞患者。

(二)ⅠB类药物

该类药物与钠通道亲和力小于ⅠA、ⅠC,容易解离,轻度阻滞心肌细胞膜钠通道。因促进 K^+ 外流、缩短APD,缩短复极过程,ERP延长。主要作用于心室肌和希-浦肯野纤维系统,用于室性心律失常的治疗。

利多卡因(lidocaine)

利多卡因作为常用局麻药,还有抗心律失常作用。

【体内过程】口服首过消除明显,仅1/3量进入血液循环,且口服容易导致恶心呕吐,因此不宜口服,静脉注射给药作用迅速,血浆 $t_{1/2}$ 约为2 h,给药后维持时间较短,仅为10~20 min。血浆蛋白结合率约70%,分布广泛,心肌中浓度高于血药浓度两倍。在肝中脱乙基代谢且代谢物仍具有药理活性,10%以药物原形经肾脏排泄。

【药理作用】通过轻度抑制 Na^+ 内流,促进 K^+ 外流直接作用于心脏。

1. 降低自律性　通过降低4相自动除极速率而提高阈电位,又因复极的不均一性减少,因此可以提高致颤阈,降低普肯耶纤维的自律性。

2. 传导速度的影响　治疗浓度对正常生理状态下心肌的传导速度没有影响,而心肌缺血部位细胞外 K^+ 浓度升高导致血液偏于酸性时,传导速度减慢作用明显,这可能是其防止急性心肌梗死后心室纤颤的作用机制之一。

3. 缩短APD相对延长ERP　缩短普肯耶纤维及心室肌的APD、ERP,且缩短APD更为显著,相对延长ERP。

【临床应用】治疗由急性心肌梗死诱发的室性心动过速及心室纤颤时可作首选药。对强心苷或转复急性心肌梗死所致的室性前期收缩,室性心动过速及心室纤颤均有效。也可用于洋地黄中毒、外科手术等器质性心脏病引发的室性心律失常。

【不良反应与用药护理】不良反应较轻,主要有嗜睡、眩晕等中枢神经系统症状,大剂量导致语言障碍、惊厥、甚至呼吸抑制,偶见窦性过缓、房室传导阻滞等心脏毒性。眼球震颤是利多卡因中毒的早期信号,用药过程中应警惕且静脉注射时要严格控制剂量和滴速。静脉注射时避免使用生理盐水稀释,应选用5%的葡萄糖溶液,以减少钠盐的进入量。

【禁忌证】Ⅱ、Ⅲ度房室传导阻滞患者。

苯妥英钠(phenytoin)

常用抗癫痫药,还具有抗心律失常作用。对心肌电生理的影响与利多卡因相似,使浦肯野纤维自律性降低,也能抑制强心苷中毒所致的迟后除极,改善被强心苷抑制所致的房室传导。用于治疗室性心律失常,对强心苷中毒所致室性心律失常作为首选药,因对其他原因引发的心律失常疗效较差,现已较少使用。静脉注射速度过快可导致患者心律失常,如窦性心动过缓、心室颤动、血压下降、呼吸抑制等。

美西律(mexiletine)

【体内过程】口服吸收完全迅速、生物利用度高达90%,血浆蛋白结合率70%。大半部分经过肝脏代谢,代谢产物无活性,酸性尿液中排泄速度加快。

【药理作用】类似于利多卡因。

【临床应用】主要用于期前收缩、心动过速的慢性室性心律失常的治疗,如强心苷中毒、心肌梗死或心脏术后导致的慢性心律失常。

【不良反应与用药护理】口服服用易出现胃肠道反应,剂量较大出现眩晕、震颤、运动失调、言语不清、视力模糊等神经系统症状,长期使用后可出现抗核抗体阳性。

【禁忌证】严重心功能不全、心源性休克、缓慢型心律失常及室内传导阻滞禁用。

(三)ⅠC类药物

此类药物与钠通道亲和力较强,结合和解离较慢。因阻滞心肌细胞膜上钠通道,抑制 Na^+ 内流,使自律性减弱，适用于室上性及室性心律失常的治疗。但本类药物安全范围较窄，易导致心律失常，使致死率升高，临床应用应予以注意。

普罗帕酮（propafenone）

普罗帕酮又名心律平，新型广谱抗心律失常药。

【体内过程】口服吸收完全，用药初期首关消除明显，生物利用度低，长期给药首过效应减弱，生物利用度升高。0.5~1.0 h 起效，2~3 h 作用达高峰，持续 6~8 h。主要通过肝脏氧化代谢，代谢物仍具备药理活性，与少量原形药物经肾脏排泄。

【药理作用】主要通过抑制 Na^+内流，降低自律性，延长 APD 和 ERP，减慢窦房结、心房、心室、房室结及浦肯野纤维传导速度，降低自律性。

【临床应用】可用于各种室上性和室性期前收缩、室上性和室性心动过速、伴发心动过速和心房颤动的预激综合征。

【不良反应与用药护理】头晕、头痛、口干、恶心、呕吐、便秘及味觉改变等较为常见，大剂量抑制窦房结、阻滞房室传导、降低血压等抑制心血管作用。

【禁忌证】心源性休克、严重房室传导阻滞禁用。

二、Ⅱ类-β 肾上腺素受体阻断药

β 肾上腺素受体阻断药竞争性与受体结合，阻断心脏 β 受体，对抗儿茶酚胺类对心脏作用，使窦房结、房室结及传导组织自律性降低、传导速度减慢。但对心室异位节律点的抑制作用弱于钠通道阻滞药，主要适用于室上性及室性心律失常的治疗。

普萘洛尔（propranolol）

普萘洛尔又名心得安，临床应用最早的肾上腺素 β 受体阻断药。

【体内过程】口服吸收完全，生物利用度约 35%，首关效应明显且个体差异大，血药浓度有较大个体差异。血浆蛋白结合率高达 90%，$t_{1/2}$ 约为 4 h，主要经肝脏代谢，代谢产物 4-羟普萘洛尔仍具有药理活性，经过肾脏排泄。

【药理作用】

1. 降低自律性　降低窦房结、心房传导纤维及普肯耶纤维自律性，在运动及情绪激动时作用尤为明显。也可降低儿茶酚胺所致的迟后除极幅度而防止触发活动。

2. 减慢传导　较大剂量时具有膜稳定作用，减慢房室结及普肯耶纤维的传导速度作用明显。

3. 延长有效不应期　对房室结 ERP 延长作用较为明显。

【临床应用】主要用于室上性心律失常的治疗，如窦性心动过速、心室纤颤等。也可适用于由焦虑或甲状腺功能亢进等引发的，与交感神经兴奋性过高有关的窦性心动过速的治疗。

【不良反应与用药护理】可引起窦性心动过缓、房室传导阻滞，诱发心力衰竭和支气管哮喘、低血压、精神抑郁、记忆力减退等，影响脂质代谢与糖代谢。突然停药具有反跳现象，应指导患者缓慢酌减剂量。

【禁忌证】支气管哮喘、血脂异常、糖尿病慎用。

三、Ⅲ类-延长动作电位时程的药物

延长动作电位时程的药物能够明显延长心房肌、心室肌及传导组织的 ADP 与 ERP，但对自律性影响作用甚微。

胺碘酮（amiodarone）

胺碘酮又名乙胺碘呋酮，结构与甲状腺素相似，药理作用广泛。

【体内过程】口服吸收缓慢而不规则，生物利用度 40%~50%，血浆蛋白结合率高达 95%。静脉注射 10 min 起效，半衰期长达数周，主要经肝脏代谢，代谢产物乙基胺碘酮仍具有药理活性。主要经胆汁排泄，故肾功能不全者无须减量。

【药理作用】通过较明显地阻滞心肌细胞膜 K^+通道作用，抑制复极过程，即延长 APD 和 ERP。通过阻滞钠、钙及钾通道，使窦房结和浦肯野纤维自律性降低，传导速度减慢。另外还有一定程度的肾上腺素 α 和 β 受体阻断作用。

1. 降低自律性　降低窦房结和普肯耶纤维的自律性，可能与其阻滞钠和钙通道及拮抗β受体的作用有关。

2. 减慢传导　减慢普肯耶纤维和房室结的传导速度，也与阻滞钠、钙通道有关。

3. 延长有效不应期　阻滞钾通道明显延长心房肌、心室肌及普肯耶纤维的APD与ERP。

【临床应用】为广谱抗心律失常药，适用于各种室上性和室性心律失常，可用于器质性心脏病和心功能不全者。另对心房扑动、心房颤动、阵发性室上性心动过速疗效较好。

【不良反应与用药护理】不良反应与剂量大小及用药时间长短有关，少量通过泪腺排出，故在角膜可有黄色微型颗粒沉着，但不影响视力。胃肠道反应以食欲减退，恶心、呕吐、便秘较为常见。长期应用导致甲状腺功能亢进或低下及肝坏死，个别病人用药期间出现间质性肺炎或肺纤维化，用药后必须进行胸部X线检查，同时检测血清T3、T4，定期监测肺功能。若静脉注射剂量过大、速度过快，易导致患者血压降低，甚至心力衰竭。

【禁忌证】甲状腺功能障碍、碘过敏、心动过缓和房室传导阻滞者禁用。

索他洛尔(sotalol)

【体内过程】口服吸收迅速完全，无首关效应，生物利用度高达100%。不经过肝脏代谢，几乎全部以药物原形形式经过肾脏排出。

【药理作用】通过抑制K^+外流延长动作电位，使浦氏纤维和心室肌ADP与ERP延长，窦房结和希-浦系统自律性降低，房室传导速度减慢。

【临床应用】

(1)主要用于室上性和室性心律失常的治疗；

(2)可用于转复和预防室上性心动过速、预激综合征伴发室上性心动过速、心房扑动或颤动以及各种室性心动过速的治疗；

(3)用于急性心肌梗死并发严重心律失常的防治。

【不良反应与用药护理】不良反应较少，如心动过速、低血压、支气管痉挛等β受体阻断症状。使用剂量过大导致血药浓度升高，易诱发尖端扭转型室性心动过速。用药期间应注意监护病人心电图变化，避免与排钾利尿药的联合应用。

四、Ⅳ类-钙通道阻断药

此类药物作用于窦房结、房室结的慢反应细胞，通过阻滞钙通道减慢心率，降低房室结传导速度并延长ERP。

维拉帕米(verapamil)

维拉帕米主要通过阻滞心肌细胞膜上的钙通道，抑制钙离子内流，抑制窦房结和房室结4相自动除极速度，使自律性下降、传导性下降，不应期延长，有利于消除折返。可作为治疗阵发性、室上性心动过速首选药，也可用于减慢心房颤动患者的心室率。常见不良反应有口干、恶心、腹胀、腹泻、头痛、头晕等。静注过快可出现血压下降、心动过缓，严重者可致心脏停搏，常见于与β受体阻断药合用或近期内使用过该药物的患者。Ⅱ、Ⅲ度房室传导阻滞、心功能不全、心源性休克禁用维拉帕米。

地尔硫䓬(diltiazem)

该药物具有抗心绞痛、抗高血压、抗心律失常作用的钙通道阻断药。对心肌电生理的影响和抗心律失常作用机制与维拉帕米相似，但因其扩张血管作用较强，减慢心率作用较弱，主要用于室上性心律失常、阵发性心室颤动的治疗，也可用于治疗心绞痛和轻、中度高血压。

临床应用抗心律失常药应提前了解病人的病程及心律失常的性质与类型。通过正确评估患者心律失常类型，严格掌握适应证，做到安全合理用药。同时做到了解病人的用药史，特别是用药过敏史，明确患者应用抗心律失常药的种类、剂量、疗程及不良反应出现情况等。如窦性心动过速应针对病因进行治疗，需要时选用β受体阻断药或维拉帕米；心房纤颤或扑动转律使用奎尼丁(宜先给药强心苷)，或与普萘洛尔合用；心室纤颤选用利多卡因、普鲁卡因胺等；预防复发可加用或单用胺碘酮；控制心室频率使用强心苷或加用维拉帕米或普萘洛尔；房性前期收缩必要时选用普萘洛尔、维拉帕米、胺碘酮，次选奎尼丁、普鲁卡因胺；阵发室性心动过速选用利多卡因、普鲁卡因胺、美西律等；阵发性室上性心动过速除先用兴奋迷走神经的方法外，可选用维拉帕米、普萘洛尔、胺碘酮、奎尼丁、普罗帕酮；室性前期收缩必要时首选普鲁卡因胺、美西律、胺碘酮；急性心肌梗死时宜用利多卡因；强心苷中毒者宜用苯妥英钠。依据临床适用症合理选用药物，实施个体化治疗方案是抗心律失常药物的给药原则。

第三节　全国护士执业资格考试要点解析

心律失常病人的护理措施

一、休息与活动

影响心脏排血功能的心律失常病人应绝对卧床休息；血流动力学改变不大者，应注意劳逸结合，避免劳累和感染，积极参加体育运动，改善自主神经功能，可维持正常工作和生活。

二、心理护理

稳定轻度心律失常病人情绪，给予必要的解释和安慰。给予严重心律失常病人心理支持，加强巡视和生活护理，消除恐惧心理，增加病人安全感。

三、饮食护理

宜选择低脂、易消化、营养饮食，少量多餐且不易饱食，避免吸烟、酗酒、刺激性或含咖啡因的饮料或食品。

四、病情观察

密切观察脉搏、呼吸、血压、心率、心律，以及神智和面色等变化。通过心电监护观察注意有无引起猝死的危险征兆，如频发性、多源性、成联律、R on T 室性期前收缩，阵发性室上性心动过速，心房颤动，二度Ⅱ型房室传导阻滞等。随时有猝死危险的心律失常病人，如阵发性室上性心动过速、心房颤动、三度房室传导阻滞等，一经发现立即抢救，报告医师进行处理。同时嘱咐病人卧床、吸氧、开放静脉通道、准备抗心律失常药物、除颤器、临时起搏器等。

五、用药护理

正确、准确使用抗心律失常药物，观察药物不良反应。应用利多卡因时应注意静脉注射不可过快、过量，以免导致传导阻滞、低血压、抽搐甚至呼吸抑制和心脏骤停。奎尼丁药物有较强的心脏毒性作用，使用前须测血压、心率，用药期间应经常监测血压、心电图，如有明显血压下降、心率减慢或不规则、心电图 Q-T 间期延长时，须暂停给药，并报告医师处理。

六、心脏电复律护理

（1）心脏电复律适应证：室颤、持续性室性心动过速选用非同步电复律；有 R 波存在的各种快速异位心律失常采用同步电复律，如房颤、室性阵发性心动过速等。

（2）心脏电复律禁忌证：病史长、心脏明显扩大，同时伴二度Ⅱ型或三度房室传导阻滞的房颤和房扑病人；洋地黄中毒或低血钾病人。

（3）操作配合：准备除颤器、氧气等，病人仰卧于绝缘床上，连接心电监护仪，建立静脉通路，遵医嘱静脉注射地西泮。电极板用盐水纱布包裹或均匀涂抹导电糊紧贴病人皮肤放置，注意放电过程中医护人员身体任何部位均不要直接接触铁床及病人，以防电击意外。

（4）电复律后要密切观察心律、心率、呼吸、血压等生命指标，间隔 0.5 h 测量并记录，直至平稳。遵医嘱给予抗心律失常药物维持窦性心律，观察药物不良反应。

测试练习

一、选择题（以下每题有 A、B、C、D、E 五个备选答案，请从中选择一个最佳答案）

1. 患者，女性，62 岁。半年来频繁发作心前区不适，2 h 前再次发作，自行含服硝酸甘油无效。入院后听诊心率 200 次/min，律不齐，之后突然心电示波荧光屏上出现完全不规则的大波浪状曲线，且 QRS 波与 T 波

消失。纠正心律失常首选的治疗药物是(　　)。(护考真题)

A. 普萘洛尔　B. 苯妥英钠　C. 阿托品　D. 维拉帕米　E. 胺碘酮

2. (　　)抗心律失常药物可引发金鸡纳反应。

A. 普萘洛尔　B. 苯妥英钠　C. 奎尼丁　D. 维拉帕米　E. 胺碘酮

3. (　　)抗心律失常药物长期应用可出现系统性红斑狼疮样综合征。

A. 胺碘酮　B. 利多卡因　C. 维拉帕米　D. 普鲁卡因胺　E. 苯妥英钠

4. 利多卡因主要用于治疗(　　)。

A. 室性前期收缩及室性心动过速　B. 窦性心动过速性心动过速

C. 房室传导阻滞　D. 室上性阵发性心动过速　E. 窦性心动过缓

5. 具有抗癫痫作用的抗心律失常药物是(　　)。

A. 普萘洛尔　B. 苯妥英钠　C. 奎尼丁　D. 维拉帕米　E. 胺碘酮

6. 利多卡因降低心肌自律性主要通过(　　)。

A. 促进钾离子外流　B. 抑制钙离子内流

C. 抑制钾离子外流　D. 促进钠离子内流　E. 促进钙离子内流

7. 强心苷中毒引发的室性心律失常最好选用(　　)。

A. 维拉帕米　B. 普萘洛　C. 苯妥英钠　D. 奎尼丁　E. 胺碘酮

8. 阵发性室上性心动过速的首选药是(　　)。

A. 美西律　B. 利多卡因　C. 普鲁卡因胺　D. 苯妥英钠　E. 维拉帕米

9. 具有局麻作用的抗心律失常药是(　　)。

A. 苯妥英钠　B. 胺碘酮　C. 美西律　D. 利多卡因　E. 普萘洛尔

10. 急性心肌梗死引发的室性心动过速首选(　　)。

A. 奎尼丁　B. 苯妥英　C. 普萘洛尔　D. 利多卡因　E. 氟卡尼

二、简答题

抗心律失常药分几类？各举一代表药物。

三、案例分析

张爷爷,61 岁。冠心病史 6 年,2 周前突发急性心肌梗死,经治疗病情好转出院,近日又因出现室性前期收缩入院,为控制室性前期收缩遵医嘱给予利多卡因静脉推注。试分析：

1. 为什么室性前期收缩要选用利多卡因？

2. 其他抗心律失常药有哪些？临床应用时如何开展用药护理？

参考答案

一、选择题

1. E　2. C　3. D　4. A　5. B　6. A　7. C　8. E　9. D　10. D

二、简答题

Ⅰ类 钠通道阻滞药

ⅠA 类 适度阻滞钠通道,如奎尼丁、普鲁卡因胺等；

ⅠB 类 轻度阻滞钠通道,如苯妥英钠、利多卡因等；

ⅠC 类 重度阻滞钠通道,如普罗帕酮、氟卡尼等。

Ⅱ类-β 受体阻断药,如普萘洛尔等。

Ⅲ类-延长动作电位时程药,如胺碘酮等。

Ⅳ类-钙通道阻断药,如维拉帕米、地尔硫䓬等。

三、案例分析

1. 利多卡因属于ⅠB 类轻度阻滞钠通道抗心律失常药物,通过轻度抑制 Na^+ 内流,促进心肌细胞 K^+ 外流,降低动作电位和缩短有效不应期,降低心肌细胞自律性及兴奋性,直接作用于心脏。临床可用于治疗各种心脏疾病引起的快速型室性心律失常,如室性前期收缩等。

2. 临床依据病情、心律失常类型正确、合理选用其他抗心律失常药，如窦性心动过速应针对病因进行治疗，需要时选用β受体阻断药，或维拉帕米；心房纤颤或扑动转律用奎尼丁（宜先给强心苷），或与普萘洛尔合用；预防复发可加用或单用胺碘酮；控制心室频率用强心苷或加用维拉帕米或普萘洛尔；房性前期收缩必要时选用普萘洛尔、维拉帕米、胺碘酮，次选奎尼丁、普鲁卡因胺；阵发性室上性心动过速除先用兴奋迷走神经的方法外，可选用维拉帕米、普萘洛尔、胺碘酮、奎尼丁、普罗帕酮；室性前期收缩必要时首选普鲁卡因胺、美西律、胺碘酮，急性心肌梗死时宜用利多卡因，强心苷中毒者宜用苯妥英钠；阵发室性心动过速选用利多卡因、普鲁卡因胺、美西律等；心室纤颤选用利多卡因、普鲁卡因胺等。按临床适用症合理用药，实施个体化治疗方案是抗心律失常药物的给药原则。

（刘　莹）

第二十三章　抗动脉粥样硬化药

学习目标

☞ **知识目标**

1. 掌握洛伐他丁、考来烯胺和普罗布考的药理作用、临床应用及主要不良反应。
2. 熟悉氯贝丁酯、烟酸及其他常用调血脂药物的药理作用特点及临床应用。
3. 了解其他抗动脉粥样硬化药的特点

☞ **能力目标**

学会观察调血脂药的疗效及不良反应,正确指导合理用药。

☞ **态度目标**

认识血脂异常对心脑血管系统疾病的重要影响,明确高脂蛋白血症的危害及合理用药的重要意义。

案例导学

患者张某,女,57 岁,1 个月前因患高脂血症,医生开出以下处方治疗:辛伐他汀片,40 mg,每晚口服;苯扎贝特片,0.2g,每日 3 次。服药两周后患者感觉下肢肌肉酸痛,但一直当作是运动后症状,也没停药。近两日突然发现尿液变成酱油色,遂去医院检查,最后确诊为药物性横纹肌溶解症。试分析:发生原因?应如何合理用药?

动脉粥样硬化(atherosclerosis,AS)是遗传与环境因素共同作用的慢性炎症过程,主要累及大动脉及中动脉,特别是冠状动脉、脑动脉和主动脉,是冠心病、脑卒中等心脑血管疾病的重要病理学基础。以低密度脂蛋白(low-density lipoprotein,LDL)胆固醇或甘油三酯(triglyceride,TG)升高为特点的血脂异常是动脉粥样硬化性心脑血管疾病的重要危险因素。因此,有效地控制血脂异常,防治动脉粥样硬化是减少心脑血管危险事件发生的重要措施。早期或轻症动脉粥样硬化患者可通过改变生活方式等措施进行防治,较重者应给予药物治疗。根据作用机制的不同,目前临床上常用的防治动脉粥样硬化药物分为调血脂药(lipid regulating agent)和抗动脉粥样硬化药(antiatherosclerotic drugs)。

动脉粥样硬化(atherosclerosis)的特点是受累动脉的病变从内膜开始,先后有脂质积聚、纤维组织增生和钙质沉着,并有动脉中层的逐渐退变和钙化,在此基础上继发斑块内出血、斑块破裂及局部血栓形成。现代细胞和分子生物学技术显示动脉粥样硬化病变具有巨噬细胞游移、平滑肌细胞增生;大量胶原纤维、弹力纤维和蛋白多糖等结缔组织基质形成;细胞内、外脂质积聚的特点。由于在动脉内膜积聚的脂质外观呈黄色粥样,因此称为动脉粥样硬化。

知识拓展

冠状动脉粥样硬化性心脏病

冠状动脉粥样硬化性心脏病是冠状动脉粥样硬化后造成管腔狭窄、阻塞和/或冠状动脉功能性痉挛,导致心肌缺血、缺氧引起的心脏病。常见的类型有心绞痛、心肌梗死。最常发生的血管为左冠状动脉的前室间支,依次还有右冠状动脉、旋支、左冠状动脉主干。

心绞痛是指在冠状动脉粥样硬化的基础上,由于心肌负荷增加或冠状动脉痉挛,引起供血不足,导致心肌急剧暂时的缺血、缺氧所引起的临床综合征。以阵发性胸痛或心前区不适为典型特点。持续时间一般在 3~5 min 内,休息或含服硝酸甘油可迅速缓解。

心肌梗死是指严重持久缺血导致的心肌细胞坏死,临床症状为持久的胸骨后剧烈疼痛,经休息和含服硝酸甘油不能缓解,可伴恶心呕吐、心源性休克及心律失常等。

本病病因尚未完全确定。研究表明本病是多因素作用于不同环节所致,这些因素称为危险因素(risk factor)。主要的危险因素如下:

1. 年龄、性别　本病临床上多见于 40 岁以上的中老年人,49 岁以后进展较快,近年来临床发病年龄有年轻化趋势。女性发病率较低,因为雌激素有抗动脉粥样硬化作用,故女性在绝经期后发病率迅速增加。年龄和性别属于不可改变的危险因素。

2. 血脂异常　脂质代谢异常是动脉粥样硬化最重要的危险因素。临床资料表明,动脉粥样硬化常见于高胆固醇血症。实验动物给予高胆固醇饲料可以引起动脉粥样硬化。总胆固醇(totalcholesterol,TC)、甘油三酯(triglyceride,TG)、低密度脂蛋白胆固醇(low density lipoprotein cholesterol,LDL-C)或极低密度脂蛋白胆固醇(very low density lipoprotein cholesterol, VLDL-C)增高,相应的载脂蛋白 B(apoB)增高;高密度脂蛋白胆固醇(high density lipoprotein-cholesterol, HDL-C)减低、载脂蛋白 A(apoA)降低都被认为是危险因素,目前最肯定的是 LDL-C 的致动脉粥样硬化作用。此外,脂蛋白(a)[Lp(a)]增高也可能是独立的危险因素。在临床实践中,LDL-C 是治疗的靶目标。

3. 高血压　临床及尸检资料均表明,高血压病人动脉粥样硬化发病率明显增高。60%~70%的冠状动脉粥样硬化病人有高血压,高血压病人患冠心病概率增高 3~4 倍。可能由于高血压时内皮细胞损伤,LDL-C 易于进入动脉壁,并刺激平滑肌细胞增生,引起动脉粥样硬化。

4. 吸烟　与不吸烟者比较,吸烟者的发病率和病死率增高 2~6 倍,且与每日吸烟的支数呈正比。被动吸烟也是危险因素。吸烟者前列环素释放减少,血小板易在动脉壁黏附聚集。吸烟还可使血中 HDL-C 降低、TC 增高以致易患动脉粥样硬化。另外,烟草所含的尼古丁可直接作用于冠状动脉和心肌,引起动脉痉挛和心肌受损。

5. 糖尿病和糖耐量异常　糖尿病病人发病率较非糖尿病者高出数倍,且病变进展迅速。糖尿病者多伴有高甘油三酯血症或高胆固醇血症,如再伴有高血压,则动脉粥样硬化的发病率明显增高。糖尿病病人还常有凝血因子增高及血小板功能增强,加速动脉粥样硬化血栓形成和引起动脉管腔的闭塞。近年来的研究认为胰岛素抵抗与动脉粥样硬化的发生有密切关系,2 型糖尿病病人常有胰岛素抵抗及高胰岛素血症伴发冠心病。

6. 肥胖　标准体重(kg)= 身高(cm)-105(或 110);体重指数(BMI)= 体重(kg)/[身高(m)]^2。超过标准体重 20%或 BMI>24 kg/m^2 称肥胖症。肥胖也是动脉粥样硬化的危险因素,肥胖可导致血浆甘油三酯及胆固醇水平的增高,并常伴发高血压或糖尿病。近年研究认为肥胖者常有胰岛素抵抗,导致动脉粥样硬化的发病率明显增高。

7. 家族史　一级亲属男性<55 岁,女性<65 岁发生疾病,考虑存在早发冠心病家族史。常染色体显性遗传所致的家族性血脂异常是这些家族成员易患本病的因素。此外,近年已克隆出与人类动脉粥样硬化危险因素相关的易感或突变基因 200 种以上。

其他的危险因素包括:①A 型性格者:有较高的冠心病患病率,精神过度紧张者也易患病,可能与体内儿茶酚胺类物质浓度长期过高有关;②口服避孕药:长期口服避孕药可使血压升高、血脂异常、糖耐量异常,同时改变凝血机制,增加血栓形成机会;③饮食习惯:高热量、高动物脂肪、高胆固醇、高糖饮食易患冠心病。

对本病发病机制,曾有多种学说从不同角度来阐述,主要包括脂质浸润学说、内皮损伤-反应学说、血小板聚集和血栓形成假说、平滑肌细胞克隆学说等。

各种主要危险因素作用下,LDL-C 通过受损的内皮进入管壁内膜,并氧化修饰成低密度脂蛋白胆固醇(oxidized LDL-C,ox LDL-C),加重内皮损伤;单核细胞和淋巴细胞表面特性发生变化,黏附因子表达增加,黏附在内皮细胞上的数量增多,并从内皮细胞之间移入内膜下成为巨噬细胞,通过清道夫受体吞噬 ox LDL-C,转变为泡沫细胞形成最早的粥样硬化病变脂质条纹。巨噬细胞能氧化 LDL-C、形成过氧化物和超氧化离子,充满氧化修饰脂蛋白的巨噬细胞合成分泌很多生长因子和促炎介质,包括血小板源生长因子(platelet derived growth factor,PDGF)、成纤维细胞生长因子(fibroblast growth factor, FGF)、肿瘤坏死因子(tumor necrosis factor,TNF)-α 和白介素(interleukin,IL)-1,促进斑块的生长和炎症反应。进入内膜的 T 细胞识别巨噬细胞和树突状细胞提呈的抗原(如修饰的脂蛋白)同时被激活,产生具有强烈致动脉粥样硬化的细胞因子,如干扰素-γ、TNF 和淋巴毒素等。在 PDGF 和 FGF 的作用下,平滑肌细胞从中膜迁移至内膜并增殖,亦可吞噬脂质成为泡沫细胞的另一重要来源。在某些情况下,平滑肌细胞在凝血酶等强力作用下发生显著增殖,并合成和分泌胶原、蛋白多糖和弹性蛋白等,构成斑块基质。在上述各种机制的作用下,脂质条纹演变为纤维脂肪病变及纤维斑块。

动脉粥样硬化的病理变化主要累及体循环系统的大型肌弹力型动脉(如主动脉)和中型肌弹力型动脉(以冠状动脉和脑动脉最多,肢体各动脉、肾动脉和肠系膜动脉次之,下肢多于上肢),而肺循环动脉极少受累。病变分布多为数个组织器官的动脉同时受累。

正常动脉壁由内膜、中膜和外膜三层构成。动脉粥样硬化时相继出现脂质点和条纹、粥样和纤维粥样斑块、复合病变 3 类变化。美国心脏病学会根据其病变发展过程将其细分为 6 型:

Ⅰ型:脂质点。动脉内膜出现小黄点,为小范围的巨噬细胞含脂滴形成泡沫细胞积聚。

Ⅱ型:脂质条纹。动脉内膜见黄色条纹,为巨噬细胞成层并含脂滴,内膜有平滑肌细胞也含脂滴,有 T 淋巴细胞浸润。

Ⅲ型:斑块前期。细胞外出现较多脂滴,未形成脂质池。

Ⅳ型:粥样斑块。脂质积聚多,形成脂质池,内膜结构破坏,动脉壁变形。

Ⅴ型:纤维粥样斑块。为动脉粥样硬化最具特征性的病变,呈白色斑块突入动脉腔内引起管腔狭窄。斑块表面内膜被破坏而由增生的纤维膜(纤维帽)覆盖于脂质池之上。病变可向中膜扩展,破坏管壁,并同时可有纤维结缔组织增生、变性坏死等继发病变。

Ⅵ型:复合病变。为严重病变,由纤维斑块发生出血、坏死、溃疡、钙化和附壁血栓所形成。粥样斑块可因内膜表面破溃而形成所谓粥样溃疡,破溃后粥样物质进入血流成为栓子。

近年来由于冠状动脉造影的普及和冠状动脉内超声成像技术的进展,对不同冠心病病人的斑块性状有了更直接和更清晰的认识。从临床的角度来看,动脉粥样硬化的斑块基本上可分为两类:一类是稳定型即纤维帽较厚而脂质池较小的斑块;而另一类是不稳定型(又称为易损型)斑块,其纤维帽较薄,脂质池较大易于破裂。正是不稳定型斑块的破裂导致了急性心血管事件的发生。其他导致斑块不稳定的因素包括血流动力学变化、应激、炎症反应等,其中炎症反应在斑块不稳定和斑块破裂中起着重要作用。动脉粥样硬化斑块不稳定反映其纤维帽的机械强度和损伤强度的失平衡。斑块破裂释放组织因子和血小板活化因子,使血小板迅速聚集形成白色血栓;同时,斑块破裂导致大量的炎症因子释放,上调促凝物质的表达,并促进纤溶酶原激活剂抑制物-1(plas minogen activator inhibitor,PAI- 1)的合成,从而加重血栓形成,并演变为红色血栓。血栓形成使血管急性闭塞而导致严重持续性心肌缺血。

从动脉粥样硬化的长期影响来看,受累动脉弹性减弱、脆性增加,其管腔逐渐变窄甚至完全闭塞,也可扩张而形成动脉瘤。视受累的动脉和侧支循环建立情况的不同,可引起整个循环系统或个别器官的功能紊乱。

1. 主动脉因粥样硬化而致管壁弹性降低　当心脏收缩时,它暂时膨胀而保留部分心脏排出血液的作用即减弱,使收缩压升高而舒张压降低,脉压增宽。主动脉形成动脉瘤时,管壁为纤维组织所取代,不但失去弹性而且向外膨隆。

2. 内脏或四肢动脉管腔狭窄或闭塞　在侧支循环不能代偿的情况下使器官和组织的血液供应发生障碍,导致缺血、坏死或纤维化。如冠状动脉粥样硬化可引起心绞痛、心肌梗死或心肌纤维化;脑动脉粥样硬化引起脑梗死或脑萎缩;肾动脉粥样硬化引起高血压或肾脏萎缩;下肢动脉粥样硬化引起间歇性跛行或下肢坏疽等。

本病病理变化进展缓慢,除非有不稳定斑块破裂造成急性事件,明显的病变多见于壮年以后。现已有不少资料证明,动脉粥样硬化病变的进展并非不可逆。在人体经血管造影或腔内超声检查证实,积极控制和治疗各危险因素一段时间后,较早期的动脉粥样硬化病变可部分消退。

在临床表现上主要是相关器官受累后出现的症状。

1. 主动脉粥样硬化　大多数无特异性症状。主动脉广泛粥样硬化病变可出现主动脉弹性降低的相关表现:如收缩期血压升高、脉压增宽等。X 线检查可见主动脉结向左上方凸出,有时可见片状或弧状钙质沉着阴影。

主动脉粥样硬化可以形成主动脉瘤,也可能发生动脉夹层分离。

2. 颅脑动脉粥样硬化 颅脑动脉粥样硬化最常侵犯颈内动脉、基底动脉和椎动脉。颈内动脉入脑处为好发区,病变多集中在血管分叉处。粥样斑块造成血管狭窄、脑供血不足或局部血栓形成或斑块破裂、碎片脱落造成脑栓塞等脑血管意外;长期慢性脑缺血造成脑萎缩时,可发展为血管性痴呆。

3. 肾动脉粥样硬化 可引起顽固性高血压。年龄在 55 岁以上而突然发生高血压者,应考虑本病的可能。如发生肾动脉血栓形成可引起肾区疼痛、少尿和发热等。长期肾脏缺血可致肾萎缩并发展为肾衰竭。

4. 肠系膜动脉粥样硬化 可能引起消化不良、肠道张力减低、便秘和腹痛等症状。血栓形成时有剧烈腹痛、腹胀和发热。肠壁坏死时可引起便血、麻痹性肠梗阻和休克等症状。

5. 四肢动脉粥样硬化 以下肢动脉较多见。由于血供障碍而引起下肢发凉、麻木和典型的间歇性跛行,即行走时发生腓肠肌麻木、疼痛以至痉挛,休息后消失,再走时又出现;严重者可持续性疼痛,下肢动脉尤其是足背动脉搏动减弱或消失。如动脉完全闭塞时可产生坏疽。

本病发展到相当程度,尤其是有器官明显病变时诊断并不困难,但早期诊断很不容易。年长病人如检查发现血脂异常,X 线、超声及动脉造影发现血管狭窄性或扩张性病变,应首先考虑诊断本病。

主动脉粥样硬化引起的主动脉变化和主动脉瘤,需与梅毒性主动脉炎和主动脉瘤以及纵隔肿瘤相鉴别;冠状动脉粥样硬化引起的心绞痛和心肌梗死,需与冠状动脉其他病变所引起者相鉴别;脑动脉粥样硬化所引起的脑血管意外,需与其他原因引起的脑血管意外相鉴别;肾动脉粥样硬化所引起的高血压,需与其他原因的高血压相鉴别;肾动脉血栓形成需与肾结石相鉴别;四肢动脉粥样硬化所产生的症状需与其他病因的动脉病变所引起者鉴别。

本病预后随病变部位、程度、血管狭窄发展速度、受累器官受损情况和有无并发症而不同。病变涉及心、脑、肾等重要脏器动脉则预后不良。

在防治上首先应积极预防动脉粥样硬化的发生。如已发生应积极治疗,防止病变发展并争取逆转。已发生并发症者应及时治疗,防止其恶化,延长病人寿命。

(一)一般防治措施

1. 积极控制与本病有关的一些危险因素 包括高血压、糖尿病、血脂异常、肥胖症等。

2. 合理的膳食控制膳食总热量 以维持正常体重为度,一般 BMI 20~24 kg/m^2 为正常体重;或以腰围为标准,一般以女性>80 cm、男性>85 cm 为超标。超重或肥胖者应减少每日进食的总热量,减少胆固醇摄入,并限制酒及含糖食物的摄入。合并有高血压或心力衰竭者应同时限制食盐。不少学者认为,本病的预防措施应从儿童期开始,即儿童不进食高胆固醇、高动物性脂肪的饮食,避免摄食过量,防止发胖。

3. 适当的体力劳动和体育活动 参加一定的体力劳动和体育活动,对预防肥胖、锻炼循环系统的功能和调整血脂代谢均有益,是预防本病的一项积极措施。体力活动量应根据身体情况、体力活动习惯和心脏功能状态而定,以不过多增加心脏负担和不引起不适感觉为原则。体育活动要循序渐进,不宜勉强做剧烈活动。

4. 合理安排工作和生活生活要有规律 保持乐观、愉快的情绪。避免过度劳累和情绪激动。注意劳逸结合,保证充分睡眠。

5. 提倡戒烟限酒。

(二)药物治疗

1. 调整血脂药物 血脂异常的病人,应首选降低 TC 和 LDL-C 为主的他汀类调脂药,其他还包括贝特类、依折麦布和 PCSK9 抑制剂等。

2. 抗血小板药物 抗血小板黏附和聚集的药物,可防止血栓形成,有助于防止血管阻塞性病变发展,用于预防动脉血栓形成和栓塞。最常用的口服药为阿司匹林、氯吡格雷、普拉格雷、替格瑞洛、吲哚布芬和西洛他唑;静脉药物包括阿昔单抗、替罗非班、埃替非巴肽等药物。

3. 溶栓药物和抗凝药物 对动脉内形成血栓导致管腔狭窄或阻塞者,可用溶栓药物,包括链激酶、阿替普酶等。抗凝药物包括普通肝素、低分子量肝素、华法林以及新型口服抗凝药。

4. 改善心脏重构和预后的药物 如 ACEI 或 ARB 等。

5. 针对缺血症状的相应治疗 如心绞痛时应用血管扩张剂(硝酸酯类等)及 β 受体拮抗剂等。

(三)介入和外科手术治疗

包括对狭窄或闭塞的血管,特别是冠状动脉、肾动脉和四肢动脉施行血运重建或旁路移植手术,以恢复动脉的供血。包括经皮球囊扩张术、支架植入术、腔内旋磨术等多种介入治疗,对新鲜的血栓也可采用导管进行抽吸。目前应用最多的是经皮腔内球囊扩张术和支架植入术。

第一节　调血脂药

血脂是血浆中各种脂类的总称。血脂以胆固醇酯(CE)和三酰甘油(TG)为核心,外包胆固醇(CH)和磷脂(PL)构成的球形颗粒,与载脂蛋白(apo)结合后形成血浆脂蛋白(LP)进行转运和代谢。胆固醇包括游离胆固醇(FC)和CE,两者相加为总胆固醇(TC)。

血脂不溶于水,必须与特殊的蛋白质即载脂蛋白(apoprotein,Apo)结合形成脂蛋白(lipoprotein,LP)才能溶于血液,被运输至组织进行代谢。应用超速离心或电泳的方法,可根据血浆脂蛋白密度不同分为乳糜微粒(CM)、极低密度脂蛋白(VLDL)、中间密度脂蛋白(IDL)、低密度脂蛋白(LDL)、高密度脂蛋白(HDL)及脂蛋白(a)。

知识拓展

载脂蛋白(apoprotein,Apo)

Apo主要有A、B、C、D、E五类,又各分为若干亚组分,不同的脂蛋白含不同的Apo,它们的主要功能是结合和转运脂质。此外,尚各有其特殊的功能,如Apo AⅠ激活卵磷脂胆固醇酰基转移酶(lecithin cholesterol acyl transferase,LCAT),识别HDL受体;Apo AⅡ稳定HDL结构,激活肝脂肪酶,促进HDL的成熟及胆固醇逆向转运;Apo B100能识别LDL受体;Apo CⅡ是脂蛋白酯酶的激活剂,促进CM和VLDL的分解;Apo CⅢ则抑制LPL的活性,并抑制肝细胞Apo E受体。Apo E参与LDL受体的识别。Apo D促进胆固醇及甘油三酯在VLDL、LDL与HDL间的转运。

脂蛋白(a)[lipoprotein(a),Lp(a)]是从人的LDL中提取的脂蛋白,其理化性质和组成结构与LDL有很大的共同性,而Lp(a)中除含有ApoB外尚含有Apo(a),并含有较多的糖类。血清Lp(a)浓度主要与遗传有关,基本不受性别、年龄、体重和大多数降胆固醇药物的影响。现有证据提示,Lp(a)可能具有致动脉粥样硬化作用,被认为是动脉粥样硬化心血管疾病的独立危险因素,与血浆LDL及胆固醇增高无关。

各种脂蛋白在血浆中有基本恒定的浓度以维持相互间的平衡,如果比例失调则为脂代谢失常或紊乱,是引起动脉粥样硬化的重要因素。某些血脂或脂蛋白高出正常范围则称为高脂血症。高脂血症是动脉粥样硬化的较为重要的易患危险因素,尤其是高胆固醇血症和高三酰甘油血症。WHO将原发性高脂血症分为六型:Ⅰ型:TG特别高,TC正常,CM增高;Ⅱa型:TG正常,TC显著增高,LDL增高;Ⅱb型:TG稍高,TC显著增高,VLDL和LDL增高;Ⅲ型:TG和TC均显著增高,IDL增高;Ⅳ型:TG显著增高,TC正常,VLDL增高;Ⅴ型:TG显著增高,TC稍高,VLDL及CM增高。

对于血浆脂质代谢紊乱,首先要采用饮食控制、调节生活方式、避免和纠正其他心血管危险因子等措施;若通过非药物干预后血脂水平仍未达到正常水平,应根据血脂异常的类型、动脉粥样硬化病变的症状或存在的其他心血管疾病危险因素,尽早采用调血脂药,通过纠正异常血脂或脂蛋白紊乱治疗高脂蛋白血症。根据药物作用机制不同,调血脂药可分为主要降低TC和LDL的药物、主要降低TG及VLDL的药物、降低Lp(a)的药物等。

调节血脂药(lipidemic-modulating drugs)是能使LDL、VLDL、TC、TG降低,或使HDL升高的药物。可分为三类:主要降低血浆胆固醇的药物、主要降低血浆三酰甘油的药物和其他药物类。

一、主要降低血浆胆固醇的药物

(一)羟甲基戊二酰辅酶A(HMG-CoA)还原酶抑制药

他汀类

他汀类(statins)为治疗高胆固醇血症的新型药物,包括洛伐他汀(lovastatin)、普伐他汀(pravastatin)、辛伐他汀(simvastatin)、氟伐他汀(fluvastatin)等。

【化学结构与体内过程】

他汀类具有二羟基庚酸结构,或为内酯环或为开环羟基酸,该结构是抑制HMG-CoA还原酶的必需基团,但内酯环必须转换成相应的开环羟基酸形式才呈现药理活性。羟基酸型药物口服吸收较内酯型好,所有他汀类均有较高的肝脏首过效应,大部分由肝脏 CYP3A4 代谢,经胆汁由肠道排出,少部分由肾排出。

【药理作用】

1. 降低血浆胆固醇　HMG-CoA 还原酶是肝细胞合成胆固醇过程中的限速酶,他汀类药物可抑制该酶活性,使肝脏合成胆固醇减少,明显降低血浆中 LDL、IDL、VLDL,其作用有剂量依赖性。降低 LDL 作用以洛伐他汀最强,普伐他汀最弱。本类药物降 TG 作用较弱,但可轻度升高 HDL。

肝脏是合成内源性胆固醇的主要场所,HMG-CoA 还原酶是肝细胞合成内源性胆固醇过程中的限速酶,催化具有开环羟酸结构的 HMG-CoA 转换为中间产物甲羟戊酸(mevalonic acid,MVA),进一步生成鲨烯合成胆固醇。由于他汀类药物或其代谢产物与底物 HMG-CoA 的化学结构相似,且对 HMG- CoA 还原酶的亲和力比 HMG-CoA 高数千倍,对该酶发生竞争性抑制作用,从而使胆固醇合成受阻;通过负反馈调节机制,引起肝细胞表面 LDL 受体代偿性合成增加或活性增强,血浆中大量的 LDL 被摄取,经 LDL 受体途径代谢为胆汁酸而排出体外,降低血浆 LDL 水平;继而引起 VLDL 代谢加快,再加上肝合成及释放 VLDL 减少,也导致 VLDL 及 TG 相应下降。HDL 的升高可能是由于 VLDL 减少的间接结果。

由于不同他汀类药物与 HMG-CoA 还原酶的亲和力不同,调血脂的作用强度各有不同。但任何一种他汀类剂量增倍时,LDL-C 进一步降低幅度仅约 6%,称为"他汀疗效 6%效应"。

2. 非调血脂性作用　他汀类的其他作用将更多地介入其作用机制,称作他汀类的非调血脂性作用,又称多效性作用(pleiotropic effects),主要包括:

(1)改善血管内皮功能,提高血管内皮对扩血管物质的反应性。

(2)抑制血管平滑肌细胞(vascular smooth muscle cells,VSMCs)的增殖和迁移,促进 VSMCs 凋亡。

(3)降低血浆 C 反应蛋白,减轻动脉粥样硬化过程的炎症反应。

(4)抑制单核-巨噬细胞的黏附和分泌功能。

(5)通过抑制血小板聚集和提高纤溶活性发挥抗血栓作用。

(6)抗氧化作用:氧化 LDL 是粥样斑块中的主要成分,影响斑块稳定性;在斑块破裂后又能诱发血栓形成。而斑块内的 LDL 极易发生氧化修饰,他汀类通过清除氧自由基,发挥抗氧化作用。

(7)减少动脉壁巨噬细胞及泡沫细胞的形成,使动脉粥样硬化斑块稳定和缩小:基质金属蛋白酶(matrix metalloproteinases,MMP)能分解基质成分,加速胶原降解,从而降低纤维帽的抗张强度,引起斑块破裂。TNF-α 由 T 淋巴细胞释放,使胶原合成的结构蛋白损伤,增加了纤维帽的脆性;其次,TNF-α 还能刺激细胞表达 MMP,使斑块易于破裂。他汀类能显著下调体内 MMP 的表达,降低巨噬细胞活性,并能降低斑块中 T 淋巴细胞活性,干扰 TNF-α 的转录途径,下调斑块中 TNF-α 含量,使斑块稳定。这些作用有助于抗动脉粥样硬化。

3. 肾保护作用　他汀类不仅有依赖降低胆固醇的肾保护作用(即纠正因脂代谢异常引发的慢性肾损害),同时具有抗细胞增殖、抗炎症、免疫抑制、抗骨质疏松等作用,减轻肾损害的程度,从而保护肾功能。

【临床应用】

1. 调节血脂　他汀类主要用于杂合子家族性和非家族性Ⅱ$_a$、Ⅱ$_b$ 和Ⅲ型高脂蛋白血症,也可用于 2 型糖尿病和肾病综合征引起的高胆固醇血症。对病情较严重者可与其他调血脂药合用。对冠心病一级和二级预防有效而安全,可使冠心病发病率和死亡率明显降低。

2. 肾病综合征　他汀类对肾功能有一定的保护和改善作用,除与调血脂作用有关外,可能还与其抑制肾小球系膜细胞的增殖、延缓肾动脉硬化有关。

3. 预防心脑血管急性事件(prevention of acute cardiocerebrovascular attack)　他汀类能增加粥样斑块的稳定性或使斑块缩小,故减少缺血性脑卒中、稳定型和不稳定型心绞痛发作、致死性和非致死性心肌梗死的发生。

4. 抑制血管成形术后再狭窄(retenning after percutaneous translu minal coronary angioplasty)　A 缓解器官移植后的排斥反应和治疗骨质疏松症(osteoporosis)等。

【不良反应】

少而轻,耐受良好,大剂量应用时,少数人可有胃肠反应、头痛、肌肉触痛、皮疹,极个别患者出现无症状性血清氨基转移酶、碱性磷酸酶和肌酸磷激酶升高,停药后恢复正常。偶见横纹肌溶解症并发肾衰,应立即停药。胆汁淤积、肝功能不全、孕妇及哺乳期妇女禁用。

【药物相互作用】

由于他汀类具有调脂作用肯定、不良反应少、可降低总死亡率等优点,调脂药物的联合应用方案多由他汀类与其他机制不同的药物合用。与胆固醇吸收抑制药合用,可产生良好的协同作用;与胆汁酸结合树脂类合用,可增强降低血清 TC 及 LDL-C 的效应;若与贝特类或烟酸联合应用,可增强降低 TG 的效应,但也能增加肌病的发生率。若同时与影响 CYP3A4 的药物,如环孢素、某些大环内酯类抗生素(如红霉素)、吡咯类抗真菌药(如伊曲康唑)等合用,也能增加肌病的危险性。与香豆素类抗凝药同时应用,有可能使凝血酶原时间延长,应注意检测凝血酶原时间,及时调整抗凝血药的剂量。

洛伐他汀(lovastatin)为内酯环前药,口服吸收后在体内水解成开环羟酸型呈现活性。对肝有高度选择性。调血脂作用稳定可靠,一般用药 2 周呈现明显效应,4~6 周可达最佳治疗效果,呈剂量依赖性。

辛伐他汀(simvastatin)也为内酯环前药,其活性水解产物的调血脂作用较洛伐他汀强 1 倍。升高 HDL 和 Apo AI 的作用强于阿托伐他汀。长期应用辛伐他汀在有效调血脂的同时,显著延缓动脉粥样硬化病变进展和病情恶化,减少心脏事件和不稳定型心绞痛的发生。

普伐他汀(pravastatin)除降脂作用外,尚能抑制单核-巨噬细胞向内皮的黏附和聚集,通过抗炎作用减少心血管疾病。急性冠脉综合征早期应用普伐他汀能迅速改善内皮功能,减少冠脉再狭窄和心血管事件的发生。

氟伐他汀(fluvastatin)结构中有一个氟苯吲哚环的甲羟内酯衍生物,吲哚环模拟 HMG-CoA 还原酶的底物,甲羟内酯模拟产物-甲羟戊酸,所以氟伐他汀能同时阻断 HMG-CoA 还原酶的底物和产物,进而抑制 MVA 生成胆固醇,发挥调血脂作用。同时增加 NO 活性,改善内皮功能,抗血管平滑肌细胞增殖,预防斑块形成;能降低血浆 Lp(a)水平,抑制血小板活性和改善胰岛素抵抗。

阿托伐他汀(atorvastatin)与氟伐他汀有相似的作用特性和适应证,降 TG 作用较强,大剂量对纯合子家族性高胆固醇血症也有效。

瑞舒伐他汀(rosuvastatin)抑制 HMG-CoA 还原酶活性的作用较其他常用的他汀类药物强,作用时间长,因此抑制胆固醇合成的作用明显强于其他他汀类。明显降低 LDL-C,升高 HDL-C。起效快,服药 2 周后,即可下降 LDL-C 约 10%。口服给药,t_{max} 为 3 h,生物利用度为 20%。用于治疗高脂血症和高胆固醇血症。

(二)胆汁酸螯合剂

1. 胆汁酸结合树脂(胆酸螯合剂)

考来烯胺和考来替泊

考来烯胺(colestyra mine,消胆胺)和考来替泊(cholestipol,降胆宁)均为碱性阴离子交换树脂,不溶于水,不易被消化酶破坏,口服后不易吸收。

【药理作用与临床应用】

胆固醇经肝脏转化生成胆汁酸,随胆汁排入肠腔,参与脂肪的消化吸收,其中 95%的胆汁酸可经肝肠循环被重新利用。此类药物口服进入肠道后,能够降低血中 LDL 和 TC 水平。这是因为药物以氯离子与肠道内胆汁酸交换,形成不易被肠道吸收的络合物,阻断胆汁酸的肝肠循环,使胆汁酸重吸收入肝的量减少;同时,由于肝中胆汁酸减少,更多地激活胆固醇转化的限速酶——7α-羟化酶,促进胆固醇向胆汁酸的转化;另外,胆汁酸是肠道吸收胆固醇所必需的物质,肠内胆汁酸减少,也减少了食物中的胆固醇自肠道吸收。本类药物降低血清中的胆汁酸后,可缓解因胆汁酸过多沉积皮肤所致的瘙痒。

主要用于Ⅱ型高脂血症,常与氯贝丁酯或普罗布考联合应用,产生协同作用。也可用于胆管不完全阻塞所致的瘙痒。

【不良反应】

口服后可出现恶心、腹胀、便秘、腹泻等,一般停药后自行消失。此外尚能影响强心苷、四环素、香豆素类、脂溶性维生素、叶酸以及镁、铁、锌、脂肪等的吸收。

2. 胆固醇吸收抑制药

依折麦布

依折麦布(ezetimibe)为新型胆固醇吸收抑制药,于 2002 年经美国 FDA 批准上市。

【药理作用与临床应用】

与树脂不同,依折麦布通过与小肠上皮刷状缘上的 NPC1L1 蛋白(Niemann-Pick Cl-like 1 protein,在肠道吸收胆固醇的过程中起关键作用)特异性结合,抑制饮食及胆汁中胆固醇的吸收,而不影响胆汁酸和其他物质的吸收。成人推荐剂量为 10 mg/d。与他汀类合用显示良好的调血脂作用,可克服他汀类剂量增加而效果不显著增强的缺陷。在他汀类药物基础上使用依折麦布，能够进一步降低心血管事件发生率。不良反应轻微且多为一过性，与他汀类合用可致头痛、乏力、腹痛、便秘、腹泻、腹胀、恶心、ALT 和 AST 升高、肌痛。

3. 酰基辅酶 A 胆固醇酰基转移酶抑制药　酰基辅酶 A 胆固醇酰基转移酶（acybcoenzyme A cholesterol acyltransferase，ACAT）使细胞内胆固醇转化为胆固醇酯，促进肝细胞 VLDL 的形成和释放，使血管壁胆固醇蓄积，提高胆固醇在小肠的吸收，促进巨噬细胞和泡沫细胞的形成，因而促进动脉粥样硬化病变的形成过程。

甲亚油酰胺

甲亚油酰胺（melinamide）口服后约 50%经门静脉吸收，在体内分布广，最后大部分被分解，约 7%自胆汁排出。

【药理作用与临床应用】

抑制酰基辅酶 A 胆固醇酰基转移酶，阻滞细胞内胆固醇向胆固醇酯的转化，减少外源性胆固醇的吸收，阻滞胆固醇在肝形成 VLDL，并且阻滞外周组织胆固醇酯的蓄积和泡沫细胞的形成，有利于胆固醇的逆向转运，使血浆及组织胆固醇降低。适用于Ⅱ型高脂蛋白血症。

不良反应轻微，可有食欲减退或腹泻等。

（三）前蛋白转化酶枯草溶菌素 9（PCSK9）抑制药

前蛋白转化酶枯草溶菌素 9（proprotein convertase subtilisin/kexin type 9，PCSK9）是由肝脏合成的分泌性丝氨酸蛋白酶，释放入血后与 LDL 受体结合，促进其进入肝细胞后至溶酶体降解，从而减少肝细胞表面的 LDL 受体数量，使血浆 LDL-C 水平升高。

PCSK9 抑制药通过抑制 PCSK9，阻止 LDL 受体降解，促进 LDL-C 清除。目前 PKSC9 的单克隆抗体如 evolocumab 和 alirocumab 已在美国及欧盟等国家获准上市。PCSK9 抑制药无论单用或与他汀类合用均可明显降低血浆 LDL-C 水平，并减少心血管事件的发生。

二、主要降低血浆三酰甘油的药物

（一）贝特类

20 世纪 60 年代上市的贝特类（fibrates，苯氧芳酸类）药物氯贝丁酯（clofibrate，安妥明）有降低 TG 及 VLDL 的作用，曾广泛应用。后经大规模和长期临床试验，发现严重不良反应，特别是肝胆系统并发症，且不降低冠心病的死亡率，现已少用。新一代苯氧酸类药物有吉非贝齐（gemfibrozil）、苯扎贝特（benzafibrate）、非诺贝特（fenofibrate）、环丙贝特（ciprofibrate）等，这些药物作用强且毒性低，降低 TG 作用突出，较为常用。

【体内过程】

口服吸收快而完全，在血液中与血浆蛋白结合，不易分布到外周组织，最后大部分在肝与葡萄糖醛酸结合，少量以原形经肾排出。吉非贝齐和苯扎贝特具活性酸形式，吸收后发挥作用快，持续时间短，$t_{1/2}$ 为 1～2 h；氯贝丁酯和非诺贝特需水解成活性酸形式发挥作用，t_{max} 为 4～5 h，$t_{1/2}$ 为 13～20 h。

【药理作用与临床应用】

本类药物激活脂蛋白脂肪酶，促进血液中 VLDL 和 TG 的分解，显着降低 VLDL、IDL 和 TG，但升高 HDL。对 LDL 作用与患者血浆中 TG 水平有关，对单纯高胆固醇血症患者的 LDL 可下降 15%，但对单纯高三酰甘油血症患者的 LDL 无影响。此外，本类药物还有抗血小板聚集、抗凝血、降低血浆黏度和增加纤溶酶活性等作用。

临床用于Ⅱ、Ⅲ、Ⅳ、Ⅴ型高脂血症的治疗，尤其对家族性Ⅲ型高脂血症效果更好。也可用于消退黄色瘤。

【不良反应】少数患者有胃肠道反应、头痛、乏力、肌痉挛、脱发、皮肤过敏和肌炎样综合征，偶见白细胞减少、血清氨基转移酶升高。肝、肾功能不全、胆石症、胆汁性肝硬化、胆囊炎疾病史者慎用或禁用；孕妇及哺乳期妇女禁用。

（二）烟酸及其衍生物类

阿昔莫斯

阿昔莫斯（acipimox）又名甲吡嗪，为烟酸衍生物。口服吸收迅速、完全，2 h 血药浓度达峰值，$t_{1/2}$ 约为 2 h，不与血浆蛋白结合，大部分以原形经肾排出。

【药理作用与临床应用】

本药抑制脂肪脂解作用较强且持久，对血浆 TC 和 TG 均有降低作用，且可升高 HDL。但降低 TC 作用不如降低 TG 作用强。与烟酸相比，其优点是不升高血糖和尿酸，还可降低血浆纤维蛋白和全血黏度。临床用于Ⅱ、Ⅲ、Ⅳ、Ⅴ型高脂血症，对伴有Ⅱ型糖尿病或痛风患者更为适用。

【不良反应】

不良反应少,首次给药可出现皮肤血管扩张现象,表现为红斑、发热和瘙痒,数天后即可消失。偶可出现胃肠道反应,如烧灼感、上腹不适等。孕妇及哺乳期妇女慎用,消化性溃疡患者禁用。

烟　酸

烟酸(nicotinic acid)作用及用途同阿昔莫斯,但不良反应较阿昔莫斯多。烟酸可降低细胞 cAMP 的水平,使激素敏感脂肪酶的活性降低,脂肪组织中的 TG 不易分解出 FFA,肝脏合成 TG 的原料不足,VLDL 的合成和释放减少,LDL 来源也减少。烟酸升高 HDL 是由于 TG 浓度降低,导致 HDL 分解代谢减少所致。HDL 的增加有利于胆固醇的逆向转运,阻止动脉粥样硬化病变的发展。此外,烟酸还抑制 TXA_2 的生成,增加 PGI_2 的生成,发挥抑制血小板聚集和扩张血管的作用。

三、降低 Lp(a)的药物

流行病学调查证明,血浆 Lp(a)升高是动脉粥样硬化的独立危险因素,也是经皮穿刺腔内冠状动脉成形术(percutaneous translu minal coronary angioplasty, PTC A)后再狭窄的危险因素。其可能原因一方面是 Apo(a)与纤溶酶原有高度的相似性,竞争性地抑制纤溶酶原活化,促进血栓形成;另一方面可能通过增强单核细胞向内皮的黏附,参与泡沫细胞的形成。降低血浆 Lp(a)水平已经成为防治动脉 粥样硬化研究的热点。现已证实烟酸、烟酸戊四醇酯、烟酸生育酚酯、阿昔莫司、新霉素及多沙嗖嗪等可降低血浆 Lp(a)水平。

第二节　抗氧化剂

氧自由基(oxygen free radical)在动脉粥样硬化的发生和发展中发挥重要作用。已明确氧化型 LDL(ox-LDL)影响动脉粥样硬化病变发生和发展的多个过程,如:①损伤血管内皮,促进单核细胞向内皮黏附并向内皮下转移。②阻止进入内皮下的单核细胞所转化的巨噬细胞返回血流。③巨噬细胞可无限制地摄取 ox-LDL 而成为泡沫细胞。④促进内皮细胞释放血小板衍化生长因子(platelet derived growth factor, PDGF)等,导致 VSMCs 增殖和迁移;巨噬细胞亦摄取 ox-LDL 成为泡沫细胞。⑤泡沫细胞的脂质积累形成脂质条纹和斑块。⑥被损伤的内皮细胞还可导致血小板聚集和血栓形成。研究表明,除 LDL 外,Lp(a)和 VLDL 也可被氧化,增强致动脉粥样硬化作用,具有抗动脉粥样硬化效应的 HDL 也可被氧化而转化为致动脉粥样硬化的因素。因此,防止氧自由基对脂蛋白的氧化修饰,已成为阻止动脉粥样硬化发生和发展的重要措施。

普罗布考

普罗布考(probucol,丙丁酚)是疏水性抗氧化剂。

【体内过程】

口服吸收低于 10%,且不规则,饭后服用可增加吸收,吸收后主要蓄积于脂肪组织(可达血药浓度的 100 倍)和肾上腺。血清中浓度较低,$t_{1/2}$ 为 24 h,长期服用 3~4 个月达 C_{ss}。血清中普罗布考 95%分布于脂蛋白的疏水核。服后 4 d 内粪便排出 90% ,仅有 2%经尿排泄。

【药理作用与机制】

1. 抗氧化作用　能抑制 ox-LDL 的生成及其引起的一系列病变过程,如内皮细胞损伤、单核细胞向内皮下游走、清道夫受体摄取 ox-LDL 成泡沫细胞、VSMCs 增殖及迁移等。

2. 调血脂作用　可使血浆 TC 和 LDL-C 下降,而 HDL-C 及 Apo A Ⅰ同时明显下降,对血浆 TG 和 VLDL 一般无影响。若与他汀类或胆汁酸结合树脂伍用,可增强调血脂作用。

3. 对动脉粥样硬化病变的影响　较长期应用可使冠心病发病率降低,已形成的动脉粥样硬化病变停止发展或消退,黄色瘤明显缩小或消除。

普罗布考抗氧化作用强,进入体内分布于各脂蛋白,本身被氧化为普罗布考自由基,阻断脂质过氧化,减少脂质过氧化物(lipid peroxides, LPO)的产生,减缓 AS 病变的一系列过程;同时普罗布考能抑制 HMG-CoA 还原酶,使 Ch 合成减少,并能通过受体及非受体途径增加 LDL 的清除,血浆 LDL-C 水平降低。通过提高胆固醇酯转移蛋白和 Apo E 的血浆浓度,使 HDL 颗粒中 Ch 减少,HDL 颗粒变小,提高 HDL 数量和活性,增加 HDL 的转运效率,使 Ch 逆转运清除加快。

普罗布考的抗 AS 作用可能是抗氧化和调血脂作用的综合结果。

【临床应用】

用于各型高胆固醇血症，包括纯合子和杂合子家族性高胆固醇血症及黄色瘤患者。对继发于肾病综合征或糖尿病的Ⅱ型高脂蛋白血症也有效。较长期服用，可使肌腱黄色瘤消退，阻滞 AS 病变发展或促进病变消退，冠心病发病率降低。普罗布考可预防 PTCA 后的再狭窄。

【不良反应】

不良反应少而轻，以胃肠道反应为主，如腹泻、腹胀、腹痛、恶心等，偶有嗜酸性粒细胞增多、肝功能异常、高尿酸血症、高血糖、血小板减少、肌病、感觉异常等。极为少见的严重不良反应为 Q-T 间期延长，用药期间注意心电图的变化，室性心律失常、Q-T 间期延长、血钾过低者禁用，不宜与延长 Q-T 间期的药物同用。近期有心肌损伤者禁用。孕妇及小儿禁用。

维生素 E

维生素 E(vita min E)有很强的抗氧化作用。其分子中苯环的羟基失去电子或 H^+，以清除氧自由基和过氧化物，或抑制磷脂酶 A_2 和脂氧酶，以减少氧自由基的生成，中断过氧化物和丙二醛(malondialdehyde，MDA)的生成，生成的生育醌可被维生素 C 或氧化还原系统复原，继续发挥作用。维生素 E 能防止脂蛋白的氧化修饰及其所引起的一系列 AS 病变过程，从而发挥抗 AS 的效应。

第三节　多烯脂肪酸

多烯脂肪酸(polyenoic fatty acids)又称多不饱和脂肪酸类(polyunsaturated fatty acids，PUFAs)，根据其不饱和键在脂肪酸链中开始出现位置，分为 n-3 型及 n-6 型多烯脂肪酸。

一、n-3 型多烯脂肪酸

包括二十碳五烯酸(eicosapentaenoic acid，EPA)和二十二碳六烯酸(docosahexaenoic acid，DHA)，主要存在于高纯度鱼油制剂中。

【药理作用及机制】

EPA 和 DHA 主要来自海洋生物。流行病学调查发现，格陵兰因纽特人心血 管病发生率低主要与食用海鱼等海生动物有关，后经证实这些动物的油脂中富含 n-3 多烯脂肪酸，有调血脂及抗 AS 的效应。

1. 调血脂作用　EPA 和 DHA 有明显的调血脂作用，降低 TG 及 VLDL-TG 的作用较强，升高 HDL-C，Apo AⅠ/Apo AⅡ比值明显加大。

2. 非调血脂作用　EPA 和 DHA 可取代花生四烯酸(arachidonic acid，AA)，作为三烯前列腺素和五系白三烯的前体发挥下列作用：①取代 AA 形成 TXA_3，减弱 TXA_2 促血小板聚集和收缩血管作用；在血管壁形成 PGI_3，发挥与 PGI_2 相似的扩张血管和抗血小板聚集作用。所以呈现较强的抗血小板聚集、抗血栓形成和扩张血管的作用。②由于抗血小板，抑制血小板衍生生长因子(platelet derived growth factor，PDGF)的释放，从而抑制 VSMCs 的增殖和迁移。③红细胞膜上的 EPA 和 DHA 可增加红细胞的可塑性，改善微循环。④EPA 在白细胞可转化为五系白三烯的 LTB_5 等，减弱四系白三烯 LTB_4 的促白细胞向血管内皮的黏附和趋化。并且 EPA 能使血 IL-1β 和 TNF 浓度降低，抑制黏附分子的活性；EPA 和 DHA 对 AS 早期白细胞-内皮细胞炎症反应的多种细胞因子表达呈明显的抑制作用。

【临床应用】

适用于高 TG 性高脂血症。对心肌梗死患者的预后有明显改善。亦可用于糖尿病并发高脂血症等。

【不良反应】

一般应用无明显不良反应，长期或大剂量应用，可使出血时间延长、免疫反应降低等。

二、n-6 型多烯脂肪酸

n-6 型多烯脂肪酸(n-6 polyenoic fatty acids)主要来源于植物油，有亚油酸(linoleic acid，LA)和 γ-亚麻酸(γ-linolenic acid，γ-LNA)。目前认为其降脂作用较弱，临床疗效不确切，现已少用。

第四节　黏多糖和多糖类

在 AS 的发病过程中，血管内皮损伤有重要意义，因此保护血管内皮免受各种因子损伤，是抗 AS 的重要措施之一。目前应用的保护动脉内皮药(agents used to protect arterial endothelium) 主要为黏多糖和多糖类,是由氨基已糖或其衍生物与糖醛酸构成的二糖单位多次重复组成的长链,典型代表为肝素。肝素从多方面发挥抗 AS 效应:①降低 TC、LDL、TG、VLDL,升高 HDL;②对动脉内皮有高度亲和性,中和多种血管活性物质,保护动脉内皮;③抑制白细胞向血管内皮黏附及其向内皮下转移的抗炎症反应;④阻滞 VSMCs 的增殖迁移;⑤加强酸性成纤维细胞生长因子(aFGF)的促微血管生成作用;⑥抗血栓形成等。因抗凝血作用过强,且口服无效,不便应用,为此,人们研究既有类似肝素的抗 AS 作用、又无不利于抗 AS 时副作用的低分子量肝素和类肝素(heparinoids)。

低分子量肝素

低分子量肝素(low molecular weight heparin,LMWH)是由肝素解聚而成,平均分子量为 4~6kDa。由于分子量低,生物利用度较高,与血浆、血小板、血管壁蛋白结合的亲和力较低,抗凝血因子 Xa 活力大于抗凝血因子Ⅱa 的活力,抗凝血作用较弱,抗血栓形成作用强。主要用于不稳定型心绞痛、急性心肌梗死及 PTCA 后再狭窄等。

天然类肝素

天然类肝素(natural heparinoids)是存在于生物体的类似肝素结构的一类物质,如硫酸乙酰肝素 (heparan sulfate)、硫酸皮肤素(dermatan sulfate)、硫酸软骨素(chondroitin sulfate)及冠心舒等。冠心舒 (脑心舒)是从猪肠黏膜提取的含硫酸乙酰肝素、硫酸皮肤素和硫酸软骨素的复合物。它们具有抗凝血因子Ⅱa 作用弱、抗凝血因子 Xa 作用强和半衰期长的特点。冠心舒有调血脂、降低心肌耗氧量、抗血小板、保护血管内皮和阻止 AS 斑块形成等作用,用于心及脑缺血性病症。研究证明,冠心舒具有与肝素相同强度的抑制 VSMCs 增殖作用,而抗凝血作用仅为肝素的 1/47,且口服有效,表明天然类肝素可能是有较好前景的抗 AS 药。海洋酸性糖酯类如藻酸双酯钠(polysaccharide sulfate)等也具有肝素样的药理特性,能调血脂、抗血栓形成、保护动脉内皮及阻止 AS 病变的发展等。临床用于缺血性心脑血管疾病。

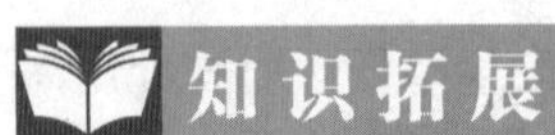

代谢综合征

代谢综合征是多种代谢成分异常聚集的病理状态。目前国际上尚未对代谢成分制定统一的标准,多数标准中的代谢异常指标有:①腹部肥胖或超重;②动脉粥样硬化性血脂异常,包括高三酰甘油(TG)血症及高密度脂蛋白-胆固醇(HDL-C)低下;③高血压;④胰岛素抵抗和/或葡萄糖耐量异常。有些标准中还包括微量白蛋白尿、高尿酸血症、促炎症状态及促血栓状态增高等指标。这些异常与发生 2 型糖尿病、冠心病和其他动脉粥样硬化性血管病密切相关,也对临床预后至关重要。其发生也与营养过度、体力活动缺乏、饮酒、吸烟、遗传因素及种族差异有关。

第五节 调血脂药的用药护理

(1)告知患者预防和治疗高脂血症不能单纯依赖药物,首先要调节饮食,食用低热量、低脂肪、低胆固醇类食品;其次,应加强体育锻炼,并克服吸烟等不良生活习惯,防止体重超重。如血脂仍不正常,再用药物治疗。调血脂药需要长期服用,必须坚持用药数年才能见到显著效果。

(2)提醒患者如需服用其他药物可安排在服本类药物前 1 h 或 4 h 后。

(3)告诉患者长期应用考来烯胺可干扰维生素 A、D、K 等的吸收并可致便秘,宜多食含有纤维素的食物,并适当补充脂溶性维生素及叶酸。如果用药过程中出现出血现象,须报告医生,请医生进行相应处理。

(4)告诉患者他汀类药严禁与贝特类药合用,以防骨骼肌溶解和肾衰竭。

(5)告诉患者氯贝特可促进胆固醇排入胆汁中,故胆石症患者慎用或禁用,肝肾功能不全者、孕妇、哺乳期妇女禁用。

(6)告知患者长期用药应定期检查血常规、血脂、血糖及肝功能。鼓励患者做适宜的体育锻炼、戒烟戒酒。

(7)告知患者和家属连续用药3个月没有效果时应停止用药,请医生给予用药指导。

测试练习

一、名词解释

调节血脂药

二、选择题(以下每题有A、B、C、D、E五个备选答案,请从中选择一个最佳答案)

1. 治疗高胆固醇血症的首选药是(　　)。
A. 普罗布考　B. 烟酸　C. 洛伐他汀　D. 考来烯胺　E. 吉非贝齐

2. 下列哪种药物能阻断肠道胆固醇的吸收(　　)。
A. 阿昔莫斯　B. 考来烯胺　C. 烟酸　D. 洛伐他汀　E. 吉非贝齐

3. 停药后可长时间滞留于脂肪组织的药物是(　　)。
A. 阿昔莫斯　B. 吉非贝齐　C. 洛伐他汀　D. 普罗布考　E. 考来烯胺

4. 可明显缩小皮肤及肌腱黄色瘤的药物是(　　)。
A. 考来烯胺　B. 辛伐他汀　C. 普罗布考　D. 洛伐他汀　E. 阿昔莫斯

5. 能抑制HMG-CoA还原酶而减少胆固醇合成的药物是(　　)。
A. 辛伐他汀　B. 烟酸　C. 考来烯胺　D. 氯贝丁酯　E. 普罗布考

6. 不升高血糖和尿酸的调血脂药是(　　)。
A. 普罗布考　B. 烟酸　C. 考来烯胺　D. 氯贝丁酯　E. 阿昔莫斯

7. 对伴有Ⅱ型糖尿病或痛风患者更为适用的药物是(　　)。
A. 非诺贝特　B. 吉非贝齐　C. 洛伐他汀　D. 考来替泊　E. 阿昔莫斯

8. 与动脉硬化发生有关的血脂异常,不包括(　　)。
A. 总胆固醇增高　B. 高密度脂蛋白增高　C. 甘油三酯增高　D. 低密度脂蛋白增高
E. 极低密度脂蛋白增高

三、案例分析

患者张某,女,57岁,1个月前因患高脂血症,医生开出以下处方治疗:辛伐他汀片,40 mg,每晚口服;苯扎贝特片,0.2g,每日3次。服药两周后患者感觉下肢肌肉酸痛,但一直当作是运动后症状,也没停药。近两日突然发现尿液变成酱油色,遂去医院检查,最后确诊为药物性横纹肌溶解症。试分析:发生原因?应如何合理用药?

参考答案

一、名词解释

调节血脂药是指能使LDL、VLDL、TC、TG降低,或使HDL升高的药物。

二、选择题

1. C　2. B　3. D　4. C　5. A　6. E　7. D　8. B

三、案例分析

辛伐他汀为他汀类降脂药物,不良反应主要是横纹肌溶解,苯扎贝特为贝特类降脂药,其不良反应也是横纹肌溶解,如果两药合用可增加横纹肌溶解的危险性。若非必需,应尽量避免两药联用。可选择他汀类和烟酸类药物合用。

(周　振)

第二十四章　作用于血液和造血器官的药物

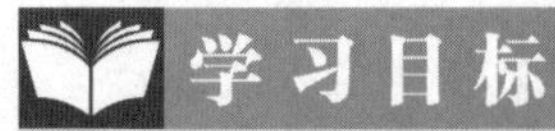

学习目标

☞ **知识目标**

1. 掌握肝素、华法林的作用特点、临床应用和不良反应。
2. 熟悉香豆素类、维生素 B_{12}、铁剂、叶酸、链激酶、尿激酶的作用、临床应用和不良反应。
3. 了解其他用于血液和造血器官药物的特点。

☞ **能力目标**

具备根据适应证合理选择抗血栓药物及止血药物、防止不良反应的能力；能区别肝素、华法林和抗血小板药物作用的不同。

☞ **态度目标**

能与病人及家属进行沟通，开展用药咨询服务，并能正确指导病人合理用药。

案例导学

赵奶奶，64 岁。高热、咳嗽、咳痰 3 周，治疗期间出现皮肤青紫、咯血、呼吸困难、意识模糊、肢端湿冷、少尿，血压 70/40 mmHg。血培养：革兰阴性杆菌生长。血常规：白细胞 13.6×10^9/L，血小板 50×10^9/L，活化部分凝血酶时间（APTT）延长，纤维蛋白/纤维蛋白原降解产物（FDP）升高，诊断为弥散性血管内凝血（DIC）。遵医嘱给予肝素治疗。试分析：

1. 肝素有何临床应用？
2. 护士执行医嘱应用肝素时应注意什么？

第一节　抗凝血药

血液凝固是由一系列凝血因子参与的、复杂的、蛋白质水解活化过程。参与凝血的因子包括以罗马数字编号的 12 种和前激肽释放酶（prekallikrein，Pre-K）、激肽释放酶（kallikrein，Ka）、高分子量激肽原（high molecular weight kininogen，HMWK）以及血小板磷脂（PL 或 PF）等。按瀑布学说，血液通过三条通路发生凝固：①内源性激活通路，指完全靠血浆内的凝血因子逐步使因子 X 激活，从而发生凝血的通路。②外源性激活通路，即被损伤的血管外组织释放因子Ⅲ所发动的凝血通路。③共同通路，即从内源性或外源性通路激活的因子 X 开始，到纤维蛋白形成的过程。

抗凝血药（anticoagulants）是通过干扰凝血过程的某些环节、阻止血液凝固过程的药物，用于防治血栓栓塞性疾病。

一、凝血酶抑制药物

肝　素

【体内过程】 肝素（heparin）是黏藻酸双酯钠，药用肝素是从猪肠黏膜或牛、猪肺脏中提取。因其存在于肥大细胞、血浆及血管内皮细胞中，带有大量负电荷，呈强酸性，为大分子化合物，不易通过生物膜，因此口服和直肠给药不吸收。肌内注射因其吸收速率不易预测，一般采用静脉给药。主要经肝代谢，肺气肿、肺栓塞病人半衰期缩短，肝、肾功能严重障碍者半衰期延长。

【药理作用】在体内、体外肝素均有强大而迅速的抗凝作用，此作用是通过增强抗凝血酶Ⅲ(AT-Ⅲ)的抗凝血作用实现的。AT-Ⅲ是血浆中的一种生理性抗凝物质，能使凝血酶、$Ⅻ_a$、$Ⅺ_a$、$Ⅹ_a$、$Ⅸ_a$因子灭活，肝素可加速这一灭活速度。此外，肝素还能抑制血小板的功能。

【临床应用】

1. 血栓栓塞性疾病　如深部静脉血栓、心肌梗死、肺栓塞、脑栓塞。可防止血栓的形成与扩大，对已经形成的血栓无溶解作用。

2. 弥散性血管内凝血(DIC)　DIC 早期应用肝素可防止纤维蛋白原和其他凝血因子的耗竭，预防继发性出血。

3. 其他　心血管手术、心导管检查、体外循环、血液透析等抗凝。

4. 降血脂　通过促进血管内皮细胞释放脂蛋白脂酶，水解血中乳糜微粒和低密度脂蛋白而发挥降血脂作用，停药后该作用消失，因此无重要临床意义。

【不良反应与用药护理】

1. 自发性出血　系肝素过量所致，表现为黏膜出血、关节积血和伤口出血等。轻度出血，停药即可；对出血严重者，应缓慢静脉注射肝素特异性解毒剂鱼精蛋白，1 mg 鱼精蛋白可中和 100U 肝素，每次剂量不宜超过 50 mg。

2. 过敏反应　偶见哮喘、荨麻疹、发热等，故肝素过敏者禁用。

3. 其他　长期应用(3~6 个月)可引起骨质疏松、脱发和自发性骨折等；孕妇应用可导致早产及死胎。

【禁忌证】

对肝素过敏、有出血倾向、血友病、血小板功能不全、紫癜、严重高血压、肝肾功能不全、胃溃疡、颅内出血、先兆流产、产后、外伤及术后等禁用。

【药物相互作用】

肝素为酸性药物，不能与碱性药物进行合用；与阿司匹林等非甾体类抗炎药、右旋糖酐、双嘧达莫等合用，可增加出血危险；与糖皮质激素类、依他尼酸合用，可致胃肠道出血；与胰岛素或磺酰脲类药物合用能导致低血糖；静脉同时给予肝素和硝酸甘油，可降低肝素活性；与血管紧张素转化酶抑制剂合用可引起高血钾。

水蛭素

水蛭素(hirudin)是水蛭唾液中抗凝成分，具有强效、特异的凝血酶抑制剂，可抑制凝血酶的活性，它以 1∶1 分子比直接与凝血酶的催化位点和阴离子外位点结合抑制凝血酶活性，抑制凝血酶的蛋白水解功能，因此抑制纤维蛋白的生产，也抑制凝血酶诱导的血小板聚集和分泌，从而抑制血栓形成。现已用基因重组水蛭素(lepirudin)，作用与天然水蛭素相同。主要用于预防术后血栓形成及不稳定型心绞痛，也用于急性心肌梗死后溶栓的辅助治疗及 DIC、血液透析、体外循环等。肾衰竭患者慎用。

二、维生素 K 拮抗药

维生素 K(vita min K)广泛存在于自然界，基本结构是甲萘醌，是凝血因子Ⅱ、Ⅶ、Ⅸ、Ⅹ活化必需的辅助因子，香豆素类药物具有拮抗维生素 K 的作用，所以能够发挥抗凝作用。香豆素类药物包括华法林、双香豆素、醋硝香豆素等，口服有效，又称口服抗凝血药。

华法林(warfarin)

华法林为香豆素类口服抗凝血药，口服吸收快而完全，生物利用度接近 100%，吸收后 97%与血浆蛋白结合，主要在肝代谢，经肾排出。

【药理作用与临床应用】能竞争性拮抗维生素 K 的作用，阻碍凝血因子Ⅱ、Ⅶ、Ⅸ、Ⅹ的合成，产生抗凝作用。但对已形成的凝血因子无影响，所以需待体内已合成的凝血因子耗竭后才能发挥作用，且作用缓慢、持久。体外无抗凝作用。

主要用于防治血栓栓塞性疾病，如心房纤颤、心脏瓣膜病所致的血栓栓塞。

【不良反应与用药护理】过量易致自发性出血，常见鼻出血、牙龈出血、皮肤瘀斑及内脏出血，严重者可引起颅内出血。用药期间必须检测凝血酶原时间,应控制在 25~30 s,并据此调整剂量。用量过大引起出血时,应立即停药,并缓慢静脉注射大量维生素 K 或输入新鲜血浆。

枸橼酸钠(sodium citrate)

枸橼酸钠的酸根可与血中的 Ca^{2+} 结合,形成难解离的可溶性络合物,导致血中 Ca^{2+} 浓度降低,血凝过程受阻,产生抗凝作用。仅作为体外抗凝药,用于体外血液保存。

第二节 抗血小板药

抗血小板药(antiplatelet drugs)又称为血小板抑制药,是指能抑制血小板黏附、聚集和释放等功能,防止血栓形成的药物,用于防止心、脑血管或外周血管血栓栓塞性疾病。

阿司匹林(aspirin)

阿司匹林又称乙酰水杨酸,为花生四烯酸代谢过程中的环氧酶抑制剂,小剂量(75 ~ 100 mg/d)时能抑制血小板中的环氧酶活性,减少血栓素 A_2(TXA_2)生成,抑制血小板聚集,防止血栓形成,作用持续 2~3 d。血小板内存在 COX-1 和 TXA_2 合酶,能催化生成 PGG_2 和 PGH_2,进而合成 TXA_2。血管内皮存在 COX-1 和 PGI_2 合酶,能催化生成 PGI_2。阿司匹林与 COX-1 氨基酸序列第 530 位丝氨酸残基结合使之乙酰化,不可边的抑制 COX-1 的活性,从而抑制血小板和血管内膜 TXA_2 的合成。血小板的寿命仅 8~11 d,且与血管内皮相比无蛋白质合成能力,不能生成新的 COX-1。阿司匹林在较大剂量(0.3 g) 时也能抑制血管内皮 PGI_2 活性而减少 PGI_2 的合成。小剂量阿司匹林可显著减少 TXA_2 水平,而对血管内皮的 PGI_2 无明显影响。阿司匹林对胶原、ADP、抗原抗体复合物以及某些病毒和细菌引起的血小板聚集都有明显的抑制作用,可防止血栓形成。阿司匹林能部分拮抗纤维蛋白原溶解导致的血小板激活,还可抑制 t-PA 的释放。因此,每日给予小剂量阿司匹林可防治冠状动脉性疾病、心肌梗死、脑梗死、深静脉血栓形成和肺梗死等。能减少缺血性心脏病发作和复发的危险,也可使一过性脑缺血发作患者的卒中发生率和死亡率降低。因此阿司匹林还可用于预防心肌梗死和脑血栓形成,治疗缺血性心脏病可降低病死率及再梗死率。

噻氯匹定(ticlopidine)

噻氯匹定(ticlopidine)能选择性及特异性干扰 ADP 介导的血小板活化,抑制血小板聚集和黏附。作用机制是:①抑制 ADP 诱导的 α-颗粒分泌,抑制血管壁损伤的黏附反应。②抑制 ADP 诱导的血小板膜 GP Ⅱb/Ⅲa 受体复合物与纤维蛋白原结合位点的暴露。③拮抗 ATP 对腺苷酸环化酶的抑制作用。故该药是血小板活化、黏附和 α-颗粒分泌的抑制剂。

能抑制各种原因引起的血小板聚集。可用于预防脑卒中、心肌梗死、外周动脉血栓性疾病的复发,其疗效优于阿司匹林。常见不良反应为恶心、腹泻和骨髓抑制等。

双嘧达莫(dipyridamole,潘生丁)

双嘧达莫(dpyrdamole ,潘生丁)为磷酸二酯酶抑制剂,可抑制血小板聚集,使 cAMP 降解减少;激活血小板腺苷酸环化酶,使 cAMP 生成增多;促进血管内皮细胞 PGI_2 的生成及活性;轻度抑制血小板列腺素合成酶,使 TXA_2 生成减少。治疗血栓栓塞性疾病和缺血性疾病,人工心脏瓣膜置换术后防止血栓形成。单独应用作用较弱,与阿司匹林合用疗效较好,与华法林合用可防止心脏瓣膜置换术后血栓的形成。不良反应有腹部不适、恶心等胃肠道反应,以及由于血管扩张引起血压下降头痛眩晕、潮红、晕厥等。能抑制血小板聚集,防止血栓形成和发展。

依前列醇

依前列醇(epoprostend,PGI_2)为人工合成的前列环素,可激活血小板腺苷酸环化酶而使 cAMP 浓度增高,并抑制多种诱导剂诱导的血小板聚集与释放,具有扩张血管、抗血栓形成作用。因其在生理 pH 内环境中不稳定,$t_{1/2}$ 仅为 3~5 min,且抑制血小板聚集的剂量能引起明显的低血压,故临床应用受到限制。主要用于体外循环以防止血小板减少、血栓性血小板减少性紫癜、微血栓形成导致的出血倾向。

同类药物依洛前列素(iloprost)在生理 pH 内环境中稳定,其作用比依前列醇强,临床用于防治急性心肌梗死和外周血管闭塞性疾病等。

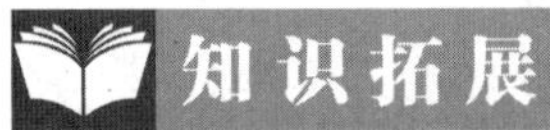

血栓栓塞性疾病

血栓栓塞性疾病主要包括动脉粥样硬化血栓形成静脉血栓或栓塞及外周动脉栓塞。动脉粥样硬化血栓形成是在动脉壁粥样硬化基础上斑块破裂胶原暴露激活血小板形成血栓。深静脉血栓形成的主要并发症和后果是肺栓塞,两者统称为静脉血栓栓塞。外周动脉栓塞最常见于房颤、急性心肌梗死、主动脉瘤等病人,可导致急性动脉缺血,如脑卒中、肠梗死、下肢缺血坏死等。临床常见的血栓栓塞性疾病有心肌梗死、脑梗死、脑栓塞、肺栓塞、深静脉血栓及周围血管栓塞等。目前特异的靶向的抗栓剂尚少,合理应用抗凝血药、抗血小板药、溶栓药防治血栓形成,具有非常重要的临床意义。

第三节　纤维蛋白溶解药

纤维蛋白溶解药(fibrinolytics)是一类可使纤维蛋白溶酶原(纤溶酶原),转变为纤维蛋白溶酶(纤溶酶),继之纤溶酶降解纤维蛋白而使血栓溶解的药物,也称溶栓药(thrombolytics)。

尿激酶(urokinase,UK)

是从人尿中分离而得的一种蛋白水解酶,分子量约为 53kDa 无抗原性。能直接激活纤溶酶原变为纤溶酶,发挥溶栓作用。是目前应用最广泛的溶栓药,主要用于心肌梗死和其他血栓栓塞性疾病。出血为主要不良反应,比链激酶轻。也没有抗原性,不引起过敏反应,可用于对链激酶无效或过敏的病人。

链激酶(streptokinase,SK)

【药理作用与临床应用】是从丙组 β-溶血性链球菌培养液中提取的一种蛋白质,分子量约为 47kDa。能促进纤溶酶原转变为纤溶酶,使纤维蛋白降解,产生溶栓作用。但对形成时间较长且已机化的血栓效果差。用于治疗急性血栓栓塞性疾病,如深部静脉栓塞、急性肺栓塞、脑栓塞和急性心肌梗死等,需早期用药以血栓形成不超过 6 h 疗效最佳,但对形成时间较久并已机化的血栓难以发挥作用。

【不良反应与用药护理】可引起自发性出血,表现为一处或多处的皮肤、黏膜出血,偶发颅内出血,可静脉注射抗纤维蛋白溶解药氨甲苯酸等解救;还可引起皮疹、畏寒、发热等过敏反应,甚至过敏性休克;静脉注射速度过快可致低血压。

对出血性疾病或有出血倾向者、新近创伤、消化道溃疡、伤口愈合中、严重高血压、产妇分娩前后禁用。

组织型纤溶酶原激活剂(tissue plas minogen activator,t-PA)

组织型纤溶酶原激活剂(tissue plas minogen acivalor,t-PA)通过激活血栓中已与纤维蛋白结合的纤溶酶原,使其转变为纤溶酶而溶解血栓。能选择性地激活与纤维蛋白结合的纤溶酶原产生溶栓作用,对循环血液中纤溶系统几乎没有影响,较少产生应用链激酶时常见的出血并发症,且对人无抗原性。临床用于治疗急性心肌梗死脑栓塞和肺栓塞。同类药物还有阿替普酶(aleplae)、西替普酶(steplae)、瑞替普酶(relase)等。

抗凝血药的护理应用

(一)用药前评估

1. 明确用药目的　主要用于血栓栓塞性疾病的预防与治疗。
2. 掌握病人基本情况　了解病人的基本情况:血压、心率、呼吸、脉搏、血管有无疼痛、皮肤颜色、肝肾功能。并询问用药史及过敏史。

3. 禁忌证的排查　确认病人是否有溃疡病、凝血障碍、出血性疾病等。有出血倾向、溃疡病、严重高血压、肝、肾功能不全、术后及产后等禁用肝素和华法林;出血性疾病、消化道溃疡、新近创伤、严重高血压禁用链激酶。

(二)用药监护

(1)肝素口服无效,肌内注射可致局部血肿,故一般采用静脉给药。使用时应严密监测凝血时间或部分凝血活酶时间(PTT),据此调整剂量,一般使 PTT 维持在正常值(50~80 s)的 1.5~2.5 倍为宜。肝素与口服抗凝药、水杨酸类,右旋糖酐等药物合用有增加出血的危险,故不宜合用。

(2)华法林可口服。用药期间必须测定凝血酶原时间,一般控制在 25~30 s(正常值为 12 s)较好,并据此调整剂量。

(3)输血时,每 100 ml 全血中加入 2.5%枸橼酸钠溶液 10 ml。

(4)尿激酶　急性心肌梗死时,一次 50 万~150 万 U 溶入 0.9%氯化钠注射液或 5%葡萄糖注射液 50~100 ml 中,静滴。

(三)急救与处理

本类药物给药过量易引起自发性出血,应立即停药,并用相应对抗药解救。①肝素过量引起出血,可静注鱼精蛋白对抗。1 mg 鱼精蛋白可中和 100U 肝素。②华法林过量出血,用大量维生素 K 对抗。③链激酶、尿激酶过量引起严重出血可用氨甲苯酸对抗。

大量输血(超过 1000 ml)或输血速度过快,可引起血钙降低,导致手足抽搐、心功能不全、血压骤降,此时应立即缓慢静注钙剂解救。

案例导学

张女士,妊娠 34 周,产下一男婴,婴儿出现头皮下血肿及多处皮肤瘀斑,遵医嘱给予维生素 K 治疗。试分析:

1. 维生素 K 有何药理作用,临床主要用于哪些原因引起的出血?
2. 护士执行医嘱应用维生素 K 时应注意哪些事项?

第四节　促凝血药

促凝血药是指能加速血液凝固或降低毛细血管通透性,促使出现停止的药物,又称为止血药。用于治疗出血性疾病。按其作用机制可分为以下三类。

一、促进凝血因子生成药

维生素 K(vita min K)

维生素 K(vita minK)为甲萘醌类物质,包括维生素 K_1、维生素 K_2、维生素 K_3 和维生素 K_4。维生素 K_1 来自绿叶植物或谷物,维生素 K_2 来自肠道细菌合成,两者均为脂溶性,需胆汁协助吸收。维生素 K_3、维生素 K_4,为人工合成的有维生素,属于水溶性,不需胆汁协助吸收。

【药理作用】维生素 K 为肝脏合成凝血酶原(凝血因子Ⅱ)的必需物质,还参与凝血因子Ⅱ、Ⅶ、Ⅸ、Ⅹ的合成。当维生素 K 缺乏时,肝脏仅能合成无凝血活性的Ⅱ、Ⅶ、Ⅸ、Ⅹ因子,导致凝血障碍,凝血酶原时间延长而发生出血。

【临床应用】

1. 治疗维生素 K 缺乏引起的出血　包括:①维生素 K 吸收障碍:如梗阻性黄疸、胆瘘及慢性腹泻等所致的出血。②维生素 K 合成障碍:如早产儿、新生儿及长期应用广谱抗生素等导致的出血。

2. 治疗凝血酶原过低导致的出血　如长期应用香豆素类、水杨酸类等药物。

3. 其他　维生素 K_1、维生素 K_4 肌内注射有解痉、止痛作用，可用于缓解胆绞痛。大剂量维生素 K_1 用于抗凝血类灭鼠药中毒的解救。

【不良反应】

(1)口服维生素 K_3、K_4 可引起恶心、呕吐等胃肠道反应，饭后服可减轻症状。

(2)维生素 K_1 静注速度过快时，可出现颜面潮红、出汗、血压突降或休克。故一般以肌内注射为宜。

(3)较大剂量维生素 K_3 可致新生儿、早产儿溶血性贫血，高胆红素血症及黄疸，对红细胞缺乏葡萄糖-6-磷酸脱氢酶的病人也可诱发急性溶血性贫血。

酚磺乙胺(etamsylate)

能增加血小板数量及功能，还可增强毛细血管抵抗力并降低其通透性。用于手术前后预防出血及血小板减少性紫癜。

二、抗纤维蛋白溶解药

氨甲苯酸(a minomethylbenzoic acid，PAMBA)

氨甲苯酸为抗纤维蛋白溶解药，能竞争性抑制纤溶酶原激活因子，使纤溶酶原不能转变为纤溶酶，从而抑制纤维蛋白的溶解，产生止血作用。主要用于纤溶亢进所致出血，如肺、肝、胰、子宫、前列腺、甲状腺等手术所致的出血，也可用于治疗链激酶和尿激酶过量引起的出血。无明显不良反应，过量可引起血栓形成，诱发心肌梗死。对有血栓形成倾向或有血栓栓塞病史者禁用或慎用。

氨甲环酸(tranexamic acid，AMCHA)

氨甲环酸药理作用、临床应用与氨甲苯酸相同，但作用较强。

凝血酶

凝血酶(thrombi)是从猪牛血中提取精制而成的无菌制剂。使血液中的纤维蛋白原转变为纤维蛋白，发挥止血作用，并促进上皮细胞有丝分裂，加速创伤愈合。适用于治疗结扎止血困难的小血管、毛细血管以及实质性脏器的出血，也用于口腔、泌尿道、消化道等部位的出血。

三、作用于血管的促凝血药

垂体后叶素(pituitrin)

由加压素和缩宫素组成。加压素直接作用于血管平滑肌，使小动脉、小静脉及毛细血管收缩，血流速度减慢，在血管破损处形成血凝块，起到止血作用。临床主要用于肺咯血、肝门静脉高压引起的上消化道出血，产后大出血。也可治疗尿崩症。静注过快可致面色苍白、血压升高、心悸、胸闷、腹痛、过敏反应等。禁用于高血压、冠心病、心功能不全及肺源性心脏病病人。

止血药的护理应用

(一)用药前评估

1. 明确用药目的　主要用于出血性疾病的治疗，应用时应结合出血原因和药物的作用机制来选药。

2. 掌握病人基本情况　了解病人的血压、体温、脉搏、心率、皮肤颜色、温度。化验结果，如红细胞、血红蛋白、血小板、凝血时间，凝血酶原时间等。询问相关的用药史及过敏史。

3. 禁忌证的排查　确认病人是否患有严重肝病、血栓栓塞性疾病、冠心病、高血压等。严重肝病及孕妇禁用维生素 K；高血压、冠心病、心功能不全和肺源性心脏病人禁用垂体后叶素；有血栓形成倾向、血栓栓塞性疾病及上尿路出血者禁用氨甲苯酸。

(二)用药监护

(1)维生素 K_1 肌注或静注。临床多采用肌内注射。维生素 K_3 可肌注、口服。维生素 K_4 多采用口服。紧急情况下可静注，但要缓慢注射，每分钟不超过 5 mg。

滴注时应避光，缓慢滴注，滴速每分钟不超过 1 mg，严密监测病人的血压、体温、脉搏及心率变化。

(2)应用维生素K期间应定期测定凝血酶原时间,以调整用药剂量和给药次数,如过量出现血栓栓塞时,可口服香豆素类药物对抗。

(3)氨甲苯酸口服、静注或静滴,每次0.1~0.3g,以生理盐水或5%~10%葡萄糖溶液稀释后注射,每日不超过0.6g。合用避孕药或雌激素的妇女应用氨甲苯酸易出现血栓倾向,应慎用。

第五节　抗贫血药

贫血是指单位循环血液中的血红蛋白浓度、红细胞数量或血细胞比容低于正常。其中红细胞生成不足是常见的贫血原因。针对这类贫血的治疗原则包括补充造血原料和促进红细胞生成。

铁　剂

常用的铁剂有硫酸亚铁(ferrous sulfate)、枸橼酸铁铵(ferric ammonium citrate)、富马酸亚铁(ferrous fumarate)、右旋糖酐铁(iron dextran)等。铁是以Fe^{2+}形式在十二指肠及空肠上段吸收。Fe^{3+}很难吸收凡能,凡能将Fe^{3+}还原变成Fe^{2+}的物质如胃酸、维生素C、食物中果糖、半脱氨酸等均可促进铁的吸收。胃酸缺乏、服用抗酸药、食物中高磷、高钙、鞣酸等使铁沉淀,影响铁吸收;四环素类药物可与铁络合,也不利于铁的吸收。Fe^{2+}吸收入血后即被氧化成Fe^{3+},并与血浆中的转铁蛋白结合成血浆铁,转运到肝、脾、骨髓等组织,以铁蛋白形式储存。铁通过肠黏膜细胞脱落及胆汁尿液、汗液等排出体外。正常人每日失铁量约1 mg,可由食物中补充影响铁剂吸收的因素有:①促进铁吸收因素,如胃酸、维生素C、果糖、半胱氨酸等。②减少铁吸收因素,如抗酸药、多钙、高磷酸盐食物、茶叶及某些含鞣酸的植物、四环素类抗生素等。

【药理作用】铁是红细胞成熟过程中合成血红蛋白的基本原料。缺乏时,血红蛋白合成减少,红细胞体积小于正常,故缺铁性贫血又称小细胞低色素性贫血。

【临床应用】主要用于各种原因导致的缺铁性贫血。①长期慢性失血,如月经过多、痔疮出血、子宫肌瘤、钩虫病等。②机体需要量增加而补充不足,如儿童生长期、妊娠期、哺乳期等。③胃肠吸收减少,如萎缩性胃炎、慢性腹泻等。④红细胞大量破坏,如疟疾、溶血等。

案例导学

明明,出生8个月,一直人工喂养,未加辅食。查体:营养差,皮肤、黏膜苍白,血常规显示:血红蛋白60 g/L,红细胞3.0×10^{12}/L,被诊断为营养性缺铁性贫血,遵医嘱口服硫酸亚铁,补充铁剂。试分析:

1. 铁剂主要用于哪些原因引起的贫血?
2. 护士遵医嘱给病人服用铁剂时,应注意哪些问题?
3. 其他铁剂在临床上应用时应注意哪些问题?

硫酸亚铁和富马酸亚铁吸收良好,胃肠刺激较常见铁利用率高;枸橼酸铁铵为三价铁,吸收差,但刺激性小、作用缓和、易溶于水,多制成糖浆制应用;多糖铁复合物是铁和多糖合成的复合物,以完整的分子形式存在,在消化道中能以分子形式被吸收,吸收率不受胃酸减少、食物成分影响,有极高的生物利用度。右旋糖酐铁或蔗糖铁供注射应用,毒性较大,仅限于少数严重缺铁性贫血而又不能口服铁剂的病人。

【不良反应】

1. 胃肠道反应　口服刺激胃肠道引起恶心、呕吐、上腹部不适、腹泻等。饭后服可减轻。
2. 便秘和黑便　铁与肠蠕动刺激物硫化氢结合后,减弱了肠蠕动可引起便秘、黑便。

叶酸(folic acid)

叶酸广泛存在于动、植物中,以肝、酵母和绿叶蔬菜中含量较多。动物细胞不能自身合成叶酸,故人体所需叶酸只能从食物中摄取。叶酸不耐热,食物烹调后可损失50%以上。

【药理作用】叶酸是机体细胞生长和分裂所必需的物质,食物中的叶酸或叶酸制剂进入体内被还原为具有活性的四氢叶酸,四氢叶酸是一碳单位的传递体,参与骨髓幼红细胞内DNA的合成。

【临床应用】

1. 营养性巨幼细胞贫血　如营养不良、婴儿期、妊娠期对叶酸需要量增加所致巨幼细胞贫血，与维生素 B_{12} 合用效果更好。

2. 药物性巨幼细胞贫血　如甲氨蝶呤、乙胺嘧啶、甲氧苄啶等所致巨幼细胞贫血。

由于此类药物为二氢叶酸还原酶抑制剂，在体内不能使叶酸转变为四氢叶酸，故应用叶酸无效，需用亚叶酸钙（calcium leucovorin）治疗。

3. 其他　用于恶性贫血的辅助治疗；孕期补充叶酸可预防神经管缺陷。

【不良反应】①偶见过敏反应。②胃肠道症状。③大量服用叶酸时，可引起黄色尿。

【药物相互作用】①大剂量叶酸可影响微量元素锌的吸收。②大剂量叶酸可降低苯妥英钠的抗癫痫作用。③甲氨蝶呤治疗肿瘤、白血病时，使用大剂量叶酸会影响甲氨蝶呤的疗效。

维生素 B_{12}（vita min B_{12}）

维生素 B_{12} 是一组含钴维生素的总称。广泛存在于动物内脏、牛奶、蛋黄中。维生素 B_{12} 须与胃黏膜壁细胞分泌的"内因子"结合形成复合物，才可免受消化液破坏，在回肠吸收。胃黏膜萎缩时，"内因子"分泌减少，可影响维生素 B_{12} 吸收，引起恶性贫血，应采用注射给药。

【药理作用与临床应用】能促进叶酸的循环再利用和维持有髓鞘神经纤维功能。缺乏时，除引起与叶酸缺乏相似的巨幼红细胞性贫血外，还会出现神经系统损害症状，称为恶性贫血。

临床主要用于治疗恶性贫血及巨幼红细胞性贫血。还用于神经系统疾病（如神经炎、神经萎缩）、肝脏疾病的辅助治疗。

【不良反应】一般无毒性，但少数病人可有过敏反应，甚至引起过敏性休克，故不宜滥用。

促红细胞生成素

促红细胞生成素（erythropoietin，EPO）是人体的一种糖蛋白，来源于肾近曲小管管周细胞，药用品是基因技术生产的重组人红细胞生成素（rhEPO）。促红素可与红系干细胞表面的受体结合，刺激红系干细胞生成，促使红系干细胞增殖、分化和成熟，使红细胞数增多，血红蛋白含量增加，并能增强红细胞膜抗氧化功能。用于慢性肾衰竭所致的贫血及再生障碍性贫血，还可用于肿瘤化疗、艾滋病所致的贫血。本药可引起血压升高、血凝增强等不良反应，偶可诱发脑血管意外或癫痫发作。

第六节　血容量扩充药

大量失血或失血浆（如烧伤）可使血容量降低，严重者可导致低血容量性休克。迅速有效的扩充血容量是治疗低血容量性休克的基本疗法。血容量扩充药是能使血容量增加、维持血液胶体渗透压的药物。目前最常用的是右旋糖酐。

右旋糖酐（dextran）

右旋糖酐是葡萄糖的聚合物。临床常用的有中分子右旋糖酐（平均分子量约 70000，简称右旋糖酐 70）、低分子右旋糖酐（平均分子量 40000，简称右旋糖酐 40）和小分子右旋糖酐（平均分子量 10000，简称右旋糖酐 10）。

【药理作用与临床应用】

1. 扩充血容量　静脉注射后可提高血浆胶体渗透压而扩充血容量，维持血压。用于大量失血或失血浆（如烧伤）的低血容量性休克。一般用中分子右旋糖酐，因其分子量大，维持时间长，作用可达 12 h。

2. 改善微循环及抗凝　低分子和小分子右旋糖酐可阻止红细胞和血小板聚集，降低血液黏滞性，并对凝血因子Ⅱ有抑制作用，可改善微循环和防止血栓形成。用于治疗休克，防止休克后期 DIC，防治心肌梗死和脑血栓形成。

3. 渗透性利尿　低分子和小分子右旋糖酐分子量较小，易通过肾小球滤过，但不易被肾小管再吸收，可发挥渗透性利尿作用。用于防治急性肾功能衰竭。

【不良反应】

1. 过敏反应　如发热、荨麻疹、寒战、胸闷、呼吸困难,严重者可致过敏性休克,故用药前应做皮试。

2. 凝血障碍和出血　因剂量过大或连续应用所致,故每日用量不宜超过 1500 ml。血小板减少、出血性疾病、心功能不全禁用。肺水肿、肝、肾疾病者慎用。

羟乙基淀粉(hydroxyethylamyl)

羟乙基淀粉又名淀粉代血浆、706 代血浆。分子量平均 3.5 万,药理作用、临床应用与右旋糖酐相同。

第七节　全国护士执业资格考试要点解析

一、小儿贫血概述

(一)小儿贫血的国内诊断标准

新生儿期血红蛋白(Hb)<145 g/L,1~4 个月时 Hb<90 g/L,4~6 个月时 Hb<100 g/L,6 个月以上则按 WHO 标准:6 个月~6 岁者 Hb<110 g/L,6~14 岁者 Hb<120 g/L 为贫血。海拔每升高 1000m, Hb 上升 4%。

(二)贫血的病因学分类

1. 红细胞及血红蛋白生成不足　①造血物质缺乏:缺乏铁、维生素 B_{12}、叶酸等,是小儿贫血最常见的原因。②造血功能障碍:如再生障碍性贫血等。

2. 红细胞破坏过多(溶血性贫血)　如遗传性球形红细胞增多症、G-6-PD 缺乏、地中海贫血等。

3. 红细胞丢失过多(失血性贫血)　包括急性和慢性失血性贫血。

二、营养性缺铁性贫血

缺铁性贫血是由于体内铁缺乏导致血红蛋白合成减少而引起的一种小细胞低色素性贫血。是小儿贫血中最常见的类型,以 6 个月至 2 岁的婴幼儿发病率最高,是我国重点防治的小儿疾病之一。

(一)病因及发病机制

1. 铁的储存不足　如早产、双胎、孕母患缺铁性贫血等。

2. 铁摄入不足　是导致婴儿缺铁的主要原因。未及时添加含铁丰富的食物,年长儿偏食等。

3. 生长发育快　对铁的需要量相对增多。

4. 铁的吸收及利用障碍　慢性腹泻、反复感染及不合理的食物搭配等。

5. 铁的丢失过多　长期慢性失血所致。

(二)临床表现

1. 一般贫血表现　皮肤黏膜苍白,以口唇甲床最明显。易疲乏,年长儿可诉无力、头晕等。

2. 髓外造血表现　肝、脾、淋巴结增大。

3. 非造血系统表现　①消化系统:食欲减退、呕吐、腹泻等。②神经系统:注意力不易集中、记忆力减退学习成绩下降等。③心血管系统:严重贫血时心率增快,心脏扩大,甚至发生心力衰竭。④其他:如头发枯黄无光泽,指甲薄脆、常合并感染等。

(三)治疗原则

祛除病因和铁剂治疗,必要时输血。常用硫酸亚铁、富马酸亚铁等。如治疗反应满意,疗程应在血红蛋白达正常水平后,再继续服用铁剂 3~6 个月,以增加铁储存。

(四)用药监护

(1)铁剂。①硫酸亚铁:口服,饭后服可减轻胃肠反应。②枸橼酸铁铵:溶液剂或糖浆剂,饭后服,服用时要用吸管吸服,服后立即漱口,以防牙齿变黑。③富马酸亚铁:肠溶片,口服,不要研碎或嚼服。④右旋糖酐铁:深部肌内注射,一次 25~50 mg,一日 1 次。

(2)注射铁剂时可发生局部肿痛,如果局部有结节、硬块时要及时理疗、热敷以促进吸收;铁剂服用时为促进吸收可同服稀盐酸或维生素 C,但不能与牛奶、浓茶及含有鞣酸的饮料同时服用,以免妨碍吸收。

(3)定期检查各项血液指标,观察血液中网织细胞增长情况、血红蛋白量、红细胞数和形态变化等。

(4)抗贫血药的治疗一般需持续数月,应告知病人定期复诊。

（五）急救与处理

小儿误服1g以上可导致急性中毒，表现为恶心、呕吐、腹痛、腹泻，甚至休克、昏迷、死亡。急救措施为用1%～2%的碳酸氢钠溶液洗胃，并以特殊解毒药去铁胺注入胃内以结合残存的铁，同时进行抗休克治疗。

测试练习

一、填空题

1. 体内、体外均具有抗凝作用的药物是________，其抗凝机制为________。如过量发生出血，可用________对抗。

2. 在体内具有抗凝作用而体外无效的药物是________，其抗凝机制为________。如过量发生出血，可用________对抗。

3. 苯巴比妥与双香豆素合用，后者抗凝作用________，其机制是________。

4. 肝素临床用于________、________和________。

5. 小剂量阿司匹林可抑制血小板中的________酶，使________合成减少，从而抑制血小板聚集，防止血栓形成。

6. 链激酶可溶解血栓，但对________难以发挥溶解作用。

7. 早产儿、新生儿出血可选用________，上消化道出血可选用________，甲状腺术后渗血可选用________，肺出血可选用________。

8. 治疗成人缺铁性贫血最常用的药物是________，治疗小儿缺铁性贫血最常用的药物为________，药物所致巨幼红细胞性贫血首选________。

9. 可促进铁剂从消化道吸收的因素有________、________、________、________。

10. 可抑制铁剂从消化道吸收的因素有________、________、________、________。

二、选择题

（一）以下每题有A、B、C、D、E五个备选答案，请从中选择一个最佳答案。

1. 肝素用于体内抗凝最常用的给药途径为（　　）。

A. 舌下含服　　B. 口服　　C. 肌内注射　　D. 皮下注射　　E. 静脉注射

2. 肝素的抗凝作用机制是（　　）。

A. 络合钙离子　　B. 抑制血小板聚集
C. 增加抗凝血酶Ⅲ活性　　D. 激活纤溶酶　　E. 影响凝血因子Ⅱ、Ⅶ、Ⅸ和Ⅹ的活化

3. 体内、体外均有抗凝作用的药物是（　　）。

A. 双香豆素　　B. 华法林　　C. 嘧达莫　　D. 噻氯匹定　　E. 肝素

4. 肝素最常见的不良反应是（　　）。

A. 过敏反应　　B. 消化性溃疡　　C. 血压升高　　D. 自发性骨折　　E. 自发性出血

5. 肝素过量可静脉注射对抗的药是（　　）。

A. 维生素K　　B. 维生素B_{12}　　C. 鱼精蛋白　　D. 葡萄糖酸钙　　E. 氨甲苯酸

6. 肝素及双香豆素均可用于治疗（　　）。

A. 弥散性血管内凝血　B. 血栓栓塞性疾病　C. 体外循环抗凝　　D. 高脂血症　　E. 脑出血

7. 双香豆素的抗凝机制是（　　）。

A. 抑制血小板聚集　　B. 激活纤溶酶　　C. 促进抗凝血酶Ⅲ的活性
D. 阻止凝血因子Ⅱ、Ⅶ、Ⅸ和Ⅹ的合成　　E. 阻止凝血因子Ⅰ、Ⅸ、Ⅹ、Ⅺ和Ⅺ的合成

8. 抗凝作用慢而持久的药物是（　　）。

A. 肝素　　B. 双香豆素　　C. 枸橼酸钠　　D. 阿司匹林　　E. 前列环素

9. 双香豆素应用过量可选用的拮抗药是（　　）。

A. 维生素K　　B. 鱼精蛋白　　C. 葡萄糖酸钙　　D. 氨甲苯酸　　E. 叶酸

10. 与香豆素类合用使其作用增强的是(　　)。

A. 苯妥英钠　　B. 苯巴比妥　　C. 氯霉素　　D. 维生素 K　　E. 利福平

11. 链激酶应用过量可选用的(　　)。

A. 维生素 K　　B. 鱼精蛋白　　C. 葡萄糖酸钙　　D. 氨甲苯酸　　E. 叶酸

12. 给缺铁性贫血患者补铁,护士指导患者,患者复述有关口服铁剂的注意事项,错误的是(　　)。(护考真题)

A. 症状改善后可停药　　B. 避免铁剂溶液与牛奶同服

C. 服用铁剂后 1 h 禁引浓茶　　D. 服铁剂溶液时要用吸管吸入咽下

E. 向患者说明服用铁剂后可出现黑粪

13. 小剂量可用于预防心肌梗死和脑梗死的药物是(　　)。

A. 尿激酶　　B. 低分子量肝素　　C. 双嘧达莫　　D. 阿司匹林　　E. 链激酶

14. 长期使用广谱抗生素引起的出血应选用(　　)。

A. 鱼精蛋白　　B. 维生素 K　　C. 葡萄糖酸钙　　D. 噻氯匹定　　E. 氨甲苯酸

15. 氨甲苯酸的最佳适应证是(　　)。

A. 手术后伤口渗血　　B. 肺出血

C. 纤溶亢进所致的出血　　D. 新生儿出血　　E. 香豆素过量所致的出血

16. 下列组合中最有利于铁剂吸收的是(　　)。

A. 果糖+枸橼酸铁铵　　B. 维生素 C+硫酸亚铁

C. 碳酸钙+硫酸亚铁　　D. 同型半胱氨酸+富马酸亚铁　　E. 四环素+硫酸亚铁

17. 铁剂可用于治疗(　　)。

A. 巨幼红细胞性贫血　　B. 恶性贫血

C. 小细胞低色素性贫血　　D. 再生障碍性贫血　　E. 溶血性贫血

18. 铁剂急性中毒的特殊解毒剂是(　　)。

A. 碳酸氢钠　　B. 磷酸钙　　C. 四环素　　D. 转铁蛋白　　E. 去铁胺

19. 患儿,9 个月。母乳喂养,未加辅食。近 1 个月来,面色苍白,烦躁易怒,舌白光滑,有轻微震颤,肝肋下 3.6 cm。血常规:血红蛋白 90 g/L,红细胞 1.9×10^{12}/L,血清维生素 B_{12} 降低(　　)。(护考真题)

A. 输红细胞　　B. 铁剂+维生素 C　　C. 维生素 B_{12}+叶酸　　D. 补叶酸　　E. 补铁剂

20. 治疗巨幼红细胞性贫血首先(　　)。

A. 硫酸亚铁　　B. 叶酸　　C. 亚叶酸钙　　D. 维生素 B_{12}　　E. 维生素 B_{12}+叶酸

21. 纠正恶性贫血的神经症状必须用(　　)。

A. 红细胞生成素　　B. 甲酰四氢叶酸　　C. 叶酸　　D. 维生素 B_{12}　　E. 硫酸亚铁

(二)以下提供若干个案例,每个案例下设若干个试题。请根据各试题题干所提供的信息,在每题下面的 A、B、C、D、E 五个备选答案中选择一个最佳答案。(22~23 题共用题干)

患者,男,45 岁,反复发作性上腹痛 1 个月,间断性柏油样大便,经胃镜检查诊断为十二指肠溃疡,血常规检查血红蛋白为 70 g/L。

22. 为改善患者贫血症状应选择(　　)。

A. 叶酸　　B. 肝素　　C. 维生素 B_{12}　　D. 硫酸亚铁　　E. 维生素 K

23. 为达到更好的治疗效果,医生应嘱患者同服(　　)。

A. 维生素 C　　B. 维生素 K　　C. 四环素　　D. 抗酸药　　E. 牛奶

三、简答题

1. 简述维生素 K 的临床应用。
2. 简述铁剂的临床应用。
3. 简述肝素抗凝作用特点、临床应用及不良反应。
4. 影响铁剂在消化道吸收的因素有哪些?

四、案例分析

(一)赵奶奶,64 岁。高热、咳嗽、咳痰 3 周,治疗期间出现皮肤青紫、咯血、呼吸困难、意识模糊、肢端湿冷、少尿，血压 70/40 mmHg。血培养：革兰阴性杆菌生长。血常规：白细胞 13.6×10^9/L，血小板 50×10^9/L，活化部分凝血酶时间（APTT）延长，纤维蛋白/纤维蛋白原降解产物（FDP）升高，诊断为弥散性血管内凝血（DIC）。遵医嘱给予肝素治疗。试分析：

1. 肝素有何临床应用？
2. 护士执行医嘱应用肝素时应注意什么？

（二）张女士，妊娠 34 周，产下一男婴，婴儿出现头皮下血肿及多处皮肤瘀斑，遵医嘱给予维生素 K 治疗。试分析：

1. 维生素 K 有何药理作用，临床主要用于哪些原因引起的出血？
2. 护士执行医嘱应用维生素 K 时应注意哪些事项？

（三）明明，出生 8 个月，一直人工喂养，未加辅食。查体：营养差，皮肤、黏膜苍白，血常规显示：血红蛋白 60 g/L，红细胞 3.0×10^{12}/L，被诊断为营养性缺铁性贫血，遵医嘱口服硫酸亚铁，补充铁剂。试分析：

1. 铁剂主要用于哪些原因引起的贫血？
2. 护士遵医嘱给病人服用铁剂时，应注意哪些问题？
3. 其他铁剂在临床上应用时应注意哪些问题？

（四）患者，男，40 岁，因长期服用乙胺嘧啶引起巨幼红细胞性贫血。用药过程：叶酸片，一次 10 mg，一日 3 次，口服。试分析：

1. 请问用药过程是否合理？
2. 为什么？应选用什么药物治疗？

参考答案

一、填空题

1. 肝素；激活抗凝血酶Ⅲ使血浆凝血酶及凝血因子 IXa、Xa、XIa XIIa 失活；鱼精蛋白。
2. 香豆素类；对抗维生素 K 参与的凝血因子 II、Ⅶ、IX、X 的合成；维生素 K。
3. 减弱；诱导肝药酶加速双香豆素代谢。
4. 防治血栓栓塞性疾病；治疗弥散性血管内凝血；体外抗凝血。
5. 前列腺素合成；TXA_2。
6. 形成时间久并已机化的血栓。
7. 维生素 K；去甲肾上腺素或垂体后叶素；氨甲苯酸；垂体后叶素。
8. 硫酸亚铁；枸橼酸铁铵或葡萄糖酸亚铁糖浆；甲酰四氢叶酸。
9. 稀盐酸；维生素 C；果糖；半胱氨酸。
10. 抗酸药或碱性药；多钙高磷酸盐食物；茶叶与鞣酸；四环素。

二、选择题

1. E　2. C　3. E　4. E　5. C　6. B　7. D　8. B　9. A　10. C　11. D　12. A　13. D　14. B　15. C　16. B　17. C　18. E　19. C　20. E　21. D　22. D　23. A

三、简答题

1. 维生素 K 临床主要用于维生素 K 缺乏引起的出血：①治疗梗阻性黄疸、胆瘘、慢性腹泻、新生儿、早产儿出血。②治疗长期应用广谱抗生素、香豆素类、水杨酸类等药物或杀鼠药“敌鼠钠”中毒引起的出血。

2. 铁剂主要用于各种原因导致的缺铁性贫血。①长期慢性失血，如月经过多、痔疮出血、子宫肌瘤、钩虫病等。②机体需要量增加而补充不足，如儿童生长期、妊娠期、哺乳期等。③胃肠吸收减少，如萎缩性胃炎、慢性腹泻等。④红细胞大量破坏、如疟疾、溶血等。

3. 肝素的抗凝作用特点是：抗凝作用强大而迅速，在体内、体外均有效，但口服无效，多静脉注射给药。

临床应用：①血栓栓塞性疾病，如深部静脉血栓、心肌梗死、肺栓塞、脑栓塞等，可防止血栓形成和扩大，对已经形成的血栓无溶解作用；②弥散性血管内凝血（DIC），DIC 早期应用肝素可防止纤维蛋白原和其他凝血因子的耗竭，预防继发性出血；③其他：心血管手术、心导管检查、体外循环及血液透析等抗凝。

不良反应：①自发性出血，为肝素过量所致，表现为黏膜出血、关节积血和伤口出血等。②过敏反应，偶见哮喘、荨麻疹、发热等。③其他,长期应用可引起骨质疏松、脱发和自发性骨折等。

4. ①胃酸有助于铁盐溶解,形成亚铁离子,可促进铁的吸收;维生素 C 及食物中其他还原物质如果糖、半胱氨酸等促使 Fe^{3+} 还原成 Fe^{2+},也能促进铁的吸收。②食物中的高钙、高磷及茶叶中的鞣酸等可促使铁盐沉淀,有碍铁的吸收;四环素可与铁络合,也不利于铁的吸收。

四、案例分析

案例分析(一)

1. 肝素的临床应用:①血栓栓塞性疾病,如深部静脉血栓、心肌梗死、肺栓塞、脑栓塞等,可防止血栓形成和扩大,对已经形成的血栓无溶解作用。②弥散性血管内凝血(DIC),DIC 早期应用肝素可防止纤维蛋白原和其他凝血因子的耗竭,预防继发性出血。③其他:心血管手术、心导管检查、体外循环及血液透析等抗凝。

2. 护士执行医嘱应用肝素时应注意:①要严密观察患者体征,掌握药物的性质、用法、用量、维持时间等,严格按医嘱执行,用药后观察出血的情况。②肝素给药过量易引起自发性出血,应立即停药,并用相应对抗药解救。③肝素过量引起出血,可静注鱼精蛋白对抗。1 mg 鱼精蛋白可中和 100U 肝素。

案例分析(二)

1. 维生素 K 的药理学作用:维生素 K 为肝脏合成凝血酶原(凝血因子Ⅱ)的必需物质,还参与凝血因子Ⅱ、Ⅶ、Ⅸ、Ⅹ的合成。当维生素 K 缺乏时,肝脏仅能合成无凝血活性的Ⅱ、Ⅶ、Ⅸ、Ⅹ因子,导致凝血障碍,凝血酶原时间延长而发生出血。

维生素 K 临床主要用于维生素 K 缺乏引起的出血:①治疗梗阻性黄疸、胆瘘、慢性腹泻、新生儿、早产儿出血;②治疗长期应用广谱抗生素、香豆素类、水杨酸类等药物或杀鼠药“敌鼠钠”中毒引起的出血。

2. 护士执行医嘱应用维生素 K 时应注意:①维生素 K_1 肌注或静注。临床多采用肌内注射;维生素 K_3 可肌注、口服;维生素 K_4 多采用口服。②紧急情况下可作静注,但要缓慢注射,每分钟不超过 5 mg。③滴注时应避光,缓慢滴注,滴速每分钟不超过 1 mg,严密监测病人的血压、体温、脉搏及心率变化。④应用维生素 K 期间应定期测定凝血酶原时间,以调整用药剂量和给药次数,如过量出现血栓栓塞时,可口服香豆素类药物对抗。

案例分析(三)

1. 铁剂主要用于各种原因导致的缺铁性贫血:①长期慢性失血,如月经过多、痔疮出血、子宫肌瘤、钩虫病等。②机体需要量增加而补充不足,如儿童生长期、妊娠期、哺乳期等。③胃肠吸收减少,如萎缩性胃炎、慢性腹泻等。④红细胞大量破坏、如疟疾、溶血等。

2. 护士遵医嘱给病人服用铁剂时,应注意铁剂:①硫酸亚铁 口服,饭后服可减轻胃肠反应。②铁剂服用时为促进吸收可同服稀盐酸或维生素 C,但不能与牛奶、浓茶及含有鞣酸的饮料同时服用,以免妨碍吸收。③定期检查各项血液指标,观察血液中网织细胞增长情况、血红蛋白量、红细胞数和形态变化等。

3. 其他铁剂在临床上应用时应注意:①枸橼酸铁铵:溶液剂或糖浆剂,饭后服,服用时要用吸管吸服,服后立即漱口,以防牙齿变黑。②富马酸亚铁:肠溶片,口服,不要研碎或嚼服。③右旋糖酐铁:深部肌内注射,一次 25~50 mg,一日 1 次。注射铁剂时可发生局部肿痛,如果局部有结节、硬块时要及时理疗、热敷以促进吸收。

案例分析(四)

1. 不合理。

2. 由甲氨蝶呤、乙胺嘧啶、甲氧苄啶等类药物所致的巨幼红细胞性贫血,由于这些药物为二氢叶酸还原酶抑制剂,在体内不能使叶酸转变为四氢叶酸,故应用叶酸无效,需用亚叶酸钙治疗。

(程琍琍)

第二十五章　抗过敏药

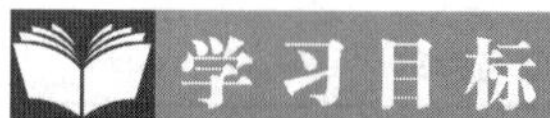

学习目标

知识目标

1. 掌握常用 H_1 受体阻断药的作用、临床应用和不良反应。
2. 熟悉第一代和第二代 H_1 受体阻断药的作用特点。
3. 了解组胺及组胺受体兴奋效应。

能力目标

具备根据适应证合理选择抗过敏药物及正确处置不良反应的能力。

态度目标

能利用所学知识进行医患沟通，开展用药咨询服务，并能正确指导病人合理用药。

案例导学

王先生，从事驾驶工作，患有过敏性鼻炎，经常出现打喷嚏、鼻塞、鼻痒、流清涕等现象，每年春季发作更为频繁。近几日症状又发作，自行服用非处方药苯海拉明，每次 50 mg，一日 3 次，用药后第 2 日症状缓解，但是出现口干、嗜睡等不良反应，严重影响其正常工作，遂到医院就诊。试分析：

1. 苯海拉明是否可以治疗过敏性鼻炎？
2. 该患者服用苯海拉明后为什么会出现口感、嗜睡等症状？

第一节　概　　述

组胺(hista mine)是由组氨酸在组胺酸脱羧酶催化下脱酸产物。是具有多种生理活性的重要的自身活性物质，广泛分布于人体各组织中，在体内是以无活性的结合形式存在于肥大细胞和嗜碱性粒细胞的颗粒中，其中以与外界接触的支气管黏膜、皮肤和胃肠黏膜中含量最高。正常情况下，组胺主要以无活性形式(结合型)储存，当组织损伤、炎症、变态反应及神经刺激时，这些细胞脱颗粒，导致组胺以活性形式(游离型)的释放，通过与效应细胞的组胺受体结合，兴奋组胺受体而产生相应的效应，主要表现为Ⅰ型变态反应。组胺本身无治疗意义，但可用于诊断真性胃酸缺乏症和麻风病。

目前发现组胺受体有 H_1、H_2 和 H_3 三种亚型受体，均为 G 蛋白偶联受体。各亚型受体的分布及激动后的效应(表 25-1)。

表 25-1　组胺受体分布与效应

受体类型	分布	效应
H_1	支气管	收缩
	胃肠道	收缩
	子宫平滑肌	收缩
	皮肤血管	扩张、通透性增强
	心房肌	收缩增强

续表

受体类型	分布	效应
	房室结	传导减慢
H_2	胃壁细胞	胃酸分泌增加
	血管	扩张
	心室肌、窦房结	收缩增强、心率加快
H_3	中枢与外周神经末梢	负反馈性调节组胺合成与释放

第二节　抗过敏药

1920年首次发现组胺是过敏性疾病的病理介质，因此抗组胺药即为抗过敏药，抗过敏药即为组胺受体阻断药(histmaine receptor antagonists)，是指能竞争性拮抗组胺作用的一类药物，迄今为止，已有"第一代抗组胺药"和"第二代抗组胺药"两代50余种。根据药物的选择性不同，可将其分为 H_1 受体阻断药、H_2 受体阻断药和 H_3 受体阻断药。

一、H_1 受体阻断药

H_1 受体阻断药大多数具有组胺的乙基叔胺结构，对 H_1 受体有较强的亲和力而无内在活性，可与组胺竞争效应细胞上的 H_1 受体，阻断组胺的 H_1 型效应而发挥抗组胺作用。目前已有50多种 H_1 受体阻断药应用于临床，常用的有第一代中的苯海拉明(diphenhydra mine)、异丙嗪(promethazine)、氯苯那敏(chlorphena mine)和第二代中的西替利嗪(cetirizine)、赛庚啶(cyproheptadine)、阿司咪唑(astemizole)及特非那定(terfenadine)等，大多具有长效，无嗜睡作用，对喷嚏、清涕和鼻痒效果好，而对鼻塞效果较差的特点。

【体内过程】

本类药物口服或注射均易吸收，一般口服后15~30 min起效，2~3 h血药浓度达高峰，作用维持时间各药不等，多在4~6 h。因刺激性大，不宜做皮下注射，肌注者应深部肌注。体内分布广泛，多数药物可进入脑组织中。主要经肝代谢，由肾排泄。阿司咪唑、特非那定等药物的代谢产物仍具有活性，故作用持续时间较长。

【药理作用】

1. 抗 H_1 受体作用　本类药物分子中的乙基叔胺结构与组胺相似，故能竞争性地阻断 H_1 受体，可完全对抗组胺引起的支气管、胃肠道、子宫平滑肌的收缩作用。对组胺引起的毛细血管扩张和通透性增加有很强的抑制作用，因对 H_2 受体无阻断作用。故仅能部分对抗其血管扩张作用。完全对抗需同时应用 H_1 和 H_2 受体阻断药。对组胺兴奋 H_2 受体引起的胃酸分泌无拮抗作用。

2. 中枢抑制作用　本类药物多数可透过血-脑屏障，产生不同程度的中枢抑制作用，表现为镇静、嗜睡等。此作用可能是由于阻断了中枢的 H_1 受体，从而拮抗了脑内源性组胺介导的觉醒反应所致。但各药的中枢抑制程度不同，异丙嗪和苯海拉明最强。阿司咪唑和特非那定不易透过血脑屏障，故无中枢抑制作用。

3. 防晕止呕作用　部分 H_1 受体阻断药具有中枢性抗胆碱作用，产生防晕止吐作用。异丙嗪和苯海拉明作用最强。

4. 其他作用　较大剂量的苯海拉明、异丙嗪等尚有局麻作用和对心脏表现为奎尼丁样作用。常用 H_1 受体阻断药的作用特点(表25-2)。

表25-2　常用 H_1 受体阻断药的作用特点

药物	抗组胺	中枢抑制	防晕止吐	维持时间/h
第一代药物苯海拉明	++	+++	++	4~6
异丙嗪	++	+++	++	6~12
氯苯那敏	+++	+	-	4~6
赛庚啶	+++	+	-	8

续表

药物	抗组胺	中枢抑制	防晕止吐	维持时间/h
第二代药物				
西替利嗪	+++	+	-	7~10
阿司咪唑	+++	-	-	24
特非那定	+++	-	-	12~24

【临床应用】

1. 防治变态反应性疾病　对皮肤黏膜的变态反应性疾病如荨麻疹、过敏性鼻炎、花粉病疗效好。对昆虫咬伤所致的皮肤瘙痒和水肿有良效。对血清病、药疹和接触性皮炎也有一定疗效。但对支气管哮喘疗效差。对过敏性休克无效。

2. 镇静催眠　对中枢具有明显抑制作用的异丙嗪、苯海拉明等可用于治疗失眠,尤其是变态反应性疾病引起的焦虑性失眠。

3. 防治晕动症及呕吐　苯海拉明、异丙嗪对晕船、晕车、妊娠及放射性呕吐均有良好的止吐效果。常用苯海拉明和异丙嗪。防治晕动病常选用茶苯海明,它是由氨茶碱与苯海拉明形成的复盐。预防晕动病一般应在乘车,乘船前 15~30 min 用药,对过敏性休克无效。

4. 其他　异丙嗪与氯丙嗪、哌替啶组成冬眠合剂,用于人工冬眠;由于异丙嗪对支气管平滑肌有轻度的松弛作用,又有抗组胺和中枢抑制作用,故常作为复方镇咳祛痰药的成分,还可与氨茶碱合用治疗支气管哮喘。

【不良反应与用药护理】

1. 中枢神经系统反应　多见镇静、嗜睡、头晕、乏力、反应迟钝、注意力不集中等中枢抑制反应,以苯海拉明和异丙嗪最为明显。故机械操、驾驶员、高空作业者及精密仪器操纵人员避免使用,以防发生意外。

2. 消化道反应　可引起口干、厌食、恶心、呕吐、便秘或腹泻等,餐后服用可减轻。

3. 其他　偶见粒细胞减少、血小板减少、溶血性贫血及过敏反应等,多数药物具有抗胆碱作用,青光眼、尿潴留、幽门梗阻病人禁用。

二、H_2 受体阻断药

H_2 受体阻断药能选择阻断胃黏膜细胞上的 H_2 受体,竞争性对抗组胺引起的胃酸分泌增加,防止或减轻胃黏膜损伤。目前常用的药物有:西咪替丁(cimetidine)、雷尼替丁(ranitidine)、法莫替丁(famotidine)等。(详见第二十六章作用于消化系统的药物)

三、H_3 受体阻断药

H_3 受体是一种新型组胺受体,广泛分布于中枢和外周神经末梢。它是一种突触前受体,在突触后也有分布,既能调节组胺的合成与释放,又能调节其他神经递质的释放,进而调节中枢和外周器官的活动。鉴于 H_3 受体与阿尔茨海默病、注意力缺陷多动症、帕金森氏病等神经行为失调有关,H_3 受体激动剂能够损害大鼠的目标认知能力及被动避免反应能力,而 H_3 受体阻断剂则能改善大鼠的学习与记忆能力的研究发现,使得诸如 GT2277 等 H_3 受体阻断剂的应用前景看好,现正在进行临床试验。

第三节　抗过敏药的护理应用

(一)用药前评估

1. 明确用药目的　主要用于皮肤黏膜的变态反应性疾病的治疗。

2. 掌握病人基本情况　了解病人的血压、心率等功能状态。了解病人的用药史及过敏史。

3. 禁忌证的排查　新生儿、早产儿、孕妇、哺乳妇女、青光眼、尿潴留、前列腺增生、幽门梗阻病人及对本类药物过敏者禁用。重症肌无力、癫痫、哮喘、甲亢、糖尿病病人、老年人、孕妇及哺乳期妇女慎用。

(二)用药监护

(1)大多数药物采用口服给药,为减少胃肠道刺激,宜餐后服药。但阿司咪唑宜餐前 1 h 服用,以防食物影响吸收。苯海拉明、氯苯那敏可肌内注射,异丙嗪可肌内注射或静脉注射。因刺激性大,不宜做皮下注射,肌注者应深部肌注。

(2)易引起反应迟钝、注意力不集中等中枢抑制反应,故用药期间不宜驾驶车船、操作机器和高空作业,以免发生意外。不宜饮酒,也不宜与镇静催眠药等中枢抑制药合用,以免增强中枢抑制。

(3)不宜与阿托品、三环类抗抑郁药、单胺氧化酶抑制剂合用,以免增强其抗胆碱作用。可干扰口服抗凝药(如华法林)的活性,降低其疗效。阿司咪唑及特非那定服用过量或在肝功能不良时可致严重的心律失常甚至猝死。用药期间合用红霉素等大环内酯类抗生素或酮康唑等抗真菌药物时也可产生心肌损害,应慎重。

测试练习

一、填空题

1. 苯海拉明最常见的副作用是________。
2. 抗组胺药禁用于患者________、________、________。
3. 常用的 H_1 受体阻断药主要用于________、________、________。
4. 皮肤血管的 H_1 受体兴奋后会出现血管________、支气管平滑肌________。
5. 止呕作用较强的 H_1 受体阻断药有________和________。

二、选择题

(一)以下每题有 A、B、C、D、E 五个备选答案,请从中选择一个最佳答案。

1. 苯海拉明的临床应用不包括(　　)。
A. 荨麻疹　B. 过敏性鼻炎　C. 血管神经性水肿　D. 血清病所致高热　E. 接触性皮炎
2. 关于 H_1 受体兴奋时其效应的叙述不正确的是(　　)。
A. 中枢抑制　B. 支气管收缩　C. 肠道平滑肌收缩　D. 血管扩张　E. 子宫收缩
3. 苯海拉明的作用不包括(　　)。
A. 镇静　B. 催眠　C. 抗过敏　D. 抑制胃酸分泌　E. 抗晕止吐
4. 关于苯海拉明、异丙嗪的叙述,正确的是(　　)。
A. 镇静催眠、抗惊厥　B. 抗炎、抗惊厥
C. 镇静催眠抗晕止吐　D. 镇静、抑制胃酸分泌　E. 镇静、促进胃酸分泌
5. 防治晕动病可选用(　　)。
A. 氯苯那敏　B. 西咪替丁　C. 雷尼替丁　D. 苯海拉明　E. 特非那定
6. 抗组胺药的作用机制是(　　)。
A. 加速组胺的灭活　B. 促进组胺的排泄　C. 抑制组胺的释放
D. 化学结构与组胺相似,通过竞争组胺受体而阻断组胺的作用
E. 通过与组胺结合而使组胺失活
7. H_1 受体阻断药最常见的不良反应是(　　)。
A. 烦躁、失眠　B. 镇静、嗜睡　C. 消化道反应　D. 变态反应　E. 贫血
8. (　　)不是激动 H_1 受体引起的效应。
A. 支气管平滑肌收缩　B. 胃肠道平滑肌收缩　C. 血管扩张
D. 毛细血管通透性增强　E. 胃酸分泌增多
9. 下列药物中枢抑制作用最强的是(　　)。
A. 特非那定　B. 雷尼替丁　C. 氯苯那敏　D. 苯海拉明　E. 赛庚啶
10. 下列哪种药不是 H_1 受体阻断药(　　)。
A. 苯海拉明　B. 雷尼替丁　C. 赛庚啶　D. 氯苯那敏　E. 异丙嗪
11. 下列关于 H_1 受体阻断药的用药监护叙述错误的是(　　)。
A. 嘱病人用药期间勿驾驶车船和高空作业

B. 嘱病人进餐时服用或与牛奶同服

C. 为了减少其消化道的症状，最好是采用皮下注射

D. 注射给药时应防止药物外溢而减少对皮肤的刺激

E. 阿司咪唑可引起严重的心律失常，应慎重考虑是否选用

12. 一位出租车司机患荨麻疹宜选用(　　)。

A. 阿司咪唑　B. 苯海拉明　C. 氯苯那敏　D. 异丙嗪　E. 赛庚啶

13. 可用于治疗梅尼埃病的药物是(　　)。

A. 阿司咪唑　B. 特非那定　C. 氯苯那敏　D. 西替利嗪　E. 苯海拉明

14. 组胺促进胃酸分泌的作用机制是(　　)。

A. 激动 H_2 受体　B. 激动 H_1 受体　C. 阻断 H_1 受体　D. 阻断 H_2 受体　E. 以上都不是

(二)以下提供若干个案例，每个案例下设若干个试题。请根据各试题题干所提供的信息，在每题下面的A、B、C、D、E五个备选答案中选择一个最佳答案。(15~16题共用题干)

15. 患者，男，43岁，汽车司机，因腹泻，自购复方新诺明，口服一天出现躯干大部分皮肤瘙痒，诊断为“药疹”，应该选用(　　)。

A. 异丙嗪　B. 特非那定　C. 氯苯那敏　D. 苯海拉明　E. 赛庚啶

16. 患者，女，38岁，因准备出差而请医生开药以预防晕车，宜选用的药物是(　　)。

A. 氯苯那敏　B. 特非那定　C. 西替利嗪　D. 苯海拉明　E. 氯雷他定

三、问答题

1. H_1 受体阻断药的主要作用、临床应用、不良反应？

2. 使用 H_1 受体阻断药时应注意哪些问题？

3. 比较第一、第二代 H_1 受体阻断药的作用。

四、案例分析

(一)王先生，从事驾驶工作，患有过敏性鼻炎，经常出现打喷嚏、鼻塞、鼻痒、流清涕等现象，每年春季发作更为频繁。近几日症状又发作，自行服用非处方药苯海拉明，每次50 mg，一日3次，用药后第2日症状缓解，但是出现口干、嗜睡等不良反应，严重影响其正常工作，遂到医院就诊。试分析：

1. 苯海拉明是否可以治疗过敏性鼻炎？

2. 该患者服用苯海拉明后为什么会出现口感、嗜睡等症状？

(二)患者，女，13岁，假期出门旅游，第2天感觉面部皮肤瘙痒、红肿，逐渐加重。回家后即到医院就诊。试分析：

1. 请问该患者可能出现什么问题？

2. 应该进一步采取何种药物治疗？

参考答案

一、填空题

1. 嗜睡。

2. 青光眼；尿潴留；幽门梗阻患者。

3. 皮肤黏膜的过敏反应；失眠；晕车与晕船等引起的呕吐。

4. 扩张；收缩。

5. 异丙嗪；苯海拉明。

二、选择题

1. D　2. A　3. D　4. C　5. D　6. D　7. B　8. D　9. D　10. B　11. C　12. A　13. E　14. A　15. B　16. D

三、简答题

1. (1) H_1 受体阻断药的主要作用：① 抗 H_1 受体作用：能对抗组胺的收缩支气管和胃肠道平滑肌作用；对组胺所致的胃酸分泌增多无效。② 中枢抑制作用：异丙嗪和苯海拉明最强；阿司咪唑和特非那定无中枢抑制

作用。③ 防晕止呕作用:异丙嗪和苯海拉明最强。

(2)临床应用:① 防治变态反应性疾病:为治疗皮肤黏膜的变态反应性疾病的首选药,但对过敏性休克无效。②失眠症。③防治晕动病及呕吐:苯海拉明和异丙嗪效果好。

(3)不良反应:①中枢神经系统反应:以苯海拉明和异丙嗪最为明显。②胃肠道反应:宜饭后服药。③其他:偶见粒细胞减少、血小板减少、溶血性贫血及过敏反应等。

2. 使用 H_1 受体阻断药时易引起反应迟钝、注意力不集中等中枢抑制反应,应告诫病人用药期间不宜驾驶车船、操作机器和高空作业,以免发生意外。不宜饮酒。也不宜与镇静催眠药等中枢抑制药合用,以免增强中枢抑制。

3. 第一、第二代都有外周的 H_1 受体阻断作用。能竞争性阻断 H_1 受体,对抗组胺引起的血管扩张、毛细血管通透性增加、血压下降、支气管及胃肠平滑肌的痉挛性收缩。但对 H_2 受体兴奋引起的胃酸分泌无拮抗作用。第一代 H_1 受体阻断药可通过血脑屏障进入脑内,阻断中枢 H_1 受体,产生镇静催眠作用,尤以苯海拉明、异丙嗪最强,曲吡那敏、赛庚啶次之。但第二代药物因不易通过血脑屏障,故没有明显的中枢抑制作用。第一代药物多数具有中枢抗胆碱作用,可产生温和的防晕和止吐效应,外周抗胆碱作用呈阿托品样作用。但第二代药物没有抗胆碱作用。

四、案例分析

案例分析(一)

1. 苯海拉明可以治疗过敏性鼻炎。

2. 苯海拉明为第一代 H_1 受体阻断药,可通过血脑屏障进入脑内,阻断中枢 H_1 受体,产生镇静催眠作用,具有中枢神经系统反应。故患者服用苯海拉明后出现镇静、嗜睡、头晕、乏力、反应迟钝、注意力不集中等中枢抑制反应,故机械操作、驾驶员、高空作业者及精密仪器操纵人员避免使用,以防发生意外。

案例分析(二)

1. 该患者为皮肤黏膜的变态反应性疾病。

2. 可口服 H_1 受体阻断药,避免外出再次接触过敏源。如果病情加重可适当静脉注射钙剂,缓解过敏症状。

(程琍琍)

第二十六章　作用于消化系统的药物

学习目标

☞ **知识目标**

1. 掌握治疗消化道溃疡的药物分类；质子泵抑制剂奥美拉唑的药理作用与临床应用；H_2 受体阻滞剂雷尼替丁、法莫替丁的药理作用与临床应用；泻药与止泻药硫酸镁、酚酞、液状石蜡的作用和用途。

2. 熟悉黏膜保护药硫糖铝的作用和用途；止吐药甲氧氯普胺、恩丹西酮的作用机制和临床应用；促动力药多潘立酮、西沙必利的作用机制和临床应用。

3. 了解抗酸药、前列腺素类、抗胆碱药的药理作用与临床应用。

☞ **能力目标**

能规范进行护理操作并正确指导合理用药；培养合理选择消化系统药物的能力。

☞ **态度目标**

学会用辩证唯物主义观点认识药物，养成良好的职业素养，珍爱生命，培养救死扶伤的高尚医德。

案例导学

患者，男，67 岁，因上腹不适、反酸嗳气 1 月余就诊。胃镜检查提示胃溃疡。临床医生用药：奥美拉唑，20 mg，bid+胶体果胶铋，150 mg，tid。试分析：

1. 医生这样用药是否合理？为什么？
2. 若同时口服需注意哪些？
3. 奥美拉唑临床主要应用于哪些疾病？

消化系统主要由胃肠道、肝脏、胰腺和胆囊组成；其主要功能包括摄入、容纳和消化食物、吸收营养、排出废物；其分泌、吸收和运动的调节主要通过神经和激素体液系统的双重整合调控来实现。消化系统药包括抗消化性溃疡药、助消化药、止吐药、泻药、止泻药和利胆药等。

第一节　抗消化性溃疡药

溃疡（peptic ulcer）的发病与黏膜局部损伤和保护机制之间的平衡失调有关。损伤因素（胃酸、胃蛋白酶和幽门螺旋杆菌）增强或保护因素（黏液/HCO_3^- 屏障和黏膜修复）减弱，均可引起消化性溃疡。目前临床上治疗消化性溃疡的药物主要有 4 大类：①抗酸药；②抑制胃酸分泌药；③胃黏膜保护药；④抗幽门螺杆菌感染药。

一、抗酸药

抗酸药（antacids）是一类弱碱性物质。口服后能降低胃内容物酸度，从而解除胃酸对胃、十二指肠黏膜的侵蚀和对溃疡面的刺激，并降低胃蛋白酶活性，发挥缓解疼痛和促进愈合作用。餐后服药可延长药物作用时间。合理用药应在餐后 1~3 h 及临睡前各服 1 次，一天 7 次，理想的抗酸药应该是作用迅速持久、不吸收、不产气、不引起腹泻或便秘，对黏膜及溃疡面有保护收敛作用。单一药物很难达到这些要求，故常用复方制剂。

氢氧化镁（magnesium hydroxide）抗酸作用较强、较快。镁离子有导泻作用，少量可经肾排出，如肾功能不良可引起血镁过高。

三硅酸镁（magnesium trisilicate）抗酸作用较弱而慢，但持久。在胃内生成胶状二氧化硅对溃疡面有保护作用。

氢氧化铝(alu minum hydroxide)抗酸作用较强,缓慢。作用后产生氧化铝有收敛、止血和引起便秘作用。还可影响磷酸盐、四环素、地高辛、异烟肼、泼尼松等的吸收。

碳酸钙(calcium carbonate)抗酸作用较强、快而持久。可产生 CO_2 气体。进入小肠的 Ca^{2+}可促进胃泌素分泌,引起反跳性胃酸分泌增多。

碳酸氢钠(sodium bicarbonate)又称小苏打。作用强、快而短暂。可产生 CO_2 气体。未被中和的碳酸氢钠几乎全部吸收,能引起碱血症。

二、抑制胃酸分泌药

抑制胃酸分泌药包括:H_2 受体阻断药、H^+-K^+-ATP 酶抑制药、胆碱受体阻断药及胃泌素阻断药。

(一)H_2 受体阻断药

以含有甲硫乙胍的侧链代替 H_1 受体阻断药的乙基胺链,获得有选择作用的 H_1 受体,它拮抗组胺引起的胃酸分泌,对 H_1 受体无作用。H_2 受体阻断药是治疗消化性溃疡有价值的药物,当前临床应用的有西米替丁(cimetidine)、雷尼替丁(ranitidine)、法莫替丁(famotidine)和尼扎替丁(nizatidine)。

【药理作用】

本类药物竞争性拮抗 H_2 受体,能抑制组胺、五肽胃泌素、M 胆碱受体激动剂所引起的胃酸分泌。能明显抑制基础胃酸及食物和其他因素所引起的夜间胃酸分泌。用药后胃液量及氢离子浓度下降。用药 4 周,在内窥镜检查下,十二指肠溃疡愈合率为 77%~92%。晚饭时 1 次给药疗效与 1 日多次给药的疗效相仿或更佳。对胃溃疡疗效发挥较慢,用药 8 周愈合率为 75%~88%。雷尼替丁和尼扎替丁抑制胃酸分泌作用比西咪替丁强 4~10 倍,法莫替丁比西咪替丁强 20~50 倍。

【体内过程】

本类药物口服吸收良好,但首关消除使生物利用度降为 50%~60%。消除 $t_{1/2}$ 尼扎替丁为 1.3 h,其他 3 种药为 2~3 h。大部分药物以原形经肾排出,但肝功能不良者雷尼替丁半衰期明显延长。

【临床应用】

用于十二指肠溃疡,胃溃疡,应用 6~8 周,愈合率较高,延长用药可减少复发。卓-艾(Zollinger-Ellison)综合征需用较大剂量。其他胃酸分泌过多的疾病如胃肠吻合口溃疡,反流性食管炎等及消化性溃疡和急性胃炎引起的出血也可用。

【不良反应】

发生较少。尤其是雷尼替丁、法莫替丁和尼扎替丁,长期服用耐受良好偶有便秘、腹泻、腹胀及头痛、头晕、皮疹、瘙痒等。静脉滴注速度过快,可使心率减慢,心收缩力减弱。长期服用西咪替丁的男性青年,可引起阳痿、性欲消失及乳房发育。可能与其抑制二氢睾丸素与雄性激素受体相结合及增加血液雌二醇浓度有关。

西咪替丁能抑制细胞色素 P-450 肝药酶活性,抑制华法林、苯妥英钠、茶碱、苯巴比妥、地西泮、普萘洛尔等代谢。合用时,应调整这些药物剂量。

(二)M 胆碱受体阻断药

M 胆碱受体阻断药如阿托品及其合成代用品可减少胃酸分泌、解除胃肠痉挛。但在一般治疗剂量下对胃酸分泌抑制作用较弱,增大剂量则不良反应较多,已很少单独应用。而哌仑西平(pirenzepnie)对引起胃酸分泌的 M_1 胆碱受体亲和力较高,而对唾液腺、平滑肌、心房的 M 胆碱受体亲和力低。治疗效果与西咪替丁相仿,而不良反应轻微。

(三)胃壁细胞 H^+泵抑制药

壁细胞通过受体(M_1、H_2 受体、胃泌素受体)、第二信使和 H^+-K^+-ATP 酶三个环节来分泌胃酸。H^+-K^+-ATP 酶(H^+泵)位于壁细胞的管状囊泡和分泌管上,它能将 H^+从细胞内转运到胃腔中,将 K^+从胃腔中转运到壁细胞内,进行 H^+-K^+交换。抑制 H^+-K^+-ATP 酶,就能抑制胃酸形成的最后环节,发挥治疗作用。

奥美拉唑

奥美拉唑(omeprazozle)又名洛赛克(losec),由一个砜根连接苯咪唑环和吡啶环所成。

【药理作用】

奥美拉唑口服后,可浓集于壁细胞分泌小管周围,并转变为有活性的次磺酰胺衍生物。它的硫原子与 H^+-K^+-ATP 酶上的巯基结合,形成酶-抑制剂复合物,从而抑制 H^+泵功能,抑制基础胃酸与最大胃酸分泌量。

给狗口服 2 μmol/kg，连续用药一周，胃酸分泌抑制 82%。十二指肠溃疡患者每日口服 10 mg、30 mg，连续服药 1 周，24 h 胃内 H^+活性抑制率分别为 37%和 97%。本品缓解疼痛迅速，服药 1~3 天即效。经 4~6 周，胃镜观察溃疡愈合率达 97%。其他药物无效者用药 4 周，愈合率也高达 90%左右。还使贲门、胃体、胃窦处黏膜血流量增加。也使幽门螺旋菌数量下降，有 83%~88%患者的幽门螺旋菌转阴。

胃酸分泌的抑制，可使胃窦 G 细胞分泌胃泌素增加。用药 4~6 周，血浆中胃泌素增加 2~4 倍。由于其促进胃酸分泌作用已被阻断，可发挥胃酸分泌以外的其他作用，如促进血流量的作用，对溃疡愈合有利。

【体内过程】

本品口服生物利用度为 35%。重复给药，可能因胃内 pH 降低，使生物利用度增为 60%。1~3 h 达血药浓度高峰。其活性代谢产物不易透过壁细胞膜，增高了药物选择性和特异性。$t_{1/2}$ 为 0.5~1.0 h，但因抑制 H^+泵为非可逆性，故作用持久。80%代谢产物由尿排出，其余随粪排出。

【临床应用】

对其他药物，包括 H_2 受体阻断药无效的消化性溃疡患者，能收到较好效果。对反流性食管炎，有效率达 75%~85%，优于雷尼替丁。卓-艾（Zollinger-Ellison）综合征给药第一天胃酸浓度降低，症状改善。

【不良反应】

不良反应率为 1.1%~2.8%。主要有头痛、头昏、口干、恶心、腹胀、火。偶有皮疹、外周神经炎、男性乳房女性化等。长期持续抑制胃酸分泌，可致胃内细菌过度滋长，亚硝酸类物质升高。久用应定期检查胃黏膜有无肿瘤样增生。

兰索拉唑

兰索拉唑（lansoprazole）为第二代质子泵抑制药。抑制胃酸分泌作用与奥美拉唑相同，同时也有保护胃黏膜、抗幽门螺杆菌及增加胃泌素分泌作用。其抑制胃酸分泌作用及抗幽门螺杆菌作用强于奥美拉唑。口服易吸收，生物利用度约 85%。

泮多拉唑

泮多拉唑（pantoprazole）与雷贝拉唑（rabeprazole）属于第三代质子泵抑制药。口服后吸收迅速，半衰期较短。两药的抗溃疡作用与奥美拉唑相似，但泮多拉唑在 pH 值为 3.5~7 的条件下较稳定。研究显示，雷贝拉唑在抗胃酸分泌能力和缓解症状、治愈黏膜损害的临床效果方面远优于其他抗酸药物。两药对肝脏 CYP450 酶的亲和力弱于奥美拉唑和兰索拉唑，对其他药物代谢的影响大大降低，使药物治疗变得更加安全。不良反应轻微，发生率约 2.5%。

（四）胃泌素受体阻断药

丙谷胺（proglumide）由于化学结构与胃泌素相似，可竞争性阻断胃泌素受体，减少胃酸分泌，并对胃黏膜有保护和促进愈合作用。可用于胃溃疡，十二指肠溃疡和胃炎。也可用于急性上消化道出血。

三、胃黏膜保护药

（一）前列腺素衍生物

胃黏膜能合成前列腺素 E_2（PGE_2）及前列环素（PGI_2），它们能防止有害因子损伤胃黏膜。实验证明他们能预防化学刺激引起的胃黏膜出血、糜烂与坏死，发挥细胞或黏膜保护作用。临床应用比较稳定的作用较强的衍生物。

米索前列醇（missoprostol）性质稳定，口服吸收良好，$t_{1/2}$ 为 1.6~1.8 h。口服后能抑制基础胃酸和组胺、胃泌素、食物刺激所致的胃酸分泌，胃蛋白酶分泌也减少。给动物应用小于抑制胃酸分泌的剂量，也能预防乙酰水杨酸等引起胃出血、溃疡或坏死，表明有强大的细胞保护作用。治疗十二指肠溃疡 4 周和 8 周的愈合率分别为 61%和 71%。临床应用于胃、十二指肠溃疡及急性胃炎引起消化道出血。其主要不良反应为稀便或腹泻。因能引起子宫收缩，孕妇禁用。

恩前列醇（enprostil）可使基础胃酸下降 71%，也可明显抑制组胺、胃泌素和假餐所引的胃酸分泌。也有细胞保护作用。用于胃溃疡，6 周和 8 周愈合率分别为 80%和 86%。口服后 $t_{1/2}$ 为 1.75 h 和 34.3 h。主要从肾随尿液排出。用途及不良反应同米索前列醇。

(二)硫糖铝

硫糖铝(sucralfate,ulcerl mine)是蔗糖硫酸酯的碱式铝盐,在 pH 值<4 时,可聚合成胶冻,牢固地黏附于上皮细胞和溃疡基底,抵御胃酸和消化酶的侵蚀;能减少胃酸和胆汁酸对胃黏膜的损伤;能促进胃黏液和碳酸氢盐分泌,从而发挥细胞保护效应。治疗消化性溃疡、慢性糜烂性胃炎、反流性食管炎有较好疗效。硫糖铝在酸性环境中才发挥作用,所以不能与抗酸药、抑制胃酸分泌药同用。不良反应较轻,约有 2%患者可有便秘。小于 1%病人发生口干。偶有恶心、胃部不适、腹泻、皮疹、瘙痒及头晕。

(三)胶体碱式枸橼酸铋

胶体碱式枸橼酸铋又名三钾二枸橼酸铋(tripotassium dicitrate bismuthate,枸橼酸铋钾),溶于水形成胶体溶液。本品不抑制胃酸,在胃液 pH 条件下能形成氧化铋胶体沉着于溃疡表面或基底肉芽组织,形成保护膜而抵御胃酸、胃蛋白酶、酸性食物对溃疡面刺激。也能与胃蛋白酶结合而降低其活性。还能促进黏液分泌。用于胃、十二指肠溃疡,疗效与 H_2 受体阻断剂相似但复发率较低。牛奶、抗酸药可干扰其作用。服药期间可使舌、粪便黑染。偶见恶心等消化道症状。肾功不良者禁用,以免引起血铋过高。

四、抗幽门螺杆菌药

消化性溃疡病的复发是一个非常棘手的问题,抑制胃酸药物虽然能促进溃疡愈合,但消化性溃疡病的复发率高达 80%。1983 年,Warren 和 Marshall 从人的胃黏膜中分离出幽门螺杆菌(H. pylori)。幽门螺杆菌为革兰阴性厌氧菌,生长在胃、十二指肠的黏液层与黏膜细胞之间,可产生多种可致黏膜损伤的酶及细胞毒素。已证明幽门螺杆菌是慢性胃炎、消化性溃疡病、胃癌和胃黏膜相关性淋巴样组织样(MALT)恶性淋巴瘤 4 种胃肠道疾病的重要致病因子。80%~90%的消化性溃疡与幽门螺杆菌感染有关。因此,杀灭幽门螺杆菌对防治消化性溃疡病复发很重要。这一科学发现结束了胃溃疡病为一种反复发作、难以根治的慢性病的历史。因此,二人共同分享 2005 年诺贝尔生理学或医学奖。

在体外实验中,幽门螺杆菌对多种抗生素都非常敏感,但实际上使用单一的抗生素很难在体内根除幽门螺杆菌感染,且易产生抗药性。杀灭幽门螺杆菌效果较好的抗菌药有克林霉素、阿莫西林、四环素和甲硝唑。其中克林霉素、阿莫西林、四环素不能被其各自同类的其他抗生素所替代。如不能用多西环素代替四环素,不能用其他半合成青霉素代替阿莫西林,也不能用红霉素、阿奇霉素代替克拉霉素。根治幽门螺杆菌阳性的溃疡病临床常采用的联合用药有:抑制胃酸分泌药+2 个抗菌药、抑制胃酸分泌药+2 个抗菌药+铋制剂。临床常用的具体药物搭配方案有:质子泵抑制剂+克拉霉素+阿莫西林(或甲硝唑)、枸橼酸铋钾+四环素(或阿莫西林)+甲硝唑。疗程一般为 14 日。合理的联合用药对幽门螺杆菌阳性的溃疡病的根治率可达 80%~90%。抗胃酸分泌药可增加抗菌药的稳定性或活性。

第二节　消化系统功能调节药

本节介绍助消化药、止吐药、胃肠动力药、泻药、止泻药与吸附药、利胆药。

一、助消化药

助消化药多为消化液中成分或促进消化液分泌的药物。能促进食物的消化,用于消化道分泌机能减弱,消化不良。有些药物能阻止肠道的过度发酵,也用于消化不良的治疗。

稀盐酸为 10%的盐酸溶液,服后使胃内酸度增加,胃蛋白酶活性增强。适用于慢性胃炎、胃癌、发酵性消化不良等。服后可消除胃部不适、腹胀、嗳气等症状。

胃蛋白酶(pepsin)得自牛、猪、羊等胃黏膜。常与稀盐酸同服用于胃蛋白酶缺乏症。

胰酶(pancreatin)得自牛、猪、羊等动物的胰腺。含胰蛋白酶、胰淀粉酶及胰脂肪酶。在酸性溶液中易被破坏,一般制成肠衣片吞服。

乳酶生(biofer min,表飞鸣)为干燥活乳酸杆菌制剂,能分解糖类产生乳酸,使肠内酸性增高,从而抑制肠内腐败菌的繁殖,减少发酵和产气。常用于消化不良,腹胀及小儿消化不良性腹泻。不宜与抗菌药或吸附剂同时服用,以免抗菌而降低疗效。

二、止吐药

延脑的呕吐中枢,可接受来自催吐化学感受区(CTZ)、前庭器官、内脏等传入冲动而引发呕吐。已知 CTZ 含有丰富的多巴胺、组胺、胆碱受体,前庭器官有胆碱能、组胺能神经纤维与呕吐中枢相关。5-羟色胺的 5-

HT_3 亚型受体通过外周、中枢部位如孤束核也与呕吐有关。M 胆碱受体阻断药东莨菪碱、组胺 H_1 受体阻断药苯海拉明等抗晕动病呕吐已在有关章节中叙述。本节主要介绍某些多巴胺受体阻断药和 5-HT_3 受体阻断药的止吐作用。

5-羟色胺受体阻断药 昂丹司琼(ondansetron)、阿洛司琼(alosetron)和格雷司琼(granisetron)。它们均为高度选择性的 5-HT_3 受体拮抗药。抗肿瘤化疗药物或放射治疗可诱发小肠嗜铬细胞释放 5-HT,并通过 5-HT_3 受体引起迷走传入神经兴奋从而导致呕吐反射,出现恶心、呕吐。此类药物选择性地抑制外周神经系统突触前和呕吐中枢的 5-HT_3 受体,阻断呕吐反射,对肿瘤放疗和化疗导致的呕吐有良效,止吐作用迅速、强大、持久。但对晕动病及多巴胺受体激动药如阿扑吗啡引起的呕吐无效。本药不良反应少而轻,可出现便秘、腹泻、头晕、头痛。本类药物选择性高,无锥体外系反应、过度镇静等副作用。

三、胃肠促动药

很多药物可以增强胃肠动力。M 胆碱受体激动药和胆碱酯酶抑制药增强胃肠动力,但不能产生胃与十二指肠的协调活动以增加有效胃排空,且同时还会增加涎液、胃液、胰液的分泌。多巴胺受体拮抗药增加食管下部括约肌的张力,增加胃收缩力,改善胃十二指肠蠕动的协调性,促进胃排空。5-HT_3 受体激动药增加食管下部括约肌的张力,增强胃收缩力并且增加胃、十二指肠的协调性。

甲氧氯普胺

甲氧氯普胺(metoclopramide,胃复安)对多巴胺 D_2 受体有阻断作用,阻断 CTZ 的 D_2 受体,发挥止吐作用。阻断胃肠多巴胺受体,可引起从食管至近段小肠平滑肌运动,加速胃的正向排空(多巴胺使胃体平滑肌松弛,幽门肌收缩)和加速肠内容物从十二指肠向回盲部推进,发挥胃肠促动药(prokinetics)作用。口服生物利用度为 75%,易通过血脑屏障和屏障。$t_{1/2}$ 为 4~6 h。常用于包括肿瘤化疗、放疗所引起的各种呕吐,对胃肠的促动作用可治疗慢性功能性消化不良引起的胃肠运动障碍包括恶心、呕吐等症,对中枢神经系统对安定作用。大剂量静脉注射或长期应用,可引起锥体外系反应,如肌震颤、震颤麻痹,坐立不安等。也可引起高泌乳素血症,引起男子乳房发育、溢乳等。孕妇慎用。

多潘立酮

多潘立酮(domperidone)阻断多巴胺受体而止吐。不易通透血脑屏障。外周作用能阻断多巴胺对胃肠肌层神经丛突触后胆碱能神经元的抑制作用,加强胃肠蠕动,促进胃的排空与协调胃肠运动,防止食物反流,发挥胃肠促动药的作用,生物利用度较低,$t_{1/2}$ 为 7 h,主要经肝代谢。对偏头痛、颅外伤,放射治疗引起恶心、呕吐有效,对胃肠运动障碍性疾病也有效。不良反应较轻,偶有轻度腹部痉挛,注射给药引起过敏。

胃肠促动药还有西沙必利(cisapride),它能促进食管、胃、小肠直至结肠的运动。无锥体外系、催乳素释放及胃酸分泌等不良反应。能促使肠壁肌层神经丛释放乙酰胆碱。$t_{1/2}$ 为 10 h。用于治疗胃肠运动障碍性疾病,包括胃食管反流,慢性功能性和溃疡性消化不良,胃轻瘫及便秘等有良好效果,每日 3 次,每次 10 mg。

四、泻药

泻药(laxatives,catharitics)是能增加肠内水分,促进蠕动,软化粪便或润滑肠道促进排便的药物。临床主要用于功能性便秘。分为容积性、刺激性和润滑性泻药三类。

(一)容积性泻药

1. 硫酸镁(magnesium sulfate,$MgSO_4 \cdot 7H_2O$)和硫酸钠(sodium sulfate,$Na_2SO_4 \cdot 10H_2O$)也称盐类泻药。在肠道难以吸收,大量口服形成高渗压而阻止肠内水分的吸收,扩张肠道,刺激肠壁,促进肠道蠕动。此外镁盐还能引起十二指肠分泌缩胆囊素(cholecystokinin),此激素能刺激肠液分泌和蠕动。一般空腹应用,并大量饮水,1~3 h 即发生导泻作用,排出液体性粪便。导泻作用剧烈,故临床主要用于排除肠内毒物及某些驱肠虫药服后连虫带药一起排出。

口服高浓度硫酸镁或用导管直接注入十二指肠,因反射性引起胆总管括约肌松弛,胆囊收缩,发生利胆作用,可用于阻塞性黄疸、慢性胆囊炎。

硫酸镁、硫酸钠导泻作用较剧烈,可引起反射性盆腔充血和失水。月经期、妊娠期妇女及老人慎用。

2. 乳果糖(lactuloe)为半乳糖和果糖的双糖。它在小肠内不被消化吸收,故能导泻。未被吸收部分进入结肠后被细菌代谢成乳酸等,进一步提高肠内渗透压,发生轻泻作用。

乳果糖还能降低结肠内容物的 pH 值,降低肠内氨的形成;H^+ 又可与已生成的氨形成铵离子(NH_{4+})而不被吸收,从而降低血氨。可用于慢性门脉高压及肝性脑病。应注意因腹泻而造成水、电解质丢失,可使肝性脑病恶化。

3. 食物纤维素包括蔬菜、水果中天然和半合成的多糖及纤维素衍生物如甲基纤维素、羧甲基纤维素等不被肠道吸收,增加肠内容积并保持粪便湿软,有良好通便作用。可防治功能性便秘。

(二)刺激性泻药

酚酞(phenolphthalein)口服后在胃肠道内与碱性肠液相遇形成可溶性钠盐,能促进结肠蠕动,服药后 6~8 h 排出软便,作用温和,适用于慢性便秘。口服酚酞约有 15% 被吸收。从尿排出,如尿液为碱性则呈红色。部分由胆汁排泄,并有肝肠循环而延长其作用时间,故一次给药作用可维持 3~4 d。偶有过敏性反应,发生肠炎、皮炎及出血倾向等,同类药物比沙可啶用于便秘或 X 线、内窥镜位查或术前排空肠内容。

(三)滑润性泻药

滑润性泻药是通过局部滑润并软化粪便而发挥作用。适用于老人及痔疮、肛门手术患者。

(1)液状石蜡(liauid paraffin)为矿物油,不被肠道消化吸收,产生滑润肠壁和软化粪便的作用,使粪便易于排出。

(2)甘油(glycerin)以 50%浓度的液体注入肛门,由于高渗压刺激肠壁引起排便反射并有局部润滑作用,数分钟内引起排便。适用于儿童及老人。

泻药应用注意事项:

(1)治疗便秘,尤其是习惯性便秘,首先应从调节饮食、养成定时排便习惯洗手。多吃蔬菜、水果等常能收到良好效果。

(2)应根据不同情况选择不同类型泻药。如排除毒物,应选硫酸镁、硫酸钠等盐类泻药。当一般便秘,以接触性泻药较常用。老人、动脉瘤、肛门手术等,以润滑性泻药较好。

(3)腹痛患者在诊断不明情况下不能应用泻药。年老体弱、妊娠或月经期妇女不能用作用强烈的泻药。

五、止泻药

腹泻是多种疾病的症状,治疗时应采取对因疗法,例如肠道细菌感染引起的腹泻首先用抗菌药物。但剧烈而持久的腹泻,可引起脱水和电解质紊乱,可在对因治疗时,适当给予止泻药。常用的药物如下:

(1)阿片制剂多用于较严重的非细菌感染性腹泻。(参见第十五章)

(2)地芬诺酯(diphenoxylate,苯乙哌啶)为人工合成品,具哌替啶同类物,对肠道运动的影响类似阿片类,可用于急性功能性腹泻。不良反应轻而少见。大剂量长期服用可产生成瘾性,一般则少见。

(3)洛哌丁胺(loperamide,苯丁哌胺)结构类似地芬诺酯,除直接抑制肠道蠕动外,还可减少肠壁神经末梢释放乙酰胆碱。作用强而迅速。用于急、慢性腹泻。不良反应轻微。

(4)收敛剂(astringents)和吸附药(adsorbants)口服鞣酸蛋白(tannalbin)在肠中释放出鞣酸能与肠黏膜表面的蛋白质形成沉淀,附着在肠黏膜上,减轻刺激,降低炎性渗出物,起收敛止泻作用。碱式碳酸铋(bismuth subcarbonate)也有相同作用。药用炭(medicinal activated charcoal)是不溶性粉末,因其颗粒很小,总面积很大,能吸附大量气体、毒物,引起保护、止泻和阻止毒物吸收的作用。

六、利胆药

利胆药是具有促进胆汁分泌或胆囊排空的药物。胆汁的基本成分是胆汁酸,胆汁酸的主要成分是胆酸、鹅去氧胆酸和去氧胆酸,占 95%。次要成分为石胆酸和熊去氧胆酸。胆汁酸具有多项生理功能:反馈性抑制胆汁酸合成;引起胆汁流动;调节胆固醇合成与消除;促进脂质和脂溶性维生素吸收等。

去氢胆酸(dehydrocholic acid)系半合成的胆酸氧化的衍生物,能增加胆汁中的水分含量,使胆汁稀释,数量增加,流动性提高,发挥胆管内冲洗作用。可用于胆石症、急慢性胆管感染、胆囊术。禁用于胆管空气梗阻和严重肝肾功能减退者。

鹅去氧胆酸(chenodeoxycholic acid)为天然的二羟胆汁酸。可降低胆固醇分泌;抑制 HMG-CoA 还原酶,降低胆固醇合成,因而降低胆汁中胆固醇含量,促进胆固醇结石溶解。在有些患者中本品可增加其胆汁酸分泌。治疗剂量时常引起腹泻,可用半量。用药 6 个月期间,一些患者转氨酶活性可出现可逆性升高。该药禁用于胆管或肠炎症性疾病、梗阻性肝胆疾病。可能有致畸作用,故妊娠和哺乳期妇女禁用。

熊去氧胆酸(ursodeoxycholic acid)为鹅去氧胆酸的异构体。作用与机制:①降低胆汁的胆固醇饱和指数;

本药作用类似鹅去氧胆酸,降低胆汁中胆固醇含量,降低胆固醇在胆汁的相对浓度,促进胆固醇从结石表面溶解。本药溶胆石机制与鹅去氧胆酸不同,它不能有效地溶解微粒溶液中胆固醇或增加胆汁酸分泌,而是通过在结石表面形成卵磷脂胆固醇液态层,促使结石溶解。②抑制肠道吸收胆固醇:本药降低胆固醇分泌,进入胆汁中的胆固醇量减少,减弱胆固醇降低时正常补偿的合成。临床用于胆囊及胆管功能失调,胆汁淤滞的胆结石患者。不良反应较鹅去氧胆酸发生少且不严重,剂量相关的和过敏有关的血清转氨酶和碱性磷酸酶升高现象少见,少于5%的患者可发生明显的腹泻。

胆酸钠(sodium tauroglycocholate)自牛胆汁或猪胆汁提取制成,主要含牛磺胆酸钠和甘氨胆酸钠。口服能刺激肝细胞分泌胆汁(主要是分泌固体成分),能促进脂肪乳化和吸收,帮助脂溶性维生素的吸收。临床用于长期胆瘘胆汁丧失的患者,可补充胆盐之不足,也可用于脂肪消化不良和慢性胆囊炎等。

知识拓展

用于消化系统肿瘤的化疗药物

1. 药物分类　根据对肿瘤细胞增殖周期的作用,化疗药物分为以下两类:①细胞周期非特异性药物:直接作用于DNA的药物,如抗代谢药5-氟尿嘧啶(5-Fu)、抗肿瘤抗生素丝裂霉素、多柔比星及金属药顺铂、奥沙利铂等对增殖周期中各期的细胞均有杀灭作用。②细胞周期特异性药物:只对增殖周期中某一期的细胞有杀灭作用,如抗代谢药吉西他滨主要作用于S期,植物药紫杉醇、多西紫杉醇等主要作用于M期。

2. 用药原则　早期胃癌、肠癌根治术后一般不需要抗肿瘤药物治疗,但对于分化程度较低、有家族史或其他癌指标超出正常范围,以及早期手术预后不佳的消化系统肿瘤(如肝癌、胰腺癌)等患者,术后必须进行化疗。化疗一般采用联合用药,不能耐受者才可采用单药治疗。对于中、晚期可手术患者,可采用术前、术后抗肿瘤药物治疗。对于手术预后差,且化疗疗效不佳的消化系统肿瘤如胰腺癌,可采取术中、术后放疗并佐以化疗。

茴三硫(anethol trithione)能增加胆酸、胆色素及胆固醇等固体成分的分泌,特别是增加胆色素分泌,还能兴奋肝细胞,改善肝脏解毒功能。此外,能促进尿素的生成和排泄,有明显的利尿作用。用于胆囊炎、胆石症、急慢性肝炎、肝硬化等。不良反应:有时可引起腹胀、腹泻、腹痛、恶心等胃肠反应及荨麻疹、发热等过敏反应,可引起尿变色,大剂量长期应用可引起甲亢。胆管阻塞者禁用。

第三节　全国护士执业资格考试要点解析

消化性溃疡是指各种致病因子的作用下,黏膜发生的炎症与坏死性病变深达或穿透黏膜肌层导致的溃疡。常发生在与胃酸接触的消化道黏膜,以胃、十二指肠最常见。

消化性溃疡由损害因素与防御因素间平衡失调所致,损害因素包括幽门螺杆菌感染、胃酸和胃蛋白酶的作用、非甾体抗炎药、应激等。防御因素包括胃黏液、黏膜屏障、黏膜血流量、前列腺素和表皮生长因子等。

【临床表现】

1. 疼痛　溃疡痛常为绞痛、针刺样痛、烧灼样痛和钻痛,也可仅为烧灼样感或类似饥饿性胃收缩感,以至难与饥饿感相区别。消化性溃疡病最特别的表现是疼痛的出现与消失呈节律性,这与胃的充盈和排空有关,疼痛常与进食有明显关系。胃溃疡疼痛多在餐后0.5~2.0 h出现,至下餐前消失,即有进食、疼痛、舒适的规律。十二指肠球部溃疡疼痛多在餐后3~4h出现,进食后可缓解,即有进食、舒适、疼痛的规律。疼痛还可出现在晚间睡前或半夜痛醒,称为夜间痛。

2. 恶心、呕吐　溃疡病的呕吐为胃性呕吐,属反射性呕吐。呕吐前常有恶心且与进食有关,但恶心与呕吐并非是单纯性胃、十二指肠溃疡的症状。

3. 嗳气与胃灼热　多见于年轻的十二指肠球部溃疡患者,可伴有幽门痉挛。胃灼热(亦称烧心)是位于心窝部或剑突后的发热感,见于60%~80%溃疡病患者,患者多有高酸分泌。可在消化性溃疡发病之前多年发生。胃灼热与溃疡痛相似,有在饥饿时与夜间发生的特点,且同样具有节律性与周期性。目前多认为是由于反流的酸性胃内容物刺激下段食管的黏膜引起。

【并发症】

1. 出血　是常见的并发症,表现为呕血与黑粪,出血后患者腹痛减轻,应争取在出血后 24 h 内行急诊内镜检查,确诊率可达 90%以上。

2. 穿孔　溃疡穿透浆膜层致急性穿孔,出现突然剧烈腹痛,导致腹膜炎。若溃疡穿透与邻近器官发生组织粘连,则称为穿透性溃疡或溃疡慢性穿孔。

幽门梗阻　源于溃疡周围组织充血、水肿,引起幽门痉挛或瘢痕狭窄,呕吐是主要症状,呕吐物含宿食是典型表现。

3. 癌变　胃溃疡癌变不超过 2%,十二指肠溃疡并不引起癌变。

测试练习

一、填空题

1. 硫酸镁属于________泻药,口服给药具有________和________作用,注射给药具有________和________作用。

2. 西咪替丁阻断胃壁细胞的________受体,奥美拉唑阻断胃壁细胞的________,两药都能抑制________,两药都可治疗________。

3. 口服中枢抑制药中毒后的导泻可用________。

4. 口服硫酸镁具有________和________作用。

二、选择题(以下每题有 A、B、C、D、E 五个备选答案,请从中选择一个最佳答案)

1. 雷尼替丁是一种(　　)。

A. H_1 受体阻断药　B. H_2 受体阻断药　C. M_1 受体阻断药　D. D_2 受体阻断药

E. 胃壁细胞 H^+泵抑制药

2. 哌仑西平的抗溃疡病机制为(　　)。

A. 阻断 H_2 受体而减少胃酸分泌　B. 阻断胃泌素受体而减少胃酸分泌

C. 抑制 H^+-K^+-ATP 酶而减少胃酸分泌　D. 阻断 M_1 受体而减少胃酸分泌

E. 抑制碳酸酐酶而减少胃酸分泌

3. 奥美拉唑的主要作用是(　　)。

A. 保护胃黏膜　B. 阻断胃泌素受体

C. 阻断组胺受体　D. 抑制幽门螺旋杆菌生长　E. 抑制胃壁细胞 H^+泵

4. 枸橼酸铋钾是(　　)。

A. H_2 受体阻断药　B. 中和胃酸药　C. M_1 受体阻断药　D. H^+-K^+-ATP 酶抑制剂

E. 胃黏膜保护药

5. 口服中枢抑制药中毒宜选用下列何药导泻(　　)。

A. 硫酸镁　B. 液状石蜡　C. 硫酸钠　D. 酚酞　E. 开塞露

6. 硫酸镁导泻的同时应服用(　　)。

A. 维生素 C　B. 钙片　C. 铁剂　D. 大量水　E. 维生素 D

7. 久用可引起维生素 A、维生素 D 缺乏的药是(　　)。

A. 硫酸镁　B. 硫酸钠　C. 酚酞　D. 液状石蜡　E. 稀盐酸

8. 酚酞属于(　　)。

A. 刺激性泻药　B. 止吐药　C. 助消化药　D. 抗消化性溃疡药　E. 止泻药

9. 注射硫酸镁会引起(　　)作用。

A. 导泻　B. 抗焦虑　C. 抗惊厥　D. 利胆　E. 消肿

10. 保护创面达到抗消化性溃疡目的的药物是(　　)。
A. 硫糖铝　B. 氧化镁　C. 乳酶生　D. 碳酸钙　E. 碳酸氢钠
11. 排除肠内毒物可选用(　　)。
A. 硫酸镁　B. 酚酞　C. 大黄　D. 液状石蜡　E. 甘油
12. 哌仑西平具有的药理作用是(　　)。
A. 阻断 M 受体,抑制胃酸分泌　B. 阻断 H 受体,抑制胃酸分泌
C. 阻断胃泌素受体,减少胃酸分泌　D. 抑制质子泵,减少胃酸分泌
E. 阻断 K 受体,抑制胃酸分泌
13. 可引起胃内压增高和便秘的抗酸药是(　　)。
A. 氢氧化铝　B. 三硅酸镁　C. 碳酸氢钠　D. 碳酸钙　E. 哌仑西平
14. 雷尼替丁治疗消化性溃疡的机制是(　　)。
A. 中和胃酸,减少对溃疡面的刺激　B. 抑制中枢的兴奋作用　C. 抗胆碱能神经
D. 兴奋多巴胺受体　E. 阻断胃壁细胞的 H^+泵
15. 长期使用可引起阳痿的抗消化性溃疡药是(　　)。
A. 氢氧化铝　B. 西咪替丁　C. 哌仑西平　D. 米索前列醇　E. 硫糖铝
16. 对细胞色素 P50 肝药酶活性抑制较强的药物是(　　)。
A. 雷尼替丁　B. 西咪替丁　C. 法莫替丁　D. 尼扎替丁　E. 奥美拉唑
17. 有安定作用的抗消化性溃疡药是(　　)。
A. 阿托品　B. 哌仑西平　C. 西咪替丁　D. 异丙基阿托品　E. 贝那替秦
18. 能抑制胃酸形成的最后环节,发挥治疗作用的药物是(　　)。
A. 西咪替丁　B. 哌仑西平　C. 丙谷胺　D. 奥美拉唑　B. 米索前列醇
19. 阻断胃壁细胞 H^+泵的抗消化性溃疡药是(　　)。
A. 米索前列醇　B. 奥美拉唑　C. 丙谷胺　D. 哌仑西平　E. 西咪替丁
20. 临床口服用于治疗消化性溃疡的前列腺素药物是(　　)。
A. 双嘧达莫　B. 前列环素　C. 米索前列醇　D. 前列腺素 E_2　E. 奥美拉唑
21. 能引起子宫收缩的抗消化性溃疡药是(　　)。
A. 双嘧达莫　B. 前列环素　C. 米索前列醇　D. 前列腺素 E_2　E. 奥美拉唑
22. 米索前列醇抗消化性溃疡的机制是(　　)。
A. 中和胃酸　B. 阻断细胞胃泌素受体　C. 阻断壁细胞
D. 阻断胃壁细胞 M 受体　E. 保护胃壁细胞或胃黏膜作用
23. 使胃蛋白酶活性增强的药物是(　　)。
A. 胰酶　B. 稀盐酸　C. 乳酶生　D. 奥美拉唑　E. 抗酸药
24. 乳酶生是(　　)。
A. 胃肠解痉药　B. 抗酸药　C. 干燥活乳酸杆菌制剂　D. 生乳剂
E. 营养剂
25. 一般制成肠衣片吞服的助消化药是(　　)。
A. 稀盐酸　B. 胰酶　C. 乳酶生　D. 马丁林　E. 西沙必利
26. 抗消化性溃疡药米索前列醇禁用于妊娠妇女是由于(　　)。
A. 子宫收缩作用　B. 致畸胎作用　C. 反射性盆腔充血　D. 胃肠道反应　E. 女性胎儿男性化
27. 大剂量长期服用可产生成瘾性的止泻药是(　　)。
A. 地芬诺酯　B. 阿托品　C. 药用炭　D. 鞣酸蛋白　E. 碱式碳酸铋
28. 慢性便秘可选用(　　)。
A. 硫酸镁　B. 酚酞　C. 硫酸钠　D. 鞣酸蛋白　E. 以上都不是
29. 配伍恰当、疗效增强的抗酸药复方是(　　)。
A. 氢氧化铝+氢氧化镁　B. 碳酸氢钠+氢氧化铝　C. 氢氧化铝+碳酸钙
D. 碳酸氢钠+碳酸钙　E. 氢氧化镁+三硅酸镁

30. 严重的非细菌感染性腹泻宜选用(　　)。

A. 复方樟脑酊　B. 洛哌丁胺　C. 碱式碳酸铋　D. 鞣酸蛋白　E. 药用炭

31. 关于硫酸镁的药理作用,(　　)不正确。

A. 降低血压　B. 导泻作用　C. 中枢兴奋作用　D. 松弛骨骼肌　E. 利胆作用

32. 不宜与抗菌药或吸附剂同时服用的助消化药是(　　)。

A. 稀盐酸　B. 胰酶　C. 乳酶生　D. 马丁林　E. 西沙必利

33. 严重胃溃疡病人不宜使用的药物是(　　)。

A. 氢氧化铝　B. 氢氧化镁　C. 三硅酸镁　D. 碳酸钙　E. 奥美拉唑

34. 硫酸镁不能用于(　　)。

A. 排除肠内毒物、虫体　B. 治疗阻塞性黄疸、慢性胆囊炎

C. 治疗子痫　D. 治疗高血压危象　E. 治疗消化性溃疡

三、简答题

简述抗消化道溃疡药的分类及代表药。

四、案例分析

(一)患者,男,67 岁,因上腹不适、反酸嗳气 1 月余就诊。胃镜检查提示胃溃疡。临床医生用药:奥美拉唑,20 mg,b. i. d+胶体果胶铋,150 mg,t. i. d。试分析:

1. 医生这样用药是否合理?为什么?

2. 若同时口服需注意哪些?

3. 奥美拉唑临床主要应用于哪些疾病?

(二)患者男性,70 岁,进食后饱胀不适伴反酸 5 年余,黑便 1 d。胃镜检查提示:胃多发性溃疡(A1 期)伴出血。13C 呼气试验:Hp(+)。患者既往有高血压病史 8 年,口服替米沙坦、美托洛尔及硝苯地平控制血压。医嘱:0. 9%氯化钠注射液 100 ml+注射用埃索美拉唑钠 40 mg,静脉滴注,2 次/d;阿莫西林胶囊 1g,口服,2 次/d;克拉霉素缓释胶囊 0. 5g,口服,2 次/d;替米沙坦 40 mg,口服,1 次/d;硝苯地平缓释片 30 mg,口服,1 次/d;美托洛尔 12. 5 mg,口服,2 次/d;胶体果胶铋胶囊 100 mg,口服,3 次/d。试分析:

1. 对患者症状判断有影响,出血期不宜使用的药物是?为什么?

2. 在对患者治疗疾病的药物中,长期大剂量使用可能导致严重并发症?是何并发症?

参考答案

一、填空题:

1. 容积性;导泻;利胆;抗惊厥。

2. H_2 受体;H^+泵;胃酸分泌;胃十二指肠溃疡。

3. 硫酸钠。

4. 导泻;利胆。

二、选择题:

1. B　2. D　3. E　4. E　5. C　6. D　7. D　8. A　9. C　10. A　11. A　12. A　13. D　14. E　15. B　16. D　17. E　18. D　19. B　20. C　21. C　22. E　23. B　24. C　25. B　26. A　27. A　28. B　29. A　30. A　31. C　32. C　33. D　34. E

三、简答题

抗酸药:碳酸氢钠;H_2 受体阻断药:西咪替丁;胃壁细胞质子泵抑制药:奥美拉唑;胃黏膜保护药:枸橼酸铋钾;抗幽门螺杆菌药:甲硝唑、阿莫西林。

四、案例分析题:

案例分析(一)

1. 不合理。因为质子泵抑制剂与铋剂合用:两种药物均是消化科常用的药物。质子泵抑制剂能阻断胃壁细胞微泌管膜上的质子泵,使氢离子排出受阻,口服后能迅速提高胃内 pH 值,提高抗生素对幽门杆菌的除菌效果,临床多用于消化性溃疡的治疗,常用药物有奥美拉唑、兰索拉唑、泮托拉唑、雷贝拉唑、埃索美拉唑等。

铋剂如枸橼酸铋钾则需要在胃酸的作用下，以铋盐的形式沉积于胃黏膜，保护溃疡面并发挥抗幽门杆菌的作用。两者同时口服，铋剂因为失去酸性环境而不能发挥有效功能。因此铋剂不宜与质子泵抑制剂同时口服。

2. 若是必须同时应用，应错开服药时间，以免影响疗效。

3. 临床主要应用于消化性溃疡；对反流性食管炎。

案例分析(二)

1. 出血期不宜使用的药物是胶体果胶铋胶囊，因为胃黏膜保护剂增加胃黏膜血流量，增加胃黏膜细胞黏液、碳酸氢盐的分泌，增加胃黏膜细胞前列腺素的合成，增加胃黏膜和黏液中糖蛋白和磷脂的含量，从而增加黏液层的疏水性。因为其增加胃黏膜血流量，若患者在出血期，应避免使用。

2. 胶体果胶铋胶不宜长期服用。因铋剂剂量过大时(血铋浓度大于0.1μg/ml)，有发生神经毒性的危险，可能导致铋性脑病现象。故为了防止铋中毒，含铋剂不宜联用。

(郑澎涛)

第二十七章　作用于呼吸系统的药物

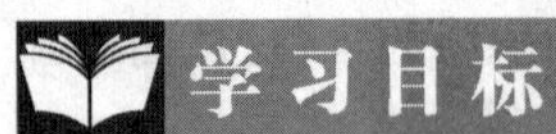

☞ **知识目标**

1. 掌握平喘药的药理作用、临床应用、主要不良反应与用药护理。
2. 熟悉镇咳药的药理作用与临床应用。
3. 了解祛痰药的药理作用与临床应用。

☞ **能力目标**

具备能利用护理药理学知识进行医患沟通,开展用药咨询服务的能力;学会观察平喘药、镇咳药、祛痰药的疗效,能及时发现药物不良反应,正确进行用药护理。

☞ **态度目标**

明确护士在用药护理中的重要职责,培养爱岗敬业的工作态度及严谨求实的工作作风。

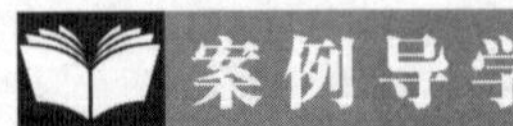

患者,男,32 岁,有 8 年哮喘史。因受凉哮喘复发 3 d,伴有轻度咳嗽,痰呈泡沫状,量不多,临床诊断:支气管哮喘急性发作。用药:醋酸泼尼松片一次 5 mg,一日 3 次;氨茶碱片一次 0.1g,一日 3 次;溴己新片一次 8 mg,一日 3 次。试分析:该治疗方案是否合理?为什么?

呼吸系统疾病的常见临床症状有咳嗽、咳痰、喘息等,上述症状可以单独出现或者同时存在,彼此相互影响,给患者带来痛苦,甚至加重疾病。呼吸系统疾病的治疗除了对因治疗外,合理使用平喘药、镇咳药、祛痰药,不仅能缓解症状,减轻患者痛苦,更能确实有效地防治慢性阻塞性肺部疾病等继发性呼吸系统疾病的发生。

第一节　平喘药

喘息是呼吸系统疾病的常见临床症状,多见于支气管哮喘与喘息型支气管炎,主要的病理改变是支气管痉挛、支气管黏膜炎症引起的气道狭窄或者阻塞。其发病机制较为复杂,涉及遗传、炎症、神经调节失衡、过敏反应等诸多因素。

平喘药是指作用于哮喘发病的不同环节,能缓解或者预防哮喘发作的药物。平喘药可分为抗炎平喘药、支气管扩张药及抗过敏平喘药三类。

一、抗炎平喘药

抗炎平喘药可以通过抑制气道炎症反应,起到长期防止哮喘发作的作用,已经成为平喘的一线药物,包括糖皮质激素类药物和磷酸二酯酶-4 抑制药。

(一)糖皮质激素

糖皮质激素(glucocorticoids,GCs)类抗炎平喘药通过抑制气道炎症反应,可以达到长期防止哮喘发作的效果,是目前最有效的抗炎平喘药物。

糖皮质激素药物用于治疗哮喘已有 50 年历史,全身应用由于作用广泛、不良反应多,只有在吸入剂型糖皮质激素无效的时候使用。吸入糖皮质激素后由于其在气道内可得到较高的药物浓度,能充分发挥局部抗炎作用,并可减少或者避免全身性的不良反应,因此,目前常用吸入剂型的糖皮质激素治疗。

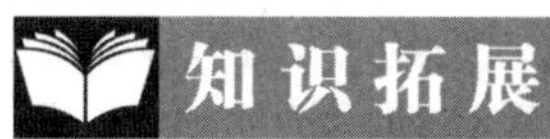

知识拓展

支气管哮喘

支气管哮喘(bronchial asthma)是由多种细胞，如嗜酸性粒细胞、肥大细胞、T淋巴细胞、中性粒细胞、平滑肌细胞、气道上皮细胞等，还有细胞组分参与的气道慢性炎症性疾病。这种慢性炎症与气道高反应性相关，通常出现广泛而多变的可逆性呼气气流受限，导致反复发作的喘息、气促、胸闷和/或咳嗽等症状，强度随时间变化。多在夜间和/或清晨发作加剧，多数患者可自行缓解或经治疗缓解。支气管哮喘如诊治不及时，随病程的延长可产生气道不可逆性缩窄和气道重塑。

导致支气管哮喘的病因主要包括遗传因素、变应原、促发因素3个方面：

1. 遗传因素　个体过敏体质及外界环境的影响是发病的危险因素。哮喘与多基因遗传有关，哮喘患者亲属患病率高于群体患病率，并且亲缘关系越近，患病率越高；患者病情越严重，其亲属患病率也越高。

2. 变应原　尘螨、真菌、花粉、动物毛屑、二氧化硫、氨气、面粉、木材、饲料、茶、咖啡豆、家蚕、鸽子、蘑菇、抗生素(青霉素、头孢霉素)、松香、活性染料、过硫酸盐、乙二胺、阿司匹林、普萘洛尔、鱼、虾、蟹、蛋类、牛奶等都可诱发哮喘。

3. 促发因素　常见空气污染、吸烟、呼吸道感染，如细菌、病毒、原虫、寄生虫等感染、妊娠以及剧烈运动、气候转变；多种非特异性刺激，如吸入冷空气、蒸馏水雾滴等都可诱发哮喘发作。此外，精神因素亦可诱发哮喘。

【平喘作用】糖皮质激素通过抑制哮喘炎症反应的多个环节，发挥平喘作用。其平喘的作用机制包括：①抑制细胞因子和炎症介质生成：能抑制白细胞介素(IL-β)、干扰素(IFN-γ)及肿瘤坏死因子(TNF-α)等生成；还能干扰花生四烯酸代谢，减少白三烯及前列腺素的合成；抑制黏附分子表达从而减少炎症细胞与血管内皮细胞的相互作用，降低血管通透性；抑制免疫功能及过敏反应，减少缓激肽、5-羟色胺等过敏物质产生；②抑制免疫细胞及炎症细胞功能：能抑制嗜酸性粒细胞、中性粒细胞、巨噬细胞功能，抑制肺嗜酸性粒细胞、肥大细胞浸润和释放炎症介质，并加速肺部炎症细胞的凋亡；③增强机体对儿茶酚胺的敏感性：能增强支气管及血管平滑肌对儿茶酚胺的敏感性，舒张支气管，收缩血管减少支气管黏膜肿胀。④抑制气道高反应性：能降低变应原、运动后及冷空气的支气管收缩反应。

【临床应用】依据哮喘患者的病情程度，糖皮质激素类药物的给药方式有以下两种。①呼吸道吸入给药：常采用气雾剂经呼吸道吸入给药，适合于支气管扩张药无法控制的慢性哮喘患者，长期应用可以减少或中止哮喘发作，减轻病情的严重程度，但是不能缓解急性发作的症状；而对哮喘持续状态的患者，因其无法吸入足够量的药物，不能及时缓解症状，不宜使用；常用药物为倍氯米松、布地奈德、氟替卡松等；②全身给药：适用于严重哮喘或哮喘持续状态的患者，可采用口服或者注射糖皮质激素的方式给药，常用药物为泼尼松、泼尼松龙、地塞米松等。

知识拓展

哮喘持续状态

哮喘持续状态指的是常规治疗无效的严重哮喘发作，持续时间一般在12 h以上。哮喘持续状态并不是一个独立的哮喘类型，而是它的病生理改变较严重，如果对其严重性估计不足或治疗措施不适当常有死亡的危险。临床表现为：患者不能平卧，心情焦躁，烦躁不安，大汗淋漓，讲话不连贯，呼吸>30次/min，胸廓饱满，运动幅度下降，辅助呼吸肌参与工作(胸锁乳突肌收缩，三凹征)，心率>120次/min，常出现奇脉(>25 mmHg)，可出现成人的呼气流量峰值低于本人最佳值的60%或<100L/min，PaO_2<60 mmHg，$PaCO_2$>45 mmHg，血pH下降，X线表现为肺充气过度，气胸或纵隔气肿，心电图可呈肺性P波，电轴右偏，窦性心动过速，病情更危重者嗜睡或意识模糊，胸腹呈矛盾运动(膈肌疲劳)，哮鸣音可从明显变为消失。

【不良反应与用药护理】吸入给药属于局部给药,不良反应较轻。但要注意长期吸入给药,药物可以沉积在咽部并被吞咽到胃肠道,可引起声音嘶哑、口腔念珠菌感染等。因此,每次吸入给药后必须用清水漱口,避免药物残留在咽喉部。另外,长期大量吸入糖皮质激素也可以抑制下丘脑-垂体-肾上腺皮质轴的功能,从而导致继发性肾上腺皮质功能不全,但较轻。全身给药的不良反应多而严重(见第二十九章)。

倍氯米松

倍氯米松(beclomethasone)是地塞米松的衍生物,局部的抗炎作用强度是地塞米松的600倍。气雾剂吸入给药直接作用于呼吸道,能产生强大的抗炎平喘作用,疗效好,几乎没有全身不良反应。吸入给药适用于其他平喘药无法控制的慢性哮喘患者,鼻喷可用于过敏性鼻炎。而对哮喘持续状态,因患者不能吸入足够量的药物,疗效常不佳,所以不宜使用。

布地奈德

布地奈德(budesonide)是不含卤素的糖皮质激素类药物,其局部的抗炎作用强,大约是倍氯米松的2倍,临床应用同倍氯米松,不良反应比倍氯米松少。

(二)磷酸二酯酶-4抑制药

罗氟司特

罗氟司特(roflumilast)口服的生物利用度为80%,达到峰浓度的时间为1 h,$t_{1/2}$ 为17 h,血浆蛋白结合率是99%,其主要经肝脏代谢,大部分经肾脏排泄。

【药理作用与临床应用】磷酸二酯酶-4(PDE-4)是细胞内特异性的cAMP水解酶。罗氟司特通过抑制磷酸二酯酶-4的活性,增加细胞内cAMP的含量从而发挥作用:①抑制中性粒细胞、嗜酸性粒细胞和巨噬细胞等炎症细胞的聚集和活化,减少TNF-α、IL-1等炎症因子释放;②扩张支气管平滑肌,可缓解气道高反应性;③减少气道上皮细胞基底的胶原沉着、杯状细胞增生、气道平滑肌增厚,可缓解气道重塑。临床可用于治疗支气管哮喘、慢性喘息性支气管炎及慢性阻塞性肺部疾病。

【不良反应与用药护理】用药1周时,可出现头痛、恶心、腹泻、食欲减退和失眠,大多会随着持续治疗而消失。少数患者可出现抑郁、焦虑。18岁以下患者、肝功能不全者禁止应用。

知识拓展

慢性阻塞性肺疾病

慢性阻塞性肺疾病(chronic obstructive pulmonary disease,COPD)是一种常见的以持续气流受限为特征的可以预防和治疗的疾病,气流受限进行性发展,与气道和肺脏对有毒颗粒或气体的慢性炎性反应增强有关。

确切病因不清楚,一般认为与慢支和阻塞性肺气肿发生有关的因素都可能参与慢性阻塞性肺病的发病。已经发现的危险因素主要包括吸烟、粉尘和化学物质的吸入、空气污染、呼吸道感染、遗传因素、气道反应性增高、在怀孕期、新生儿期、婴儿期或儿童期由各种原因导致肺发育或生长不良的个体。

慢性阻塞性肺疾病最早出现的临床症状常为慢性咳嗽,咳痰一般为白色黏液或浆液性泡沫痰;气短或呼吸困难是主要症状,部分重度患者或急性加重时出现喘息和胸闷;病情严重时还可出现疲乏、消瘦、焦虑等表现。

二、支气管扩张药

支气管扩张药包括β受体激动药、茶碱类及抗胆碱药。

(一)β受体激动药

β受体激动药包括非选择性β受体激动药和选择性β_2受体激动药两类。本类药物通过激动支气管平滑肌上的β_2受体使支气管平滑肌松弛,并抑制中性粒细胞及肥大细胞释放过敏介质和炎症介质,达到缓解支气管痉挛与气道狭窄的作用。

非选择性β受体激动药例如异丙肾上腺素、肾上腺素等，该类药物虽然平喘作用强大，但激动心脏上的β_1受体，可导致严重的心血管反应。目前，此类药物已少用于治疗哮喘（见第八章肾上腺素受体激动药）。

选择性β_2受体激动药，对β_2受体有强大的兴奋作用，但对β_1受体作用弱，常用剂量很少会产生心血管反应，故临床上常用选择性β_2受体激动药治疗哮喘。常用的药物有沙丁胺醇、克仑特罗、特布他林、曲安奈德、氟替卡松等。

沙丁胺醇

【药理作用与临床应用】沙丁胺醇（salbutamol，舒喘灵）能选择性激动支气管平滑肌上的β_2受体，其扩张支气管的作用较强，兴奋心脏上β_1受体的作用仅是异丙肾上腺素的1/10。该药口服30 min可起效，作用可持续4~6 h。临床常采用吸入给药，吸入5~15 min后起效，作用可持续3~6 h。该药主要用于支气管哮喘、哮喘型支气管炎及慢性阻塞性肺疾病伴喘息的治疗。哮喘急性发作时应静脉给药。

【不良反应与用药护理】采用治疗量时心血管不良反应轻而少，用药剂量过大或者长期应用时，可出现心悸、恶心、头晕、头痛、血糖升高及肌肉震颤等。长期应用可产生耐受性。高血压、心功能不全、冠心病、甲状腺功能亢进、糖尿病慎用。

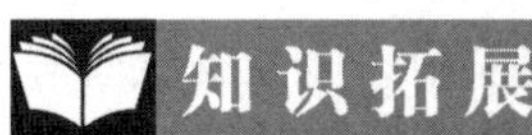

气雾剂小常识

常用的气雾剂按作用分为两类：一是支气管扩张剂，用于控制、缓解哮喘症状，为β_2受体激动剂，如喘乐宁、丙卡特罗、特布他林；二是糖皮质激素类，如丙酸倍氯米松（必可酮）、布地奈德（普米克）等气雾剂，用于抑制呼吸道的炎症反应，通常作为哮喘缓解期的预防发作药。

喷药时，头向后仰、张口，将气呼出后，将雾化器的接口端放入口内，按下压力阀将药雾喷入口中，缓缓深吸气，一边吸气一边雾化，根据病情需要喷1至数次。喷完药后深吸一口气，尽量延长屏气时间，使药物到达气道，沿气管、支气管进入下呼吸道远端再恢复呼吸。尽量减少药物与咽部的接触，通过反复漱口将残存在口咽部的药物清洗掉就能减少副作用的产生。

特布他林

特布他林（terbutaline）的平喘作用较沙丁胺醇弱，但维持时间较持久。可用于治疗支气管哮喘及哮喘型支气管炎。不良反应与用药护理同沙丁胺醇。

克仑特罗

克仑特罗（clenbuterol，氨哮素）是强效的选择性β_2受体激动药，用于支气管哮喘的平喘。心血管系统不良反应相对较少。

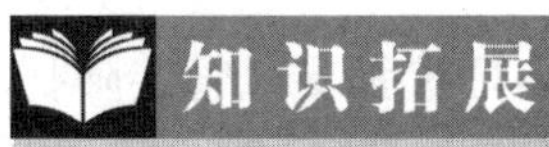

瘦肉精

近年来出现了多起较大规模的食用猪肉中毒的事件。人在食用猪肉后，突然发生心悸、头晕、肌肉震颤等症状。现已证实，这是由于食用的猪肉中含有“瘦肉精”。瘦肉精的通用名为克仑特罗，它是一种人工合成的β肾上腺素受体激动药，具有扩张支气管的作用，常用来防治哮喘、肺气肿等肺部疾病。20世纪80年代初，人们发现当其应用剂量达到治疗量的5~10倍时，可使肌肉合成增加，脂肪沉积减少，因此俗称为“瘦肉精”。在畜牧业生产中，一些非法生产者将其作为一种生长促进剂添加到动物饲料中，造成肉品中瘦肉精残留。食用含瘦肉精的肉品对人体危害极大，使人出现肌肉震颤、心慌、战栗、头痛、恶心、呕吐等症状，严重的可致人死亡。患有心脏病、高血压的患者，经常吃此类肉食品，危险性更大。

(二)茶碱类

茶碱类为甲基黄嘌呤类衍生物,是目前常用的一类支气管扩张药。常用药主要有氨茶碱、胆茶碱等。

氨茶碱

氨茶碱(a minophylline)为茶碱和乙二胺的复合物。

【药理作用】

1. 松弛支气管平滑肌　其作用机制主要为:①抑制磷酸二酯酶(PDE),引起细胞内的 cAMP 增多,使支气管平滑肌舒张。②阻断支气管平滑肌上的腺苷受体,对腺苷或腺苷受体激动药引起的支气管哮喘有明显作用。③增加内源性儿茶酚胺的释放,使支气管平滑肌舒张。④抑制嗜酸性粒细胞、巨噬细胞、肥大细胞等,减少炎症介质的释放,从而降低气道炎症反应。⑤增强膈肌收缩力,并促进气道黏膜纤毛的运动。

2. 强心作用　直接作用于心肌,能使心肌收缩力增强。

3. 利尿作用　其能增加肾血管的血流量,提高肾小球滤过率,减少肾小管对钠和水的重吸收,从而产生利尿作用。

4. 其他　能松弛胆道平滑肌,解除胆道痉挛。

【临床应用】

1. 支气管哮喘　扩张支气管作用不及 β_2 受体激动药强,起效慢,一般情况下不宜采用。慢性支气管哮喘或轻症哮喘一般用口服制剂,以防止急性发作。β_2 受体激动药不能控制的哮喘可静脉滴注或稀释后静脉注射。急性重度哮喘或哮喘持续状态,可采用氨茶碱静脉注射或静脉滴注,以迅速缓解喘息与呼吸困难等症状。

2. 中枢型睡眠呼吸暂停综合征　氨茶碱对中枢神经系统有兴奋作用,可用于脑部疾病或者原发性呼吸中枢病变引起的通气不足,能增加通气,改善临床症状。

3. 其他　心源性哮喘与胆绞痛的治疗。

【不良反应与用药护理】

(1)局部刺激:因该药呈强碱性,所以局部刺激作用较强。口服可以引起恶心、呕吐。适宜饭后服用或者服肠溶片。

(2)中枢兴奋:可出现烦躁不安、失眠等,剂量过大还可出现谵妄、惊厥等。此时可使用镇静药物对抗。

(3)心血管反应:静脉注射速度过快或浓度过高时,由于本药可强烈兴奋心脏,故可引起头晕、心悸、心律失常、血压骤降、谵妄、惊厥,甚至死亡。所以其必须稀释以后缓慢静脉注射给药(每次注射时间不少于 10 min),并同时注意观察患者反应。

(4)本药为强碱性药物,遇酸可产生沉淀,禁与酸性药物混合注射;静脉用药时应使用单独的通道。

(5)孕妇、哺乳期妇女、老年人以及肝、肾、心功能不全者慎用。急性心肌梗死、休克、低血压患者禁用。

胆茶碱

胆茶碱(choline thephyllinne)为茶碱和胆碱的复盐,水溶性要比氨茶碱大。口服易吸收。胃肠反应比氨茶碱少,对心脏和中枢神经系统的作用不明显。作用与临床应用同氨茶碱。

(三)M 胆碱受体阻断药

支气管平滑肌上的 M 胆碱受体有 M_1、M_2 和 M_3 受体三种亚型,阻断 M_1 和 M_3 受体可扩张支气管。阿托品、山莨菪碱、东莨菪碱等非选择性 M 受体阻断药,由于对于支气管平滑肌选择低,对全身其他组织上的 M 受体也有阻断作用,可出现广泛而严重的不良反应,所以临床不用于哮喘的治疗。目前用于治疗哮喘的是阿托品的衍生物,其对呼吸道 M 胆碱受体具有选择性。常用药物有异丙托溴铵与氧托溴铵。

异丙托溴铵

异丙托溴铵(ipratropium bromide,异丙阿托品)是吸入性抗胆碱药,能选择性阻断呼吸道上的 M 受体,对支气管平滑肌有较强的松弛作用。该药起效慢,对 β_2 受体激动药耐受的患者应用此药有效。适用于老年患者,尤其是迷走神经活性增强的哮喘患者。对于其他类型的哮喘患者疗效不如 β_2 受体阻断药。大剂量可有口干、喉部不适等不良反应。青光眼患者禁用。

氧托溴铵

氧托溴铵(oxitropium bromide,氧阿托品)是东莨菪碱衍生物,对于支气管平滑肌有较高的选择性,平喘作用维持时间较长,口服不容易吸收,给药须气雾吸入。常用于治疗支气管哮喘、慢性喘息性支气管炎及慢性阻塞性肺部疾病。

三、抗过敏平喘药

抗过敏平喘药的主要作用是抗过敏作用及轻度抗炎作用。本类药物起效较慢,不适于哮喘急性发作期的治疗,主要用于哮喘发作的预防。本类药物包括炎症细胞膜稳定药(色甘酸钠、奈多罗米)、H_1 受体阻断药(酮替芬)和抗白三烯药。

(一)炎症细胞膜稳定药

色甘酸钠

色甘酸钠(sodium cromoglicate,咽泰)口服给药仅能吸收 1%,故临床上常采用微细粉末喷雾吸入给药,吸入以后 10~20 min 时血浆药物浓度达到峰值,血浆 $t_{1/2}$ 为 45~100 min。其经胆汁和尿排出体外。

【药理作用】本药对支气管平滑肌没有直接松弛的作用,对白三烯、组胺等过敏介质也没有直接拮抗的作用。患者需要在接触抗原以前用药,可预防速发型、迟发型过敏性哮喘以及运动或其他刺激诱发的哮喘,其对已发作的哮喘无效。目前认为色甘酸钠的作用机制可能是:①稳定肥大细胞膜,阻止肥大细胞释放白三烯、组胺等过敏介质;②抑制气道神经源性炎症及气道感觉神经末梢功能,如抑制冷空气、运动、二氧化硫等引起的支气管痉挛;③抑制嗜酸性粒细胞、巨噬细胞等介导的炎症反应;④长期应用能抑制气道高反应性。

【临床应用】预防支气管哮喘发作,需要在机体接触抗原或刺激物之前的 7~10 d 给药,对外源性哮喘治疗效果明显;也可以用于过敏性湿疹、春季结膜炎、过敏性鼻炎;灌肠可改善溃疡性结肠炎及直肠炎症状。

【不良反应与用药护理】不良反应较少见。粉雾吸入给药时,少数患者出现口干、呛咳、咽喉干痒、胸部紧迫感,甚至可能诱发哮喘发作。必要时,同时吸入少量的 β_2 受体激动药可以预防。孕妇慎用。

奈多罗米

奈多罗米(nedocromil)作用与色甘酸钠相似,但是比色甘酸钠强。除了对肥大细胞膜有稳定作用外,还有显著的抗炎作用。可以长期作为预防性平喘药使用,吸入给药可用于哮喘早期的维持治疗。偶见头痛、恶心。

(二)H_1 受体阻断药

酮替芬

酮替芬(ketotifen)除了有类似于色甘酸钠的作用以外,还对 H_1 受体具有强大的阻断作用;并能增强 β_2 受体激动药的平喘作用。本药可单独应用或者与茶碱类、β_2 受体激动药合用用于防治轻、中度哮喘。不良反应有头晕、口干、嗜睡等。

(三)抗白三烯药

白三稀(leukotrienes,LTs)是花生四烯酸经 5-脂氧合酶代谢的产物,其中 LTC-4、LTD-4、LTE-4 统称为半胱氨酰白三烯,是哮喘发病中的重要炎症介质,其能与支气管平滑肌等部位的白三烯受体结合,引起支气管黏液分泌,降低支气管纤毛功能,增加气道微血管通透性,引起气道炎症,其作用强度比组胺大 1000 倍,而且作用持续时间较长。抗白三烯药能对抗半胱氨酰白三烯的上述作用。

扎鲁司特钠

扎鲁司特钠(zafirlukast sodium)能够和支气管平滑肌等部位上的白三烯受体结合,具有竞争性拮抗白三烯的作用。主要用于成人和 6 岁以上儿童支气管哮喘的长期预防与治疗,尤其适合于阿司匹林哮喘患者。用药时可出现轻微头痛、胃肠道反应及咽炎。哺乳期妇女、孕妇及肝功能不全者慎用。

孟鲁司特

孟鲁司特(montelukast)的作用与扎鲁司特钠相似。主要用于成人和 2 岁以上小儿支气管哮喘的长期预防及治疗。用药时有嗜睡、轻度头痛等,罕见氨基转移酶升高、癫痫发作等。

第二节　镇咳药

咳嗽是呼吸系统疾病的主要症状,也是机体的一种保护性反射,通过咳嗽能促进呼吸道痰液及异物的排出,保持呼吸道的清洁和通畅。轻度咳嗽一般不需要用镇咳药,严重且频繁的咳嗽,为了减轻患者的痛苦,防止原发疾病的进展及并发症的发生,应在对因治疗的同时适当应用镇咳药对症治疗。痰多所导致的咳嗽宜用祛痰药,慎用镇咳药,否则痰液不能及时排出,易阻塞呼吸道引起继发感染,甚至窒息。

镇咳药是作用于咳嗽反射弧中的不同环节而抑制咳嗽反射的药物。根据其作用部位的不同可分为中枢性镇咳药和外周性镇咳药两种。有些镇咳药兼有中枢性镇咳和外周性镇咳的作用。

一、中枢性镇咳药

中枢性镇咳药能直接抑制咳嗽中枢,分为成瘾性镇咳药及非成瘾性镇咳药。前者有吗啡生物碱及其衍生物,镇咳作用较强,后者有右美沙芬、喷托维林等。

(一)成瘾性中枢性镇咳药

可卡因

可卡因(codeine,甲基吗啡)的作用与吗啡相似但较吗啡弱,具有镇痛和中枢性镇咳作用。其中,镇痛作用相当于吗啡的1/10~1/7,中枢性镇咳作用相当于吗啡的1/4。其作用可维持4~6 h。治疗量不会抑制呼吸,不良反应较吗啡轻。临床主要用于各种原因导致的剧烈干咳,尤其适合用于胸膜炎干咳伴有胸痛的患者。

偶尔有恶心、呕吐、便秘及眩晕等不良反应;久用可产生依赖性及耐受性,应避免长期使用。药物过量可引起烦躁不安、兴奋、惊厥、呼吸抑制等。因为能轻度收缩支气管,所以支气管哮喘性咳嗽及呼吸不畅患者慎用。黏痰多者禁止使用。

(二)非成瘾性中枢性镇咳药

右美沙芬

右美沙芬(dextromethorphan)镇咳作用与可卡因相似或略强,起效快,没有镇痛作用和成瘾性,治疗剂量不会抑制呼吸。主要用于干咳。偶见口干、恶心、嗜睡、头晕、食欲缺乏和便秘等。痰多者慎用,妊娠3个月内妇女禁止使用。

喷托维林

喷托维林(pentoxyverine,咳必清)镇咳强度约是可卡因的1/3,兼有中枢性和外周性镇咳作用,并有轻度局部麻醉作用和阿托品样作用,能松弛痉挛的支气管平滑肌并抑制呼吸道感受器。主要用于各种原因引起的干咳。偶见轻度恶心、头晕、口干、头痛、便秘等。心功能不全者、青光眼和前列腺肥大慎用。

二、外周性镇咳药

外周性镇咳药是通过抑制咳嗽反射弧中的感受器、传入神经、传出神经或效应器,发挥镇咳作用。

苯丙哌林

苯丙哌林(benproperine)具有中枢性及外周性镇咳作用,对支气管平滑肌有松弛作用。其镇咳作用比可卡因强2~4倍,且对呼吸无抑制作用。可用于各种原因导致的干咳。偶有头晕、口干、食欲缺乏、乏力和皮疹等。孕妇要慎用。需要整片吞服,切勿嚼碎,以避免引起口腔麻木。

苯佐那酯

苯佐那酯(benzonatate,退嗽)具有较强的局部麻醉作用,通过抑制肺牵张感受器和感觉神经末梢而产生镇咳作用。临床主要用于干咳,也可预防喉镜、支气管镜检查及支气管造影引起的咳嗽。有轻度口干、鼻塞、头晕、嗜睡等不良反应。需要整片吞服,切勿嚼碎,以避免引起口腔麻木。

那可汀

那可汀(noscapine)可抑制肺牵张反射导致的咳嗽,兼有兴奋呼吸中枢作用,镇咳作用可维持4 h,没有成瘾性,主要用于阵发性咳嗽。偶有轻度嗜睡、恶心、头痛等不良反应。痰多者不宜应用。

第三节　祛痰药

祛痰药是指能使痰液变稀、黏稠度降低或能促进呼吸道黏膜纤毛运动,使痰易咳出的药物。痰液咳出,可以减少对呼吸道黏膜的刺激和对小气道的阻塞,有利于缓解咳嗽及减轻喘息症状。祛痰药包括痰液稀释药与黏痰溶解药。前者应用后可增加痰液中的水分,稀释痰液,包括恶心性祛痰药及刺激性祛痰药;后者应用后可调节黏液成分或使痰液黏稠度降低,痰液易于排出。

一、痰液稀释药

(一)恶心性祛痰药

氯化铵

氯化铵(ammonium chloride)口服后通过刺激胃黏膜的迷走神经末梢,引起轻度恶心,从而反射性地促进气管、支气管腺体分泌,使痰液被稀释。另外,氯化铵吸收后会经呼吸道排出,由于盐类的渗透作用而将水分带出,也能使痰液被稀释。氯化铵是酸性无机盐,吸收后可以使尿液及体液呈酸性。临床用于促进痰多黏稠不易咳出的患者排痰,也可用于代谢性碱中毒及酸化尿液。

空腹或大剂量服用时,可刺激胃黏膜,引起恶心、呕吐、胃部不适等症状,故应饭后服用。消化性溃疡病患者慎用。严重肾、肝功能不全和酸血症患者禁止使用。

恶心性祛痰药还有愈创甘油醚(guaifenesin)和碘化钾(potassium iodide)等。

(二)刺激性祛痰药

安息香酊(benzoin tincture)、桉叶油(eucalyptus)随蒸汽吸入后可刺激呼吸道黏膜,增加呼吸道腺体分泌,使痰液变稀易于排出;并且还能改善气道黏膜的血液循环,促进炎症消退,并有轻度抗菌消炎作用。主要用于慢性气管炎、支气管扩张等引起的痰液黏稠难以咳出者。药物浓度过高则刺激鼻、眼、咽喉,可导致疼痛、流涕、咳嗽、流泪等症状。

二、黏痰溶解药

痰液的黏性来自于气道黏膜细胞分泌的黏蛋白及呼吸道感染以后炎症细胞残留的DNA。因此,破坏黏蛋白中的二硫键及降解脓痰中的DNA均可以降低痰液黏性,使痰液易于排出。

乙酰半胱氨酸

乙酰半胱氨酸(acetylcysteine,痰易净)为含巯基的黏痰溶解药,能裂解黏痰中黏蛋白多肽链的二硫键,也能降解脓性痰液中的DNA,使痰液的黏稠度降低。主要用于大量黏痰难以咳出者。

可引起恶心、呕吐。刺激呼吸道,可引起支气管痉挛,与异丙肾上腺素合用可避免。直接滴入呼吸道可产生大量痰液,需用吸痰器排痰。避免与橡皮、金属、氧气、氧化剂接触。支气管哮喘患者禁止使用。

羧甲司坦

羧甲司坦(carbocisteine)通过促进支气管腺体分泌,使低黏度的唾液黏蛋白的分泌增加,高黏度岩藻黏蛋白的分泌减少;也能使黏蛋白中的二硫键断裂。主要用于支气管哮喘、慢性支气管炎等疾病引起的痰液黏稠、咳痰困难及痰阻气管等。还可以用于术后咳痰困难者。

有轻度恶心、头晕、腹泻、胃部不适、胃肠出血及皮疹等不良反应。消化性溃疡患者慎用或禁用。

脱氧核糖核酸酶

脱氧核糖核酸酶(deoxyribonuclease,DNAase)是从哺乳动物体内提取出的核酸内切酶,能迅速水解脓痰中的DNA,并使原来与DNA结合的蛋白质失去保护,进而出现继发性蛋白质溶解,降低痰液黏度,使之易于咳出。主要用于有大量脓痰的呼吸道感染患者。用药后有咽部疼痛,需要立即漱口。长期使用可见发热、皮疹等。急性化脓性蜂窝织炎和有支气管胸腔瘘的活动性结核病者禁止应用。

溴己新

溴己新(bromhexine,溴己铵)能减少气道黏膜分泌酸性黏蛋白、增加分泌小分子黏蛋白,从而降低痰液黏度;还能促进支气管纤毛运动,促进排痰。主要用于支气管哮喘、支气管扩张、急慢性支气管炎等痰液黏稠不易排出者。

偶见转氨酶升高、恶心、胃部不适等。消化性溃疡、肝功能不全者慎用。

第四节　全国护士执业资格考试要点解析

一、支气管哮喘病人的治疗原则

治疗原则是控制症状,尽快缓解气道阻塞,防止低氧血症,尽可能保持肺功能正常,维持正常活动能力(包括运动),避免治疗不良反应,防止不可逆气流阻塞,避免死亡。

1. 消除过敏源及引起哮喘的刺激因素　控制发作和预防复发。

2. 缓解哮喘发作药物治疗

(1)β_2 受体激动剂除有迅速松弛支气管平滑肌作用外,还具有一定的抗气道炎症,增强黏膜纤毛功能的作用,是控制症状的首选药。如沙丁胺醇、特布他林、福莫特罗等口服或气雾制剂。用药方法首选吸入法。

(2)茶碱类有松弛支气管平滑肌作用,增强呼吸肌的收缩、抗气道炎症,增强黏膜纤毛功能的作用。常用口服,必要时静脉滴注,氨茶碱不良反应主要是胃肠道、心血管症状、可有呼吸中枢兴奋,重者可引起抽搐甚至死亡。

(3)抗胆碱能药物,具有舒缓支气管、减少黏液分泌的作用。与 β_2 受体激动剂联合应用有协同作用,对于夜间哮喘、痰多的病人尤其适用。

3. 抗炎药物

(1)糖皮质激素:是当前控制哮喘最有效的抗炎药物。主要通过抑制气道变应性炎症,降低气道高反应性。常用泼尼松口服 30~60 mg/d,症状缓解后逐渐减量≤10 mg/d,然后停用。重症者应及早静脉给予琥珀氢化可的松 100~400 mg/d,用后 4~6 h 起作用,或用甲泼尼龙 80~160 mg/d,起效时间更短。病情缓解后改为口服制剂、吸入制剂维持。长期应用时可用吸入制剂如倍氯米松、莫米松等,吸入制剂通常须规律吸入一周以上方可起效。同时,吸药后应注意漱口,以防口、咽部真菌感染。

(2)色甘酸钠:通过抑制炎症细胞,预防变应原引起速发和迟发反应,对预防运动和过敏源诱发的哮喘最有效。个别病例可有咽喉不适、恶心、胸闷等症状。

(3)伴有呼吸道感染者,可根据病原菌选用敏感抗生素。

4. 其他治疗　如控制感染、湿化气道、采用脱敏治疗等。

二、急性支气管炎病人的治疗原则

主要是控制感染和止咳、化痰、平喘等对症治疗。常口服祛痰剂如 N-乙酰半胱氨酸、氨溴索及一些中药制剂。喘憋严重者可用支气管扩张剂,如沙丁胺醇雾化吸入,喘息严重时可加用泼尼松口服。一般不用镇咳剂或镇静剂,以免抑制咳嗽反射,影响痰液咳出。

三、慢性阻塞性肺疾病病人的治疗原则

(一)稳定期(缓解期)治疗

(1)劝导病人戒烟,避免诱发因素,加强锻炼,增强体质。

(2)应用药物:以预防和减轻症状,如沙丁胺醇气雾剂每次 1~2 喷,每天不超过 8~12 喷和/或氨茶碱 0.1g,3 次/d 等,帮助支气管扩张。对痰不易咳出者可应用祛痰药。吸入糖皮质激素与长效 β_2 受体激动剂联合使用,可增加运动量,减少急性发作频率,提高生存质量。

(3)长期氧疗,吸氧能提高生存率,改善生活质量。一般低流量吸氧 1~2L/min,吸氧时间 10~15h/d。

(二)急性加重期(急性发作期)治疗

(1)控制感染:应根据致病菌的性质及药物敏感程度选择。较轻病人,多选择口服、肌注抗生素,重者多选择静脉注射的广谱抗菌药物。如青霉素类、头孢菌素类、大环内酯类或喹诺酮类等。

(2)急性发作期的重者可考虑应用糖皮质激素治疗。

(3)祛痰止咳,解痉平喘治疗药物同稳定期,痰液黏稠者可采用雾化吸入,雾化液中可加入抗生素及痰液稀释剂。对老人、体弱者及痰多者,不应使用强镇咳剂,如可卡因等。

(4)合理吸氧,根据血气分析,调整吸氧的方式和氧浓度。一般给予鼻导管、低流量(1~2 L/min)低浓度(28%~30%)持续吸氧,应避免吸入氧浓度过高引起二氧化碳潴留。目标:血气分析 PaO_2>60 mmHg 或 SaO_2 ≥89%。

测试练习

一、填空题

1. 常用的三类平喘药包括:________、________和________。
2. 目前常用的三类支气管扩张药物是________、________ 和________。
3. ________是抗炎平喘药中抗炎作用最强,并具有抗过敏作用。
4. 抗过敏平喘药的主要作用是________和________,临床主要用于________。
5. 目前常用的镇咳药分为________和________。
6. 中枢性镇咳药可分为________和________两类。
7. 磷酸可卡因临床用于________,对________尤为适用。
8. 沙丁胺醇舒张支气管平滑肌是由于激动支气管平滑肌的________受体所致,异丙托溴铵通过阻断支气管平滑肌的________受体发挥平喘作用。
9. 可卡因能抑制________中枢,产生中枢性镇咳作用,主要用于________,但长期应用可产生________性。

三、选择题(以下每题有 A、B、C、D、E 五个备选答案,请从中选择一个最佳答案)

1. 下列药物中,不属于选择性 β_2 受体激动剂的是(　　)。

A. 特布他林　B. 沙丁胺醇　C. 异丙肾上腺素　D. 福莫特罗　E. 克仑特罗

2. β_2 受体激动剂不包括(　　)。

A. 特布他林　B. 酮替芬　C. 克仑特罗　D. 福莫特罗　E. 沙丁胺醇

3. 茶碱的安全范围较窄,当血药浓度超过(　　)时易发生不良反应。

A. 50 mg/L　B. 20 mg/L　C. 30 mg/L　D. 40 mg/L　E. 10 mg/L

4. 下列药物中,不能用于治疗哮喘的是(　　)。

A. 硫酸阿托品　B. 异丙托溴铵　C. 异丙肾上腺素　D. 福莫特罗　E. 氨茶碱

5. 下列药物不属于祛痰药的是(　　)。

A. 孟鲁司特　B. 氯化铵　C. 盐酸溴己新　D. 羧甲司坦　E. 乙酰半胱氨酸

6. 色甘酸钠临床使用中应当采用的给药方式是(　　)。

A. 口服　B. 肌内注射　C. 静脉滴注　D. 静脉注射　E. 吸入

7. 下列药物中,镇咳作用最强的是(　　)。

A. 磷酸可卡因　B. 盐酸那可汀　C. 吗啡　D. 喷托维林　E. 右美沙芬

8. 下列情况禁用右美沙芬的是(　　)。

A. 急、慢性支气管炎所致咳嗽　B. 上呼吸道感染所致咳嗽

C. 支气管哮喘所致咳嗽　D. 肺结核所致咳嗽　E. 妊娠 3 个月内妇女的咳嗽

9. 作为抗炎平喘药,糖皮质激素最常采用的应用方式是(　　)。

A. 吸入　B. 口服　C. 静脉滴注　D. 静脉推注　E. 肌内注射

10. 下列药物中,能抑制磷酸二酯酶的是(　　)。

A. 异丙肾上腺素　B. 沙丁胺醇　C. 地塞米松　D. 色甘酸钠　E. 氨茶碱

11. 关于阿托品叙述正确的是(　　)。
A. 碱性强,局部刺激性大,口服易引起胃肠道症状
B. 非选择性 M 胆碱受体阻断剂,用后不良反应多,不能用于哮喘治疗
C. 吸入性抗胆碱药,对气道平滑肌具有一定的选择,对老年性哮喘特别有效
D. 长效 M_1、M_3 胆碱受体阻断剂,$t_{1/2}$ 约为 5 d,作用可维持 24 h
E. 为茶碱的缓释或控释制剂,血药浓度稳定,作用持续时间长
12. 关于异丙托溴铵叙述正确的是(　　)。
A. 碱性强,局部刺激性大,口服易引起胃肠道症状
B. 非选择性 M 胆碱受体阻断剂,用后不良反应多,不能用于哮喘治疗
C. 吸入性抗胆碱药,对气道平滑肌具有一定的选择,对老年性哮喘特别有效
D. 长效 M_1、M_3 胆碱受体阻断剂,$t_{1/2}$ 约为 5 d,作用可维持 24 h
E. 为茶碱的缓释或控释制剂,血药浓度稳定,作用持续时间长
13. 关于氨茶碱叙述正确的是(　　)。
A. 碱性强,局部刺激性大,口服易引起胃肠道症状
B. 非选择性 M 胆碱受体阻断剂,用后不良反应多,不能用于哮喘治疗
C. 吸入性抗胆碱药,对气道平滑肌具有一定的选择,对老年性哮喘特别有效
D. 长效 M_1、M_3 胆碱受体阻断剂,$t_{1/2}$ 约为 5 d,作用可维持 24 h
E. 为茶碱的缓释或控释制剂,血药浓度稳定,作用持续时间长
14. 关于葆乐辉叙述正确的是(　　)。
A. 碱性强,局部刺激性大,口服易引起胃肠道症状
B. 非选择性 M 胆碱受体阻断剂,用后不良反应多,不能用于哮喘治疗
C. 吸入性抗胆碱药,对气道平滑肌具有一定的选择,对老年性哮喘特别有效
D. 长效 M_1、M_3 胆碱受体阻断剂,$t_{1/2}$ 约为 5 d,作用可维持 24 h
E. 为茶碱的缓释或控释制剂,血药浓度稳定,作用持续时间长
15. 枸橼酸喷托维林可能具有下列哪些作用(　　)。
A. 直接抑制咳嗽中枢　B. 末梢性镇咳作用
C. 轻度的阿托品样作用　D. 局部麻醉作用　E. 扩张支气管
16. 下列药物属于黏痰溶解药的是(　　)。
A. 厄多司坦　B. 羧甲司坦　C. 乙酰半胱氨酸　D. 美司坦　E. 氨茶碱
17. 以下易产生依赖性的药物是(　　)。
A. 可卡因　B. 溴己新　C. 乙酰半胱氨酸　D. 厄多司坦　E. 氨茶碱
18. 以下有祛痰和酸化尿液作用的祛痰药是(　　)。
A. 氯化铵　B. 乙酰半胱氨酸　C. 氨茶碱　D. 羧甲司坦　E. 美司坦
19. 对心源性哮喘及支气管哮喘都有效的平喘药是(　　)。
A. 异丙肾上腺素　B. 氨茶碱　C. 溴己新　D. 羧甲司坦　E. 异丙托溴铵
20. 以下能溶解黏痰的药物是(　　)。
A. 异丙托溴铵　B. 氨茶碱　C. 右美沙芬　D. 乙酰半胱氨酸　E. 异丙肾上腺素
21. 能选择性激动支气管平滑肌 β_2 受体起到平喘作用的药物是(　　)。
A. 异丙肾上腺素　B. 乙酰半胱氨酸　C. 异丙托溴铵　D. 羧甲司坦　E. 沙丁胺醇
22. 氨茶碱的临床应用不包括(　　)。
A. 支气管哮喘　B. 胆绞痛　C. 惊厥　D. 急性心功能不全　E. 心源性哮喘
23. 以下对 β_1、β_2 受体无选择性的 β 受体激动药是(　　)。
A. 普萘洛尔　B. 异丙肾上腺素　C. 沙丁胺醇　D. 羧甲司坦　E. 阿托品
24. 以下可用于心源性哮喘而禁用于支气管哮喘的药物是(　　)。
A. 异丙肾上腺素　B. 吗啡　C. 氨茶碱　D. 肾上腺素　E. 羧甲司坦
25. 长期吸入给药可引起咽部念珠菌感染的药物是(　　)。
A. 倍氯米松　B. 色甘酸钠　C. 氨茶碱　D. 肾上腺素　E. 沙丁胺醇

26. 仅用于预防哮喘发作的药物是(　　)。

A. 异丙肾上腺素　B. 倍氯米松　C. 色甘酸钠　D. 麻黄碱　E. 阿托品

27. 患者,男,28岁,有哮喘病史。1 d前因发热服用阿司匹林250 mg,用药后35 min后哮喘严重发作,发绀,大汗,强迫坐位。以下说法正确的是(　　)。

A. 由于阿司匹林诱发了哮喘　B. 由于发热引发了哮喘　C. 可用肾上腺素治疗

D. 是阿司匹林中毒的表现　E. 由于阿司匹林用量过少

28. 患者,男,38岁,有轻度甲状腺功能亢进病史3年,并患有支气管哮喘。合用(　　)半年后会出现咽部念珠菌感染。

A. 沙丁胺醇　B. 倍氯米松　C. 卡比马唑　D. 氨茶碱　E. 甲硫氧嘧啶

29. 患者,男性,50岁。支气管哮喘发作入院急诊,因护士操作不当,快速静脉推注某药时,患者出现头晕、心悸、心律失常、血压急剧下降,该药可能是(　　)。(护考真题)

A. 氨茶碱　B. 色甘酸钠　C. 地塞米松　D. 沙丁胺醇　E. 异丙托溴铵

30. 患者,男性,20岁。因外出春游去植物园,出现咳嗽、咳痰伴喘息1天入院。喘息貌,口唇发绀,在肺部可闻及广泛哮鸣音。医疗诊断是支气管哮喘,(　　)是控制症状的首选药。(护考真题)

A. 氨茶碱　B. 氨苯那敏　C. 异丙托溴铵　D. 色甘酸钠　E. β_2 受体激动剂

以下提供若干个案例,每个案例下设若干个试题。请根据各试题题干所提供的信息,在每题下面的A、B、C、D、E五个备选答案中选择一个最佳答案。

(31~32题共用题干)

患者,女,支气管哮喘发作2 h,检查发现呼吸急促,三凹征,缺氧,心率每分钟132次。

31. 除需要给予吸氧外,还应立即给予(　　)。

A. 肾上腺素+青霉素　B. 沙丁胺醇+氨茶碱　C. 氨茶碱+肾上腺素

D. 倍氯米松+沙丁胺醇　E. 异丙肾上腺素+色甘酸钠

32. 如果患者血压高,则不能选择的降压药是(　　)。

A. 利舍平　B. 硝苯地平　C. 普萘洛尔　D. 维拉帕米　E. 哌唑嗪

(33~34题共用题干)

患者,男,慢性支气管哮喘患者,出现气喘、缺氧同时伴有咳嗽、咳痰。

33. 该患者的治疗药物应该首选(　　)。

A. 沙丁胺醇口服　B. 羧甲司坦口服　C. 泼尼松龙口服

C. 色甘酸钠粉雾吸入　E. 氨茶碱静脉滴注

34. 使用药物治疗后,症状无明显缓解,哮喘持续发作已35 h,应使用(　　)。

A. 肾上腺素+倍氯米松雾化吸入　B. 抗生素

C. 抗生素+泼尼松龙口服　D. 氢化可的松静脉滴注　E. 抗生素+色甘酸钠口服

(35~36题共用题干)

患者,男,49岁。慢性支气管哮喘,目前使用其他药物疗效不满意。

35. 如果给予糖皮质激素类药物治疗,那么最适宜的给药途径是(　　)。

A. 静脉滴注　B. 肌内注射　C. 口服　D. 皮下注射　E. 吸入

36. 在用糖皮质激素类药物治疗期间,应进行相应的用药护理,正确的观念或做法是(　　)。

A. 每次吸入后用清水深部漱口　B. 长期使用不易引起肾上腺皮质萎缩

C. 易产生全身不良反应　D. 不易发生口腔念珠菌感染　E. 不会出现声音嘶哑

(37~38题共用题干)

患者,女,20岁。因发作性呼气性呼吸困难1 h入院,既往有类似病史,查体:呼吸每分钟21次,两肺可闻及哮鸣音,心率每分钟82次,诊断为急性支气管哮喘发作。

37. 应选用(　　)治疗。

A. 地塞米松　B. 氨茶碱　C. 色甘酸钠　D. 酮替芬　E. 扎鲁司特

38. 在应用该药物治疗时,在用药护理方面,(　　)是错误的。

A. 稀释后缓慢静脉注射　B. 口服,则饭后用药　C. 可产生中枢抑制

D. 呈强碱性,局部刺激作用强　E. 剂量过大或注射速度过快可引起心律失常

三、简答题

1. 简述茶碱类药物的作用机制。
2. 简述黏痰溶解药物的分类。
3. 沙丁胺醇与异丙肾上腺素相比较用于平喘时有何优点？
4. 简述平喘药物的分类及代表药物。

四、论述题

1. 试述常用的支气管扩张药中 β_2 受体激动剂的药理作用、临床应用和不良反应。
2. 氨茶碱的临床应用有哪些？不良反应及用药护理注意事项有哪些？

五、案例分析

患者，男，32 岁，有 8 年哮喘病史。因受凉哮喘复发 3 d，伴有轻度咳嗽，痰呈泡沫状，量不多，临床诊断：支气管哮喘急性发作。用药：醋酸泼尼松片 1 次 5 mg，1 d 3 次；氨茶碱片 1 次 0.1 g，1 d 3 次；溴己新片 1 次 8 mg，1 d 3 次。试分析：该治疗方案是否合理？为什么？

参考答案

一、填空题

1. 抗炎平喘药；支气管扩张药；抗过敏平喘药。
2. β 肾上腺素受体激动剂；茶碱类；抗胆碱药。
3. 糖皮质激素。
4. 抗过敏；轻度的抗炎；预防哮喘发作。
5. 中枢性镇咳药；外周性镇咳药。
6. 成瘾性；非成瘾性。
7. 各种原因引起的剧烈干咳；胸膜炎干咳伴胸痛者。
8. β_2；M。
9. 咳嗽；剧烈干咳；成瘾。

二、选择题

1. C　2. B　3. B　4. A　5. A　6. E　7. C　8. E　9. A　10. E　11. B　12. C　13. A　14. E　15. E　16. E　17. A　18. A　19. B　20. D　21. E　22. C　23. B　24. B　25. A　26. C　27. A　28. B　29. A　30. E　31. D　32. C　33. A　34. D　35. E　36. A　37. B　38. C

三、简答题

1. 茶碱作为一种甲基黄嘌呤类衍生物，具有强心、利尿、平喘、扩张血管和中枢兴奋等作用。平喘的作用机制主要包括以下几个方面：①抑制磷酸二酯酶。②拮抗腺苷受体。③促进内源性儿茶酚胺的释放。④免疫调节与抗炎作用。⑤增加膈肌收缩力并促进支气管纤毛运动。

2. 黏痰溶解药分为黏痰溶解药和黏痰调节药。

(1)黏痰溶解药破坏黏蛋白中的二硫键以裂解黏蛋白，从而降解痰液中的 DNA 能溶解脓性痰液，如乙酰半胱氨酸、羧甲司坦、厄多司坦、美司钠及脱氧核糖核酸酶。

(2)黏痰调节药如溴己新抑制气管、支气管腺体、杯状细胞合成酸性黏多糖，并使腺体及杯状细胞分泌小分子黏蛋白，使黏稠度降低，痰液易于咳出。

3. 异丙肾上腺素对 β_1 和 β_2 受体均有强大的激动作用。沙丁胺醇可选择性地激动 β_2 受体，而对 β_1 受体的作用很弱，与异丙肾上腺素相比较其平喘具有以下优点：①长效，作用持续时间比异丙肾上腺素长。②给药方便，既可口服给药又可吸入给药。③心血管不良反应比异丙肾上腺素轻而小。

4. 平喘药物可分为三类，包括抗炎平喘药、支气管扩张药、抗过敏平喘药。

(1)抗炎平喘药分类：①糖皮质激素类药物，如倍氯米松。②磷酸二酯酶-4 抑制药，如罗氟司特。

(2)支气管扩张药分类：①β 受体激动药，如沙丁胺醇。②茶碱类药，如氨茶碱。③M 胆碱受体阻断药，如异丙托溴铵。

(3)抗过敏平喘药分类：①炎症细胞膜稳定药，如色甘酸钠。②H_1 受体阻断药，如酮替芬。③抗白三烯药，如扎鲁司特。

四、论述题

1.（1）药理作用：当β_2受体激动药兴奋气道β_2受体时，可使气道平滑肌松弛、抑制肥大细胞与中性粒细胞释放炎症介质与过敏介质、增强气道纤毛运动、促进气道分泌、降低血管通透性和减轻气道黏膜下水肿等。这些效应均有利于缓解或消除症状。β_2受体激动剂的主要作用为松弛支气管平滑肌。

（2）临床应用：用于治疗支气管哮喘、喘息型支气管炎及伴有支气管痉挛的呼吸道疾病。

（3）不良反应：主要不良反应为心脏反应、肌肉震颤、代谢紊乱等。

2. 临床应用：①支气管哮喘：慢性支气管哮喘或轻症哮喘一般用口服制剂，以防止急性发作；β_2受体激动药不能控制的哮喘可静脉滴注或稀释后静脉注射；急性重度哮喘或哮喘持续状态，可采用氨茶碱静脉注射或静脉滴注，以迅速缓解喘息与呼吸困难等症状。②中枢型睡眠呼吸暂停综合征：氨茶碱对中枢神经系统有兴奋作用，可用于脑部疾病或者原发性呼吸中枢病变引起的通气不足，能增加通气，改善临床症状。③其他：心源性哮喘与胆绞痛的治疗。

不良反应及用药护理注意事项：①口服可引起恶心、呕吐。宜饭后服用或服用肠溶片；②因有中枢兴奋作用可致烦躁不安、失眠，可使用镇静催眠药对抗；③静脉注射过快或浓度过高可强烈兴奋心脏而致头晕、心悸、心律失常、血压骤降、谵妄、惊厥，甚至死亡。故静脉给药时应稀释后缓慢注射（每次注射时间不少于 10 min）并密切观察病人反应；④本药为强碱性药物，遇酸可产生沉淀，禁与酸性药物混合注射；静脉用药时应使用单独的通道。⑤孕妇、哺乳期妇女、老年人以及肝、肾、心功能不全者慎用。急性心肌梗死、休克、低血压患者禁用。

五、案例分析

合理。醋酸泼尼松为抗炎平喘药，适用于哮喘急性发作及其他平喘药物无效的重症患者；氨茶碱为疗效可靠的平喘药并与糖皮质激素有协同作用；溴己新有祛痰作用，可以帮助畅通呼吸道、缓解哮喘，三药合用疗效增强。

（韩　璐）

第二十八章　作用于子宫的药物

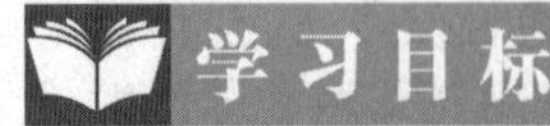

☞ **知识目标**

1. 掌握缩宫素的药理作用、临床应用、不良反应与用药护理。
2. 熟悉麦角生物碱类的药理作用、临床应用、不良反应与用药护理。
3. 了解其他子宫平滑肌兴奋药和抑制药的药理作用与临床应用。

☞ **能力目标**

具备能利用护理药理学知识进行医患沟通，开展用药咨询服务的能力；学会观察子宫平滑肌兴奋药和抑制药的疗效，能及时发现药物不良反应，正确进行用药护理。

☞ **态度目标**

明确护士在用药护理中的重要职责，培养爱岗敬业的工作态度及严谨求实的工作作风。

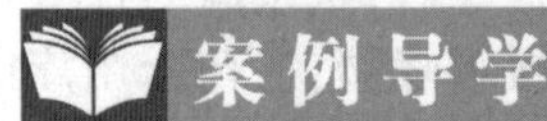

张女士，28岁，妊娠39周时发生阵发性腹痛，家人送其到某医院待产。主治医生将10U缩宫素加入到5%葡萄糖注射液500 ml中给孕妇静脉快速滴注。1 h后张女士娩出一女婴后，出现阴道大出血不止，面色苍白，四肢发冷，诊断为子宫破裂。试分析：

1. 该产妇为何会发生子宫破裂？
2. 缩宫素临床应用时有哪些注意事项？

第一节　子宫平滑肌兴奋药

子宫平滑肌兴奋药是一类可选择性地兴奋子宫平滑肌的药物，此类药物包括垂体后叶素类、麦角生物碱类、前列腺素类、米非司酮等。它们的药理作用可因为药物种类、子宫的生理状态和用药剂量的不同而出现差异，在临床上可用于引产、催产、产后子宫复原及产后止血。当引起子宫产生近似于分娩的节律性收缩时，可用于引产和催产；当引起子宫强直性收缩时，可用于产后止血或产后子宫复原。该类药物如果应用不当可导致胎儿窒息、子宫破裂等严重后果，所以临床应用时必须严格掌握其适应证和禁忌证。

一、垂体后叶素类

缩宫素

缩宫素（oxytocin；催产素，pitocin）是垂体后叶激素的主要成分之一，其是由下丘脑室旁核、视上核神经元产生的激素原裂解生成的神经垂体激素，并沿着下丘脑-垂体束转运至神经垂体后，与同时合成的神经垂体转运蛋白结合形成复合物，储存于神经末梢。在适宜的刺激下，神经激素与转运蛋白被同时释放入血，随血液循环到达靶器官后发挥作用。目前临床上所使用的缩宫素多是从猪、羊、牛等动物的垂体后叶中提取的或人工合成品。从动物神经垂体中提取的药物制剂中含有缩宫素和少量的加压素（vasopressin，又称抗利尿激素），人工合成品内则不含加压素。

【体内过程】缩宫素口服后易被消化道中的消化酶所破坏而失去药效，故其口服无效。肌内注射吸收良好，3~5 min内起效，作用可以维持20~30 min。静脉注射起效比肌内注射更快，但是作用维持时间更短，临床上经常通过静脉滴注维持疗效。此外，缩宫素也可经口腔和鼻腔黏膜被吸收。缩宫素能透过胎盘，大部分会经肝脏及肾脏被破坏，少部分以原形形式经肾脏排泄。妊娠期的血浆中有缩宫素酶，能使缩宫素失活，此时缩宫素的 $t_{1/2}$ 为 5～12 min。

【药理作用】

1. 兴奋子宫平滑肌　人体的子宫平滑肌细胞膜上有特异性的缩宫素受体存在，缩宫素与缩宫素受体结合后可直接兴奋子宫平滑肌，使子宫平滑肌收缩力加强、频率加快。子宫平滑肌的收缩强度主要取决于子宫的生理状态和缩宫素的剂量。其兴奋子宫平滑肌的作用特点是：

（1）作用与剂量大小有关：①小剂量的缩宫素（2～5 U）：其可使子宫产生与正常分娩时近似的节律性收缩，特别是对妊娠末期的子宫作用强，这种收缩的性质特点是子宫底部产生节律性的收缩，而子宫颈则产生松弛作用，这样更利于胎儿顺利娩出；②大剂量的缩宫素（5～10 U）：其会导致子宫平滑肌发生持续性的强直性收缩，这样反而会阻碍胎儿娩出。

（2）作用受到体内孕激素和雌激素的影响：①孕激素降低子宫对缩宫素的敏感性：在妊娠早期，较高水平的孕激素可使子宫平滑肌对缩宫素的敏感性降低，有利于保证胎儿的正常发育；②雌激素提高子宫对缩宫素的敏感性：在妊娠后期，较高水平的雌激素可使子宫平滑肌对缩宫素的敏感性提高，特别是在临产时子宫对缩宫素的反应更加敏感，这样有利于胎儿顺利地娩出，所以此时只需要小剂量的缩宫素就可以达到催产及引产的目的。

知识拓展

强直性子宫收缩

强直性子宫收缩通常不是子宫肌组织功能异常，几乎均由外界因素异常造成，例如临产后由于不适当地应用缩宫素，或对缩宫素敏感，以及胎盘早剥血液浸润子宫肌层等，使子宫强力收缩，宫缩间歇期短或无间歇，均可引起宫颈内口以上部分的子宫肌层出现强直性痉挛性收缩。临床表现：产妇烦躁不安，持续性腹痛，拒按。胎位触不清，胎心听不清。有时可出现病理缩复环、血尿等先兆子宫破裂征象。处理：一旦确诊为强直性子宫收缩，应及时给予宫缩抑制剂，如25%硫酸镁 20 ml 加于 25%葡萄糖液 20 ml 内缓慢静脉推注（不少于 5 min），或肾上腺素 1 mg 加于 5%葡萄糖液 250 ml 内静脉滴注。若属梗阻性原因，应立即行剖宫产术。若胎死宫内可用乙醚吸入麻醉，若仍不能缓解强直性宫缩，应行剖宫产术。

2. 乳腺分泌　乳腺小叶分支被具有收缩性的肌上皮细胞所包绕，缩宫素能使乳腺腺泡周围的肌上皮细胞收缩，从而促进排乳。

3. 降压作用　大剂量的缩宫素还可以短暂地松弛血管平滑肌，导致血压降低，但是小剂量的缩宫素不会引起血压降低。

【临床应用】

（1）催产、引产 小剂量的缩宫素静脉滴注可适用于胎位正常、头盆相称、无产道障碍、子宫收缩乏力的产妇，具有促进其分娩的作用。而对于过期妊娠、死胎或者其他原因需要提前终止妊娠的孕妇，可用缩宫素来引产。

（2）产后子宫复原、产后出血 大剂量的缩宫素可以导致子宫平滑肌产生持续性的强直性收缩，有利于产后子宫的复原。产后出血时，皮下或肌内立即注射较大剂量的缩宫素，强直性收缩的子宫平滑肌也可迅速压迫子宫肌层内的血管，达到止血的目的。因其作用的时间较短，常需要加用麦角生物碱制剂。

（3）催乳：哺乳前，用缩宫素滴鼻或小剂量肌内注射可促进乳汁排出。

知识拓展

产后出血

胎儿娩出以后 24 h 内阴道的流血量超过 500 ml 者，称为产后出血。产后出血是产科常见而严重的并发症，是导致产妇死亡的主要原因之一。产后出血的原因包括软产道裂伤、胎盘因素、子宫收缩乏力及凝血功能障碍等。产后出血的临床表现主要为产道出血急而量多，或者小量持续出血，严重者可发生休克。重视产前检查，正确处理产程，加强产后观察，能有效预防产后出血。

出现产后出血时的处置：①要针对原因迅速止血。②补充血容量。③纠正失血性休克。④防止感染。

【不良反应与用药护理】

(1)缩宫素过量时可引起子宫高频率甚至持续性强直性收缩,从而可致子宫破裂或胎儿宫内窒息等严重后果。因此缩宫素用于催产或引产时,必须注意下列两点:①严格掌握剂量与滴速:静脉滴注时,一次 2. 5~5 U,要用 5%葡萄糖注射液或者生理盐水 500 ml 稀释到每毫升 0. 01 U。开始时,滴速为每分钟 8 滴,并根据宫缩及胎心音情况随时调节滴速,一般每分钟不超过 30 滴,以避免子宫强直性收缩的发生。②严格掌握用药的禁忌证:凡胎位不正、产道异常、前置胎盘、头盆不称以及三次妊娠以上的经产妇或有剖宫产史者禁止使用,以防引起胎儿宫内窒息或者子宫破裂。同时密切监测产妇的呼吸、心率、血压,并注意胎位、宫缩、胎心等。促进子宫复原或防治产后出血:5~10 U 加入 5%葡萄糖注射液静脉滴注。催乳:在哺乳前 2~3 min,用滴鼻剂滴入一侧或两侧鼻孔,每次 3 滴。

知识拓展

子宫破裂

子宫破裂是指子宫体部或子宫下段于分娩期或妊娠期发生裂伤,为产科严重并发症,威胁母儿生命。主要死于出血、感染休克。随着产科质量的提高,城乡妇幼卫生保健网的建立和逐步健全发生率显著下降。城市医院已很少见到,而农村偏远地区时有发生。子宫破裂绝大多数发生于妊娠 28 周之后,分娩期最多见,目前发生率控制在 1‰以下,产妇病死率为 5%,婴儿病死率高达 50%~75%,甚至更高。

(1)缩宫素的人工合成品不良反应较少,偶有恶心、呕吐、血压下降、过敏反应等。在大剂量长期使用缩宫素时,可导致抗利尿作用的发生。因此患者输液过快或者过多时,可引起水潴留和低钠血症。

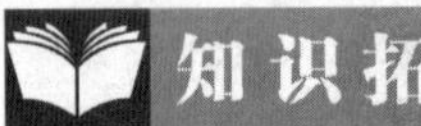

知识拓展

胎儿宫内窒息

胎儿宫内窒息是指胎儿在子宫内氧气不足或其他气体过多或者呼吸系统发生障碍而呼吸困难甚至停止呼吸。胎儿宫内窒息可发生在临产过程,也可以发生在孕期。

临床表现:①胎心率异常是胎儿窘迫首先出现的症状,正常胎心率在 110~160 次/min,胎儿低氧血症时,首先胎心率加快,但有力而规则,如果持续在 180 次/min 以上,说明胎儿存在宫内窘迫;随着缺氧加重,心肌收缩力下降,胎心率减慢,可低于 110 次/min。②羊水胎粪污染,胎儿在缺氧情况下,引起迷走神经兴奋,使肠蠕动增加及肛门括约肌松弛而致胎粪排出,此时羊水呈草绿色。③胎动异常活跃是胎儿缺氧时的一种挣扎现象,随缺氧加重胎动可减少,甚至停止。

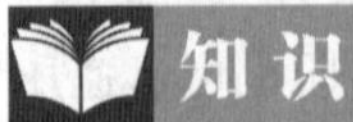

知识拓展

前置胎盘

妊娠 28 周后,胎盘附着于子宫下段,甚至胎盘下缘达到或覆盖宫颈内口,其位置低于胎先露部,称为前置胎盘。前置胎盘是妊娠晚期出血的主要原因之一,是妊娠期的严重并发症。多见于经产妇,尤其是多产妇。临床按胎盘与子宫颈内口的关系,将前置胎盘分为三种类型:完全性前置胎盘或中央性前置胎盘:宫颈内口全部为胎盘组织覆盖;部分性前置胎盘:宫颈内口部分为胎盘组织覆盖;边缘性前置胎盘:胎盘附着于子宫下段,达子宫颈内口边缘,不超越宫颈内口。

垂体后叶素

垂体后叶素(pituitrin)是从猪、牛的垂体后叶中提取出来的粗制品,内含有加压素(又称抗利尿激素)及缩宫素两种成分，这两成分的化学结构基本相似。加压素具有抗利尿、收缩血管（特别是对内脏小动脉和毛细血管的收缩作用明显）、升高血压和兴奋子宫的作用。临床上主要用于治疗肺出血和尿崩症。垂体后叶素中因为加压素含量较多，现产科多已经不应用。不良反应主要有面色苍白、心悸、胸闷、恶心、呕吐、腹痛及过敏反应等。冠心病、高血压、妊娠期高血压、肺源性心脏病等病人禁用。用垂体后叶素防治产后出血时，必须在胎儿及胎盘都已娩出以后肌内注射 10U；治疗肺出血时，将 5～10U 加入到 5% 葡萄糖注射液 500 ml 中稀释后静脉缓慢滴注，或加入到 5% 葡萄糖注射液 20 ml 中缓慢静脉注射。

二、麦角生物碱类

麦角（ergot）是寄生在黑麦及其他禾本科植物上的麦角菌干燥菌核。麦角中含有多种生物碱，均为麦角酸的衍生物。按化学结构可以将这些生物碱分两类：①胺生物碱类，代表药有麦角新碱（ergometrine）及甲基麦角新碱（methylergometrine），均易溶于水，对子宫的兴奋作用强而快，但是药效持续时间较短。②肽生物碱类，代表药有麦角毒（ergotoxine）及麦角胺（ergota mine），均难溶于水，收缩血管的作用显著，起效缓慢，但药效持续时间较久。麦角生物碱除了可激动或阻断 5-HT 受体外，还可作用于 α 肾上腺素受体和 DA 受体。

【药理作用】

1. 兴奋子宫平滑肌　麦角新碱和甲基麦角新碱都能选择性地兴奋子宫平滑肌，而且起效快、作用强。与缩宫素相比较，作用强而持久，稍大剂量的麦角生物碱类就可以引起包括子宫体和子宫颈在内的子宫平滑肌出现强直性收缩。妊娠后期的子宫平滑肌对麦角生物碱类的敏感性会增强，因此，此类药物只可用于产后子宫复原和产后止血，不用于引产和催产。

2. 收缩血管　肽生物碱类尤其是麦角胺，可直接作用于动、静脉血管使其收缩。此类药物大剂量使用会损伤血管内皮细胞，长期使用还可以导致肢端干性坏疽和血栓。另外，此类药物还能使脑血管收缩，降低脑动脉搏动幅度，减轻偏头痛。

3. 阻断 α 肾上腺素受体　氨基酸麦角碱类可阻断 α 肾上腺素受体，能够翻转肾上腺素的升压作用，使升压作用变为降压作用，同时还能抑制中枢，使血压降低。

【临床应用】

1. 子宫出血　麦角新碱和甲基麦角新碱具有强直性收缩子宫平滑肌而机械性压迫血管止血的作用，因此，在临床上主要用于防治产后因子宫收缩乏力而引起的子宫出血，也可治疗其他原因引起的子宫出血。

2. 产后子宫复原　麦角新碱因具有促进子宫收缩的作用，而能使子宫复原速度加快，可用于产后的子宫复原。

3. 偏头痛　麦角胺因其能收缩脑血管，减少脑动脉搏动幅度，减轻偏头痛，因此可用于偏头痛的诊断及其发作时的治疗。在收缩脑血管的作用上麦角胺与咖啡具有协同作用可联合应用。麦角胺用药时可引起手、趾、脸部麻木和刺痛感，下肢水肿，偶见焦虑或精神错乱、幻觉、胃痛、胸痛，使用时应当注意。

4. 人工冬眠　双氢麦角碱对中枢神经系统有抑制作用，可以代替氯丙嗪与异丙嗪、哌替啶组成冬眠合剂，用于人工冬眠。

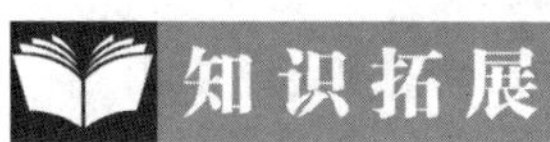

人工冬眠疗法

人工冬眠疗法是以药物和物理降温相结合的一种降温方法。人工冬眠具有强有力的中枢神经保护性抑制作用，能使机体沉睡、降温、代谢率降低、耗氧量减少。严重的外伤、感染、中毒或精神创伤等均可引起过度的应激反应，过度的应激对机体不但无利，反而会使疾病发展到不可挽救的地步。人工冬眠疗法，就在于减轻机体的过度应激反应，使机体处于冬眠状态，以降低代谢、减轻细胞耗氧、改善微循环、免于细胞遭受严重损害，为其原发病的治疗争取时间。这是人类医学及仿生物学共同研究的结果，故称人工冬眠疗法。

【不良反应与用药护理】

（1）注射麦角新碱可引起恶心、呕吐、血压升高等症状。在用药过程中可偶见过敏反应，严重者可出现呼吸困难、血压下降。麦角胺或麦角毒大剂量或反复应用可损伤内皮细胞，造成肢端坏死。用药期间，应当注意监护患者血压、胃肠道、四肢皮肤情况。伴有妊娠毒血症的产妇、妊娠期高血压和高血压病人慎用。本药能通过乳汁排出，所以哺乳期妇女不宜使用。

(2)麦角新碱注射剂，一次0.2~0.5 mg，肌内或静脉注射，必要时0.5 h可重复一次；0.2 mg以5%葡萄糖注射液500 ml稀释后静脉滴注。

【禁忌证】麦角生物碱制剂禁用于引产及催产，动脉硬化和冠心病病人禁用。

三、前列腺素类

前列腺素(prostaglandins，PG_S)广泛存在于体内的许多组织中，对于消化、呼吸、心血管及生殖系统等具有广泛的生理作用和药理作用。目前，临床上所应用的PG_S是人工合成品，种类很多。作为兴奋子宫平滑肌应用的药物主要有地诺前列酮、地诺前列素、米索前列醇、卡前列素等。PG_S有收缩子宫的作用，其中以地诺前列酮和地诺前列素的活性最强，尤其在分娩中具有重要意义。

地诺前列酮

【药理作用与临床应用】地诺前列酮(dinoprostone，PGE_2，前列腺素E_2)对妊娠各期的子宫都有明显的收缩作用，且作用强度会随着妊娠周数的增加而增强，尤其对临产时的子宫作用最强。其收缩子宫的特性与生理性的阵痛相似，在增强子宫平滑肌节律性收缩的同时，对子宫颈有软化及扩张作用。PGE_2主要用于终止早、中期妊娠及足月或过期妊娠的引产，也可用于产后出血。还可用于良性葡萄胎时的宫腔内异物排出。

【不良反应与用药护理】静脉滴注时常出现恶心、呕吐、腹痛等胃肠道反应，少数病人有头晕、头痛、胸闷、心率加快、发热、血压下降或升高等反应。不宜用于支气管哮喘患者和青光眼患者。用于引产时的用药护理同缩宫素。

【禁忌证】凡胎位不正、产道异常、前置胎盘、头盆不称以及三次妊娠以上的经产妇或有剖宫产史者禁止使用。

地诺前列素

地诺前列素(dinoprost，$PGF_{2\alpha}$，前列隐素$F_{2\alpha}$)对妊娠各期的子宫均有明显的收缩作用，也可软化及扩张子宫颈。其主要用于终止妊娠，也可用于足月或过期妊娠的引产。可出现恶心、呕吐、腹泻、发热等不良反应。用于引产时的禁忌证与用药护理同缩宫素。

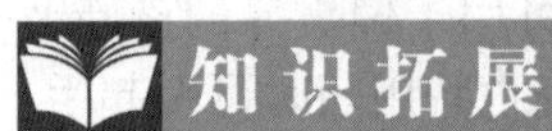

过期妊娠

妊娠达到或超过42周，称为过期妊娠。其发生率占妊娠总数的5%~12%。过期妊娠的胎儿围产病率和死亡率增高，并随妊娠延长而加剧，妊娠43周时围产儿死亡率为正常3倍。44周时为正常5倍。初产妇过期妊娠胎儿较经产妇者危险性增加。对胎儿和母亲的危害由胎儿窘迫、羊水量减少、分娩困难及损伤。应当选择合适时间终止妊娠。

四、米非司酮

米非司酮(mifepristone)是受体水平抗孕激素药，能与黄体酮竞争受体而起到拮抗黄体酮的作用，具有诱导月经、抗着床、终止早孕及促进宫颈成熟等作用。米非司酮能显著增强妊娠子宫对前列腺素的敏感性，小剂量的米非司酮与前列腺素类药物合用就可得到满意的终止早孕的效果，主要用于终止停经49 d内的妊娠。

不良反应有轻度恶心、呕吐、下腹痛、乏力及眩晕等。有肝、心、肾疾病及肾上腺皮质功能不全的患者禁用。

第二节　子宫平滑肌抑制药

子宫平滑肌抑制药又称为抗分娩药(tocolytic drugs)，可以抑制子宫，使子宫平滑肌的收缩力降低，收缩的节律减慢，临床上主要用于防治痛经及早产。常用的抗分娩药物主要有 β_2 肾上腺素受体激动药、硫酸镁、钙通道阻滞药、缩宫素受体阻断药、前列腺素合成酶抑制药等。

利托君

【药理作用与临床应用】 利托君(ritodrine)是可选择性的 β_2 肾上腺素受体激动药。子宫平滑肌细胞膜上分布有 β_2 肾上腺素受体，利托君能通过激动这些受体，增加细胞内的 cAMP 水平，继而降低细胞内钙的水平，引起子宫平滑肌松弛，降低子宫平滑肌的收缩强度和频率。其对妊娠子宫及非妊娠子宫都有抑制作用，临床上主要用于防治先兆早产。

【不良反应与用药护理】 孕妇和胎儿使用这类药物，能引起血压上升，血糖升高、心率加快，心肌耗氧量增加、水钠潴留、血容量增加等反应。对于合并未经控制的糖尿病、重度高血压、心脏病、支气管哮喘、甲状腺功能亢进及肺动脉高压等疾病的患者应禁止使用此类药物。此类药物因禁忌证较多，所以使用时应严格掌握适应证，应在有抢救条件的医院并在医生的密切观察下使用。

β_2 肾上腺素受体激动药除利托君外，还有沙丁胺醇(salbutamol)、海索那林(hexoprenaline)、特布他林(terbutaline)等。

硫酸镁

硫酸镁(magnesium sulfate)作用广泛，除有导泻、利胆、抗惊厥和降血压作用以外，还可以明显抑制子宫平滑肌的收缩，用于早产的防治。由于硫酸镁能抑制中枢神经系统，抑制运动神经-肌肉接头乙酰胆碱的释放，松弛血管平滑肌从而缓解外周血管痉挛，因此，其对妊娠期高血压、子痫前期和子痫均有预防及治疗作用。硫酸镁静脉注射后常可以引起出汗、口干。注射速度过快可以引起恶心、呕吐、眼球震颤、头晕等；极少数病例还会发生血钙降低，肺水肿。用药过量甚至可引起血压急剧下降、呼吸和心脏抑制等严重不良反应，甚至导致患者死亡，一旦出现应立即停药并进行人工呼吸、静脉缓慢注射钙盐 解救。

知识拓展

妊娠期高血压

妊娠期高血压是孕妇所特有而又常见的严重威胁孕产妇生命安全的产科并发症，是导致早产、低出生体重等不良出生结局及围产儿死亡的重要原因之一。对首次发现血压升高者，应间隔 4 h 或以上复测血压，如 2 次测量均为收缩压≥140 mmHg 和/或舒张压≥90 mmHg 诊断为高血压。对严重高血压孕妇收缩压≥160 mmHg 和(或)舒张压≥110 mmHg 时，间隔数分钟重复测定后即可以诊断。

知识拓展

子　痫

子痫是子痫前期基础上发生不能用其他原因解释的抽搐。是妊娠期高血压疾病的五种状况之一，也可以是子痫前期紧急严重并发症。子痫可以发生在产前、产时、产后等不同时间，不典型的子痫还可发生于妊娠 20 周以前。子痫仍然是世界范围内的构成孕产妇生命威胁的常见疾病，在发达国家，子痫发病率大约平均 1/2000 次分娩；子痫患者的死亡率约 1%。

硝苯地平

硝苯地平(nifedipine)是钙通道阻滞药，主要作用于子宫平滑肌细胞动作电位的复极阶段，能选择性抑制钙离子内流，拮抗缩宫素所引起的子宫兴奋作用，从而松弛子宫平滑肌，可以用于早产的治疗。

阿托西班

阿托西班(atosiban)是缩宫素受体阻断药,可选择性松弛子宫平滑肌。用于孕龄 24~33 周,胎心率正常的孕妇,能防止其早产。常见不良反应有头晕、头痛、恶心、呕吐、低血压、心动过速等,少见的有失眠、皮疹、发热等。

吲哚美辛

吲哚美辛(indometacin,消炎痛)为前列腺素合成酶抑制药,能非特异性抑制子宫的收缩,可用于早产的防治。但因其能引起胎儿动脉导管过早关闭,导致肺动脉高压继而损害肾脏,减少羊水等作用,所以此药在临床上使用时应谨慎,仅在 β_2 肾上腺素受体激动药、钙通道阻滞药、硫酸镁等药物无效时或使用受限时应用,且限妊娠 34 周之内的妇女使用。

第三节　全国护士执业资格考试要点解析

一、产后出血治疗原则

针对原因迅速止血,补充血容量纠正失血性休克,防治感染。

1. 因产后子宫收缩乏力造成的大出血　可以通过使用宫缩剂、按摩子宫、宫腔内填塞纱布条或结扎血管等方法达到止血的目的。

(1)按摩子宫:为常用有效的方法。

(2)应用宫缩剂:可根据产妇情况采用肌内注射、静脉滴注或宫体直接注射宫缩剂。

(3)填塞宫腔:应用无菌纱布条填塞宫腔,有明显局部止血作用。填塞后,24 h 取出纱布条,取出前应先肌注宫缩剂。宫腔填塞纱布条后应密切观察生命体征及宫底高度和大小。

(4)结扎盆腔血管止血:可结扎子宫动脉或结扎髂内动脉,甚至必要时行子宫次全切除术。

2. 软产道撕裂伤造成的大出血　止血的有效措施是及时、准确地修复缝合。若为阴道血肿所致要首先切开血肿,清除血块,缝合止血,同时注意补充血容量。

3. 胎盘因素导致的大出血　要及时将胎盘取出,并做好必要的刮宫准备。

4. 凝血功能障碍者所致出血　应针对不同病因、疾病种类进行治疗,如血小板减少症、再生障碍性贫血等病人应输新鲜血或成分输血,如发生弥散性血管内凝血应进行抗凝与抗纤溶治疗,全力抢救。

5. 补充血容量纠正失血性休克。

6. 防治感染。

二、先兆子宫破裂及子宫破裂治疗原则

1. 先兆子宫破裂　停止缩宫素使用,使用宫缩抑制剂抑制宫缩,吸氧,立即备血,同时尽快行剖宫产术,尽快结束分娩。

2. 子宫破裂　在输液、输血、吸氧和抢救休克的同时,一旦确诊,无论胎儿是否存活,均尽快手术。手术前后应给予大量广谱抗生素预防感染。

测试练习

一、填空题

1. 缩宫素的禁忌证包括________、________、________、________、________、________。

2. 缩宫素又名________,对子宫平滑肌的作用可因子宫的________状态和药物的________不同而出现差异;大剂量引起子宫平滑肌________,可用于________,而禁用于________和________。小剂量则引起子宫平滑肌________,可用于________和________。

3. 麦角新碱易引起子宫强直性收缩,故禁用于________和________。主要用于________、________、

________、________。

4. 与缩宫素比较,麦角新碱对子宫的作用特点是对子宫兴奋作用________,易引起子宫平滑肌________收缩,适用于________和________,禁用于________和________。

5. 在妇产科,前列腺素可用于________、________及________。

6. 利托君激动子宫平滑肌上________受体,________子宫收缩,主要用于________。

7. 子宫平滑肌抑制药物又称________,主要用于防治________和________。

8. 缩宫素口服后能被________破坏,故口服无效。

9. 垂体后叶素内含________和________,临床主要用于________及________。

二、选择题

(一)以下每题有 A、B、C、D、E 五个备选答案,请从中选择一个最佳答案。

1. 对胎位正常、产道无障碍而宫缩乏力的难产可选用(　　)。
A. 大剂量麦角新碱静脉滴注　B. 大剂量缩宫素肌注
C. 大剂量缩宫素静脉滴注　D. 小剂量麦角新碱静脉滴注
E. 小剂量缩宫素静脉滴注

2. 麦角新碱禁用于催产、引产的原因是(　　)。
A. 兴奋子宫平滑肌的作用较弱　B. 妊娠子宫对其不敏感　C. 作用时间短暂
D. 对子宫体和子宫颈的收缩作用无明显区别　E. 易致低血压

3. 防治早产可选用(　　)。
A. 地诺前列酮　B. 利托君　C. 甲基麦角新碱　D. 大剂量缩宫素　E. 垂体后叶素

4. 抗早孕可选用(　　)。
A. 硫酸镁　B. 利托君　C. 地诺前列酮　D. 硝苯地平　E. 吲哚美辛

5. 产后止血应选用(　　)。
A. 维生素 C　B. 麦角新碱　C. 缩宫素　D. 地诺前列素　E. 地诺前列酮

6. 缩宫素用于催产及引产时宜采用(　　)给药方式。
A. 静脉注射　B. 宫腔内注射　C. 静脉滴注　D. 肌内注射　E. 皮下注射

7. (　　)能提高子宫平滑肌对缩宫素敏感性。
A. 孕激素　B. 麦角毒　C. 甲基麦角新碱　D. 雌激素　E. 去甲肾上腺素

8. 过量的缩宫素可引起(　　)不良反应。
A. 呼吸抑制　B. 抑制排乳　C. 呕吐、恶心　D. 血压升高　E. 子宫破裂或胎儿窒息

9. 能使子宫平滑肌产生节律性收缩,用于引产、催产的药物是(　　)。
A. 垂体后叶素　B. 催产素　C. 麦角新碱　D. 孕激素　E. 麦角胺

10. 缩宫素适用于(　　)。
A. 前置胎盘　B. 产道障碍　C. 胎位、产道均正常,但宫缩乏力
D. 有头盆不称　E. 剖腹产史

11. 缩宫素用于催产时应采用(　　)。
A. 静脉注射　B. 肌内注射　C. 皮下注射　D. 宫腔内注射　E. 静脉滴注

12. (　　)降低子宫平滑肌对催产素的敏感性。
A. 糖皮质激素　B. 孕激素　C. 雌激素　D. 麦角毒　E. 维生素

13. 不能用于引产、催产的药物是(　　)。
A. 麦角新碱　B. 地诺前列酮　C. 缩宫素　D. 维生素　E. 糖皮质激素

14. 产后子宫复原宜选用(　　)。
A. 甲基麦角新碱　B. 麦角胺　C. 麦角毒　D. 缩宫素　E. 双氢麦角碱

15. 下列药物中(　　)不能用于产后出血。
A. 大剂量缩宫素　B. 麦角新碱　C. 氨甲苯酸　D. 小剂量缩宫素　E. 甲基麦角新碱

16. (　　)不是前列腺素的临床应用。
A. 中期妊娠引产　B. 抗早孕　C. 足月妊娠引产　D. 产后止血　E. 药物流产

17. 小剂量缩宫素对子宫的作用特点是(　　)。

A. 对子宫体兴奋作用强而松弛子宫颈　B. 作用强度不受孕激素的影响　C. 引起强直性收缩

D. 引起强直性收缩　E. 作用强度不受孕激素的影响

18. 下列药物中除(　　)外均能松弛子宫平滑肌,用于防治早产。

A. 麦角新碱　B. 特布他林　C. 利托君　D. 硫酸镁　E. 沙丁胺醇

19. 麦角新碱用于产后止血是因为(　　)。

A. 收缩血管　B. 松弛子宫平滑肌　C. 子宫产生强直性收缩

D. 对子宫颈有强大的兴奋作用　E. 促进子宫内膜修复

20. 麦角制剂不能用于(　　)。

A. 产后子宫出血　B. 与咖啡因合用治疗偏头痛

C. 催产和引产　D. 人工冬眠　E. 其他原因所致的子宫出血

21. 32 岁初孕妇,孕 39 周。自妊娠 38 周开始自觉头痛、眼花。护士查血压 160/100 mmHg,宫缩不规律,胎心 140 次/min,化验单示尿蛋白 2.5 g/24 h。此时该护士应首先采取哪项措施(　　)。(护考真题)

A. 遵医嘱静脉滴注缩宫素　B. 静脉滴注硫酸镁

C. 门诊治疗并注意随访　D. 住院待产　E. 急诊剖宫产

22. 妊娠期患者出现咯血应禁用的止血药为(　　)。(护考真题)

A. 酚磺乙胺(止血敏)　B. 氨基乙酸　C. 维生素 K　D. 肾上腺素　E. 缩宫素

(二)以下提供若干个案例,每个案例下设若干个试题。请根据各试题题干所提供的信息,在每题下面的 A、B、C、D、E 五个备选答案中选择一个最佳答案。(23~24 题共用题干)

一名 28 岁的产妇在娩出一女婴后,因子宫收缩乏力导致产后大量出血。

23. 应用(　　)止血。

A. 麦角新碱　B. 糖皮质激素　C. 小剂量缩宫素　D. 吲哚美辛　E. 硝苯地平

24. 患者止血治疗后,血压升高(185/115 mmHg),四肢抽搐,应采取(　　)。

A. 注射地诺前列酮　B. 注射硫酸镁　C. 口服糖皮质激素　D. 注射氨茶碱　E. 静脉滴注胰岛素

(25~26 题共用题干)

某产妇,妊娠 37 周,产前合并有轻度妊娠期高血压疾病,产后阴道持续出血,胎儿娩出后 24 h 出血量达 550 ml,检查子宫软,按摩后子宫变硬,阴道流血减少,该产妇诊断为产后出血。

25. 造成该产妇产后出血的最可能的原因是(　　)。(护考真题)

A. 子宫收缩乏力　B. 胎盘残留　C. 软产道裂伤　D. 凝血功能障碍　E. 胎膜残留

26. 该产妇给药首选(　　)。(护考真题)

A. 麦角新碱　B. 硫酸镁　C. 酚磺乙胺　D. 维生素 K　E. 缩宫素

三、简答题

1. 试述缩宫素的用药剂量与药效的关系。
2. 简述麦角胺与咖啡因合用治疗偏头痛的药理学基础。
3. 简述麦角生物碱的分类、作用特点。
4. 简述麦角生物碱的不良反应与用药护理。
5. 麦角新碱为什么不能用于催产和引产?

四、论述题

试述麦角生物碱的药理作用及临床应用。

五、案例分析

(一)张女士,28 岁,妊娠 39 周时发生阵发性腹痛,家人送其到某医院待产。主治医生将 10U 缩宫素加入到 5%葡萄糖注射液 500 ml 中给孕妇静脉快速滴注。1 h 后张女士娩出一女婴后,出现阴道大出血不止,面色苍白,四肢发冷,诊断为子宫破裂。试分析:

1. 该产妇为何会发生子宫破裂?
2. 缩宫素临床应用时有哪些注意事项?

(二)刘女士,26 岁。妊娠足月后自然分娩,产下一女婴,但因为胎盘残留,产后 2 h 出现阴道大出血,诊断为产后出血。医生开了下列处方：

处方：缩宫素 10 U

用法：10 U，肌内注射，立即

马来酸麦角新碱 0.5 mg×6

用法：一次 0.5 mg，一日 3 次

试分析：处方是否合理？为什么？

参考答案

一、填空题

1. 前置胎盘；产道异常；头盆不称；胎位不正；3 次以上妊娠的经产妇；有剖宫产史。
2. 催产素；生理；剂量；强直性收缩；产后止血；催产；引产；节律性收缩；引产；催产。
3. 催产；引产；子宫出血；偏头痛；产后子宫复原；人工冬眠。
4. 强；强直性；子宫复原；产后出血；引产；催产。
5. 催产；流产；引产。
6. β_2；抑制；防止早产。
7. 抗分娩药；早产；痛经。
8. 消化道中的消化酶。
9. 缩宫素（催产素）；加压素（抗利尿激素）；肺出血；尿崩症。

二、选择题

1. E　2. D　3. B　4. C　5. B　6. C　7. D　8. E　9. B　10. C　11. E　12. B　13. A　14. A　15. D　16. D　17. A　18. A　19. C　20. C　21. B　22. E　23. A　24. B　25. A　26. E

三、简答题

1. 作用与剂量大小的关系：①小剂量的缩宫素（2~5 U）：其可使子宫产生与正常分娩时近似的节律性收缩，特别是对妊娠末期的子宫作用强，这种收缩的性质特点是子宫底部产生节律性的收缩，而子宫颈则产生松弛作用，这样更利于胎儿顺利娩出；②大剂量的缩宫素（5~10 U）：其会导致子宫平滑肌发生持续性的强直性收缩，这样反而会阻碍胎儿娩出。

2. 麦角胺能使脑血管收缩，减少脑动脉搏动幅度，减轻偏头痛，可用于偏头痛的诊断及其发作时的治疗。咖啡因是中枢兴奋药，具有收缩脑血管的作用，并可提高麦角胺的吸收速率与血药浓度。咖啡因与麦角胺联合应用可以在收缩脑血管方面产生协同作用。

3. 按化学结构可以将这些生物碱分两类：①胺生物碱类，代表药有麦角新碱及甲基麦角新碱，均易溶于水，对子宫的兴奋作用强而快，但是药效持续时间较短；②肽生物碱类，代表药有麦角毒及麦角胺，均难溶于水，收缩血管的作用显著，起效缓慢，但药效持续时间较久。

4. 注射麦角新碱可引起恶心、呕吐、血压升高等症状。在用药过程中可偶见过敏反应，严重者可出现呼吸困难、血压下降。麦角胺或麦角毒大剂量或反复应用可损伤内皮细胞，造成肢端坏死。用药期间，应当注意监护患者血压、胃肠道、四肢皮肤情况。伴有妊娠毒血症的产妇、妊娠期高血压和高血压病人慎用。本药能通过乳汁排出，所以哺乳期妇女不宜使用。

5. 因为麦角新碱兴奋子宫作用强大而持久，剂量稍大就可引起子宫平滑肌强直性收缩，而且对子宫体和子宫颈的兴奋作用无明显区别，阻碍胎儿娩出，所以不能用于引产及催产。

四、论述题

药理作用：①兴奋子宫平滑肌，麦角新碱和甲基麦角新碱都能选择性地兴奋子宫平滑肌，起效快，作用强；稍大剂量就可以引起包括子宫体和子宫颈在内的子宫平滑肌出现强直性收缩；妊娠后期的子宫平滑肌对麦角生物碱类的敏感性会增强；②收缩血管，麦角胺可直接作用于动、静脉血管使其收缩；大剂量使用会损伤血管内皮细胞，长期使用导致肢端干性坏疽和血栓；另外，此类药物还能使脑血管收缩，降低脑动脉搏动幅度，减轻偏头痛；③阻断 α 肾上腺素受体，能够翻转肾上腺素的升压作用，使升压作用变为降压作用，同时还能抑制中枢，使血压降低。

临床应用:①子宫出血,麦角新碱和甲基麦角新碱在临床上主要用于防治产后因子宫收缩乏力而引起的子宫出血,也可治疗其他原因引起的子宫出血;②产后子宫复原,麦角新碱能使子宫复原速度加快,可用于产后的子宫复原;③偏头痛,麦角胺可收缩脑血管用于偏头痛的诊断及其发作时的治疗,麦角胺与咖啡因可联合应用;④人工冬眠,双氢麦角碱对中枢神经系统有抑制作用,可以代替氯丙嗪与异丙嗪、哌替啶组成冬眠合剂,用于人工冬眠。

五、案例分析

案例分析(一)

1. 由于该产妇使用大剂量的缩宫素(10U)快速静脉滴注催产,引起子宫平滑肌发生强直性收缩,子宫颈也发生收缩,胎儿娩出受阻,造成子宫腔压力太大,所以造成子宫破裂。

2. 缩宫素用于催产或引产时,必须注意下列两点:①严格掌握剂量与滴速:静脉滴注时,一次2.5~5U,要用5%葡萄糖注射液或者生理盐水500 ml稀释到每毫升0.01U。开始时,滴速为每分钟8滴,并根据宫缩及胎心音情况随时调节滴速,一般每分钟不超过30滴,以避免子宫强直性收缩的发生;②严格掌握用药的禁忌证:凡胎位不正、产道异常、前置胎盘、头盆不称以及三次妊娠以上的经产妇或有剖宫产史者禁止使用,以防引起胎儿宫内窒息或者子宫破裂。同时密切监测产妇的呼吸、心率、血压,并注意胎位、宫缩、胎心等。

案例分析(二)

处方合理。因为大剂量的缩宫素和麦角新碱都可以使子宫产生强直性收缩从而压迫子宫平滑肌间血管止血。缩宫素起效快,用药以后能快速起效止血,但是缩宫素作用时间短,需要同时应用作用强而维持时间久的麦角新碱口服。

(韩　璐)

第二十九章 肾上腺皮质激素类药

学习目标

知识目标

1. 掌握糖皮质激素的药理作用、临床应用、不良反应及禁忌证。
2. 熟悉糖皮质激素的疗程与用途。
3. 了解盐皮质激素的药理作用和应用。

能力目标

学会分析、审核涉及激素药物处方的合理性。具备提供用药指导、用药咨询服务的能力。

态度目标

进一步明确护士工作的重要性,强化责任意识,认真细致实施肾上腺皮质激素类药的用药护理。

案例导学

患者陈某,女,28 岁,因淋雨受凉感冒后出现寒战发热,体温升至 39 ℃以上,全身肌肉酸痛、咳嗽、咳痰,到医院就诊,诊断为肺炎,给予甲泼尼松及阿奇霉素治疗。试分析:

1. 案例中,糖皮质激素治疗严重感染性疾病时有哪些价值?
2. 甲泼尼松这类糖皮质激素药物的常见的不良反应有哪些?
3. 应用糖皮质激素类药物的注意事项有哪些?

(本"案例导学"属于本章测试习题中的案例分析题的一题)

第一节 概 述

肾上腺皮质激素(adrenocortical hormones)简称皮质激素。是肾上腺皮质合成与分泌的各种激素的总称。肾上腺皮质激素的基本结构为甾核,其共同的结构特点是甾核 A 环的 C_4 ~ C_5 之间为双键,C_3 上有酮基,C_{20} 上有羰基,这些结构是保持生理功能的必需基团。

肾上腺皮质激素类药物的分类。

根据生理作用可将其分为三类:①盐皮质激素(mineralocorticoids),由肾上腺皮质球状带细胞合成、分泌,包括醛固酮及去氧皮质酮,主要调节机体的水盐代谢。②糖皮质激素(glucocorticoids),由肾上腺皮质束状带细胞合成、分泌,包括氢化可的松和可的松等,主要调节糖、蛋白质和脂肪的代谢。③性激素(gonadal hormones),由肾上腺皮质网状带细胞所分泌,包括雄激素和少量雌激素。

第二节 糖皮质激素类药

糖皮质激素作用广泛而复杂,且随剂量的不同而变化。生理情况下所分泌的糖皮质激素主要影响物质代谢过程,超生理剂量糖皮质激素除使物质代谢更加明显外,还有抗炎、抗免疫、抗休克和抗内毒素等药理作用。

【体内过程】

口服易吸收,吸收速度与药物的脂溶性及其在肠内的浓度成正比。氢化可的松或可的松口服后 1 ~ 2 h 血药浓度达峰浓度。水溶性制剂可作肌内注射或静脉注射给药，混悬液注射剂吸收较慢，可延长作用时间。关节腔内注射作用可维持约1周。局部应用时，可经皮肤、黏膜、眼结膜等吸收，长时间大面积用药时应予以注意。吸收后与血浆蛋白结合分布于全身，体内分布以肝脏居多，血浆次之，脑脊液、腹水、胸水再次之，而肾和脾中较少。主要在肝内代谢，可的松和泼尼松需在肝内转化为氢化可的松和泼尼松龙才有生物活性，故严重肝功能不全患者，应选用氢化可的松或泼尼松龙。

【药理作用】

1. 对物质代谢的影响

(1)糖代谢：糖皮质激素是调节机体糖代谢的重要激素之一，在维持正常血糖水平和肝脏与肌肉的糖原含量方面有重要作用。促进糖异生和糖原合成，抑制糖的有氧氧化和无氧酵解，而使血糖来源增加，同时有效对抗胰岛素作用，抑制外周组织对葡萄糖的摄取，使糖的利用减少，升高血糖。

(2)蛋白质代谢：可使胸腺、肌肉、骨等肝外组织蛋白质加速分解代谢，血清中氨基酸含量和尿中氮排出增加，造成负氮平衡。大剂量糖皮质激素还能抑制蛋白质合成，长期使用可致皮肤变薄、肌肉萎缩无力、淋巴组织萎缩、骨质疏松、伤口愈合延及儿童生长缓慢等。

(3)脂肪代谢：促进脂肪分解，短期应用并不明显影响。大剂量长期应用可增高血浆胆固醇，使四肢脂肪分解加强，重新分布于面部、颈背部、上胸部、腹部及臀部，形成向心性肥胖。

(4)水盐代谢：有较弱的盐皮质激素样作用，长期大量应用保钠排钾作用明显。但在继发性醛固酮增多症时，糖皮质激素有抗醛固酮和拮抗抗利尿激素的作用。糖皮质激素能抑制钙、磷在肠道吸收和在肾小管内重吸收，使尿钙排出增加，引起低血钙，长期使用会造成骨质疏松。

2. 免疫抑制与抗过敏作用　糖皮质激素对免疫反应有反应有多方面抑制作用。首先，抑制巨噬细胞对抗原的吞噬和处理；其次，使敏感动物的淋巴细胞破坏、解体，使循环淋巴数减少；再次，干扰淋巴组织在抗原作用下的分裂和增殖，阻断致敏T淋巴细胞所诱发的单核细胞和巨噬细胞的募集等，从而抑制组织器官的移植排异反应和皮肤迟发型变态反应，对于自身免疫性疾病也能发挥一定的短期疗效。小剂量糖皮质激素主要抑制细胞免疫，大剂量时可干扰体液免疫，可能与抑制B细胞转化成浆细胞、减少抗体生成有关。

糖皮质激素抑制抗原—抗体反应引起的肥大细胞脱颗粒现象，减少组胺、5-羟色胺、过敏性慢反应物质、缓激肽等过敏性介质产生，抑制过敏反应导致的病理改变，解除或缓解许多过敏性疾病的症状。

3. 抗休克作用　大剂量糖皮质激素对各种休克均有一定的对抗作用，特别是对感染中毒性休克的治疗。除抗炎、免疫抑制因素外，还可能与下列因素有关：加强心肌收缩力，使心排出量增多；降低血管对某些缩血管物质的敏感性，解除血小管痉挛，改善微循环；稳定溶酶体膜，阻止或减少蛋白水解酶释放，减少心肌抑制因子(myocardial-depressant factor，MDF)的形成，避免或减轻由MDF所致的心肌收缩力下降、内脏血管收缩和单核-吞噬细胞吞噬功能降低等病理变化。

4. 抗炎作用　糖皮质激素对各种原因(物理、化学、病原体、免疫)引起的炎症均有强大的、非特异性的抑制作用。在炎症早期能抑制局部血管扩张，降低其通透性，可减轻渗出、水肿、白细胞浸润及吞噬反应，使红、肿、热、痛等症状得以改善；在炎症后期，可抑制毛细血管和成纤维细胞增生，延缓肉芽组织生成，防止粘连及瘢痕形成，减轻后遗症。但须注意，炎症反应是机体的一种防御保护反应及修复过程；糖皮质激素在抑制炎症、减轻症状的同时，也降低机体的防御功能，可致感染扩散，伤口愈合迟缓。因此，必须同时应用足量有效的抗菌药物，以防感染扩散和原有病情恶化。

糖皮质激素抗炎作用环节包括以下几个方面：①抑制多种细胞因子(白介素、白介素3、巨噬细胞集落刺激因子、肿瘤坏死因子)的产生。②抑制磷脂酶A_2的活性，阻断花生四烯酸从细胞膜磷脂质中释放，从而抑制炎症介质(如白三烯、前列腺素、血小板活化因子等)的生成而抑制急性炎症反应。③抑制巨噬细胞中一氧化氮合酶(NO synthase，NOS)基因转录，使NO生成减少(NO生成增多可增加炎症部位的血浆渗出，水肿形成组织损伤，加重炎症症状)而缓解炎症反应。④稳定溶酶体膜，组织蛋白水解酶等外逸，防止或减轻组织细胞损伤。⑤抑制成纤维细胞DNA的合成，抑制胶原蛋白及人结缔组织黏多糖的合成，从而抑制炎症后期肉芽组织形成。

5. 其他作用

(1)允许作用(permissive action)：糖皮质激素对有些细胞虽无直接活性，但可给其他激素发挥作用创造有利条件，称为允许作用。例如糖皮质激素可增强儿茶酚胺的收缩血管作用和升高血糖作用。

(2)退热作用:糖皮质激素有较强的退热作用,机制与其能抑制体温中枢对致热原的反应、稳定溶酶体膜、减少内源性致热原的释放以及抑制下丘脑体温调节中枢对内热源的敏感性有关。

(3)血液与造血系统:能刺激骨髓造血机能,使红细胞和血红蛋白含量增加。大剂量可使血小板增多,提高纤维蛋白原浓度。刺激骨髓中的中性粒细胞释放入血循环,使中性粒细胞数增多,降低它们游走、吞噬、消化及糖酵解等功能。另一方面,可使淋巴组织萎缩,导致血液中淋巴细胞、单核细胞和嗜酸性粒细胞的数量明显减少。

(4)中枢神经系统:可提高中枢神经系统兴奋性,影响认知能力及精神行为。患者可出现思维不能集中、烦躁不安、失眠等症状。偶可诱发焦虑、抑郁及躁狂等行为异常。儿童用大剂量易发生惊厥。

(5)骨骼:长期大量应用时可出现骨质疏松,特别是脊椎骨,故可引起腰背痛,甚至发生压缩性骨折、鱼骨样及楔形畸形。其机制可能是糖皮质激素抑制成骨细胞活力,使骨盐不易沉着,促进胶原和骨基质分解,骨形成发生障碍而导致骨质疏松;大剂量时促进钙自尿中排泄,这也是导致骨质疏松的原因之一。

(6)消化系统:能刺激消化腺的分泌功能,可增加胃酸和胃蛋白酶的分泌,增强食欲,促进消化;同时,由于其对蛋白质代谢的影响可致胃黏液分泌减少、上皮细胞更换率降低,使胃黏膜自我保护和修复能力削弱。故长期应用超生理剂量的糖皮质激素可加重或诱发溃疡病。

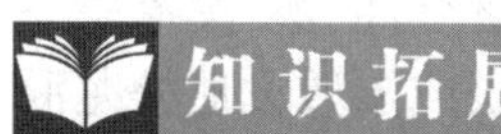

肾上腺皮质激素的分泌与调节

糖皮质激素用于严重的中毒性感染如肝炎、伤寒、脑膜炎、败血症及晚期癌症的发热时,常可产生迅速而良好的退热作用,但在发热诊断未明前,不可滥用糖皮质激素,以免掩盖症状,贻误诊断。

【临床应用】

1. 替代疗法　急、慢性肾上腺皮质功能不全,肾上腺皮质次全切术后,脑腺垂体功能减退给予适当剂量以维持正常生理作用,用作糖皮质激素的替代治疗。

2. 严重感染或炎症

(1)严重急性感染:在应用足量、有效的抗菌药的同时,中毒性菌痢、暴发型流行性脑膜炎、中毒性肺炎、重症伤寒、急性粟粒性肺结核、猩红热、败血症等严重感染可选用糖皮质激素作辅助治疗,常可迅速缓解症状,保护心、脑等重要器官,使病人度过危险期。病毒性感染一般不宜应用,以避免用药后糖皮质激素导致机体防御功能下降而使感染加重、扩散或继发感染。但若严重感染对机体已构成严重威胁时,如严重病毒性肝炎、流行性腮腺炎、乙型脑炎等,为了迅速控制症状,防止并发症,可短期用本药物迅速控制症状,防止并发症和后遗症。

(2)炎症及后遗症:对于人体重要器官或组织的炎症,如结核性脑膜炎、胸膜炎、心包炎、风湿性心瓣膜炎、损伤性关节炎等,为了避免组织粘连或瘢痕形成等后遗症,应早期应用糖皮质激素。对角膜炎、虹膜炎、视网膜炎和视神经炎等非特异性眼炎,应用糖皮质激素也可迅速消炎止痛,防止角膜混浊和瘢痕粘连的发生。

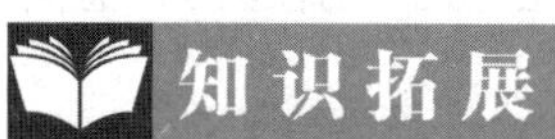

糖皮质激素治疗 SARS

应用糖皮质激素的目的在于抑制异常的免疫病理反应,减轻全身炎症反应,从而减轻肺的渗出、损伤,防止或减轻后期的肺纤维化。

成人推荐剂量:甲泼尼龙 80~320 mg/d,少数危重患者可考虑短期(3~5 d)甲泼尼龙冲击疗法(500 mg/d)。待病情缓解或/和胸片有吸收后逐渐减量停用,一般可选择 3~5 d 减量 1/3。

通常静脉给药 1~2 周后可改口服泼尼松或泼尼龙。一般不超过 4 周,不易过大剂量或长疗程,应同时应用胃粘膜保护剂,还应警惕继发感染,包括细菌或/和真菌感染,也要注意潜在的结核病灶感染扩散。

3. 免疫相关疾病

(1)自身免疫性疾病:对系统性红斑狼疮、肾病综合征、自身免疫性贫血、风湿病、重症肌无力、硬皮病和皮肌炎等自身免疫性疾病,糖皮质激素只能缓解症状,但不能根治。一般采用综合疗法,不易单用,以免引起不良反应。

(2)器官移植排斥反应:糖皮质激素也可应用于异体器官移植后产生的排斥反应,如肾移植、肝移植、骨髓移植等,常与环孢素 A 等免疫抑制剂联合应用。

(3)过敏性疾病:可用于血清病、过敏性鼻炎、支气管哮喘、荨麻疹、血管神经性水肿、过敏性血小板减少性紫癜和过敏性休克等疾病,严重过敏反应或其他抗过敏药物无效时,才选用或并用本类药物。

4. 休克　适用于各种休克,在针对休克病因治疗的同时,应用糖皮质激素可帮助病人度过危险期。应及早、短时、大剂量使用,待微循环改善,脱离休克状态时停用。对感染中毒性休克,须在有效抗菌药物治疗的基础上使用;对过敏性休克,严重者可与首选药肾上腺素合用;对心源性休克须结合病因治疗;对低血容量性休克,不补充血容量或输血后效果不佳时,可合用超大剂量糖皮质激素。

5. 血液病　多用于治疗儿童急性淋巴细胞白血病,疗效较好;还可用于再生障碍性贫血、粒细胞减少症、血小板减少症和过敏性紫癜等,但停药后易复发;但对急性非淋巴细胞白血病疗效较差。

6. 局部应用　对湿疹、肛门瘙痒、接触性皮炎、银屑病等皮肤病均有疗效,多采用氢化可的松、泼尼松龙和氟轻松等软膏、霜剂或洗剂局部应用。当肌肉韧带或关节劳损时,可将醋酸氢化可的松或醋酸泼尼松龙混悬液加入 1%普鲁卡因注射液,肌内注射,也可注入韧带压痛点或关节腔内以消炎止痛。还可控制虹膜炎、视网膜炎和视神经炎等非特异眼炎的症状,但对眼后部炎症如脉络膜炎、视网膜炎需全身用药或球后给药。

【不良反应与用药护理】

1. 长期大剂量应用引起的不良反应

(1)医源性肾上腺皮质功能亢进征:又称类肾上腺皮质功能亢进综合征或库欣综合征,由物质代谢和水盐代谢紊乱所致。表现为皮肤变薄、向心性肥胖、满月脸、水牛背、痤疮、多毛、水肿、高血压、高血脂、低血钾、肌无力、糖尿等,停药后症状可自行消失,必要时可对症治疗,并采用低盐、低糖、高蛋白饮食,同时注意补钾、补钙。

(2)诱发或加重感染:糖皮质激素能降低机体防御功能,长期应用可诱发感染或使体内潜在感染病灶扩散,特别在原有疾病已使机体抵抗力降低时,如再生障碍性贫血、白血病、肾病综合征等患者更易发生。故在治疗严重感染性疾病时,同时应用足量有效的抗微生物药。

(3)消化系统并发症:可刺激胃酸或胃蛋白酶的分泌并抑制胃黏液分泌,降低胃肠黏膜的屏障作用,加之抑制蛋白质合成,故可诱发或加重胃、十二指肠溃疡,甚至发生出血和穿孔。少数患者可诱发胰腺炎或脂肪肝。

(4)心血管系统并发症:长期应用糖皮质激素,由于水钠潴留和血脂升高可引起动脉粥样硬化、高血压和类固醇性心肌病。

(5)骨质疏松:骨质疏松及椎骨压迫性骨折是应用糖皮质激素治疗中非常严重的并发症,且多见于儿童、绝经期妇女和老人,严重者可发生自发性骨折。可能与糖皮质激素直接抑制成骨细胞、激活破骨细胞,使骨生成减少、骨吸收增加,并促进钙、磷排泄有关。应及早采取预防措施,如补充钙盐及维生素 D 等。

(6)其他:糖皮质激素可引起骨缺血性无感染坏死,常发生于股骨头和肱骨头。此外还可引起伤口愈合延迟、精神失常、白内障、青光眼、儿童发育迟缓,对孕妇可致畸胎。

2. 停药反应

(1)医源性肾上腺皮质功能不全:长期大量应用,尤其是连日给药后,体内糖皮质激素超过正常水平,通过反馈作用,抑制腺垂体分泌 ACTH,致使肾上腺皮质萎缩、分泌功能减退。突然停药时,因糖皮质激素合成与分泌不足,可出现肾上腺皮质功能不全或肾上腺素危象,表现为恶心、呕吐、食欲缺乏、肌无力、低血糖、低血压、休克等,严重者可危及生命。因此需缓慢减量,不可骤然停药。

(2)反跳现象:长期用药因减量太快或突然停药所致原病复发或加重的现象,称为反跳现象,可能是病人对激素产生的依赖性或病情尚未完全控制所致。常需加大剂量重新治疗,待症状好转后再缓慢减量、停药。

【禁忌证】

严重的精神病和癫痫,活动性消化性溃疡,新近胃肠吻合术,骨折,创伤修复期,角膜溃疡,肾上腺皮质功能亢进征,严重高血压,糖尿病,孕妇,抗菌药物不能控制的感染如水痘、麻疹、真菌感染等。当适应证和禁忌证并存时，应全面分析，权衡利弊，慎重决定。一般而言，禁忌证在特定条件下如患者出现威胁生命的紧急状态，虽有禁忌证存在，仍不得不用，待危急情况过后，尽早减量或停药。

【用法及疗程】

（1）大剂量冲击疗法：适用于危重病人抢救，如严重中毒性感染及各种休克。常用氢化可的松静脉给药，首剂 200~300 mg，一日量可超过 1g，以后逐渐减量，一般疗程不超过 3 d。大剂量应用时宜用氢氧化铝凝胶等以防急性消化道出血。

（2）一般剂量长程疗法：适用于反复发作、病变范围广泛的慢性病，如风湿性关节炎、肾病综合征等。根据机体糖皮质激素分泌的昼夜节律性确定给药时间，目前维持量有两种用法：①每日晨给药法，早晨 7—8 时一次给予可的松或氢化可的松等短效作用的糖皮质激素；②隔日晨给药法，每隔一日早晨 7—8 时给予泼尼松和泼尼松龙等中效作用的糖皮质激素。

（3）小剂量替代疗法：为对因治疗，须长期应用，用于腺垂体功能减退和肾上腺皮质功能不全症。选用可的松每日 12.5~25 mg 或氢化可的松每日 10~20 mg。

【药物相互作用】

苯巴比妥、苯妥英钠等能诱导 CYP 酶，可使皮质激素代谢加快，如果合用需增加糖皮质激素剂量。糖皮质激素可抑制肠道对钙的吸收。皮质激素可使水杨酸盐的消除加快而降低其疗效，且合用时需增加抗凝药剂量。

第三节　盐皮质激素

盐皮质激素（mineralocorticoid）包括醛固酮（aldosterone）和去氧皮质酮（desoxycortone，desoxycorticosterone），主要调节水和电解质的代谢。

【药理作用】

其合成和分泌主要受血浆电解质组成和肾素-血管紧张素系统调节，血 Na^+ 降低或血 K^+ 升高时，直接刺激肾上腺皮质球状带细胞合成和分泌醛固酮；低钠还可通过肾素-血管紧张素Ⅱ系统促进合成和分泌醛固酮，以维持机体的电解质平衡。醛固酮主要促进肾远曲小管和集合管对 Na^+ 和 Cl^- 的重吸收，同时促进 K^+ 和 H^+ 排出，而表现出潴 Na^+ 排 K^+ 作用。去氧皮质酮保钠作用仅有醛固酮的 1%~3%。

【临床应用】

临床主要用于治疗慢性肾上腺皮质功能减退症，以纠正患者失钠、失水和钾潴留等，恢复水、电解质平衡。

【不良反应】

过量或长期使用易引起水钠潴留、高血压、心脏扩大和低钾血症等。

第四节　促皮质激素和皮质激素抑制药

一、促肾上腺皮质激素

促肾上腺皮质激素（adrenocorticotropin，ACTH）由腺垂体嗜碱细胞合成和分泌。其合成和分泌受下丘脑促皮质激素释放激素（CRH）调节，对维持机体肾上腺正常形态和功能具有重要作用。ACTH 主要作用是促进肾上腺皮质分泌糖皮质激素，只有在肾上腺皮质功能完好时方能发挥作用。在生理情况下，下丘脑、腺垂体和肾上腺三者处于动态平衡，ACTH 缺乏，将引起肾上腺皮质萎缩、分泌功能减退。

ACTH 口服无效，须注射给药。经肝脏代谢，血浆 $t_{1/2}$ 约为 15 min。通常在 ACTH 给药后 2 h，肾上腺皮质才开始分泌氢化可的松。临床主要用于诊断脑垂体-肾上腺皮质功能水平及检测长期使用皮质激素停药前后功能水平，以防止发生皮质功能不全。

二、皮质激素抑制药

皮质激素抑制药能阻断皮质激素的生物合成，可替代外壳的肾上腺皮质切除术，临床常用的有米托坦、美替拉酮等。

米托坦

米托坦（mitotane）又称双氯苯二氯乙烷，为杀虫剂滴滴涕（DDT）同类化合物。本品可抑制皮质激素合成，并可选择性地作用于肾上腺皮质束状带及网状带细胞，使其萎缩、坏死。用药后血、尿中氢化可的松及其代谢物明显减少。但该药不影响球状带，故醛固酮分泌不受影响。临床主要用于无法手术切除的肾上腺皮质癌或皮质癌术后辅助治疗。不良反应有恶心、厌食、腹泻、嗜睡、头痛、眩晕、中枢抑制、运动失调和皮疹等，减小剂量以上症状可以消失。

美替拉酮

美替拉酮(metyrapone)可抑制 11β-羟化反应，干扰皮质醇和皮质酮合成，降低其血浆水平。主要用于治疗肾上腺皮质肿瘤和产生 ACTH 的肿瘤所引起的氢化可的松过多症和皮质癌，还可用于腺垂体释放 ACTH 功能试验。不良反应有眩晕、消化道反应等。

氨鲁米特

氨鲁米特(a minoglutethimide)又称氨基苯哌啶酮，主要通过竞争性抑制碳链裂解酶，抑制胆固醇转化为 20-α 胆固醇，从而阻断类胆固醇生物合成第一步，对所有类固醇激素如氢化可的松、醛固酮以及雌激素等的合成均产生抑制作用。主要用于肾上腺皮质肿瘤、肾上腺增生等所致氢化可的松过多症。还能阻断芳香化酶而抑制雌激素的生成，从而减少雌激素对乳腺癌的促进作用，起到抑制肿瘤生长的效果。一般不良反应有厌食、恶心、呕吐等，约 5%患者出现甲状腺功能减退。

酮康唑

酮康唑 Ketoconazole)是一种抗真菌药，高剂量时通过抑制胆固醇侧链分裂可抑制人体类固醇合成，目前主要用于治疗库欣综合征和前列腺癌。

第五节　全国护士执业资格考试要点解析

库欣综合征病人的护理

库欣综合征是有由多种原因导致肾上腺素分泌过多糖皮质激素(主要是皮质醇)所引起的症状群。主要表现有满月脸、多血质、向心性肥胖、皮肤紫纹、痤疮、糖尿病倾向、高血压和骨质疏松等。本症成人多于儿童，女性多于男性。

一、临床表现

代谢紊乱、蛋白质代谢障碍、糖代谢障碍、电解质紊乱、多器官功能障碍、肺部感染。

二、辅助检查

糖皮质激素分泌异常检查、病因诊断检查、影像学检查。

三、护理问题

自我形象紊乱、体液过多、有感染的危险、有受伤的危险、潜在并发症。

四、护理措施

一般护理、病情观察、用药护理、感染外伤的预防和护理。

测试练习

一、名词解释

1. 反跳现象　2. 隔日疗法

二、填空题

1. 可的松和泼尼松在体内分别转化为________和________而产生药效。
2. 糖皮质激素的疗法有________、________、________、________。

3. 糖皮质激素的主要作用是“四抗”，即________、________、________、________。

三、选择题

（一）以下每题有 A、B、C、D、E 五个备选答案，请从中选择一个最佳答案。

1.（　　）不是糖皮质激素的禁忌证。

A. 严重精神病　B. 骨折创伤修复期　C. 支气管哮喘　D. 活动性消化性溃疡　E. 真菌感染

2. 糖皮质激素药理作用不包括（　　）。

A. 抗炎　B. 免疫抑制　C. 抗外毒素　D. 抗休克　E. 抗过敏

3. 可以减少支气管哮喘发作次数的药物是（　　）。

A. β_2 受体激动剂　B. 肾上腺糖皮质激素　C. 敏感抗生素　D. 抗胆碱药　E. 茶碱类

4. 糖皮质激素治疗系统性红斑狼疮的主要机制是（　　）。（护考真题）

A. 抗休克，改善循环　B. 抑制过敏反应

C. 控制炎症，抑制免疫反应　D. 降低内毒素反应　E. 抑菌，避免继发感染

5. 糖皮质激素抗休克作用的机制之一是（　　）。

A. 中和细菌的内毒素　B. 中和细菌的外毒素　C. 稳定溶酶体膜

D. 增加肥大细胞颗粒的稳定性　E. 影响了参与炎症的一些基因转录

6. 长期应用糖皮质激素抑制儿童生长发育主要原因不包括（　　）。

A. 抑制生长激素的分泌　B. 促进蛋白质分解

C. 增加钙、磷的排泄　D. 抑制成骨细胞的活力　E. 抗维生素 D 的作用

7. 下列关于糖皮质激素的叙述，正确的是（　　）。

A. 小剂量抑制体液免疫，大剂量抑制细胞免疫

B. 可直接中和细菌内毒素和细菌外毒素　C. 可抑制胃酸分泌，促进胃粘膜分泌

D. 能够兴奋中枢，出现欣快、激动等，甚至可诱发精神病

E. 可明显增加血中中性粒细胞的数量，增强其游走、吞噬功能

8. 糖皮质激素用于慢性炎症的主要目的在于（　　）。

A. 抑制花生四烯酸释放，使前列腺素合成减少

B. 减少白细胞浸润，减轻炎症反应　C. 使炎症部位血管收缩，通透性下降

D. 抑制肉芽组织生长，防止粘连和疤痕　E. 稳定溶酶体膜，减少蛋白水解酶的释放

9. 长期大量应用糖皮质激素可引起（　　）。

A. 高血钾　B. 低血压　C. 低血糖　D. 高血钙　E. 水钠潴留

10. 长疗程应用糖皮质激素采用隔日清晨一次给药可避免（　　）。

A. 诱发溃疡　B. 停药症状　C. 反馈性抑制垂体　D. 诱发感染　E. 反跳现场

11. 长疗程应用糖皮质激素，突然停药产生反跳现象，其原因是（　　）。

A. 病人对激素产生依赖性或病情未充分控制　B. ACTH 突然分泌增高

C. 肾上腺皮质功能亢进　D. 甲状腺功能亢进

E. 病人对激素敏感

12. 长疗程应用糖皮质激素，突然停药产生反跳现象，其原因是（　　）。

A. 病人对激素产生依赖性或病情未充分控制　B. ACTH 突然分泌增高

C. 肾上腺皮质功能亢进　D. 甲状腺功能亢进　E. 病人对激素敏感

13. 男，60 岁，因患类风湿性关节炎已服用泼尼松和多种非甾 5 个月有余，近日突发自发性胫骨骨折，其原因可能与（　　）有关。

A. 阿司匹林　B. 吲哚美辛　C. 布洛芬　D. 泼尼松　E. 保泰松

（二）以下提供若干个案例，每个案例下设若干个试题。请根据各试题题干所提供的信息，在每题下面的 A、B、C、D、E 五个备选答案中选择一个最佳答案。

（14～16 题共用题干）

某男，46 岁，工人。因发热、心慌、血沉 100 mm/h，诊断为风湿性心肌炎。无高血压及溃疡病史。入院后接受抗风湿治疗，泼泥松每日 30～40 mg 口服，用药至第 12 日，血压上升至 150/100 mmHg，用药至第 15 日，上

腹不适,有压痛,第 24 日发现黑便,第 28 日大量呕血,血压 70/50 mmHg,呈休克状态。被诊断为糖皮质激素诱发高血压和胃溃疡出血。迅速输血 1600 ml 后,进行剖腹探查,术中发现胃内有大量积血,胃小弯部有溃疡,立即作胃次全切除术。术后停用糖皮质激素,改用其他药物治疗。

14. 糖皮质激素用于风湿性心肌炎的治疗,没有(　　)作用。
A. 能抑制炎症反应　B. 消除链球菌感染
C. 减轻风湿引起的病理改变　D. 控制风湿活动　E. 抑制变态反应

15. 关于糖皮质激素诱发胃十二指肠溃疡的叙述,(　　)是错误的。
A. 使胃酸分泌增加　B. 使胃蛋白酶分泌增加　C. 抑制胃黏液分泌
D. 直接损伤胃肠黏膜组织　E. 降低胃肠黏膜的抵抗力

16. 属于糖皮质激素禁忌证的是(　　)。
A. 严重高血压　B. 过敏性皮炎　C. 再生障碍性贫血 D. 类风湿关节炎　E. 血管神经性水肿

四、简答题

1. 简述糖皮质激素抗休克作用机制。
2. 糖皮质激素抗炎机制。

五、论述题

1. 试述糖皮质激素的药理作用。
2. 糖皮质激素抗炎作用特点。

六、案例分析

患者陈某,女,28 岁,因淋雨受凉感冒后出现寒战发热,体温升至 39 ℃以上,全身肌肉酸痛、咳嗽、咳痰,到医院就诊,诊断为肺炎,给予甲泼尼松及阿奇霉素治疗。试分析:

1. 案例中,糖皮质激素治疗严重感染性疾病时有哪些价值?
2. 甲泼尼松这类糖皮质激素药物的常见的不良反应有哪些?
3. 应用糖皮质激素类药物的注意事项有哪些?

参考答案

一、名词解释

1. 指病人病症基本控制后,突然停药后减量过快,引起原病复发或恶化的现象。其原因可能是病人对糖皮质激素产生依赖性或疾病症状尚未被完全控制所致。常需加大剂量再行治疗,待症状缓解后在逐渐减量,直至停药。

2. 糖皮质激素的分泌具有昼夜节律性,上午 8—10 时分泌最多,随后逐渐下降,午夜 12 时分泌最少。临床用药可配合这种生理的节律性,可减轻对肾上腺皮质功能的负反馈抑制。因此对需长期服药的某些患者,可采用隔日疗法,即将 1 日或 2 日的总量隔日上午 7—8 时一次服完。

二、填空题

1. 氢化可的松;泼尼松龙。
2. 大剂量突击疗法;一般剂量长期疗法;小剂量替代疗法;隔日疗法。
3. 抗炎;抗过敏;抗毒;抗休克。

三、选择题

1. C　2. C　3. B　4. C　5. D　6. E　7. D　8. D　9. E　10. C　11. 10　12. D　13. D　14. B　15. D　16. A

四、简答题

1. 超大剂量的糖皮质激素常用于严重休克的抢救,对中毒性休克疗效尤好,对过敏性休克、心源性休克、低血容量性休克也有一定的疗效,但对其评价尚有争论。一般认为其抗休克机制除与抗炎、免疫抑制及抗内毒素作用有关外,还与下列因素相关:①降低血管对某些缩血管活性物质(如肾上腺素、去甲肾上腺素、加压素、血管紧张素)的敏感性,解除小血管痉挛,改善微循环。②稳定溶酶体膜,减少形成心肌抑制因子(MDF,一种多肽)的酶进入血液,从而阻止或减少 MDF 的产生。以上作用均有助于中止或延缓休克的发展。

2. ①抗炎作用的基本机制是基因效应。②糖皮质激素还有可能通过快速效应机制产生药理作用。该机制包括非基因受体(如细胞膜类固醇受体)介导效应和生化效应。具体表现包括:抑制磷脂酶 A_2、稳定溶酶体膜、增加血管张力,降低毛细血管通透性、抑制吞噬细胞功能、抑制炎症细胞功能、抑制炎症后期肉芽组织的增生、抑制某些细胞因子及黏附分子的产生和诱导炎症细胞凋亡等。

五、论述题

1. ①抗炎:对各类炎症反应都有抑制作用,但抗炎不抗菌,在炎症初期可缓解红、肿、热、痛等症状,在炎症后期可抑制肉芽组织增生,减轻疤痕和粘连,但同时也影响伤口愈合。②免疫抑制与抗过敏:对免疫过程的许多环节都有抑制作用。③抗内毒素:提高机体对细菌内毒素的耐受力,缓和机体对内毒素的反应,减轻细胞损伤,缓解毒血症状。④抗休克:是抗炎、抗毒、抗免疫的结果,此外还能提高心脏、血管对儿茶酚胺的敏感性,扩张痉挛的血管,减少心肌抑制因子的形成等。⑤影响血液与造血系统:增强骨髓造血功能,减少淋巴细胞、单核细胞,使红细胞、白细胞、血小板增加。⑥其他作用有退热、中枢兴奋、促进消化、影响骨骼允许作用等。

2. 有很强的抗炎作用,特点为显著、非特异性。对细菌、病毒等病原微生物无影响,但能抑制感染性炎症和非感染性(如物理性、化学性、机械性、过敏性)炎症。在急性炎症早起,可抑制局部血管扩张,降低毛细血管通透性,使血浆渗出减少、白细胞浸润及吞噬作用减弱,减少多种炎症因子释放,改善红、肿、热、痛等症状;对于慢性炎症或急性炎症的后期,能抑制毛细血管和成纤维细胞增生,抑制胶原蛋白、黏多糖合成及肉芽组织的形成,减轻炎症引起的疤痕和粘连。但须注意,炎症反应是集体的一种预防功能,验证后期的反应更是机体组织修复的重要过程。因此这种抗炎作用同时也降低了集体的防御功能,会引起感染扩散,伤口愈合迟缓。

六、案例分析

1. 糖皮质激素治疗严重感染性疾病的价值:①抗炎作用:强大、快速,对各种原因的炎症都有明显的抑制作用。②免疫抑制作用和抗过敏作用:主要抑制细胞免疫,大剂量也抑制体液免疫,并缓解各种过敏症状。③退热作用。

2. 糖皮质激素药物的不良反应如下:①内分泌代谢紊乱,肾上腺皮质功能亢进。②消化系统并发症:诱发或加重胃、十二指肠溃疡,甚至造成消化道出血或穿孔。对少数患者可诱发胰腺炎或脂肪肝。③心血管系统并发症:高血压,动脉粥样硬化。④皮肤表现:面部红斑,皮肤变薄,紫纹,伤口不易愈合,脂膜炎(停药后)。⑤肌肉骨骼:肌萎缩,肌无力,骨质疏松,自发性骨折,股骨及其他骨无菌性坏死。⑥神经系统,精神性表现:惊厥,良性颅内高压,人格或性情改变,易激动,精神病,失眠。⑦诱发或加重感染,常为金黄色葡萄球菌,霉菌,病毒感染及结核灶扩散。⑧长期应用突然停药或停药过快可引起急性皮质功能不全(反跳现象)。

3. ①严格适应证:主要用于有明显毒血症症状的严重感染或中毒性休克。非严重感染一般不主张使用激素。②必须在应用足量有效的抗感染药物的前提下使用激素。③把握时机,采用大剂量、短时突击疗法给药,中毒性休克时应及早使用。待症状改善或脱离休克状态时应及时停药,一般用药不超过 3~5 d。但不能同时停用抗菌药。④当感染缺乏有效对因治疗药物时,不主张使用。水痘、真菌感染、单纯疱疹病毒等感染一般禁用。⑤活动性消化性溃疡、胃或十二指肠溃疡、严重高血压、动脉硬化、糖尿病、角膜溃疡、骨质疏松、孕妇、创伤或手术修复期、骨折、肾上腺皮质功能亢进症、严重的精神病和癫痫、心或肾功能不全者尽量避免使用糖皮质激素。

（石　迪）

第三十章　甲状腺激素与抗甲状腺药

学习目标

☞ **知识目标**

1. 掌握硫脲类药物、碘剂的药理作用、临床应用和不良反应。
2. 甲状腺激素的生理作用、应用和不良反应。
3. 了解其他抗甲状腺药物的作用特点。

☞ **能力目标**

学会分析、审核涉及抗甲状腺药物处方的合理性，具备提供本类药物用药咨询服务的能力。

☞ **态度目标**

进一步明确护士工作的重要性，强化责任意识，认真细致实施甲状腺激素与抗甲状腺药的用药护理。

案例导学

患者，甲亢，不规律服用甲巯咪唑治疗 2 个月。2 d 前因受凉出现咳嗽、咳痰、发热（38～39 ℃），自行服用抗感冒药。1 h 前突发寒战、高热（39.6 ℃）、脉搏加快（143 次/min）、大汗淋漓、神志模糊、烦躁不安。体检：双肺呼吸音粗，右肺满布湿啰音。血常规：白细胞 18.8×10^9/L，中性粒细胞 16.9×10^9/L。诊断：肺部感染诱发甲状腺危象。试分析：针对该患者的甲状腺危象可选用哪些药物治疗？

第一节　概　述

甲状腺激素（thyroid hormone）是维持机体正常代谢、促进生长发育所必需的激素，包括甲状腺素（thyroxine，T_4）和三碘甲腺原氨酸（triiodothyronine，T_3）。甲状腺激素分泌过少引起甲状腺功能减退，需补充甲状腺激素。分泌过多引起甲状腺功能亢进症（甲亢），需要手术疗法或抗甲状腺药物进行治疗。

第二节　甲状腺激素

【甲状腺激素的合成、储存、分泌与调节】

1. 碘的摄取　甲状腺腺泡由单层细胞组成，其上有碘泵，可通过碘泵主动摄取血液中的碘化物，正常时其碘化物浓度为血浆中的 25 倍，甲亢时可达 250 倍，故摄碘率是评价甲状腺功能的指标之一。

2. 合成　在过氧化酶作用下，摄取的碘（I^-）被氧化成活性碘（I^0），活性碘与甲状腺球蛋白（TG）中的酪氨酸残基结合，生成一碘酪氨酸（monoiodotyrosine，MIT）和二碘酪氨酸（diiodotyrosine，DIT）。

3. 偶联和储存　在过氧化物酶作用下，一个 MIT 和一个 DIT 偶联生成 T_3，两个 DIT 偶联生成 T_4。合成的 T_3 和 T_4 结合储存于甲状腺腺滤泡的胶质中。

4. 释放　在蛋白水解酶作用下，甲状腺球蛋白水解并释放 T_3、T_4 入血。

5. 调节　甲状腺激素的合成、分泌由下丘脑-垂体-甲状腺轴系统调节。下丘脑可分泌促甲状腺素释放激素（thyrotropin-releasing hormone，TRH）可促进垂体合成和释放促甲状腺素（thyroid stimulating hormone，TSH）。而 TSH 可促进甲状腺激素合成与分泌，当血中游离 T_3、T_4 浓度过高时，可对下丘脑和垂体产生负反馈调节作用，从而形成下丘脑-垂体-甲状腺调节环路。

【体内过程】

口服易吸收，T_3、T_4 生物利用度分别为 90%～95%和 50%～70%，血浆蛋白结合率均高达 99%以上，但 T_3 与蛋白亲和力较 T_4 低，游离量可为 T_4 的 10 倍。T_3 作用快而强，维持时间短，$t_{1/2}$ 为 2 d；T_4 作用慢而弱，维持时间较长，$t_{1/2}$ 为 5 d，故每天均只需用药 1 次。T_3、T_4 主要在肝、肾线粒体内脱碘，并与葡萄糖醛酸或硫酸结合，经肾排泄，也可通过胎盘和进入乳汁，在妊娠期和哺乳期间慎用。

【药理作用】

1. 维持正常生长发育　甲状腺激素为人体正常生长发育所必需，可促进蛋白质合成，影响骨骼和神经系统的发育。甲状腺功能低下时，躯体与智力发育均受影响，对小儿可致呆小病（克汀病）。成年人甲状腺功能不全时，可导致甲状腺缺少或甲状腺激素抵抗，引起水钠潴留，细胞间液增加，皮下由于黏多糖沉积，面部出现蜡样水肿，产生黏液性水肿，表现为中枢神经兴奋性降低、记忆力减退等。

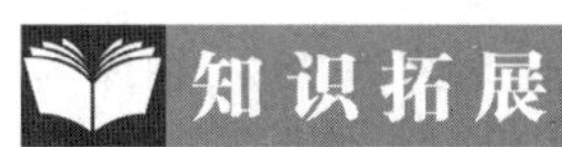

甲状腺功能亢进症

简称甲亢，是由于多种原因引起甲状腺激素分泌过多所致的一组临床综合征，属于自身免疫性疾病。临床常有高代谢症群（表现为食善饥、怕热多汗、乏力消瘦、情绪激动、失眠、心率加快等）、甲状腺肿大、突眼等症状，严重时可发生甲状腺危象、甲亢型心脏病等。目前治疗甲亢的方法有：药物治疗（内科治疗）、放射治疗、手术治疗等。

2. 促进代谢　能促进物质氧化代谢，增加耗氧，提高基础代谢率（basic metabolic rate，BMR），加快糖、蛋白质和脂肪的代谢，使产热增多。故甲亢患者可出现怕热、多汗等症状，甲减由于产生热量少，患者可出现畏寒怕冷。

3. 提高交感神经系统活性及机体的反应性　甲状腺激素可提高机体对交感神经递质和肾上腺髓质激素的敏感性。故甲亢患者可出现神经过敏、急躁、震颤、心率加快、心排出量增加和血压升高等现象。

【作用机制】

甲状腺激素受体（thyroid hormone receptor，TR）主要表达在垂体、心、肝、肾、骨骼肌、肺、肠等组织，为核内受体。由于 T_3 与甲状腺激素受体的亲和力比 T_4 大 10 倍，且 85%～90%的甲状腺激素受体与 T_3 结合，故甲状腺激素受体又称为 T_3 受体。饥饿、营养不良、肥胖或糖尿病时可减少甲状腺激素受体表达。游离型 T_4 和 T_3 可进入细胞核，与核内甲状腺激素受体结合并启动靶基因转录，促进 mRNA 合成，加速蛋白质和酶的生成，产生生理或药理作用。此外，甲状腺激素还可与核糖体、线粒体和细胞膜上的甲状腺激素受体结合，影响转录后过程、能量代谢及膜的转运功能，增加葡萄糖、氨基酸等摄入细胞内，使多种酶和细胞活性增强。

【临床应用】

1. 呆小病　甲状腺功能减退始于胎儿或新生儿，应尽早诊治，发育仍可正常。若治疗过晚，虽躯体能正常发育，但神经系统缺陷不可恢复，智力仍然低下，治疗应从小剂量开始，常终身替代治疗。

2. 黏液性水肿　一般服用甲状腺片，从小剂量开始，渐增至足量，脉率或基础代谢率恢复正常，可渐减量为维持量。

3. 单纯性甲状腺肿　因缺碘所致者应补碘。原因不明者可给予适量甲状腺激素，以补充内源性激素不足，抑制 TSH 过多分泌，缓解或减少甲状腺组织代偿性增生。

4. 其他　①T_3 抑制试验 服用 T_3 后，单纯性甲状腺肿者摄碘率比用药前下降 50%以上，而甲亢者摄碘率下降小于 50%，目前此试验在临床已很少应用；②服用抗甲状腺药治疗的甲亢患者，加服 T_4 有利于减轻突眼、甲状腺肿大及防止发生甲状腺功能减退；③甲状腺癌术后服用较大剂量 T_4，可抑制残余甲状腺癌变组织的增殖，减少复发。

【不良反应与用药护理】

过量可引起甲亢症状（心悸、手震颤、多汗、体重减轻、失眠等），重者可有腹泻、呕吐、发热、脉搏快而不规则，甚至心绞痛、心力衰竭、肌肉震颤或痉挛。一旦出现上述症状，应立即停药，并用 β 受体阻断药对抗，受体阻断药至少在停药1周后再从小剂量开始应用。糖尿病、冠心病、快速型心律失常者禁用。

第三节　抗甲状腺药

抗甲状腺药(antithyroid drugs)是能干扰甲状腺激素的合成与释放等环节,消除甲状腺功能亢进症状的药物。目前常用有硫脲类、碘和碘化物、放射性碘和β受体阻断药等四类。

一、硫脲类

硫脲类药物是最常用的抗甲状腺药,可分为两大类:①硫氧嘧啶类,有甲硫氧嘧啶(methylthiouracil,MTU)和丙硫氧嘧啶(propylthiouracil,PTU);②咪唑类,有甲巯咪唑(methimazole,他巴唑,tapazole)和卡比马唑(carbimazole,甲亢平,neomercazole),卡比马唑为甲巯咪唑的衍生物。临床常用为丙硫氧嘧啶和甲巯咪唑。

【体内过程】

本类药物口服吸收快,血药浓度1 h可达峰值,生物利用度约为80%,血浆蛋白结合率约为75%,在体内分布较广,以甲状腺浓集较多,易进入乳汁,可通过胎盘屏障,妊娠时慎用或不用,哺乳期妇女禁用。约60%在肝内代谢,部分结合葡萄糖醛酸后排出。$t_{1/2}$约为2 h,甲巯咪唑$t_{1/2}$为6~13 h,在甲状腺组织中的血药浓度可维持16~24 h。卡比马唑在体内转化为甲巯咪唑才能生效,作用缓慢,不易用于甲状腺危象。

【药理作用】

1. 抑制甲状腺激素合成　通过抑制甲状腺内过氧化物酶的活性,阻止酪氨酸碘化及偶联过程,使甲状腺激素合成减少。但不影响碘的摄取,也不影响已合成甲状腺激素的释放和作用的发挥,故需待已合成储存的激素消耗后才能呈现疗效。一般服药2~3周症状减轻,1~2个月基础代谢率逐渐恢复正常。

2. 抑制外周组织T_4转化为T_3　丙硫氧嘧啶能抑制外周组织T_4转化为T_3,可迅速控制血清中生物活性较强的T_3水平,故可作为治疗重症甲亢、甲状腺危象的首选药。甲巯咪唑的这种作用相对较弱。

3. 免疫抑制作用　甲亢的发病与自身免疫机制异常有关,硫脲类药物能抑制血液循环中甲状腺刺激性免疫球蛋白(thyroid stimulating immunoglobulin,TSI)合成,因此对甲亢患者除能控制高代谢症状外,也有一定的对因治疗作用。

4. 减轻β肾上腺素受体介导的糖代谢活动　硫氧嘧啶可减少心肌和骨骼肌的β肾上腺素受体数目,降低腺苷酸化酶活性,从而减弱β受体介导的糖代谢。

【临床应用】

1. 甲亢的内科治疗　适用于轻症、不适宜手术或放射性碘治疗的甲亢患者内科治疗,如儿童、青少年、术后复发及中重度患者而年老体弱或兼有心、肝、肾、出血性疾病等。开始治疗时给予大剂量以对甲状腺激素合成产生最大抑制作用。经1~3个月后症状明显减轻,当基础代谢率基本恢复时,药量即可递减直至维持量,维持量一般需用1~2年。遇到有感染或其他应激时可酌加剂量。

2. 甲状腺危象的治疗　甲状腺危象(thyroid crisis)是甲亢患者在感染、外伤、手术、精神刺激等诱因下,甲状腺激素突然大量释放入血,使患者出现高热、虚脱、心力衰竭、肺水肿、水和电解质紊乱等,严重可致死。此时除主要应用大剂量碘剂抑制甲状腺激素释放和采取其他综合措施外,同时用大剂量(约为治疗量2倍)硫脲类阻断新的甲状腺激素合成作为辅助治疗,常首选丙硫氧嘧啶,疗程不宜超过1周。

3. 甲亢手术前准备　对需做甲状腺次全切除手术的患者,术前应先服用硫脲类药物,使甲状腺功能恢复或接近正常,以减少患者发生麻醉和术后并发症、甲状腺危象。但用药后TSH分泌增多,可致甲状腺增生,组织脆而充血,不利于手术,故须在术前2周加服大剂量碘剂,使腺体萎缩、变硬、减少手术中出血。

【不良反应及用药护理】

1. 过敏反应　最常见,表现为皮疹、皮肤瘙痒,少数伴有发热,应密切观察,停药后可自行消退。

2. 粒细胞缺乏症　为最严重不良反应,发生率约0.3%~0.6%,甲硫氧嘧啶较多见,甲巯咪唑次之,丙硫氧嘧啶及卡比马唑最少发生。多为治疗后2~3个月内发生,应定期检查血常规。若发生咽痛、发热等反应时应立即停药就诊。

3. 甲状腺肿大及甲状腺功能减退症　长期用药后血清甲状腺激素水平显著下降,负反馈作用减弱,TSH分泌增多,引起腺体代偿性增生,腺体增大、充血,重者可产生压迫症状。也可诱发甲状腺功能减退,应定期检查,及时调整剂量,必要时暂时停药,并辅以甲状腺素制剂治疗。

4. 消化道反应　有厌食、呕吐、腹痛、腹泻等，严重时可见黄疸和中毒性肝炎，应定期检查肝功能。有癌变可能的结节性甲状腺肿及甲状腺癌患者禁用。

二、碘和碘化物

碘是人体必需的微量元素之一，正常人每日需碘 100~150ug，目前常用复方碘溶液（compound iodine solution），又称卢戈液（Lugol's solution），含碘 5%、碘化钾 10%，也可单用碘化钾或碘化钠。

【药理作用及作用机制】口服不同剂量的碘剂可对甲状腺功能产生不同的影响。

1. 小剂量促进甲状腺激素合成　碘作为甲状腺激素合成的原料，碘不足时，甲状腺激素合成减少，THS 分泌增多，引起单纯性甲状腺肿（地方性甲状腺肿），严重时可致甲状腺功能减退。故在缺碘地区食用的食盐中按 1∶100 000~1∶10 000 比例加入碘化钠或碘化钾，以预防地方性甲状腺肿。

2. 大剂量产生抗甲状腺作用　大剂量碘剂对正常人和甲亢患者均可产生抗甲状腺作用。机制如下：①大剂量碘剂能抑制谷胱甘肽还原酶对 TG 中二硫键的还原，从而使 TG 对蛋白水解酶不敏感，从而降低血循环中甲状腺激素水平；此外，还可拮抗 TSH 促进甲状腺激素释放的作用。②大剂量碘剂能抑制甲状腺过氧化物酶，从而影响酪氨酸碘化和碘化酪氨酸的缩合，减少甲状腺激素合成。此作用快而强，用药后 1~2 d 起效，10~15 d 达最大效应。此时若继续用药，反使碘的摄取被抑制，胞内碘离子浓度下降，失去抗甲状腺的效应，甲亢又可复发。因此碘化物不能单独用于甲亢的内科治疗。

【临床应用】

1. 小剂量碘剂的应用　在食盐中加碘化钾或碘化钠可有效预防作用，用于防治缺碘引起的单纯性甲状腺肿及呆小病。重在预防，孕妇和 2 岁以下婴幼儿为重点补碘人群。一旦发病，早期患者疗效好，晚期患者疗效差，必要时可加入甲状腺片以抑制腺体增生。如甲状腺腺体太大或已有压迫症状者应考虑手术治疗。

2. 大剂量碘剂的应用　①甲亢术前准备：先用硫脲类药物控制症状，手术前 2 周加用复方碘溶液，使腺体缩小变硬，以纠正硫脲类引起的腺体增生、充血，有利于手术进行；②甲状腺危象：大剂量碘剂可迅速抑制甲状腺激素释放，一般 24 h 即可充分发挥作用，并在两周内逐渐停服，需同时合用硫脲类药物。

【不良反应与用药护理】

1. 过敏反应　给药后立即或几小时内发生，表现为皮疹、药热、皮炎、血管神经性水肿，严重者有喉头水肿，可致窒息。停药后即可消退，加服食盐和增加饮水量可促进碘排泄，必要时给予抗过敏治疗，对碘过敏和活动性结核患者禁用。

2. 慢性碘中毒　咽喉烧灼感、口中金属味、流涎、呼吸道刺激、鼻窦炎和结膜炎等，一般停药后可消退。

3. 诱发甲状腺功能紊乱　长期服用碘化物可诱发甲亢。也可诱发甲状腺功能减退和甲状腺肿。甲状腺肿大或甲状腺受过损害患者以及有甲状腺功能亢进家族史者慎用。

三、放射性碘

【体内过程】

放射性碘（iodine radioactive）即 ^{131}I，$t_{1/2}$ 约为 8 d，用药后 1 个月后其放射性可消除 90%，56 d 可消除 99% 以上。

【药理作用】

甲状腺具有极强摄取 ^{131}I 的能力，释放出 β 射线和 γ 射线。其 β 射线（占 99%），在组织内的射程仅约 0.5~2.0 mm，故辐射损伤只限于甲状腺内，使腺泡上皮破坏、萎缩，减少甲状腺激素的合成，产生类似于手术切除部分甲状腺的作用。少量的 γ 射线（占 1%），射程远，穿透力强，在体表可测得，可用于测定甲状腺摄取碘功能。

【临床应用】

1. 甲状腺功能亢进　^{131}I 仅用于不宜手术、术后复发和其他抗甲状腺药治疗无效或过敏的甲亢患者。用药 1 个月后见效，经 3~4 个月后甲状腺功能可恢复正常。

2. 甲状腺功能测定　小量 ^{131}I 可用于测定甲状腺摄碘功能，辅助诊断甲状腺功能紊乱性疾病。甲亢患者摄碘率高，摄碘高峰时间前移。甲减患者与此相反，摄碘率低，摄碘高峰时间后延。

【不良反应与用药护理】

（1）剂量过大易致甲状腺功能低下，故应严格掌握剂量和密切观察有无不良反应，通常按估计的甲状腺重量和最高摄碘率计算，但个体差异较大；一旦发生可补充甲状腺激素。

(2)可引起放射性甲状腺炎,见于治疗后7~10 d,个别可诱发甲状腺危象。故须在^{131}I治疗前先用抗甲状腺药治疗。甲状腺危象、重症浸润性突眼症禁用。

(3)卵巢是碘的集中场所,可能对遗传产生影响;并可通过乳汁排出,影响婴儿甲状腺功能。故^{131}I禁用于妊娠甲亢、儿童甲亢及重症甲亢。

四、β肾上腺素受体阻断药

β受体阻断药是治疗甲亢及甲状腺危象时有价值的辅助治疗药物,常用药物有普萘洛尔(propranolol)等。

【药理作用】

β受体阻断药抑制甲亢时机体交感-肾上腺系统过度兴奋,产生心率加快、血压升高、出汗、手震颤等症状。可通过阻断β受体拮抗儿茶酚胺而控制甲亢症状。此外,还可抑制甲状腺激素分泌及外周T_4脱碘为T_3。单用时控制甲亢症状的作用有限,与硫脲类合用时则是疗效迅速而显著。

【临床应用】

可辅助硫脲类药物用于甲亢术前准备(术前2周使用以防止甲状腺腺体增大变脆)及甲状腺危象(帮助患者度过危险期)的治疗。甲亢患者用药后,可迅速减轻焦虑、震颤及窦性心动过速等症状。甲亢术前大剂量应用可避免甲状腺充血,缩短手术时间,有用于手术进行。

【不良反应与用药护理】

不良反应较少,但应注意防止β受体阻断药对心血管系统和气管平滑肌等的不良反应。

第四节 全国护士执业资格考试要点解析

甲状腺功能亢进症和甲状腺功能减退症病人的用药护理

一、甲状腺功能亢进症病人治疗

1. 一般治疗 保证休息及营养,避免情绪波动,可适当使用镇定催眠剂,还可给予β受体拮抗剂等。

2. 抗甲状腺药物 目前常用药分为硫脲类(甲硫氧嘧啶、丙硫氧嘧啶)及咪唑类(甲疏咪唑、卡比马唑)。作用机制为抑制甲状腺过氧化酶,阻断甲状腺激素合成,具有一定的免疫抑制作用。丙硫氧嘧啶可抑制T_4转变为T_3。

3. 外科治疗 甲亢外科治疗的基本方法是甲状腺大部切除术,即切除甲状腺的80%~90%。手术治愈率高达90%~95%。

(1)手术适应证:中度以上的原发性甲亢;继发性甲亢;高功能腺瘤;抗甲状腺药物或^{131}I治疗后复发者或坚持长期用药有困难者;腺体较大,伴有压迫症状或胸骨后甲状腺肿等类型的甲亢;妊娠早、中期的甲亢病人具有上述指征者,也应考虑手术治疗。

(2)手术禁忌证:青少年病人、症状较轻者、老年病人或有严重器质性疾病不能耐受手术者。

4. 放射性碘 利用^{131}I释放的β射线破坏甲状腺泡上皮,减少甲状腺素的合成与释放。适用于30岁以上、不能用药物或手术治疗或复发者,禁用于妊娠哺乳妇女、肝肾功能差、活动性结核等。放射性碘治疗可致永久性甲低。

5. 甲状腺危象的治疗

(1)将病人安置在安静低温的环境中,密切观察神志变化,定时测量生命体征并做详细记录;昏迷者注意口腔及皮肤护理,预防压疮及肺部感染。

(2)对症治疗及处理并发症 高热时可作药物或物理降温,必要时使用异丙嗪进行人工冬眠。避免应用乙酰水杨酸类药物;补充足量液体;持续低流量给氧;积极治疗感染、肺水肿等并发症。

(3)抑制甲状腺激素合成及T_4转变为T_3,首选丙硫氧嘧啶。

(4)抑制已合成的甲状腺激素释放入血可选用碘化钠或卢格碘液。

二、甲状腺功能减退症病人治疗

甲减的治疗主要是对症处理和甲状腺素替代治疗。各种类型的甲减,均需用TH替代,永甲减者需终身服用。常规替代治疗者,药物常用左甲状腺素口服,初始剂量为每日25~50 μg,长期维持量为75~150 μg。亦可用甲状腺片口服,初始剂量为每日15~30 mg,视病情每周增加10~20 mg,长期维持量为每日60~180 mg。治疗的目标是用最小剂量纠正甲减而不产生明显不良反应，使血 TSH 值恒定在正常范围。

测试练习

一、名词解释

1. 单纯性甲状腺肿　2. 黏液性水肿　3. 甲状腺危象

二、填空题

1. 常用的抗甲状腺药可分为________、________、________、和________四类。

2. 碘和碘化物临床用于________、________和________。

3. 单纯性甲状腺肿(地方性甲状腺肿)可选用________和________治疗。

4. 硫脲类抗甲状腺药适用于________、________和________。

三、选择题

(一)以下每题有 A、B、C、D、E 五个备选答案，请从中选择一个最佳答案。

1. 关于甲状腺激素的药理作用，正确的描述是(　　)。

A. 抑制物质氧化代谢　B. 不影响中枢神经系统发育　C. 提高心脏对儿茶酚胺的敏感性　D. 引起黏液性水肿　E. 促进 TSH 释放

2. 向患者解释术前服用碘剂的目的是(　　)。(护考真题)

A. 减少心脏损害　B. 抑制甲状腺素分泌　C. 抑制甲状腺素释放　D. 抑制交感神经兴奋　E. 对抗甲状腺素作用

3. 促进能量代谢、物质代谢和生长发育的激素有(　　)。(护考真题)

A. 肾上腺素　B. 胰岛素　C. 生长激素　D. 甲状腺素　E. 抗利尿激素

4. 治疗甲状腺危象首选的药物是(　　)。(护考真题)

A. 甲硫氧嘧啶　B. 丙硫氧嘧啶　C. 卢格氏碘液　D. 卡比马唑　E. 甲巯咪唑

5. 大剂量碘抑制甲状腺释放的作用机制是抑制(　　)。

A. 二氢叶酸还原酶　B. 甲状腺球蛋白水解酶　C. 琥珀酸脱氢酶　D. 延胡索酸还原酶　E. 多巴胺 β-羟化酶

6. 硫脲类药物治疗甲亢的机制是(　　)。

A. 抑制甲状腺激素的生物合成　B. 抑制甲状腺激素的释放　C. 对抗甲状腺素的作用　D. 抑制甲状腺组织摄碘　E. 类似手术切除甲状腺的作用

7. 下列药物，不能单独用于甲亢治疗的是(　　)。

A. 甲巯咪唑　B. 普萘洛尔　C. 碘化物　D. 卡比马唑　E. 甲硫氧嘧啶

8. 应用硫脲类药物前一般避免服用碘剂的原因是(　　)。

A. 可明显延缓硫脲类药物的疗效　B. 可产生交叉过敏反应　C. 易诱发甲状腺功能低下和甲状腺肿　D. 可与硫脲类药物竞争靶细胞　E. 可加速肝脏对硫脲类的代谢灭活

9. 下列选项，不属于甲状腺激素临床应用的是(　　)。

A. T_3 抑制试验　B. 单纯性水肿　C. 黏液性水肿　D. 甲状腺危象　E. 呆小病

10. 甲亢前准备的正确给药方式是(　　)。

A. 只给硫脲类　B. 只给碘化物　C. 放射性碘　D. 先给硫脲类，术前两周再给碘化物　E. 先给碘化物，术前两周再给硫脲类

11. 53 岁女性患者，有 4 年甲亢病史，曾用硫脲类药物及 β 受体拮抗剂治疗 2 年，疗效差，患者不愿意手术治疗。近 1 年来症状加重伴白细胞减少症，(　　)疗法对患者最适宜。

A. 继续使用硫脲类药物　B. 硫脲类药物加 β 受体拮抗剂　C. 大剂量碘化物　D. 大剂量碘化物加 β 受体拮抗剂　E. 放射性碘

(二)以下提供若干个案例，每个案例下设若干个试题。请根据各试题题干所提供的信息，在每题下面的 A、B、C、D、E 五个备选答案中选择一个最佳答案。

患者女性,39 岁,因放射性^{131}I治疗甲状腺功能亢进症 1 周,突发高热、心悸 1 天来诊,患甲状腺功能亢进症不规则药物治疗 2 年,1 周前改用放射性^{131}I治疗。查体:T40 ℃,呼吸急促,大汗淋漓,烦躁不安,心率 160 次/min。实验室检查:血 RBC 升高,N 升高,FT_3 升高,FT_4 升高,TSH 降低。

12. 放射性碘治疗甲亢的作用机制是(　　)。

A. 抑制甲状腺激素的合成　　B. 参与甲状腺激素的合成
C. 抑制甲状腺激素的释放　　D. 产生 β 射线破坏甲状腺组织　　E. 抑制甲状腺组织增生

13. 放射性碘治疗甲亢,最常见的并发症是(　　)。

A. 甲状腺功能减退　　B. 诱发甲状腺危象　　C. 加重浸润性突眼
D. 放射性甲状腺炎　　E. 白细胞减少症

14. 放射性碘治疗适用于(　　)。

A. 单纯甲状腺肿　　B. 甲状腺危象抢救　　C. 甲亢术前
D. 黏液性水肿昏迷　　E. 甲亢术后复发及硫脲类过敏者

四、简答题

1. 简述硫脲类抗甲状腺药的主要作用机制。
2. 简述小剂量碘的主要作用和用途。
3. 简述大剂量碘的主要作用和用途。

五、论述题

1. 试述为什么用硫脲类药物之前一般避免服用碘剂。
2. 试述放射性碘的作用机制及临床用途。
3. 常用的硫脲类药物分类及临床主要应用。
4. 碘制剂的不良反应是什么?

六、案例分析

(一)患者,甲亢,不规律服用甲巯咪唑治疗 2 个月。2 d 前因受凉出现咳嗽、咳痰、发热(38~39 ℃),自行服用抗感冒药。1 h 前突发寒战、高热(39.6 ℃)、脉搏加快(143 次/min)、大汗淋漓、神志模糊、烦躁不安。体检:双肺呼吸音粗,右肺满布湿啰音。血常规:白细胞 18.8×10^9/L,中性粒细胞 16.9×10^9/L。诊断:肺部感染诱发甲状腺危象。试分析:针对该患者的甲状腺危象可选用哪些药物治疗?

(二)50 岁女性患者,近日发现甲状腺轻度肿大,心率 100 次/min,多汗,基础性代谢率+30%,血 T_3、T_4 轻度增高,被初诊为甲状腺功能亢进症。试分析:选用哪些药物最合适?

(三)患者女性,65 岁,因感冒后肢冷,意识不清 3 天来诊,30 年前曾行甲状腺放射性^{131}I治疗,治疗后甲状腺功能一直良好,近 10 年来没有随诊,体重增长 20 kg。查体:T35.4 ℃,P55 次/min,BP85/40 mmHg,皮肤干燥,颜面水肿。试分析:该患者最有可能的诊断为?该病的病床表现?

参考答案

一、名词解释

1. 由于机体长期摄碘不足,甲状腺激素合成明显减少,使 TSH 释放增加,从而促使甲状腺组织代偿性增生肥大。

2. 由于甲状腺功能减退,甲状腺激素合成和分泌减少,蛋白质等物质代谢障碍,使组织液停滞于皮下,皮肤肿胀粗糙。

3. 由于某些诱因导致甲状腺功能极度亢进、甲状腺激素合成和分泌过多,使病人生理功能严重紊乱,可因高热、心衰、电解质紊乱、虚脱等而死亡。

二、填空题

1. 硫脲类;碘和碘化物;β 受体拮抗药;放射性碘。
2. 地方性甲状腺肿;治疗甲状腺危象;甲亢术前准备。
3. 甲状腺素;碘剂。
4. 甲状腺功能亢进的轻症或非手术治疗;甲亢术前准备;甲状腺危险辅助治疗。

三、选择题

1. C　2. C　3. D　4. B　5B　6A　7. C　8. A　9. D　10. D　11. E　12. D　13. A　14. E

四、简答题

1. 硫脲类的主要作用机制是药物体本身作为过氧化物酶的底物氧化，从而影响酪氨酸的碘化及藕联，减少甲状腺素的生物合成。甲亢的发病与异常免疫反应有关，硫脲类药物还有免疫抑制作用，能轻度抑制免疫球蛋白的生成，使血中甲状腺刺激性免疫球蛋白减少，除能控制甲亢症状外，对病因也有一定的治疗作用。

2. 小剂量碘主要用于治疗单纯性甲状腺肿，在食盐中加入 1∶100000~1∶10000 比例的碘化钾或碘化钠可有效预防发病。

3. 大剂量碘可产生甲状腺作用，主要抑制甲状腺素的释放，通过抑制蛋白水解酶，使 T_4、T_3 不能和甲状腺球蛋白解离所致。大剂量碘还可抑制甲状腺激素的合成。用于下列情况：①甲亢的手术前准备。②甲状腺危象的治疗，需同时配合服用硫脲类药物治疗。

五、论述题

1. 碘剂可使甲状腺泡内甲状腺球蛋白增加，利于甲状腺激素的合成和储存，明显延缓硫脲类药物的疗效，所以应用硫脲类药物之前一般避免服用碘剂。

2. ^{131}I 被甲状腺摄取后，参与甲状腺激素的合成，并储存在滤泡内的胶质内，放出 β 射线（99%），γ 射线（1%）。β 射线射程 0. 5~2 mm，辐射损伤只限于甲状腺实质，又因增生细胞较周围组织对辐射更敏感，损伤很少波及其他组织，所以 ^{131}I 起到类似手术切除部分甲状腺的作用，γ 射线可在体外测得，因而可做甲状腺摄碘功能测定。

临床上主要用于：①甲亢因各种原因不能手术或药物治疗无效患者。②甲状腺摄碘功能测定。

3. 常用的硫脲类抗甲状腺药可分二类：①硫氧嘧啶类：甲硫氧嘧啶、丙硫氧嘧啶。②咪唑类：甲巯咪唑、卡比马唑。

用途：①甲状腺功能亢进症；②甲状腺术前准备；③甲状腺危象时的辅助治疗。

4. ①过敏反应：可于用药后立即货几小时后发生，主要表现为血管神经性水肿，上呼吸道水肿及严重喉头水肿。②慢性碘中毒：口腔及咽喉烧灼感、唾液分泌增多、眼刺激症状等。③甲状腺功能紊乱：长期服用碘化物可诱发甲亢。碘还可以通过胎盘和乳汁引起新生儿和婴儿甲状腺肿，故孕妇及乳母应慎用。

六、案例分析

案例分析（一）

可立即口服或胃管内注入较大剂量丙硫氧嘧啶，待病情好转后改用一般剂量，同时静滴复方碘溶液和糖皮质激素。

案例分析（二）

可选用硫脲类加 β 受体拮抗剂。硫脲类药物适用于轻症甲亢患者，但起效慢，β 受体拮抗剂能迅速控制交感神经兴奋症状，二者合用疗效好。

案例分析（三）

甲状腺机能减退症、黏液性水肿昏迷。临床表现：易疲劳、怕冷、体重增加、记忆力下降、反应迟钝、面色苍白、皮肤干燥发凉、颜面和手部浮肿。

（石　迪）

第三十一章　降血糖药

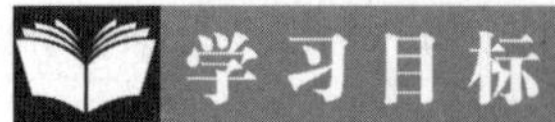

学习目标

☞ 知识目标

1. 掌握胰岛素的药理作用、临床应用、不良反应与用药护理。
2. 熟悉口服降血糖药的作用特点及临床应用。
3. 了解胰岛素制剂的分类。

☞ 能力目标

具备能利用护理药理学知识进行医患沟通，开展用药咨询服务的能力；学会观察降血糖药的疗效，能及时发现药物不良反应，正确进行用药护理。

☞ 态度目标

明确护士在用药护理中的重要职责，培养爱岗敬业的工作态度及严谨求实的工作作风。

案例导学

患者，女，49 岁。因“口渴、多饮、多尿 11 年”入院，诊断为 2 型糖尿病。曾先后使用“降糖片”(二甲双胍)等控制血糖，近 5 个月改用胰岛素泵，血糖空腹 10.2~15 mmol/L，餐后 11.2~17 mmol/L。试分析：

1. 患者血糖无法控制的原因？
2. 发生上述情况的机制及防治措施是什么？

糖尿病(diabetes mellitus)是由不同原因引起胰岛素分泌绝对或相对不足以及靶细胞对胰岛素敏感性降低，致使体内糖、蛋白质和脂肪代谢异常，以慢性高血糖为突出表现的内分泌代谢疾病。糖尿病主要有两种类型：①胰岛素依赖型，即 1 型糖尿病、因胰岛 B 细胞破坏引起胰岛素绝对缺乏，胰岛呈现病毒性炎症或自身免疫破坏，可产生胰岛细胞抗体；1 型糖尿病的发病与遗传、自身免疫和环境因素有关，主要见于年轻人，易发生酮症酸中毒，98%的儿童期糖尿病属此类型，需用胰岛素治疗；②非胰岛素依赖型，即 2 型糖尿病，主要与遗传有关，有家族性发病倾向，多见于 40 岁以上成人。其他特殊类型糖尿病、继发性糖尿病相对少见。妊娠期发生糖耐量减低称为妊娠期糖尿病。糖尿病必须采取综合治疗，在饮食疗法和运动治疗的基础上，根据病情应用胰岛素或口服降血糖药治疗，目的是使病人的血糖控制在正常或接近正常范围，纠正代谢紊乱，缓解或消除糖尿病症状，防止或延缓并发症。

第一节　胰岛素

【来源与分类】天然胰岛素(insulin)由胰岛 B 细胞分泌，我国科学家在 1965 年首先合成了具有生物活性的牛胰岛素。药用胰岛素多从猪、牛等动物的胰腺中提取获得，目前可通过重组 DNA 技术，利用大肠埃希菌、酵母菌等生物合成人胰岛素。胰岛素制剂的分类见表 31-1。

胰岛素口服易被胃肠道消化酶破坏，必须注射给药。皮下注射吸收快，尤以腹壁和前臂外侧明显。$t_{1/2}$ 为 9~10 min，但降糖作用可维持数小时。主要在肝脏和肾脏灭活，严重的肝、肾功能不全患者灭活作用减弱，作用时间延长。10%以原形随尿液排出。在普通胰岛素中加入碱性蛋白质(珠蛋白、精蛋白)并与锌离子成盐，使其等电点接近体液 pH，降低其溶解度，提高稳定性，可制成吸收缓慢、作用时间延长的中、长效制剂。

表 31-1　常用胰岛素制剂的作用特点比较

类型	药物	外观	给药途径	给药时间	作用时间/h		
					开始	高峰	维持
短效	普通胰岛素（regular　insulin）	透明	静脉	酮症昏迷急救	立即	0.5	2
			皮下	餐前 0.5 h，一日 3~4 次。	0.5~1	2~4	6~8
中效	低精蛋白锌胰岛素（isophane　insulin）	混浊	皮下	早餐前（或加晚餐前）0.5~1 h，一日 1~2 次。	3~4	8~12	18~24
	珠蛋白锌胰岛素（globin zinc insulin）	透明	皮下	早餐前（或加晚餐前）0.5~1 h，一日 1~2 次。	2~4	6~10	12~18
长效	精蛋白锌胰岛素（prota mine zinc insulin）	混浊	皮下	早餐或晚餐前 0.5~1 h，一日 1 次。	3~6	16~18	24~36

【药理作用】胰岛素对糖、脂肪及蛋白质的代谢有着广泛影响。

1. 降低血糖　能促进糖原的合成与储存，加速葡萄糖的氧化与酵解，抑制糖原分解与异生，从而使血糖降低；此外，胰岛素可加速葡萄糖的转运，降低血糖。

2. 影响脂肪代谢　能促进脂肪合成，抑制脂肪分解，减少游离脂肪酸及酮体的生成，增加脂肪酸与葡萄糖的转运，使其利用增加。

3. 影响蛋白质代谢　增加氨基酸转运进入细胞内，促进核酸与蛋白质的合成，抑制蛋白质的分解，与生长激素有协同作用。

4. 促进钾离子转运　促进葡萄糖进入细胞内，并同时激活 Na^+-K^+-ATP 酶，促进 K^+内流，增加细胞内 K^+的浓度。

【临床应用】

1. 糖尿病　可用于治疗各型糖尿病。①1 型糖尿病：是胰岛素的绝对适应证，须终身用药。②经饮食控制或用口服降血糖药未使血糖降至理想水平的 2 型糖尿病。③糖尿病合并严重感染、消耗性疾病、创伤、妊娠、高热以及手术等。④糖尿病合并各种严重并发症，如酮症酸中毒及非酮症性高渗性昏迷。

2. 纠正细胞内缺钾　临床将胰岛素和氯化钾加入葡萄糖溶液中配成极化液（GIK），可促进钾离子内流，纠正细胞内缺钾。可用于心肌梗死早期防治心律失常。

【不良反应与用药护理】

1. 低血糖反应　是最常见也是最严重的不良反应。多为胰岛素用量过大或用药后未按时进餐所致。表现为饥饿感、心悸、出汗、震颤等症状，严重者可引起惊厥、昏迷与休克，抢救不及时可引起脑损伤，甚至死亡。一般轻者可口服糖水或进食，重者应立即静脉注射 50%葡萄糖注射液 20~40 ml 进行救治。

2. 过敏反应　局部过敏仅是注射部位及周围出现瘙痒、斑丘疹。全身过敏可致荨麻疹、过敏性紫癜，严重者可出现过敏性休克。严重过敏反应可使用抗组胺药和糖皮质激素治疗。可换用其他种属动物的胰岛素，使用高纯度胰岛素制剂或人胰岛素较少发生过敏反应。

3. 胰岛素抵抗　机体对胰岛素的敏感性降低称为胰岛素抵抗，又称胰岛素耐受性。发生急性抵抗可因创伤、感染、手术、情绪激动等引起，与血中抗胰岛素物质增多、酮体和脂肪酸增多干扰葡萄糖的摄取和利用等因素有关，可积极消除诱因，调整酸碱和电解质平衡，适当加大胰岛素剂量。慢性抵抗是指每日需要 200U 以上的胰岛素且无并发症者，主要原因是体内产生胰岛素抗体，也与胰岛素受体数目减少，亲和力降低、胰岛素受体基因异常等有关，一般可改用高纯度胰岛素、换用不同制剂或加服口服降血糖药。

4. 局部反应　注射部位可出现局部红肿、脂肪萎缩、硬结等。应有计划地更换注射部位。

苯妥英钠、肾上腺皮质激素、噻嗪类药物等可升高血糖，与胰岛素同时应用可影响后者效果。胰岛素与普萘洛尔共用时，低血糖引起的代偿性交感神经活动增强会被普萘洛尔抑制，导致低血糖不易被察觉。

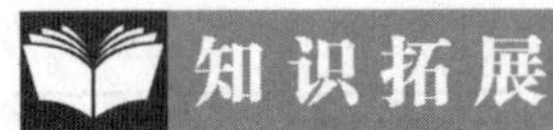

胰岛素泵

胰岛素泵又称胰岛素持续皮下注射泵(continous subcutaneous insulin injection,CSⅡ),由微电脑芯片、超微马达和贮药器组成。胰岛素泵的最大特点是模拟正常人的胰岛B细胞,按不同速度向体内持续释放胰岛素。主要通过两种方式向人体输注,即基础输注和餐前输注。基础输注是根据血糖水平设定24 h持续小剂量释放胰岛素,使病人空腹血糖平稳,尤其可以保持夜间和清晨空腹血糖的稳定;餐前输注是进餐前根据饮食调整餐前剂量,控制餐后血糖,使全天血糖接近正常水平。

目前胰岛素泵有两种形式。①开环式:根据病人血糖水平自行设定胰岛素剂量。②闭环式:病人血糖监测及基础或餐前胰岛素剂量的设定都由微电脑来自动完成。

第二节　口服降血糖药

本类药物具有口服有效、使用方便的特点。常用口服降血糖药包括磺酰脲类、双胍类、胰岛素增敏剂、α-葡萄糖苷酶抑制剂、促胰岛素分泌药及醛糖还原酶抑制剂等。

一、磺酰脲类

磺酰脲类是最早使用的口服降血糖药,主要用于控制2型糖尿病。第一代药物有甲苯磺丁脲(tolbutamide,D_{860},甲糖宁)、氯磺丙脲(chlorpropamide);第二代药物有格列吡嗪(glipizide,美吡达)、格列本脲(glibenclamide,优降糖)、格列齐特(gliclazide,达美康)及格列美脲。第二代药物降低血糖的活性较第一代强,且低血糖、粒细胞减少和心血管不良反应发生率较低;其不仅可降低血糖,还能抑制血小板的黏附与聚集,防止发生糖尿病微血管病变,故临床应用广泛。

磺酰脲类降糖药口服吸收快而完全,与血浆蛋白结合率高,作用出现慢,维持时间长,多数药物在肝内氧化成羟基化合物,经肾排泄。常用药物的药动学特点见表31-2。

表31-2　磺酰脲类药物的体内过程

药物	血浆蛋白结合率/%	血药高峰时间/h	$t_{1/2}$/h	维持时间/h	消除方式
甲苯磺丁脲	88	2~4	4~6	6~12	肝代谢,经肾排泄
氯磺丙脲	90	10	30~40	24~60	肾小管分泌排出
格列吡嗪	95	1~2	2~4	6~10	肝代谢,经肾排泄
格列本脲	90~95	2~6	10~14	16~24	肝代谢,经肾排泄
格列齐特	92	2~6	10~12	24	肝代谢,经肾排泄

注:表中数据仅供参考

【药理作用】

1. 降血糖作用　本类药物仅对正常人及胰岛功能尚存的患者有降血糖作用,对严重糖尿病或者1型病人及切除胰腺的动物无作用。作用机制是:①刺激胰岛B细胞释放胰岛素;②增加胰岛素与靶组织及受体的结合能力;③通过激活糖原合成酶和3-磷酸甘油脂肪酰转移酶,促进葡萄糖的利用以及糖原和脂肪的合成。

2. 抗利尿作用　主要通过促进抗利尿激素分泌并增强其作用而减少尿量。

3. 其他　格列齐特可降低血小板黏附力及聚集性,改善微循环,降低胆固醇、甘油三酯和脂肪酸的血浆浓度。

【临床应用】

1. 糖尿病　主要用于胰岛素功能尚存,单用控制饮食无效的轻、中型2型糖尿病患者。

2. 尿崩症　氯磺丙脲可减少尿崩症病人的尿量,与氢氯噻嗪合用可提高疗效。

【不良反应与用药护理】常见胃肠道反应及皮肤过敏。长期用药还可引起骨髓抑制、血小板减少、粒细胞减少，也可致黄疸及肝损害。较严重的不良反应为持久性的低血糖症，多见于老人及肝、肾功能不全者，常与药物过量有关。新型磺酰脲类降糖药较少引起低血糖。可致畸胎，故孕妇禁用。药酶抑制剂如西咪替丁、氯霉素等可增强磺酰脲类的降糖作用。噻嗪类利尿药、氯丙嗪、口服避孕药、糖皮质激素均可起到降低磺酰脲类的降血糖作用。

二、双胍类

常用双胍类药物有苯乙双胍（phenfor min，苯乙福明）和二甲双胍（metfor min，甲福明），两药作用相似，前者作用更强。苯乙双胍 $t_{1/2}$ 约为 3 h，约 1/3 以原形随尿排出，作用持续 4~6 h。二甲双胍 $t_{1/2}$ 约 1.5 h，作用短，在体内不与血浆蛋白结合，大部分以原形随尿排出。

【药理作用与临床应用】能明显降低糖尿病病人血糖，对正常人的血糖无影响，当胰岛功能完全丧失时，仍有降血糖作用。作用机制是：①促进组织细胞对葡萄糖的摄取及利用；②抑制肠道对葡萄糖的吸收；③抑制胰高血糖素释放；④降低肝内糖原异生。主要用于 2 型糖尿病患者，尤其是肥胖和单用饮食控制无效者。

【不良反应与用药护理】

1. 消化道反应　发生率较磺酰脲类高。主要是恶心、呕吐、食欲缺乏、口苦、口中金属味、腹泻等，餐后服用可减轻，减量或停药后即可消失。

2. 乳酸血症　因促进糖无氧酵解，产生乳酸，尤其在肝、肾功能不全及心力衰竭等缺氧情况下，易诱发乳酸性酸中毒危及生命，苯乙双胍的发生率比二甲双胍高 10 倍，故前者已基本不用。慢性心功能不全、重症贫血、尿酮体阳性、急性感染及肝、肾功能不全者禁用。孕妇慎用。

三、胰岛素增敏药

胰岛素增敏药能增强靶组织对胰岛素的敏感性，减轻胰岛素抵抗，对 2 型糖尿病及其心血管并发症均有显著疗效。代表药有罗格列酮（rosiglitazone）、环格列酮（cycloglitazone）、吡格列酮（pioglitazone）、恩格列酮（englitazone）、噻格列酮（ciglitazone）等。

【药理作用】本类药物能够提高机体（骨骼肌、肝和脂肪组织）对胰岛素的敏感性，降低血糖，同时保护胰岛 B 细胞。还能有效降低血脂，并抑制血小板聚集、内皮细胞的增生和炎症反应，发挥抗动脉粥样硬化的作用。

【临床应用】主要用于其他口服降血糖药疗效不佳的 2 型糖尿病患者，尤其是伴有胰岛素抵抗的糖尿病患者。无论是单独应用还是与胰岛素、二甲双胍或磺酰脲类合用都能取得较好的降糖效果。

【不良反应】本类药物具有较好的耐受性和安全性，低血糖反应发生率低。副作用主要是头痛、嗜睡及胃肠道反应等。

四、α-葡萄糖苷酶抑制药

α-葡萄糖苷酶抑制剂是新型的口服降血糖药，目前临床用药有伏格列波糖（voglibose）、阿卡波糖（acarbose）、米格列醇（miglitol）等。其作用机制是通过竞争性抑制小肠葡萄糖苷酶的活性，使蔗糖与淀粉转化为单糖的过程减慢，从而延缓葡萄糖的吸收，降低餐后血糖。

主要用于治疗糖尿病餐后高血糖，既可单用也可和胰岛素及磺酰脲类等降血糖药合用治疗 2 型糖尿病。单独应用不会引起低血糖反应。

主要不良反应有腹胀、腹痛、腹泻等消化道症状，偶有低血糖。孕妇、哺乳期妇女、肠炎、肠梗阻、肝、肾功能不全、有腹部手术史的患者禁用。定期检查肝功能。

五、促胰岛素分泌药

促胰岛素分泌药为一种能够快速促进胰岛 B 细胞释放胰岛素的口服降血糖药，代表药物有瑞格列奈和那格列奈等。

瑞格列奈

瑞格列奈（repaglinide）是第一个餐时血糖调节药物。最大的优点是能模仿胰岛素的生理性分泌，有效地控制餐后高血糖。主要用于治疗 2 型糖尿病，尤其是对磺酰脲类过敏或不耐受的患者更为适用，亦适用于糖尿病肾病病人。常见不良反应有低血糖（比磺脲类药物少见）、头痛和腹泻等，大多轻微而短暂。

同类药物还有那格列奈（nateglinide），对葡萄糖浓度更为敏感而易于见效。由于能减少总胰岛素释放，减弱餐后的葡萄糖波动，故诱发低血糖的危险更小。

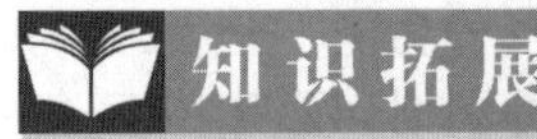

预防糖尿病外周神经并发症药

醛糖还原酶是聚醇代谢通路中的关键限速酶,其可促进葡萄糖转化为山梨醇,后者在神经细胞内增多可导致糖尿病性外周神经并发症的发生。

醛糖还原酶抑制剂可有效改善机体聚醇代谢通路异常,从而达到预防及延缓糖尿病并发症的目的。代表药依帕司他(epalrestat)能改善糖尿病病人末梢神经和坐骨神经的传导速率,抑制坐骨神经中神经纤维密度的下降,可有效预防并改善糖尿病并发的末梢神经感觉障碍(疼痛和麻木感)、振动感觉异常等症状。

第三节　全国护士执业资格考试要点解析

一、1 型糖尿病的治疗原则

采用胰岛素替代,饮食控制和运动锻炼相结合的综合治疗方案。治疗目的:消除临床症状,预防并纠正糖尿病酮症酸中毒,防止糖尿病引起的血管损害,使患儿获得正常生长发育,保证其正常的生活活动。

(一)糖尿病酮症酸中毒的治疗

酮症酸中毒是儿童糖尿病急症死亡的主要原因。

1. 液体疗法　纠正脱水,酸中毒和电解质紊乱。酮症酸中毒时脱水量约为 100 ml/kg,可按此计算输液量,再加继续丢失量后为 24 h 总液量。补液开始先给生理盐水 20 ml/kg 快速静脉滴入,以扩充血容量,改善微循环,以后根据血钠决定给予 1/2 张或 1/3 张不含糖的液体。要求在 8 h 输入总液量的一半,余量在此后的 16 h 输入,同时见尿补钾。只有 pH<7.2 时,才用碱性液纠正酸中毒。

2. 胰岛素的应用　采用小剂量胰岛素持续静脉输入。

(二)长期治疗措施

1. 饮食管理　糖尿病的饮食管理是进行计划饮食而不是限制饮食,其目的是维持正常血糖和保持理想体重。

2. 胰岛素治疗　胰岛素是治疗 1 型糖尿病的关键。胰岛素的种类、剂量、注射方法都与疗效有关。新诊断的患儿,开始治疗一般用短效胰岛素,用量为 0.5~1 U/kg。分 4 次于早、中、晚餐前 30 min、临睡前皮下注射(早餐前用量占 30%~40%、中餐前 20%~30%、晚餐前 30%、临睡前 10%)。根据血糖调整胰岛素用量。

3. 运动治疗　通过运动增加葡萄糖的利用,有利于血糖的控制。

二、2 型糖尿病的治疗原则

(一)饮食治疗

1. 饮食治疗　应以控制总热量为原则,实行低糖、低脂(以不饱和脂肪酸为主)、适当蛋白质,高纤维素、高维生素饮食。饮食治疗应特别强调定时、定量。

2. 食物营养成分分配　糖类占总热量的 55%~60%,以主食为主,脂肪<30%,蛋白质 15%(平均 lg/kg 理想体重。)

3. 三餐热量分配　可根据饮食习惯,选择 1/5、2/5、2/5 或 1/3、1/3、1/3 等均可。

(二)运动治疗

原则强调因人而异、循序渐进,相对定时、定量、适可而止。运动量的简单计算方法:脉率=170-年龄。

(三)药物治疗

1. 磺脲类　直接刺激胰岛 B 细胞释放胰岛素,适用于轻、中度 2 型糖尿病,尤其是胰岛素水平较低或分泌延迟者。

2. 双胍类　对胰岛无刺激作用,主要通过增加外周组织对葡萄糖的摄取和利用,抑制葡萄糖异生及肝糖原分解而起降低血糖作用。最适合超重的 2 型糖尿病。

3. 葡萄糖苷酶抑制剂　抑制小肠 α-葡萄糖苷酶活性,减慢葡萄糖吸收,降低餐后血糖。

4. 胰岛素

(1)适应证:①1 型糖尿病。②2 型糖尿病急性并发症:酮症酸中毒、非酮症高渗性昏迷、乳酸性酸中毒。

③对口服降糖药无效的2型糖尿病。④糖尿病合并应激及其他情况：手术，妊娠、分娩、严重感染、心脑血管急症、肝肾疾患或功能不全等。

（2）剂型：根据作用时间分为速效（普通）、中效及长效制剂，胰岛素各人剂量差异很大，需严格个体化，一般初始先用速效制剂，小量开始，逐渐增量。

（四）酮症酸中毒的处理

（1）胰岛素治疗：小剂量持续静脉滴注速效胰岛素，4～6U/h，每2 h依据血糖调整胰岛素剂量。

（2）补液：本病常有较严重的失水，需给予大量补充，补液是治疗的关键。

（3）补钾。

（4）纠正酸中毒：补充5%碳酸氢钠。

（5）治疗并发症：积极抗感染、纠正脱水、休克、心衰等。

测试练习

一、名词解释

胰岛素抵抗

二、填空题

1. 胰岛素的主要不良反应有________、________、________和________。
2. 胰岛素口服________，可采用________及________给药，为延长作用时间可加入________。
3. 常用的口服降糖药有________、________、________、________和________。

三、选择题

（一）以下每题有A、B、C、D、E五个备选答案，请从中选择一个最佳答案。

1. 有关胰岛素药理作用的叙述错误的是（　　）。
A. 促进蛋白质的合成并抑制其分解　B. 促进葡萄糖的酵解和氧化
C. 促进脂肪的合成并抑制其分解　D. 促进糖原异生　E. 促进钾离子进入细胞内

2.（　　）不宜首选胰岛素。
A. 轻、中型糖尿病　B. 合并重度感染的糖尿病　C. 妊娠期糖尿病
D. 需作手术的糖尿病　E. 糖尿病酮症酸中毒

3. 有关胰岛素的描述错误的是（　　）。
A. 饭后0.5 h给药　B. 必须冷冻保存　C. 适用于各型糖尿病
D. 防止发生低血糖症　E. 经常更换注射部位

4. 胰岛素常用的给药途径是（　　）。
A. 皮下注射　B. 口服　C. 舌下含服　D. 静脉注射　E. 肌内注射

5. 过量使用胰岛素的不良反应是（　　）。
A. 胃肠道反应　B. 高钾血症　C. 低血糖　D. 过敏反应　E. 脂肪萎缩

6. 甲苯磺丁脲降血糖作用的机制是（　　）。
A. 拮抗胰高血糖素的作用　B. 促进葡萄糖降解
C. 刺激胰岛B细胞释放胰岛素　D. 抑制葡萄糖从肠道吸收　E. 减少糖原异生

7. 大剂量可引起畸胎，孕妇禁用的药物是（　　）。
A. 二甲双胍　B. 苯乙福明（苯乙双胍）　C. 低精蛋白锌胰岛素
D. 氯磺丙脲　E. 珠蛋白锌胰岛素

8. 甲苯磺丁脲不会引起那种不良反应（　　）。
A. 粒细胞减少　B. 肝损害　C. 过敏反应　D. 低血糖症　E. 高钾血症

9. 可造成乳酸性酸血症的降血糖药是（　　）。
A. 苯乙双胍　B. 氯磺丙脲　C. 甲苯磺丁脲　D. 格列本脲　E. 阿卡波糖

10. 不属于双胍类药物特点的是（　　）。
A. 不与蛋白结合，不被代谢，自尿中排出　B. 可引起乳酸性酸中毒　C. 促进组织摄取葡萄糖

D. 主要用于轻症糖尿病患者　　E. 抑制胰高血糖素的分泌

11. 关于降糖药的叙述,以下错误的是(　　)。

A. 胰岛素不能通过胎盘屏障　　B. 磺酰脲类药物可通过胎盘屏障

C. 妊娠期糖尿病可用胰岛素配合食物治疗　　D. 磺酰脲类药物可引起妊娠高血压

E. 在怀孕期间,胰岛素较磺酰脲类药物有更广泛的应用

12. 合并肾功能不全的糖尿病患者易发生不良反应的药物是(　　)。

A. 甲苯磺丁脲　　B. 格列本脲　　C. 格列吡嗪　　D. 格列齐特　　E. 氯磺丙脲

13. 老年糖尿病患者不宜用(　　)。

A. 格列本脲　　B. 氯磺丙脲　　C. 格列齐特　　D. 苯乙双胍　　E. 二甲双胍

14. 糖尿病患者大手术时宜选用胰岛素治疗的理由是(　　)。

A. 改善脂肪代谢　　B. 改善糖代谢　　C. 避免胰岛素耐受性

D. 改善蛋白质代谢　　E. 防止和纠正代谢紊乱恶化

15. 双胍类药物治疗糖尿病的机制是(　　)。

A. 促进组织摄取葡萄糖等　　B. 增强胰岛素的作用　　C. 阻滞 ATP 敏感的钾通道

D. 刺激内源性胰岛素的分泌　　E. 增加靶细胞膜上胰岛素受体的数目

16. 糖尿病酮症酸中毒患者宜选用大剂量胰岛素的原因是(　　)。

A. 产生抗胰岛素受体抗体　　B. 慢性耐受性

C. 胰岛素受体数量减少　　D. 靶细胞膜上葡萄糖转运系统失常

E. 血中大量游离脂肪酸和酮体的存在妨碍了葡萄糖的摄取和利用

17. 能促进胰岛 B 细胞释放胰岛素的是(　　)。

A. 苯乙双胍　　B. 二甲双胍　　C. 格列本脲　　D. 阿卡波糖　　E. 罗格列酮

(二)以下提供若干个案例,每个案例下设若干个试题。请根据各试题题干所提供的信息,在每题下面的A、B、C、D、E 五个备选答案中选择一个最佳答案。(18~20 题共用题干)

患者,女性,58 岁。患 2 型糖尿病 7 年,胰岛素治疗期间突然多汗、心悸、手抖、饥饿、头晕。

18. 应考虑其原因是(　　)。(护考真题)

A. 低血压　　B. 药物过敏　　C. 低血糖　　D. 精神紧张　　E. 胰岛素量太少

19. 混合胰岛素注射时,应按(　　)顺序抽取药物。(护考真题)

A. 先抽中长效,再抽短效胰岛素　　B. 先抽短效,再抽中长效胰岛素

C. 两个注射器,分别抽取　　D. 按患者的喜好来抽取　　E. 听取家属意见

20. 2 型糖尿病患者最常见的死亡原因是(　　)。(护考真题)

A. 感染　　B. 心脑血管意外　　C. 神经病变　　D. 眼部病变　　E. 酮症酸中毒

(21~22 题共用题干)

患者,女性,65 岁。患 2 型糖尿病 10 年。患者肥胖,“三多一少”症状不明显。虽长期控制饮食,注意休息,口服降血糖药,但血糖仍偏高。

21. 考虑患者更适合使用的降糖药物是(　　)。(护考真题)

A. 二甲双胍　　B. α-葡萄糖苷酶抑制药　　C. 格列本脲(优降糖)

D. 胰岛素治疗　　E. 格列喹酮(糖适平)

22. 护士采取的最恰当的措施是(　　)。(护考真题)

A. 住院治疗　　B. 增加运动疗法　　C. 加大降糖药剂量

D. 定期去医院检查血糖　　E. 皮下注射胰岛素

(23~24 题共用题干)

患者,男,51 岁。3 年前诊断为冠心病、心绞痛。近半月来心前区疼痛发作频繁,今晨在骑车途中,突然胸骨后压榨性剧痛,像触电样向左臂内侧放散,舌下含硝酸甘油不能缓解,出大汗,面色灰白,手足发凉,入院诊断为急性广泛性前壁心肌梗死,治疗药物中有极化液。

23. 极化液由胰岛素、10%葡萄糖和(　　)组成。

A. 氯化钠　　B. 氯化钙　　C. 氯化钾　　D. 葡萄糖酸钙　　E. 乳酸钠

24. 极化液治疗心肌梗死时,胰岛素的主要作用是(　　)。

A. 纠正低血钾　　B. 改善心肌代谢　　C. 为心肌提供能量

D. 促进钾离子进入心肌细胞　　E. 纠正低血糖

(25~27题共用题干)

患者,女,21岁。1型糖尿病患者,在治疗过程中出现心悸、饥饿感、出汗、意识模糊。

25. 患者最可能发生的问题是(　　)。

A. 周围神经炎　　B. 自主神经功能紊乱　　C. 心律失常　　D. 低血糖反应　　E. 过敏反应

26. 引起该情况的常见原因是(　　)。

A. 注射胰岛素剂量过大　　B. 注射胰岛素与进餐时间密切配合　　C. 每日运动量适中

D. 并发冠心病及脑血管病　　E. 每餐按规定进食量进餐

27. 下列处理措施正确的是(　　)。

A. 静脉滴注生理盐水　　B. 做心电图检查　　C. 血常规检查

D. 静脉注射50%葡萄糖　　E. 使用胰岛素

(28~29题共用题干)

患者,女,32岁,肥胖,近来出现多饮、多尿、多食、尿糖阳性、血糖升高,诊断为2型糖尿病。

28. 此患者首选的治疗方法是(　　)。

A. 胰岛素皮下注射　　B. 服用二甲双胍　　C. 单纯饮食控制

D. 甲苯磺丁脲口服　　E. 格列本脲口服

29. 经上述治疗,尿糖仍持续阳性,血糖仍高考虑改用(　　)。

A. 氯磺丙脲　　B. 二甲双胍　　C. 长效胰岛素　　D. 甲苯磺丁脲　　E. 格列本脲

(30~31题共用题干)

患者,女,34岁,妊娠24周,孕检发现空腹血糖7.4 mmol/L,餐后血糖18.8 mmol/L。诊断:妊娠期合并糖尿病。

30. 该患者药物治疗应首选(　　)。

A. 低精蛋白锌胰岛素　　B. 胰岛素　　C. 格列齐特

D. 精蛋白锌胰岛素　　E. 二甲双胍

31. 该药常见的不良反应是(　　)。

A. 低血糖　　B. 粒细胞减少　　C. 嗜睡、眩晕　　D. 脂肪萎缩　　E. 胰岛素抵抗

四、简答题

1. 简述胰岛素治疗糖尿病的适应证。
2. 简述胰岛素的不良反应。
3. 简述磺酰脲类降糖药的药理作用。

五、论述题

1. 试述目前常用的口服降血糖药。
2. 试述胰岛素、双胍类和磺酰脲类降血糖作用的异同点。

六、案例分析

患者,女,49岁。因"口渴、多饮、多尿11年"入院,诊断为2型糖尿病。曾先后使用"降糖片"(二甲双胍)等控制血糖,近5个月改用胰岛素泵,血糖空腹10.2~15.0 mmol/L,餐后11.2~17 mmol/L。试分析:

1. 患者血糖无法控制的原因?
2. 发生上述情况的机制及防治措施是什么?

参考答案

一、名词解释

机体对胰岛素的敏感性降低称为胰岛素抵抗,又称胰岛素耐受性。

二、填空题

1. 低血糖反应;过敏反应;胰岛素耐受性;局部皮下脂肪萎缩。
2. 无效;皮下注射;静脉注射;碱性蛋白。
3. 磺酰脲类;双胍类;胰岛素增敏药;α-葡萄糖苷酶抑制剂;促胰岛素分泌药。

三、选择题

1. D　2. A　3. A　4. A　5. C　6. C　7. D　8. E　9. A　10. E　11. D　12. E　13. B　14. E　15. A　16. E　17. C　18. C　19. B　20. B；21. D　22. E　23. C　24. D　25. D　26. A　27. D　28. C　29. B　30. B　31. A

四、简答题

1. ①1 型糖尿病，胰岛素是治疗的最重要药物，而且须终身用药。②2 型糖尿病经饮食或用口服降血糖药未能控制者。③糖尿病发生各种急性或严重并发症者，如酮症酸中毒及非酮症高渗性糖尿病昏迷。④糖尿病合并有严重感染、高热、甲亢、妊娠、分娩创伤及手术等情况者。

2. (1)低血糖症：为胰岛素最重要、最常见的不良反应。早期表现为饥饿感、出汗、心跳加快、焦虑、震颤等，严重者引起昏迷及休克，甚至脑损伤及死亡；长效类表现为头痛和精神情绪、运动障碍等。

(2)过敏反应：多见于牛胰岛素或制剂不纯所致。

(3)胰岛素抵抗：指机体对胰岛素生理作用的反应性降低，即胰岛素敏感性降低。

(4)脂肪萎缩：见于注射部位，女性多于男性，改用高纯度胰岛素可减轻该反应。

3. (1)降血糖作用：本类药物仅对正常人及胰岛功能尚存的患者有降血糖作用，对严重糖尿病或者 1 型病人及切除胰腺的动物无作用。

(2)抗利尿作用：主要通过促进抗利尿激素分泌并增强其作用而减少尿量。

(3)其他：格列齐特可降低血小板黏附力及聚集性，改善微循环，降低胆固醇、甘油三酯和脂肪酸的血浆浓度。

五、论述题

1. 目前常用口服降血糖药包括：磺酰脲类、双胍类、胰岛素增敏剂、α-葡萄糖苷酶抑制剂及促胰岛素分泌药。磺酰脲类口服降血糖药主要用于胰岛功能尚存的 2 型糖尿病且单用饮食控制无效者。此外，还能对水排泄及凝血功能产生影响。双胍类口服降糖药物可明显降低糖尿病病人血糖，但对正常人血糖无明显影响。主要用于轻症糖尿病患者，尤适用于肥胖及单用饮食控制无效者。噻唑烷酮类化合物主要用于胰岛素抵抗和 2 型糖尿病。噻唑烷酮类化合物作为胰岛素增敏剂，其改善胰岛素抵抗及降糖与其竞争性激活过氧化物酶体增生物激活受体-γ，调节胰岛素反应性基因的转录有关。阿卡波糖和伏格列波糖是 α-葡萄糖苷酶抑制剂，可降低病人的餐后血糖。瑞格列奈作为促胰岛素分泌药可以模仿胰岛素的生理性分泌。同类药物还有那格列奈，其对胰岛 B 细胞的作用更迅速，持续时间更短，对葡萄糖浓度更为敏感而易于见效。

2. (1)胰岛素：①降血糖作用：对糖尿病患者降血糖作用强而快，对无胰岛功能者有效。②主要作用机制：补充胰岛素。③适应证：各型糖尿病。④不良反应：低血糖、过敏反应、胰岛素抵抗、脂肪萎缩。⑤用药方法：皮下、静脉注射。

(2)双胍类：①降血糖作用：对糖尿病患者降血糖作用明显，对无胰岛功能者有效。②主要作用机制：促进组织利用糖。③适应证：轻症肥胖者糖尿病。④不良反应：胃肠道反应重、乳酸性酸血症、酮血症。⑤用药方法：口服。

(3)磺酰脲类：①降血糖作用：对糖尿病患者降血糖作用明显，对无胰岛功能者无效。②主要作用机制：促进胰岛素分泌。③适应证：胰岛功能尚存的 2 型糖尿病且单用饮食控制无效者。④不良反应：低血糖、皮肤过敏、嗜睡、神经痛、肝损害、血液损害。⑤用药方法：口服。

六、案例分析

1. 由于发生了胰岛素抵抗。

2. 胰岛素抵抗由于创伤、感染、手术、情绪激动等，血中抗胰岛素物质增多或酮症酸中毒时血中酮体和脂肪酸增多及 pH 值降低；体内产生了胰岛素抗体；胰岛素受体数目和亲和力减少等原因妨碍了胰岛素对机体的作用。

胰岛素抵抗可分为急性抵抗性和慢性抵抗性。对前者应正确处理诱因，调整酸碱、水电解质平衡，暂时加大胰岛素剂量。对后者，可改用高纯度胰岛素，换用不同种属动物来源的制剂或加用口服降血糖药等。

（韩　璐）

第三十二章　性激素类药和避孕药

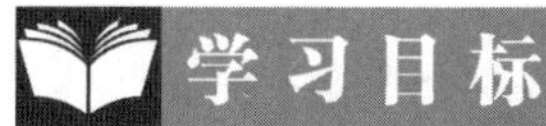

学习目标

☞ 知识目标

1. 掌握雌激素类药、孕激素类药的作用、应用、不良反应和用药护理。
2. 熟悉避孕药的分类、作用与应用。
3. 了解雄激素类药、同化激素类药的作用与应用。

☞ 能力目标

具有根据适应证合理选择药物、处置不良反应的能力。

☞ 态度目标

能开展用药咨询服用和健康教育,并能正确指导病人合理用药。

案例导学

王女士,30 岁。平时月经规律,本次月经推迟 5 d,妊娠试纸测定为阳性,遂去医院就诊,诊断为早期妊娠,王女士要求尽快终止妊娠,医生根据王女士的整体情况及妊娠时间,决定采取药物流产。试分析:

1. 终止早期妊娠的药物有哪些?
2. 对于王女士,进行药物流产最好选药哪些药物?

性激素(sex hormones)为性腺所分泌的类固醇激素,包括雌激素、孕激素和雄激素,属于甾体化合物。目前,临床应用的性激素类药物为人工合成品及其衍生物。常用的抗生育药大多属于雌激素与孕激素的复合制剂。

性激素的产生和分泌受下丘脑-腺垂体调节。下丘脑分泌促性腺激素释放激素(GnRH),促使腺垂体分泌尿促卵泡素(FSH)和黄体生成素(LH)。对于女性,FSH 促进卵泡的生长发育;FSH 和 LH 的共同作用,促使成熟的卵泡分泌雌激素和孕激素。对于男性,FSH 可促进睾丸中精子的生成;LH 可促进睾丸间质细胞分泌雄激素。

性激素对腺垂体的分泌功能具有正反馈和负反馈两方面的调节作用,这取决于机体的性周期。在排卵前血中雌激素水平较高,可直接或通过下丘脑促进腺垂体分泌 LH,导致排卵(正反馈);在月经周期的黄体期,由于血中雌激素、孕激素水平较高,从而减少 GnRH 的分泌,抑制排卵(负反馈)。常用的甾体避孕药就是根据这一负反馈机制而设计的。雄激素也可通过反馈机制抑制促性腺激素的释放。

第一节　雌激素类与抗雌激素类药

一、雌激素类

卵巢分泌的天然雌激素有雌二醇(estradiol,E_2)、从孕妇尿中提取的雌酮(estradiol,E_1)、雌三醇(estradiol,E_3)和其他雌激素,多为雌激素的肝脏代谢产物。天然雌激素的活性较低,常用的雌激素类药物多是以雌二醇为母体,人工合成了许多高效衍生物,主要有己烯雌酚(diethylstilbestrol)、尼尔雌醇(nylestriol)、炔雌醇(ethinylestradiol)等,合成的类固醇雌激素类药物还有美雌醇、硫酸雌酮、马烯雌酮等。此外,还合成了具有雌激素样作用的非甾体类化合物,如己烯雌酚(di-ethylstilbestrol,乙底酚)。

【体内过程】

口服天然雌激素经胃肠道吸收，在肝内迅速被破坏，生物利用度低，故需注射给药。其代谢产物大部分形成葡萄糖醛酸或硫酸酯，随尿液排出，部分通过胆汁排出，从而形成肝肠循环。

人工合成的炔雌醇、炔雌醚、己烯雌酚等药物在肝内代谢缓慢，其中炔雌醇、炔雌醚吸收后，储存于体内脂肪组织中，故口服疗效高，药物作用维持时间长。酯类衍生物或油溶液制剂，肌内注射吸收缓慢，药物作用时间延长。

【药理作用】

1. 促进女性性成熟　促进女性性器官和第二性征的发育及成熟，维持女性第二性征。

2. 促进子宫内膜增生　使子宫内膜和肌层增殖变厚，在孕激素的协同下使子宫内膜产生周期性变化，形成月经周期；提高子宫对缩宫素的敏感性，使宫颈黏液分泌增多；使阴道上皮增生，浅表细胞角化；促进乳腺腺管增生。

3. 促进排卵　较大剂量(>200 pg/ml)雌激素，在排卵前促进促性腺激素分泌，形成 LH 峰，促进排卵；小剂量雌激素通过负反馈机制减少促性腺激素释放而抑制排卵。

4. 影响乳腺发育和乳汁分泌　量雌激素能刺激乳腺导管及腺泡的生长发育；大剂量能抑制催乳素对乳腺的刺激作用，减少乳汁分泌。

5. 影响代谢　雌激素激活肾素血管紧张素系统，使醛固酮分泌增加，促进肾小管对水、钠的重吸收，故有轻度的水钠潴留作用，使血压升高；能增加骨骼中的钙盐沉积，促进长骨骨骺闭合；大剂量能升高血清三酰甘油和磷脂、降低血清胆固醇和低密度脂蛋白，但可增加高密度脂蛋白；降低糖耐量。

6. 其他　雌激素可增加凝血因子Ⅱ、Ⅶ、Ⅸ、Ⅹ的活性，促进血液凝固，此外还具有抗雄激素作用。

【临床应用】

1. 围绝经期综合征　女性围绝经期，由于卵巢功能降低，雌激素分泌不足，垂体促性腺激素分泌增多，产生内分泌平衡失调，引起一系列症状，如面颈红热、恶心、失眠、情绪不安等，也称更年期综合征。给予雌激素类药物，可抑制垂体促性腺激素分泌，减轻各种症状。雌激素可减少骨质吸收，对围绝经期和老年性骨质疏松症有一定疗效 。局部应用雌激素对老年性阴道炎及女阴干燥症有效。

2. 卵巢功能不全　用于卵巢功能不全引起的子宫、外生殖器及第二性征发育迟缓、闭经等。

3. 功能性子宫出血　由于体内雌激素水平低，子宫内膜创面修复不良，引起持续少量阴道出血，雌激素能促进子宫内膜增生，修复出血创面而止血。

4. 乳房胀痛及回乳　部分妇女停止哺乳后，因乳汁持续分泌引起乳房胀痛，大剂量雌激素能干扰催乳素对乳腺的刺激作用，使乳汁分泌减少。

5. 绝经后乳腺癌　能缓解绝经 5 年后的乳腺癌病人症状。但绝经前的病人禁用，因雌激素能促进肿瘤的生长。

6. 前列腺癌　雌激素抑制腺垂体分泌促性腺激素，使睾丸萎缩及雄激素分泌减少，且雌激素能拮抗雄激素的作用，故能治疗前列腺癌。

7. 痤疮　多见于青年男女，因雄激素水平高使皮脂腺分泌过多所致。

8. 避孕　与孕激素组成复合制剂用于避孕。

【不良反应】常见不良反应有恶心、呕吐和食欲不振及头晕等；久用可因子宫子膜过度增生而发生出血；长期大剂量应用可引起子宫内膜增生，引起子宫出血，增加子宫癌的发生率，可使水、钠潴留，引起水肿、高血压；还可引起胆汁淤积性黄疸，肝功能不良者慎用。

二、抗雌激素类药

本类药物能与雌激素受体结合，发挥竞争性拮抗雌激素作用。常用药物有氯米芬、他莫昔芬和雷诺昔芬等。

氯米芬(clomiphene)与己烯雌酚的化学结构相似，为三苯乙烯衍生物。有较弱的雌激素活性和中等程度的抗雌激素作用，能和雌激素受体结合而竞争性拮抗雌激素的作用；氯米芬能促进人的促性腺激素释放，诱发排卵，与其竞争雌激素受体，阻断雌激素的负反馈作用有关。用于功能性不孕症、功能性子宫出血、月经不调、晚期乳腺癌及长期应用避孕药后发生的闭经等。大剂量长期应用可引起卵巢肥大，一般停药后能自行恢复。卵巢囊肿者禁用。

他莫昔芬(tamoxifen)能与乳腺癌细胞的雌激素受体结合,抑制依赖雌激素才能持续生长的肿瘤细胞。用于治疗绝经后晚期乳腺癌病人,疗效较好。

雷诺昔芬(raloxifene)是选择性雌激素受体调节药的第二代产品用于绝经后妇女的骨质疏松症。

第二节　孕激素类与抗孕激素类药

一、孕激素类药

天然孕激素是由卵巢黄体或胎盘分泌的黄体酮(progesterone,孕酮),含量很低,且口服无效。药用多为人工合成品,由黄体酮衍生而来,活性与黄体酮相似的人工合成品有甲孕酮(medroxyprogesterone,安宫黄体酮)、甲地孕酮(megestrol)、炔诺酮(norethisterone)等。

【体内过程】

黄体酮经口服后在胃肠道和肝脏迅速破坏,故需口服给药。其血浆蛋白结合率高,主要经肝脏代谢,代谢产物多与葡萄糖醛酸结合,从肾脏排出。人工合成的高效的甲地孕酮、炔诺酮等,在肝脏破坏较慢,可口服给药。油溶液肌内注射可发挥长效作用。

【药理作用】

1. 对生殖系统的作用　①月经后期,孕激素在雌激素作用的基础上,促进子宫内膜由增殖期转化为分泌期,有利于受精卵着床和胚胎的发育。在妊娠期能降低子宫对缩宫素的敏感性,抑制子宫收缩活动,使胎儿安全发育,故有保胎的作用。②大剂量能抑制腺垂体 LH 的分泌,抑制卵巢的排卵过程,有避孕的作用。③能促进乳腺腺泡发育,为哺乳作准备。

2. 对代谢的影响　孕激素与醛固酮结构相似,有竞争性抗醛固酮作用,促进 Na^+、Cl^- 排出而利尿。此外,孕激素是肝药酶诱导剂,促进某些药物代谢;孕激素可促进蛋白分解,增加尿素氮的排泄。

3. 对体温的影响　可轻度升高体温。月经周期中期排卵时体温较平时约高 0.5 ℃,持续到月经来临。

【临床应用】

1. 功能性子宫出血　由于黄体功能不足,引起子宫内膜不规则的成熟与脱落,导致子宫持续性的出血。应用孕激素可使子宫内膜同步转为分泌期,停药后 3~5 日发生撤退性出血。

2. 痛经和子宫内膜异位症　常采用雌、孕激素复合避孕药,抑制排卵和抑制子宫痉挛性收缩,可治疗痛经。采用长周期、大剂量孕激素,使异位子宫内膜腺体萎缩退化,治疗子宫内膜异位症。

3. 子宫内膜腺癌　大剂量孕激素可使子宫内膜瘤体萎缩,部分病人病情缓解,症状改善。

4. 前列腺肥大和前列腺癌　大剂量孕激素可减少睾酮分泌,促使前列腺细胞萎缩退化。

5. 先兆流产和习惯性流产　对黄体功能不足所致流产,可用大剂量孕激素治疗,但疗效不确切。

6. 避孕。

【不良反应】不良反应较轻,偶见有头晕、恶心、呕吐和乳房胀痛等。妊娠期长期使用,可引起胎儿生殖器官畸形。

二、抗孕激素类药

抗孕激素类药物可干扰黄体酮的合成和影响黄体酮的代谢,本类药物有米非司酮(mifepristone)、孕三烯酮(gestrinone)、环氧司坦(epostane)、曲洛司坦(trilostane)和阿扎斯丁(azastene)。

米非司酮

米非司酮(mifepristone)是孕激素受体阻断药,同时具有抗皮质激素活性,还具有较弱的雄激素活性。由于米非司酮可对抗黄体用对子宫内膜的作用,具有抗着床作用,可作为房事后避孕的有效措施;具有抗早孕作用,用于终止早期妊娠,可引起子宫出血延长,但一般无须特殊处理。

第三节　雄激素类和抗雄激素类药

一、雄激素类药

天然雄激素是睾丸素(tesosterone,睾酮),主要由睾丸间质细胞分泌。临床多用人工合成的睾酮衍生物,有甲睾酮(methytestosterone)、丙酸睾酮(testosterone propionate)等。睾酮不仅有雄激素活性,还有促进蛋白质合成作用(同化作用)。某些人工合成的睾酮衍生物雄激素活性明显减弱,其同化作用保留或增强,这些药物称为同化激素,如苯丙酸诺龙(nandrolone phenylpropionate)、美雄酮(metandienone)和司坦唑醇(stanozolol)等。

【体内过程】

睾酮口服易被肝脏破坏,故生物利用度很低,一般用其油溶液肌内注射或植入皮下。睾酮的酯类化合物吸收缓慢,作用时间延长,如植入皮下,作用可长达6周。代谢产物与葡萄糖醛酸结合,随尿液排出。甲睾酮不易被肝脏破坏,故可口服,也可舌下给药。

【药理作用】

1. 生殖系统作用 ①促进男性性器官及副性器官发育和成熟,促进男性第二性征形成,促进精子的生成及成熟。②大剂量可抑制垂体前叶促性腺激素的释放,并有直接抗雌激素作用。

2. 同化作用 能明显促进蛋白质的合成(同化作用),减少蛋白质的分解(异化作用),减少尿素生成,使尿素排泄减少,造成正氮平衡,因而促使肌肉增长、体重增加、降低氮质血症。同时有水、钠、钙、磷潴留现象。

3. 提高骨髓造血功能 ①骨髓造血功能降低时,较大剂量的雄激素可直接刺激骨髓造血功能,特别是红细胞的生成,还可使粒细胞和血小板数目增加。②睾酮能刺激肾分泌促红细胞生成素,还能直接兴奋骨髓合成亚铁血红素,使红细胞生成增加。

4. 免疫增强作用 促进免疫球蛋白的合成,增加机体免疫和巨噬细胞功能,具有一定抗感染能力,尚有糖皮质激素样抗炎作用。

【临床应用】

(1)无睾症和睾丸功能不足。

(2)功能性子宫出血、乳腺癌、卵巢癌,对抗雌激素作用。

(3)再生障碍性贫血及其他贫血。

(4)晚期乳腺癌:雄激素可缓解部分患者的病情。这可能与抗雌激素活性有关,也可能与其抑制垂体前叶分泌促性腺激素,因而减少雌激素的分泌有关;还可对抗催乳素对癌组织的刺激作用。其治疗效果与癌细胞中的雌激素受体含量有关,含量高者,疗效较好。

【不良反应】长期应用可引起胆汁淤积性黄疸,水钠潴留作用,女性有男性化倾向。肝功能障碍、前列腺癌病人、孕妇和哺乳期妇女禁用。

同化激素

雄激素有较强的同化作用,但用于女性或非性腺功能不全的男性,常出现女性男性化现象,使其临床应用受到一定限制。同化激素(anabolic hormone)则是以同化作用为主,男性化作用较弱的睾酮的衍生物,如苯丙酸诺龙(nandrolonpheylpropionate)、司坦唑醇(stanozolol,康力龙)以及美雄酮(metandienone,去氢甲基睾丸素)等同化激素临床上主要用于蛋白质同化或吸收不良,以及蛋白质分解亢进或损失过多的病例,例如营养不良、严重烧伤、术后恢复期、老年骨质疏松及恶性肿瘤晚期等。用药时应同时增加食物中的蛋白质成分。

长期应用可引起水、钠潴留,女性病人男性化,偶可见胆汁淤积性黄疸。肾炎、心力衰竭和肝功能不良病人应慎用,孕妇及前列腺癌病人禁用。

苯丙酸诺龙(nandrolonpheylpropionate)、司坦唑醇(stanozolol)

主要用于蛋白质不足和分解增多的病例,例如营养不良、严重烧伤、手术恢复期、骨折恢复、老年骨质疏松症和肿瘤恶病质等病人。长期应用可引起水钠潴留及女性男性化等现象。孕妇及前列腺癌病人禁用。

二、抗雄激素类药

凡能对抗雄激素生理效应的药物称为抗雄激素类药。

环丙孕酮

环丙孕酮(cyproterone,色普龙)具有较强的孕激素作用,还可阻断雄激素受体。可用于抑制男性严重性功能亢进;其他药物无效或病人无法耐受的前列腺癌;与雌激素合用治疗女性严重痤疮和特发性多毛症;与炔雌醇组成复方避孕片用于避孕。由于本药抑制性功能和性发育，禁用于未成年人。

第四节 促性腺激素类药

促性腺激素类药物多从孕妇、绝经期妇女尿液中提取，具有促进卵泡生成、成熟和排卵作用，同时也能促进和维持黄体的功能。常用药物有绒促性素(chorionicgonadotropin,CG)、尿促性素(humanmenopausalgonadoropion,hMG)和尿促卵泡素(urofollitropin)等。用于不孕症、功能性子宫出血、流产、隐睾症和男性性腺功能减退症等。

戈那瑞林(gonadorelin)对于女性可促进雌激素的分泌，有助于卵泡发育和成熟；对于男性可促进雄激素的分泌，有助于精子的产生。主要作为促排卵药，治疗下丘脑性闭经所致不育、原发性卵巢功能不足，也可用于男性性器官发育不全、小儿隐睾症等。

第五节 抗生育药

生殖是一个复杂的生理过程，包括精子和卵子的形成、成熟、排放、受精、着床及胚胎发育等多个环节，阻断其中任何一个环节均可达到避孕或终止妊娠的目的。避孕药是目前避孕方法中一种安全、有效及使用方便、较理想的避孕方法。

抗生育药是指阻碍受孕、防止妊娠或能终止妊娠的一类药物，包括避孕药和抗早孕药。现有的避孕药大多为女性用药，男性用药相对较少。

一、主要抑制排卵药

本类药物是最常用的女性避孕药，由孕激素和雌激素类药物配伍制成，多为甾体类避孕药。

【药理作用与临床应用】

本类药物应用不受月经周期的限制，排卵前，排卵期及排卵后服用，均可影响受精卵的着床。

1. 抑制排卵　外源性雌激素和孕激素通过负反馈机制，抑制下丘脑促性腺激素释放激素的释放，从而减少促卵泡素和黄体生成素分泌，两者协同作用而显著抑制排卵。

2. 抗着床　该类药物含大量孕激素，干扰子宫内膜正常发育，不利于受精卵着床。

3. 抑制受精　使宫颈黏液的黏稠度增加，不利于精子运行，影响卵子受精。

4. 其他　还可影响子宫和输卵管平滑肌的正常活动，使受精卵不能及时地被输送至子宫内着床。还可抑制黄体内甾体激素的生物合成等。

按规定服药，避孕效果可达99%以上，停药后生殖能力很快恢复。

【分类及用法】

1. 短效口服避孕药　如复方甲地孕酮片、复方炔诺酮片及复方炔诺孕酮片等。服用方法是：从月经周期第5天开始，每晚服药1片，连服22 d，不能间断。一般于停药后2~4 d就可发生撤退性出血，形成人工月经周期。下次服药仍从月经来潮第5 d开始。如停药7 d仍未来月经，则应立即开始服下一周期的药物。且漏服时，应于24 h内补服1片。

2. 长效口服避孕药　是以长效雌激素类药物炔雌醚与孕激素类药物(如炔诺孕酮或氯地孕酮等)配伍制成的复方片剂。服用方法是：从月经来潮当天算起，第5 d服第1片，最初两次间隔20 d，以后每月服1次，每次1片。

3. 长效注射避孕药　如复方己酸孕酮注射液(即避孕针1号)和复方甲地孕酮注射液。使用方法是：第一次于月经周期的第5日深部肌内注射2支，以后每隔28日或于月经周期的第11~12 d注射1次，每次1支。注射后一般于14 d左右月经来潮。如发生闭经，仍应按期给药，不能间断。

【不良反应】可有头晕、恶心、挑食及乳房胀痛等类早孕反应，坚持用药2~3个月后，症状减轻或消失；少数用药者发生子宫不规则出血时，可加服炔雌醇；如连续闭经2个月，应予停药。可诱发血栓性静脉炎，肺栓塞或脑血管栓塞等栓塞性疾病，应予注意。个别可有血压升高；哺乳期妇女用药可使乳汁减少。乳房肿块及宫颈癌患者禁用。

二、抗早孕药

抗早孕药是指在妊娠12周内能产生完全流产而终止妊娠的药物。如早期应用，其效果相当于一次正常月经,故又称为催经止孕药。临床常用孕激素受体阻断药米非司酮与前列腺素衍生物米索前列醇(misoprostol)序贯配伍应用。药物可破坏蜕膜、促进子宫平滑肌收缩、软化且扩张宫颈而诱发流产。其具有完全流产频率高、对母体无明显不良反应、流产后月经周期能迅速恢复、对再次妊娠无影响特点。

三、杀精子药

棉　酚

棉酚(gossypol)是从棉花的根、茎、种子中提取的一种黄色酚类物质。动物实验证明,棉酚作用部位在睾丸曲细精管的生精上皮细胞。用药4~5周后大部分曲细精管萎缩,生精上皮细胞几乎消失,管中可见大量脱落细胞和死精子。故棉酚是通过抑制精子生成而达到抗生育的作用。停药后逐渐恢复。不良反应有胃肠道刺激症状、心悸、肝功能改变等。少数服药者发生低血钾无力症状。棉酚从阴道给药也具有较强的杀精子活性。

壬苯醇醚(nonoxynol)、孟苯醇醚(menfegol)及烷苯醇醚(alfenoxynol)具有较强的杀精作用,可制成胶浆、片剂或栓剂等作为外用避孕药使用。将此类药物放入阴道后,药物可自行溶解而散布在子宫颈表面和阴道壁,发挥杀精作用,从而达到避孕目的。这种避孕方法的副作用小,全身反应少。

四、干扰孕卵着床药

干扰孕卵着床药也称探亲避孕药,常用药有甲地孕酮(探亲避孕1号片)、炔诺孕酮(探亲避孕片)、左炔诺孕酮等。能快速抑制子宫内膜的发育和分泌功能,干扰孕卵着床而产生抗生育作用。主要特点是在使用时间上灵活方便,不受月经周期的限制,无论在排卵前、排卵期或排卵后服用都有效。夫妻探亲同居当晚或房事后避孕工具失败或没有采取措施者,均可口服本类药物作为避孕的应急措施。

第六节　性激素和计划生育用药的护理应用

(一)用药前评估

1. 明确用药目的　性激素主要用于性腺功能失调所致的各种疾病和部分相关肿瘤的治疗;避孕药等主要用于计划生育。

2. 掌握病人基本情况　了解病人有无生殖器官肿瘤、心血管病史,以及用药史和过敏史;检测病人血压、体重、肝肾功能;女性应做乳腺、盆腔检查及阴道涂片检查;是否处于月经期、妊娠期或绝经期。

3. 禁忌证的排查　肿瘤(前列腺癌除外)、血栓栓塞病、妊娠早期禁用雌激素;不明原因阴道出血、严重肝病、血栓栓塞病、乳癌及生殖器官癌症禁用孕激素;男性乳癌、前列腺癌、前列腺肥大、冠心病、心肌梗死、孕妇及哺乳期妇女禁用雄激素。急慢性肝炎、肾炎、哺乳期妇女6个月以内禁用避孕药。

(二)用药监护

(1)性激素应避光、防潮、室温保存,不可冷冻。

(2)雌激素类药宜从小剂量开始,逐渐增加剂量,不可随意增减用量或停药,防止撤退性出血。

(3)性激素用药期间影响性功能,女性病人用雄激素可出现男性化,应提前告知使用者。观察用药期间阴道出血情况,定期检查子宫、乳房、肝功等。

(4)应教会使用者正确使用避孕药,掌握漏服后的补救措施,应在漏服24 h内补服药物。

(5)抗早孕药物应在医师指导下合理用药,否则宜失败或引起不全流产,如发生大失血及时到医院就诊。

测试练习

一、填空题

1. 孕激素类药物临床主要用于________、________、________、________和________。

2. 抗着床避孕药又称________,主要使子宫内膜发生不利于________的各种形态和功能变化,达到避孕目的。

3. 抗生育药物可分为________、________、________和________。

二、选择题

(一)以下每题有 A、B、C、D、E 五个备选答案,请从中选择一个最佳答案。

1. 黄体功能不足导致的子宫内膜出血应选用的药物是(　　)。

A. 雌二醇　B. 醋酸甲羟孕酮　C. 睾酮　D. 苯丙酸诺龙　E. 非那雄胺

2. 下列属于同化激素的药物是(　　)。

A. 己烯雌酚　B. 炔诺酮　C. 左炔诺孕酮　D. 美雄酮　E. 棉酚

3. 抑制排卵的避孕药主要组成成分是(　　)。

A. 孕激素类药和雌激素类药　B. 孕激素类药和雄激素类药
C. 雌激素类药和雄激素类药　D. 孕激素类药和抗雌激素类药物
E. 雄激素类药和抗孕激素类药

4. 孕激素的药理作用是(　　)。

A. 促进排卵　B. 促进子宫内膜由增殖期向分泌期转化
C. 促进子宫平滑肌收缩　D. 促进子宫颈开放　E. 促进黄体形成

5. 促性腺激素类药物是(　　)。

A. 睾酮　B. 雌二醇　C. 黄体酮　D. 氯米芬　E. 绒毛膜促性腺激素

6. 主要用于阴道内杀死精子的药物是(　　)。

A. 炔诺酮　B. 己烯雌酚　C. 苯丙酸诺龙　D. 壬苯醇醚　E. 棉酚

(二)以下提供若干个案例,每个案例下设若干个试题。请根据各试题题干所提供的信息,在每题下面的 A、B、C、D、E 五个备选答案中选择一个最佳答案。

(7~8 题共用题干)

患者,女,49 岁,停经 3 个月,潮热、烦躁、易怒,诊断为绝经综合征。

7. 要缓解患者的症状,应选用的药物是(　　)。

A. 雌激素类药物　B. 抗雌激素类药物　C. 雄激素类药物
D. 抗雄激素类药物　E. 抗孕激素类药物

8. 使用此类药物后患者出现明显的恶心、呕吐、食欲缺乏等不良反应,应采取的措施是(　　)。

A. 停药　B. 适当减少给药剂量
C. 给予抗雌激素类药物　D. 给予抗孕激素类药物　E. 给予抗雄激素类药物

三、问答题

简述主要抑制排卵的抗生育药的药理作用。

四、案例分析

(一)王女士,30 岁。平时月经规律,本次月经推迟 5 d,妊娠试纸测定为阳性,遂去医院就诊,诊断为早期妊娠,王女士要求尽快终止妊娠,医生根据王女士的整体情况及妊娠时间,决定采取药物流产。试分析:

1. 终止早期妊娠的药物有哪些?

2. 对于王女士,进行药物流产最好选药哪些药物?

(二)患者,女,25 岁,既往体健,停经 37 d。查尿妊娠试验阳性,B 超显示宫内一孕囊,约 1.3 cm×1.0 cm 大小,未见胚芽,但患者近 2 d 有阴道少量出血,不排除先兆流产可能。患者要求流产。医生建议观察 3~5 d,复查 B 超确定孕囊内有卵黄囊,确诊宫内早孕,排除宫外孕,建议实施药物流产。试分析:该患者应选择什么药实施药物流产?

参考答案

一、填空题

1. 功能性子宫出血;先兆流产或习惯性流产;痛经;宫内膜异位症;避孕。

2. 探亲避孕药;孕卵着床。

3. 抗排卵药;抗着床药;抗早孕药;杀精子药。

二、选择题

1. B　2. D　3. A　4. B　5. E　6. D　7. A　8. B

三、简答题

抑制排卵的抗生育药由孕激素和雌激素组成，外源性雌激素和孕激素通过负反馈机制，抑制下丘脑促性腺激素释放激素的释放。从而减少促卵泡素和黄体生成素分泌，两者协同作用而显著抑制排卵。大量孕激素干扰子宫内膜正常发育，不利于受精卵着床。孕激素使宫颈黏液黏稠度增加，不利于精子运行，影响卵子受精。

四、案例分析

案例分析(一)

1. 抗孕激素类药物主要是干扰孕酮的合成和影响孕酮的代谢，终止早期妊娠的药物有米非司酮、孕三烯酮、环氧司坦、曲洛司坦和阿扎斯丁。

2. 对于王女士，进行药物流产最好选药用米非司酮实施药物流产。

案例分析(二)

应用孕激素受体阻断药米非司酮与前列腺素制剂米索前列醇配伍应用实施药物流产。

(程琍琍)

第三十三章　抗菌药物概论

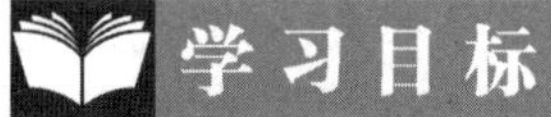

☞ **知识目标**

1. 掌握抗菌药常用术语的基本概念、抗菌药作用机制。
2. 熟悉细菌耐药性的产生机制,抗菌药的合理应用与注意事项。
3. 了解抗菌药、人体和病原体三者之间的关系。

☞ **能力目标**

具备能利用护理药理学知识进行医患沟通,开展用药咨询服务的能力。

☞ **态度目标**

明确护士在用药护理中的重要职责,培养爱岗敬业的工作态度及严谨求实的工作作风。

抗菌药是指能抑制或杀灭细菌、用于防治细菌感染性疾病的药物,包括抗生素和人工合成抗菌药。学习抗菌药需要了解机体、病原体、药物三者之间的相互作用及其作用规律(图 33-1),即:机体对病原体具有抗病能力,而病原体对机体有致病能力;药物对病原体具有抗菌作用,而病原体对药物可以产生耐药性;机体对药物的吸收、分布、代谢、排泄体内过程有影响作用,而药物对机体又可以产生不良反应。故在细菌感染性疾病的治疗过程中,既要充分发挥药物的抗菌作用,又要积极调动机体的抗病能力,还需要尽量减少药物对机体的不良反应以及延缓细菌耐药性的出现。

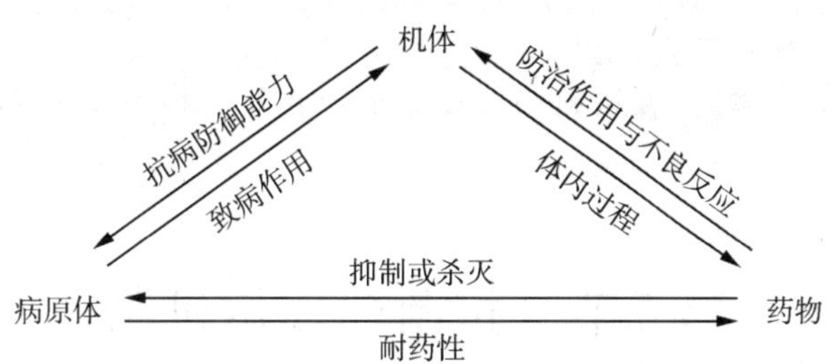

图 33-1　机体、病原体、药物三者相互作用的关系

从广义上来说,对病原微生物包括细菌和其他微生物、寄生虫及癌细胞所致疾病的药物治疗统称为化学治疗(chemotherapy,简称化疗)。化疗药物包括抗病原微生物药物、抗肿瘤药物和抗寄生虫药物,而抗病原微生物药物由抗细菌药、抗病毒药以及抗真菌药组成。

第一节　抗菌药常用术语

1. 抗生素(antibiotics)　由某些微生物(包括细菌、放线菌、真菌等)产生的能抑制或者杀灭其他微生物的化学物质。有天然抗生素与人工半合成抗生素之分,天然抗生素是从微生物的培养液中直接提取获得的,而人工半合成抗生素是把天然抗生素进行结构改造后而获得的。

2. 抗菌谱(anihaeteia spectnum)　是指抗菌药物的抗菌范围,为临床选用药物的依据,包括窄谱抗菌药和广谱抗菌药。窄谱抗菌药是指仅对一种细菌或者某属细菌有效的药物,如异烟肼只对结核分枝杆菌有效。广谱抗菌药是指对多种病原微生物有抑制或者杀灭作用的药物,如氧氟沙星不仅对 G^- 菌和 G^+ 菌有作用,而且对支原体、立克次体及衣原体等也有作用。

3. 抑菌药(bacteriostatic drugs)　是指只能抑制细菌的生长繁殖而对其无杀灭作用的药物,如多西环素、阿奇霉素等。

4. 杀菌药(bactericidal drugs) 是指具有杀灭细菌作用的药物,如氧氟沙星、头孢唑林、阿莫西林等。

5. 抗菌活性(antibacterial activity) 是指药物抑制或者杀灭细菌的能力,常用最低杀菌浓度(minimal bactericidal concentration,MBC)和最低抑菌浓度(minimal inhibitory concentration,MIC)两个指标来衡量。MBC是指能够杀灭培养基内细菌的最低药物浓度。MIC是指能够抑制培养基内细菌生长、繁殖的最低药物浓度。

6. 化疗指数(chemotherapeutic index,CI) 可用半数致死量(LD_{50})与半数有效量(ED_{50})之比或者5%致死量(LD_5)与95%有效量(ED_{95})之比来表示。CI是评价抗菌药物有效性和安全性的重要参数,一般比值越大,药物的毒性越小,用药相对越安全。但CI高者并不是绝对安全的,例如几乎没有毒性的青霉素仍然有引起过敏性休克的可能。

7. 抗菌后效应(postantibiotic effect,PAE) 是指细菌和抗菌药经短暂接触以后,药物浓度逐渐下降,降到最低抑菌浓度以下,或者药物全部排出体外以后仍然对细菌的生长繁殖有抑制作用。PAE已成为评价药物抗菌药活性及设计临床给药方案的重要参数。

8. 首次接触效应(first exposure effect) 是指抗菌药物首次接触细菌时出现强大的抗菌效应,而再次接触或者持续接触细菌时,其抗菌效应并不会明显增强或者再度出现这种显著的效应,需间隔相当的时间(数小时)以后,才会再起作用。如链霉素、庆大霉素等氨基苷类抗生素有明显的首次接触效应。

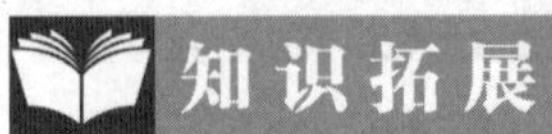

时间依赖型抗菌药与浓度依赖型抗菌药

时间依赖型抗菌药的特点是:①当血药浓度超过最低抑菌浓度后,其抗菌活性不会随着浓度的增高而增强,而是与抗菌药物的血药浓度超过最低抑菌浓度的时间密切相关。②抗菌后效应较短或者没有;主要包括大环内酯类、青霉素类、头孢菌素类等。这类药物需要每日持续滴注或者多次给药才能保持良好的抗菌活性。

浓度依赖型抗菌药的特点是:①药物血药浓度越高,其抗菌活性越强;当血药峰浓度大于致病菌最低抑菌浓度的8~10倍时,抑菌活性最强。②有较明显的抗菌后效应。主要包括喹诺酮类、氨基糖苷类、两性霉素B、甲硝唑等。根据这一原理,此类药物每日剂量可1次使用,不需要分次给药(重症者除外)。

第二节 抗菌药作用机制

抗菌药物可以特异性干扰病原菌的生化代谢过程,影响其结构与功能,使其丧失正常的繁殖能力,达到抑制或者杀灭病原菌的作用。根据抗菌药作用的环节不同可将其作用机制分为以下五类。

(一)抑制细菌细胞壁合成

细菌的胞质膜外有一层厚且坚韧的细胞壁,其主要功能是维持细菌原有形态及抵抗菌体内外渗透压差的变化。细胞壁的主要成分为肽聚糖,又称黏肽。如头孢菌素类、青霉素类等能抑制转肽酶,阻碍肽聚糖交叉联结,使细菌细胞壁缺损,丧失屏障作用。因为菌体内的渗透压高,水分会不断内渗,导致细菌细胞肿胀、变形、破裂而死亡。

(二)影响胞质膜通透性

细菌胞质膜是一种半透膜,具有物质转运、生物合成、呼吸及分泌等功能。例如多黏菌素E能和细菌胞质膜中的磷脂结合,使膜功能受损;两性霉素B能和真菌胞质膜中的麦角固醇结合,使真菌胞质膜形成孔道。两药均能使胞质膜通透性增加,导致菌体内的蛋白质、核苷酸、氨基酸等重要物质外漏而死亡。

(三)抑制细菌蛋白质合成

细菌细胞是原核细胞,其核糖体为70S,由50S与30S亚基组成。哺乳动物是真核细胞,其核糖体为80S,由60S和40S亚基构成。两者之间的差异,使得抗菌药只会抑制细菌蛋白质的合成而不能影响哺乳动物蛋白质的合成。如氯霉素、林可霉素、阿奇霉素与核糖体50S亚基结合,而庆大霉素和多西环素与核糖体30S亚基结合,从而抑制细菌蛋白质的合成。

(四)抑制细菌核酸合成

喹诺酮类抗生素能通过抑制细菌 DNA 回旋酶,抑制细菌 DNA 的复制而产生杀菌作用;利福平能通过抑制 DNA 依赖的 RNA 多聚酶,阻碍 mRNA 的合成而杀灭细菌。

(五)影响细菌叶酸代谢

细菌无法利用外界环境中的叶酸,其必须自身合成叶酸以供自体使用。磺胺嘧啶和甲氧苄啶分别抑制叶酸合成过程中的二氢叶酸合成酶及二氢叶酸还原酶,从而双重阻碍叶酸的代谢。叶酸缺乏会影响核酸的合成,最终导致细菌生长繁殖无法进行。

第三节　细菌耐药性

一、耐药性的分类

耐药性又称抗药性(resistance),分固有耐药性(intrinsic resistance)与获得性耐药性(acquired resistance)两种。固有耐药性又称天然耐药性,由细菌的染色体基因决定,代代相传,不会发生改变。如肠道阴性杆菌对青霉素 G 天然耐药;链球菌对氨基糖苷类药物天然耐药等。获得性耐药性是由于病原菌与抗菌药多次接触后,由质粒介导,通过改变代谢途径,使其不被抗菌药杀灭。如金黄色葡萄球菌能产生 β-内酰胺酶(青霉素酶),从而对 β-内酰胺类抗生素耐药。获得性耐药性可以因不再继续接触抗生素而消失,也可以由质粒将耐药基因转移给染色体而代代相传,成为固有耐药性。

对药物出现耐药性的病原菌称为耐药菌(或耐药菌株)。有些耐药菌可以同时对三种或三种以上不同作用机制的抗菌药产生耐药,称为多药耐药(多重耐药)。有些耐药菌对一种抗菌药产生耐药以后,对其他作用机制类似的抗菌药也会产生耐药,称为交叉耐药性。

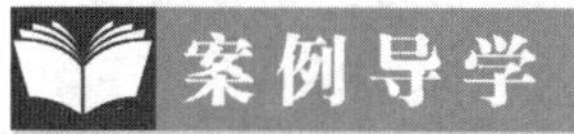

超级细菌

超级细菌(superbug)不是特指某一种细菌,而是泛指那些对多种抗生素具有耐药性的细菌,它的准确称呼应该是“多重耐药性细菌”。这类细菌能对抗生素有强大的抵抗作用,能逃避被杀灭的危险。目前引起特别关注的超级细菌主要有:耐甲氧西林金黄色葡萄球菌(MRSA)、耐多药肺炎链球菌(MDRSP)、万古霉素肠球菌(VRE)、多重耐药性结核杆菌(MDR-TB)、多重耐药鲍曼不动杆菌(MRAB)以及最新发现的携带有 NDM-1 基因的大肠杆菌和肺炎克雷伯菌等等。由于大部分抗生素对其不起作用,超级细菌对人类健康已造成极大的危害。

二、细菌耐药性的产生机制

1. 产生灭活酶　细菌产生灭活酶使抗菌药物失活是耐药性产生的最重要机制之一。灭活酶主要有两种:①β-内酰胺酶(青霉素酶),对 β-内酰胺类抗生素耐药的细菌可产生此酶,此酶能裂解抗生素的 β-内酰胺环使之灭活。②钝化酶,如核苷酸转移酶、磷酸转移酶和乙酰转移酶,对氨基糖苷类抗生素耐药的细菌能产生钝化酶,将腺苷酰基、磷酰基、乙酰基连接到氨基糖苷类抗生素的分子结构上而使其失活。

2. 改变抗菌药物作用靶位　①改变靶蛋白结构,对链霉素耐药的细菌,其核糖体 30S 亚基发生结构改变后,使链霉素不能与之结合而产生耐药。②产生新的靶蛋白,细菌产生新的靶蛋白使抗生素不能与之结合而耐药,对甲氧西林耐药的金黄色葡萄球菌比敏感的金黄色葡萄球菌多一个青霉素结合蛋白亚型。③增加靶蛋白的数量,对 β-内酰胺类抗生素耐药的肠球菌既可产生 β-内酰胺酶,又可增加青霉素结合蛋白的数量,还能降低青霉素结合蛋白与抗生素的结合力。

3. 降低细菌胞质膜通透性　细菌接触抗生素后,可通过改变通道蛋白(porin)的性质和数量来降低细菌对抗生素的膜通透性而产生耐药。正常情况下,细菌外膜的通道蛋白由 OmpF 和 OmpC 组成,多次接触抗生素后,OmpF 蛋白可发生结构改变,使得进入菌体内的喹诺酮类抗生素与 β-内酰胺类抗生素减少。铜绿假单胞菌还存在 OprD 通道蛋白,该通道蛋白只允许亚胺培南通过进入菌体,当此蛋白通道丢失时,同样会产生特异性耐药。

4. 改变细菌代谢途径　有些细菌可通过改变代谢途径来产生耐药。如对磺胺类药物耐药的细菌，不再利用二氢蝶啶与氨基苯甲酸合成自身所需要的叶酸，而是直接利用外源性叶酸或者通过增加磺胺药拮抗物对氨基苯甲酸(PABA)而呈现耐药性。

5. 增强主动流出系统　金黄色葡萄球菌、铜绿假单胞菌、大肠埃希菌都有主动流出系统，可以将进入菌体内的抗菌药物泵出到体外从而耐药。经过该系统排出药物而引起耐药的抗菌药物有氯霉素类、β-内酰胺类、大环内酯类、喹诺酮、四环素类等。

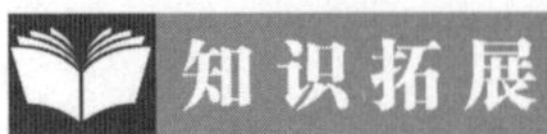

抗菌药物的分级管理

为进一步保障病人用药安全及减少细菌耐药性的产生，2015 年国家卫生计生委、国家中医药管理局、解放军总后勤部卫生部联合对2004 年印发的《抗菌药物临床应用指导原则》进行了修订，形成了《抗菌药物临床应用指导原则(2015 年版)》。此版本提出了抗菌药物临床应用的最新管理办法，根据安全性、疗效、细菌耐药性、价格等因素，将抗菌药物分为三级。

1. 非限制使用级　经长期临床应用证明安全、有效，对病原菌耐药性影响较小，价格相对较低的抗菌药物。应是已列入基本药物目录，《国家处方集》与《国家基本医疗保险、工伤保险和生育保险药品目录》收录的抗菌药物品种。

2. 限制使用级　经长期临床应用证明安全、有效，对病原菌耐药性影响较大，或者价格相对较高的抗菌药物。

3. 特殊使用级　具有明显或者严重不良反应，不宜随意使用；抗菌作用较强、抗菌广谱，经常或过度使用会使病原菌过快产生耐药性；疗效、安全性方面的临床资料较少，不优于现用药物的；新上市的，在适应证、疗效或安全性方面尚需进一步考证的、价格昂贵的抗菌药物。

第四节　抗菌药物的合理使用

随着抗菌药物的广泛使用，尤其是滥用，带来了许多新问题，如二重感染、细菌耐药性、过敏反应的产生等。因此，抗菌药物必须要合理应用，使之既能够抑制、杀灭致病菌和有效控制感染，又不会引起明显的不良反应，同时还要降低细菌耐药性的产生及蔓延，延长抗菌药物的使用寿命。这就要求临床上需根据明确的用药指征选用适宜的抗菌药物，给药的剂量、途径和疗程都必须合适，并采用有效措施来防止不良反应的发生。

一、抗菌药临床应用的基本原则

(一)重视和加强病原学检查

尽早确定致病菌的种类、感染部位和其对抗菌药物敏感程度是抗菌药物合理应用的前提。首先需要了解患者有无用药指征，并根据细菌对抗菌药物的敏感度和耐药性的变迁，选择适合的药物治疗。对于原因不明的发热或者病毒性感染，应做细菌培养、涂片染色检查及药物敏感度的试验，最后需根据细菌学检查结果选用适宜的抗菌药物进行有针对性地治疗，不能滥用抗菌药物。

(二)注意特殊人群用药

对于妊娠、哺乳期妇女、新生儿、免疫功能低下者、老年人及肝肾功能不全者等特殊人群，应该根据患者在生理、病理及免疫功能方面的差异，选用合适的抗菌药物。

(三)根据抗菌药物特性选药

要熟悉所选药物的抗菌作用、药动学、临床适应证、不良反应、细菌对其耐药性的变迁情况及药物价格，做到有针对性地给药，最大限度地确保患者对所用抗菌药物的依从性。如头孢菌素类药物对革兰阳性菌(包括产酶的金葡萄球菌)的作用，第一代药物比第二代强，更比第三代药物强，但对革兰阴性菌的作用刚好相反。因此，用第三代头孢菌素治疗产酶的金葡萄球菌感染性疾病，其疗效自然比不上第一代的头孢唑林或头孢噻吩。只有充分掌握各种抗菌药物的作用特点，才能有针对性地选择最有效的抗菌药物，以达到满意的疗效。

（四）严格控制抗菌药的预防应用

据估计预防应用抗菌药物占总用量的30%～40%，而事实上有明确应用指征者仅限少数情况。在应用某种抗菌药物预防对其敏感的特定一二种致病菌引起的感染或者初始感染时，应该选用强有力的抗菌药物杀灭致病菌。如风湿热复发的预防治疗用青霉素G或者苄星青霉素，以便能杀灭在咽喉部的溶血链球菌，对青霉素过敏者则可改用红霉素亦有效；流行性脑脊髓膜炎的预防治疗可选用磺胺嘧啶（SD）或者利福平（耐SD菌株）。复发性尿路感染的预防治疗可间歇性应用SMZ-TMP。心脏、尿路、口腔手术之前可用青霉素或氨苄西林；复杂的战伤、外伤、闭塞性脉管炎患者进行截肢术时，可用青霉素预防气性坏疽的发生；甲硝唑加庆大霉素或卡那霉素应用于结肠手术前或者术后，可预防术后多种厌氧和需氧菌感染。

（五）制订合理的用药方案

以药动学参数为依据，合理制订用药方案，使给药剂量、途径、疗程与病情相适应。剂量过小不仅达不到治疗作用，反而可能使病原菌产生耐药；剂量过大不但会造成浪费，还会导致毒性反应。控制急性感染时，用药使体温达到正常及症状消退后，再用药3～4 d即可。若用药2～3 d内疗效不明显者，应考虑调整用药剂量或改用其他药物。

（六）尽量避免皮肤黏膜等局部用药

皮肤黏膜局部用抗菌药易致细菌过敏反应，更易导致耐药性。如确实需要局部用药者，可选用专供皮肤黏膜局部使用的抗菌药物。如磺胺醋酰钠、杆菌肽、新霉素等药物，其他抗菌药应该避免使用，尤其是青霉素的局部用药。

（七）避免菌群失调的发生

使用抗菌药物治疗呼吸道、消化道、泌尿生殖系统感染时常会出现菌群失调。原因是抗菌药抑制或者杀灭了敏感菌株，而耐药菌株却趁此机会大量生长繁殖导致新的感染，此称二重感染，会给治疗带来困难。为此，对敏感菌采用强有效的药物，其疗程应该适宜。

（八）积极采取综合治疗措施

治疗细菌感染性疾病除使用抗菌药物以外，还应该进行综合治疗。如纠正患者水电解质、酸碱平衡的紊乱。为了增强抗菌效应，须要进行提高机体防御功能的辅助治疗；对有坏死性组织、结石梗阻、脓性渗出液的患者进行必要的外科手术或者引流去除异物等。

二、抗菌药的联合应用

治疗细菌感染时常用一种抗菌药，但有时须用两种或两种以上的抗菌药物联合治疗。

（一）联合用药目的

1. 发挥协同抗菌作用以提高疗效　如磺胺药与TMP合用，使细菌的叶酸代谢受到双重阻断，抗菌作用增强，抗菌范围也在扩大。青霉素类使细菌细胞壁合成受阻，合用氨基糖苷类，易于进入细胞而发挥作用，同时能扩大抗菌范围。

2. 延缓或减少耐药性的产生　如抗结核治疗，联合用药能大大减少耐药结核杆菌的产生。

3. 扩大抗菌谱　对混合感染或不能作细菌学诊断的病例联合用药可扩大抗菌范围。

（二）联合用药的适应证

1. 单一抗菌药不能有效控制的严重感染　如青霉素加上链霉素或庆大霉素治疗草绿色链球菌或肠球菌引起的亚急性细菌性心内膜炎，治愈率要比单用青霉素更高、复发率更低、疗程更短。

2. 单一抗菌药不能有效控制的混合感染　如胃肠穿孔所致腹膜炎，胸、腹严重创伤后，或败血症、中性粒细胞减少症、心内膜炎患者合并铜绿假单胞菌感染等。

3. 未明病原菌的严重感染　如粒细胞缺乏症、化脓性脑膜炎或免疫缺陷患者合并的严重感染（如败血症），先取有关标本留待培养鉴定，后根据细菌学诊断结果结合临床疗效调整用药。

4. 长期用药易产生耐药性者　单独用任何一种结核药，结核杆菌都易对其产生耐药性。因此，临床上治疗结核病时常会联合应用三种，甚至是四种抗结核药，以减少并延缓耐药菌的产生，从而确保疗效。

（三）联合用药中的药物相互作用

抗菌药物的联合应用，在动物或体外实验中可产生相加、增强、拮抗及无关等四种效果。相加作用是各药物之总和；增强作用为联合用药超过各药作用总和；拮抗作用指联合用药的作用相互发生抵消而减弱；无关是指联合用药的作用未超过作用较强者。根据抗菌药物的作用性质，大概可分为四大类：I类是繁殖期或速效杀菌剂，如青霉素类、头孢菌素等；Ⅱ类是静止期杀菌剂，如氨基糖苷类、多黏菌素类等，它们对静止期、繁殖期细菌都有杀灭作用；Ⅲ类是速效抑菌剂，如四环素类、林可霉素类、氯霉素及大环内酯类等；Ⅳ类是慢效抑菌剂，如磺胺类等。

Ⅰ类和Ⅱ类合用常可使抗菌作用增强，如青霉素与链霉素或庆大霉素合用。Ⅰ类和Ⅲ类合用则可能因为拮抗作用出现疗效降低。例如青霉素类与红霉素或四环素类，由于速效抑菌药使细菌迅速处于静止状态，使青霉素不能发挥繁殖期杀菌作用而疗效降低。其他类合用多出现相加或无关。但应注意，作用机制相同的同一类药物合用后疗效并不增强，反而可能相互增加毒性，如氨基糖苷类抗菌药间彼此相互不能合用。如合用大环内酯类、氯霉素及林可霉素类，因其作用机制相似，都竞争细菌同一靶位，故出现拮抗作用。

测试练习

一、名词解释

1. 抗菌药 2. 化学治疗 3. 抗生素 4. 抗菌谱 5. 窄谱抗菌药 6. 广谱抗菌药 7. 抑菌药 8. 杀菌药 9. 抗菌活性 10. 最低杀菌浓度(MBC) 11. 最低抑菌浓度(MIC) 12. 化疗指数(CI) 13. 抗菌后效应(PAE) 14. 多药耐药(多重耐药)

二、填空题

1. 选择抗菌药需考虑______、______、______三方面因素。

2. 体外抗菌活性常用______和______表示。

3. 抗菌药物的联合应用，在动物或体外实验中可产生______、______、______及______等四种效果。

三、选择题

(一)以下每题有A、B、C、D、E五个备选答案，请从中选择一个最佳答案。

1. 下列有关病原体、机体、药物三者之间关系的叙述，错误的是(　　)。

A. 机体对病原体有抵抗能力　B. 药物对机体有防治作用和不良反应
C. 药物对病原体有抑制或杀灭作用　D. 机体对药物有耐药性
E. 病原体对药物有耐药性

2. (　　)是化学治疗药的概念。

A. 治疗恶性肿瘤的化学药物　B. 治疗各种疾病的化学药物
C. 人工合成的化学药物　D. 防治细菌感染、寄生虫病和恶性肿瘤的药物
E. 防治病原微生物引起感染的化学药物

3. 化疗指数是指(　　)。

A. LD_{50}/ED_{50}　B. ED_{50}/LD_{50}　C. ED_{20}/LD_{80}　D. ED_{5}/LD_{95}　E. LD_{20}/ED_{80}

4. 抗菌药物(　　)属于抑菌药。

A. 多黏菌素类　B. 头孢菌素类　C. 大环内酯类　D. 青霉素类　E. 氨基苷类

5. 对细菌耐药性的叙述，以下正确的是(　　)。

A. 细菌与药物多次接触后，对药物敏感性下降甚至消失　B. 细菌毒性大
C. 细菌与药物接触一次后，对药物敏感性下降　D. 是药物对细菌缺乏选择性
E. 是药物不良反应的一种表现

6. 抗菌药物联合应用的目的在于(　　)。

A. 防止或延缓产生耐药性　B. 提高疗效，扩大抗菌谱
C. 减少药物剂量　D. 降低药物的毒性及不良反应　E. 以上都包括

7. 抗结核病药联合应用的主要原因是(　　)。

A. 防止或延缓耐药性产生　B. 提高疗效
C. 减轻药物不良反应　D. 减少药物剂量　E. 扩大抗菌谱

8. (　　)应该常规预防性应用抗菌药物。
A. 昏迷者　B. 病毒感染者　C. 感冒患者　D. 休克患者　E. 胸腹部手术后
9. 细菌产生耐药性的机制不包括(　　)。
A. 降低细菌胞浆膜通透性　B. 产生灭活酶
C. 细菌改变药物作用的靶位　D. 细菌改变周围环境的 pH　E. 细菌改变自身代谢途径
10. 抗菌活性是指(　　)。
A. 药物的治疗指数　B. 药物的抗菌浓度　C. 药物的抗菌范围
D. 药物理化活性　E. 药物的抗菌能力
11. 可产生拮抗效应的联合应用是(　　)。
A. 青霉素与磺胺嘧啶　B. 青霉素与红霉素
C. 青霉素与阿米卡星　D. 庆大霉素与四环素　E. 链霉素与四环素
12. (　　)不属于抗生素的抗菌作用机制。
A. 抑制细菌细胞壁的合成　B. 影响细菌脂类物质的合成
C. 抑制细菌叶酸的合成　D. 抑制细菌蛋白质的合成　E. 抑制核酸的合成

(二)以下提供若干个案例,每个案例下设若干个试题。请根据各试题题干所提供的信息,在每题下面的A、B、C、D、E 五个备选答案中选择一个最佳答案。(13~14 题共用题干)

患者,女,20 岁,因畏寒、发热、乏力 21 d,全身皮肤瘙痒 3 d 后入院。查体:T 37.5 ℃,P 113 次/min,R 22 次/min,BP 128/60 mmHg,神志清楚,双肺呼吸音粗糙,双下肺可闻及啰音。入院后分 3 个部位抽血做细菌培养,均分离出金黄色葡萄球菌、草绿色链球菌及肠球菌。用阿米卡星加青霉素治疗 3 d 后,换成阿米卡星加哌拉西林钠舒巴坦钠注射液治疗,治疗 11 d 后体温恢复正常,皮疹消失,病情控制出院。

13. 青霉素和阿米卡星联合用药的适应证属于(　　)。
A. 病因未明的严重感染　B. 长期用药可能出现耐药菌的慢性感染
C. 单一药物不能控制的严重混合感染　D. 抗菌药物不易渗入的特殊部位感染
E. 联合用药可减少与药物剂量相关的毒性反应
14. 治疗 3 d 后换成阿米卡星加哌拉西林钠舒巴坦钠注射液治疗的可能原因是(　　)。
A. 患者对青霉素产生蓄积性中毒　B. 患者对青霉素产生耐药性
C. 青霉素与阿米卡星产生拮抗作用　D. 患者对青霉素产生依赖性　E. 细菌对青霉素产生耐药性

四、简答题

1. 简述机体、病原体、药物三者之间的相互作用及其作用规律。
2. 简述抗菌药作用机制。
3. 简述细菌对抗菌药产生耐药性的生化机制。
4. 抗菌药临床应用的基本原则有哪些?

五、论述题

1. 试述联合用药目的?
2. 试述四类抗菌药物合用的效应?

参考答案

一、名词解释

1. 抗菌药是指能抑制或杀灭细菌、用于防治细菌感染性疾病的药物,包括抗生素和人工合成抗菌药。
2. 对病原微生物包括细菌和其他微生物、寄生虫及癌细胞所致疾病的药物治疗统称为化学治疗。
3. 由某些微生物(包括细菌、放线菌、真菌等)产生的能抑制或者杀灭其他微生物的化学物质。
4. 是指抗菌药物的抗菌范围,为临床选用药物的依据,包括窄谱抗菌药和广谱抗菌药。
5. 是指仅对一种细菌或者某属细菌有效的药物。
6. 是指对多种病原微生物有抑制或者杀灭作用的药物。
7. 是指只能抑制细菌的生长繁殖而对其无杀灭作用的药物。

8. 是指具有杀灭细菌作用的药物。

9. 是指药物抑制或者杀灭细菌的能力。

10. 是指能够杀灭培养基内细菌的最低药物浓度

11. 是指能够抑制培养基内细菌生长、繁殖的最低药物浓度。

12. 可用半数致死量(LD_{50})与半数有效量(ED_{50})之比或者5%致死量(LD_5)与95%有效量(ED_{95})之比来表示。

13. 是指细菌和抗菌药经短暂接触以后,药物浓度逐渐下降,降到最低抑菌浓度以下,或者药物全部排出体外以后仍然对细菌的生长繁殖有抑制作用。

14. 有些耐药菌可以同时对3种或3种以上不同作用机制的抗菌药产生耐药。

二、填空题

1. 病原菌;药物;患者。

2. 最低抑菌浓度(MIC);最低杀菌浓度(MBC)。

3. 相加;增强;拮抗;无关。

三、选择题

1. D 2. D 3. A 4. C 5. A 6. E 7. A 8. E 9. D 10. E 11. B 12. B 13. C 14. E

四、简答题

1. 机体对病原体具有抗病能力,而病原体对机体有致病能力;药物对病原体具有抗菌作用,而病原体对药物可以产生耐药性;机体对药物的吸收、分布、代谢、排泄体内过程有影响作用,而药物对机体又可以产生不良反应。

2. 抑制细菌细胞壁合成;影响胞质膜通透性;抑制细菌蛋白质合成;抑制细菌核酸合成;影响细菌叶酸代谢。

3. 产生灭活酶;改变抗菌药物作用靶位;降低细菌胞质膜通透性;改变细菌代谢途径;增强主动流出系统。

4. 重视和加强病原学检查;注意特殊人群用药;根据抗菌药物特性选药;严格控制抗菌药的预防应用;制订合理的用药方案;尽量避免皮肤黏膜等局部用药;避免菌群失调的发生;积极采取综合治疗措施。

五、论述题

1. ①发挥协同抗菌作用以提高疗效,如磺胺药与TMP合用,使细菌的叶酸代谢受到双重阻断,抗菌作用增强,抗菌范围也在扩大;青霉素类使细菌细胞壁合成受阻,合用氨基糖苷类,易于进入细胞而发挥作用,同时能扩大抗菌范围。②延缓或减少耐药性的产生,如抗结核治疗,联合用药能大大减少耐药结核杆菌的产生。③扩大抗菌谱,对混合感染或不能作细菌学诊断的病例联合用药可扩大抗菌范围。

2. Ⅰ类和Ⅱ类合用常可使抗菌作用增强,如青霉素与链霉素或庆大霉素合用。Ⅰ类和Ⅲ类合用则可能因为拮抗作用出现疗效降低。例如青霉素类与红霉素或四环素类,由于速效抑菌药使细菌迅速处于静止状态,使青霉素不能发挥繁殖期杀菌作用而疗效降低。其他类合用多出现相加或无关。但应注意,作用机制相同的同一类药物合用后疗效并不增强,反而可能相互增加毒性,如氨基糖苷类抗菌药间彼此相互不能合用。如合用大环内酯类、氯霉素及林可霉素类,因其作用机制相似,都竞争细菌同一靶位,故出现拮抗作用。

(韩　璐)

第三十四章　抗生素

学习目标

知识目标

1. 掌握β-内酰胺类、大环内酯类的抗菌作用、临床应用、不良反应及用药护理措施；掌握氨基苷类抗生素的共性及不良反应。

2. 熟悉林可霉素类、四环素类、氯霉素的作用特点及临床应用。

3. 了解其他抗生素的作用特点及临床应用。

能力目标

培养正确观察的疗效和监测不良反应的能力，对危重不良反应能做出正确的应急处理，能够正确指导患者合理用药并熟练进行用药护理。

态度目标

明确抗生素应用的适应证及护士在用药护理工作中的重要性，培养宣传抗生素合理应用的社会责任感及使命感。

案例导学

张先生，30岁。因"咳嗽、咳痰3年，加重3天"就诊，无药物过敏史。临床诊断为慢性支气管炎急性发作。医嘱如下：①0.9氯化钠注射液500 ml；②注射用青霉素钠320万U，静脉滴注，每12 h 1次，皮试；②庆大霉素注射液24万U，静脉滴注，每日1次。试分析：

1. 上述医嘱是否合理？

2. 青霉素的不良反应有哪些？

3. 青霉素引起过敏性休克的防治措施包括哪些？

第一节　β-内酰胺类抗生素

β-内酰胺类抗生素是指化学结构中含有β-内酰胺环的一类抗生素，包括青霉素类、头孢菌素类、非典型β-内酰胺类和β-内酰胺酶抑制剂等。该类抗生素抗菌活性强、抗菌范围广、毒性低、疗效高、适应证广，品种多，使用广泛。

一、分类

（一）青霉素类

1. 天然青霉素类　如青霉素G、青霉素V。

2. 半合成青霉素类

（1）耐酶青霉素类　如甲氧西林、氯唑西林、氟氯西林。

（2）广谱青霉素类　如氨苄西林、阿莫西林。

（3）抗铜绿假单胞菌广谱青霉素类　如羧苄西林、哌拉西林。

（4）抗革兰阴性菌青霉素类　如美西林、匹美西林。

（二）头孢菌素类

1. 第一代头孢菌素　如头孢拉定、头孢氨苄。

2. 第二代头孢菌素　如头孢呋辛、头孢克洛。

3. 第三代头孢菌素　如头孢哌酮、头孢噻肟、头孢克肟。

4. 第四代头孢菌素　如头孢匹罗。

5. 第五代头孢菌素　如头孢洛林、头孢吡普。

（三）其他β-内酰胺类

包括碳青霉烯类、头孢霉素类、氧头孢烯类、单环β-内酰胺类。

（四）β-内酰胺酶抑制药

包括棒酸和舒巴坦类。

（五）β-内酰胺类抗生素的复方制剂

二、抗菌作用机制

β-内酰胺类抗生素的作用机制主要是作用于细菌菌体内的青霉素结合蛋白（penicillin-bindingproteins，PBPs），抑制转肽酶的活性，阻止了细菌细胞壁黏肽的生物合成，抑制细菌细胞壁合成（对已合成的细胞壁无影响），细胞壁丧失维持菌体高渗状态的功能，水分不断渗入，菌体膨胀变形，同时借助细菌的自溶酶溶解而产生抗菌作用。哺乳动物的细胞没有细胞壁，所以β-内酰胺类抗生素对人和动物的毒性很小。

细菌对β-内酰胺类抗生素产生的耐药机制有：

1. 产生水解酶　β-内酰胺酶是耐β-内酰胺类抗生素细菌产生的一类能使药物结构中的β-内酰胺环水解裂开，失去抗菌活性的酶。

2. 与药物结合　β-内酰胺酶可与某些耐酶β-内酰胺类抗生素迅速结合，使药物停留在胞浆膜外间隙中，不能到达作用靶位——PBPs发挥抗菌作用。

3. 改变PBPs　可发生结构改变或合成量增加或产生新的PBPs，使与β-内酰胺类抗生素的结合减少，失去抗菌作用。

4. 改变菌膜通透性　G^+菌的细胞壁对β-内酰胺类抗生素可以通透，而G^-菌的外膜对某些β-内酰胺类抗生素不易透过。敏感G^-菌在β-内酰胺类抗生素后的耐药主要是改变跨膜通道孔蛋白结构，导致β-内酰胺类抗生素进入菌内大量减少而耐药。

5. 增强药物外排　细菌可以通过细胞膜上的特殊跨膜蛋白主动外排药物，从而形成了低水平的非特异性、多重性耐药。

6. 缺乏自溶酶　细菌缺少自溶酶，可使β-内酰胺类抗生素的杀菌作用下降或仅有抑菌作用。

二、青霉素类抗生素

青霉素类抗生素包括天然青霉素和半合成的青霉素，除青霉素G为天然青霉素外，其余均为半合成青霉素。青霉素类抗生素的基本化学结构是由主核6-氨基青霉烷酸（6-a minopenicillanic acid，6-APA）及侧链组成，其中主核6-APA含有一个噻唑环和一个β-内酰胺环，β-内酰胺环与其抗菌作用有关，一旦破裂即抗菌活性消失，侧链则主要与抗菌谱、耐酸、耐酶等药理特性有关。

（一）天然青霉素

青霉素G

知识拓展

青霉素的发现

1928年9月，英国微生物学家弗莱明在实验室里研究导致人体发热的葡萄球菌。由于忘记给一个培养皿盖上盖子，他发觉该培养皿的琼脂上附了一层霉菌，霉菌周围的葡萄球菌不见了，而离霉菌较远处的葡萄球菌则正常生长。弗莱明设法培养这种霉菌，证明其可以在数小时内将葡萄球菌全部杀死，由此他发现了葡萄球菌的克星——青霉素。遗憾的是弗莱明一直未能找到提取高纯度青霉素的方法。

在弗莱明重大发现的基础上，牛津大学的病理学家弗洛里和德国生物化学学家钱恩于1940年成功提取了青霉素，1941年青霉素投入使用并获得成功。青霉素的发现和大量生产，拯救了千百万肺炎、脑膜炎、败血症患者的生命。青霉素的发现是抗生素发展史上的一个里程碑，因此，弗莱明、钱恩、弗洛里于1945年共同获得了诺贝尔生理学和医学奖。

青霉素G(苄青霉素)的侧链为苄基,是青霉菌培养液中提取的5种青霉素(X、F、G、K、双H)之一,因其化学性质相对较稳定,抗菌作用强,产量高,毒性低,价格低廉等,故临床常用。青霉素为一有机酸,常用其钠盐或钾盐。溶于水后极不稳定,易被酸、碱、醇、氧化剂、金属离子分解破坏,且不耐热,在室温中放置24 h大部分降解失效,还可生成具有抗原性的降解产物,故应临用现配。

【体内过程】青霉素G口服易被胃酸及消化酶破坏,吸收少且不规则,故不宜口服。通常作肌内注射,吸收迅速且完全。主要分布予细胞外液,广泛分布于全身各部位,如肝、胆、肾、肠道、精液、关节液及淋巴液中,正常情况下在房水和脑脊液中含量较低,但炎症时易进入。青霉素G几乎全部以原形迅速经尿排泄,约10%经肾小球滤过排出,90%经肾小管分泌排出,$t_{1/2}$为0.5~1.0 h。

【抗菌作用】青霉素在细菌繁殖期低浓度抑菌,较高浓度杀菌。对大多数G^-杆菌作用较弱,对肠球菌不敏感,对真菌、原虫、立克次体、病毒等无作用。金黄色葡萄球菌、淋病奈瑟菌、肺炎球菌、脑膜炎奈瑟菌等对本药极易产生耐药性。青霉素G的抗菌作用包括:

1. 大多数G^+球菌　如溶血性链球菌、肺炎球菌、草绿色链球菌、敏感金黄色葡萄球菌和表皮葡萄球菌等;
2. G^+杆菌　如白喉棒状杆菌、炭疽杆菌、产气荚膜梭菌、破伤风梭菌、乳酸杆菌等;
3. G^-菌　如脑膜炎奈瑟菌、敏感淋病奈瑟菌等;
4. 少数G^-杆菌　如流感杆菌、百日咳鲍特菌等;
5. 螺旋体、放线杆菌　如梅毒螺旋体、钩端螺旋体、回归热螺旋体、牛放线杆菌等。

【临床应用】为治疗敏感的G^+球菌和杆菌、G^-球菌及螺旋体所致感染的首选药。如溶血性链球菌引起的蜂窝织炎、丹毒、猩红热、咽炎、扁桃体炎、心内膜炎;肺炎球菌引起的大叶性肺炎、脓胸、支气管肺炎;草绿色链球菌引起的心内膜炎;淋病奈瑟菌所致的生殖道淋病;敏感的金黄色葡萄球菌引起的疖、痈、败血症;脑膜炎奈瑟菌引起的流行性脑脊髓膜炎;也可用于放线分枝杆菌病、钩端螺旋体病、梅毒、回归热的治疗。在治疗白喉、破伤风、气性坏疽和流产后产气荚膜梭菌所致的败血症时,因青霉素G对细菌产生的外毒素无效,故必须与抗毒素合用。

【不良反应】

1. 过敏反应　为青霉素类最常见的不良反应,发生率为3%~10%。表现为溶血性贫血、药疹、血管神经性水肿、接触性皮炎、间质性肾炎、哮喘等,严重者可发生过敏性休克,若抢救不及时,可因呼吸和循环衰竭而危及生命。

过敏反应的发生是由于青霉素G溶液中的降解产物青霉噻唑酸、青霉烯酸、6-APA高分子聚合物所致,机体接触后可在5~8 d内产生抗体,当再次接触时即产生过敏反应。多数用药者在接触青霉素G后立即发生,少数患者可在数日后发生。

青霉素G引起过敏性休克的防治措施包括:①用药前详细询问患者药物过敏史,有青霉素过敏史者禁用,有其他药物过敏史或过敏性疾病者慎用;②避免滥用和局部用药;③避免在饥饿时注射青霉素;④避免与其他药物混合使用;⑤在备好急救药物(如0.1%肾上腺素)和抢救设备的条件下使用;⑥初次使用、用药间隔3 d以上或换批号者必须做皮肤过敏试验,反应阳性者禁用;⑦现用现配。青霉素G最适宜的pH值为5~7.5,为防止青霉素G因pH值过高或过低引起的加速降解,最好用pH值为4.5~7.0的0.9%氯化钠注射液稀释;⑧患者每次用药后需观察30 min,无反应者方可离去;⑨一旦发生过敏性休克,应首先立即皮下或肌内注射肾上腺素0.5~1.0 mg,严重者应稀释后缓慢静注或滴注,必要时加入糖皮质激素和抗组胺药。同时采用其他急救措施。

2. 赫氏反应　应用青霉素G治疗梅毒、钩端螺旋体、鼠咬热或炭疽等感染时,可出现症状加重的现象,表现为全身不适、发热、寒战、咽痛、肌痛、心跳加快等症状。原因可能是大量病原体被青霉素G杀死后释放的物质所引起的。

3. 青霉素脑病　青霉素G鞘内注射或静脉大剂量快速给药时,可引起头痛、肌肉痉挛、抽搐、昏迷等类似癫痫样发作,称为青霉素脑病。

4. 其他不良反应　肌内注射青霉素G可产生局部疼痛、红肿或硬结。

【药物相互作用】

(1)丙磺舒、阿司匹林、吲哚美辛、保泰松可竞争性抑制β-内酰胺类抗生素的肾小管分泌,增强β-内酰胺类抗生素的作用强度及作用时间。

(2)与氨基苷类抗生素有协同抗菌作用,但两类药物不能混合静脉给药,以防发生相互作用导致药效降低。

(3)因β-内酰胺类抗生素是繁殖期杀菌药,而磺胺类、大环内酯类、四环素类、氯霉素等是抑菌药,故而合用时可产生拮抗作用,明显减弱β-内酰胺类抗生素的杀菌作用。

(4)与林可霉素、四环素、万古霉素、红霉素、两性霉素 B、去甲肾上腺素、间羟胺、苯妥英钠、异丙嗪、维生素 B 族、维生素 C 等有配伍禁忌,混合后易引起溶液混浊。

(二)半合成青霉素

半合成青霉素是在天然青霉素的基础上连接不同的侧链 R 而得到的一类青霉素。其抗菌机制和不良反应与天然青霉素相似,但弥补了天然青霉素抗菌谱窄、不耐酸、不耐酶、易引起过敏反应等不足。与天然青霉素有交叉过敏反应,故使用前应用天然青霉素或本品做皮试。半合成青霉素分类及特点(表 34-1)。

表 34-1　半合成青霉素的分类和作用特点

类　别	药　名	作用特点及用途
耐酸青霉素	青霉素 V	①耐酸可口服,但不耐酶; ②抗菌谱与青霉素相似但活性不及青霉素; ③用于预防感染或轻度感染
耐酸耐酶青霉素	苯唑西林 氯唑西林 氟氯西林 双氯西林	①耐酸可口服; ②对 G^+ 菌的作用不如青霉素,但对产生β-内酰胺酶的金葡菌有效; ③主要用于耐青霉素的金葡菌感染如肺炎、心内膜炎、败血症等
广谱青霉素	氨苄西林 阿莫西林	①耐酸可口服,但不耐酶,对耐药金葡菌无效; ②广谱抗菌,对 G^+ 菌和 G^- 菌均有杀灭作用,对 G^- 菌的作用优于青霉素,但对铜绿假单胞菌无效; ③用于敏感菌引起的伤寒、副伤寒、呼吸道、泌尿道和胆道等感染
抗铜绿假单胞菌的广谱青霉素	羧苄西林 磺苄西林 哌拉西林 替卡西林 呋布西林	①不耐酸,均需注射给药;不耐酶,对耐药金葡菌无效; ②广谱抗菌,对 G^+ 菌作用与青霉素近似,对 G^- 菌作用强,特别是对铜绿假单胞菌作用突出; ③主要用于铜绿假单胞菌感染及某些 G^- 菌感染
抗革兰阴性杆菌青霉素	美西林 匹美西林 替莫西林	①对 G^- 菌作用强,对铜绿假单胞菌无效,对 G^+ 菌作用弱; ②主要用于 G^- 菌所致的泌尿道、皮肤软组织感染

三、头孢菌素类抗生素

头孢菌素类是由真菌培养液中提取的多种抗菌成分之一的头孢菌素 C,水解得到母核 7-氨基头孢烷酸(7-ACA)接上不同侧链制成的一系列半合成抗生素。头孢菌素类与青霉素类的理化特性、作用机制和临床应用均相似,具有抗菌谱广、杀菌效率高、过敏反应少、对胃酸及β-内酰胺酶稳定等优点,故临床应用较为广泛。头孢菌素类为杀菌药,抗菌原理与青霉素类相同,能与细菌细胞膜上的 PBPs 结合,妨碍黏肽的形成,抑制细胞壁合成。细菌对头孢菌素可产生耐药性,并与青霉素类间有部分交叉耐药。根据头孢菌素的抗菌谱、抗菌强度、对β-内酰胺酶的稳定性及对肾脏的毒性大小,目前分为五代。各代作用特点及临床应用(表 34-2)。

表 34-2　头孢菌素类药物的作用特点及临床应用

分类	常用药物	作用特点及临床应用
第一代	头孢噻吩(先锋霉素Ⅰ) 头孢唑林(先锋霉素Ⅴ) 头孢乙氰(先锋霉素Ⅶ) 头孢匹林(先锋霉素Ⅷ) 头孢硫脒(先锋霉素 18) 头孢氨苄(先锋霉素Ⅳ) 头孢拉定(先锋霉素Ⅵ)	①对 G^+ 菌抗菌作用较第二、三代强,对 G^- 菌的作用差; ②可被细菌产生的β-内酰胺酶所破坏; ③肾毒性大; ④用于治疗敏感菌所致呼吸道和尿路感染、皮肤及软组织感染

续表

分类	常用药物	作用特点及临床应用
第二代	头孢呋辛 头孢孟多 头孢替坦 头孢雷特 头孢呋辛酯 头孢克洛	①对 G^+ 菌作用略逊于第一代，对 G^- 菌有明显作用，对厌氧菌有一定作用，但对铜绿假单胞菌无效； ②对多种 β-内酰胺酶比较稳定； ③肾毒性较第一代小； ④用于治疗敏感菌所致肺炎、胆道感染、菌血症、尿路感染和其他组织器官感染等
第三代	头孢噻肟 头孢曲松 头孢地秦 头孢他啶 头孢哌酮 头孢克肟	①对 G^+ 菌的作用不及第一、二代，对 G^- 菌包括肠杆菌类、铜绿假单胞菌及厌氧菌有较强的作用； ②对 β-内酰胺酶有较高的稳定性； ③对肾基本无毒性； ④用于危及生命的败血症、脑膜炎、肺炎、骨髓炎及尿路严重感染的治疗，能有效控制严重的铜绿假单胞菌感染
第四代	头孢匹罗 头孢吡肟 头孢利定	①对 G^+ 菌、G^- 菌均有高效； ②对 β-内酰胺酶高度稳定； ③无肾毒性； ④用于治疗对第三代头孢菌素耐药的细菌感染
第五代	头孢洛林 头孢吡普	①对 G^+ 菌的作用强于前四代，对 G^- 菌的作用与第四代头孢菌素相似； ②对大部分 β-内酰胺酶高度稳定； ③用于复杂性皮肤与软组织感染以及 G^- 菌引起的糖尿病足感染、社区获得性肺炎和医院获得性肺炎等

【不良反应】头孢菌素类药物毒性较低，不良反应较少。

1. 过敏反应　常见，多为皮疹、荨麻疹等，过敏性休克罕见，但与青霉素类有交叉过敏现象，青霉素过敏者有 5%～10%对头孢菌素类也发生过敏反应。

2. 胃肠道反应　口服给药可发生，饭后服用可减轻。

3. 肾毒性　第一代头孢菌素部分品种大剂量使用时可损害近曲小管细胞而出现肾毒性；第二代头孢菌素较之减轻；第三代头孢菌素对肾脏基本无毒，第四代头孢菌素则几无肾毒性。

4. 其他　静脉给药可发生静脉炎。第三、第四代头孢菌素偶见二重感染，头孢孟多、头孢哌酮可引起低凝血酶原症或血小板减少而导致严重出血。有报道大剂量使用头孢菌素类可发生头痛、头晕以及可逆性中毒性精神病等中枢神经系统反应。

【药物相互作用】头孢菌素类与其他有肾毒性的药物合用可加重肾损害，如氨基苷类、强效利尿药。与乙醇同时应用可产生“双硫仑”样反应，故本类药物在治疗期间或停药 3 d 内应忌酒。

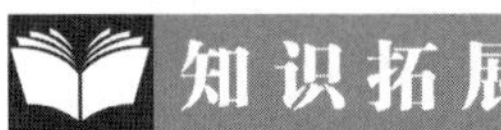

知识拓展

“双硫仑”样反应

双硫仑又名戒酒硫，是一种戒酒药物，能抑制乙醛脱氢酶，阻挠乙醇的正常代谢，致使饮用少量乙醇也可引起乙醛中毒的反应。服用双硫仑后即使饮用少量酒，身体也会产生严重不适，从而达到戒酒的目的。许多药物具有与双硫仑相似的作用，用药后如果饮酒，也会引起面部潮红、头昏、头痛、视觉模糊、出汗等症状，严重者可出现呼吸困难、血压下降、心律失常、心力衰竭、休克甚至死亡等。能引起“双硫仑”样反应的药物主要有头孢类和咪唑衍生物，如头孢曲松、头孢哌酮、头孢噻肟等。另外，甲硝唑、替硝唑、异烟肼、酮康唑、呋喃唑酮、氯霉素、甲苯磺丁脲、格列本脲、苯乙双胍等也可引起“双硫仑”样反应。

四、其他β-内酰胺类抗生素

本类包括碳青霉烯类、头孢霉素类、氧头孢烯类、单环β-内酰胺类。

(一)碳青霉烯类

碳青霉烯类包括亚胺培南、美罗培南、帕尼培南等。

亚胺培南具有抗菌谱广、抗菌作用强、耐酶且稳定等特点,在体内易被脱氢肽酶水解失活,临床需与脱氢肽酶抑制药西司他汀按 1∶1 配比制成复方注射剂,称为泰能。临床主要用于 G^+ 和 G^- 需氧菌和厌氧菌所致的各种严重感染。亚胺培南常见的不良反应为恶心、呕吐、腹泻、药疹和静脉炎,一过性肝脏氨基转氨酶升高。药量较大时可致肾损害以及惊厥、意识障碍等中枢神经系统反应。

美罗培南对肾脱氢肽酶稳定,因此不需要配伍脱氢肽酶抑制药。

帕尼培南与一种氨基酸衍生物倍他米隆组成复方制剂,供临床使用。倍他米隆可抑制帕尼培南在肾皮质的积蓄而减轻其肾毒性。其他同亚胺培南。

(二)头孢霉素类

头孢霉素类包括头孢西丁、头孢美唑、头孢替坦、头孢拉宗、头孢米诺等。

头孢西丁为本类药的代表药,抗菌谱广,对 G^+菌和 G^-菌均有较强的杀菌作用,与第二代头孢菌素相同,对厌氧菌有高效;头孢西丁对β-内酰胺酶高度稳定,故对耐青霉素金黄色葡萄球菌以及对头孢菌素的耐药菌有较强活性。用于治疗由需氧和厌氧菌引起的盆腔、腹腔及妇科的混合感染。常见的不良反应有皮疹、静脉炎、蛋白尿、嗜酸性粒细胞增多等。

(三)氧头孢烯类

包括拉氧头孢、氟氧头孢等。

拉氧头孢为本类药的代表药,具有与第三代头孢菌素相似的抗菌谱广和抗菌作用强的特点。对β-内酰胺酶极稳定。脑脊液中浓度高。临床主要用于治疗尿路、呼吸道、妇科、胆道感染及脑膜炎、败血症。常见的不良反应是皮疹,偶见凝血酶原减少或血小板功能障碍。

(四)单环β-内酰胺类

氨曲南为人工合成抗生素,抗菌谱窄,对 G^-菌有强大的杀菌作用,具有耐酶、低毒等特点。临床用于大肠埃希菌、沙门菌属、克雷伯菌和铜绿假单胞菌等所致的下呼吸道、尿路、软组织感染及脑膜炎、败血症的治疗。不良反应少而轻,主要为皮疹、血清转氨酶升高、胃肠道不适等。

五、β-内酰胺酶抑制药

β-内酰胺酶抑制药本身没有或只有较弱的抗菌活性,可抑制β-内酰胺酶,从而保护了β-内酰胺类抗生素的活性,常与β-内酰胺类抗生素联合应用或组成复方制剂使用。主要包括克拉维酸、舒巴坦、他唑巴坦等。

克拉维酸(棒酸)是由链霉菌培养液中获得的β-内酰胺酶抑制药,该药抗菌谱广,活性低、毒性低、抑酶谱广,抗菌活性低,与多种β-内酰胺类抗生素合用以增强抗菌作用。本药不易透过血脑屏障。与阿莫西林合用的口服制剂称为奥格门汀,与替卡西林合用的注射剂称替门汀。

舒巴坦(青霉烷砜)为半合成β-内酰胺酶抑制药。化学稳定性优于克拉维酸,该药抗菌谱广、活性低、毒性低、抑酶谱广,与氨苄西林合用的注射剂为优立新,与头孢哌酮合用的注射剂为舒普深,与头孢噻肟合用的注射剂为新治菌。

他唑巴坦(三唑巴坦)为舒巴坦衍生物,抑酶作用强于克拉维酸和舒巴坦,与哌拉西林合用的注射剂为特治星。

第二节　大环内酯类、林可霉素类及多肽类抗生素

大环内酯类抗生素、林可霉素类及多肽类抗生素在临床中占有非常重要的地位。

一、大环内酯类抗生素

大环内酯类是一组由 2 个脱氧糖分子与一个含 14~16 个碳原子大脂肪族内酯环构成的具有相似抗菌作用的一类抗生素,常用做需氧 G^+菌、G^-球菌和厌氧球菌等感染的首选药,也作为β-内酰胺类抗生素的替代药品用于对后者过敏的患者。

大环内酯类抗生素按化学结构分为:

1. 14 元大环内酯类　包括红霉素、克拉霉素、罗红零素、地红霉素、泰利霉素等。

2. 15 元大环内酯类　包括阿奇霉素。

3. 16 元大环内酯类　包括麦迪霉素、醋酸麦迪霉素、吉他霉素、乙酰吉他霉素、螺旋霉素、乙酰螺旋霉素等。

(一)抗菌作用

大环内酯类抗生素的抗菌谱较窄,主要对大多数 G^+ 菌、厌氧球菌、少数 G^- 菌(包括奈瑟菌、嗜血杆菌、白喉棒状杆菌)有强大抗菌活性,对嗜肺军团菌、弯曲菌、支原体、衣原体、弓形虫、非结核性杆菌等也具有良好作用。对产 β-内酰胺酶的葡萄球菌和耐甲氧西林金黄色葡萄球菌(MRSA)有一定抗菌活性。大环内酯类通常呈现抑菌作用,高浓度时有杀菌作用。

(二)作用机制

大环内酯类抗生素的作用机制为不可逆地与细菌核糖体 50S 亚基结合,抑制细菌蛋白质的合成。林可霉素、克林霉素和氯霉素在细菌核糖体 50S 亚基上的结合点与大环内酯类相同或相近,故合用时可能发生拮抗作用。大环内酯类抗生素对哺乳动物的核糖体无影响。

(三)体内过程

1. 吸收　红霉素不耐酸,口服吸收少,临床其口服制剂多为肠衣片或酯化物;克拉霉素和阿奇霉素对胃酸稳定,口服易吸收。食物干扰红霉素和阿奇霉素的吸收,宜空腹服用。

2. 分布　大环内酯类能广泛分布到除脑脊液以外的各种体液和组织。阿奇霉素主要分布于中性粒细胞、巨噬细胞、肺、痰、皮下组织、胆汁和前列腺等。

3. 代谢　红霉素主要在肝脏代谢;克拉霉素的代谢产物仍具有抗菌活性;阿奇霉素不经肝代谢,大部分经胆汁排泄。

4. 排泄　红霉素和阿奇霉素有肠肝循环现象;克拉霉素及其代谢产物经肾脏排泄。

红霉素

红霉素是从链丝菌培养液中提取的碱性抗生素,碱性条件下抗菌作用增强,在中性水溶液中稳定,在酸性(pH 值<5)溶液中不稳定。口服易吸收,但易被胃酸破坏,并受食物影响,常制成肠溶片或酯类制剂。能通过胎盘屏障,也可进入乳汁,不能透过血脑屏障。大部分经肝代谢,经胆汁排泄,胆汁中浓度为血浆浓度的 30 倍,可形成肝肠循环。

【药理作用】红霉素对 G^+ 菌包括金黄色葡萄球菌、表皮葡萄球菌、链球菌等抗菌作用强,对部分 G^- 菌如脑膜炎奈瑟菌、淋病奈瑟菌、流感杆菌、百日咳鲍特菌、军团菌等高度敏感。对某些螺旋体、肺炎支原体、立克次体也有抗菌作用。

【临床应用】临床常用于治疗耐青霉素的金黄色葡萄球菌感染和对青霉素过敏者,还用于敏感菌所致的各种感染,也能用于厌氧菌引起的口腔感染和肺炎支原体、肺炎衣原体所致的呼吸系统、泌尿生殖系统感染。

【不良反应】

1. 局部刺激性　胃肠道反应常见;肌内注射疼痛剧烈,不宜使用;静脉注射时浓度过高或速度过快易发生血栓性静脉炎。

2. 肝毒性　大剂量或长期应用,尤其是在应用酯化红霉素可致转氨酶升高、胆汁淤积、肝大等。孕妇及肝脏疾病病人容易发生,不宜应用;婴幼儿慎用。

3. 耳毒性　大剂量给药、肝肾功能不全的病人、老年人使用后可发生,出现眩晕、听力减退等。多数停药后可恢复。

4. 过敏反应　偶见药热皮疹等。

克拉霉素

克拉霉素为半合成的 14 元大环内酯类抗生素,其抗菌活性强于红霉素。口服吸收迅速完全,组织中的浓度明显高于血中浓度。克拉霉素对 G^+ 菌、军团菌、衣原体、支原体、流感嗜血杆菌、厌氧菌等的作用强。主要用于敏感菌引起的呼吸道、泌尿生殖系统及皮肤软组织等感染。胃肠道反应较红霉素低,偶见头痛、皮疹及皮肤瘙痒等。

阿奇霉素

阿奇霉素是唯一半合成的15元大环内酯类抗生素。主要特点是耐酸,口服生物利用度高,分布广,组织中浓度高,$t_{1/2}$ 长达35~48 h,每日仅需给药1次。阿奇霉素的抗菌谱较红霉素广,作用强,特别是对肺炎支原体作用较强,该药大部分以原形由粪便排出体外,少部分经肾排泄,不良反应轻。

二、林可霉素类抗生素

林可霉素类抗生素包括林可霉素(洁霉素,林肯霉素)和克林霉素(氯林可霉素,氯洁霉素)。两药具有相同的抗菌谱和抗菌机制,因克林霉素的抗菌作用和毒性均优于林可霉素,故临床常用。

【体内过程】

1. 吸收　林可霉素口服吸收差且易受食物影响;克林霉素口服易吸收。

2. 分布　血浆蛋白结合率高,体内分布广,骨组织中的浓度尤高,能透过胎盘屏障,不能透过正常血脑屏障,但炎症时脑组织可达有效治疗浓度。

3. 代谢和排泄　经肝代谢,其代谢物及原形或经胆汁排入肠道或经肾小球滤过。

【抗菌作用】克林霉素的抗菌活性比林可霉素强4~8倍。对厌氧菌作用强大,对需氧 G^+ 菌、部分需氧 G^- 球菌、人型支原体和沙眼衣原体也有效,对肠球菌、G^- 杆菌、MRSA、肺炎支原体无效。

【作用机制】与大环内酯类相同,能不可逆地与细菌核糖体50S亚基结合,抑制细菌蛋白质的合成,对 G^+ 菌有效,对 G^- 杆菌无效。

【耐药性】大多数细菌对林可霉素和克林霉素存在完全交叉耐药性。

【临床应用】主要用于厌氧菌引起的口腔、腹腔和妇科感染。治疗需氧 G^+ 球菌引起的呼吸道、骨及软组织、胆道感染及败血症、心内膜炎等。对金黄色葡萄球菌引起的急、慢性骨髓炎为首选药。

【不良反应】

1. 胃肠道反应　表现为恶心、呕吐、腹痛、腹泻,严重者可发生假膜性肠炎,口服给药比注射给药多见,与不敏感的难辨梭状芽孢杆菌大量繁殖并产生外毒素有关。林可霉素腹泻的发生率高于克林霉素。

2. 过敏反应　轻度皮疹、瘙痒或药热,也可出现一过性中性粒细胞减少和血小板减少。

3. 其他　偶见肝毒性,个别患者可发生过敏性休克、呼吸与心搏骤停等严重不良反应等。

三、多肽类抗生素

(一)万古霉素类

万古霉素类属糖肽类抗生素,包括万古霉素、去甲万古霉素和替考拉宁。万古霉素化学性质稳定,能够杀灭MRSA和耐甲氧西林表皮葡萄球菌(MRSE);去甲万古霉素化学性质同万古霉素;替考拉宁的脂溶性较万古霉素高50~100倍。

【体内过程】口服难吸收,因肌内注射刺激性强甚至引起组织坏死,故不宜肌内注射只能静脉给药。广泛分布于各组织,可透过胎盘,但难以透过血脑屏障和血眼屏障。超过90%经肾排泄。

【抗菌作用及机制】杀灭 G^+ 菌作用强大,尤其是MRSA和MRSE。抗菌作用机制是与细菌细胞壁前体肽聚糖结合,阻断细胞壁合成而呈现杀菌作用,尤其对处于繁殖期的细菌呈现快速杀菌作用。

【耐药性】细菌对本类药物不易产生耐药性,与其他抗生素之间无交叉耐药性。少数耐药菌株能产生一种修饰细胞壁前体肽聚糖的酶,使多肽类抗生素不能与前体肽聚糖结合而产生耐药性。

【临床应用】由于毒性大,仅用于严重 G^+ 菌感染,特别是MRSA、MRSE和肠球菌属所致的败血症、心内膜炎、骨髓炎、呼吸道感染,亦可用于治疗某些抗生素引起的假膜性结肠炎。

【不良反应】万古霉素和去甲万古霉素毒性较大,替考拉宁较小。

1. 耳毒性　大剂量长时间应用可出现耳鸣、听力减退、甚至耳聋,监测听力常能较早发现,及时停药,一般可恢复听力。

2. 肾毒性　主要为肾小管损伤,轻者出现蛋白尿和管型尿,重者出现少尿、血尿,甚至肾衰。

3. 过敏反应　快速静注万古霉素时,出现皮肤潮红、红斑、荨麻疹、心动过速和低血压等特征性症状,称为“红人综合征”。偶可引起过敏性休克。

4. 其他　口服时可引起恶心、呕吐、金属异味感和眩晕,静注时偶发血栓性静脉炎。

(二)多黏菌素类

多黏菌素类是从多黏杆菌培养液中分离获得的一组多肽类抗生素,含有多黏菌素A、B、C、D、E、M几种成分，临床多用的是多黏菌素 B 和多黏菌素 E（抗敌素），多黏菌素 B 的抗菌活性较多黏菌素 E 略高。

【体内过程】口服不吸收，肌注后 2 h 血药浓度达高峰，多肌内注射给药，穿透力差，脑脊液、胸腔、关节腔和感染灶内浓度低而影响疗效。代谢速度慢，主要经肾脏排泄。

【药理作用】为慢效、窄谱杀菌药，仅对某些 G^- 杆菌具有强大抗菌活性，大肠埃希菌、肠杆菌属、克雷伯菌属和铜绿假单胞菌对本类药物高度敏感，对繁殖期和静止期细菌均有杀灭作用。多黏菌素 B 的抗菌活性稍高于多黏菌素 E。

【作用机制】主要作用于细菌细胞膜，导致细胞膜通透性增加，使细菌细胞内重要物质外漏而造成细胞死亡。

【耐药性】不易耐药，一旦出现则有交叉耐药。

【临床应用】仅对某些 G^- 杆菌有杀灭作用，临床应用有：①局部外用于敏感菌引起的五官、皮肤、黏膜感染及烧伤后铜绿假单胞菌感染；②口服用于肠道术前消毒、其他抗微生物药耐药的细菌性肠炎、痢疾；③其他抗菌药无效的铜绿假单胞菌和 G^- 菌引起的严重感染。

【不良反应】不良反应明显，多黏菌素 B 较多黏菌素 E 的不良反应严重。

1. 肾毒性　多发生于用药后 4 d，常见且突出，表现为蛋白尿、血尿、管型尿，氮质血症，严重时出现急性肾小管坏死、肾衰竭。

2. 神经毒性　表现为头晕、面部麻木、周围神经炎，重者出现意识混乱、昏迷、共济失调、可逆性神经肌肉麻痹等，停药后可消失。

3. 过敏反应　包括瘙痒、皮疹、药热等，吸入给药可引起哮喘。

4. 其他　肌内注射可致局部疼痛，静脉给药可引起静脉炎。偶见粒细胞减少和肝毒性。

第三节　氨基苷类抗生素

氨基苷类是一类由氨基醇环与氨基糖分子以苷键相结合的碱性抗生素，分为天然和半合成两类：天然氨基苷类抗生素包括链霉素、卡那霉素、妥布霉素、大观霉素、新霉素、庆大霉素、小诺米星、西索米星、阿司米星等；半合成氨基苷类抗生素包括奈替米星、依替米星、异帕米星、卡那霉素 B、阿米卡星、地贝卡星、阿贝卡星等。本类药物与 β-内酰胺类抗生素不能混合于同一容器，否则易使氨基苷类药物失活。

一、氨基苷类药物的共性

1. 作用机制相似　氨基苷类的抗菌机制主要是通过干扰蛋白质的起始、延长和终止而抑制细菌蛋白质合成，还能破坏细菌胞质膜的完整性，是快速的静止期杀菌药。

2. 抗菌作用相似　氨基苷类对各种需氧 G^- 杆菌作用强大，对淋病奈瑟菌、脑膜炎奈瑟菌等 G^- 球菌作用较差；对多数 G^+ 菌作用差，但庆大霉素、阿米卡星等对金黄色葡萄球菌敏感，链霉素、卡那霉素对结核分枝杆菌有效。

3. 体内过程相似　口服难吸收，多采用肌内注射给药；主要分布于细胞外液，在肾和内耳有浓度高，因此肾毒性和耳毒性明显，可透过胎盘屏障；主要以原形经肾小球滤过，药物在尿液中浓度高，有利于尿路感染的治疗。

4. 临床应用相似　用于敏感需氧 G^- 杆菌所致的全身感染；口服用于治疗消化道感染、肠道术前准备、肝性昏迷等；链霉素、卡那霉素可作为结核治疗药物。

5. 不良反应相似

（1）耳毒性：包括前庭神经和耳蜗听神经损伤。前庭神经功能损伤表现为头晕、视力减退、眼球震颤、眩晕、恶心、呕吐和共济失调，其发生率依次为：新霉素>卡那霉素>链霉素>西索米星>阿米卡星≥庆大霉素≥妥布霉素>奈替米星>依替米星。耳蜗听神经功能损伤表现为耳鸣、听力减退和永久性耳聋，其发生率依次为：新霉素>卡那霉素>阿米卡星>西索米星>庆大霉素>妥布霉素>奈替米星>链霉素>依替米星。

为防止和减少本类药物耳毒性的发生，用药中应该：①经常询问患者是否有眩晕、耳鸣等先兆症状；②定期频繁做听力仪器检查；③对儿童和老人用药更要谨慎；④孕妇尽量避免使用；⑤避免与其他有耳毒性的药物合用，如万古霉素、强效利尿药、镇吐药、甘露醇等。

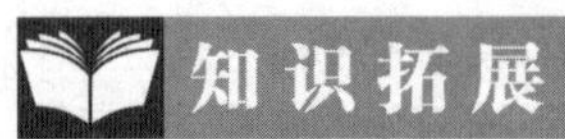

药源性耳聋

药源性耳聋是由于使用某些药物或接触某些化学制剂所引起的耳聋。在我国,由于尚未制定禁止和限制使用耳毒性药物的法律法规,许多耳毒性药物使用的十分普遍和随意,有些甚至达到了滥用的程度。目前,药物致聋已成为我国聋儿的主要发病原因,应引起全社会的高度重视。药物中毒性耳聋主要表现为听觉系统的慢性中毒,以耳聋、耳鸣为主。目前已经发现近百种耳毒性药物,常见的耳毒性药物包括氨基苷类抗生素、万古霉素类抗生素及高效利尿药等,其中最严重的是氨基苷类抗生素。氨基苷类抗生素致聋表现为早先出现4kHz以上高频听力下降,因语言频率尚未受累,患者常不觉耳聋,此时立即停药和采取治疗措施有可能制止耳聋发展。此外,该类药有明显的家族易感性,用药量与中毒程度极不相称,少量用药即可导致不可逆的重度聋。

(2)肾毒性:氨基苷类是诱发药源性肾衰竭的最常见因素。此类药物对肾组织有极高亲和力,轻则引起肾小管肿胀,重则产生急性坏死。通常表现为蛋白尿、管型尿、血尿等,严重时可导致无尿、氮质血症和肾衰竭。氨基苷类的肾毒性发生率依次为:新霉素>卡那霉素>庆大霉素>妥布霉素>阿米卡星>奈替米星>链霉素>依替米星。

为防止和减少本类药物肾毒性的发生,用药中应该:①用药时定期检查肾功能;②有条件时做血药浓度监测;③肾功能减退患者慎用或调整给药方案;④氨基苷类排泄速率可随年龄的增长而逐渐减慢,应根据患者具体情况调整用药剂量;⑤避免合用有肾毒性的药物。

(3)神经肌肉麻痹:常见于大剂量腹膜内或胸膜内给药或静脉滴注速度过快时,偶见于肌内注射后,表现为心肌抑制、血压下降、肢体瘫痪和呼吸衰竭。一旦发生应立即静脉注射新斯的明和钙剂进行解救。

(4)过敏反应:皮疹、发热、血管神经性水肿、口周发麻等常见。链霉素可引起过敏性休克,其发生率仅次于青霉素(防治措施同青霉素)。

二、常用的氨基苷类抗生素

链霉素

链霉素是1944年从链霉菌培养液中分离获得并用于临床的第一个氨基苷类抗生素,口服吸收少,肌内注射吸收快,容易渗入结核性脓腔和干酪化脓腔,临床主要用于:①作为一线药用于治疗结核病;②与四环素类合用是目前治疗鼠疫和兔热病的首选药;③与青霉素合用可用于治疗溶血性链球菌、草绿色链球菌、肠球菌引起的心内膜炎。

庆大霉素

口服吸收少,肌内注射吸收迅速而完全。对各种需氧G^-杆菌均有强大的杀菌作用,是治疗各种G^-杆菌感染的主要抗菌药,如败血症、骨髓炎、肺炎、腹腔感染、腹膜炎等,也用于铜绿假单胞菌感染,需与羧苄西林等合用;耐青霉素的金葡菌感染;口服用于肠道感染或用于结肠术前、术后预防感染。庆大霉素在肾皮质坏中的浓度高于血浆药物浓度,不良反应中以肾毒性多见,也可出现耳毒性和神经肌肉阻滞,偶见过敏反应。

表34-3 部分氨基苷类抗生素的特点及应用

药物	特点及应用
卡那霉素	因不良反应较大,疗效不突出,现已被同类其他药取代。目前主要用于治疗耐药金黄色葡萄球菌及敏感G^-杆菌感染;也可口服用于肝性昏迷或腹部术前准备的患者
妥布霉素	对肺炎杆菌、肠杆菌属、变形杆菌属的作用分别较庆大霉素强4倍和2倍;对铜绿假单胞菌的作用是庆大霉素的2~5倍,且对耐庆大霉素菌株仍有效,适合治疗铜绿假单胞菌所致的各种感染。不良反应较庆大霉素轻

续表

药物	特点及应用
阿米卡星	抗菌谱广，对 G^- 杆菌和金黄色葡萄球菌均有较强的抗菌活性，但作用较庆大霉素弱。突出优点是对肠道 G^- 杆菌和铜绿假单胞菌所产生的多种氨基苷类灭活酶稳定，是控制一些氨基苷类耐药菌感染的首选药。耳毒性强于庆大霉素，肾毒性低于庆大霉素
依替米星	抗菌谱广、抗菌活性强、毒性低。对大部分 G^+ 及 G^- 菌有良好抗菌作用，对产生青霉素酶的部分葡萄球菌和部分低水平耐甲氧西林的葡萄球菌（MRSA）亦有效，是目前氨基苷类药物中不良反应发生率最低的药物
大观霉素（淋必治）	仅对淋病奈瑟菌有较强抗菌活性，容易耐药。用于青霉素、四环素耐药或青霉素过敏的淋病病人

第四节　四环素类及氯霉素类

四环素类及氯霉素类药物属广谱抗生素。

一、四环素类

本类药物的化学结构中均具有菲烷的基本骨架，在酸性溶液中较稳定，在碱性溶液中易破坏。

第一代四环素类抗生素包括四环素、土霉素、金霉素和地美环素，属天然四环素类；第二代四环素类抗生素属半合成四环素类，包括美他环素、多西环素（强力霉素）和米诺环素；第三代四环素类抗生素以替加环素为代表。

【抗菌作用特点】本类药物的抗菌谱广，属快速抑菌药。药物的抗菌活性依次为：替加环素>米诺环素>多西环素>美他环素>地美环素>四环素>土霉素。

【作用机制】四环素类抗生素必须进入菌体内才能发挥抑菌作用，高浓度时呈现杀菌作用。四环素类抗生素在胞质中与核糖体 30S 亚基结合，从而抑制细菌蛋白质的合成。此外，药物可以改变细菌细胞膜通透性，导致重要成分外漏，从而抑制细菌 DNA 的复制。

【耐药性】近年来本类药物的耐药菌株日渐增多。耐药性产生的机制包括：①耐药菌产生核糖体保护蛋白，促进四环素与核糖体解离；②减少四环素进入菌体或促进四环素的主动外排；③细菌产生灭活酶，使药物失活。

【临床应用】四环素类药物可作为下列感染的首选药：

（1）立克次体感染（斑疹伤寒、Q 热、恙虫病等）、支原体感染（支原体肺炎、泌尿生殖系统感染等）、衣原体感染（鹦鹉热、沙眼、性病性淋巴肉芽肿等）、某些螺旋体感染（回归热等）。

（2）鼠疫、布鲁菌病、霍乱、幽门螺杆菌感染引起的消化性溃疡。

（3）肉芽肿鞘杆菌感染引起的腹股沟肉芽肿。

（4）牙龈卟啉单胞菌引起的牙周炎。

四环素

【体内过程】口服易吸收但不完全，食物尤其是乳制品、抗酸药可影响四环素的吸收，多价金属离子（Fe^{2+}、Ca^{2+}、Mg^{2+}、Al^{3+}等）与四环素络合而减少其吸收，时间应间隔 2～3 h；酸性药物如维生素 C 则促进其吸收。四环素体内分布广泛，可透过胎盘屏障，易沉积于新形成的牙齿和骨骼中，有肠肝循环现象，不易透过血脑屏障。

【抗菌作用及应用】四环素抗菌谱广，对 G^+ 的抑制作用强于 G^- 菌，但是对 G^+ 的菌的作用不如青霉素类和头孢菌素类，对 G^- 菌的作用不如氨基苷类及氯霉素类。低浓度时抑菌、极高浓度时杀菌。对伤寒杆菌、副伤寒杆菌、铜绿假单胞菌、结核分枝杆菌、真菌和病毒无效。由于耐药菌株日益增多和药物的不良反应，四环素一般不作首选药。

【不良反应】

1. 局部刺激症状　口服可引起恶心、呕吐、腹泻等症状；餐后服用或与食物同服可减轻，但影响药物的吸收。因刺激性大禁用于肌内注射。静脉滴注易引起静脉炎。

2. 二重感染(菌群交替症) 婴儿、老年人、体弱者、合用糖皮质激素或抗肿瘤药的患者,使用四环素时易发生二重感染。较常见的二重感染有两种:①真菌感染,表现为鹅口疮、肠炎,应立即停药并同时进行抗真菌治疗。②假膜性肠炎,表现为剧烈的腹泻,发热、肠壁坏死、体液渗出甚至休克死亡,应立即停药并口服万古霉素或甲硝唑。

3. 影响骨骼和牙齿生长 四环素类药物与新形成的牙齿中的羟磷灰石晶体结合形成淡黄色的四环素-磷酸钙复合物,导致恒齿永久性黄染,牙釉质发育不全。可抑制胎儿、婴幼儿骨骼发育。孕妇、哺乳期妇女及8岁以下儿童禁用四环素和其他四环素类药物。

4. 其他 长期大剂量使用可引起严重肝损伤或加重原有的肾损伤,多见于孕妇特别是肾功能异常的孕妇。偶见过敏反应。

多西环素

抗菌活性比四环素强2~10倍,具有强效、速效、长效的特点。抗菌谱与四环素相同,对土霉素或四环素耐药的金葡菌对本药仍敏感,但与其他同类药物有交叉耐药。

口服吸收迅速且完全,受食物影响小。主要随胆汁排泄,有肠肝循环现象;少量经肾脏排泄,故肾衰竭时也可使用。

多西环素是目前四环素类药物的首选药,已取代天然四环素用于各种适应证。此外,特别适用于胆道感染和肾功能不全者的肾外感染。也可用于酒糟鼻、痤疮、前列腺炎和呼吸道感染。

不良反应是恶心、呕吐、腹泻、舌炎、舌麻木、口腔异味感、口腔炎和肛门炎。应饭后服用,并以大量水送服,服药后保持直立体位30 min以上,以避免引起食管炎。易致光敏反应。

米诺环素

米诺环素口服吸收率接近100%,不易受食物影响,但抗酸药或重金属离子仍可减少米诺环素吸收。脂溶性高,组织穿透力强,分布广泛,脑脊液中的浓度高于其他四环素类。

抗菌活性强于其他同类药物,对耐四环素、青霉素的金葡菌、链球菌、流感嗜血杆菌和大肠杆菌仍敏感。应用同多西环素。一般不作为首选药。

除四环素类共有的不良反应外,米诺环素可引起前庭反应,表现为恶心、呕吐、眩晕、运动失调等,女性多于男性,停药24~48 h后症状可消失。

替加环素

抗菌谱广,除假单胞菌属、变形杆菌属外,多数菌属对替加环素敏感。对其他四环素类药物耐药的病原菌仍对替加环素敏感。

口服难吸收,需静脉给药,多数药物以原形经胆汁排泄,少数经肾排泄。

临床用于治疗敏感菌所致的复杂性腹腔内感染、复杂性皮肤和软组织感染、社区获得性肺炎,因可能增加感染患者的死亡风险,故不作为首选药使用。

二、氯霉素类

氯霉素是第一个人工合成的抗生素。

【体内过程】口服吸收好,脂溶性高,在体内分布广泛,可透过血脑屏障,脑脊液中的浓度达血药浓度的45%~99%。主要在肝脏与葡萄糖醛酸结合而失活,代谢产物和10%的原形药物经肾排泄。

【抗菌特点】抗菌谱广,对G^-菌的抗菌作用强于G^+菌,属抑菌药。对流感嗜血杆菌、脑膜炎奈瑟菌、肺炎链球菌有杀灭作用,对结核分枝杆菌、真菌和原虫无效。

【作用机制及耐药性】氯霉素与细菌核糖体50S亚基结合,阻止蛋白质合成。与大环内酯类和克林霉素同时应用时可相互竞争作用的靶点,产生拮抗作用。耐药性产生较慢。

【临床应用】由于氯霉素的毒性作用,临床已很少应用。

1. 全身应用

(1)对青霉素类药物耐药的严重脑膜炎、多药耐药的流感嗜血杆菌严重感染等。

(2)伤寒:非首选。伤寒首选喹诺酮类或第三代头孢菌素,具有速效、低毒、复发少和痊愈后不带菌等特点。

(3)立克次体重度感染(斑疹伤寒、Q 热和恙虫病等)的孕妇、8 岁以下儿童、四环素类药物过敏者。

(4)与其他抗菌药联合使用,治疗腹腔或盆腔的厌氧菌感染。

2. 局部应用　治疗敏感菌引起的眼内感染、全眼球感染、沙眼和结膜炎。

【不良反应】

1. 抑制骨髓造血功能　为最严重的不良反应,有两种临床表现:①可逆性的红细胞、白细胞、血小板减少,较为常见,发生率和严重程度与剂量和疗程有关,及时停药可逐渐恢复;②不可逆的再生障碍性贫血,虽少见,但死亡率高。

2. 灰婴综合征　早产儿和新生儿肝脏缺乏葡萄糖醛酸转移酶,肾排泄功能不完善,对氯霉素解毒能力差;药物剂量过大可致中毒,表现为循环衰竭、呼吸困难、进行性血压下降、皮肤苍白和发绀,称为灰婴综合征。

3. 其他　主要有胃肠反应,表现为恶心、呕吐、腹泻等症状。少数患者发生过敏反应、视神经炎、视力障碍、二重感染。

【禁忌证】肝肾功能损伤者、葡萄糖-6-磷酸脱氢酶缺陷者、新生儿、早产儿、孕妇、哺乳期妇女禁用氯霉素。

甲砜霉素

口服吸收完全。抗菌谱、抗菌活性与氯霉素相似。细菌对甲砜霉素的耐药性产生慢,但与氯霉素之间存在完全交叉耐药现象。主要用于轻症感染,一般不用于细菌性脑膜炎。甲砜霉素引起可逆性血细胞减少的发生率高于氯霉素,不引起灰婴综合征。

第五节　全国护士执业资格考试要点解析

一、青霉素过敏试验法

青霉素易引起过敏反应,人群中有 3%~6%对青霉素过敏,而且任何年龄、任何给药途径、任何剂型和剂量、任何给药时间,均可发生过敏反应。因此在使用各种青霉素制剂前都应先作过敏试验,试验结果阴性者方可用药。

1. 青霉素过敏反应的原因　过敏反应系抗原与抗体在致敏细胞上相互作用而引起的。青霉素属于半抗原物质,本身不具有抗原性,进入机体后,其降解产物与组织蛋白结合形成全抗原,刺激机体产生特异性抗体 IgE,IgE 固定在某些组织的肥大细胞上和血液中的白细胞表面,使机体呈致敏状态。当机体再次接受类似的抗原刺激后,即与特异性抗体 IgE 结合,发生抗原抗体反应,导致细胞破裂,释放组胺、缓激肽、慢反应物质、5-羟色胺等血管活性物质。这些物质分别作用于效应器官,使平滑肌痉挛、微血管扩张、毛细血管通透性增高、腺体分泌增多,出现一系列过敏反应。

2. 青霉素过敏反应的预防

(1)使用青霉素前必须做皮肤过敏试验,试验前应详细询问病人的用药史、过敏史、家族史;病人如有青霉素过敏史,应禁止做过敏试验;病人已进行青霉素治疗,如停药 3 d 后再用,或用药中更换药物批号,均应重新作过敏试验,结果阴性方可使用。

(2)青霉素皮试液应现用现配,因青霉素皮试液极不稳定,特别是在常温下易产生降解产物,导致过敏反应。

(3)青霉素过敏试验和注射前均应做好急救的准备工作,备好盐酸肾上腺素和注射器等。

(4)护士应加强工作责任心,严格执行“三查八对”制度。

(5)严密观察病人,首次注射后应观察 30 min,以免发生迟缓性过敏反应。同时,注意倾听病人主诉。

(6)皮试结果阳性者禁止使用青霉素,及时报告医生,在体温单、医嘱单、病历、床头卡、门诊病历上醒目地注明,并告知病人及其家属。

3. 青霉素过敏试验的方法

(1)皮内试验液(皮试液)的配制:

1)青霉素皮试液的标准:每毫升含青霉素 200~500U。

2)青霉素皮试液的具体配制方法:以一瓶 80 万 U 青霉素为例,加入 0.9%氯化钠溶液 4 ml,则每毫升含 20 万 U。

取上液 0.1 ml,加 0.9%氯化钠溶液至 1 ml,则每毫升含 2 万 U。

取上液 0.1 ml,加 0.9%氯化钠溶液至 1 ml,则每毫升含 2 000U。

取上液 0.1 ml,加 0.9%氯化钠溶液至 1 ml,则每毫升含 200U,即成青霉素皮试液。

3)注意事项:配制青霉素皮试液须用 0.9%氯化钠溶液进行稀释;每次配制皮试液时,均应将溶液混匀;配制方法应正确,剂量应准确。

(2)试验方法:对无过敏史的病人,按皮内注射的方法在前臂掌侧下段注射青霉素皮试液 0.1 ml(含青霉素 20~50U),20 min 后观察、判断,并正确记录皮试结果。

(3)试验结果的判断

1)阴性:皮丘大小无改变,周围不红肿,无红晕,无自觉症状,无不适表现;

2)阳性:局部出现皮丘隆起、红晕硬块,直径大于 1 cm 或周围有伪足、局部有痒感,严重时可出现过敏性休克。

4. 青霉素过敏反应的临床表现 青霉素过敏反应的临床表现多种多样,其中最严重的是过敏性休克。

(1)过敏性休克:过敏性休克可发生在做青霉素过敏试验过程中. 或注射青霉素后,一般在数秒或数分钟内呈闪电式发生,也有的在 0.5 h 后出现,极少数病人发生在连续用药的过程中。

1)呼吸道阻塞症状:由于喉头水肿、肺水肿,病人感觉胸闷,出现气急、发绀,喉头堵塞伴濒危感。

2)循环衰竭症状:由于周围血管扩张,导致有效循环血量不足,病人面色苍白、出冷汗、脉细弱、血压下降等。

3)中枢神经系统症状:由于脑组织缺氧,病人出现头晕、眼花、面部及四肢麻木、意识丧失、抽搐、大小便失禁等。

4)皮肤过敏症状:病人出现瘙痒、荨麻疹及其他皮疹。

(2)血清病型反应:一般于用药后 7~12 d 发生,临床表现和血清病相似,病人有发热、皮肤瘙痒、荨麻疹、腹痛、关节肿痛、全身淋巴结肿大等。

(3)各器官或组织的过敏反应:

1)皮肤过敏反应:表现为皮肤瘙痒、皮疹(荨麻疹)、皮炎,严重者可发生剥脱性皮炎。

2)呼吸道过敏反应:可引起哮喘或诱发原有的哮喘发作。

3)消化系统过敏反应:可引起过敏性紫癜,主要症状是腹痛和便血。

上述症状既可单独出现,也可同时存在,常最早出现的是呼吸道症状或皮肤瘙痒,故必须注意倾听病人的主诉。

5. 青霉素过敏性休克的处理

(1)立即停药,就地抢救,使病人平卧,注意保暖,同时报告医生。

(2)首选盐酸肾上腺素注射。按医嘱立即皮下注射 0.1%盐酸肾上腺素,成人剂量为 0.5~1.0 ml,患儿酌减。如症状不缓解,可每隔 30 min 皮下或静脉注射 0.5 ml,直至脱离危险期。此药可收缩血管、增加外周阻力、兴奋心肌、增加心排出量、松弛支气管平滑肌,是抢救过敏性休克的首选药物。

(3)立即给予氧气吸入,以纠正缺氧,改善呼吸;如呼吸受抑制,应立即进行人工呼吸,按医嘱应用呼吸兴奋剂,可肌内注射尼可刹米或洛贝林等;如出现喉头水肿影响呼吸,应立即配合医生准备气管插管或施行气管切开术。

(4)根据医嘱给药:

1)给予地塞米松 5~10 mg 静脉注射,或用氢化可的松琥珀酸钠 200 mg 加入 5%或 10%葡萄糖液 500 ml 静脉滴注,此药为抗过敏药物,可迅速缓解症状;

2)根据病情给予升压药物,如多巴胺、间羟胺等;

3)给予纠正酸中毒和抗组胺类药物。

(5)病人出现心跳呼吸骤停,应立即进行心肺复苏,抢救病人。

(6)密切观察病人体温、脉搏、呼吸、血压、尿量及其他病情变化,做好病情动态的详细护理记录。注意病人未脱离危险期,不宜搬动。

二、与本章内容有关的其他药物过敏试验法

1. 链霉素过敏试验法　链霉素可导致过敏反应的发生,而过敏性休克的发生率仅次于青霉素,但病死率较青霉素高,故应引起重视,使用前应做皮肤过敏试验,并加强观察。

(1)链霉素皮试液的配制:

1)链霉素皮试液的标准:每毫升含链霉素 2 500U。

2)链霉素皮试液的具体配制方法:以一瓶链霉素(1g,100 万 U)为例,加 0.9%氯化钠溶液 3.5 ml 溶解为 4 ml,则每毫升含 25 万 U。

取上液 0.1 ml,加 0.9%氯化钠溶液至 1 ml,则每毫升含 2.5 万 U。

取上液 0.1 ml,加 0.g%氯化钠溶液至 1 ml,则每毫升含 2 500U,即成链霉素皮试液。

(2)试验方法:对无过敏史的病人,按皮内注射的方法在前臂掌侧下段注射链霉素皮试液 0.1 ml(含链霉素 250U),20 min 后进行观察,试验结果的判断方法同青霉素过敏试验,并正确记录皮试结果。

(3)过敏反应的临床表现:

1)链霉素过敏反应的临床表现同青霉素过敏反应,但较少见。

2)常伴有毒性反应,表现为全身麻木、肌肉无力、抽搐、眩晕、耳鸣、耳聋等。

(4)过敏反应的处理:链霉素过敏反应的处理方法与青霉素大致相同,同时,可静脉缓慢推注 10%葡萄糖酸钙(或氯化钙)10 ml,以使钙离子与链霉素络合而减轻中毒症状。

2. 破伤风抗毒素过敏试验法　破伤风抗毒素(TAT)是马的免疫血清,对人体是异种蛋白,具有抗原性,注射后容易出现过敏反应,因此在用药前应作过敏试验;曾用过破伤风抗毒素间隔超过 1 周者,如再使用,应重作过敏试验。

(1)皮试液的配制:

1)破伤风抗毒素皮试液的标准:每毫升含破伤风抗毒素 150IU。

2)破伤风抗毒素皮试液的具体配制方法:以 1 支破伤风抗毒素(1 ml,1500IU)为例,取出 0.1 ml 药液,加 0.9%氯化钠溶液稀释到 1 ml,则每毫升含 150IU,即成破伤风抗毒素皮试液。

(2)试验方法:按皮内注射的方法在前臂掌侧下段注射 TAT 皮试液 0.1 ml(含破伤风抗毒素 15IU),20 min 后进行观察、判断,并正确记录皮试结果。

(3)试验结果的判断及处理:

1)阴性:局部无红肿,全身无反应。

2)阳性:局部皮丘红肿、硬结,直径大于 1.5 cm,红晕直径超过 4 cm,有时出现伪足、有痒感。全身过敏反应、血清病型反应与青霉素过敏反应相同。

当试验结果不能肯定时,应作对照试验;如试验结果确定为阴性,应将余液 0.9 ml 作肌内注射;如试验结果证实为阳性,通常采用脱敏注射法。

(4)脱敏注射法:脱敏注射法是给过敏试验阳性者分多次少剂量注射药液,以达到脱敏目的的方法。由于破伤风抗毒素的特异性,没有可替代的药物,故对试验结果为阳性的病人,在一定时间内,用少量抗原多次消耗体内的抗体,使之全部消耗掉,最终将全部药液注射后,病人不产生过敏反应。具体方法为:分 4 次,小剂量并逐渐增加,每隔 20 min 肌内注射 1 次,每次注射后均应密切观察(表 34-4)。

表 34-4　破伤风抗毒素脱敏注射法

次数	TAT/ml	加 0.9%氯化钠溶液/ml	注射法
1	0.1	0.9	肌内注射
2	0.2	0.8	肌内注射
3	0.3	0.7	肌内注射
4	余量	稀释至 1 ml	肌内注射

在脱敏注射过程中,如发现病人有全身反应,如面色苍白、气促、发绀、荨麻疹等,或过敏性休克时,应立即

停止注射，并通知医生，迅速处理。如反应轻微，可待反应消退后，酌情将每次注射的剂量减少，同时增加注射次数，以顺利注入所需的全部药液。

测试练习

一、选择题

(一)以下每题有A、B、C、D、E五个备选答案，请从中选择一个最佳答案。

1. 关于青霉素G的叙述错误的是(　　)。

A. 水溶液性质不稳定　B. 可引起过敏反应　C. 无需现用现配
D. 不耐酸，口服可被胃酸破坏　E. 不耐酶，β-内酰胺酶可使其失去活性

2. 青霉素G的抗菌作用机制是(　　)。

A. 抑制菌体DNA合成　B. 阻碍菌体细胞壁的生物合成　C. 抑制菌体蛋白质合成
D. 抑制菌体RNA合成　E. 影响菌体细胞膜通透性

3. 青霉素对下列哪种病原体无效(　　)。

A. 淋球菌　B. 破伤风杆菌　C. 伤寒杆菌　D. 螺旋体　E. 放线菌

4. 治疗猩红热的首选抗菌药物是(　　)。(护考真题)

A. 头孢菌素　B. 庆大霉素　C. 红霉素　D. 青霉素　E. 链霉素

5. 对肾有毒性的抗生素是(　　)。

A. 青霉素　B. 广谱青霉素类　C. 耐酶青霉素类
D. 第一代头孢菌素类　E. 第三代头孢菌素类

6. 下列哪项不是头孢菌素的不良反应(　　)。

A. 过敏反应　B. 肾损害　C. 肝损害　D. 胃肠反应　E. 二重感染

7. 下列哪种药物可以引起再生障碍性贫血(　　)。(护考真题)

A. 芬太尼　B. 地西泮　C. 吗啡　D. 硫苯妥钠　E. 氯霉素

8. 患者，女性，23岁。注射青霉素过程中，感觉头晕、胸闷，面色苍白，脉细弱，血压下降，应立即注射的药物是(　　)。(护考真题)

A. 尼可刹米　B. 盐酸肾上腺素　C. 异丙嗪　D. 去甲肾上腺素　E. 氢化可的松

9. 红霉素的抗菌机制是(　　)。

A. 影响细胞膜的通透性　B. 抑制核酸代谢　C. 抑制叶酸代谢
D. 抑制菌体蛋白质的合成　E. 抑制细胞壁的合成

10. (　　)不能用生理盐水溶解。

A. 头孢氨苄　B. 青霉素　C. 红霉素　D. 克林霉素　E. 链霉素

11. (　　)不是红霉素的临床应用。

A. 耐药金葡菌　B. 百日咳　C. 军团病　D. 结核病　E. 支原体肺炎

12. 支原体肺炎首选(　　)。

A. 链霉素　B. 头孢氨苄　C. 庆大霉素　D. 羧苄西林　E. 阿奇霉素

13. 患儿，女，5岁。诊断为化脓性脑膜炎，经细菌培养确定为肺炎链球菌感染。此时应首选的抗生素是(　　)。(护考真题)

A. 三代头孢　B. 阿奇霉素　C. 青霉素　D. 四环素　E. 红霉素

14. 下列不宜与高效能利尿药呋塞米合用的抗生素是(　　)。

A. 青霉素　B. 链霉素　C. 四环素　D. 红霉素　E. 头孢菌素

15. 鼠疫首选(　　)。

A. 链霉素　B. 卡那霉素　C. 庆大霉素　D. 林可霉素　E. 红霉素

16. 有关氨基苷类抗生素的叙述,错误的是(　　)。
A. 对革兰阴性菌作用强大　B. 口服仅用于肠道感染和肠道术前准备
C. 为静止期杀菌剂　D. 各药物之间无交叉抗药性
E. 抗菌机制是抑制菌体蛋白质合成
17. 影响幼儿骨骼和牙齿发育的是(　　)。
A. 庆大霉素　B. 四环素　C. 青霉素　D. 链霉素　E. 新霉素
18. 不宜与牛奶、奶制品及抗酸药同服的是(　　)。
A. 氨苄霉素　B. 四环素　C. 氯霉素　D. 链霉素　E. 新霉素
19. 氯霉素最严重的不良反应是(　　)。
A. 骨髓抑制　B. 肝脏损害　C. 肾脏损害　D. 二重感染　E. 过敏反应
20. 立克次体引起的斑疹伤寒可选用(　　)。
A. 青霉素　B. 红霉素　C. 庆大霉素　D. 克林霉素　E. 多西环素
21. 治疗急、慢性骨髓炎宜选用(　　)。
A. 头孢氨苄　B. 青霉素　C. 红霉素　D. 克林霉素　E. 螺旋霉素
22. 克林霉素引起的假膜性肠炎应选用(　　)治疗。
A. 林可霉素　B. 氯霉素　C. 万古霉素　D. 氨苄西林　E. 羧苄西林
23. 多黏菌素类主要不良反应(　　)。
A. 过敏性休克　B. 肝损害　C. 关节病变　D. 耳毒性　E. 肾毒性和神经毒性
24. 张奶奶,55 岁。近期出现发热、脾大、瘀点等症状,心脏听诊可闻及杂音伴有乏力、食欲缺乏、苍白等,血培养为草绿色链球菌,诊断为细菌性心内膜炎,选用下列何种方案治疗(　　)。
A. 庆大霉素+红霉素　B. 青霉素 G+TMP　C. 多西环素
D. 青霉素 G+庆大霉素　E. 青霉素 G+红霉素
25. 李叔叔,46 岁。因肾病综合征伴肾功能不全入院,近几日出现尿急、尿痛、尿频症状,诊断为铜绿假单胞菌引起的尿路感染,应选用下列何药来控制尿路感染(　　)。
A. 庆大霉素　B. SMZ+TMP　C. 多黏菌素 E(抗敌素)　D. 羧苄西林　E. 头孢氨苄
26. 青霉素注射液要求现用现配,主要是防止(　　)。(护考真题)
A. 污染　B. 产生沉淀　C. 产生青霉烯酸　D. 产生致热物质　E. 产生结晶
27. 肺炎球菌肺炎治疗首选(　　)。(护考真题)
A. 青霉素　B. 红霉素　C. 氯霉素　D. 甲硝唑　E. 糖皮质激素
28. 急性肾衰竭患者可选用的抗生素是(　　)。(护考真题)
A. 氯霉素　B. 喹诺酮　C. 红霉素　D. 青霉素　E. 头孢类
29. 护理人员在应用氯霉素时进行用药护理,请问下列哪项是错误的(　　)。
A. 用药前、后及用药期间应系统监护血常规　B. 应严格掌握适应证　C. 一般不作首选药物
D. 可长期用药　E. 新生儿尤其是早产儿、孕妇、哺乳期妇女禁用
30. 王爷爷,65 岁。因患骨髓炎而服用克林霉素后,出现腹痛、腹泻、脓血便等症状,经诊断为假膜性肠炎,出现这种情况,可能的原因是(　　)。
A. 药物严重的胃肠道反应　B. 对药物过敏　C. 病人本身患有肠炎
D. 出现“二重感染”　E. 有溃疡病史
31. 青霉素皮试结果:局部皮肤红肿,直径 1.2 cm,无自觉症状,下列处理正确的是(　　)。(护考真题)
A. 在对侧肢体做对照试验可以注射青霉素
B. 暂停给药,下次使用重新试验　C. 可以注射青霉素,但需减少剂量
D. 禁用青霉素,及时报告医生　E. 可以注射青霉素
32. 治疗梅毒与钩端螺旋体病应首选(　　)。
A. 四环素　B. 青霉素 G　C. 庆大霉素　D. 氨苄西林　E. 红霉素
33. 如再次使用同一批号青霉素治疗,免做过敏试验要求间断时间不超过(　　)。(护考真题)
A. 1 d　B. 2 d　C. 3 d　D. 5 d　E. 7 d

34. 红霉素和林可霉素合用可(　　)。

A. 扩大抗菌谱　B. 增强抗菌活性　C. 降低毒性

D. 竞争结合部位,产生相互拮抗作用　E. 降低细菌耐药性

35. 关于氨基苷类抗生素下述哪项不正确(　　)。

A. 口服难吸收　B. 主要从肾脏排出　C. 抑制菌体蛋白合成

D. 属于繁殖期杀菌药　E. 在碱性环境中作用增强

(二)以下提供若干个案例,每个案例下设若干个试题。请根据各试题题干所提供的信息,在每题下面的A、B、C、D、E 五个备选答案中选择一个最佳答案。

(36~37 题共用题干)

患者,男性,16 岁。化脓性扁桃体炎。护士遵医嘱行青霉素过敏试验。

36. 注射完成试验液 1 min 后患者出现濒危感,伴烦躁不安,出冷汗,血压下降,护士判断患者出现(　　)。(护考真题)

A. 致病菌毒性反应　B. 晕针　C. 呼吸道过敏反应　D. 过敏性休克　E. 全身炎性反应

37. 该护士首先采取的紧急措施是(　　)。(护考真题)

A. 立刻平卧,皮下注射 0.1%肾上腺素　B. 立刻给予升压药垂体加压素

C. 立即静脉注射抗组胺药　D. 立即给予呼吸兴奋药物洛贝林(山梗菜碱)

E. 立即准备心肺复苏

(38~39 题共用题干)

患者,男性,24 岁。发热 1 d。前日淋雨后突发寒战、高热、咳嗽、胸痛、气急,咳铁锈色痰。体检左下肺有实变体征及湿罗音。

38. 首选治疗用药是(　　)。(护考真题)

A. 氨茶碱　B. 地塞米松　C. 头孢拉定　D. 青霉素　E. 红霉素

39. 若发生感染性休克,则休克治疗的必需药物除外(　　)。(护考真题)

A. 抗生素　B. 硝酸甘油　C. 5%碳酸氢钠　D. 糖皮质激素

E. 低分子右旋糖酐

二、案例分析

张先生,30 岁。因"咳嗽、咳痰 3 年,加重 3 d"就诊,无药物过敏史。临床诊断为慢性支气管炎急性发作。医嘱如下:①0.9 氯化钠注射液 500 ml;②注射用青霉素钠 320 万 U,静脉滴注,每 12 h 1 次,皮试;②庆大霉素注射液 24 万 U,静脉滴注,每日 1 次。试分析:

1. 上述医嘱是否合理?
2. 青霉素的不良反应有哪些?
3. 青霉素引起过敏性休克的防治措施包括哪些?

参考答案

一、选择题

1. C　2. B　3. C　4. D　5. D　6. C　7. E　8. B　9. D　10. C　11. D　12. E　13. A　14. B　15. A　16. D　17. B　18. B　19. A　20. E　21. D　22. C　23. E　24. D　25. D　26. C　27. A. 28. A　29. D　30. D　31. D　32. B　33. C　34. D　35. D　36. D　37. A　38. D　39. B

二、案例分析

1. 该医嘱不合理。青霉素钠结构中的β-内酰胺环与庆大霉素分子中的氨基发生交联,生成无生物活性的氨基酰胺化合物,从而使庆大霉素失去活性,导致庆大霉素的疗效显著降低。所有氨基糖苷类抗生素与青霉素类抗生素(苯唑西林、羧苄西林、哌拉西林等)或头孢菌素类抗生素(头孢唑啉钠、注射用头孢曲松钠、头孢哌酮钠、头孢他啶等)合用有协同抗菌作用,但在体外混合时,可发生类似失活,故不能进行混合静脉滴注。

2. 青霉素的不良反应包括:①过敏反应:为青霉素类最常见的不良反应,表现为溶血性贫血、药疹、血管神经性水肿、接触性皮炎、间质性肾炎、哮喘等,严重者可发生过敏性休克,若抢救不及时,可因呼吸和循环衰

竭而危及生命；②赫氏反应：应用青霉素 G 治疗梅毒、钩端螺旋体、鼠咬热或炭疽等感染时，可出现症状加重的现象，表现为全身不适、发热、寒战、咽痛、肌痛、心跳加快等症状；③青霉素脑病：青霉素 G 鞘内注射或静脉大剂量快速给药时，可引起头痛、肌肉痉挛、抽搐、昏迷等类似癫痫样发作，称为青霉素脑病；④其他不良反应：肌内注射青霉素 G 可产生局部疼痛，红肿或硬结。

3. 青霉素引起过敏性休克的防治措施包括：①用药前详细询问患者药物过敏史，有青霉素过敏史者禁用，有其他药物过敏史或过敏性疾病者慎用；②避免滥用和局部用药；③避免在饥饿时注射青霉素；④避免与其他药物混合使用；⑤在备好急救药物（如 0.1%肾上腺素）和抢救设备的条件下使用；⑥初次使用、用药间隔 3 d 以上或换批号者必须做皮肤过敏试验，反应阳性者禁用；⑦现用现配。青霉素 G 最适宜的 pH 值为 5~7.5，为防止青霉素 G 因 pH 值过高或过低引起的加速降解，最好用 pH 值为 4.5~7.0 的 0.9%氯化钠注射液稀释；⑧患者每次用药后需观察 30 min，无反应者方可离去；⑨一旦发生过敏性休克，应首先立即皮下或肌内注射肾上腺素 0.5~1.0 mg，严重者应稀释后缓慢静注或滴注，必要时加入糖皮质激素和抗组胺药。同时采用其他急救措施。

（高　琳）

第三十五章　人工合成抗菌药

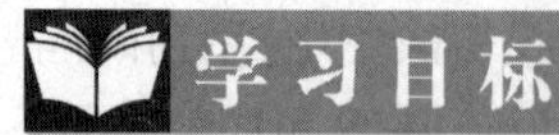

☞ **知识目标**

1. 掌握氟喹诺酮类药物的抗菌作用、临床应用及不良反应与用药护理。
2. 熟悉磺胺类药、甲氧苄啶的抗菌机制、临床应用及不良反应与用药护理。
3. 了解硝基呋喃类药的临床应用。

☞ **能力目标**

具备能利用护理药理学知识进行医患沟通，开展用药咨询服务的能力；学会观察人工合成抗菌药的疗效，能及时发现药物不良反应，正确进行用药护理。

☞ **态度目标**

明确护士在用药护理中的重要职责，培养爱岗敬业的工作态度及严谨求实的工作作风。

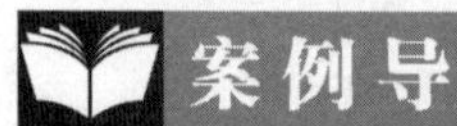

患者，女，52 岁，因"发热、咳嗽、咳黄痰 3 d 伴右侧胸痛"入院。有糖尿病病史 6 年，正在使用二甲双胍。入院体格检查：体温 38.5 ℃，心率 92 次/min，呼吸 23 次/min，血压 135/85 mmHg。右肺可闻及湿啰音及哮鸣音。随机血糖 9.2 mmol/L。胸部 CT：右肺中叶实变影。诊断为社区获得性肺炎。留痰培养，初始经验性抗菌治疗方案为莫西沙星 0.4g，静脉滴注，一日 1 次；阿司匹林 0.5g，口服，需要时服；二甲双胍 0.5g，口服，一日 3 次。试分析：以上用药是否为最佳选择？为什么？

第一节　喹诺酮类药

一、概述

喹诺酮类药物是具有 4-喹诺酮基本结构的一类人工合成抗菌药。按照药物的临床应用和抗菌强度等特点，可分为四代。第一代以萘啶酸为代表，仅对肠杆菌科细菌有抑菌作用，不良反应多，已被淘汰。第二代以吡哌酸为代表，抗菌谱较第一代有所扩大，仅用于敏感菌引起的尿路和肠道感染。第三代又称氟喹诺酮类(fluoroquinolones)，是含氟的喹诺酮类药物，代表药有环丙沙星、诺氟沙星、氧氟沙星、左氧氟沙星、洛美沙星、氟罗沙星、司帕沙星等。加替沙星和莫西沙星的上市标志着第四代喹诺酮类药开始应用于临床。第三、第四代喹诺酮类药物由于抗菌活性强、毒性低，广泛应用于泌尿生殖系统、肠道、呼吸道、皮肤软组织等部位感染的治疗。

【体内过程】第三、第四代喹诺酮类口服吸收良好，多数药物的生物利用度超过 80%，与富含 Fe^{2+}、Ca^{2+}、Mg^{2+}的食物同服可降低生物利用度。药物血浆蛋白结合率低，一般不超过 40%。体内广泛分布于肺、肾、肝、牙髓、扁桃体、输卵管、子宫内膜、前列腺组织、皮肤软组织、胆汁、骨组织、膀胱等组织中，均能达到有效治疗浓度。多数药物以肝、肾两种消除方式消除，左氧氟沙星、氧氟沙星等药物主要以原形经肾排泄。

【抗菌作用】喹诺酮类药物与其他抗微生物药物无明显交叉耐药性，抗菌谱广，抗菌作用强。第三代喹诺酮类是广谱杀菌药，不仅对革兰阴性菌(如沙门菌属、志贺菌属、克雷伯菌属、大肠埃希菌、枸橼酸杆菌属、淋病奈瑟菌、变形杆菌、弯曲杆菌、流感嗜血杆菌、铜绿假单胞菌、军团菌等)有强大的杀菌作用，对革兰阳性菌

(如链球菌、肠球菌、金黄色葡萄球菌)也有较好的抗菌活性,某些品种对结核分枝杆菌、支原体、衣原体、部分厌氧菌也有作用。第四代除对革兰阴性菌有强大的杀菌作用外,对革兰阳性菌、衣原体、支原体、结核分枝杆菌、嗜肺军团菌的杀菌作用进一步增强,且明显提高了对厌氧菌的抗菌活性。

喹诺酮类药通过抑制DNA回旋酶及拓扑异构酶Ⅳ,使细菌DNA合成受阻,导致细菌死亡。一般认为,喹诺酮类作用的靶点在革兰阴性菌主要为DNA回旋酶,在革兰阳性菌主要为拓扑异构酶Ⅳ。该类药物治疗浓度时对哺乳动物的拓扑异构酶影响小,对人体细胞毒性低。

金黄色葡萄球菌、肺炎链球菌、铜绿假单胞菌、肠球菌、大肠埃希菌等对本类药物易产生耐药性。

【临床应用】用于治疗敏感病原菌所致泌尿生殖道感染、呼吸道感染、肠道感染及革兰阴性杆菌所致的各种感染,关节、骨、皮肤软组织感染。

1. 泌尿生殖系统感染　对于单纯性淋病奈瑟菌性尿道炎或宫颈炎可首选氧氟沙星、环丙沙星治疗,但两药对非特异性宫颈炎或尿道炎疗效差。铜绿假单胞菌性尿道炎可首选环丙沙星治疗。

2. 肠道感染　治疗多种细菌感染,如志贺菌属、弯曲菌属和沙门菌属导致的胃肠炎、腹泻和细菌性痢疾,也可有效治疗耐药菌株伤寒、副伤寒和其他沙门菌属感染及大肠埃希菌引起的旅行性腹泻。

3. 呼吸系统感染　肺炎链球菌感染对青霉素高度耐药时,可以首选万古霉素与莫西沙星或左氧氟沙星联合用药治疗。氟喹诺酮类(除诺氟沙星)可替代大环内酯类用于支原体肺炎、嗜肺军团菌引起的军团病、衣原体肺炎的治疗。

4. 骨骼系统感染　用于革兰阴性杆菌所致的骨关节与骨髓炎感染。

5. 皮肤软组织感染　用于革兰阴性杆菌所致的外科伤口及五官科感染。

6. 其他　培氟沙星治疗化脓性脑膜炎及由肠杆菌属、克雷伯菌属、沙雷菌属所致的败血症,也可替代β-内酰胺类治疗全身感染。

【不良反应】

1. 胃肠道反应　表现为恶心、呕吐、腹泻、腹部不适、食欲不振、消化不良等,一般均可耐受。

2. 神经系统反应　可透过血脑屏障,故本类药物的精神/神经系统损害较为突出,表现为兴奋、头痛、头晕、失眠、震颤、共济失调、幻觉等,严重者出现精神异常、惊厥。部分病人用药后发生周围神经病变,表现为四肢发热、刺痛、麻木等症状。可诱发癫痫。

3. 过敏反应　常见表现为药疹、皮肤瘙痒、烧灼感等,偶见血管神经性水肿,严重者可引起过敏性休克。

4. 皮肤损害　主要表现为光敏反应、剥脱性皮炎、瘙痒、大疱性皮疹、多形性红斑等。用药期间应避免紫外线或者日光的直接照射。司帕沙星、氟罗沙星、洛美沙星最易诱发的光敏反应。

5. 软骨损害　动物实验证实,本类药物可致幼年动物关节软骨损害,特别是负重区的软骨,年龄越小受损害越严重。临床研究也表明,儿童用药后会出现关节肿胀、疼痛等。因此,儿童、孕妇、哺乳期妇女不宜使用。

6. 心脏毒性　发生率虽低但后果严重。主要是Q-T间期延长引发的尖端扭转型室性心动过速、心室颤动等。老年人、妇女的发生率相对高于其他人群。

7. 肾损害　本类药物主要以原形经肾脏排泄,在碱性尿液中易析出结晶,引起结晶尿、蛋白尿、血尿等,严重者可导致急性肾衰竭。故病人在服药期间应多饮水,避免与碱化尿液的药物同时应用。

8. 其他　包括肌腱断裂、肌腱炎、视网膜脱离、肝毒性、血糖紊乱、致畸、静脉炎、加重重症肌无力症状等。

【用药护理】

(1)因本类药物可致软骨损害,孕妇、哺乳期妇女、未成年人禁用。

(2)有精神病或癫痫病史者、喹诺酮类过敏者禁用。

(3)使尿液碱化的药物可降低喹诺酮类在尿中的溶解度,加重肾毒性。

(4)环丙沙星、氟罗沙星、洛美沙星和司氟沙星等应在避免日照的条件下保存和应用。

(5)碱性药物、抗胆碱药、H_2受体阻断剂以及含铝、钙、铁等多价阳离子的制剂均可降低胃液酸度而使本类药物的吸收减少,应避免同时服用。

(6)利福平、伊曲康唑、红霉素、氯霉素等抑制细菌蛋白质合成的抗菌药可降低氟喹诺酮类药物的抗菌活性,应避免同时服用。

(7)氟喹诺酮类药物抑制茶碱的代谢,使茶碱的血药浓度升高,可出现茶碱的毒性反应,应引起重视。

(8)与氨茶碱、咖啡因、非甾体类抗炎药合用可增加中枢神经系统的毒性反应。

(9)与抗心律失常药、三环类抗抑郁药、大环内酯类药合用可加重心脏毒性。

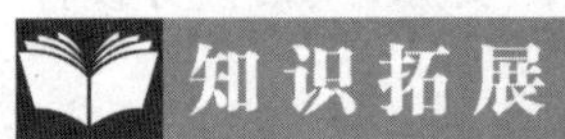

警惕喹诺酮类的不良反应

随着喹诺酮类药物的大量应用,其不合理使用和不良反应带来的危害也日益突出,喹诺酮类药物严重不良反应病理报告数量位列抗感染药物的前列,一些此类药品的某种不良反应较其他药品相对突出,在临床使用中应尤为关注,如司帕沙星的光敏反应、莫西沙星的肝损害、帕珠沙星肾损害等。对于特殊体质的患者应谨慎或避免使用本类药品。

二、常用喹诺酮类药

诺氟沙星

诺氟沙星(norfloxacin,氟哌酸)是第一个用于临床的氟喹诺酮类药。口服生物利用度35%~45%,食物影响其吸收,空腹比饭后服药的血药浓度高2~3倍。对铜绿假单胞菌、大肠埃希菌、肺炎克雷伯菌、奇异变形菌、沙门菌属、淋病奈瑟菌等革兰阴性菌有较强的杀灭作用;对金葡菌等革兰阳性菌也有较强的杀灭作用。临床主要用于敏感菌所致的肠道、呼吸道、泌尿生殖系统等部位的感染。

环丙沙星

环丙沙星(ciprofloxacin,环丙氟哌酸)是第三代喹诺酮类药。口服生物利用度约56%。本药穿透性好,分布于全身组织。静脉滴注与口服时原形药经肾排出量分别是45%~60%和29%~45%。对铜绿假单胞菌、肠杆菌科、流感嗜血杆菌等绝大多数革兰阴性菌的体外抗菌活性明显高于其他氟喹诺酮类,对耐三代头孢类或耐氨基糖苷类的菌株仍然有效,对葡萄球菌和链球菌也有较强的作用。临床主要用于敏感菌所致的泌尿生殖系统、呼吸系统、皮肤软组织、肠道、耳、眼、咽喉、骨与关节等部位的感染。

氧氟沙星

氧氟沙星(ofloxacin,氟嗪酸)是第三代喹诺酮类药。口服吸收快而完全,生物利用度约95%,血药浓度高,体内分布广,口服后尿中排出量约在48 h内为给药量的80%~90%。本药在尿中浓度在喹诺酮类中最高,胆汁中的浓度是血药浓度的7倍,易透过血脑屏障(脑膜炎时,脑脊液中的浓度达血药浓度的50%~75%)。对革兰阳性和革兰阴性菌如铜绿假单胞菌、厌氧菌、耐药金葡菌、结核分枝杆菌及奈瑟菌属等均有较强的抗菌作用。主要用于敏感菌所致的呼吸系统、泌尿生殖系统、盆腔、皮肤软组织、胆管等部位的感染。本药还可作为抗结核二线药物与其他抗结核药联合应用治疗结核病。

左氧氟沙星

左氧氟沙星(levofloxacin)是消旋氧氟沙星的左旋体。口服易吸收,生物利用度接近100%,吸收后约80%的药物以原形经肾排泄。抗菌谱与氧氟沙星相同,抗菌活性是氧氟沙星的2倍,对表皮葡萄球菌、肠球菌和链球菌、厌氧菌、支原体、衣原体及军团菌有较强的杀灭作用。临床用于敏感菌所致的呼吸系统、肠道、泌尿生殖系统等部位感染,也是耐青霉素肺炎链球菌感染的首选药之一。本药严禁与其他药物混合静脉滴注,如头孢类抗生素、碱性液体、中药注射剂等。

莫西沙星

莫西沙星(moxifloxacin)是第四代喹诺酮类药。口服生物利用度约90%。与第三代药物相比,明显增强了对革兰阳性菌、结核分枝杆菌、厌氧菌、支原体和衣原体的杀灭作用,且对耐青霉素和头孢菌素的流感嗜血杆菌、肺炎链球菌、卡他莫拉菌也有高效。临床主要用于敏感菌所致的呼吸系统感染,包括轻慢性支气管炎急性发作、社区获得性肺炎(包括青霉素耐药的社区获得性肺炎)、急性鼻窦炎等,也可用于皮肤及软组织感染。

本药可引起血糖代谢紊乱、光敏性皮炎、急性重型肝炎甚至肝衰竭,老年或女性病人应用后可致心力衰竭。肝功能障碍、糖尿病、老年病人等应慎用。

加替沙星

加替沙星(gatifloxacin)是8-甲氧基氟喹诺酮类外消旋体药物,对革兰阳性和阴性细菌均有作用,对产酶的金葡菌、淋病奈瑟菌、流感嗜血杆菌等均有效,对肺炎军团菌、衣原体、支原体等也均有较强的抗菌活性。口服生物利用度为96%,用于敏感菌所致的各种感染性疾病,包括慢性支气管炎急性发作、社区获得性肺炎、单纯性及复杂性尿路感染、急性鼻窦炎、急性肾盂肾炎等。

知识拓展

喹诺酮类药物与社区获得性肺炎(CAP)

左氧氟沙星、莫西沙星、吉米沙星等氟喹诺酮类药物对呼吸道感染常见病原体如肺炎链球菌、卡他莫拉菌、流感嗜血杆菌、肺炎衣原体、肺炎支原体和嗜肺军团菌等具有良好的杀灭作用,且其药动学特点显示容易进入肺组织和支气管分泌物,在治疗社区获得性肺炎(CAP)中,疗效显著,已广泛用于临床。

第二节　磺胺类药

一、概述

磺胺类药(sulfonamides)是最早用于防治全身感染的人工合成抗菌药,近年来因耐药菌株明显增多,应用受到限制,现在已基本被抗生素和喹诺酮类药物所取代。但由于某些磺胺类药物与甲氧苄啶合用后,对鼠疫、流行性脑脊髓膜炎等感染性疾病疗效显著,价格低廉等优点,在抗感染药物中仍占有一定地位。

磺胺类药分为三大类:①用于全身感染的磺胺药,如磺胺甲 zaozi001 唑、磺胺嘧啶等;②用于肠道感染的磺胺药,如柳氮磺吡啶;③外用磺胺药,如磺胺醋酰、磺胺嘧啶银等。

知识拓展

百浪多息与磺胺类药

1906年已制得磺胺类物质——对氨基苯磺酰胺,当时只是用于染料工业。1932年德国化学家格哈德·多马克偶然发现一种名为百浪多息(prontosil)的红色偶氮染料对于溶血性链球菌感染有很强的功效。1933年他用百浪多息治愈由葡萄球菌引起的败血症,引起世界瞩目。进一步研究发现,百浪多息是一种前药,在体内转化为具有生理活性的化合物——对氨基苯磺酰胺。百浪多息是磺胺类药物中第一个问世的药物,拯救了千百万人的生命,是感染性疾病采用化学药物治疗的第一个里程碑药物。1939年多马克因百浪多息的开发而获得诺贝尔奖。

【体内过程】用于全身感染的磺胺药一般在服药2~4 h后血药浓度达峰值,体内分布广泛。磺胺类药主要在肝内乙酰化后失活,原形药及代谢物经肾小球滤过排出。

【抗菌作用】磺胺类药是广谱抑菌药,对大多数革兰阳性菌和阴性菌有较好抗菌作用,如溶血性链球菌、脑膜炎奈瑟菌、肺炎链球菌、鼠疫杆菌、淋病奈瑟菌、流感嗜血杆菌等对其较敏感;对变形杆菌、沙门菌、大肠埃希菌、卡氏肺孢子菌等也有较理想的抑制作用;局部外用磺胺类药对沙眼衣原体、铜绿假单胞菌等有效。磺胺类药对立克次体、螺旋体、支原体无效。

磺胺类药的结构与敏感菌的叶酸合成前体物质同氨基苯甲酸(PABA)相似,能与PABA竞争二氢叶酸合成酶,干扰细菌叶酸代谢,抑制细菌的生长繁殖。

PABA与二氢叶酸合成酶的亲和力高于磺胺类药,故应用磺胺类药时首剂应加倍,以确保其抑菌作用;坏

死组织或脓液中含有大量的 PABA,应用外用磺胺类药时应清创;普鲁卡因在体内水解后生成 PABA,可降低磺胺类药的抗菌活性,故两者不宜合用。

单用磺胺类药物易产生耐药性,尤其在用量不足时更易发生。磺胺类药物之间存在交叉耐药性。细菌对磺胺类药产生耐药性的原因:①细菌合成过量的 PABA,与磺胺类药竞争作用靶点;②降低胞质膜对磺胺类药的通透性;③产生对磺胺类药亲和力低的二氢叶酸合成酶;④改变代谢途径,直接利用外源性叶酸。

【不良反应与用药护理】 磺胺类药全身应用时产生以下不良反应。

1. 肾损害 磺胺类药物在尿液中溶解度低,特别是在酸性环境中易析出结晶,损害肾小管,出现结晶尿、血尿、蛋白尿,甚至尿痛、尿路阻塞和尿闭等。适当增加饮水和碱化尿液能减少结晶析出,减轻肾损害。用药期间定期查尿并避免长期用药,注意观察尿量、尿色等,一旦出现异常,及时报告医生。老年人及肝、肾功能不全者慎用或禁用。

2. 过敏反应 可出现药热、皮疹、血管神经性水肿等。用药前应询问有无药物过敏史,用药期间若发现过敏反应须立即停药,并给予抗过敏治疗。

3. 血液系统反应 长期用药可抑制骨髓造血功能,导致血小板减少、粒细胞减少、再生障碍性贫血等。长期用药应检查血常规,并嘱患者注意有无发热、喉痛、苍白、全身乏力等造血系统反应,有反应须立即报告,并及时停药。葡萄糖-6-磷酸脱氢酶(G-6-PD)缺乏者使用后可引起溶血。

4. 其他 可引起恶心、呕吐、肝损害、腹痛等,少数病人出现失眠、头晕、共济失调等神经系统症状,用药期间应避免高空作业和驾驶。早产儿或新生儿用后可致核黄疸,故早产儿、新生儿、2 岁以下婴儿、孕妇和哺乳妇女禁用。

二、常用磺胺类药物的分类、作用特点与临床应用

1. 用于全身感染的磺胺药

磺胺甲 zaozi001 唑(sulfamethoxazole,SMZ)口服易吸收,$t_{1/2}$ 为 10~12 h,抗菌作用较强,在尿中浓度较高,常与甲氧苄啶合用治疗呼吸道、泌尿道和消化道感染。

磺胺嘧啶(sulfadiazine,SD)抗菌谱较广,对多种革兰阴性菌与阳性菌均有较强抑制作用。易透过血脑屏障及胎盘屏障。其与青霉素合用治疗流脑,可作为首选药之一。

2. 用于肠道感染的磺胺药

柳氮磺吡啶(sulfasalazine)口服吸收很少,大部分药物进入远端小肠和结肠,在肠道内可分解为磺胺吡啶和 5-氨基水杨酸,前者有微弱的抗菌作用,后者有抗炎、抗免疫作用。可用于溃疡性结肠炎和直肠炎的治疗。

3. 外用磺胺药

磺胺米隆(sulfamylon,SML)抗菌谱广,对铜绿假单胞菌、破伤风芽孢梭菌与金葡菌有效,且抗菌作用不受坏死组织及脓液的影响,并能迅速渗入创面及焦痂中。适用于大面积创伤后感染和烧伤。

磺胺嘧啶银(sulfadiazine silver,SD-Ag)可发挥 SD 和硝酸银两者的作用,抗菌谱广,抗铜绿假单胞菌作用强大,且银盐有收敛作用,可促进创面的愈合。适用于烫伤、烧伤患者。

磺胺嘧啶锌(sulfadiazine zinc,SD-Zn)抗菌谱同磺胺嘧啶,因含有人体必需的微量元素锌,比磺胺嘧啶银更能促进伤口愈合。局部用于烫伤、烧伤感染。

磺胺醋酰钠(sulfacetamide sodium,SA-Na)局部应用穿透力强,可透入眼晶体及眼内组织,几乎无刺激性。可用于角膜炎、结膜炎和沙眼等。

第三节 甲氧苄啶

甲氧苄啶(trimethoprim,TMP)又称磺胺增效剂,能增强磺胺类药的抗菌活性。口服吸收迅速而完全,血浆 $t_{1/2}$ 约为 10 h,在体内分布广,易透过血脑屏障,脑脊液中药物浓度在炎症时接近血药浓度。抗菌谱与磺胺药相似,抗菌作用强,本药能抑制细菌二氢叶酸还原酶,阻碍四氢叶酸的合成,属抑菌药。单用易产生耐药性,故常与 SD 或 SMZ 合用,两者的复方制剂分别称双嘧啶和复方磺胺甲 zaozi0001 唑,可用于敏感菌所致的泌尿道、呼吸道、肠道感染及脑膜炎的治疗,也可作为痢疾、伤寒、卡氏肺孢子菌肺炎等的治疗。

长期大剂量应用,可影响人体叶酸代谢,引起巨幼红细胞性贫血、血小板减少及白细胞减少等,故用药期间应注意检查血常 规,必要时可用亚叶酸钙治疗。可致畸,故孕妇禁用。哺乳期妇女、早产儿、新生儿、骨髓造血功能不全及严重肝、肾功能不全者禁用。

第四节　硝基呋喃类药

本类药物抗菌谱广，对革兰阳性和阴性菌均有杀菌作用。细菌对其不易产生耐药性，与其他抗菌药之间无交叉耐药性。因本类药物毒性较大，血中浓度低，不适合用于全身性感染。常用药物有呋喃妥因、呋喃唑酮、呋喃西林。

呋喃妥因

呋喃妥因（nitrofurantoin，呋喃坦啶）是广谱杀菌药，对肠球菌、大肠埃希菌、葡萄球菌、志贺菌、淋病奈瑟菌、沙门菌等有良好的抗菌活性，对铜绿假单胞菌无作用。耐药菌株形成缓慢，与其他抗菌药无交叉耐药现象。体内消除快，血药浓度低，但尿药浓度高，尤其在酸性尿中抗菌活性增强。临床用于敏感菌所致的泌尿系统感染，栓剂直肠给药可减轻胃肠道反应。

常见不良反应为恶心、呕吐等消化道反应，偶见皮疹、药热等过敏反应，大剂量可致周围神经炎，长期用药可致间质性肺炎和肺纤维化，G-6-PD 缺乏者用后可出现溶血反应。

呋喃唑酮

呋喃唑酮（furazolidone，痢特灵）口服不易吸收，肠道内浓度高。抗菌谱与呋喃妥因相似。主要用于肠炎、细菌性痢疾的治疗，栓剂用于阴道滴虫病的治疗。近年与甲硝唑、铋制剂等联合应用治疗幽门螺杆菌所致的胃窦炎和溃疡病有较好疗效。

测试练习

一、填空题

1. 对沙门菌引起的伤寒或副伤寒应首选________或________。
2. 磺胺类抗菌药在________尿液中溶解度高，在________尿液中易结晶析出。
3. 为避免服用磺胺药对泌尿系统的损害，应在服药后________，并________。
4. 复方新诺明是________和________制成的复方制剂，两药通过________发挥抗菌作用。
5. ________是治疗阿米巴病、阴道毛滴虫病和破伤风的首选药物。

二、选择题

（一）以下每题有 A、B、C、D、E 五个备选答案，请从中选择一个最佳答案。

1. 以下哪项是喹诺酮类抗菌药的作用机制（　　）。

A. 抑制细菌的蛋白质合成　B. 抑制细菌的 DNA 回旋酶和拓扑异构酶Ⅳ　C. 抑制细菌的 RNA 回旋　D. 抗细菌的叶酸代谢　E. 抗细菌的嘌呤代谢

2. 氟喹诺酮类药物不宜用于妊娠及哺乳期妇女的主要原因是（　　）。

A. 影响生长激素分泌　B. 妨碍乳汁分泌　C. 导致流产　D. 损害关节　E. 有致畸作用

3. 氟喹诺酮类药物最适用于（　　）。

A. 骨关节感染　B. 泌尿系统感染　C. 流脑　D. 病毒性流脑　E. 皮肤疖、痈

4. 关于氟喹诺酮类药物的叙述，错误的是（　　）。

A. 抗菌谱广　B. 代替大环内酯类药治疗嗜肺军团菌感染　C. 可代替氯霉素治疗伤寒　D. 能抑制细菌 DNA 回旋酶及拓扑异构酶Ⅳ　E. 碱化尿液可减轻其肾毒性

5. 在喹诺酮类药中，抗结核作用较强的是（　　）。

A. 培氟沙星　B. 氧氟沙星　C. 诺氟沙星　D. 氟罗沙星　E. 吡哌酸

6. 下列对磺胺药叙述错误的是(　　)。
A. 首剂加倍　B. PABA 能对抗其作用
C. 抑制二氢叶酸合成酶　D. 与 TMP 合用可增加疗效　E. 是较好的杀菌剂
7. 有关 TMP 叙述错误的是(　　)。
A. 常与 SMZ 制成复方制剂　B. 单用易产生耐受性
C. 可抑制二氢叶酸合成酶　D. 孕妇禁用　E. 抗菌谱类似磺胺药
8. 服用磺胺类药物时,同服碳酸氢钠的目的是(　　)。
A. 促进磺胺类的吸收　B. 增强磺胺类的作用
C. 增加磺胺类在尿中的溶解度　D. 延缓磺胺类的肾排泄　E. 促进磺胺药的肾排泄
9. 防治厌氧菌感染的首选药是(　　)。
A. 呋喃唑酮　B. 甲硝唑　C. 甲氧苄啶　D. 环丙沙星　E. 呋喃妥因
10. 氟喹诺酮类药物的抗菌谱不包括(　　)。
A. 金黄色葡萄球菌、肠球菌　B. 大肠埃希菌、铜绿假单胞菌　C. 支原体、衣原体
D. 立克次体、螺旋体　E. 结核分枝杆菌、厌氧菌
11. 适用于创伤面铜绿假单胞菌感染的药物是(　　)。
A. 磺胺醋酰　B. SMZ　C. 甲氧苄啶　D. 磺胺嘧啶　E. 磺胺嘧啶银
12. 治疗流脑,在磺胺药中首选磺胺嘧啶(SD)的原因下列哪项除外(　　)。
A. 容易通过血-脑脊液屏障　B. 抗脑膜炎球菌作用强
C. 与血浆蛋白结合率低　D. 血药浓度高　E. 脑脊液浓度高
13. 长期大量使用不引起巨幼红细胞性贫血的药物是(　　)。
A. 甲氧苄啶　B. SMZ　C. 磺胺嘧啶　D. 苯妥英钠　E. 氨苯蝶啶
14. 局部应用治疗眼部感染的药物是(　　)。
A. 磺胺嘧啶　B. SASP　C. SMZ　D. 磺胺醋酰　E. 磺胺米隆
15. 下列药物中,对支原体感染无效的是(　　)。
A. SMZ　B. 四环素　C. 红霉素　D. 左氧氟沙星　E. 莫西沙星
16. 服用磺胺类药时加用碳酸氢钠的主要目的是(　　)。
A. 减少胃肠道反应　B. 增强抗菌活性　C. 促进磺胺类药的分布
D. 碱化尿液,增加磺胺类药及其代谢产物在尿中的溶解度　E. 促进磺胺类药的吸收
17. 患者,男,14 岁,流行性脑脊髓膜炎入院治疗。下列药物中不宜选用的是(　　)。
A. 磺胺嘧啶　B. 青霉素　C. 链霉素　D. 头孢呋辛　E. 氨苄西林
18. 下列药物中,易引起新生儿核黄疸的是(　　)。
A. 青霉素　B. 红霉素　C. 头孢氨苄　D. 庆大霉素　E. SMZ
19. 关于磺胺类药的叙述,错误的是(　　)。
A. 抑制细菌二氢叶酸还原酶　B. 对人体的叶酸代谢无影响
C. 磺胺嘧啶易引起肾损害　D. 单用磺胺类药易产生耐药性
E. G-6-PD 缺乏者用后可引起溶血
20. 属于第四代喹诺酮类药的是(　　)。
A. 莫西沙星　B. 氧氟沙星　C. 环丙沙星　D. 诺氟沙星　E. 氟罗沙星
21. 治疗流行性脑脊髓膜炎首选(　　)。
A. 链霉素　B. 庆大霉素　C. 磺胺嘧啶　D. 红霉素　E. 林可霉素
22. 在碱性尿液中,易产生肾损害的是(　　)。
A. 磺胺嘧啶　B. 环丙沙星　C. 柳氮磺吡啶　D. 青霉素　E. SMZ
23. 关于甲氧苄啶的叙述,错误的是(　　)。
A. 抗菌谱与磺胺类药相似　B. 单用不易引起细菌耐药
C. 与磺胺类药合用对细菌叶酸代谢产生双重阻断作用
D. 作用机制为抑制二氢叶酸还原酶　E. 长期应用引起巨幼红细胞性贫血

（二）以下提供若干个案例，每个案例下设若干个试题。请根据各试题题干所提供的信息，在每题下面的A、B、C、D、E 五个备选答案中选择一个最佳答案填在括号内。(24～25 题共用题干)

患者，女，33 岁。发热、腰痛伴尿痛、尿急 3 d 入院。查体：T38.8 ℃，两侧肋脊角叩击痛。血常规：WBC 15×10^9L，N86%；尿液检查：蛋白(－)，镜检 RBC3～5/HP，WBC10～12/HP，留尿培养后，开始根据经验给予抗菌药治疗。

24. 可以选用的抗菌药不包括(　　)。

A. 左氧氟沙星　　B. 庆大霉素　　C. 头孢曲松　　D. 苯唑西林　　E. SMZ

25. 使用左氧氟沙星治疗时，下列叙述正确的是(　　)。

A. 与头孢曲松混合静脉滴注　　B. 尽量采用注射给药

C. 尽量采用口服给药　　D. 静脉滴注时，液体内加地塞米松以缓解中毒症状

E. 同时服用碳酸氢钠以增强抗菌作用

三、简答题

1. 简述氟喹诺酮类药物的不良反应？

2. 磺胺甲 zaozi001 唑与甲氧苄啶组成复方制剂的药理学依据是什么？

四、论述题

试述磺胺类抗菌药的不良反应。

五、案例分析

（一）患者，女，52 岁，因“发热、咳嗽、咳黄痰 3 d 伴右侧胸痛”入院。有糖尿病病史 6 年，正在使用二甲双胍。入院体格检查：体温 38.5 ℃，心率 92 次/min，呼吸 23 次/min，血压 135/85 mmHg。右肺可闻及湿啰音及哮鸣音。随机血糖 9.2 mmol/L。胸部 CT：右肺中叶实变影。诊断为社区获得性肺炎。留痰培养，初始经验性抗菌治疗方案为莫西沙星 0.4g，静脉滴注，一日 1 次；阿司匹林 0.5g，口服，需要时服；二甲双胍 0.5g，口服，一日 3 次。试分析：以上用药是否为最佳选择？为什么？

（二）患者，男，24 岁。1 d 前因发热咽痛就诊于社区医院，因青霉素过敏医生给予洛美沙星静点，静点室光线良好，静点后出现红斑、丘疹，伴瘙痒和灼痛。试分析：患者可能出现了什么情况？如何预防该现象的发生？

参考答案

一、填空题

1. 氟喹诺酮类；头孢曲松。

2. 碱性；酸性。

3. 增加饮水量；同服碳酸氢钠。

4. 磺胺甲 zaozi001 唑；甲氧苄啶；双重阻断叶酸代谢。

5. 甲硝唑。

二、选择题

1. B　2. D　3. B　4. E　5. B　6. E　7. C　8. C　9. B　10. D　11. E　12. D　13. D　14. D　15. A　16. D　17. C　18. E　19. A　20. A　21. C　22. B　23. B　24. D　25. E

三、简答题

1. ①胃肠道反应：常见恶心、呕吐、腹痛等。②中枢神经系统毒性：如头痛、头晕、失眠、抽搐等，与非甾体抗炎药合用能加重这种毒性反应。③光敏反应：如皮疹、皮肤瘙痒等，用药期间应避免紫外线照射。④软骨损害：常表现为关节疼痛、肿胀等。⑤心脏毒性：可引起室性心律失常、室颤，与大环内酯类药、三环类抗抑郁药等合用能加重心脏毒性。⑥其他：如跟腱炎、跟腱断裂、肾损害、肝毒性、血糖紊乱、过敏性休克等。

2. 两者组成的复方制剂为复方 SMZ。①两者的抗菌谱相似，体内过程、半衰期(SMZ 的 $t_{1/2}$ 为 12 h，甲氧苄啶的 $t_{1/2}$ 为 10 h)相近，两者合用，血药浓度增高，抗菌作用增强。②SMZ 抑制二氢叶酸合成酶，甲氧苄啶抑制二氢叶酸还原酶，两者合用，使细菌的叶酸代谢受到双重阻断，抗菌作用可提高数倍至数十倍，甚至出现杀菌作用。③两者合用可减少耐药性的产生。

四、论述题

不良反应：①肾损害：磺胺类药物在尿液中易析出结晶，损害肾小管，可产生结晶尿、血尿、疼痛和尿闭等症状，应适当增加饮水量并同服等量碳酸氢钠以碱化尿液，服药超过一周者，应定期检查尿液。②过敏反应：可出现药热、皮疹、血管神经性水肿等。用药前应询问有无药物过敏史，用药期间若发现过敏反应须立即停药，并给予抗过敏治疗。③血液系统反应：长期用药可抑制骨髓造血功能，导致血小板减少、粒细胞减少、再生障碍性贫血等，长期用药应检查血常规，葡萄糖-6-磷酸脱氢酶（G-6-PD）缺乏者使用后可引起溶血。④其他：可引起恶心、呕吐、肝损害、腹痛等，少数病人出现失眠、头晕、共济失调等神经系统症状，用药期间应避免高空作业和驾驶。早产儿或新生儿用后可致核黄疸，故早产儿、新生儿、2岁以下婴儿、孕妇和哺乳妇女禁用。

五、案例分析

案例分析（一）

不是最佳选择。

莫西沙星可引起血糖代谢紊乱，糖尿病患者应慎用；非甾体抗炎药尽量不用，以免引起过度出汗、脱水等，而且莫西沙星与非甾体抗炎药合用可增加中枢神经系统的毒性反应。社区获得性肺炎抗菌药物选择主要是β-内酰胺类/β-内酰胺酶抑制剂，或联合大环内酯类、氟喹诺酮类药物治疗。鉴于本患者的实际情况，不宜选用莫西沙星治疗。

案例分析（二）

患者出现了光过敏反应。应立即停止用药。洛美沙星应在避光条件下进行静点，避免直接暴露在阳光下。

（韩　璐）

第三十六章　抗结核药

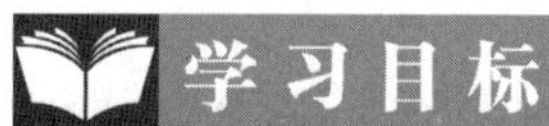

学习目标

☞ 知识目标

1. 掌握异烟肼、利福平的作用、临床应用及不良反应与用药护理。
2. 熟悉吡嗪酰胺、乙胺丁醇的作用、临床应用及不良反应与用药护理。
3. 了解其他抗结核药物的作用及临床应用。

☞ 能力目标

具备能利用护理药理学知识进行医患沟通，开展用药咨询服务的能力；学会观察抗结核药的疗效，能及时发现药物不良反应，正确实施用药护理。

☞ 态度目标

明确护士在用药护理中的重要职责，培养爱岗敬业的工作态度及严谨求实的工作作风。

案例导学

患者，男，25 岁。因低热、乏力、轻咳少痰、右上肺斑片状阴影和痰结核分枝杆菌阳性。诊断为肺结核。经异烟肼、利福平、吡嗪酰胺、乙胺丁醇治疗 2 个月，上述症状消失，痰菌阴转，各项化验指标正常。但出现极少量右胸腔积液。试分析：

1. 该现象如何解释？是由哪种药物导致的？
2. 该药物还可能出现哪些不良反应？

结核病是由结核分枝杆菌感染引起的一种慢性传染病，可侵及多个脏器，以肺部受累多见。抗结核病药分为两类，即一线抗结核病药和二线抗结核病药。一线抗结核病药特点是临床疗效较高、不良反应较少、病人较易耐受，主要包括异烟肼、利福平、乙胺丁醇、链霉素、吡嗪酰胺等药物。二线抗结核病药一般毒性较大或疗效较差，多与一线药物联合应用，主要包括对氨基水杨酸、丙硫异烟胺、卡那霉素、阿米卡星、卷曲霉素等药物。此外，近几年又研发了疗效好、毒副作用相对较小的新一代抗结核病药，如利福喷汀、司帕沙星、左氧氟沙星、氧氟沙星、莫西沙星等。

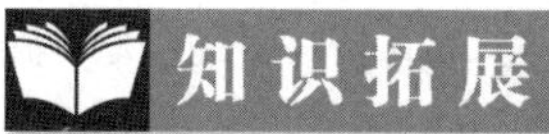

知识拓展

结核病及其防治历史

结核病又称痨病或“白色瘟疫”，是一种古老的传染病，自有人类以来就有结核病。在历史上，它曾在全世界广泛流行，曾经是危害人类的主要杀手，夺去了数亿人的生命。1882 年德国科学家罗伯特 · 郭霍发现了结核分枝杆菌，一直到 20 世纪 50 年代才有药物能够有效防治结核。近年来，结核病的发病率有所回升，世界卫生组织（WHO）于 1993 年宣布“全球结核病紧急状态”，确定每年 3 月 24 日为“世界防治结核病日”。积极发现并治愈传染源，减少结核菌传播的机会，经常保持室内通风换气，保持健康的身体，增强免疫力，新生儿预防接种卡介苗都可以预防结核发生。

第一节　抗结核病药

一、一线抗结核病药

异烟肼

异烟肼(isoniazid,INH)又称雷米封(rimifon),是异烟酸的肼类衍生物。

【体内过程】口服或注射均易吸收,口服生物利用度达90%。吸收后分布广泛,穿透力强,在脑液、胸腹水、肾、巨噬细胞内、关节腔、淋巴结、纤维化或干酪样病灶中含量较高。主要在肝内被乙酰化而灭活,代谢产物及部分原形药物经肾排泄。由于种族和个体差异,人体对异烟肼乙酰化的速度有明显的不同,分快代谢型和慢代谢型两种。快乙酰化者半衰期为70 min左右,慢乙酰化者半衰期约为3 h。每日服药1次,异烟肼对两种代谢型病人的疗效无明显差异;但每周服药1次时,快乙酰化者的疗效较差。

【抗菌作用】异烟肼对结核分枝杆菌具有高度的选择性,对其他细菌则无作用。对生长旺盛的结核分枝杆菌有强大的杀菌作用,用药48 h内迅速杀菌,能使菌群数量明显减少,传染性减弱或者消失,对防止细菌耐药性的产生具有重要意义;对静止期结核分枝杆菌有抑菌作用。本药对细胞内、外的结核分枝杆菌均有杀灭作用,被称为全效杀菌药。单独应用易耐药,与其他抗结核药合用可增强疗效并延缓耐药性的产生,彼此间无交叉耐药性。

异烟肼的抗菌机制可能是:①抑制分枝菌酸的生物合成,使细菌细胞壁合成受阻而发挥杀菌作用。②抑制结核分枝杆菌DNA的合成而发挥抗菌作用。③与菌体内的酶结合,引起分枝杆菌代谢紊乱而死亡。

【临床应用】该药为防治各种类型结核病的首选药,适用于全身各部位、各类型的结核病。单独用药可用于治疗早期轻症肺结核或者预防用药。规范化治疗各种结核病时,必须与其他一线抗结核病药物配伍,以增强疗效,防止或者延缓耐药性的产生。对急性粟粒性结核、结核性脑膜炎等重症病人需增大剂量,延长疗程,必要时采用静脉滴注。

【不良反应与用药护理】发生率与剂量有关,每日300 mg以下时不良反应较少。

1. 神经系统　常用量可出现周围神经炎,表现为四肢麻木、肌肉萎缩等;大剂量可引起中枢神经系统症状,如兴奋、失眠、反射亢进等,严重时能导致中毒性脑病、精神异常。异烟肼与维生素B_6的结构相似,能竞争同一酶系或增加维生素B_6的排泄,导致体内维生素B_6缺乏,使中枢神经递质γ-氨基丁酸(GABA)生成减少,引起中枢过度兴奋症状。及时应用维生素B_6可以治疗神经系统不良反应。

2. 肝毒性　可见血清氨基转移酶升高、黄疸,甚至肝细胞坏死,35岁以上、快代谢型病人和嗜酒者更易发生。若与利福平合用可增强肝毒性。故用药期间应定期检查肝功能,肝功能不全者慎用。

3. 其他　偶见皮肤过敏、药热、皮疹、胃肠道反应、粒细胞缺乏等。

长期服用异烟肼每天剂量超过0.5 g时,应注意观察有无周围神经炎症状。癫痫病人同时应用异烟肼和苯妥英钠可导致过度镇静或运动失调,故癫痫及精神病病人等慎用。本药可影响正常糖代谢,糖尿病患者用药需注意血糖的变化,防止病情恶化。吸烟可加快本药转变为乙酰肼,加强肝毒性。服药期间食用酪胺类食物(红葡萄酒、奶酪、海鱼)可发生皮肤潮红、头痛、呼吸困难、恶心、呕吐和心动过速等类似组胺中毒症状。异烟肼不宜和抗酸药同服。因可抑制乙醇代谢,故用药期间不宜饮酒。

利福平

利福平(rifampicin,RFP)又称甲哌利福霉素,为人工合成的口服广谱抗菌药。口服易吸收,2~4 h血药浓度达峰值。对氨基水杨酸钠可阻碍其吸收,若两者联合使用应间隔8~12 h。本药穿透力强,分布广泛,可分布于全身各组织和体液中,如脑脊液、结核空洞、胸腹水、胎盘、痰液及巨噬细胞内。主要在肝代谢,代谢产物及原形药大部分经胆汁排泄,可形成肝肠循环。利福平是肝药酶诱导剂,连续用药增强肝药酶活性。本药呈橘红色,可将尿液、痰液、泪液、唾液和汗液等染成橘红色。

【抗菌作用】本药为广谱抗菌药。对结核分枝杆菌有强大的抗菌作用,抗菌活性与异烟肼相当;对革兰阳性菌特别是耐药金葡菌有很强的作用,对麻风分枝杆菌、革兰阴性菌如大肠埃希菌、奇异变形杆菌、流感嗜血杆菌及沙眼衣原体也有效。抗菌机制是特异性抑制细菌依赖DNA的RNA多聚酶,阻碍mRNA的合成,从而产生抗菌作用，对人和动物细胞内的 RNA 多聚酶无明显影响。单用易产生抗药性，与异烟肼、乙胺丁醇合用有协同作用，并能延缓耐药性的产生。

【临床应用】

(1)结核病：本药是治疗结核病的一线药物，常与异烟肼、吡嗪酰胺、乙胺丁醇等药物合用治疗各型结核病。

(2)治疗麻风病、耐药金葡菌及其他敏感细菌所致感染。

(3)利福平在胆汁中浓度较高，可治疗重症胆道感染。

(4)局部用药治疗沙眼和急性结膜炎。

【不良反应与用药护理】发生率低且轻微。

1. 胃肠道反应　是常见的不良反应，表现为恶心、呕吐、腹泻、腹痛、腹胀等。

2. 肝毒性　长期大剂量使用可出现黄疸、肝大、肝功能减退甚至肝坏死。与异烟肼合用时较易发生，老年人、营养不良者、慢性肝病患者、酒精中毒者也较易发生。

3. "流感样综合征"　大剂量间隔使用时，少数病人可出现畏寒、发热、寒战、头痛、全身酸痛等症状，发生率与剂量大小、间隔时间有明显关系，所以大剂量间歇疗法现已不用。

4. 其他　可有皮疹、药热等过敏反应。偶见疲乏、嗜睡、头昏和运动失调等。有致畸作用，妊娠早期禁用。

应提前告知患者利福平宜空腹服用，其排泄物可将尿液、唾液、泪液等染成橘红色，但对健康无影响。服药期间每日饮酒可导致肝毒性发生率增加。胶囊剂遇湿不稳定，光照易氧化，一旦变色、变质不宜服用。

乙胺丁醇

乙胺丁醇(ethambutol，EMB)口服吸收良好，不受食物影响，2~4 h 血药浓度达峰值，体内分布广泛。脑膜炎时，在脑脊液中可达到有效治疗浓度。主要以原形经肾排泄，有一定肾毒性。

【抗菌作用与临床应用】本药对巨噬细胞内、外的结核分枝杆菌均有杀菌作用，对繁殖期结核分枝杆菌有较强的抑制作用，对其他细菌无效。对耐异烟肼、链霉素的结核分枝杆菌仍有抗菌活性。本药能与菌体内的 Mg2+结合，干扰细菌 RNA 的合成；也可抑制阿拉伯糖基转移酶，使细菌细胞壁合成障碍，呈现杀菌作用。本药能破坏细菌细胞壁，从而促进其他抗结核药进入菌体内，增强抗菌效果。单用易产生耐药性，但发生缓慢，一般出现在 3~4 个月后，与其他抗结核药无交叉耐药现象。临床主要与其他一线抗结核病药合用，用于治疗各型结核病，特别适用于经异烟肼和链霉素治疗无效的患者。

【不良反应与用药护理】不良反应较少见，偶见胃肠道反应、肝及肾损害、过敏反应、诱发痛风等。大剂量长期应用可导致球后视神经炎，引起视物模糊、流泪、异物感、辨色力减弱、红绿色盲、弱视、视野缩小等，故用药期间应定期作眼科检查。出现视力障碍应及时停药，13 岁以下病人不主张使用。

吡嗪酰胺

吡嗪酰胺(pyrazinamide，PZA)口服易吸收，2 h 血药浓度达峰值，广泛分布于全身各组织与体液，细胞内和脑脊液中的浓度与血药浓度相近。吡嗪酰胺对结核分枝杆菌有抑制和杀灭作用，在酸性环境中抗菌作用增强，主要杀灭巨噬细胞内的结核分枝杆菌。单用易产生耐药性，与其他抗结核药无交叉耐药现象，与利福平和异烟肼合用，有明显协同作用，是结核病联合用药的重要药物。长期、大量应用可产生严重肝损害，出现氨基转移酶升高、黄疸甚至肝坏死，故用药期间应定期检查肝功能；也可引起光敏反应、胃肠道反应、诱发痛风等，用药期间避免。孕妇禁用。

链霉素

链霉素(streptomycin，SM)是第一个用于治疗结核病的抗生素。对结核分枝杆菌的作用比异烟肼及利福平弱，穿透力差，对细胞内的结核分枝杆菌无影响，也不易渗入干酪样或纤维化病灶内。临床主要与其他抗结核药合用，治疗粟粒型或浸润型肺结核。长期使用易产生耐药性及严重的耳毒性，儿童禁用。同类药物卡那霉素和阿米卡星也可用于结核病的治疗。

二、二线抗结核病药

对氨基水杨酸钠

对氨基水杨酸钠(sodium para-a minosalicylate)是二线抗结核病药。其特点是:①仅对细胞外的结核分枝杆菌有抑菌作用,对其他细菌无效。②口服吸收好,分布于全身组织、体液及干酪化病灶。③抗菌机制是抑制二氢叶酸合成酶,妨碍结核分枝杆菌的叶酸合成。④耐药性产生缓慢,与其他抗结核药没有交叉耐药。常与异烟肼、链霉素等合用,以增强疗效并延缓耐药性的产生。本药毒性小,但不良反应发生率高达10%~30%,主要为胃肠道刺激症状、过敏反应,长期使用还可引起肝、肾损害,大量使用可影响凝血酶原的生成,偶可引起黏液性水肿及甲状腺肿大。

丙硫异烟胺

丙硫异烟胺(protionamide)对结核分枝杆菌仅有较弱的抑菌作用,能减少异烟肼在肝内乙酰化而增强后者作用。临床仅作为其他抗结核病药的辅助用药。不良反应发生率高,主要为胃肠道反应、肝损害及神经系统症状。孕妇、儿童禁用。

卷曲霉素

卷曲霉素(capreomycin)是多肽类抗生素,通过抑制细菌蛋白质合成产生抗菌作用。单用易产生耐药,与新霉素、卡那霉素存在交叉耐药,临床用于复治结核病的病人。不良反应较链霉素轻。

三、新一代抗结核病药

利福喷丁

利福喷丁(rifapentine)是利福平的衍生物,抗菌谱与利福平相似,抗结核分枝杆菌的活性是利福平的7倍。血浆半衰期长,每周用药1~2次即可,与利福平有交叉耐药。不良反应较利福平少且轻。主要用于结核病、麻风病的治疗。与异烟肼、乙胺丁醇等药物有协同作用。

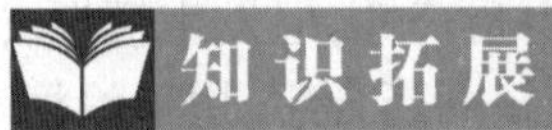

耐药结核病

耐药结核病是指结核病患者感染的结核分枝杆菌被体外药敏测试(drug sensitivity test,DST)证实对一种或多种抗结核药耐药的现象。我国《耐药结核病化疗指南2009》将耐药结核病分为4类:①单耐药结核病(患者感染的结核分枝杆菌经体外DST对1种抗结核药耐药)。②多耐药结核病(患者感染的结核分枝杆菌经体外DST对1种以上的抗结核药耐药,但不包括同时耐异烟肼、利福平)。③耐多药结核病(MDR-TB,患者感染的结核分枝杆菌经体外DST至少同时对异烟肼、利福平耐药)。④广泛耐药结核病(XDR-TB,患者感染的结核分枝杆菌体外DST至少同时对异烟肼、利福平耐药外,还对任何氟喹诺酮类药物产生耐药以及3种二线抗结核注射药物卷曲霉素、卡那霉素和阿米卡星中的至少1种耐药)。

近年来,我国每年新发耐药肺结核病患者约56万,其中单耐药结核病患者约31万,多耐药结核病患者约12万,MDR-TB约12万,XDR-TB约1万。在所有患者中,耐异烟肼和链霉素患者的比例明显高于耐其他药物的比例。在世界卫生组织最近公布的38个国家和地区的结核病耐药监测资料中,中国被列为"特别引起警示的国家和地区之一"。

氟喹诺酮类

氟喹诺酮类(quinolones)中的氧氟沙星、司帕沙星、左氧氟沙星、莫西沙星等对结核分枝杆菌有较强的抗菌作用。与其他抗结核药有协同作用,对耐异烟肼及链霉素的菌株仍然有效。司帕沙星是目前临床应用的氟喹诺酮类药物中抗结核分枝杆菌活性最强的药物。

第二节 抗结核病药的临床用药原则

结核病用药原则要遵守早期用药、联合用药、适量用药、规律用药、全程督导治疗五原则，才能确保有效、彻底地治疗。

（一）早期用药

结核病变的早期，常以渗出性病变为主，炎性细胞浸润，病灶局部血液循环良好，有利于抗结核药物渗入病变部位发挥抑菌及杀菌作用。早期病灶内结核分枝杆菌生长繁殖旺盛，对抗结核药物敏感，容易被药物抑制或杀灭，此时机体的抗病能力和修复能力也较强。早期治疗可明显缩短传染期，减少传染机会。

（二）联合用药

单用一种抗结核药物时，结核分枝杆菌极易产生耐药性，联合用药可以延缓耐药性的产生，且可提高疗效，降低毒性。因此，无论初治病人还是复治病人均需要联合用药。联合用药必须联合 2 种或 2 种以上的药物，同时要有细胞内和细胞外杀菌药，这样不仅能获得最佳疗效，还可缩短疗程，减少不必要的经济浪费，避免或延缓耐药性的产生。

（三）适量给药

用药剂量要适当。药物剂量不足，血液浓度过低，组织内药物达不到抑菌、杀菌的有效浓度，且易诱发细菌产生耐药性，导致治疗失败。反之，用药剂量过大则易对消化系统、神经系统以及肝、肾等产生毒副作用，使治疗难以继续。

（四）规律用药

结核分枝杆菌是一种分裂周期长、杀灭困难的顽固性细菌。患者时用时停或随意变换用药剂量是结核病治疗失败的主要原因，不仅难以保证抗结核药效果，而且易产生耐药性或复发。治疗过程中病人一定要在专科医生指导下规律用药，按规定疗程完成治疗方案。

（五）全程督导治疗

WHO 提出督导治疗（DOTS），是目前世界范围内控制结核病的首要策略。即病人的病情、用药、复查等都应在医务人员的监视之下，在全程化疗期间（一般为 6～12 个月，耐药结核病疗程更长）均由医务人员指导，确保在不住院的情况下得到规范治疗。

知识拓展

肺结核初治及复治标准治疗方案

1. 初治活动性肺结核化疗方案（2HRZE/4HR）

强化期：异烟肼（H）、利福平（R）、吡嗪酰胺（Z）、乙胺丁醇（E），每日 1 次，共 2 个月，用药 60 次。

继续期：异烟肼、利福平，每日 1 次，共 4 个月，用药 120 次。

全疗程用药共计 180 次。

2. 复治涂阳肺结核化疗方案（2HRZES/6HRE）

强化期：异烟肼、利福平、吡嗪酰胺、乙胺丁醇、链霉素，每日 1 次，共 2 个月，用药 60 次。

继续期：异烟肼、利福平、乙胺丁醇，每日 1 次，共 6 个月，用药 180 次。

全疗程用药共计 240 次。

第四节 全国护士执业资格考试要点解析

一、肺结核治疗原则

1. 抗结核化学药物治疗（简称化疗） 化疗对结核病的控制起着决定性作用。化疗原则是早期、联合、适量、规律和全程治疗。

（1）常用药物：杀菌剂有异烟肼、利福平、链霉素和吡嗪酰胺；抑菌剂有对氨基水杨酸钠、乙胺丁醇、卡那霉素等。

(2)方法:常规疗法:使用异烟肼、链霉素和对氨基水杨酸钠12~18个月。但由于此疗程长,病人不易坚持全程而影响疗效;短程疗法:联合用异烟肼、利福平等2个以上杀菌剂,6~9个月。强化阶段在开始的1~3个月内,每天用药。其后是巩固阶段,每周2次用药至疗程结束。

2. 对症治疗

(1)高热或大量胸腔积液者,可在使用有效抗结核药物同时,短期加用糖皮质激素如泼尼松,以减轻炎症和变态反应,促进渗出液吸收,减少纤维组织形成及胸膜粘连。症状消退后,泼尼松剂量递减直至停药。

(2)咯血治疗原则为镇静、止血、患侧卧位,必要时用小量镇静、止咳剂。但年老体弱、肺功能不全者要慎用,以免抑制咳嗽反射发生窒息。咯血较多时应取患侧半卧位,轻轻将气管内积血咯出,并给予垂体后叶素5IU加入50%葡萄糖液40 ml中,缓慢静注。速度不宜过快,否则会出现头痛、恶心、心悸、面色苍白、便意等不良反应。此药可引起冠状动脉、肠道和子宫平滑肌收缩,故高血压、冠心病及孕妇禁用此药。咯血窒息是咯血致死的原因之一,需注意防范和紧急抢救。

(3)胸腔穿刺:结核性胸膜炎病人需及时抽液以缓解症状,防止胸膜肥厚影响肺功能,一般每次抽液量不超过1L。以防抽液过多可使纵隔复位太快,引起循环障碍;抽液过快,可发生肺水肿。抽液时如病人出现头晕、出汗、面色苍白、心悸、脉细、四肢发凉等"胸膜反应"时应立即停止抽液,让病人平卧,必要时皮下注射0.1%肾上腺素0.5 ml,并密切观察血压变化,预防休克发生。

3. 手术治疗　用于化疗无效、多重耐药的厚壁空洞、大块干酪灶、结核性脓胸、支气管胸膜瘘、大咯血保守治疗无效者。

二、结核性脑膜炎治疗原则

主要抓住两个重点环节,一是抗结核治疗,二是降低颅内高压。降低颅内压常用20%的甘露醇。

测试练习

一、填空题

1. ________是第一个有效的抗结核病药,在体内仅有________。
2. ________对生长旺盛的活动期结核杆菌有强大的杀灭作用,是治疗活动性结核病的首选药。
3. 利福平的主要不良反应包括________、________、________等。
4. 异烟肼的主要不良反应是________可通过补充________预防。

二、选择题

(一)以下每题有A、B、C、D、E五个备选答案,请从中选择一个最佳答案。

1. 以下哪项是异烟肼的作用特点(　　)。

A. 只对细胞外的结核杆菌有效　B. 结核杆菌不易产生抗药性　C. 对结核纤维化空洞无效　D. 对细胞内外的结核杆菌有效　E. 对大多数G^-菌有效

2. 各型结核病的首选药是(　　)。

A. 利福平　B. 链霉素　C. 乙胺丁醇　D. 异烟肼　E. 对氨基水杨酸

3. 异烟肼导致周围神经炎是因为(　　)。

A. 维生素B_1缺乏　B. 维生素C缺乏　C. 维生素B_2缺乏　D. 维生素B_6缺乏　E. 维生素A缺乏

4. 有抗结核病又有抗麻风病作用的药物是(　　)。

A. 吡嗪酰胺　B. 氨苯砜　C. 乙胺丁醇　D. 利福平　E. 异烟肼

5. 下列药物中,抗结核杆菌作用强、对干酪样病灶中结核杆菌有效的是(　　)。

A. 吡嗪酰胺　B. 氧氟沙星　C. 链霉素　D. 异烟肼　E. 对氨基水杨酸

6. 以下哪项关于异烟肼抗结核病的叙述是错误的(　　)。

A. 在脑脊液中可达有效治疗浓度　B. 对结核分枝杆菌有高度的选择性　C. 单用不易产生耐药性　D. 对繁殖期结核分枝杆菌有杀灭作用　E. 具有肝毒性

7. 不宜与对氨基水杨酸钠同时服用的药物是(　　)。
A. 利福平　B. 异烟肼　C. 乙胺丁醇　D. 乙硫异烟胺　E. 链霉素
8. 连续大量使用能导致球后视神经炎的药物(　　)。
A. 链霉素　B. 异烟肼　C. 利福平　D. 对氨基水杨酸　E. 乙胺丁醇
9. 关于维生素 B_6 的叙述是正确的是(　　)。
A. 增强异烟肼抗结核分枝杆菌的作用　B. 延缓细菌对异烟肼产生耐药性
C. 减轻异烟肼引起的肝损害　D. 治疗异烟肼引起的神经系统不良反应　E. 扩大抗菌谱
10. 在酸性环境中抗菌作用增强的药物是(　　)。
A. 链霉素　B. 乙胺丁醇　C. 异烟肼　D. 吡嗪酰胺　E. 对氨基水杨酸
11. 各型结核病的首选药是(　　)。
A. 利福平　B. 乙胺丁醇　C. 异烟肼　D. 丙硫异烟胺　E. 对氨基水杨酸
12. 下列药物中,能将痰液、尿液、汗液等染成橘红色的是(　　)。
A. 利福平　B. 氧氟沙星　C. 异烟肼　D. 对氨基水杨酸　E. 乙胺丁醇
13. 早孕妇女应禁用的药物是(　　)。
A. 丙硫异烟胺　B. 异烟肼　C. 利福平　D. 卡马西平　E. 乙胺丁醇
14. 下列药物中,不易透过血脑屏障的是(　　)。
A. 链霉素　B. 利福平　C. 异烟肼　D. 吡嗪酰胺　E. 乙胺丁醇
15. 下列药物中,具有肝药酶抑制作用的是(　　)。
A. 链霉素　B. 利福平　C. 异烟肼　D. 氧氟沙星　E. 卡那霉素
16. 以下抗结核病药物中,抗菌谱最广的是(　　)。
A. 链霉素　B. 左氧氟沙星　C. 乙胺丁醇　D. 卡那霉素　E. 异烟肼
17. 关于结核病药物的治疗原则,不正确的叙述是(　　)。(护考真题)
A. 早期治疗　B. 剂量适宜　C. 联合用药　D. 酌情停药　E. 规律用药
18. 患者,男性,23 岁。抗结核治疗 6 个月发现有盗汗、咳嗽、咳痰,追问病史,患者肺结核已治愈,已于 3 个月前停药。此患者违反的抗结核治疗原则是(　　)。(护考真题)
A. 早期　B. 全程　C. 适量　D. 规律　E. 联合

(二)以下提供若干个案例,每个案例下设若干个试题。请根据各试题题干所提供的信息,在每题下面的 A、B、C、D、E 五个备选答案中选择一个最佳答案。(19~20 题共用题干)

患者,男,51 岁,低热咳嗽 20 余天来诊。X 线胸片示:右肺尖密度不均阴影。诊断为“继发性肺结核病(+)初治”。患者痛风病史 2 年。

19. 抗结核治疗时慎用的药物是(　　)。
A. 异烟肼　B. 利福平　C. 吡嗪酰胺　D. 链霉素　E. 左氧氟沙星
20. 肺结核初治患者的治疗原则错误的是(　　)。
A. 适量用药　B. 联合用药　C. 早期用药　D. 突击用药　E. 规律用药

(21~22 题共用题干)

患者,女,36 岁。3 个月前患结核性胸膜炎,经胸腔抽液及异烟肼、利福平、链霉素、吡嗪酰胺化疗,胸腔积液吸收,但复查肝功能仅显示胆红素轻度升高,考虑与药物代谢有关。

21. 最可能引起此现象的药物为(　　)。
A. 利福平　B. 吡嗪酰胺　C. 异烟肼　D. 链霉素　E. 乙胺丁醇
22. 治疗期间护理人员应观察药物不良反应,下列叙述错误的是(　　)。
A. 消化道症状　B. 流感症候群　C. 肝功损害　D. 血小板减少　E. 肾毒性

(23~24 题共用题干)

患者,女,61 岁。既往有癫痫病史,近 2 月出现间断咳嗽、咳痰伴低热症状,给予抗生素和祛痰治疗,1 个月后症状不见好转,体重逐渐下降,后拍胸片诊为“浸润型肺结核”。

23. 该患者应慎用以下(　　)抗结核药物。
A. 吡嗪酰胺　B. 利福平　C. 异烟肼　D. 链霉素　E. 乙胺丁醇

24. 关于该药物下列叙述错误的是(　　)。

A. 有肝损害　B. 可引起外周神经炎　C. 脑脊液中药物浓度高

D. 仅对细胞外结核杆菌有效　E. 是杀菌药

三、简答题

1. 常用一线抗结核病药有哪些？抗结核病药为何采用联合用药？

2. 简述抗结核病药的用药原则。

四、论述题

1. 试述异烟肼的抗菌作用、抗菌机制、临床应用及不良反应。

2. 试述利福平的作用机制及抗菌范围。

五、案例分析

(一)患者,男,25 岁。因低热,乏力,轻咳少痰,右上肺斑片状阴影和痰结核分枝杆菌阳性。诊断为肺结核。经异烟肼、利福平、吡嗪酰胺、乙胺丁醇治疗 2 个月,上述症状消失,痰菌阴转,各项化验指标正常。但出现极少量右胸腔积液。试分析:

1. 该现象如何解释？是哪一种药物导致的？

2. 该药物还可能出现哪些不良反应？

3. 试述利福平的临床应用及不良反应。

(二)患者,男,52 岁,乏力、咳嗽 1 个多月,发热(38 ℃左右)、痰中带血近 20 d。X 线胸片示:右肺上叶尖后段炎症,伴有空洞形成,痰涂(+),诊断为“浸润性肺结核右上涂(+),初治”。用药过程:异烟肼、利福平、吡嗪酰胺、乙胺丁醇联合使用,每日顿服,连用 2 个月(强化期),后根据用药的第 2 个月末痰涂片情况修改治疗方案。试分析:本治疗方案是否合理？

参考答案

一、填空题

1. 链霉素;抑菌作用。

2. 异烟肼。

3. 胃肠道反应;肝脏毒性;流感综合征。

4. 周围神经炎;维生素 B_6。

二、选择题

1. D　2. D　3. D　4. D　5. D　6. C　7. A　8. E　9. D　10. D　11. C　12. A　13. C　14. A　15. C　16. B　17. D　18. B　19. C　20. D　21. A　22. E　23. C　24. D

三、简答题

1. 常用一线抗结核病药有异烟肼、利福平、乙胺丁醇、链霉素、吡嗪酰胺等。本类药物单用易产生耐药性,联合用药能增强抗菌活性、延缓或减少耐药性的产生。

2. 抗结核病药的用药原则包括早期用药;联合用药;适量用药;全程规律用药;全程督导治疗。

四、论述题

1. 抗菌作用:对结核杆菌有强大的抗菌作用,且有特异性,对其他细菌无效。仅对生长旺盛的结核杆菌有杀菌作用;对静止期结核杆菌仅有抑菌作用,清除药物后结核杆菌又能恢复正常的增殖。此外,异烟肼能杀灭细胞内、外的结核杆菌。

抗菌机制:①抑制分枝菌酸的生物合成,使细菌细胞壁合成受阻而发挥杀菌作用。②抑制结核分枝杆菌 DNA 的合成而发挥抗菌作用。③与菌体内的酶结合,引起分枝杆菌代谢紊乱而死亡。

临床应用:治疗各型结核病的首选药,单独使用还可用于结核病的预防。

不良反应:常见不良反应包括周围神经炎、眩晕、失眠;用药量大可见视神经炎、诱发惊厥等;还可引起肝损伤。

2. 利福平具有广谱抗菌作用。抗菌机制是特异性与细菌依赖 DNA 的 RNA 多聚酶结合,阻碍 mRNA 的合成,对人和动物的 RNA 多聚酶则无影响。利福平对结核杆菌、麻风杆菌和革兰阳性球菌,特别是耐药金黄色葡萄球菌有很强的抗菌作用，对革兰阴性杆菌、某些病毒和沙眼衣原体也有抑制作用。

3. 临床应用：①本药是治疗结核病的一线药物，常与异烟肼、吡嗪酰胺、乙胺丁醇等药物合用治疗各型结核病。②治疗麻风病、耐药金葡菌及其他敏感细菌所致感染。③利福平在胆汁中浓度较高，可治疗重症胆道感染。④局部用药治疗沙眼和急性结膜炎。

不良反应：①胃肠道反应：表现为恶心、呕吐、腹泻、腹痛、腹胀等。②肝毒性：长期大剂量使用可出现黄疸、肝大、肝功能减退甚至肝坏死，与异烟肼合用时较易发生，老年人、营养不良者、慢性肝病患者、酒精中毒者也较易发生。③"流感样综合征"：大剂量间隔使用时，少数病人可出现畏寒、发热、寒战、头痛、全身酸痛等症状，发生率与剂量大小、间隔时间有明显关系。④其他：皮疹、药热等过敏反应；偶见疲乏、嗜睡、头昏和运动失调等；有致畸作用，妊娠早期禁用。

五、案例分析

案例分析(一)

用强力杀菌药利福平后，菌体和代谢产物刺激机体而产生类赫氏反应。

不良反应：①消化道症状；②流感症候群；③肝功损害；④血小板减少；⑤皮肤综合征。

案例分析(二)

合理。

结核病治疗要严格执行统一标准方案。初治痰涂片阳性肺结核(初治是指下列情况之一者：尚未开始抗结核治疗；正进行标准化疗方案用药而未满疗程；不规则化疗未满 1 个月)初治方案有每日用药方案和间歇用药方案两种。其中每日用药方案分为强化期 2 个月和巩固期 4 个月。强化期异烟肼(H)、利福平(R)、吡嗪酰胺(Z)、乙胺丁醇(E)联合使用，每日顿服，连用 2 个月；巩固期异烟肼、利福平每日顿服，连用 4 个月，简写为 2HRZE/4HR。初治强化期第 2 个月末痰涂片仍阳性，强化方案可延长 1 个月，总疗程 6 个月不变(巩固期缩短 1 个月)。若第 5 个月痰涂片仍阳性，第 6 个月阴性，巩固期延长 2 个月，总疗程为 8 个月。

(韩　璐)

第三十七章　抗真菌药和抗病毒药

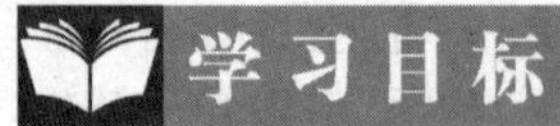

学习目标

☞ **知识目标**

1. 掌握常用抗真菌药、抗病毒药作用特点、临床应用、不良反应用药护理。
2. 熟悉抗真菌药的分类。

☞ **能力目标**

能根据不同适应证患者的病情等合理选用适合的抗真菌药及抗病毒药；能及时在用药过程中发现药物的不良反应并进行恰当的处理；利用所学知识合理地进行医患沟通，开展用药咨询服务。

☞ **态度目标**

能够与患者及家属进行良好的沟通。

案例导学

刘先生，55 岁，右季肋区烧灼样疼痛 1 周，随后加重 2 d，在相应皮肤处出现成簇水疱。查体检查：体温 36.9 ℃，脉搏 80 次/min，呼吸频率 20 次/min，血压 120/70 mmHg。右季肋区自腰背部沿肋间神经至上腹部呈带状分布的疱疹，但没超过正中线，疱疹无糜烂、结痂。诊断为带状疱疹。给予阿昔洛韦 0.2g/次，4 h/次，连用 10 d；局部涂抹昔洛韦乳膏。试分析：请问该治疗方案是否合理？

1. 该患者应选用哪些药物进行治疗？
2. 针对该患者在用药期间的护理有何需要注意的地方？

（本"案例导学"属于本章测试习题中的案例分析题的一题）

第一节　抗真菌药

真菌感染分为表浅部真菌感染和深部真菌感染两类。其中表浅部真菌感染常见。致病率较高，危险性小，常由不同的癣菌侵犯皮肤、毛发或指（趾）甲导致的各种癣症，如体癣、头癣、手足癣、花斑癣等。深部真菌感染发病率低，主要侵犯内脏器官和深部组织，危害性大，严重可危及生命，病死率高，常见致病菌为白色念珠菌、新型隐球菌、芽生菌等引起。深部真菌感染的患病率逐年呈递增趋势，同人们长期滥用广谱抗菌药物、免疫抑制剂、肾上腺皮质激素和细胞毒抗恶性肿瘤药物等具有相关性，可导致患者免疫力功能低下，易患真菌感染。抗真菌药物是指那些能够抑制或杀死真菌生长或繁殖的药物。根据其化学结构的不同可分为四类：①抗生素类抗真菌药：如两性霉素 B、灰黄霉素、制霉菌素等。②唑类抗真菌药：酮康唑等；丙烯胺类抗真菌药：特比萘芬等；嘧啶类抗真菌药：氟胞嘧啶等。

一、抗生素类抗真菌药

抗生素类抗真菌药包括多烯类抗生素（如两性霉素 B、制霉菌素等）和非多烯类抗生素（如灰黄霉素），其中抗真菌活性最强的是两性霉素 B，是临床上唯一可用于治疗深部和皮下真菌感染的多烯类抗真菌药。其他药物只适用于局部应用治疗浅表真菌感染。

两性霉素 B

两性霉素 B 又称庐山霉素，属于多烯类抗生素，是广谱抗真菌药，当前是临床上治疗各种严重真菌感染的首选药之一。由于其毒性较大，所以使其应用得以限制。改变两性霉素 B 的剂型能够提高该药物的疗效，降低毒性，制成如脂质体剂型、脂质体复合物、胶样分散剂型等新剂型。

【体内过程】该药口服、肌内注射不易吸收，生物利用度极低。临床上缓慢静脉滴注给药，口服给药适用于上消化道真菌感染的治疗。该药与血浆蛋白结合率高达 90%以上，不易透过脑脊液、玻璃体液及羊水。代谢部位主要在肝脏，代谢产物中约 5%的原形药缓慢经尿液中排泄，体内消除速率缓慢，停药数周至数月后，仍会在尿液中检出。

【药理作用】两性霉素 B 对几乎所有真菌均存在抗菌活性。对深部真菌如新型隐球菌、白色念珠菌、芽生菌、荚膜组织胞质菌、粗球孢子菌、孢子丝菌等存在较强的抑菌作用，随着浓度升高时有杀菌作用也增强。该药能够选择性地同真菌细胞膜中的麦角固醇结合，使细胞膜的通透性改变，形成孔隙，可渗透真菌细胞内氨基酸、甘氨酸等小分子物质以及钾离子电解质等，使真菌停止生长或死亡。但无抗细菌作用（由于细菌细胞膜上不含麦角固醇）。哺乳动物的红细胞、肾小管上皮细胞上含固醇，可引起溶血、肾损害等毒性反应。该药与真菌细胞膜要比哺乳动物细胞膜上麦角固醇的亲和力强，因此对哺乳动物细胞的毒性较弱。真菌对两性霉素 B 产生的耐药性低。其耐药机制是由于和真菌细胞膜中麦角固醇含量的降低具有一定的联系。

【临床应用】治疗深部真菌感染临床上用缓慢静脉滴注。真菌性脑膜炎或肺炎、心包炎、泌尿道感染还应联合鞘内注射。口服给药适用于肠道真菌感染。表浅部真菌感染（如皮肤、指甲黏膜、眼科及妇科真菌病等）可局部应用治疗。

【不良反应与用药护理】该药不良反应较多，毒性较大，常见有寒战、发热、眩晕、耳鸣、头痛、呕吐、厌食、贫血、血压降低、血钾及血镁降低、低血栓性静脉炎、肝功能损害、肾功能损害（较常见且发生率高）、血小板降低等，偶见过敏反应，过快滴注能产生心室颤动或导致心脏骤停。临床上提前给予解热镇痛抗炎药、抗组胺药及糖皮质激素，可减少治疗初期寒战、发热反应的发生。给药期间需要定期进行血常规、尿常规、肝功能、肾功能和心电图等检查，需根据症状进行调整给药剂量。鞘内注射会诱发神经毒性，局部给药可致皮疹。

制霉菌素

制霉菌素又称制霉素，属于多烯类抗真菌药。该药的类似抗菌作用机制同两性霉素 B，对念珠菌属的抗菌活性较高，且不易产生耐药性。局部用药治疗皮肤、口腔黏膜及阴道念珠菌感染；也可用于治疗阴道滴虫。口服不易吸收，仅适合治疗胃肠道真菌（白念珠菌）感染。制霉菌素注射给药时毒性大，故一般不适合用该种给药方式。大剂量口服会导致恶心、呕吐、腹泻、食欲缺乏等胃肠道反应，阴道用药可导致白带增多。局部用药时产生的不良反应少。儿科局部涂抹给药常用于治疗鹅口疮，常用给药剂量为 10 万～20 万 U/ml 混悬溶液。

灰黄霉素

灰黄霉素属于非多烯类抗生素，是窄谱抗浅部真菌药。

【体内过程】该药口服不易吸收，可用微粒剂型或高脂肪饮食增加吸收。吸收后分布在深部各组织（如皮肤、毛发、指甲、脂肪及肝脏等组织含量较高）。主要经肝脏代谢，尿中排泄出无活性去甲基化代谢产物。$t_{1/2}$ 约为 24 h。该药能够诱导细胞色素 P_{450} 同工酶。

【药理作用】能够杀灭或抑制生长旺盛的真菌如各种皮肤癣菌如表皮癣菌属、小芽孢菌属和毛菌属，但对静止状态的真菌只有抑制作用。对念珠菌属以及其他深部的真菌感染无明显作用。灰黄霉素能够在皮肤、毛发及指（趾）甲的角蛋白前体细胞中沉积，干扰侵入这些部位的敏感真菌的微管蛋白聚合成微管，干扰其进行有丝分裂。此外，作为鸟嘌呤的类似物，能够竞争性抑制该类似物进入 DNA 分子中，从而干扰合成真菌细胞 DNA。

【临床应用】临床上对各种浅表皮肤癣菌有较强的抑制作用。口服用于头癣、体癣、股癣、甲癣等癣病的治疗。其中以头癣疗效最好，对指（趾）甲癣疗效较差。因静止状态的真菌仅被抑制，病变痊愈有赖于角质的新生和受感染角质层的脱落，故治疗时间久常需数个月以上。目前由于该药毒性反应较大，临床目前鲜少使用。

二、唑类抗真菌药

唑类抗真菌药可分成两类分别是咪唑类和三唑类。咪唑类包括酮康唑、咪康唑、益康唑等，治疗表浅部真菌感染首选药可选酮康唑等。治疗深部真菌感染的首选药可选用三唑类包括伊曲康唑、氟康唑和伏立康唑等。三唑类对真菌细胞色素 P_{450} 的亲和力较高，故毒性较小，不良反应相对咪唑类较轻，且抗菌活性较高，临床上应用该类抗真菌药最广泛。

咪康唑

咪康唑，又名达克宁。属于人工合成的咪唑类广谱抗真菌药。

【体内过程】该药口服不易吸收，血浆半衰期短，给药时间间隔 8 h，生物利用度低。可在骨骼、关节、肺组织达治疗浓度，不易透过血脑屏障，中枢神经系统浓度低。在肝中灭活。

【药理作用】咪康唑能够抑制多数皮肤真菌，如癣菌、念珠菌、粗球孢子菌、荚膜组织胞质菌等，对葡萄球菌、链球菌、炭疽杆菌等也具有抑制作用。该药的作用机制是真菌细胞色素 P_{450} 依赖酶具有选择性地抑制作用，从而使真菌细胞膜的麦角固醇合成受到抑制，导致细胞膜的通透性加强，细胞内重要物质组成被渗漏，导致真菌细胞破裂而死亡。

【临床应用】临床上用于治疗多种深部真菌感染性疾病，给药方式为静脉滴注，但由于不良反应发生较重，目前仅用于替代两性霉素 B 无效或不能耐受时使用。目前临床多用于局部治疗给药方式，如五官、皮肤、指(趾)甲、阴道的真菌性感染。

【不良反应与用药护理】常见的有胃肠道紊乱，局部用药可见皮肤瘙痒、皮疹等。少数可发生肝损伤。静脉给药可出现寒战、发烧、血栓性静脉炎、高脂血症等，给药速度过快还会导致心律失常，严重可见呼吸、心跳停止等不良反应。如出现不良反应可停药或减量。

克霉唑

克霉唑又称三甲苯咪唑。该药属于咪唑类广谱抗真菌药，毒性大，口服不易吸收，血药峰浓度低，代谢产物多数经胆汁排泄，肾脏排泄极少。$t_{1/2}$ 约为 5 h。临床上局部应用治疗各种浅部真菌感染(如体癣、手足癣等)，栓剂用于治疗由白色念珠菌导致的阴道炎。

酮康唑

酮康唑是咪唑类第一个广谱抗真菌药。能够抗多种真菌，如癣菌及新型隐球菌，白色念珠菌荚膜组织胞浆菌、球孢子菌等。口服吸收需要足够的胃酸，血浆蛋白结合率高，生物利用度个体差异较大，故同食品、抗酸药或抑制胃酸分泌的药物同服可使酮康唑的生物利用度降低。不易通过血脑屏障。临床用于治疗深部、皮下及浅表部真菌感染。口服给药不良反应较多，常见的有恶心、呕吐等胃肠道反应、过敏性皮疹，极少数人发生内分泌异常(可能与本品抑制睾酮和肾上腺皮质激素合成有关)，如男性乳房发育、女性月经紊乱，以及皮疹、头晕、嗜睡、畏光等，动物实验证明有致畸作用，严重的偶见肝毒性，可导致肝衰竭，甚至患者死亡。

氟康唑

氟康唑属于三唑类广谱抗真菌药，可抑制隐球菌属、念珠菌属和球孢子菌属等。体内抗真菌活性较酮康唑强 5~20 倍。该药口服吸收效果好，食物及胃酸对该药吸收无影响。生物利用度高，同血浆蛋白结合率低，需要多次给药去提高血药浓度，约为单次给药的血药浓度的 3 倍左右。能够分布到全身各组织和体液，穿透力强(能够穿透正常和炎症脑膜)，在脑脊液中血药浓度占 50%~60%。在肝脏内代谢少，主要由原形药物经肾脏排泄。血浆 $t_{1/2}$ 约为 35 h，该药抗菌谱与酮康唑类似，体外抗菌活性较酮康唑高。临床上是治疗艾滋病患者隐球菌性脑膜炎的首选药，可在使用两性霉素 B 联合氟胞嘧啶治疗，待病情好转后继续使用氟康唑维持。用于隐球菌引起的全身感染；念珠菌引起的深部感染；毛发癣菌引起的皮肤真菌感染不良反应发生率低，较咪唑类少，但仍会出现消化道反应(如恶心、腹痛、腹泻、胀气)、皮疹等，严重还会出现肝坏死、胎儿畸形等。由于会导致胎儿缺陷，故禁用于孕妇、哺乳期妇女；肝、肾功能不全病人应慎用，使血浆半衰期明显延长，应减少给药剂量；6 个月以下的婴儿不宜使用。

伊曲康唑

伊曲康唑是三唑类广谱抗真菌药。抗菌活性较酮康唑强。口服吸收效果佳，广泛分布于肺、肾、皮肤、指

(趾)甲等处,临床上用于治疗深部、皮下及浅表部真菌感染,临床上是用于治疗罕见真菌(组织胞质菌感染和芽生菌感染)的首选药物。该药生物利用度约55%左右,不良反应发生率低,常见的有胃肠道反应、头痛、头晕、低血钾、高血压、水肿和皮肤瘙痒等。肝毒性明显低于酮康唑。由于不抑制雄激素合成,故不出现内分泌异常。6个月以下的婴儿不宜使用。

联苯苄唑

该药可以使2,4-甲烯二氢羊毛固醇转化为脱甲基固醇及羟甲基戊二酰辅酶A转化为甲羟戊酸受到抑制,从而使合成麦角固醇受到双重阻断,故抗菌作用显著强于其他咪唑类抗真菌药,是广谱、高效的抗真菌药。联苯苄唑在真皮内活性可持续48 h,10~30 min后在胞质中达有效浓度,且持续100~120 h。适用于皮肤癣菌引起的真菌感染。不良反应包括接触性皮炎、一过性轻度皮肤变红、烧灼感、瘙痒感、脱皮及龟裂等症状。

三、丙烯胺类抗真菌药

该类药的代表药为萘替芬和特比萘芬,属于鲨烯环氧化酶的非竞争性、可逆性抑制剂,鲨烯环氧酶与鲨烯环化酶共同将鲨烯转化为羊毛固醇。在真菌细胞中,如果鲨烯不能转化为羊毛固醇,就会抑制羊毛固醇向麦角固醇的转化,从而导致真菌细胞膜的结构和功能改变。

特比萘芬

特比萘芬属于丙烯类广谱抗真菌药。特比萘芬是将萘替芬结构进行优化而产生活性更高、毒性更低且口服有效的丙烯胺类衍生物。口服吸收效果好,分布广,可在毛囊、毛发、皮肤和甲板等处长时间维持较高浓度。作用在鲨烯环氧酶,使细胞膜内的麦角甾醇的合成受到干扰。对曲霉菌、镰孢和其他丝状真菌抗菌活性作用较好。可以外用或口服治疗甲癣和其他一些浅表部真菌感染。对深部真菌感染效果一般,如曲霉菌感染、假丝酵母菌感染和肺隐球酵母菌感染等,但若联合唑类药物或两性霉素B使用则效果佳。该药不良反应少,常见胃肠道反应,偶见皮肤瘙痒、荨麻疹、皮疹,少见肝功能损伤等。

四、嘧啶类抗真菌药

氟胞嘧啶

该药是人工合成的广谱抗真菌药。氟胞嘧啶可以在胞嘧啶透性酶的参与下干扰敏感真菌的细胞,胞嘧啶脱氨酶将使氟胞嘧啶脱去氨基而形成新的代谢产物5-氟尿嘧啶。尿苷-5-磷酸焦磷酸化酶可使该代谢物形成5-氟尿嘧啶脱氧核苷,使胸腺嘧啶核苷合成酶被抑制,从而阻断尿嘧啶脱氧核苷形成胸腺嘧啶核苷,使其抑制合成新的DNA。5-氟尿嘧啶还可以掺入真菌的RNA,抑制蛋白质的合成。但哺乳动物细胞内不含胞嘧啶脱氨酶,5-氟胞嘧啶无法变成5-氟尿嘧啶,故对人体组织细胞代谢无影响。该药抗菌谱窄,主要用于隐球菌感染、念珠菌感染和着色霉菌感染,疗效不如两性霉素B由于易透过血脑屏障,对隐球菌性脑膜炎有较好疗效,但不主张单独应用,常与两性霉素B合用。氟胞嘧啶口服吸收效果好,生物利用度较高。但同血浆蛋白结合率极低,能广泛作用于人体深部体液中。口服给药约2 h血药浓度达到峰值,在肾脏中大部分以原型药排泄出。血浆$t_{1/2}$约为3 h左右。但肾功能损伤时则会明显延长。不良反应为胃肠道反应,常见有恶心、呕吐、腹泻、皮疹、发热、转氨酶升高、黄疸、贫血、剂量过大也可引起肝损害、贫血、白细胞和血小板减少、尿素氮增加等。用药期间需定期检查血液各指标和肝、肾功能,如果受到影响需要立即停药,禁用于妊娠期妇女。

第二节　抗病毒药

抗病毒药物早在20世纪50年代开始研究,最初发现碘苷可以抑制某些DNA病毒,但发现其具有的抑制骨髓作用很严重就被禁止使用在全身。但目前碘苷应用于局部治疗疱疹性角膜炎。病毒病具有广泛的传播性及高致病率,且种类繁多,能够导致多种不同类型的病毒感染,形成急性和流行性或慢性病毒病,严重的还会发展成肿瘤,对人类健康的健康造成严重的威胁。

病毒是病原微生物中最小的一类,1995年国际病毒分类委员会将其分为主要的DNA病毒及RNA病毒两大类,人类免疫缺陷病毒(HIV)属反转录病毒,分为HIV-1和HIV-2两种亚型。艾滋病又称为获得性免疫综合征(ADIS)多是由HIV-1引起。病毒这类病原微生物的结构较为单一,由核酸片段(DNA或RNA)构成,外层附着蛋白质外壳。大多数病毒没有酶系统,需要在活的细胞内寄存,并在复制时需要依赖宿主细胞的生物系统,将其蛋白质外壳脱去,将感染性核酸释放出来,并无限地将核酸片段进行复制、转录和蛋白质合成,并将合成的核酸与蛋白质装配成子代病毒颗粒,通过各种形式将其从细胞内释放出来,并将新的宿主细胞所感染等方式直接抑制或杀灭病毒。抗病毒药物能够在不同的阶段阻碍病毒的生长繁殖而发挥疗效,包括以下四方面:一是可以同病毒竞争细胞膜表面上的受体,妨碍病毒吸附在宿主细胞;二是阻止病毒穿入宿主细胞内或蛋白质脱壳,如金刚烷胺可以抑制流感病毒的脱壳而发挥预防流感的作用;三是抑制复制病毒核酸,干扰DNA的合成。如吗啉胍能够使繁殖期的病毒的各个阶段被抑制,而阿昔洛韦、阿糖腺苷等则能够使病毒DNA的合成被抑制;四是通过增强宿主抗病能力而抑制病毒转录、翻译、装配等过程。如干扰素则是由于激活宿主细胞的某些酶而具有抗病毒的功效。由于病毒严格的胞内寄生特性及病毒复制时需要通过宿主细胞的许多生物功能,导致药物在抗病毒的同时也会将宿主的正常细胞杀灭。而且病毒在不断复制中会出现错误而产生变异,因此导致抗病毒药物的在临床上受到了一定的限制以及抗病毒药物疗效下降。由于其存在这些特点,导致抗病毒药物的研发速度变得较为缓慢。现有的抗病毒药大多有较大的毒性,治疗效果也并非非常满意。抗病毒药物在临床上主要用于治疗病毒引发的感染,根据其临床治疗用途的不同能够将其分为以下几类:分别是广谱抗病毒药物、治疗艾滋病的抗人类免疫缺陷病毒药和治疗疱疹病毒、流感病毒及肝炎病毒等感染的其他类抗病毒药。

一、广谱抗病毒药

该类药物可以抑制多种病毒的生长及繁殖,包括嘌呤或嘧啶核苷类似药与生物制剂两大类。嘌呤或嘧啶核苷类似药包括利巴韦林,生物制剂类包括干扰素、胸腺素 α_1 及转移因子。

利巴韦林

该药又称病毒唑、三唑核苷。属于广谱类抗病毒药,是一种人工合成的鸟苷类衍生物。对多种DNA和RNA病毒的作用均可以显著抑制,如流感病毒、呼吸道合胞病毒、鼻病毒、单纯疱疹病毒、腺病毒、肠病毒、肝炎病毒和流行性出血热病毒等均可被干扰。

【体内过程】利巴韦林口服吸收快,但该药的生物利用度仅为45%,少量可经气溶吸入。口服后1 h左右血药浓度达高峰,在呼吸道分泌物中检测的浓度大多高于血药浓度。利巴韦林能够进入到红细胞内,且蓄积量大。长期给药后脑脊液内药物浓度可达同时期血药浓度的一半以上。可通过胎盘屏障,也能通过乳汁分泌。药物在肝内代谢。$t_{1/2}$ 为0.5~2.0 h。在肾脏内排泄,72~80 h尿液中的排泄率为50%左右。72 h粪便排泄率仅为15%。

【药理作用】体外可对呼吸道合胞病毒、流感病毒、甲肝病毒、腺病毒等多种病毒生长具有抑制作用,但其作用机制并不清晰。本品并不改变病毒吸附、侵入和脱壳,也不能增强干扰素的产生。药物进入被病毒感染的细胞后可使磷酸化迅速发生,其产物作为病毒合成酶的竞争性抑制剂,能够使肌苷单磷酸脱氢酶、流感病毒RNA多聚酶及mRNA鸟苷转移酶被抑制,降低细胞内的鸟苷三磷酸,抑制合成病毒RNA和蛋白,从而阻断病毒的复制与传播。

【临床应用】临床上用于治疗甲、乙型流感、流行性出血热、疱疹、麻疹、呼吸道合胞病毒性肺炎和支气管炎、腺病毒肺炎及甲型、丙型肝炎等。对于呼吸道系统通常给药方式为小颗粒气雾剂给药,流感也可用气雾剂给药,对于其他多数病毒感染则多采用静脉注射的给药方式。

【不良反应与用药护理】临床上常见的不良反应有头痛、乏力、腹泻和血清胆红素增加,长期大量使用可致贫血、白细胞减少等骨髓抑制作用,停药后即消失。实验有致畸风险。因利巴韦林能够让齐多夫定转变成活性型的磷酸齐多夫定被抑制,与齐多夫定合用会产生拮作用。

干扰素(interferon,IFN)

干扰素是一类广谱抗病毒药,当机体细胞受到病毒感染或其他诱导剂刺激后,使用干扰素可在机体内产生一类糖蛋白类物质,该物质可有效抗病毒,能够在机体受到病毒感染的各个阶段都具有一定的作用,同时还能够防止病毒再感染以及持续性病毒感染。

【药理作用】干扰素可作用于细胞表面的特异性受体,通过信号转导和转录激活,诱导宿主细胞产生一类具有抗病毒蛋白的酶,从而让病毒mRNA进行降解,干扰病毒的合成、蛋白翻译、使得病毒的组装及释放受到了一定程度的抑制。干扰素会针对不同的病毒的作用环节有所差别,各种病毒对干扰素的敏感性差异也较大。干扰素可以同细胞内的特异性受体相结合从而影响其相关的基因,从而合成抗病毒蛋白。干扰素的诱导酶分别是能够抑制病毒肽链启动的蛋白激酶、能够激活 RNA 酶,降解病毒的 oligoisoadenylate 合成酶以及降解 tRNA 末端核苷,抑制病毒肽链延长(即抑制蛋白的合成,翻译和装配)的磷酸二酯酶这三类。该药是通过抗病毒作用和免疫调节作用发挥抗病毒感染的作用。临床上有干扰素重组型、自然型和长效型三类。

【临床应用】临床上适用于急性病毒感染性(常见的有流感及上呼吸道感染性疾病、病毒性心肌炎、流行性腮腺炎、乙脑等)、慢性病毒性感染(如乙、丙、丁型慢性活动性肝炎,疱疹性病毒感染)等,干扰素临床上还可以用于治疗患肿瘤的病人。

【不良反应与用药护理】全身用药时常见的不良反应有胃肠道反应(如恶心、呕吐、食欲缺乏)、一过性发热、倦怠等流感样反应,长期大剂量给药会导致患者出现共济失调、精神失常,偶有骨髓抑制、肝功能障碍,一旦出现这些症状则停药即可恢复。治疗初期患者的不良反应会比较明显,但随着时间延长而反应降低,但能耐受。停止治疗则疗效迅速消失。孕妇禁止使用。

胸腺素 α_1

【药理作用】胸腺素 α_1 属于免疫活性肽,能够诱导 T 细胞分化成熟,还可以调节其功能。

【临床应用】临床上用于治疗慢性肝炎、艾滋病,还可以用于其他病毒性感染和肿瘤的治疗或辅助治疗。还可以用于免疫损害患者的疫苗免疫应答增强剂。当抑制免疫系统功能(如进行慢性血液透析和老年病的患者),胸腺素 α_1 可增强患者对流感疫苗或乙肝疫苗的免疫应答。

【不良反应与用药护理】常见不良反应有恶心、发热、头晕、胸闷、乏力等症状,少数病人用药后会出现嗜睡症状。使用胸腺素 α_1 治疗慢性乙型肝炎病人时,治疗期间可能出现 ALT 值短暂波动或是数值提高 2 倍以上,通常可以继续使用,但肝衰竭的症状和预兆出现时禁用。

二、抗艾滋病药

1981 年由美国首次发现人类免疫缺陷病毒(HIV),又称艾滋病病毒。该病又被称为“同性恋病”,是因为早期感染 HIV 的病人均为年轻的男同性恋者。在 1986 年世界卫生组织将该病毒称为人类免疫缺陷病毒,这类病毒是反转录病毒能够使人类免疫系统造成缺陷。艾滋病病毒临床上主要有 HIV-1 和 HIV-2 两型,可以选择性侵犯 CD_{4+}T 细胞,使病毒 RNA 作为模板,在 RNA 依赖性 DNA 多聚酶这种反转录酶的催化作用下,使其形成双螺旋 DNA,并在 HIV 整合酶的作用下进入宿主基因组,使得病毒 DNA 被转录和翻译成大分子非功能多肽,大分子非功能多肽可以在 HIV 蛋白酶的参与下被分解成小分子的功能蛋白。目前临床上应用的抗艾滋病病毒的药主要有三类,主要通过抑制反转录酶或 HIV 蛋白酶发挥作用,分别是核苷类反转录酶抑制药、非核苷类反转录酶抑制药和 HIV 蛋白酶抑制药。正在上市或即将上市的一些融合抑制剂和整合酶抑剂。基因药物研制已成为当前抗艾滋病毒药研究的热点,因其病毒在核酸水平上抑制其复制要优于翻译水平。但对于艾滋病药物治疗与研发依旧是在发展阶段。目前应用“鸡尾酒疗法”和“高效抗反转录病毒疗法”治疗艾滋病病毒,经研究发现临床上使用一种蛋白酶抑制剂和非核苷类反转录酶抑制药应用两种核苷类反转录酶抑制药同时或序贯联合使用要比单独用药对治疗艾滋病可有效减缓病情发展速度并使死亡率显著下降。联合用药的优势在于能够增强或是协同持续抑制病毒复制的作用;还能够减慢或阻止因艾滋病病毒变异而产生的耐药性,具有相互抑制药物引发同种病毒变异的功效。

临床上第一种用于治疗艾滋病毒阳性病人的药物是核苷类反转录酶抑制剂,包括嘧啶衍生 物(属于天然核苷类的人工合成品)如齐多夫定、扎西他滨、司坦夫定和拉米夫定等和嘌呤衍生物如去羟肌苷和阿巴卡韦。单一药物进行长期治疗时会随着 HIV-1 病毒逐渐增加更易产生耐药性。第二种非核苷反转录酶抑制剂类则是:地拉韦定、奈韦拉平和依法韦仑。该类药物不用通过细胞内磷酸化代谢激活,可直接结合到反转录酶并破坏催化位点从而抑制反转录酶的活性;在反转录酶上有与非核苷反转录酶抑制剂不同的结合位点,还能够对 RNA 或 DNA 依赖性 DNA 多聚酶活性产生抑制,但不会进入到病毒 RNA。适用于治疗由艾滋病病毒感染患者分娩的 3 d 内的新生儿。但均需联合用药,因单独使用时可导致耐药性产生十分快速。用药期间还会出现药热、恶心、腹泻、头痛、乏力和嗜睡。应定期监测患者的肝功能。第三种蛋白酶抑制剂包括利托那韦、奈非那韦、沙奎那韦、茚地那韦和安普那韦。在艾滋病毒增殖周期的后期,基因产物可被翻译成蛋白前体,产生无感染性的未成熟病毒颗粒,使艾滋病病毒的编码蛋白酶能催化此蛋白前体裂解,形成结构蛋白,促进病毒发育成熟。

齐多夫定

齐多夫定是第一个经 FDA 批准的临床上用于治疗艾滋病病毒的药物，也是首选药，可抗 HIV-1 及 HIV-2 活性。属于脱氧核苷衍生物，也是核苷类反转录酶抑制药，能够竞争性抑制艾滋病病毒反转录酶，使 DNA 链的延长被终止，并抑制病毒的复制。该药吸收速度快，但口服吸收率仅为 65%左右，生物利用度一般，同血浆蛋白结合率仅有 35%，该药吸收后可分布到大多数组织、体液和脑脊液中。主要在肝脏内同葡萄糖醛酸结合，约 18%原形药物经肾脏排泄。大部分经肝代谢，但代谢物有毒性。临床上可显著降低艾滋病病毒感染的病人的发病率，并延长其生存期，还能够降低艾滋病病毒从感染孕妇到胎儿的子宫转移的发生率，对于需要干预的患者需从怀孕第 14 周一直持续用药到第 34 周；临床上还能够用于治疗艾滋病病毒诱发的痴呆和血栓性血小板减少症。临床上可以和其他抗艾滋病病毒药联合应用来增强疗效、延缓耐药性的产生。常见不良反应有骨髓抑制、贫血中性粒细胞减少、胃肠道反应、头痛等，剂量过大还会引起焦虑、精神错乱等神经系统症状。肝功能不全的患者慎用。常与拉米夫定或去羟肌苷合用，但禁止和有拮抗作用的司坦夫定合用。治疗无效则可使用去羟肌苷。

拉米夫定

该药属于核苷类反转录酶抑制药。该药口服生物利用度高。主要由原型药经肾脏排泄。它的药理作用和齐多夫定相似，可以加强其他核苷类反转录微抑制药的作用。在治疗艾滋病时多与齐多夫定等联合用药。临床上还可以治疗乙肝，该药能降低或阻止肝纤维化。常见不良反应有头痛、失眠、疲劳和腹泻等。肾功能不全的患者需要降低给药量，服药期间定期监测肾功。

三、抗疱疹病毒药

疱疹病毒分为单纯疱疹病毒和水痘-带状疱疹病毒。单纯疱疹病毒可分为两型：I 型可诱发口唇疱疹，II 型则诱发生殖器疱疹。常见的药有阿昔洛韦、伐昔洛韦、更昔洛韦、阿糖腺苷等。

阿昔洛韦

阿昔洛韦，又称无环鸟苷。是广谱、高效的抗病毒药，该药口服吸收差。生物利用度低。能够分布到全身各组织。与血浆蛋白的结合率低，主要经肾脏代谢，能透过胎盘屏障和血脑屏障。局部用药后病灶区可达较高浓度。该药可在被感染的细胞内在病毒腺苷激酶和细胞激酶的作用下，生成三磷酸无环鸟苷，抑制病毒 DNA 多聚酶，阻断病毒 DNA 的合成。但有耐药性。临床上用于治疗单纯疱疹感染的首选药。还可用于治疗水痘-带状疱疹及 EB 病毒。常见的不良反应为胃肠道反应、头痛和斑疹。静脉输液能导致静脉炎、严重则会导致急性肾衰竭。

伐昔洛韦

伐昔洛韦口服后能快速转变成阿昔洛韦，但生物利用度优于阿昔洛韦。该药的抗病毒活性、作用机制及耐药性与阿昔洛韦相同。可治疗生殖器疱疹。该药的不良反应较阿昔洛韦轻，常见的不良反应有偶见恶心、腹泻和头痛。肾功能不全的病人需要降低给药剂量。

更昔洛韦

更昔洛韦的药理作用和阿昔洛韦相似，用于治疗单纯疱疹病毒和水痘-带状疱疹病毒但对巨细胞病毒的抑制作用强于阿昔洛韦。不良反应中的骨髓抑制发生率较高，临床上只用于艾滋病、器官移植、恶性肿瘤时严重巨细胞病毒诱发的感染如肺炎、肠炎及视网膜炎等。

阿糖腺苷

阿糖腺苷属于广谱抗 DNA 病毒药，能够抑制 DNA 多聚酶而使病毒 DNA 的合成受到抑制。对于单纯疱疹病毒和水痘病毒引起的感染、免疫缺陷合并带状疱疹感染及慢性乙型病毒性肝炎有很好的疗效。不良反应有胃肠道反应，大剂量会导致骨髓抑制、肝肾功能损伤，也可致白细胞减少、血小板减少等。因存在致畸胎的风险，所以临床上禁用于孕妇。肝肾功能不全的患者慎用。

四、抗流感病毒药

奥司他韦(达菲)

该药可在体内代谢成能够抑制流感病毒神经氨酸酶的活性物,临床上用于治疗流行性感冒,降低并发症的发生和使用抗生素,还是抗禽流感甲型 H1N1 病毒最安全有效的药物。还可以用于预防成人及 13 岁以上青少年流行性感冒。常见不良反应有恶心和呕吐腹泻、头晕、疲劳、鼻塞、咽痛和咳嗽等。偶见血尿、肝损伤、嗜酸性粒细胞减少等。孕妇及哺乳期妇女禁用。

五、抗肝炎病毒药

拉米夫定

该药不仅可以用于治疗艾滋病病毒,还能够抑制乙型肝炎的复制,临床上用于治疗慢性乙型肝炎的感染,目前是临床上治疗慢性乙型肝炎的感染的首选药。

第三节　全国护士执业资格考试要点解析

病毒性肝炎目前仍无特效治疗。治疗原则为综合性治疗,以休息、营养为主;辅以适当药物治疗;避免使用损害肝脏的药物。如在传染期的患者则应隔离处理,待病情好转再解除隔离。

对于甲、戊型肝炎按肠道传染病隔离约 4 周;乙、丙、丁型肝炎按血源性传染病及接触传染病隔离,乙、丁型肝炎急性期应隔离到 HBsAg 转阴;恢复期仍不转阴者,按 HBsAg 携带者处理;丙型肝炎急性期隔离至病情稳定。乙型肝炎表面抗原携带者需要随诊,可以工作(但不应从事饮食、幼儿、自来水、血制品等工作,且不能献血并应严格遵守个人卫生)。为阻断母婴传播,对新生儿最适宜的预防方法是应用乙肝疫苗并注射高效价乙肝免疫球蛋白。

急性肝炎的早期,应住院或卧床休息。慢性肝炎适当休息,病情好转后应注意动静结合,恢复期逐渐增加活动,但要避免过劳,以利康复。急性肝炎应进食清淡且易消化、维生素含量丰富的清淡食物。若呕吐者,可静脉滴注葡萄糖及维生素 C。慢性肝炎病人宜高蛋白饮食(肝性脑病则应限制蛋白摄入量),注意不要摄食过多,以防出现脂肪肝等。

急性肝炎主要是支持疗法和对症治疗,可选用西药或中草药进行治疗。乙型应区别是真正的急性乙肝还是慢性乙肝急性发作,前者处理同甲型,后者按慢性乙肝治疗。慢性肝炎(包括乙、丙、丁型)需根据病人的具体情况采取抗病毒、调整免疫、保护肝细胞;防止纤维化、改善肝功能,改善微循环等中西医结合治疗措施。重型肝炎应加强护理,进行监护,密切观察病情。采取阻断肝细胞继续坏死,促进肝细胞再生,改善肝脏微循环,预防和治疗各种并发症等。

测试练习

一、名词解释

1. 浅部真菌感染
2. 深部真菌感染

二、选择题

(一)以下每题有 A、B、C、D、E 五个备选答案,请从中选择一个最佳答案。

1. 下列有关两性霉素 B 的叙述,错误的是(　　)。

A. 因口服和肌内注射吸收差,多静滴给药　B. 主要用于深部真菌感染
C. 脑膜炎时需鞘内注射　D. 无肾毒性和耳毒性　E. 不易透过血脑屏障

2. 患儿,女,6 岁。确诊水痘,抗病毒治疗首选药物为(　　)。(护考真题)

A. 利巴韦林　B. 糖皮质激素　C. 肾上腺皮质激素　D. 阿米卡星　E. 阿昔洛韦

3. 单纯疱疹病毒性脑炎首选的治疗药物是(　　)。(护考真题)

A. 阿昔洛韦　B. 吗啉胍　C. 干扰素　D. 利巴韦林　E. 阿糖胞苷

4. 刘女士,50 岁。治疗真菌性阴道炎,局部使用的药物首选的是(　　)。

A. 咪康唑　B. 氟康唑　C. 制霉菌素　D. 特比萘芬　E. 两性霉素 B

(二)以下提供若干个案例,每个案例下设若干个试题。请根据各试题题干所提供的信息,在每题下面的 A、B、C、D、E 五个备选答案中选择一个最佳答案。(5~6 题共用题干)

患者,女,8 岁。发热伴双腮肿痛 2 d 入院。有同类病接触史。诊断为"流行性腮腺炎"。

5. 抗病毒治疗药物应选用(　　)。

A. 碘苷　B. 利巴韦林　C. 奥司他韦　D. 更昔洛韦　E. 阿德福韦

6. 以下处理,错误的是(　　)。

A. 用阿司匹林降温　B. 用对乙酰氨基酚降温　C. 注意卧床休息

D. 多饮水　E. 物理降温

三、简答题

1. 抗病毒药根据主要临床用途不同可分为哪几类?

2. 试述抗真菌药的分类及代表药物、作用机制、临床应用。

四、案例分析

刘先生,55 岁,右季肋区烧灼样疼痛一周,随后加重 2 d,在相应皮肤处出现成簇水疱。查体检查:体温 36.9 ℃,脉搏 80 次/min,呼吸频率 20 次/min,血压 120/70 mmHg。右季肋区自腰背部沿肋间神经至上腹部呈带状分布的疱疹,但没超过正中线,疱疹无糜烂、结痂。诊断为带状疱疹。给予阿昔洛韦 0.2g/次,4 h/次,连用 10 d;局部涂抹昔洛韦乳膏。试分析:该治疗方案是否合理?

参考答案

一、名词解释

1. 浅部真菌感染是指各种癣菌感染,侵犯皮肤、毛发、指(趾)。

2. 深部真菌感染常由白色念珠菌和新型隐球菌引起,主要侵犯内脏器官和深部组织。

二、选择题

1. D　2. E　3. A　4. C　5. B　6. A

三、简答题

1. 抗病毒药根据主要临床用途不同可分为四类:①抗流感病毒药:金刚烷胺主要用于防治甲型流感病毒的感染,奥司他韦用于甲型或乙型流感病毒所致的流行性感冒。②抗疱疹病毒药:首选阿昔洛韦,局部应用治疗疱疹性角膜炎、单纯疱疹和带状疱疹,口服或静脉注射治疗疱疹病毒所致的各种感染。③抗人免疫缺陷病毒药:首选齐多夫定,用于艾滋病及重症艾滋病相关综合征的治疗,单用易产生耐受性,常与拉米夫定或去羟肌苷合用。④抗肝炎病毒药:干扰素和利巴韦林合用治疗慢性病毒性肝炎,拉米夫定也可用于治疗慢性乙型肝炎。

2. ①唑类:分为咪唑类和三唑类,咪唑类如酮康唑、咪康唑等。三唑类如氟康唑、伊曲康唑等。作用机制:抑制真菌细胞膜中麦角固醇的生物合成,使真菌细胞膜破裂,增加膜的通透性,抑制真菌生长或死亡。临床用于唑类为广谱抗真菌药,咪唑类主要是局部用药,三唑类可口服治疗深部真菌感染。②多烯类抗生素:包括两性霉素 B。作用机制:选择性和真菌细胞膜中的麦角固醇结合形成膜孔,增加细胞膜的通透性,导致胞内重要物质外漏而引起真菌死亡。临床用于深部真菌感染。③丙烯胺类:特比萘芬、布替萘芬等。作用机制:可逆性、非竞争性抑制鲨烯环氧酶,使鲨烯积聚,麦角固醇的合成受阻,导致真菌死亡。临床适合浅部真菌感染。

四、案例分析

合理。治疗水痘带状疱疹病毒感染的首选药是阿昔洛韦。由于病人年龄是 55 岁,应全身用药。神经疼痛剧烈者可给解热镇痛药,需让皮服创伤处保持洁净,防止继发性细菌感染。

(丁　莹)

第三十八章　消毒防腐药

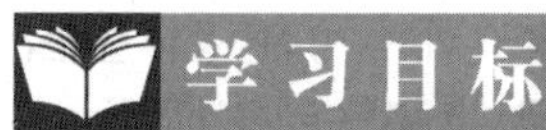

学习目标

☞ 知识目标

1. 掌握每类消毒药物的作用与用途、临床应用注意事项。
2. 熟悉影响消毒防腐药作用的因素。
3. 了解消毒防腐药的概念、作用机理。

☞ 能力目标

能规范进行护理操作并正确指导合理用药;培养合理选择消毒药的能力。

☞ 态度目标

学会用辩证唯物主义观点认识药物,养成良好的职业素养。

案例导学

2020年,因为新型冠状病毒性肺炎疫情而变得特别,对于每一个人来说,这可能是我们过的最为特殊的一年。疫情持续爆发,越来越多的人可能听到或者正在经历着:附近小区甚至是自己小区,出现了疑似或确诊病例。在这种情况下,如何保护自己和家人?该如何防护呢?专家知道我们新型冠状病毒对紫外线和热敏感,56 ℃ 30 min、乙醚、75%乙醇、含氯消毒剂、过氧乙酸和氯仿等脂溶剂均可有效灭活病毒。皮肤消毒:可选用75%的酒精和碘附等(注:黏膜用碘附或其他黏膜消毒剂);居家环境消毒:可选用含氯消毒剂(如84消毒液、漂白粉或其他含氯消毒粉/泡腾片)配制成有效氯浓度为250~500 mg/L的溶液擦拭或浸泡消毒;耐热物品:可采用煮沸15 min的方法进行消毒。试分析:

1. 何为消毒药?
2. 影响消毒药物作用因素有哪些?

第一节　概　　述

消毒药是指局部能迅速杀灭病原微生物的药物。防腐药是指能抑制病原微生物生长繁殖的药物。它对细菌的作用较缓慢,但对人体组织细胞的伤害也较小,因此适用于皮肤、黏膜及伤口的防腐,有些可用于食品和药剂。消毒药低浓度时抑菌,防腐药高浓度时杀菌,两者无严格界线,故统称为消毒防腐药。

消毒防腐药对病原微生物和人体组织细胞无明显选择作用,在抗病原微生物浓度时也损害人体细胞,不可内服,只可将一些刺激性较弱的药外用,称为外用消毒药。而作用强烈,对组织有剧烈作用的消毒药,主要用于器械、用具、环境及排泄物的消毒,称为环境消毒药。

防腐消毒药的种类很多,按使用对象分类:①主要用于用具的消毒药,酚类、醛类、碱类、酸类、卤素类、过氧化物类;具体如苯酚、甲酚皂溶液(来苏儿)、克辽林(臭药水)、升汞(氯化汞)、甲醛溶液(福尔马林)、氢氧化钠、生石灰(氧化钙)、漂白粉(含氯石灰)、过氧乙酸(过醋酸)等。②主要用于畜禽皮肤和黏膜的消毒防腐药,醇类、表面活性剂、碘与碘化物、有机酸类、过氧化物类、染料类,具体如乙醇、碘、松馏油、水杨酸、硼酸、新洁尔灭、消毒净、氯己定等。③主要用于创伤的消毒防腐药,如过氧化氢溶液、高锰酸钾、甲紫、依沙吖啶等。

按化学消毒剂对微生物的作用分类:①凝固蛋白质和溶解脂肪类的化学消毒药:如甲醛、酚(石炭酸、甲酚及其衍生物——来苏儿、克辽林)、醇、酸等。②溶解蛋白质类的化学消毒药:如氢氧化钠、石灰等。③氧化蛋白质类的化学消毒药:如高锰酸钾、过氧化氢、漂白粉、氯胺、碘、硅氟氢酸、过氧乙酸等。④与细胞膜作用的阳离子表面活性消毒剂:如新洁尔灭、氯己定等。⑤对细胞发挥脱水作用的化学消毒剂:如甲醛液、乙醇等。⑥与巯基作用的化学消毒剂:如重金属盐类:升汞、红汞、硝酸银、蛋白银等。⑦与核酸作用的碱性染料:如甲紫(结晶紫)。还有其他类化学消毒剂,如戊二醛、环氧乙烷等。

按照化学消毒药的不同结构分类:①酚类消毒药:如石炭酸等,能使菌体蛋白变性、凝固而呈现杀菌作用。②醇类消毒药:如70%乙醇等,能使菌体蛋白凝固和脱水,而且有溶脂的特点,能渗入细菌体内发挥杀菌作用。③酸类消毒药:如硼酸、盐酸等,能抑制细菌细胞膜的通透性,影响细菌的物质代谢。乳酸可使菌体蛋白变性和水解。④碱类消毒药:碱类消毒药如氢氧化钠,能水解菌体蛋白和核蛋白,使细胞膜和酶受害而死亡。⑤氧化剂:如过氧化氢、过氧乙酸等,一遇有机物即释放出初生态氧,破坏菌体蛋白和酶蛋白,呈现杀菌作用。⑥卤素类消毒剂:如漂白粉等容易渗入细菌细胞内,对原浆蛋白产生卤化和氧化作用。⑦重金属类:如升汞等,能与菌体蛋白结合,使蛋白质变性、沉淀而产生杀菌作用。⑧表面活性类:如新洁尔灭、氯己定等,即吸附于细胞表面,溶解脂质,改变细胞膜的通透性,使菌体内的酶和代谢中间产物流失。⑨染料类:如甲紫、依沙吖啶等,能改变细菌的氧化还原电位,破坏正常的离子交换机能,抑制酶的活性。⑩挥发性溶剂:如甲醛等,能与菌体蛋白和核酸的氨基、烷基、巯基发生烷基化反应,使蛋白质变性或核酸功能改变,呈现杀菌作用。以上各类化学消毒剂,虽各有其特点,但有的一种消毒剂同时具有几种药理作用。

影响消毒药物作用因素:①药物的浓度。一般地说,药物的浓度越高,抗菌作用就越强,但治疗创伤时,还必须考虑对组织的刺激性和腐蚀性。②作用时间。作用时间越长,抗菌作用越能得到充分发挥。若作用时间过短,就达不到抗菌目的。③药液的温度。一般温度每升高 10 ℃杀菌效力增强 1 倍,例如氢氧化钠溶液,在 15 ℃经 6h 杀死炭疽杆菌芽脑,而在 55 ℃时只需 1 h,75 ℃时仅需 6 min 就可杀死。④环境中的有机物:多数防腐消毒药,都可因环境中存在脓、血及其他有机物而减弱抗菌能力,因此,在用药前必须充分清洁被消毒对象,才能更好地发挥药物的作用。⑤微生物的种类:同种类的微生物对药物的敏感性有很大的差别,如多数防腐消毒药对细菌的繁殖型有较好的抗菌作用,而对芽孢型的作用很小,又如病毒对碱类较敏感。因此对不同的微生物可选用不同的药物。

本章主要介绍临床常用消毒防腐药。

第二节　临床常用消毒防腐药

一、碘与碘化物

主要药物:碘、聚维酮碘、碘附、碘酊。碘:为灰黑色有金属光泽的片状结晶或颗粒,质重、脆,味特臭,难溶于水(1∶2950),能溶于乙醇(1∶13)和甘油(1∶80),在碘化物的水溶液中易溶解,在常温中能挥发,应置玻璃塞瓶中密封,于阴暗处保存。碘能引起蛋白质变性(形成碘化蛋白质)而具有极强的杀菌力,能杀死细菌、霉菌、芽孢和病毒。其稀溶液对组织的毒性小,浓溶液有刺激性和腐蚀性。

碘酊又称为碘酒,为红棕色的液体,为碘的乙醇溶液,主要成分为碘、碘化钾。有碘与乙醇味特臭。色泽随浓度增加而变深。有强大的杀菌作用,能杀死细菌、芽孢、霉菌、病毒、原虫。

【临床应用】

常配伍制剂应用。2%~5%碘溶液可作注射部位皮肤、手指、器械的消毒以及创伤的防腐等。高浓度的碘溶液10%~20%可作皮肤刺激药,对慢性腱鞘炎、滑膜炎、关节炎、骨膜炎等有消炎作用,也可用作化脓创的消毒。

【禁忌证】

忌与重金属配伍。本品忌与氨溶液、碱性物质、重金属盐类、生物碱、挥发油、甲紫等混合应用。

碘甘油:由碘 50.0、碘化钾 100.0、甘油 200.0、蒸馏水加至 1000.0 制成。为收敛性消毒药,刺激性较小,作用时间长,多用于口腔黏膜,治疗口炎、溃疡等。

二、氧化物类

过氧化物类与有机物相遇时释放出新生态氧,使菌体内活性基团氧化而杀菌。主要药物过氧化氢(双氧水)、过氧乙酸和过醋酸。

过氧化氢(双氧水):清洗化脓性创伤、除臭、止血,也可用于食品浸泡或喷雾消毒。高锰酸钾:具有杀菌、除臭、解毒、收敛作用，临床用于腔道冲洗及洗胃或创面冲洗。

过氧乙酸：无色液体，有很强的醋酸味，易溶于水、酒精和醋酸。性质不稳定，稀浓度时在45%以上时容易爆炸。在低温下分解缓慢故常采用低温保存。本品是一种强氧化剂。能杀死细菌、芽孢、真菌和病毒。

过醋酸：能分解为醋酸、水和氧，这些产物对动物无害，所以可以长期使用。过醋酸消毒过程中就开始挥发，在消毒后不留气味和痕迹，故可用于畜舍、食品工厂和食品（鸡蛋、肉、水果等）的消毒；也可用于外科手术器械和废水等的消毒，还可用于治疗家畜真菌病。用法：用4份冰醋酸加1份过氧化氢（浓度30%），再按总体积加1%浓硫酸。以玻璃棒搅匀，在室温下放置48-72 h，可生成30%~40%的过醋酸原液。0.1%过醋酸，经1 min能杀死大肠杆菌和皮肤癣菌，0.5%过醋酸，10 min能杀死所有芽孢菌；0.04%溶液，可杀死脊髓灰质炎病毒、腺病毒、疱疹病毒。

三、醇类

乙醇（ethanol），有机化合物，分子式 C_2H_6O，结构简式 CH_3CH_2OH 或 C_2H_5OH，俗称酒精。乙醇分子是由C、H、O三种原子构成（乙基和羟基两部分组成），可以看成是乙烷分子中的一个氢原子被羟基取代的产物，也可以看成是水分子中的一个氢原子被乙基取代的产物能与水以任意比互溶；可混溶于醚、氯仿、甲醇、丙酮、甘油等多数有机溶剂。弱酸性（严格说不具酸性，不能使酸碱指示剂变色，也不能与碱发生化学反应），

乙醇易燃，具刺激性。其蒸气与空气可形成爆炸性混合物，遇明火、高热能引起燃烧爆炸。与氧化剂接触发生化学反应或引起燃烧。在火场中，受热的容器有爆炸危险。其蒸气比空气重，能在较低处扩散到相当远的地方，遇火源会着火回燃。

存储于阴凉、通风的库房。远离火种、热源。库温不宜超过30 ℃。保持容器密封。应与氧化剂、酸类、碱金属、胺类等分开存放，切忌混储。采用防爆型照明、通风设施。禁止使用易产生火花的机械设备和工具。储存区应备有泄漏应急处理设备和合适的收容材料。

【临床应用】

99.5%（体积分数）以上的酒精称为无水酒精。95%的酒精在医院常用擦拭紫外线灯。70%~75%的酒精用于消毒。这是因为，过高浓度的酒精会在细菌表面形成一层保护膜，阻止其进入细菌体内，难以将细菌彻底杀死。若酒精浓度过低，虽可进入细菌，但不能将其体内的蛋白质凝固，同样也不能将细菌彻底杀死。其中75%的酒精消毒效果最好。40%~50%的酒精可预防褥疮。长期卧床患者的背、腰、臀部因长期受压可引发褥疮，如按摩时将少许40%~50%的酒精倒入手中，均匀地按摩患者受压部位，就能达到促进局部血液循环，防止褥疮形成的目的。25%~50%的酒精可用于物理退热。高热患者可用其擦身，达到降温的目的。用酒精擦拭皮肤，能使患者的皮肤血管扩张，增加皮肤的散热能力，酒精蒸发，吸热，使病人体表面温度降低，症状缓解。注意：酒精浓度不可过高，否则可能会刺激皮肤，并吸收表皮大量的水分。

四、汞溶液

汞溴红溶液为有机汞消毒防腐剂，汞离子解离后与蛋白质结合，从而起到杀菌作用，对细菌芽孢无效。本品防腐作用较弱，不易穿透完整皮肤。但对皮肤的刺激较小。汞溴红溶液，适应证为适用于浅表创面皮肤外伤的消毒。外用。用2%本品溶液外涂于皮肤伤口。本品可使皮肤染上洋红色，有时可产生局部过敏反应。遮光，密闭保存。

五、染料消毒溶液

甲紫，（异名：龙胆紫、结晶紫，英文名：Methylrosanilnium Chloride Solution；crystal violet；gentian violet），俗名即紫药水。中国毒理学家通过对大鼠、小鼠进行的动物试验发现，甲紫是一种剂量相关的致癌物质，可导致啮齿类动物出现肝癌、某种腺瘤和肉瘤，体外细胞试验也证实甲紫可致突变和染色体断裂。但是，动物试验的结果是建立在长期口服摄入甲紫的基础上的，时间长达1~2年。如果正常的皮肤外用，剂量很低，甲紫也很难进入人体。因此，在欧美国家，甲紫严禁掺入动物饲料（甲紫有控制肠道寄生虫作用），不可内服，但并不完全禁止皮肤科外用。

甲紫属于三苯甲烷类染料消毒剂，和微生物酶系统发生氢离子的竞争性对抗，使酶成为无活性的氧化状态，从而发挥杀菌作用。主要对革兰阳性菌如葡萄球菌、白喉杆菌，以及绿脓杆菌、白念珠菌、表皮癣菌有杀灭作用，对其他革兰阴性菌和抗酸菌几乎无作用。用于皮肤和黏膜的化脓性感染，白色念珠菌引起的口腔炎，也用于烫伤、烧伤等。外用。治疗黏膜感染，用1%水溶液外涂，一日2~3次；用于烧伤、烫伤，用0.1%~1%水溶液外涂。对黏膜有刺激，可能引起接触性皮炎。面部有溃疡性损害时应慎用，否则可以导致皮肤着色。治疗

鹅口疮时，只在患处涂药，如将溶液咽下，可导致食管炎、喉头炎。涂药后不宜加封包。

六、高锰酸钾溶液

高锰酸钾(Potassium permanganate)是一种强氧化剂，为黑紫色、细长的菱形结晶或颗粒，带蓝色的金属光泽，无臭，与某些有机物或易氧化物接触，易发生爆炸，溶于水、碱液，微溶于甲醇、丙酮、硫酸，分子式为 $KMnO_4$，分子量为 158.034。熔点为 240℃，但接触易燃材料可能引起火灾。在化学品生产中，广泛用作氧化剂。

通过氧化菌体的活性基团，呈现杀菌作用，高锰酸钾能有效杀灭各种细菌繁殖体、真菌、结核杆菌；亦能灭活乙型肝炎病毒和芽孢，但对芽孢作用需要较长时间。有机物加热，在酸或碱性条件中均能加速氧化反应。在不同 pH 值条件下氧化反应有所区别，在酸性溶液中本身被还原为无色的二价锰化合物；在中性或碱性溶液中被还原成褐色的二氧化锰和蛋白复合物沉淀。低浓度具有抗菌、收敛、止血、除臭等功效。高浓度则有刺激性与腐蚀性。其抗菌作用比过氧化氢强。

【临床应用】

临床上主要用作急性皮炎或急性湿疹(特别是伴继发感染时)，清洁溃疡或脓肿，口服吗啡、阿片、马士的宁或有机毒物等中毒时洗胃及蛇咬伤急救治疗。也用于水果、食具等的消毒。口腔用于白色念珠菌感染、坏死性龈口炎、牙周病的含漱或冲洗等。高锰酸钾接触衣物会留下棕色痕迹，可以加草酸在水中揉搓便可除去。

【禁忌证】

仅供外用，切忌口服。本品水溶液易变质，故应临用前用温水配制，并立即使用。配制时不可用手直接接触本品，以免被腐蚀或染色，切勿将本品误入眼中。应严格按用法与用量使用，如浓度过高可损伤皮肤和黏膜。长期使用，易使皮肤着色，停用后可逐渐消失。用药部位如有灼烧感、红肿等情况，应停止用药，并将局部药物洗净。对本品过敏者禁用，过敏体质者慎用。性状发生改变时禁止使用。

七、苯溶液

苯扎溴铵溶液，为无色至淡黄色的澄明液体；气芳香，味极苦；强力振摇则发生多量泡沫。遇低温可能发生浑浊或沉淀。适应证为用于皮肤、黏膜和小面积伤口的消毒。外用，使用前应稀释，即配即用。皮肤消毒使用 0.1%溶液，创面黏膜消毒用 0.01%溶液。稀释方法：0.1%溶液：取本品 1 份，加纯化水或清水 50 份；0.01%溶液：取本品 1 份，加纯化水或清水 500 份。本品与肥皂和其他阳离子表面活性剂、枸橼酸盐、碘化物、硝酸盐、高锰酸钾、水杨酸盐、银盐、酒石酸盐、生物碱配伍禁忌。与铝、荧光素钠、过氧化氢、白陶土、含水羊毛脂和有些磺胺药配伍禁忌。

苯扎氯铵溶液，为氯化二甲基苄基氢胺的混合物。适应证为用于手术前皮肤消毒，黏膜和伤口消毒。皮肤消毒使用 0.1%溶液，黏膜消毒用 0.05%溶液，创面消毒用 0.01%溶液。高浓度品种可加无菌注射用水或新鲜无菌蒸馏水稀释至所需浓度。

八、硼酸

硼酸洗液对细菌和真菌有弱的抑制作用。虽不易穿透完整皮肤，但可从损伤皮肤、伤口和黏膜等处吸收。用于冲洗小面积创面与黏膜面。本品为无色澄清溶液。外用冲洗或湿敷。湿敷时，用 6-8 层纱布浸于本品冷溶液中，轻挤压后，敷于患处 5~10 min 后更换，连续使用 1 h。每日重复上法 4 次。本品不宜与聚乙烯醇和鞣酸配伍。皮肤破溃者禁用。

知识拓展

无菌技术操作原则是指在护理中，控制致病微生物，避免发生感染的最好办法是无菌技术。护士需要把临床护理中无菌技术的理论和实践运用于护理中，减少病人感染的发生，提高护理服务的质量。

【无菌操作原则】

1. 环境清洁　进行无菌技术操作前半小时，须停止清扫地面等工作，避免不必要的人群流动，减少人员走动，以降低室内空气中的尘埃。防止尘埃飞扬。治疗室每日用紫外线照射消毒一次，时间 20~30 min 即可，也可适当延长消毒时间。

2. 无菌操作　衣帽穿戴要整洁。帽子要把全部头发遮盖，口罩须遮住口鼻，并修剪指甲、洗手。必要时穿好无菌衣，带好无菌手套。

3. 物品管理　无菌物品与非无菌物品应分别放置，无菌物品不可暴露在空气中，必须存放于无菌包或无菌容器内，无菌物品一经使用后，必须再经无菌处理后方可使用，从无菌容器中取出的物品，虽未使用，也不可放回无菌容器内。

4. 无菌物品　无菌物品必须存放于无菌包或无菌容器内，所有无菌物品要标明灭菌日期与灭菌标记，和非无菌物品分开放置，无菌物品要放置在干燥清洁的屋子内，放置无菌物品的容器要定期消毒；各类无菌物品应有规定的存放地点，每天检查。通常一块双层包布的无菌包在没污染的情况下可保持 7 d，用密闭的包装纸或者塑料袋可保持半年或者 1 年；存放无菌干棉球、棉签和盐水棉球等没有消毒液在内的容器，要每天灭菌。

5. 取无菌物　操作者身体距无菌区 20 cm，取无菌物品时须用无菌持物钳(镊)，不可触及无菌物品或跨越无菌区域，手臂应保持在腰部以上。无菌物品取出后，不可过久暴露，若未使用，也不可放回无菌包或无菌容器内。疑有污染，不得使用。未经消毒的物品不可触及无菌物或跨越无菌区。

6. 无菌操作　如器械、用物疑有污染或已被污染，即不可使用，应更换或重新灭菌。一物一人，一套无菌物品，只能供一个病员使用，以免发生交叉感染。

第三节　全国护士执业资格考试要点解析

医院感染是指病人或工作人员在医院内获得并产生临床症状的感染。由于感染有一定的潜伏期，因此医院感染也包括在医院内感染而在出院后才发病的病人。

一、医院感染的发生原因

(一)主观因素

医务人员对医院感染及其危害性认识不足；不能严格地执行无菌技术和消毒隔离制度；医院规章制度不全，无健全的门急诊预检、分诊制度，没有入院卫生处置制度，致使感染源传播。此外，缺乏对消毒灭菌效果的监测，不能有效地控制医院感染的发生。

(二)客观因素

1. 侵入性诊治手段增多　把外界的微生物导入体内，而且损伤了机体的防御屏障，使病原体容易侵入机体。

2. 使用可抑制免疫的治疗方法　因为治疗需要，使用激素或免疫抑制剂，致使病人自身免疫机能下降而成为易感者。

3. 大量抗生素的开发和普及　治疗过程中应用多种抗生素或集中使用大量抗生素，使病人体内正常菌群失调，耐药菌株增加，致使病程延长，感染机会增多。

4. 易感病人增加　住院病人中慢性疾病、恶性疾病、老年病人所占比例增加，而这些病人对感染的抵抗力是相当低的。

5. 环境污染严重　医院中由于传染源多，所以环境的污染也严重。其中，污染最严重的是感染患者的病房。病区中的公共用品，如水池、浴盆、便器、手推车、拖布、抹布等，也常有污染。

二、医院感染的预防和控制

发生医院感染的原因虽然多种多样，但只要加强管理，采取行之有效的措施，将近 2/3 的医院感染是可预防的。

1. 改进医院建筑与布局　医院建筑布局合理与否对医院感染的预防至关重要。对传染病房、超净病房、手术室、监护室、观察室、探视接待室、供应室、洗衣房、厨房等，在设备与布局上都应有特殊的要求。

2. 严格执行规章制度　制度是人们长期工作实践中的经验总结和处理、检查各项工作的依据。包括消毒隔离制度、无菌技术操作规程及探视制度等。隔离旨在将污染局限在最小范围内，是预防医院感染最重要的措施之一。无菌操作规程是医护人员必须遵守的医疗法规，贯穿在各项诊疗护理过程中。每一个医护人员都应从医院感染、保护病人健康出发严格执行制度、常规及实施细则，并劝告病人与探视者共同遵守。

3. 做好消毒与灭菌处理　消毒与灭菌是控制医院感染的一项有效措施。

4. 加强清洁卫生工作　清洁卫生工作包括灰尘、污垢的擦拭和清除，也包括对蚊虫、苍蝇、蟑螂、鼠类等的防制。

5. 采取合理的诊断治疗方法　使用抗菌药要有的放矢,应用抑制免疫疗法要采取相应的保护措施,对易于将微生物引入体内的诊断治疗要切实做好消毒、灭菌工作,严格无菌技术操作。

6. 及时控制感染的流行　控制感染流行主要包括寻找传染来源与途径,采取相应的隔离与消毒措施。

7. 开展医院感染的监测工作　医院感染监测的目的是通过监测取得第一手资料,分析医院感染的原因,发现薄弱环节,为采取有效措施提供依据并通过监测来评价各种措施的效果。监测的主要内容包括:环境污染监测、灭菌效果监测、消毒污染监测、特殊病房监测(如烧伤、泌尿科病房、手术室、监护室等)、菌株抗药性监测、清洁卫生工作监测、传染源监测、规章制度执行监测等。监测工作应作为常态,定期、定点、定项目地进行。对感染的记录要求详细具体,并以病房为单位定期统计分析。

8. 改善工作人员的卫生与健康条件　所有医院工作人员均应定期进行健康检查,若有不适或疑为传染性疾病,应立即报告,以便采取相应措施,并根据需要注射有关疫苗,必要时还可进行被动免疫或药物预防。医护人员还应做好个人防护,一是防止将病菌传给自身或带出病房;二是防止将病菌传给房内的易感者。个人防护中主要是穿戴个人防护装备(衣、帽、鞋、手套、口罩)以及洗手消毒。

测试练习

一、选择题(以下每题有 A、B、C、D、E 五个备选答案,请从中选择一个最佳答案)

1. 用于皮肤、体温计及手术器械消毒,酒精最适宜浓度是(　　)。

A. 100%　　B. 95%　　C. 75%　　D. 50%　　E. 30%

2. 关于乙醇的叙述,不正确的是(　　)。

A. 浓度在 70%~75%时消毒效果　　B. 易挥发,需加盖保存,定期调整浓度　　C. 经常用于皮肤消毒
D. 用于体温计浸泡消毒　　E. 用于黏膜及创伤的消毒

3. 福尔马林是(　　)。

A. 40%的甲醛水溶液　　B. 60%的甲醛水溶液
C. 2%戊二醛水溶液　　D. 4%戊二醛水溶液　　E. 40%乙醛水溶液

4. (　　)不能用作皮肤黏膜的消毒防腐药。

A. 乙醇　　B. 戊二醛　　C. 碘附　　D. 碘酊　　E. 苯扎氯铵(洁尔灭)

5. 理想的器械消毒药可选用(　　)。

A. 乙醇　　B. 过氧化氢　　C. 碘附　　D. 碘酊　　E. 戊二醛

6. 以下哪种消毒药物,对组织刺激小,可以用于创面及黏膜的消毒药(　　)。

A. 75%乙醇　　B. 2%戊二醛　　C. 50%乙醇　　D. 2%碘酊　　E. 1%过氧化氢

7. 大部分消毒剂在高浓度时杀菌作用大,当浓度降低至一定程度时只有抑菌作用,但下列哪种消毒剂除外(　　)。

A. 苯扎溴铵(新洁尔灭)　　B. 苯酚(石炭酸)　　C. 乙醇
D. 氯己定(洗必泰)　　E. 碘附

8. 下列消毒剂(　　)一般不用于空气消毒。

A. 氯己定(洗必泰)　B. 戊二醇　　C. 醋酸有抑菌作用　D. 过氧乙酸　　E. 乙醇

9. 下列哪种说法不正确(　　)。

A. 用于皮肤的消毒药,要求其抗菌作用强、起效快、渗透性强、刺激性较小
B. 用于创面及黏膜的消毒药,要求对组织刺激小,不妨碍伤口愈合等
C. 用于环境的消毒药,要求杀菌作用强,对环境污染小
D. 用于器械的消毒药,应选用不损伤器械且杀菌作用强的药物
E. 用于污染严重的金属器械,可选用杀菌力强且对金属腐蚀性小的药物

10. 关于消毒剂乙醇的描述,以下错误的是(　　)。

A. 皮肤、温度计一般消毒常用70%或75%乙醇
B. 预防压疮常用40%～50%乙醇　　C. 物理降温常用20%～30%乙醇
D. 70%～75%的乙醇杀菌作用最强　　E. 浓度越高，杀菌作用越强

11. 床单位首选消毒方法为(　　)。(护考真题)
A. 日光曝晒　　B. 紫外线照射消毒
C. 床单位臭氧消毒器消毒　　D. 甲醛薰蒸　　E. 苯扎氯铵(洁尔灭)

二、案例分析

2020年，因为新型冠状病毒性肺炎疫情而变得特别，对于每一个人来说，这可能是我们过得最为特殊的一年。疫情持续爆发，越来越多的人可能听到或者正在经历着：附近小区甚至是自己小区，出现了疑似或确诊病例。在这种情况下，如何保护自己和家人？该如何防护呢？专家知道我们新型冠状病毒对紫外线和热敏感，56 ℃ 30 min、乙醚、75%乙醇、含氯消毒剂、过氧乙酸和氯仿等脂溶剂均可有效灭活病毒。皮肤消毒：可选用75%的酒精和碘附等(注：黏膜用碘附或其他黏膜消毒剂)；居家环境消毒：可选用含氯消毒剂(如84消毒液、漂白粉或其他含氯消毒粉/泡腾片)配制成有效氯浓度为250～500 mg/L的溶液擦拭或浸泡消毒；耐热物品：可采用煮沸15 min的方法进行消毒。试分析：

1. 何为消毒药？
2. 影响消毒药物作用因素有哪些？

参考答案

一、选择题

1. C　2. E　3. A　4. A　5. E　6. E　7. C　8. E　9. B　10. E　11. C

二、案例分析

1. 消毒药是指局部能迅速杀灭病原微生物的药物。

2. 影响消毒药物作用因素：①药物的浓度；②作用时间；③药液的温度；④环境中的有机物；⑤微生物的种类。因此对不同的微生物选用不同的药物。

(郑澎涛)

第三十九章　抗恶性肿瘤药

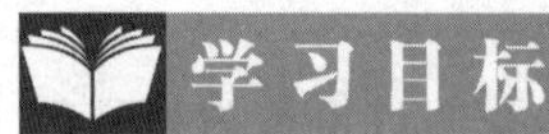

学习目标

☞ **知识目标**

1. 掌握抗恶性肿瘤药的分类和细胞毒类抗肿瘤药的主要不良反应。
2. 熟悉细胞毒类抗肿瘤药的应用及用药护理。
3. 了解非细胞毒类抗肿瘤药的作用、应用及用药护理。

☞ **能力目标**

培养学生观察抗恶性肿瘤药物的疗效，监测不良反应及用药监护的能力，能熟练实施护理操作，并能提供用药咨询。

☞ **态度目标**

明确护士在药物治疗过程中的重要职责，培养对肿瘤病人的爱心、责任心及关心，注重对肿瘤病人用药依从性的护理。

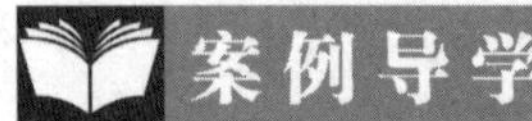

案例导学

张先生，51 岁。患有恶性肿瘤，化疗期间，血常规检查：白细胞低于 3×10^9/L，血小板低于 80×10^9/L，出现了骨髓抑制的严重不良反应，遵医嘱暂停化疗。试分析：

1. 应对该病人采取哪些必要措施？
2. 抗恶性肿瘤药的主要不良反应及用药监护有哪些？

恶性肿瘤常称癌症（cancer），是严重威胁人类健康的常见多发的慢性病。目前治疗恶性肿瘤的三大主要方法包括药物治疗、外科手术和放射治疗。应用抗肿瘤药（antineoplastic drugs）或抗癌药（anticancer drugs）在肿瘤的综合治疗中占有极为重要的地位，虽然传统细胞毒抗肿瘤药在目前的肿瘤化学治疗（chemotherapy，化疗）中仍起主导作用，而以分子靶向药物（molecularly targeted drugs）为代表的新型抗肿瘤药物治疗手段已取得突破性进展，其重要性不断上升。

传统肿瘤化疗存在的两大主要障碍包括毒性反应和耐药性的产生。细胞毒类抗肿瘤药由于对肿瘤细胞缺乏足够的选择性，在杀伤肿瘤细胞的同时，对正常的组织细胞也产生不同程度的损伤作用，毒性反应成为肿瘤化疗时药物用量受限的关键因素；化疗过程中肿瘤细胞容易对药物产生耐药性是肿瘤化疗失败的重要原因，亦是肿瘤化疗急需解决的难题。

近二十余年来，随着肿瘤分子生物学和精准医学的发展，抗肿瘤药已从传统的细胞毒性作用向针对分子靶点的多环节作用的方向发展。分子靶向治疗是在肿瘤分子生物学的基础上，将与恶性肿瘤相关的特异性分子作为靶点，使用单克隆抗体、小分子化合物等特异性的干预调节肿瘤细胞生物学行为的信号通路，从而抑制肿瘤的发展，同时弥补了化疗药物毒性反应大的缺点，具有高选择性和高治疗指数的特点，临床应用优势明显。

肿瘤免疫治疗药物近年来得到很大进展，主要是应用免疫学原理和方法，提高肿瘤细胞的免疫原性和对效应细胞杀伤的敏感性，应用免疫细胞和效应分子激发和增强机体抗肿瘤免疫应答，协同机体免疫系统高效杀伤肿瘤细胞。一种是针对免疫检查点的抗体，如细胞毒性 T 淋巴细胞相关抗原 4（cytotoxic T lymphocyte-associated antigen 4，CTLA-4）、程序性细胞死亡蛋白 1（programmed death-1，PD-1）及其配体（programmed death ligand 1，PD-L1）等，通过激活患者自身免疫系统中的 T 细胞来消灭肿瘤细胞；另一种是表达嵌合抗原受体的自体T细胞疗法(chimeric antigen receptor T-cell therapy,CAR-T),是运用患者自体T细胞的个性化治疗方法恶性肿瘤是严重威胁人类健康的常见病、多发病。目前主要采用手术治疗、药物治疗(化疗)、放射治疗、基因治疗、免疫治疗等综合措施进行治疗,药物治疗在综合治疗中占有重要地位。

第一节　抗恶性肿瘤药的概述

一、抗恶性肿瘤药的分类

目前临床应用的抗肿瘤药种类较多且发展迅速,其分类迄今尚不完全统一,其中较为合理的是将其分为细胞毒类和非细胞毒类抗肿瘤药两大类。

(一)细胞毒类抗肿瘤药

细胞毒类抗肿瘤药即传统化疗药物,主要通过影响肿瘤细胞的核酸和蛋白质结构与功能,直接抑制肿瘤细胞增殖和/或诱导肿瘤细胞凋亡(apoptosis)的药物,如抗代谢药和抗微管蛋白药等。

(二)非细胞毒类抗肿瘤药

非细胞毒类抗肿瘤药是一类发展迅速的具有新作用机制的药物,该类药主要以肿瘤分子病理过程的关键调控分子为靶点,如调节体内激素平衡药物、分子靶向药物和肿瘤免疫治疗药物等。

二、抗肿瘤药的药理作用和耐药机制

(一)细胞毒类抗肿瘤药的作用机制

几乎所有的肿瘤细胞都具有一个共同的特点,即与细胞增殖有关的基因被开启或激活,而与细胞分化有关的基因被关闭或抑制,从而使肿瘤细胞表现为不受机体约束的无限增殖状态。从细胞生物学角度来讲,抑制肿瘤细胞增殖和/或诱导肿瘤细胞凋亡的药物均可发挥抗肿瘤作用。肿瘤干细胞学说认为肿瘤是一种干细胞疾病,即干细胞在长期的自我更新过程中,由于多基因突变导致干细胞生长失去调控而停止在分化的某一阶段,无限增殖所形成的异常组织。肿瘤干细胞是肿瘤生长、侵袭、转移和复发的根源,有效地杀死肿瘤干细胞是肿瘤治疗的新策略。

肿瘤细胞群包括增殖细胞群、静止细胞群(G_0期)和无增殖能力细胞群。肿瘤增殖细胞群与全部肿瘤细胞群之比称为生长比率(growth fraction,GF)。肿瘤细胞从一次分裂结束到下一次分裂结束的时间称为细胞周期,此间历经4个时相:DNA合成前期(G_1期)、DNA合成期(S期)、DNA合成后期(G_2期)和有丝分裂期(M期)。抗肿瘤药通过影响细胞周期的生化事件或细胞周期调控,对不同周期或时相的肿瘤细胞产生细胞毒性作用并延缓细胞周期的时相过渡。依据药物对各周期或时相肿瘤细胞的敏感性不同,大致将药物分为两大类:

1. 细胞周期非特异性药物(cell cycle nonspecific agents,CCNSA)　能杀灭处于增殖周期各时相的细胞甚至包括G_0期细胞的药物,如直接破坏DNA结构以及影响其复制或转录功能的药物(烷化剂、抗肿瘤抗生素及铂类配合物等)。此类药物对恶性肿瘤细胞的作用往往较强,能迅速杀死肿瘤细胞,其杀伤作用呈剂量依赖性,在机体能耐受的药物毒性限度内,作用随剂量的增加而成倍增强。

2. 细胞周期(时相)特异性药物(cell cycle specific agents,CCSA)　仅对增殖周期的某些时相敏感而对G_0期细胞不敏感的药物,如作用于S期细胞的抗代谢药物和作用于M期细胞的长春碱类药物。此类药物对肿瘤细胞的作用往往较弱,其杀伤作用呈时间依赖性,需要一定时间才能发挥作用,达到一定剂量后即使剂量再增加其作用不再增强。

(二)非细胞毒类抗肿瘤药的作用机制

随着在分子水平对肿瘤发病机制和细胞分化增殖与凋亡调控机制认识的深入,研究者开始寻找以肿瘤分子病理过程的关键调控分子等为靶点的药物,这些药物实际上超越了传统的直接细胞毒类抗肿瘤药。如改变激素平衡失调状态的某些激素或其拮抗药;以细胞信号转导分子为靶点的蛋白酪氨酸激酶抑制药、法尼基转移酶抑制药、丝裂原活化蛋白激酶(mitogen-activated protein kinase,MAPK)信号转导通路抑制药和细胞周期调控剂;针对某些与增殖相关细胞信号转导受体的单克隆抗体:破坏或抑制新生血管生成,有效地阻止肿瘤生长和转移的新生血管生成抑制药;减少癌细胞脱落、黏附和基底膜降解的抗转移药;以端粒酶为靶点的抑制药;促进恶性肿瘤细胞向成熟分化的分化诱导剂;通过重新启动并维持肿瘤-免疫循环,恢复机体正常的抗肿瘤免疫反应,从而控制与杀伤肿瘤的免疫治疗药物。

（三）耐药性产生的机制

肿瘤细胞对抗肿瘤药物产生耐药性是化疗失败的重要原因。有些肿瘤细胞对某些抗肿瘤药物具有天然耐药性（natural resistance），即对药物开始就不敏感现象，如处于非增殖的 G_0 期肿瘤细胞一般对多数抗肿瘤药不敏感。亦有的肿瘤细胞对于原来敏感的药物，治疗一段时间后才产生不敏感现象，称之为获得性耐药性（acquired resistance）。其中表现最突出、最常见的耐药性是多药耐药性（multidrug resistance，MDR）或称多向耐药性（pleiotropic drug resistance），即肿瘤细胞在接触一种抗肿瘤药后，产生了对多种结构不同、作用机制各异的其他抗肿瘤药的耐药性。多药耐药性的共同特点是：一般为亲脂性的药物，分子量为 300～900kDa；药物进入细胞是通过被动扩散的方式；药物在耐药细胞中的积案比敏感细胞少，结果细胞内的药物浓度不足以产生细胞毒作用；药细胞膜上多出现一种称为 P-糖蛋白（P-glycoprotein，P-gp）的跨膜蛋白。

耐药性产生的原因十分复杂，不同药物其耐药机制不同，同一种药物存在着多种耐药机制。耐药性的遗传学基础业已证明，肿瘤细胞在增殖过程中有较固定的突变率，每次突变均可导致耐药性瘤株的出现。因此，分裂次数越多（亦即肿瘤越大），而耐药瘤株出现的机会越大。肿瘤干细胞学说认为肿瘤干细胞的存在是导致肿瘤化疗失败的主要原因，耐药性是肿瘤干细胞的特性之一。

多药耐药性的形成机制比较复杂，概括起来有以下几点：①药物的转运或摄取障碍。②药物的活化障碍。③靶酶质和量的改变。④药物入胞后产生新的代谢途径。⑤分解酶的增加。⑥修复机制增加。⑦由于特殊的膜糖蛋白的增加，使细胞排出的药物增多。⑧DNA 链间或链内的交联减少。

目前研究最多的是多药耐药基因（mdr-1）以及由此基因编码的 P-糖蛋白，P-糖蛋白起到依赖于 ATP 介导药物外排泵（drug efflux pump）的作用，降低细胞内药物浓度。抑制 P-糖蛋白等药物外排泵所致多药耐药性，可以提高耐药肿瘤细胞对化疗药物的敏感性，具有这类作用的化合物有维拉帕米（verapamil）和环孢素（cyclosporine）等。此外，多药抗性相关蛋白（multidrug resistance associated protein）、乳腺癌耐药蛋白（breast cancer resistance protein，BCRP）、谷胱甘肽（glutathione，GSH）解毒酶系统以及 DVA 拓扑异构酶含量或性质的改变亦起重要作用。由于细胞信号各传导通路普遍存在复杂的交互作用（crosstalk）和代偿机制，肿瘤细胞对分子靶向药物所产生的耐药性也是目前肿瘤治疗面临的重要难题。

三、抗恶性肿瘤药常见不良反应及用药监护

（一）共有的毒性反应

1. 骨髓抑制　表现为白细胞、血小板、红细胞减少及全血细胞下降，甚至发生再生障碍性贫血。用药期间应定期检查血常规，当白细胞计数低于 3×10^9/L 或血小板数量低于 80×10^9/L 时应暂停化疗，采取必要措施预防感染和出血，如隔离病人，严格执行无菌操作、注意环境、个人卫生、防止意外损伤，应用升高白细胞、血小板的药物，有感染征兆可用抗生素预防和治疗。

2. 消化道反应　可出现食欲减退、恶心、呕吐、腹痛、腹泻，严重时发生肠黏膜坏死、出血甚至穿孔。用药期间要注意观察呕吐物的性质及大便情况。合理地安排治疗和进餐时间，以易消化、少油腻的清淡食物为主，也可采取少量多餐或随意餐的形式，必要时通过输液补充能量及必要的营养物质，调节电解质平衡。合理使用止吐药可减轻消化道反应。

3. 脱发　脱发是药物损害毛囊上皮细胞所致，常在给药后 1～2 周出现，1～2 个月后最明显。对脱发病人应做好思想疏导，说明停药后头发可再生，解除其精神压力。洗发时选用中性洗发液，外出时应戴帽子，保护头发。

（二）特有的毒性反应

1. 肝脏损害　表现为肝大、黄疸、肝功能减退、肝硬化等。故用药期间应注意监测病人的肝功。

2. 肾脏损害　表现为急性或慢性血尿素氮升高、蛋白尿、管型尿、血尿甚至肾功能不全等。故用药期间应注意监测病人的肾功能。鼓励病人多饮水保持尿量或碱化尿液可减轻对肾脏的毒性。必要时可给予利尿药促进药物排出。

3. 心脏毒性　可引起心肌退行性病变和心肌间质水肿。

4. 呼吸系统毒性　可引起肺纤维化和间质性肺炎。应预防和控制感染，定期进行肺功能监测等。

5. 神经毒性　可引起手足麻木、腱反射消失和末梢神经感觉障碍。

6. 其他反应

（1）口腔和皮肤损害：口腔黏膜损害表现为充血、水肿、炎症、溃疡形成，是化疗中最常见的不良反应，不仅影响进食且易感染。因此化疗期间,要保持口腔清洁,采用漱口药液漱口,饮食应细、软、热度适中,避免辛辣刺激。溃疡疼痛者餐前可使用局麻药含漱、喷雾、外涂,以减轻痛苦。皮肤损害可出现红斑、水肿、炎症、色素沉着等。用药期间主要为预防和控制感染。

(2)组织坏死和血栓性静脉炎:大多数化疗药有较强的刺激性,如不慎药液漏出血管外可引起局部出现红肿热痛、组织坏死等。此时应立即局部注射 0.9%氯化钠注射液稀释药物,在 24 h 内可局部冷敷以防扩散,24 h 后局部热敷促进吸收。也可外用醋酸可的松软膏以防局部溃烂。疼痛严重者可用利多卡因、普鲁卡因局部封闭。长期注射用药的病人,要注意保护好血管,经常更换部位。

(3)其他:大剂量应用时,可抑制机体免疫系统,降低机体抵抗力,易诱发感染。某些药物还可过敏反应、致畸、致癌等。

第二节　细胞毒类抗肿瘤药

根据抗肿瘤作用的生化机制,此类药物包括影响核酸生物合成的药物、影响 DNA 结构与功能的药物、干扰转录过程和阻止 RNA 合成的药物,以及抑制蛋白质合成与功能的药物。

一、影响核酸生物合成的药物

影响核酸生物合成的药物又称抗代谢药,它们的化学结构和核酸代谢的必需物质如叶酸、嘌呤、嘧啶等相似,可以通过特异性干扰核酸的代谢,阻止细胞的分裂和繁殖。此类药物主要作用于 S 期细胞,属细胞周期特异性药物。根据药物主要干扰的生化步骤或所抑制的靶酶的不同,可进一步分为:①二氢叶酸还原酶抑制药,如甲氨蝶呤等。②胸苷酸合成酶抑制药,如氟尿嘧啶等。③嘌呤核苷酸互变抑制药,如巯嘌呤等。④核苷酸还原酶抑制药,如羟基脲等。⑤DNA 多聚酶抑制药,如阿糖胞苷等。

(一)二氢叶酸还原酶抑制剂

甲氨蝶呤(methotrexate,MTX)

【药理作用】

为抗叶酸药,化学结构与叶酸相似,对二氢叶酸还原酶具有强大而持久的抑制作用,它与该酶的结合力比叶酸大 106 倍,呈竞争性抑制作用。药物与酶结合后,使二氢叶酸不能变成四氢叶酸,从而使 5,10-甲酰四氢叶酸产生不足,使脱氧胸苷酸合成受阻,DNA 合成障碍。甲氨蝶呤也可阻止嘌呤核苷酸的合成,干扰蛋白质的合成。

【临床应用】

主要用于治疗儿童急性白血病,鞘内注射可用于中枢神经系统白血病的预防和缓解症状;也用于绒毛膜上皮癌、恶性葡萄胎、骨肉瘤、卵巢癌、乳腺癌、肺癌、头颈部肿瘤及消化道癌等。

【不良反应】

较多,常见消化道反应如口腔炎、胃炎、腹泻、便血;骨髓抑制最为突出,可致白细胞、血小板减少,严重者可有全血细胞减少,长期大量应用可致肝肾损害,妊娠早期用药可致畸胎、死胎,孕妇禁用。为减轻甲氨蝶呤的骨髓毒性,可在应用大剂量甲氨蝶呤一定时间后肌注亚叶酸钙以保护骨髓正常细胞。

(二)胸苷酸合成酶抑制药

氟尿嘧啶

氟尿嘧啶(luorouracil,5 -FU)是尿嘧啶 5 位上的氢被氟取代的衍生物。氟尿嘧啶在细胞内转变为 5-氟尿嘧啶脱氧核苷酸,而抑制脱氧胸苷酸合成的,阻止脱氧尿苷酸甲基化转变为脱氧胸苷酸,从而影响 DNA 的合成。此外,氟尿嘧啶在体内可转化为 5-氟尿嘧啶核苷,以伪代谢产物形式掺入 RNA 中干扰蛋白质的合成,故对其他各期细胞也有作用。

氟尿嘧啶口服吸收不规则,需静脉给药。吸收后分布于全身体液,肝和肿瘤组织中浓度较高,主要在肝代谢灭活,变为 CO_2 和尿素,分别由呼气和尿排出,$t_{1/2}$ 为 10~20 min。对消化系统癌(食管癌、胃癌、肠癌、胰腺、肝癌)和乳腺癌疗效较好,对宫颈癌、卵巢癌、绒毛膜上皮癌、膀胱癌、头颈部肿瘤也有效。对骨髓和消化道毒性较大,出现血性腹泻应立即停药,可引起脱发、皮肤色素沉着,偶见肝、肾损害。

（三）嘌呤核苷酸互变抑制药

巯嘌呤

巯嘌呤(mercaptopurine,6-MP）为抗嘌呤药。是腺嘌呤6位上的氨基(-NH_2)被氢硫基(-SH)取代的衍生物。在体内先经过酶的催化变成硫代肌苷酸后,阻止肌苷酸转变为腺苷酸及鸟苷酸,干扰嘌呤代谢,阻碍核酸合成,对S期细胞作用最为显著,对G_1期有延缓作用。肿瘤细胞对就巯嘌呤可产生耐药性,因耐药细胞中巯嘌呤不易转变成硫代肌苷酸或产生后迅速降解。巯嘌呤起效慢,主要用于急性淋巴细胞白血病的维持治疗,大剂量对绒毛膜上皮癌亦有较好疗效。常见骨髓抑制和消化道黏膜损害,少数患者可出现黄疸和肝功能损害。

（四）核苷酸还原酶抑制药

羟基脲

羟基脲(hydroxycarbamide,HU)能抑制核苷酸还原酶,阻止胞苷酸转变为脱氧胞苷酸,从而抑制DNA的合成。对S期细胞有选择性杀伤作用。对治疗慢性粒细胞白血病有显著疗效,对黑色素瘤有暂时缓解作用。可使肿瘤细胞集中于G_1期,故可用作同步化药物,增加化疗或放疗的敏感性。主要毒性为骨髓抑制,并有轻度消化道反应。肾功能不良者慎用。可致畸胎,故孕妇忌用。

（五）DNA多聚酶抑制药

阿糖胞苷

阿糖胞苷(cytarabine,Ara-C)在体内经脱氧胞苷激酶催化成二或三磷酸胞苷,进而抑制DNA多聚酶的活性而影响DNA合成,也可掺入DNA中干扰其复制,使细胞死亡。与常用抗肿瘤药无交叉耐药性。临床上用于治疗成人急性粒细胞白血病或单核细胞白血病。有严重的骨髓抑制和胃肠道反应,静脉注射可致静脉炎,对肝功能有一定影响。

二、直接影响DNA结构和功能的药物

药物分别通过破坏DNA结构或抑制拓扑异构酶活性,影响DNA结构和功能。包括:①DNA交联剂,如氮芥、环磷酰胺和噻替派等烷化剂。②破坏DNA的铂类配合物,如顺铂、卡铂。③破坏DNA的抗生素,如丝裂霉素和博来霉素。④拓扑异构酶(topoisomerase)抑制药,如喜树碱类和鬼臼毒素衍生物。

（一）烷化剂

烷化剂(alkylating agents)是一类高度活泼的化合物。它们具有一个或两个烷基,分别称为单功能或双功能烷化剂,所含烷基能与细胞的DNA、RNA或蛋白质中的亲核基团起烷化作用,常可形成交叉联结或引起脱嘌呤,使DNA链断裂,在下一次复制时,又可使碱基配对错码,造成DNA结构和功能的损害,严重时可致细胞死亡。属于细胞周期非特异性药物。目前常用的烧化剂有以下几种:氮芥类如氮芥、环磷酰胺等;乙烯亚胺类如噻替派,亚硝脲类如卡莫司汀;甲烷磺酸酯类如白消安。

氮　芥

氮芥(chlormethine,nitrogen mustard,HN_2)是最早用于恶性肿瘤治疗的药物,为双氯乙胺烷化剂的代表,属双功能基团烷化剂。目前主要用于霍奇金病、非霍奇金淋巴瘤等。由于氮芥具有高效、速效的特点,尤其适用于纵隔压迫症状明显的恶性淋巴瘤患者。常见的不良反应为恶心、呕吐、骨髓抑制、脱发、耳鸣、听力丧失、眩晕、黄疸、月经失调及男性不育等。

环磷酰胺(cyclophosphamide,CTX)

【药理作用与临床应用】

在体外无活性,进入体内后转化为有活性的磷酰胺氮芥,与DNA发生烷化作用,从而抑制肿瘤细胞的生长繁殖。对恶性淋巴瘤疗效显著,对多发性骨髓瘤、急性淋巴细胞性白血病、肺癌、乳腺癌、卵巢癌也有效。另外,还可作为免疫抑制剂用于某些自身免疫性疾病及器官移植排斥反应等。

【不良反应】

常见骨髓抑制、脱发、胃肠反应,其代谢产物丙烯醛刺激膀胱黏膜,引起出血性膀胱炎、血尿等,多饮水可减轻刺激。

噻替派

噻替派(thiotepa,triethylene thiophosphoramide,TSPA)是乙烯亚胺类烷化剂的代表,抗恶性肿瘤机制类似氮芥,抗瘤谱较广,主要用于治疗乳腺癌、卵巢癌、肝癌、黑色素瘤和膀胱癌等。主要不良反应为骨髓抑制,可引起白细胞和血小板减少。局部刺激性小,可作静脉注射、肌内注射及动脉内注射和腔内给药。

白消安

白消安(busulfan,马利兰)属甲烷磺酸酯类,在体内解离后起烷化作用。小剂量即可明显抑制粒细胞生成,可能与药物对粒细胞膜通透性较强有关。对慢性粒细胞白血病疗效显著,对慢性粒细胞白血病急性病变无效。口服吸收良好、组织分布迅速,$t_{1/2}$ 为 2~3 h,绝大部分代谢成甲烷磺酸由尿排出。主要不良反应为消化道反应和骨髓抑制。久用可致闭经或睾丸萎缩。

卡莫司汀

卡莫司汀(carmustine,氯乙亚硝脲,卡氮芥)为亚硝脲类烷化剂。除了烷化 DNA 外,对蛋白质和 RNA 也有烷化作用。卡莫司汀具有高度脂溶性,并能透过血脑屏障。主要用于原发或颅内转移脑瘤,对恶性淋巴瘤、骨髓瘤等有一定疗效。主要不良反应有骨髓抑制、胃肠道反应及肺部毒性等。

(二)破坏 DNA 的铂类配合物

顺　　铂

顺铂(cisplatin,platinol,DDP,顺氯胺铂)为二价铂同一个氯原子和两个氨基结合成的金属配合物。进入体内后,先将所含氯解离,然后与 DNA 链上的碱基形成交叉联结,从而破坏 DNA 的结构和功能。属细胞周期非特异性药物。具有抗瘤谱广、对乏氧肿瘤细胞有效的特点。对非精原细胞性睾丸瘤最有效,对头颈部鳞状细胞癌、卵巢癌、膀胱癌、前列腺癌、淋巴肉瘤及肺癌有较好疗效。主要不良反应有消化道反应、骨髓抑制、周围神经炎、耳毒性,大剂量或连续用药可致严重而持久的肾毒性。

(三)破坏 DNA 的抗生素类

丝裂霉素

丝裂霉素(mitomycin C,MMC,自力霉素)其化学结构中有乙撑亚胺及氨甲酰酯基团,具有烷化作用。能与 DNA 的双链交叉联结,可抑制 DNA 复制,也能使部分 DNA 链断裂。属细胞周期非特异性药物。抗瘤谱广,用于胃癌、肺癌、乳腺癌、慢性粒细胞白血病、恶性淋巴瘤等。不良反应主要为明显而持久的骨髓抑制,其次为消化道反应,偶有心、肝、肾毒性及间质性肺炎发生。注射局部刺激性大。

博来霉素

博来霉素(bleomycin,BLM)又名争光霉素,为含多种糖肽的复合抗生素,主要成分为 A2。博来霉素能与铜或铁离子络合,使氧分子转成氧自由基,从而使 DNA 单链断裂,组织 DNA 的复制,干扰细胞分裂繁殖。主要用于鳞状上皮癌(头、颈、口腔、食管、阴茎、外阴、宫颈等)、睾丸癌和淋巴瘤等。对骨髓抑制轻,肺毒性为最严重的不良反应,可引起间质性肺炎或肺纤维化,其他有发热、脱发等。

(四)拓扑异构酶制药

喜树碱类

喜树碱(camptothecin,CPT)是从我国特有的植物喜树中提取的一种生物碱。羟喜树碱(hydroxy-camptothecine,HCPT)为喜树碱羟基衍生物。拓扑替康(topotecan,TPT)和伊立替康(irinotecan,CPT-11)为新型喜树碱的人工合成衍生物。

由于近年发现喜树碱类主要作用靶点为 DNA 拓扑异构酶 I(DNA-topoisomerase I,TOPO-I)而受到广泛重视。真核细胞 DNA 的拓扑结构由两类关键酶 DNA 拓扑异构酶 I 和 DNA 拓扑异构酶Ⅱ(TOPO-Ⅱ)调节,这两类酶在 DNA 复制、转录及修复中,以及在形成正确的染色体结构、染色体分离浓缩中发挥重要作用。喜树碱类能特异性抑制 TOPO-I 活性,从而干扰 DNA 结构和功能。属细胞周期非特异性药物,对 S 期作用强于 G_1 和 G_2 期。喜树碱类对胃癌、绒毛膜上皮癌、恶性葡萄胎、急性及慢性粒细胞白血病等有一定疗效,对膀胱癌、大肠癌及肝癌等亦有一定疗效。喜树碱不良反应较大,主要有泌尿道刺激症状、消化道反应、骨髓抑制及脱发等。羟喜树碱毒性反应则较小。

鬼臼毒素衍生物

依托泊苷(etoposide,VP16,鬼臼乙叉苷,足草乙苷)和替尼泊苷(teniposide,鬼臼噻吩苷,特尼泊苷,VM-26)为植物西藏鬼臼(Podophyllum emodi Wall)的有效成分鬼臼毒素(podophyllotoxin)的半合成衍生物。鬼臼毒素能与微管蛋白相结合,抑制微管聚合,从而破坏纺锤丝的形成。但依托泊苷和替尼泊苷则不同,主要抑制 DNA 拓扑异构酶Ⅱ的活性,从而干扰 DNA 结构和功能。属细胞周期 1 特异性药物,主要作用于 S 期和 G_2 期细胞。临床用于治疗肺癌及睾丸肿瘤,有良好效果。也用于恶性淋巴瘤治疗。替尼泊苷对脑瘤亦有效。不良反应有骨髓抑制及消化反应等。

三、干扰转录过程和阻止 RNA 合成的药物

药物可嵌入 DNA 碱基对之间,干扰转录过程,阻止 mRNA 的合成,属于 DNA 嵌入剂。

放线菌素 D

放线菌素 D(dactinomycin,DACT,更生霉素)为多肽类抗恶性肿瘤抗生素。能嵌入到 DNA 双螺旋中相邻的鸟嘌呤和胞嘧啶(G-C)碱基之间,与 DNA 结合成复合体,阻碍 RNA 多聚酶的功能,阻止 RNA 特别是 mRNA 的合成。属细胞周期非特异性药物,但对 G_1 期作用较强,且可阻止 G_1 期向 S 期的转变。抗瘤谱较窄,常用于绒毛膜上皮癌、恶性葡萄胎、霍奇金病和恶性淋巴瘤、肾母细胞瘤、骨骼肌肉瘤及神经母细胞瘤的治疗。与放疗联合应用,可提高肿瘤对放射线的敏感性。不良反应以消化道反应常见,如恶心、呕吐、口腔炎等。骨髓抑制先出现血小板减少,后出现全血细胞减少。少数患者可出现脱发、皮炎和畸胎等。

多柔比星

多柔比星(doxorubicin,adriamycin,ADM,阿霉素)为蒽环类抗生素,能嵌入 DNA 碱基对之间,并紧密结合到 DNA 上,阻止 RNA 转录过程,抑制 RNA 合成,也能阻止 DNA 复制。属细胞周期非特异性药物,S 期细胞对它更为敏感。多柔比星抗瘤谱广,疗效高,主要用于对常用抗肿瘤药耐药的急性淋巴细胞白血病或粒细胞白血病、恶性淋巴肉瘤、乳腺癌、卵巢癌、小细胞肺癌、胃癌、肝癌及膀胱癌等。最严重的毒性反应为可引起心肌退行性病变和心肌间质水肿,心脏毒性的发生可能与多柔比星生成自由基有关,右丙亚胺(dexrazoxane)作为化学保护剂可预防心脏毒性的发生。此外,还有骨髓抑制、消化道反应、皮肤色素沉着及脱发等不良反应。

四、抑制蛋白质合成与功能的药物

药物可干扰微管蛋白聚合功能、干扰核糖体的功能或影响氨基酸供应,从而抑制蛋白质合成与功能。包括:①微管蛋白活性抑制药,如长春碱类和紫杉醇类等。②干扰核糖体功能的药物。如三尖杉生物碱类。③影响氨基酸供应的药物,如 L-门冬酰胺酶。

(一)微管蛋白活性抑制药

长春碱类

长春碱(vinblastine,VLB)和长春新碱(vincristine,VCR)均为夹竹桃科植物长春花中提取的生物碱。主要作用于 M 期,抑制细胞有丝分裂,妨碍细胞增殖。

长春碱主要用于恶性淋巴瘤、绒毛膜上皮癌、急性白血病。长春新碱对小儿急性淋巴细胞白血病效果较好。两药均可引起骨髓抑制、神经毒性、消化道反应、脱发及注射局部刺激等。长春新碱对外周神经系统毒性较大。

紫杉醇类

紫杉醇(paclitaxel,taxol)是由短叶紫杉或我国红豆杉的树皮中提取的有效成分。多西他赛(docetaxel, taxotere)是由植物 Taxus baccata 针叶中提取巴卡丁(baccatin)并经半合成改造而成。其基本结构与紫杉醇相似,但来源较易,水溶性较高。

由于紫杉醇类独特的作用机制和对耐药细胞也有效,是近年受到广泛重视的抗恶性肿瘤新药。紫杉醇类能促进微管聚合,同时抑制微管的解聚,从而使纺锤体失去正常功能,细胞有丝分裂停止。对卵巢癌和乳腺癌有独特的疗效,对肺癌、食管癌、大肠癌、黑色素瘤、头颈部癌、淋巴瘤、脑瘤也都有一定疗效。紫杉醇的不良反应主要包括骨髓抑制、神经毒性、心脏毒性和过敏反应。紫杉醇的过敏反应可能与赋形剂聚氧乙基蓖麻油有关。多西他赛不良反应相对较少。

(二)干扰核糖体功能的药物

三尖杉生物碱类

三尖杉酯碱(harringtonine)和高三尖杉酯碱(homoharringtonine)是从三尖杉属植物的枝、叶和树皮中提取的生物碱。可抑制蛋白合成的起始阶段,并使核糖体分解,释出新生肽链,但对 mRNA 或 tRNA 与核糖体的结合无抑制作用。属细胞周期非特异性药物,对 S 期细胞作用明显。对急性粒细胞白血病疗效较好,也可用于急性单核细胞白血病及慢性粒细胞白血病、恶性淋巴瘤等的治疗。不良反应包括骨髓抑制、消化道反应、脱发等,偶有心脏毒性等。

(三)影响氨基酸供应的药物

L-门冬酰胺酶

L-门冬酰胺是重要的氨基酸,某些肿瘤细胞自身不能合成,需从细胞外摄取。L-门冬酰胺酶(L-asparaginase)可将血清门冬酰胺水解而使肿瘤细胞缺乏门冬酰胺供应,生长受到抑制。而正常细胞能合成门冬酰胺,受影响较少。主要用于急性淋巴细胞白血病。常见的不良反应有消化道反应等,偶见过敏反应,应作皮试。

第三节　非细胞毒类抗肿瘤药

一、调节体内激素平衡药物

某些肿瘤如乳腺癌、前列腺癌、甲状腺癌、宫颈癌、卵巢癌和睾丸肿瘤与相应的激素失调有关。因此,应用某些激素或其拮抗药来改变激素平衡失调状态,以抑制激素依赖性肿瘤的生长。严格来讲,该类药物不属于化疗药物,应为内分泌治疗药物,虽然没有细胞毒类抗肿瘤药的骨髓抑制等毒性反应,但因激素作用广泛,使用不当也会造成其他不良反应。

雌激素类

常用于恶性肿瘤治疗的雌激素是己烯雌酚(diethylstilbestrol),可通过抑制下丘脑及脑垂体,减少脑垂体促间质细胞刺激素(interstitial cell stimulating hormone,ICSH)的分泌,从而使来源于睾丸间质细胞与肾上腺皮质的雄激素分泌减少,也可直接对抗雄激素促进前列腺癌组织生长发育的作用,故对前列腺癌有效。雌激素类还用于治疗绝经期乳腺癌,机制未明。

雄激素类

常用于恶性肿瘤治疗的有甲基睾丸酮(methyltestostenrone)、丙酸睾酮(testosterone propionate)和氟甲睾酮(fluoxymesterone),可抑制脑垂体前叶分泌促卵泡激素,使卵巢分泌雌激素减少,并可对抗雌激素作用,雄激素对晚期乳腺癌,尤其是骨转移者疗效较佳。

糖皮质激素类

常用于恶性肿瘤治疗的是泼尼松(prednisone)和泼尼松龙(prednisolone)等。糖皮质激素能作用于淋巴组织,诱导淋巴细胞溶解。对急性淋巴细胞白血病及恶性淋巴瘤的疗效较好,作用快,但不持久,易产生耐药性;对慢性淋巴细胞白血病,除减低淋巴细胞数目外,还可降低血液系统并发症(自身免疫性溶血性贫血和血小板减少症)的发生率或使其减轻。常与其他抗肿瘤药合用,治疗霍奇金病及非霍奇金淋巴瘤。对其他恶性肿瘤无效,而且可能因抑制机体免疫功能而助长恶性肿瘤的扩展。仅在恶性肿瘤引起发热不退、毒血症状明显时,可少量短期应用以改善症状等。

他莫昔芬

他莫昔芬(tamoxifen,TAM,三苯氧胺)为合成的抗雌激素类药物,是雌激素受体的部分激动药,具有雌激素样作用,但强度仅为雌二醇的1/2;也有一定抗雌激素的作用,从而抑制雌激素依赖性肿瘤细胞生长。主要用于乳腺癌,雌激素受体阳性患者疗效较好。

戈舍瑞林

戈舍瑞林(goserelin)是促黄体生成素释放激素的一种类似物,长期使用戈舍瑞林抑制脑垂体促黄体生成素的合成,从而引起男性血清睾酮和女性血清雌二醇水平的下降。主要用于:①可用激素治疗的前列腺癌。②可用激素治疗的绝经前期及绝经期妇女的乳腺癌。③子宫内膜异位症,缓解症状包括减轻疼痛并减少子宫内膜损伤的大小和数目。

亮丙瑞林

亮丙瑞林(leuprorelin)为促黄体生成释放激素(luteinizing hormone releasing hormone,LH-RH)的高活性衍生物,在首次给药后能立即产生一过性的垂体-性腺系统兴奋作用(急性作用),然后抑制垂体生成和释放促性腺激素。还进一步抑制卵巢和睾丸对促性腺激素的反应,从而降低雌二醇和睾酮的生成(慢性作用)。主要用于闭经前且雌激素受体阳性的乳腺癌和前列腺癌。

氟他胺

氟他胺(flutamide,氟硝丁酰胺)是一种口服的非甾体类雄激素拮抗剂。氟他胺及其代谢产物2-羟基氟他胺可与雄激素竞争雄激素受体,并与雄激素受体结合成复合物,进入细胞核,与核蛋白结合,抑制雄激素依赖性的前列腺癌细胞生长。同时氟他胺还能抑制睾丸微粒体17α-羟化酶和17,20-裂合酶的活性,因而能抑制雄性激素的生物合成。主要用于治疗前列腺癌。

阿那曲唑

阿那曲唑(anastrozole)为高效、高选择性非甾体类芳香化酶抑制药。主要用于绝经后受体阳性的晚期乳腺癌。雌激素受体阴性,但他莫昔芬治疗有效的患者也可考虑使用。此外,还可用于绝经后乳腺癌的辅助治疗。

二、分子靶向药物

分子靶向药物主要针对恶性肿瘤病理生理发生、发展的关键靶点进行治疗干预,一些分子靶向药物在相应的肿瘤治疗中已经表现出较佳疗效。尽管分子靶向药物对其所针对的某些肿瘤有较为突出的疗效,并且耐受性较好、毒性反应较轻,但一般认为在相当长的时间内还不能完全取代传统的细胞毒类抗肿瘤药。这些药物作用机制和不良反应类型与细胞毒类药物有所不同,与常规化疗、放疗合用可产生更好的疗效。此外,肿瘤细胞的药物靶标分子在治疗前、后的表达和突变状况往往决定分子靶向药物的疗效和疾病预后,对该类药物更强调个体化治疗。

分子靶向药物目前尚无统一的分类方法,按化学结构可分为单克隆抗体类和小分子化合物类。

(一)单克隆抗体类

1. 作用于细胞膜分化相关抗原的单克隆抗体

利妥昔单抗

利妥昔单抗(rituximab,rituxan)是针对B细胞分化抗原(CD20)的人鼠嵌合型单克隆抗体。CD20抗原位于前B和成熟B淋巴细胞的表面,但在造血干细胞、正常血细胞或其他正常组织中不存在。利妥昔单抗可与CD20特异性结合导致B细胞溶解,从而抑制B细胞增殖,诱导成熟B细胞凋亡。临床用于治疗非霍奇金淋巴瘤(non-Hodgkin lymphoma,NHL)。主要不良反应为发热、畏寒和寒战等与输液相关的不良反应。

阿仑珠单抗

阿仑珠单抗(alemtuzumab)是一种靶向CD52抗原的人源化、非结合型抗体,与带CD52的靶细胞结合后,通过宿主效应子的补体依赖性细胞溶解、抗体依赖性细胞毒性和细胞凋亡等机制导致细胞死亡。临床用于治疗慢性淋巴细胞白血病(chronic lymphatic leukemia,CLL)。主要不良反应有寒战、发热、恶心、呕吐、感染、失眠等。

替伊莫单抗

替伊莫单抗(ibritumomab)为携带放射性同位素^{90}Y(钇)的鼠源性抗CD20单克隆抗体。该药结合单克隆抗体的靶向性和放射性同位素的放射治疗作用,通过单克隆抗体对肿瘤细胞的靶向作用将同位素^{90}Y富集在肿瘤部位,通过放射源周围5mm范围内的β射线杀灭肿瘤细胞。用于复发或难治性B细胞非霍奇金淋巴瘤的治疗。主要不良反应有血细胞减少、疲乏、恶心、腹痛、咳嗽、腹泻等。

托西莫单抗

托西莫单抗(tositumomab)是^{131}I标记的抗CD20鼠单克隆抗体,通过抗体将放射性^{131}I靶向肿瘤细胞,通过^{131}I的放射性杀伤癌细胞。用于非霍奇金淋巴瘤的治疗。主要不良反应有血细胞减少、感染、出血、发热、寒战、出汗、恶心、低血压、呼吸短促和呼吸困难等。

2. 作用于表皮生长因子受体(epidermal growth factor receptor,EGFR)的单克隆抗体

曲妥珠单抗

曲妥珠单抗(trastuzumab)为重组人单克隆抗体,选择性地结合表皮生长因子受体HER-2(ErbB-2)的细胞外区域,阻断HER-2介导的PI3K和MAPK信号通路,抑制HER-2过度表达的肿瘤细胞增殖。临床单用或者与紫杉类联合治疗HER-2高表达的转移性乳腺癌。主要不良反应为头痛、腹泻、恶心和寒战等。

西妥昔单抗、帕尼单抗和尼妥珠单抗

西妥昔单抗(cetuximab)和帕尼单抗(panitumumab)针对表皮生长因子受体HER-1(ErbB1,EGFR)的细胞外区域,前者属于人/鼠嵌合型IgC1单克隆抗体,后者则是完全人源化的IgG2单克隆抗体。拮抗EGFR信号转导通路后,抑制由该受体介导的肿瘤增殖。主要用于治疗转移性结直肠癌,西妥昔单抗亦可用于治疗头颈部肿瘤。

尼妥珠单抗(nimotuzumab),是我国研发的人源化单抗、用于HER-1阳性表达的Ⅲ/Ⅳ期鼻咽癌治疗。

3. 作用于血管内皮细胞生长因子的单克隆抗体

贝伐珠单抗

贝伐珠单抗(bevacizumab)为重组人源化单克隆抗体,可选择性地与人血管内皮生长因子(vascular endothelial growth factor,VEGF)结合,阻碍VEGF与其位于肿瘤血管内皮细胞上的受体(KDR和FIt-1)结合,抑制肿瘤血管生成,从而抑制肿瘤生长。临床用于转移性结直肠癌、晚期非小细胞肺癌、转移性肾癌和恶性胶质瘤的治疗。不良反应主要为高血压、心肌梗死、脑梗死、蛋白尿、胃肠穿孔以及阻碍伤口愈合等。

(二)小分子化合物类

1. 单靶点的抗肿瘤小分子化合物

伊马替尼、达沙替尼和尼罗替尼

伊马替尼(imatinib)、达沙替尼(dasatinib)和尼罗替尼(nilotinib)为蛋白酪氨酸激酶BCR-ABL抑制药。慢性粒细胞白血病(chronic myelogenous leukemia,CML)患者存在BCR-ABL融合基因,其蛋白产物为持续激活的BCR-ABL酪氨酸激酶,引起细胞异常增殖。该类药物与ABL酪氨酸激酶ATP位点结合,抑制激酶活性,阻止BCR-ABL阳性细胞的增殖并诱导其凋亡。此外,伊马替尼对c-Kit受体酪氨酸激酶的抑制作用亦用

于临床治疗胃肠道间质瘤。轻、中度不良反应多见,如消化道症状、液体潴留、肌肉骨骼疼痛及头痛乏力等;较为严重的不良反应主要为血液系统毒性和肝损伤。

吉非替尼和厄洛替尼

吉非替尼(gefitinib)和厄洛替尼(erlotinib)为ErbB1/EGFR酪氨酸激酶抑制药,可与受体细胞内激酶结构域结合,竞争酶的底物ATP,阻断ECFR的激酶活性及其下游信号通路。主要治疗晚期或转移的非小细胞肺癌。腹泻、恶心、呕吐等消化道症状以及丘疹、瘙痒等皮肤症状为其主要不良反应。

埃克替尼

埃克替尼(icotinib)为EGFR酪氨酸激酶抑制剂,适应证和不良反应与吉非替尼和厄治替尼类似。我国具有完全自主知识产权。

坦罗莫司和依维莫司

坦罗莫司(temsirolimus)和依维莫司(everolinus)为丝/苏氨酸蛋白激酶mTOR的抑制药、阻断PI3K-Akt-mTOR信号通路和其他由mTOR介导的信号转导过程,抑制细胞周期进程和新生血管形成、促进细胞凋亡。临床用于晚期肾细胞癌的治疗。

2. 多靶点抗肿瘤的小分子化合物

索拉非尼

索拉非尼(sorafenib)为血管内皮生长因子受体(vascular endothelial growth factor receptor, VEGFR)1、2、3阻断药,,亦可抑制血小板衍生生长因子受体(platelet-derived growth factor receptor,PDGFR)、Raf、FLT3和c-KIT介导的信号转导。一方面通过阻断Raf-MEK-ERK信号传导通路,直接抑制肿瘤生长;另一方面,又可通过阻断VEGFR和PDGFR途径,抑制肿瘤血管的形成,间接抑制肿瘤细胞的生长。临床用于治疗肝癌和肾癌。不良反应有疲乏、体重减轻、皮疹、脱发、腹泻、恶心、腹痛等。

舒尼替尼

舒尼替尼(sunitinib)为VEGFR1、2、3和PDGFR细胞内酪氨酸激酶结构域的ATP结合部位竞争性阻断药,为抗肿瘤血管生成药物。亦可抑制c-KIT、RET,CSF-1R等其他酪氨酸激酶。临床用于治疗晚期肾癌、胃肠道间质瘤和晚期胰腺癌,不良反应有疲乏、发热、腹泻、恶心、黏膜炎、高血压、皮疹等。

克唑替尼

克唑替尼(crizotinib)为ATP竞争性抑制药,可以抑制人肝细胞生长因子受体(c-MET)、间变性淋巴瘤激酶(ALK)和ROS1等多个蛋白激酶靶点,用于治疗ALK阳性的局部晚期和转移的非小细胞肺癌。不良反应主要有肝功能异常、视觉异常(闪光、视物模糊、重影)、神经麻痹、头晕、疲倦、水肿、肠胃不适(恶心、呕吐、腹泻、便秘、食管咽喉不适)、味觉减退、皮疹等。

凡德他尼

凡德他尼(vandetanib)是一种合成的苯胺喹唑啉化合物,为口服的小分子多靶点,可选择性抑制ECFR、VEGFR和RET酪氨酸激酶及丝氨酸/苏氨酸激酶。凡德他尼适用于治疗不能切除、局部晚期或转移的有症状或进展的髓样甲状腺癌。不良反应有腹泻、皮修、痤疮、恶心、高血压、头痛、上呼吸道感染等。

拉帕替尼

拉帕替尼(lapatinib)是小分子靶向双重酪氨酸激酶抑制药,在治疗剂量可同时阻断ErbB1/EGFR和ErbB2/HER2的酪氨酸激酶活性,通过阻断EGFR和HER2的同质和异质二聚体下调信号,抑制肿瘤增殖和转移。临床用于晚期和转移性乳腺肿瘤治疗。不良反应有胃肠道反应,包括恶心、腹泻、口腔炎和消化不良等,还有皮肤干燥、皮疹、背痛、呼吸困难及失眠等。

（三）其他

重组人血管内皮抑制素

重组人血管内皮抑制素为我国研发的内源性肿瘤血管生成抑制药血管内皮抑制素的基因工程药物，可通过多种通路抑制肿瘤血管生成。药理作用机制为抑制肿瘤血管内皮细胞增殖和迁移，进而抑制肿瘤血管的生成，阻断肿瘤细胞的营养供给，从而达到抑制肿瘤增殖或转移的目的。临床主要用于配合化疗治疗不能进行手术的非小细胞肺癌。心脏毒性为其主要不良反应，此外还有消化系统不良反应如腹泻、肝功能异常和皮疹等。

维 A 酸

维 A 酸（retinoic acid，维甲酸）包括全反式维 A 酸（all-trans retinoic acid，ATRA）、13-顺式维 A 酸（13-cis retinoic acid，13-CRA）和 9-顺式维 A 酸（9-CRA）。全反式维 A 酸能够调变（modulation）和降解在急性早幼粒细胞白血病（acute promyelocytic leukemia，APL）发病中起关键作用的早幼粒细胞白血病/维 A 酸受体 α（promyelocytic leukemia/retinoic acid receptor alpha，PML/RARα）融合蛋白，主要作用于 RARα 结构域，重新启动髓系细胞的分化基因调控网络，诱导白血病细胞分化成熟，继而凋亡。我国学者首次使用全反式维 A 酸对急性早幼粒细胞白血病诱导分化治疗取得成功，部分患者可以完全缓解，但短期内容易复发。全反式维 A 酸与亚砷酸或化疗药物联合用药可获得较好疗效。

亚砷酸

亚砷酸（arsenious acid，As_2O_3 三氧化二砷）通过降解 PML/RARα 融合蛋白中的 PML 结构域、下调 bdl-2 基因表达等选择性诱导白血病细胞凋亡。亚砷酸主要用于治疗急性早幼粒细胞白血病（M3 型），该病发展迅速且凶险，不使用亚砷酸，患者的化疗后 5 年存活率仅有 10% ~15%，而使用亚砷酸治疗后，M3 型白血病的完全缓解率可达 91%以上。亚砷酸一般不引起出血和骨髓抑制等毒副反应，且通过缓慢、长时间注射给药可较长时间维持亚砷酸的血浆促凋亡浓度而不引起重要脏器的毒性反应，极大提高亚砷酸的临床用药安全。亚砷酸是由我国学者张亭栋首次应用到临床，目前该药已被国际公认为治疗 M3 型白血病的一线用药。因亚砷酸的卓越疗效，急性早幼粒细胞白血病成为第一种基本可以被治愈的急性髓细胞性白血病。

三、肿瘤免疫治疗药物

肿瘤免疫治疗药物可提高肿瘤细胞的免疫原性和对效应细胞杀伤的敏感性，激发和增强机体抗肿瘤免疫应答，同机体免疫系统高效杀伤肿瘤细胞。如免疫检查点抑制药和重组人白介素-2。

伊匹单抗

伊匹单抗（ipilimumab，易普利姆玛）是人源细胞毒性 T 淋巴细胞相关抗原 4（CTLA-4）单克隆抗体，适用于治疗不可切除的或转移黑色素瘤。最常见不良反应是疲乏、腹泻、瘙痒和皮疹，免疫介导的不良反应可能累及多个器官系统，如结肠炎、肝炎、神经病变和内分泌病变等，根据反应的严重程度可给予皮质激素。

尼伏单抗

尼伏单抗（nivolumab）是针对程序性死亡受体-1（PD-1）的单克隆抗体，通过阻断 PD-1 及其配体 PD-L1 和 PD-L2 间相互作用，从而阻断 PD-1 通路介导的免疫抑制反应，提高肿瘤细胞的免疫原性。用于治疗黑色素瘤、非小细胞肺癌。最常见的不良反应是皮疹，免疫介导的不良反应包括肺炎、肝炎、肾炎和肾功能不全、甲状腺功能减退和亢进、胚胎-胎儿毒性等，治疗过程中需监测肝、肾、甲状腺功能变化。妊娠期、哺乳期妇女禁用。

重组人白介素 2

重组人白介素-2（recombinant human interleukin-2，rhIL-2）是基因重组产品，为非糖基化蛋白，生物活性与天然白介素-2（interleukin 2，IL-2）相同，是 T 细胞生长因子，其药理作用在于增强免疫应答。适用于治疗肾细胞癌、黑色素瘤、乳腺癌、膀胱癌、肝癌、直肠癌和肺癌，控制癌性胸腹水，增强手术、放疗及化疗后的肿瘤患者机体免疫功能,提高先天或后天免疫缺陷症患者细胞免疫功能和抗感染能力,治疗类风湿关节炎、系统性红斑狼疮、干燥综合征等自身免疫病,对某些病毒性、杆菌性疾病、胞内寄生菌感染性疾病,如乙型肝炎、麻风病、肺结核、白念珠菌感染等也有一定的治疗作用。常见不良反应有发热、寒战、肌肉酸痛,与用药剂量有关,一般是一过性发热(38 ℃左右),亦可有寒战高热,停药后 3~4 h 体温多可自行恢复到正常。个别患者可出现恶心、呕吐、皮疹、类感冒症状。皮下注射者局部可出现红肿、硬结、疼痛,所有不良反应停药后均可自行恢复。

第四节 细胞毒抗肿瘤药的药理学原则

近半个世纪以来,肿瘤内科学(medical oncology)的不断进步促进了肿瘤的治疗向综合治疗或称为多模式治疗(multimodality therapy)方向发展,即根据患者的机体状况、肿瘤的病理类型、侵犯范围(分期)和发展趋向,合理地、有计划地将化疗药物与现有的其他治疗手段(如分子靶向药物和免疫治疗药物)联合应用,以期使原来不能手术的患者得以接受手术治疗;减低复发或远处转移的可能性以提高治愈率;或通过增强患者的免疫功能来提高治愈率和提高生活质量。抗肿瘤药物治疗恶性肿瘤能否发挥疗效,受到肿瘤、宿主及药物等三方面因素的影响,它们彼此间相互作用又相互制约。合理应用抗肿瘤药物不仅可增加疗效,而且减少毒性反应和耐药性产生。主要考虑原则如下:

(一)从细胞增殖动力学考虑

1. 招募(recruitment)作用　即设计细胞周期非特异性药物和细胞周期特异性药物的序贯应用方法,招募更多 C0 期细胞进入增殖周期,以增加肿瘤细胞杀灭数量。其策略是:①对增长缓慢(生长比率不高)的实体瘤,可先用细胞周期非特异性药物杀灭增殖期及部分 C0 期细胞,使瘤体缩小而招募 C0 期细胞进入增殖周期;继而用细胞周期特异性的药物杀灭之。②对增长快(生长比率较高)的肿瘤如急性白血病等,宜先用细胞周期特异性药物(作用于 S 期或 M 期药物),使大量处于增殖周期的恶性肿瘤细胞被杀灭,以后再用细胞周期非特异性药物杀伤其他各时相的细胞,待 C0 期细胞进入细胞周期时,再重复上述疗法。

2. 同步化(synchronization)作用　即先用细胞周期特异性药物(如羟基脲),将肿瘤细胞阻滞于某时相(如 C1 期),待药物作用消失后,肿瘤细胞即同步进入下一时相,再作用于后一时相的药物。

(二)从药物作用机制考虑

针对肿瘤的发病机制,联合应用作用于不同生化环节的抗肿瘤药物,可使疗效提高。用两种药物同时作用于一个线性代谢过程前后两种不同靶点的序贯抑制,如联合应用甲氨蝶呤和 6-MP 等。

(三)从药物毒性考虑

1. 减少毒性的重叠　如大多数抗肿瘤药物有抑制骨髓作用,而泼尼松和博来霉素等无明显抑制骨髓作用,将它们与其他药物合用,以提高疗效并减少骨髓的毒性发生。

2. 降低药物的毒性　如用美司的可预防环磷酰胺引起的出血性膀胱炎;用亚叶酸钙减轻甲氨蝶呤的骨髓毒性。

(四)从药物的抗瘤谱考虑

胃肠道癌选用氟尿嘧啶、环磷酰胺、丝裂霉素、羟基脲等;鳞癌宜用博来霉素、甲氨蝶呤、环磷酰胺、顺铂、多柔比星等;骨肉瘤以多柔比星及大剂量甲氨蝶呤加救援剂亚叶酸钙等;脑的原发或转移瘤首选亚硝脲类,亦可用羟基脲等。

(五)从药物用药剂量考虑

抗肿瘤药物不论是细胞周期非特异性药物或细胞周期特异性药物,对肿瘤细胞的杀灭作用均遵循一级动力学原则,一定量的药物只能杀灭一定数量的肿瘤细胞。再考虑到机体耐受性等方面的原因,不可能无限制地加大剂量或反复给药。患者的免疫功能状态受多种因素的影响。当瘤体长大、病情加重时,往往出现免疫功能下降,而且大多数抗肿瘤药物具有免疫抑制作用,选用合适剂量并采用间歇给药,有可能保护宿主的免疫功能。

(六)小剂量长期化疗

区别于传统的最大耐受剂量(maximum tolerable dose, MTD)化疗,小剂量长期化疗即节拍式化疗(metronomic chemotherapy),可通过显著抑制肿瘤新生血管内皮细胞的增殖和迁移等发挥抗肿瘤作用,全身毒性反应较轻,不易产生耐药性。

第五节　全国护士执业资格考试要点解析

原发性支气管肺癌多数起源于支气管黏膜上皮，因此也成为支气管肺癌。发病多在40岁以上，以男性多见，男女之比(3~5)∶1。

一、分类

(1)鳞状细胞癌(鳞癌) 约占50%。

(2)小细胞癌(未分化小细胞癌) 发病率比鳞癌低，多见于男性，恶性程度高。

(3)腺癌 发病年龄较小，女性多见。

(4)大细胞癌 较少见，多为中心型。

二、治疗原则

综合治疗，以手术治疗为主，结合放射、化学药物、中医中药以及免疫治疗等。

1. 手术治疗　目的是彻底切除肺部原发癌肿病灶和局部及纵隔淋巴结。肺切除术的范围取决于病变的部位和大小。周围型肺癌，般施行肺叶切除术；中心型肺癌，多施行肺叶或一侧全肺切除术。

2. 放射治疗　是从局部消除肺癌病灶的一种手段。小细胞癌对放射疗法敏感性较高，鳞癌次之，腺癌和细支气管肺泡癌最低。

3. 化学治疗　对有些分化程度低的肺癌，特别是小细胞癌，疗效较好。亦可单独用于晚期肺癌，以缓解症状，或与手术、放射疗法综合应用，以防止癌肿转移复发，提高治愈率。

4. 中医中药治疗　按病人临床症状、脉象、舌苔等辨证论治，部分病人的症状可得到改善并延长生存期。

5. 免疫治疗　①特异性免疫疗法：用经过处理的自体肿瘤细胞或加用佐剂后，作皮下接种治疗。②非特异性免疫疗法：用卡介苗、短小棒状杆菌、转移因子、干扰素、胸腺素等生物制品，或左旋咪唑等药物激发和增强人体免疫功能。

6. 靶向治疗 针对肿瘤特有的基因异常进行治疗。

三、用药护理

(一)用药监护

1. 用药方法　抗恶性肿瘤药物选择性差，对机体毒性大，因此，根据抗恶性肿瘤药的作用机制、药物毒性及抗瘤谱和细胞增殖动力学设计合理的用药方案，以提高疗效、减少毒性、延缓耐药性产生。

(1)大剂量间歇疗法：一般采用机体能耐受的最大剂量，特别是对患病早期、健康状况良好的病人，大剂量间歇疗法比小剂量连续给药的疗效好。

(2)序贯疗法：按一定顺序，先后使用几种不同的药物进行治疗。

(3)联合用药疗法：目前肿瘤化疗时主张联合用药，是为了提高疗效、减少毒性和耐药性产生，延长病人的寿命。

2. 不良反应的用药监护　抗恶性肿瘤药物在抑制或杀灭肿瘤细胞的同时，对增殖旺盛的正常组织细胞也会产生毒害作用，是限制化疗剂量和影响疗效的关键因素。因此，在化疗期间需重点监护药物的不良反应，确保化疗顺利完成。

(三)急救与处理

抗恶性肿瘤药能降低机体抵抗力，抑制骨髓造血功能会导致出血、感染等，此时应停用化疗药，对症处理，应用升高白细胞、血小板的药物，使用抗生素预防感染等。

测试练习

一、填空题

1. 按细胞增殖周期分类，抗恶性肿瘤药可分为________和________。

2. 肿瘤细胞按其生长繁殖特点分为________、________和________。

3. 抗恶性肿瘤药的用药方法有________、________、________。

4. 长春碱类药物影响________的合成,抗代谢药影响________的生物合成,糖皮质激素影响________。

5. 抗代谢药属于周期________药,烷化剂属于周期________药。

6. 甲氨蝶呤作用于肿瘤细胞的________期;巯嘌呤作用于________期;长春碱作用于________期。

7. 甲氨蝶呤的抗肿瘤机制是________,临床主要用于治疗________;巯嘌呤的抗肿瘤机制是________,临床主要用于治疗________。

8. 常用的细胞周期特异性药物中,作用于S期的有________、________、________、________,作用于M期的有________、________。

9. 部分抗恶性肿瘤药物具有其特有的不良反应,如多柔比星、顺铂等可引起________;甲氨蝶呤、博来霉素等可引起________;长春碱类可引起________;顺铂可引起________。

二、选择题

(一)以下每题有A、B、C、D、E五个备选答案,请从中选择一个最佳答案。

1. 抗恶性肿瘤药最严重的不良反应是(　　)。

A. 消化道反应　B. 肝损害　C. 骨髓抑制　D. 脱发　E. 过敏反应

2. 对骨髓没有抑制作用的药物是(　　)。

A. 肾上腺皮质激素　B. 甲氨蝶呤　C. 阿糖胞苷　D. 环磷酰胺　E. 巯嘌呤

3. 体外无活性的抗肿瘤药是(　　)。

A. 阿霉素　B. 环磷酰胺　C. 塞替哌　D. 长春新碱　E. 他莫昔芬

4. 白消胺最佳适应证是(　　)。

A. 急性粒细胞性白血病　B. 急性淋巴细胞性白血病

C. 慢性粒细胞性白血病　D. 慢性淋巴细胞性白血病

E. 慢性粒细胞性白血病急性病变

5. 属于烷化剂的抗恶性肿瘤药是(　　)。

A. 长春新碱　B. 甲氨蝶呤　C. 氟尿嘧啶　D. 环磷酰胺　E. 巯嘌呤

6. 治疗前列腺癌宜选用(　　)。

A. 肾上腺皮质激素　B. 雄激素　C. 阿霉素　D. 他莫昔芬　E. 雌激素

7. 抗叶酸药是(　　)。

A. 氟尿嘧啶　B. 甲氨蝶呤　C. 巯嘌呤　D. 环磷酰胺　E. 塞替哌

8. 易引起出血性膀胱炎的抗肿瘤药是(　　)。

A. 环磷酰胺　B. 氟尿嘧啶　C. 白消胺　D. 阿糖胞苷　E. 长春新碱

9. 心脏毒性是(　　)抗肿瘤药物特有的毒性反应。

A. 博来霉素　B. 甲氨蝶呤　C. 长春新碱　D. 多柔比星　E. 氟尿嘧啶

10. 肺毒性较大的抗肿瘤药是(　　)。

A. 柔红霉素　B. 环磷酰胺　C. 放线菌素D　D. 长春新碱　E. 博来霉素

11. 根据细胞增殖动力学的研究,肿瘤复发的根源是(　　)。

A. G_1期　B. S期　C. G_2期　D. M期　E. G_0期

12. 下列属于周期非特异性抗恶性肿瘤药的是(　　)。

A. 氟尿嘧啶　B. 甲氨蝶呤　C. 巯嘌呤　D. 塞替哌　E. 长春碱

13. 下列不属于抗代谢药的是(　　)。

A. 环磷酰胺　B. 阿糖胞苷　C. 氟尿嘧啶　D. 巯嘌呤　E. 甲氨蝶呤

14. 下列抗恶性肿瘤药中,主要通过干扰核酸生物合成发挥作用的是(　　)。

A. 喜树碱类　B. 烷化剂　C. 抗肿瘤抗生素　D. 抗代谢药　E. 亚硝脲类

15. 下列通过干扰蛋白质合成产生抗肿瘤作用的药物是(　　)。

A. 阿糖胞苷　B. 柔红霉素　C. 白消安　D. 他莫昔芬　E. 门冬酰胺酶

16. 体外无药理活性的烷化剂是(　　)。

A. 氮芥　B. 环磷酰胺　C. 塞替哌　D. 白消安　E. 羟基脲

17. 甲氨蝶呤的作用机制是(　　)。
A. 抑制脱氧胸苷酸合成酶
B. 竞争二氢叶酸合成酶
C. 抑制二氢叶酸还原酶
D. 直接阻止 DNA 复制
E. 阻碍 RNA 多聚酶的功能
18. 下列属于烷化剂的是(　　)。
A. 氟尿嘧啶　B. 甲氨蝶呤　C. 巯嘌呤　D. 喜树碱　E. 塞替哌
19. 对消化道癌肿有显著疗效的药物是(　　)。
A. 环磷酰胺　B. 塞替哌　C. 白消安　D. 氟尿嘧啶　E. 放线菌素 D
20. 对肾和膀胱有一定的刺激性,常引起膀胱炎的是(　　)。
A. 白消安　B. 阿糖胞苷　C. 环磷酰胺　D. 氮芥　E. 长春新碱
21. 环磷酰胺的抗肿瘤作用机制是(　　)。
A. 阻止 DNA 合成
B. 影响 DNA 的结构和功能
C. 干扰转录过程和阻止 RNA 合成
D. 干扰蛋白合成和功能
E. 影响激素平衡
22. 放线菌素 D 的抗瘤作用机制是(　　)。
A. 阻止 DNA 合成　B. 影响蛋白合成　C. 阻止 RNA 合成　D. 抑制 DNA 多聚酶
E. 破坏 DNA 的结构和功能
23. 环磷酰胺对下列恶性肿瘤疗效最佳的是(　　)。
A. 淋巴肉瘤　B. 原发性脑瘤　C. 黑色素瘤　D. 膀胱癌　E. 宫颈癌
24. 关于柔红霉素的叙述,错误的是(　　)。
A. 为蒽环类抗生素
B. 主要干扰转录和阻止 RNA 合成
C. 主要用于对其他药物耐药的急淋白血病和粒细胞白血病
D. 主要引起骨髓抑制和胃肠道反应
E. 心脏毒性小
25. 通过抑制二氢叶酸还原酶而抗恶性肿瘤的是(　　)。
A. 乙胺嘧啶　B. 氟尿嘧啶　C. 甲氧苄啶　D. 甲氨蝶呤　E. 阿糖胞苷
26. 不是通过抑制叶酸代谢而发挥作用的药物是(　　)。
A. 甲氧苄啶　B. 氟尿嘧啶　C. 甲氨蝶呤　D. 乙胺嘧啶　E. 磺胺类
27. 主要作用于 S 期的药物是(　　)。
A. 抗代谢药　B. 烷化剂　C. 抗癌抗生素　D. 长春碱类　E. 激素类
28. 下列抗恶性肿瘤药中,主要作用于 M 期的是(　　)。
A. 甲氨蝶呤　B. 长春新碱　C. 氟尿嘧啶　D. 环磷酰胺　E. 巯嘌呤
29. 恶性肿瘤化疗后易复发的原因是(　　)。
A. G_0 期细胞对化疗不敏感
B. G_1 期细胞对化疗不敏感
C. G_2 期细胞对化疗不敏感
D. S 期细胞对化疗不敏感
E. M 期细胞对化疗不敏感

(二)以下提供若干个案例,每个案例下设若干个试题。请根据各试题题干所提供的信息,在每题下面的 A、B、C、D、E 五个备选答案中选择一个最佳答案。(30~31 题共用题干)

患者,女,38 岁,发现盆腔肿块 1 个多月,行子宫全切+双附件+大网膜切+阑尾切除+盆腔、腹主动脉旁淋巴结清扫术。术后病理示:双卵巢低分化黏液性腺癌,淋巴结无转移。诊断:卵巢癌。

30. 该患者的术后化疗可选用(　　)。
A. 伊立替康　B. 阿糖胞苷　C. 长春地辛　D. 培美曲塞　E. 卡铂
31. 乳腺癌患者常用的化疗药物中,易出现过敏反应的是(　　)。
A. 多柔比星　B. 紫杉醇　C. 顺铂　D. 环磷酰胺　E. 氟尿嘧啶

(32~33 题共用题干)

患者,男,24 岁,诊断为右睾丸非精原细胞瘤术后,治疗方案为依托泊苷+顺铂+博来霉素。

32. 博来霉素的毒性作用主要为(　　)。
A. 药物性肝炎　B. 出血性膀胱炎　C. 骨髓抑制　D. 肺纤维化　E. 中毒性心肌炎

33. 下列关于顺铂的描述中错误的是(　　)。
A. 可与 DNA 结合,破坏其结构与功能　B. 细胞增殖周期非特异性抑制剂
C. 是非小细胞肺癌、头颈部及食管癌、胃癌等实体癌的首选药之一
D. 与奥沙利铂无交叉耐药性　E. 典型不良反应为神经毒性

三、简答题

1. 根据作用机制,将抗恶性肿瘤药物分成哪几类?
2. 抗恶性肿瘤药常见的不良反应有哪些?
3. 大剂量间歇疗法的优点有哪些?
4. 根据细胞增殖周期特点,说明生长比率低的肿瘤的治疗原则。

四、论述题

抗恶性肿瘤药常见的不良反应有哪些?如何进行用药护理?

五、案例分析

(一)张先生,51 岁。患有恶性肿瘤,化疗期间,血常规检查:白细胞低于 3×10^9/L,血小板低于 80×10^9/L,出现了骨髓抑制的严重不良反应,遵医嘱暂停化疗。试分析:

1. 应对该病人采取哪些必要措施?
2. 抗恶性肿瘤药的主要不良反应有哪些?

(二)患者,男,41 岁,因"腹痛、腹胀 2 个月,结肠癌根治术后 1 个月"入院。体检:体温 36.5 ℃,脉搏 72 次/min,血压 120/80 mmHg。ECOG 评分 0 分。腹部平坦,无腹壁静脉曲张,腹部正中可见一长约 20 cm 的术痕,右下腹可见引流管术痕,愈合良好。腹肌软,腹部术痕,左下腹轻压痛,无反跳痛,未触及肝、脾、肾及其他肿块,肝、肾区无叩痛,无移动性浊音,肠鸣音正常。诊断:结肠癌 pT4aN1M0ⅢB 期低分化腺癌。医嘱:FOLFOX4 方案:奥沙利铂 165 mg+亚叶酸钙 380 mg+氟尿嘧啶 760 mg,同时辅以奥美拉唑 60 mg 静脉滴注和托烷司琼 5 mg 静脉滴注进行对症支持治疗。试分析:

1. FOLFOX4 方案中奥沙利铂和氟尿嘧啶的作用机制及不良反应是什么?
2. 奥美拉唑和托烷司琼的作用是什么?

参考答案

一、填空题

1. 细胞周期非特异性药物;细胞周期特异性药物。
2. 增殖期细胞;静止期细胞(G_0);无增殖能力细胞。
3. 大剂量间歇疗法;序贯疗法;联合用药疗法。
4. 蛋白质;核酸;体内激素平衡。
5. 特异性;非特异性。
6. S;S;M。
7. 阻断二氢叶酸还原四氢叶酸,使 DNA 合成受阻,抑制肿瘤细胞增殖;儿童急性白血病;竞争性抑制肌苷酸转变成腺苷酸和鸟苷酸,干扰嘌呤代谢、阻碍核酸合成;儿童急性淋巴细胞性白血病。
8. 甲氨蝶呤;巯嘌呤;氟尿嘧啶;阿糖胞苷;长春碱;长春新碱。
9. 心脏毒性;肺纤维化;周围神经炎;耳毒性。

二、选择题

1. C　2. A　3. B　4. C　5. D　6. E　7. B　8. A　9. D　10. E　11. E　12. D　13. A　14. D　15. B　16. B　17. C　18. E　19. D　20. C　21. B　22. C　23. A　24. E　25. D　26. B　27. A　28. B　29. A　30. E　31. B　32. D　33. E

三、简答题

1. ①影响核酸生物合成的药物,如甲氨蝶呤。②直接影响 DNA 结构和功能的药物,如环磷酰胺。③干扰转录过程和阻止 RNA 合成的药物,如放线菌素 D。④影响蛋白质合成的药物,如长春碱类。⑤影响激素平衡的药物,如糖皮质激素类。

2. ①骨髓抑制。②消化道反应。③肝脏损害。④肾脏损害。⑤口腔、皮肤损害和脱发。⑥其他：如抑制机体免疫系统、肺纤维化、心脏毒性、神经毒性、致畸、致癌等。

3. ①一次大剂量给药所杀灭的肿瘤数远远超过该药量分次用药所能杀灭肿瘤细胞数之和。②间歇用药可诱导 G_0 期细胞进入增殖期，减少肿瘤复发的机会。③间歇用药还能利于机体造血系统及免疫功能的恢复，减少耐药性产生。

4. 对生长比率低的肿瘤，其 G_0 期细胞较多，可先用细胞周期非特异性药物，杀灭增殖期及部分 G_0 期细胞，使瘤体缩小而驱动 G_0 期细胞进入增殖周期，再用细胞周期特异性药物杀灭。

四、论述题

不良反应：包括共有的毒性反应和特有的毒性反应。

共有的毒性反应及用药护理有：①骨髓抑制。表现为白细胞、血小板、红细胞减少及全血细胞下降，甚至发生再生障碍性贫血。用药期间应定期检查血常规。②消化道反应。可出现食欲减退、恶心、呕吐、腹痛、腹泻、严重时发生肠黏膜坏死、出血甚至穿孔。用药期间要注意观察呕吐物的性质及大便情况。合理使用止吐药可减轻消化道反应。③脱发。脱发是药物损害毛囊上皮细胞所致，常在给药后 1～2 周出现，1～2 个月后最明显。

特有的毒性反应及用药护理有：①肝脏损害。故用药期间应注意监测病人的肝功。②肾脏损害。用药期间应注意监测病人的肾功能。③心脏毒性。④呼吸系统毒性。应预防和控制感染，定期做肺功能监测等。⑤神经毒性。⑥口腔和皮肤损害。化疗期间，要保持口腔清洁，采用漱口药液漱口，饮食应细、软、热度适中，避免辛辣刺激。⑦大剂量应用时，可抑制机体免疫系统，降低机体抵抗力，易诱发感染。⑨组织坏死和血栓性静脉炎。大多数化疗药有较强的刺激性，如不慎药液漏出血管外可引起局部出现红肿热痛、组织坏死等。长期注射用药的病人，要注意保护好血管，经常更换部位。

五、案例分析

案例分析(一)

1. 用药期间应定期检查血常规，在护理中采取保护性隔离措施，以预防感染和防止出血。

2. 主要不良反应有骨髓抑制、消化道反应、脱发、免疫抑制、肝肾毒性、神经毒性等。

案例分析(二)

1. 奥沙利铂的作用机制类似于顺铂，主要与 DNA 碱基对形成交叉联结，破坏 DNA 的结构和功能，抑制细胞分裂增殖，属于周期非特异性药。不良反应主要有骨髓抑制、腹泻、恶心、呕吐、感觉迟钝、感觉异常等。

氟尿嘧啶是尿嘧啶的衍生物，在体内转变为氟尿嘧啶脱氧核苷酸，抑制脱氧胸苷酸合成酶，阻止脱氧尿苷酸甲基化转变为脱氧胸苷酸，影响期 DNA 的合成代谢。也可以伪代谢物形式掺入 RNA 中，阻碍 RNA 和蛋白质合成，对 G_1、G_2 期细胞也有作用。不良反应主要有胃肠道反应，重者出现血性腹泻，应立即停药；也可出现骨髓抑制、共济失调、脱发等反应，偶见肝、肾损害。

2. 奥美拉唑主要用于保护胃黏膜，托烷司琼主要用于抑制化疗引起的恶心呕吐。

（谢　田）

第四十章　抗寄生虫药

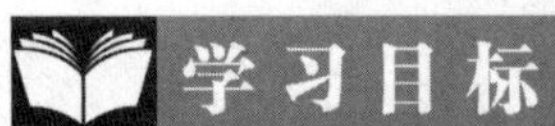

☞ **知识目标**

1. 掌握抗疟药的作用环节及应用；抗滴虫病药、抗肠蠕虫病药的临床应用。
2. 熟悉抗阿米巴病药的临床应用。
3. 了解抗吸虫病药、抗丝虫病药的应用及不良反应。

☞ **能力目标**

具备能利用护理药理学知识进行医患沟通，开展用药咨询服务的能力；学会观察抗寄生虫药的疗效，能及时发现药物不良反应，正确实施用药护理。

☞ **态度目标**

明确护士在用药护理中的重要职责，培养爱岗敬业的工作态度及严谨求实的工作作风。

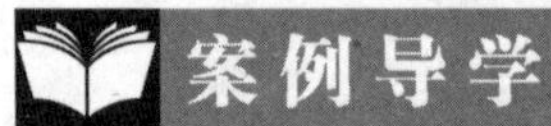

患者，男，5 岁。时常有腹痛，为脐周不定时反复腹痛，无压痛及腹肌紧张，伴食欲减退、恶心、便秘，大便中排出蛔虫，诊断为蛔虫病。试分析：该患儿可选用哪些驱蛔虫药，在用药护理中应注意哪些问题？

第一节　抗疟药

疟疾是疟原虫引起的由雌性按蚊传播的寄生虫性传染病，流行于热带、亚热带地区。疟疾一次发作的典型表现为寒战、高热和出汗退热三个连续阶段，能引起贫血及多器官损害。了解疟原虫的生活史对正确理解抗疟药的作用及合理用药十分必要。

一、疟原虫的生活史和抗疟药的作用环节

寄生于人体内的疟原虫主要有恶性疟原虫、间日疟原虫、三日疟原虫和卵形疟原虫，分别引起恶性疟、间日疟、三日疟和卵形疟，在我国多见恶性疟及间日疟。四种疟原虫的生活史基本相同，分为人体内的无性生殖阶段及雌性按蚊体内的有性生殖阶段。抗疟药通过作用于疟原虫生活史的不同环节，发挥治疗或预防疟疾的作用。

（一）人体内无性生殖阶段

1. 红细胞外期　当受感染的雌按蚊叮咬人体时，子孢子随唾液进入人体血液，随血流侵入肝细胞发育，发育成熟为裂殖子后释入血液。此阶段无临床症状，为疟疾的潜伏期。乙胺嘧啶能杀灭此阶段的裂殖体，有病因性预防作用。

间日疟原虫和卵形疟原虫的部分子孢子（迟发型子孢子）侵入肝细胞后，会在肝细胞内经数个月休眠（称休眠子）以后再裂体增殖，是疟疾远期复发的原因。恶性疟原虫和三日疟原虫无迟发型子孢子，不会引起疟疾复发。伯氨喹可清除迟发型子孢子而用于根治疟疾，防止复发。

2. 红细胞内期　肝细胞破裂释放出的裂殖子进入血液后，继续侵入红细胞内生长发育为滋养体、裂殖体，最后红细胞被破坏并释出大量裂殖子，后者又侵入新的红细胞进行新一轮裂体增殖，临床表现为周期性反复发作的寒战、大汗、高热、贫血及肝脾肿大。氯喹、青蒿素、奎宁等能杀灭红细胞内期的裂殖体，有控制症状的作用。

（二）雌性按蚊体内的有性生殖阶段

红细胞内的疟原虫裂体增殖3~5代后，部分裂殖子分化成雌、雄配子体。当按蚊叮咬疟疾患者时，雌、雄配子体随血液进入蚊体，在胃内发育成子孢子后移行至蚊唾液腺内，成为疟疾传播的根源。伯氨喹和乙胺嘧啶可随血液进入蚊体内，前者能杀灭各种疟原虫的配子体，后者能抑制雌、雄配子体在蚊胃内发育，两者均有控制疟疾传播及流行的作用。

知识拓展

疟疾在全世界的流行状况

疟疾是世界上流行最广、发病率和致死率最高的热带寄生虫传染病。世界卫生组织的报告指出，全球近25亿人生活在疫区，临床病例数达3亿~5亿人，年死亡人数超过300万，其中一半为5岁以下儿童，其中非洲死亡人数占70%。由于全球气候的明显变暖，疟疾正以高速度蔓延。疟疾的流行给发展中国家带来了巨大的经济损失，防治疟疾成为这些国家消除贫困的主要内容。

二、常用抗疟药

（一）控制症状药

氯　　喹

氯喹（chloroquine）是人工合成的4-氨基喹啉类衍生物。口服吸收快而完全，1~2 h即可达到血药浓度的高峰，可广泛分布于全身组织。红细胞内药物浓度是血药浓度的10~20倍，被感染的红细胞内药物浓度又比正常红细胞内高大约25倍。在肝脏内代谢，代谢产物仍有抗疟作用；原形及部分代谢产物经肾排出，酸化尿液可以促进其排泄。氯喹在机体内消除速度缓慢，使后遗效应可维持数周。

【药理作用与临床应用】

1. 抗疟作用　能杀灭各种疟原虫的红内期裂殖体，抗疟作用具有快、强、久的特点。一般口服药物1~2 d后，疟疾患者的发热、寒战症状大多消退，3~4 d后血中疟原虫消失，是临床用于控制各型疟疾症状的首选药物。也可用于预防性抑制症状发作（进入疫区前1周至离开疫区后4周期间，每周服药1次）；对红细胞外期疟原虫无作用，不用于病因性预防以及控制复发和传播。

2. 抗肠外阿米巴病作用　在肝脏中浓度高，对阿米巴滋养体有强大的杀灭作用，可用于阿米巴肝脓肿的治疗。

3. 免疫抑制作用　大剂量氯喹能抑制免疫反应，对系统性红斑狼疮、类风湿性关节炎等自身免疫性疾病有一定疗效。

【不良反应与用药护理】不良反应较少且轻微。

1. 一般反应　偶有头痛、头晕、恶心、皮疹，停药后迅速消失。

2. 心脏毒性　大剂量、长疗程或与奎尼丁、奎宁等具有心肌抑制作用的药物合用时可出现过缓性心律失常，甚至心跳停止。

3. 视听障碍　大剂量使用也会角膜及视网膜病变、听力障碍。

4. 其他　大剂量应用可致脱毛、毛发变白，肝、肾损害等。

使用氯喹期间应定期检查视力、听力、肝肾功能等，发现异常立即停药。另外，氯喹静脉滴注速度过快会引起严重低血压及心律失常，故滴注速度应慢，并密切观察患者的血压及心脏的变化。

奎　　宁

奎宁（quinine）为奎尼丁的左旋体，是最早应用于控制症状的抗疟药。

【药理作用与临床应用】对各种疟原虫的红细胞内期裂殖体都有杀灭作用，能迅速控制临床症状。因其疗效较氯喹差且毒性大，自从氯喹问世后，奎宁已不作控制疟疾发作的首选药。临床主要用于耐氯喹或耐多药的恶性疟和脑型疟。本药尚有解热镇痛、心肌抑制、兴奋子宫平滑肌等作用。

【不良反应与用药护理】毒性大,不良反应严重,一次剂量超过3g即可中毒。

1. 金鸡纳反应　表现为恶心、呕吐、耳鸣、头痛、视力及听力下降等,重复给药时多见,停药后可恢复。

2. 心血管系统反应　静脉滴注速度过快或用药过量,可致低血压、心律失常等。静脉滴注时需要密切观察患者的血压和呼吸,禁止静脉推注。

3. 特异质反应　少数先天性葡萄糖-6-磷酸脱氢酶(G-6-PD)缺乏者及恶性疟患者,用药后可出现严重的急性溶血反应。

4. 其他　刺激胰岛素释放,可引起低血糖;兴奋子宫平滑肌,可诱发早产、流产,故孕妇禁用。

甲氟喹

甲氟喹(mefloquine)是奎宁衍生物,抗疟作用与奎宁相似,但起效较慢。与氯喹及奎宁间无交叉耐药现象。主要用于预防或治疗耐氯喹或耐多药的恶性疟,也可用于无免疫力者在疟疾流行区作短暂停留的预防用药;与乙胺嘧啶合用可增强疗效、延缓耐药性的出现。此外,本药半衰期长,可每2周服药1次,可用于预防性控制症状发作。

青蒿素

青蒿素(artemisinin)是我国药研人员根据传统医学"青蒿截疟"的记载从中药黄花蒿中提取的抗疟药。口服吸收迅速,1 h血药浓度达峰值。广泛分布于各组织,易透过血脑屏障,在肝、肾、肠等组织中含量高。代谢产物经肾排出。

【药理作用与临床应用】青蒿素对各种疟原虫红细胞内期滋养体和裂殖体有快速杀灭作用。临床主要用于间日疟、恶性疟的症状控制,且脂溶性高,易透过血脑屏障,可抢救凶险的脑型疟疾且效果良好,也可用于治疗耐氯喹或耐多药的虫株感染。该药的主要不足是代谢快,有效血药浓度持续时间短,杀死疟原虫不彻底,近期复发率高达30%,与伯氨喹合用能降低复发率。随着青蒿素的普遍使用,耐药的虫株不断增加,世界卫生组织在2006年指出:不应再单独使用青蒿素,将青蒿素的复方制剂列为一线抗疟疾药物。

【不良反应】不良反应少。偶见恶心、呕吐、腹痛、腹泻、白细胞减少、一过性心脏传导阻滞、发热、四肢麻木及血清氨基转移酶轻度升高等。有致畸作用,孕妇禁用。

知识拓展

青蒿素的发现与诺贝尔奖

青蒿素是我国科学家自主研究开发的新药,以青蒿素为主的药物组合是目前治疗疟疾的标准方案。1967年5月23日,我国启动了举国体制的抗疟新药研发,即"523"项目,中国中医研究院中药研究所的屠呦呦教授是抗疟中药研究的关键人物之一。她的课题组筛选了多种抗疟药方集,进行了数百次试验,成功制备出具有明显抗疟效果的青蒿提取物。她的最大贡献在于对青蒿有效成分提取方式的创新——采用低沸点溶剂(乙醚)冷浸青蒿叶末,避免了提取过程对有效成分的分解破坏。1972年,在多位科学家的共同努力下,成功分离提纯得到抗疟有效单体,后被命名为青蒿素。在研究青蒿素化学结构中,屠呦呦首创其还原衍生物——双氢青蒿素,并继续组织研制"复方双氢青蒿素",开发多种剂型。2011年,中国科学家屠呦呦获拉斯克医学奖,以表彰她在青蒿素的发现过程中所做出的杰出贡献。2015年,屠呦呦获得诺贝尔奖,成为中国诺贝尔医学奖第一人。

蒿甲醚和青蒿琥酯

蒿甲醚(artemether)为青蒿素的脂溶性衍生物,其抗疟作用机制与青蒿素相同,但作用强于青蒿素,且复发率低,可用于耐氯喹的恶性疟及危重患者的抢救。

青蒿琥酯(artesunate)为青蒿素的水溶性衍生物,可以经口服、肌肉、静脉、直肠等多种途径给药。作用及临床应用同蒿甲醚。

双氢青蒿素和双氢青蒿素哌喹

双氢青蒿素(dihydroarteannuin)为青蒿素、青蒿醚及青蒿琥酯的代谢产物,能迅速控制症状并杀死疟原虫无性体,有效率100%,不良反应少,特别适用于脑型疟疾与恶性疟疾的治疗。双氢青蒿素哌喹(dihydroartemisinin piperaquine phosphate tablets)是双氢青蒿素和哌喹组成的复方制剂。哌喹的作用和氯喹相似,影响疟原虫红细胞内期的裂体增殖,故两者合用增强疗效,并可延缓耐药性的产生。

咯萘啶

咯萘啶(malaridine)可杀灭红细胞内期裂殖体,对耐氯喹的疟原虫仍有较强作用。临床用于治疗耐氯喹的脑型疟疾和恶性疟疾,不良反应少。

(二)控制复发与传播药

伯氨喹

伯氨喹(primaquine)是人工合成的8-氨基喹啉类衍生物。口服吸收快而完全,肝脏中浓度高,代谢速度快,代谢产物经肾排泄。

【药理作用与临床应用】伯氨喹对间日疟原虫及卵形疟原虫的休眠子有较强的杀灭作用,是目前防治疟疾复发的主要药物。与氯喹等红细胞内期的抗疟药联合应用可根治间日疟并减少耐药虫株的出现。本药也可杀灭各种疟原虫的配子体,防止疟疾传播。对红细胞内期的疟原虫作用弱,因此不能用于控制症状。

【不良反应与用药护理】该药毒性较大。治疗量引起恶心、呕吐、头晕、腹痛、粒细胞减少等症状,停药后逐渐消失。大剂量可导致高铁血红蛋白血症。G-6-PD缺乏者用药后可发生严重的急性溶血性贫血,故G-6-PD缺乏者应禁用。用药期间发现酱油尿、严重贫血时立即停药。孕妇、1岁以下婴儿、有溶血史者禁用伯氨喹。

(三)病因性预防药

乙胺嘧啶

【药理作用与临床应用】乙胺嘧啶(pyrimetha mine,息疟定)的作用机制为选择性抑制疟原虫的二氢叶酸还原酶,使疟原虫的生长繁殖受阻。本药主要抑制疟原虫原发性红细胞外期子孢子的发育增殖,是病因性预防的首选药,给药一次作用可持续1周以上,控制症状起效缓慢。药物随血液进入按蚊内,可抑制配子体在蚊胃内发育,阻断疟疾的传播。本药与磺胺类药或砜类药(二氢叶酸合成酶抑制剂)合用,能双重阻断疟原虫叶酸代谢。

【不良反应与用药护理】治疗剂量对哺乳动物二氢叶酸还原酶没有抑制作用,不良反应少。长期大量应用可干扰人体叶酸代谢,引起巨幼红细胞贫血、粒细胞减少等。过量导致急性中毒,表现为恶心、呕吐、发热、惊厥甚至死亡。长期大剂量应用本药期间注意应用甲酰四氢叶酸预防巨幼红细胞性贫血。药物带有甜味,易被儿童大量误服中毒,应严加管理。乙胺嘧啶有致畸作用,孕妇禁用。

第二节　抗阿米巴病药和抗滴虫病药

一、抗阿米巴病药

凡由溶组织阿米巴原虫感染人体所致的疾病称为阿米巴病。溶组织阿米巴原虫的发育过程包括小滋养体、包囊和大滋养体三种类型。小滋养体与结肠内菌群共生,一般不产生症状,当肠道环境合适时,小滋养体侵入肠壁发育成大滋养体。大滋养体能侵袭黏膜下层组织,使肠壁发生溃疡,导致肠阿米巴病,表现为痢疾样症状及慢性肠道感染;大滋养体也可随血流进入肝、肺、脑等组织内,引起肝脓肿、肺脓肿、脑脓肿等肠外阿米巴病。当肠道环境改变后,滋养体转为传染源包囊,随粪便排出体外,感染新的宿主。常用抗阿米巴病药物主要有甲硝唑、替硝唑、二氯尼特等。

甲硝唑

甲硝唑(metronidazole,灭滴灵)是人工合成的5-硝基咪唑类化合物。口服吸收迅速而完全,2~3 h即达到有效浓度。体内分布广,易通过血脑屏障。$t_{1/2}$约为8 h,主要在肝代谢,代谢产物和原形经肾排泄,可使尿液呈红棕色。

【药理作用与临床应用】

1. 抗阿米巴作用　甲硝唑对肠内、肠外阿米巴大滋养体均有强大的杀灭作用,是治疗肠外阿米巴病与急性阿米巴痢疾的首选药。因药物肠腔内浓度偏低,对肠内包囊和小滋养体没有明显影响,对无症状的包囊携带者没有治疗作用。

2. 抗滴虫作用　甲硝唑对阴道毛滴虫有强大的杀灭作用,是治疗阴道滴虫病的首选药。口服可杀死阴道分泌物、尿液和精液中的阴道毛滴虫,对阴道内正常菌群无影响,对男女感染者均有良好疗效。

3. 抗蓝氏贾第鞭毛虫作用　甲硝唑是治疗蓝氏贾第鞭毛虫病的有效药物,治愈率在90%以上。

4. 抗厌氧菌作用　对革兰阴性厌氧杆菌、革兰阳性厌氧芽孢梭菌和所有厌氧球菌均有杀灭作用。可用于厌氧菌感染引起的败血症、菌血症、骨髓炎、产后盆腔炎、中耳炎及口腔感染的治疗,也可与其他抗菌药配伍防治胃肠手术、妇科手术时厌氧菌感染。长期应用不诱发二重感染。

【不良反应与用药护理】常见不良反应为呕吐、恶心、腹泻、腹痛、口腔金属味等,停药后可消失。部分病人出现轻微的头痛、头晕、肢体麻木、共济失调及惊厥等神经系统症状,一旦出现立即停药。少数人可发生皮肤黏膜的过敏反应。甲硝唑抑制乙醛脱氢酶,与乙醇合用可致急性乙醛中毒,导致双硫仑样反应,服药期间和停药1周内禁饮酒和含乙醇饮料。本药有致癌、致畸作用,孕妇禁用。

替硝唑

替硝唑(tinidazole)口服吸收良好,半衰期长,口服1次,有效血药浓度可维持72 h。除用于抗阿米巴原虫和抗滴虫外,对梭形杆菌属、拟杆菌属、消化球菌和梭状芽孢杆菌属等厌氧菌有较好的抗菌作用。临床主要用于预防和治疗上述厌氧菌引起的系统或局部感染,也可用于肠道及泌尿生殖道的毛滴虫病、肠道和肝阿米巴病,还可用于治疗幽门螺杆菌所致的胃窦炎及消化性溃疡。不良反应少而轻,以恶心、呕吐等胃肠道反应最为常见;神经系统症状有眩晕、头痛、多发性神经炎、肢体麻木等,大剂量可致抽搐。有活动性中枢神经系统疾患、血液病史者、妊娠早期、哺乳期妇女禁用。本品有抑制乙醛脱氢酶作用,可出现双硫仑反应,服用本药期间应禁酒。

奥硝唑

奥硝唑(ornidazole)是第三代硝基咪唑类衍生物,口服吸收良好,体内分布广泛。能杀灭阿米巴、厌氧菌、贾地鞭毛虫及毛滴虫病原体。临床用于厌氧菌感染引起的多种疾病;男女泌尿生殖道毛滴虫、贾地鞭毛虫感染引起的疾病;还可用于肠、肝阿米巴病。不良反应与替硝唑基本相同,为减少胃肠道反应,应在餐后或与食物同服。

依米丁和去氢依米丁

依米丁(emetine,吐根碱)能杀灭组织中的阿米巴滋养体,但对肠腔中的包囊及滋养体无效。口服有明显的胃肠刺激,临床采用深部肌内注射治疗急性阿米巴肝脓肿与阿米巴痢疾,但仅用于甲硝唑治疗无效或禁用者。有严重毒性,如神经肌肉阻断、心肌损害等,治疗应在医师监护下进行。去氢依米丁(dehydroemetine)为依米丁的衍生物,两者作用相同,但不良反应较依米丁轻。

氯　喹

氯喹(chloroquine)在肝中浓度是血浆浓度的数百倍,能杀灭肠外阿米巴滋养体,临床用于甲硝唑无效或者禁用的阿米巴肝脓肿的治疗。肠壁中浓度低,对肠内阿米巴病无效,可与二氯尼特等肠内抗阿米巴病药配伍来防止复发。

二氯尼特

二氯尼特(diloxanide)为二氯乙酰胺类衍生物,是目前最有效的杀阿米巴包囊药。单用是治疗无症状或有轻微症状包囊携带者的首选药;甲硝唑控制急性阿米巴痢疾病人症状后,再用二氯尼特清除肠腔内包囊,可有效防止复发。对肠外阿米巴病无效。不良反应有恶心、呕吐、皮疹等,大剂量可致流产。

二、抗滴虫病药

抗滴虫病药主要用于治疗阴道毛滴虫感染引起的阴道炎、前列腺炎和尿道炎。

甲硝唑是治疗阴道滴虫的首选药物,在 2.5 μg/ml 浓度时,24 h 可杀灭 99%的阴道滴虫。替硝唑为甲硝唑的衍生物,也是高效低毒的抗滴虫药。

乙酰砷胺(acetarsol)是毒性较大的砷制剂,能杀灭阴道毛滴虫及阿米巴原虫,遇耐甲硝唑滴虫株感染时,可局部使用本药。有局部刺激性,可使阴道分泌物增多。

第三节　抗血吸虫病药和抗丝虫病药

一、抗血吸虫病药

吡喹酮

吡喹酮(praziquantel,环吡异喹酮)是人工合成的吡嗪异喹啉衍生物。口服吸收快,1~2 h 血药浓度达峰值,首关消除明显。在脂肪、肝、肾等组织中含量高,可以通过血脑屏障。主要在肝代谢,经肾排泄。

【药理作用】吡喹酮是广谱抗吸虫药,兼有抗绦虫作用。能快速杀灭日本血吸虫、曼氏血吸虫及埃及血吸虫,对成虫作用强,对幼虫作用弱,单一感染或者混合感染都有效。对其他吸虫如姜片吸虫、肺吸虫、华支睾吸虫也有显著杀灭作用。对各种绦虫感染及其幼虫引起的囊虫病、包虫病有良好疗效。

【临床应用】是各型血吸虫病的首选药,如治疗肺吸虫病、肝华支睾吸虫病及肠吸虫病(如姜片虫病等)。还是治疗各种绦虫病的首选药。

【不良反应与用药护理】口服给药时,由于虫体死后释放异体蛋白,会导致患者出现短暂的嗜睡、头痛、腹泻、腹痛、皮疹、发热、肌痛及关节痛等症状。治疗脑囊虫病时,大量虫体迅速死亡可引起脑水肿、颅内压升高和癫痫发作等神经系统症状,严重者可发生脑疝,甘露醇和糖皮质激素可减轻症状。孕妇禁用。

知识拓展

血吸虫病的流行及现状

我国流行的血吸虫病是日本血吸虫病,为危害最严重、防治难度最大的血吸虫病。由皮肤接触含有尾蚴的疫水而感染,疫区主要分布于长江流域及其以南的 12 个省、市、自治区。新中国成立后,国家开展了大规模的群众性防治工作。2004 年国家将其列为乙类传染病,与艾滋病、传染性非典型肺炎处于同等重要的防治地位。2010 年年底全国血吸虫病患病人数约 32.6 万。近年由于自然、人口流动、生物等因素变化较大,出现了血吸虫病疫情回升的现象,输入性病例呈上升趋势,并且有向城市蔓延的迹象,进一步改进加强血吸虫病监测与防治工作刻不容缓。

二、抗丝虫病药

丝虫病是由丝虫寄生于人体淋巴系统引起的,早期主要表现为淋巴结炎、淋巴管炎和发热,晚期可出现淋巴管阻塞症状,如淋巴水肿及象皮肿。疾病在我国流行的有班氏和马来丝虫两种,目前治疗丝虫病的首选药为乙胺嗪。

乙胺嗪

乙胺嗪(diethylcarbamazine,海群生)口服吸收快,血药浓度在 1~2 h 达峰值,可均匀分布在各组织。$t_{1/2}$

约为 8 h,原形药及代谢物经肾排泄,酸化尿液可加速其排泄速度。

【药理作用与临床应用】乙胺嗪能杀灭体内的马来丝虫及班氏丝虫,是抗丝虫病的首选药。对马来丝虫的作用优于班氏丝虫。对微丝蚴和成虫无直接杀灭作用,但可抑制微丝蚴的活动能力,使其从宿主的周围血液迅速聚集到肝微血管中,被网状内皮细胞吞噬,起到阻止传播和减轻症状的效果。对成虫作用弱,需连续数年反复治疗方能彻底杀灭。

【不良反应与用药护理】药物本身引起的不良反应轻,有呕吐、恶心、乏力、头痛等。但乙胺嗪治疗丝虫病时,微丝蚴及成虫死亡时释出的异体蛋白可引起发热、皮疹、哮喘、肌肉酸痛、心率加快、淋巴结肿大等,应用地塞米松可缓解症状。

第四节 抗肠蠕虫病药

寄生在人体肠道内的蠕虫有线虫、绦虫及吸虫。我国肠蠕虫病以线虫感染最普遍,如蛔虫、蛲虫、鞭虫、钩虫。近年来,随着广谱、高效、低毒的驱虫药不断问世,已使这类寄生虫病的防治变得更为简便易行。抗肠蠕虫病药是指能杀灭或者驱除肠道蠕虫的药物。本节主要介绍治疗肠道线虫感染与绦虫感染的药物。

一、抗线虫病药

甲苯达唑

甲苯达唑(mebendazole,甲苯咪唑)是苯并咪唑类衍生物。

【药理作用与临床应用】本药是广谱驱肠虫药,不仅能杀灭各种线虫与绦虫的成虫,还能杀灭和抑制蛔虫、钩虫、鞭虫的虫卵及幼虫的发育。甲苯达唑对虫体多种生化代谢途径都有影响,能选择性地使虫体体壁及肠细胞中微管消失,并抑制虫体摄取葡萄糖,导致糖源耗竭;还能使 ATP 生成减少,干扰虫体的生存及繁殖。临床主要治疗钩虫、蛔虫、鞭毛虫、蛲虫及绦虫等肠道蠕虫的单独或混合感染。

【不良反应与用药护理】不良反应轻。少数病人出现短暂的皮肤瘙痒、腹痛、腹泻。偶见粒细胞减少、脑炎综合征、脱发等。孕妇、2 岁以下儿童及肝、肾功能不全者禁用。驱虫药服用时一般采取半空腹状态,期间不宜饮酒及进食过多的脂肪性食物;驱虫期间有便秘的患者可酌情给予泻药,以促进虫体的排出。

阿苯达唑

阿苯达唑(albendazole,肠虫清)是甲苯达唑的同类物,具有高效、低毒、广谱的特点。可选择性抑制虫体的糖代谢过程,减少 ATP 生成,最终导致虫体能量耗竭而死亡。临床主要用于线虫单独或混合感染,疗效优于甲苯达唑。本药对肠道外寄生虫病(如囊虫病、棘球蚴病、华支睾吸虫病、肺吸虫病等)也有较好疗效。对脑囊虫病有缓慢的治疗作用。

治疗肠道蠕虫病时不良反应较少,偶有恶心、头晕、头痛、腹泻、腹痛、嗜睡、皮肤瘙痒和血清氨基转移酶升高等;治脑囊虫病时可引起癫痫发作、颅内压升高甚至脑疝;孕妇及 2 岁以下小儿禁用。

哌　嗪

哌嗪(piperazine,驱蛔灵)是一种高效的驱蛔虫、蛲虫药物,对其他寄生虫无效。本药能阻断虫体神经肌肉冲动的传递,导致虫体迟缓性麻痹,不能附着于宿主肠壁而随肠蠕动排出体外。临床主要用于驱肠道蛔虫,特别适用于伴有胆道蛔虫症的病人;驱蛲虫时需用药 7~10 d。大剂量应用可出现恶心、呕吐、腹泻,严重者可出现眩晕、共济失调、肌肉震颤、癫痫小发作等神经系统症状,有癫痫病史者禁用。

噻嘧啶

噻嘧啶(pyrantel,抗虫灵)是广谱驱肠虫药,可选择性兴奋虫体肌,导致痉挛性麻痹而丧失附着力后随粪便排出,对鞭虫和绦虫无效。临床用于钩虫、蛲虫、蛔虫的单独或混合感染。不良反应短暂而轻微主要有胃肠不适、头痛、轻微发热等不良反应。与哌嗪有拮抗作用,不宜合用。

左旋咪唑

左旋咪唑(levamizole)是广谱驱虫药。能选择性抑制虫体糖代谢和能量代谢,导致痉挛性麻痹而丧失附着力后随粪便排出。临床主要用于驱蛔虫、蛲虫、钩虫，对丝虫病也有一定疗效。本药尚能增强细胞免疫，可治疗免疫功能低下。偶有恶心、呕吐、皮疹等不良反应。孕妇和活动性肝炎患者禁用。

恩波吡维铵

恩波吡维铵（pyrviniumembonate，扑蛲灵）口服不易吸收，药物在肠道内浓度高，对蛲虫有较强的驱虫作用。抗虫机制是选择性干扰虫体呼吸酶系统，抑制需氧代谢，同时阻止虫体对葡萄糖的吸收，致使虫体逐渐衰竭死亡。

二、驱绦虫药

氯硝柳胺

氯硝柳胺（niclosamide，灭绦灵）口服不吸收，肠内浓度高，对各种绦虫均有杀灭作用，尤以牛肉绦虫最敏感。主要杀死虫体头节和近端节片，使虫体脱离肠壁，对虫卵无效。临床用于牛肉绦虫、猪肉绦虫、短膜壳绦虫、阔节裂头绦虫感染。对钉螺与日本血吸虫尾蚴也有杀灭作用，可以防止血吸虫传播。能引起轻微的胃肠道反应、皮肤瘙痒等。为防猪肉绦虫死亡节片被消化后，释出虫卵逆流入胃继发囊虫病的危险，服药 1~3 h 内应服硫酸镁导泻。

吡喹酮

吡喹酮（praziquantel）对绦虫感染有良好治疗效果（见本章第三节抗血吸虫病药和抗丝虫病药）。

测试练习

一、填空题

1. 氯喹可用于________、________等。
2. 甲硝唑是________、________、________的首选药。
3. 抗疟药分为________、________、________三类。
4. 乙胺嗪主要用于________病的治疗；吡喹酮可用于________及________的治疗。
5. 主要控制症状的抗疟药有________、________、________等。
6. 治疗阿米巴肝脓肿的药物有________、________、________等。

二、选择题

（一）以下每题有 A、B、C、D、E 五个备选答案，请从中选择一个最佳答案。

1. 用于控制疟疾发作的最佳抗疟药是（　　）。

A. 奎宁　　B. 氯喹　　C. 青蒿素　　D. 伯氨喹　　E. 乙胺嘧啶

2. 主要用于控制疟疾远期复发和传播的药物是（　　）。

A. 奎宁　　B. 氯喹　　C. 青蒿素　　D. 伯氨喹　　E. 乙胺嘧啶

3. 主要用于病因预防的抗疟药是（　　）。

A. 乙胺嘧啶　　B. 伯氨喹　　C. 青蒿素　　D. 氯喹　　E. 奎宁

4. 有关氯喹叙述正确的是（　　）。

A. 抗疟作用强、缓慢、持久　　B. 杀灭血中配子体

C. 对疟原虫的红细胞内期有杀灭作用　　D. 对疟原虫的原发性红细胞外期有效

E. 对疟原虫的继发性红细胞外期有效

5. 下列关于奎宁的叙述，错误的是（　　）。

A. 最早用于治疗疟疾的药物　　B. 可出现心肌抑制作用

C. 每周服药 1 次用于病因性预防　　D. 主要用于耐氯喹或耐多药的恶性疟

E. 对红细胞内期裂殖体有杀灭作用

6. 青蒿素对(　　)有杀灭作用。
A. 恶性疟的配子体　B. 红细胞内期裂殖体　C. 有性生殖阶段
D. 继发性红细胞外期　E. 原发性红细胞外期滋养体

7. 下列关于抗疟药,叙述正确的是(　　)。
A. 伯氨喹可用作疟疾病因性预防　B. 氯喹对阿米巴囊肿无效
C. 奎宁根治良性疟　D. 乙胺嘧啶能引起急性溶血性贫血
E. 青蒿素治疗疟疾最大缺点是复发率高

8. 甲硝唑不用于(　　)。
A. 抗厌氧菌　B. 抗贾第鞭毛虫　C. 抗阿米巴　D. 抗丝虫　E. 抗滴虫

9. 治疗血吸虫病首选(　　)。
A. 吡喹酮　B. 甲硝唑　C. 甲苯达唑　D. 乙胺嘧啶　E. 乙胺嗪

10. 治疗丝虫病首选(　　)。
A. 吡喹酮　B. 甲硝唑　C. 伯氨喹　D. 阿苯达唑　E. 乙胺嗪

11. 关于伯氨喹描述正确的是(　　)。
A. 主要用于控制症状的抗疟药　B. 主要用于控制远期复发和传播的抗疟药物
C. 主要用于治疗血吸虫病　D. 主要用于治疗阿米巴病
E. 主要用于治疗丝虫病

(二)以下提供若干个案例,每个案例下设若干个试题。请根据各试题题干所提供的信息,在每题下面的A、B、C、D、E 五个备选答案中选择一个最佳答案。(12~13 题共用题干)

患者,女,28 岁,已婚,因外阴瘙痒、白带增多并呈泡沫状就诊。阴道分泌物直接镜检可见到毛滴虫,诊断为滴虫性阴道炎。

12. 治疗时首选的药物是(　　)。
A. 恩波吡维铵　B. 甲硝唑　C. 阿苯达唑　D. 吡喹酮　E. 甲苯达唑

13. 关于滴虫性阴道炎患者的叙述,错误的是(　　)。
A. 保持外阴清洁　B. 尽量避免与他人共用浴盆
C. 配偶应同时接受检查和治疗　D. 自觉症状消失即可停用甲硝唑
E. 保持阴部干爽,降低阴道毛滴虫生长的机会

三、简答题

1. 简述抗疟药的分类及其代表药。
2. 试述常用抗疟药防治疟疾的作用环节(举例说明)。
3. 甲硝唑的临床用途有哪些?

四、论述题

试述抗阿米巴病药甲硝唑的药理作用。

五、案例分析

患者,男,5 岁。时常有腹痛,为脐周不定时反复腹痛,无压痛及腹肌紧张,伴食欲减退、恶心、便秘,大便中排出蛔虫,诊断为蛔虫病。试分析:该患儿可选用哪些驱蛔虫药,在用药护理中应注意哪些问题?

参考答案

一、填空题

1. 治疗疟疾;治疗阿米巴肝脓肿。
2. 滴虫病;蓝氏贾第鞭毛虫病;肠内与肠外阿米巴病。
3. 控制症状的抗疟药;病因性预防的抗疟药;防止复发及传播的抗疟药。
4. 丝虫病;吸虫病;绦虫病。
5. 氯喹;奎宁;青蒿素。
6. 氯喹;甲硝唑;依米丁。

二、选择题

1. B　2. D　3. A　4. C　5. C　6. B　7. E　8. D　9. A　10. E　11. B　12. B　13. D

三、简答题

1. (1) 主要用于控制症状的药物：代表药为氯喹、奎宁、甲氟喹、青蒿素等，能杀灭红细胞内期裂殖体，控制症状发作和预防性抑制疟疾症状发作。

(2) 主要用于控制远期复发和传播的药物：代表药为伯氨喹，能杀灭肝脏中休眠子，控制疟疾复发；并能杀灭各种疟原虫的配子体，控制疟疾传播。

(3) 主要用于病因预防的药物：代表药为乙胺嘧啶，能杀灭红细胞外期的子孢子，发挥病因性预防作用。

2. 常用抗疟药防治疟疾的作用环节如下：

(1) 杀灭红细胞内期疟原虫，主要控制症状的药物，如氯喹、奎宁、青蒿素。

(2) 杀灭迟发型红外期疟原虫和配子体，主要用于控制复发和传播的药物，如伯氨喹。

(3) 抑制原发型红细胞外期疟原虫，用于病因性预防的药物，如乙胺嘧啶等。

3. 治疗肠内、肠外阿米巴病；治疗滴虫病；治疗蓝氏贾第鞭毛虫病，也可用于厌氧菌感染的治疗。前三种疾病皆作为首选药。

四、论述题

药理作用：①抗阿米巴作用：对肠内、外阿米巴滋养体均有强大杀灭作用，对急性阿米巴痢疾和肠道外阿米巴感染效果好，但对肠道内的阿米巴原虫和包囊则无作用。②抗滴虫作用：对阴道毛滴虫有直接杀灭作用，是治疗阴道毛滴虫感染的首选药物，对女性和男性泌尿生殖道感染均有良好疗效。③抗厌氧菌作用：对 G^+ 和 G^- 厌氧杆菌和球菌都有较强作用，对脆弱拟杆菌感染尤为敏感。④抗贾第鞭毛虫作用。

五、案例分析

可选用的药物有阿苯达唑、甲苯达唑、左旋咪唑、噻嘧啶、哌嗪等。

该类药物用药护理注意事项有：①驱虫药服用时一般采取半空腹状态，期间不宜饮酒及进食过多的脂肪性食物，驱虫期间有便秘的患者可酌情给予泻药，以促进虫体的排出。②养成良好的卫生习惯，秋季为驱虫的理想季节，驱虫结束后应检查大便，观察虫卵情况，未根治者需进行第二疗程的治疗。③2 岁以下小儿禁用甲苯达唑、阿苯达唑、噻嘧啶；妊娠早期、肝肾功能不全者禁用左旋咪唑；噻嘧啶可导致一过性的门冬氨酸氨基转移酶增高，肝功能不全者禁用。

（韩　璐）

第四十一章　免疫功能调节药

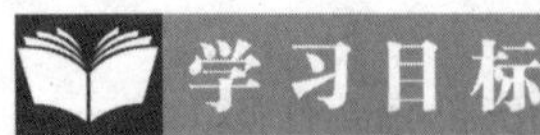

学习目标

☞ **知识目标**

1. 熟悉环孢素、硫唑嘌呤、环磷酰胺、抗淋巴细胞球蛋白、左旋咪唑、转移因子、白细胞介素-2、干扰素的作用和临床应用

2. 了解其他调节免疫功能药的作用特点及临床应用。

☞ **能力目标**

具备能利用护理药理学知识进行医患沟通，开展用药咨询服务的能力；学会观察免疫功能调节药的疗效，能及时发现药物不良反应，正确进行用药护理。

☞ **态度目标**

明确护士在用药护理中的重要职责，培养爱岗敬业的工作态度及严谨求实的工作作风。

案例导学

患者，男，32 岁，因尿毒症进行了肾脏移植手术，为防止患者发生机体排斥反应，医生治疗方案如下：环孢素口服一次 2g，一日 1 次，器官移植前 3 h 开始服用，连用 1 周后改用维持量每日 1 次，每次 1g；硫唑嘌呤手术当天 350 mg 口服，7 d 内递减至 150 mg，每日口服，长期维持；甲基泼尼松龙 500 mg，术前 3 d 每日 1 次静脉滴注；3 d 后泼尼松 30 mg，每日口服；3 个月后，10 mg，每日口服，持续 4 年以上。试分析：此治疗方案是否合理？并说明原因。

机体的免疫系统是由参与免疫反应的各种细胞、组织及器官，如胸腺、淋巴结、脾、骨髓、扁桃体及分布在全身组织中的淋巴细胞和浆细胞等构成。这些组成成分及其功能的正常是免疫功能的基础，任何因素出现异常都可导致免疫功能障碍，包括自身免疫性疾病、变态反应、免疫增殖病与免疫缺陷病等，此时可应用免疫功能调节药来调节机体的免疫过程。

知识拓展

免疫应答与免疫病理反应

免疫系统的主要生理功能是识别、破坏和清除异物，以维持机体内环境稳定。免疫反应可分为特异性免疫和非特异性免疫。特异性免疫包括细胞免疫和体液免疫，分别由 T 细胞和 B 细胞介导，并有多种与免疫功能相关的细胞因子参与；非特异性免疫由吞噬细胞、补体、干扰素等吞噬清除异物，并介导和参与特异性免疫的杀伤反应。机体免疫系统在抗原刺激下所发生的一系列变化称为免疫应答反应，包括感应期、增殖分化期和效应期三个阶段。

正常的免疫应答反应在抗感染、抗肿瘤方面具有重要意义。但当机体免疫功能异常时，可出现免疫病理反应，包括变态反应（过敏反应）、自身免疫性疾病、免疫缺陷病和免疫增殖病等，表现为机体的免疫功能低下或免疫功能过度增强，严重时可导致机体死亡。影响免疫功能的药物通过影响机体免疫过程的一个或多个环节发挥免疫抑制或免疫增强作用。

第一节　免疫抑制药

免疫抑制药(immunosuppressive drugs)是一类具有非特异性抑制机体免疫功能的药物。主要用于治疗自身免疫性疾病与防治器官移植后的排斥反应。由于对正常免疫反应也有抑制作用,长期应用此类药物,可致免疫功能低下,诱发肿瘤、感染、致畸和不育等严重不良反应。

知识拓展

自身免疫性疾病与免疫缺陷病

自身免疫性疾病是指机体对自身抗原发生免疫反应而导致自身组织损害所引起的疾病。有两种类型:①器官特异性自身免疫病:组织器官的病理损害和功能障碍仅限于抗体或致敏淋巴细胞所针对的某一器官。②系统性自身免疫病:由于抗原抗体复合物广泛沉积于血管壁等原因导致全身多器官损害。

免疫缺陷病是一组由于免疫系统发育不全或遭受损害所致的免疫功能缺陷引起的疾病。有两种类型:①原发性免疫缺陷病:又称先天性免疫缺陷病,与遗传有关,多发生在婴幼儿。②继发性免疫缺陷病:又称获得性免疫缺陷病,可发生在任何年龄,多因严重感染,尤其是直接侵犯免疫系统的感染、恶性肿瘤、应用免疫抑制剂、放射治疗和化疗等原因引起。

环孢素

环孢素(cyclosporin A,CsA)是由真菌产生的一种脂溶性肽类代谢物。口服吸收慢而不完全,可静脉注射。主要经胆汁排泄,有明显的肠肝循环,$t_{1/2}$ 约为 24 h。

【药理作用】该药可选择性抑制辅助性 T 细胞产生细胞因子,如白细胞介素-2,从而阻断 T 细胞对抗原的分化增殖性反应,抑制自然杀伤细胞的杀伤能力;还可抑制 T 细胞产生干扰素。由于环孢素仅抑制 T 细胞介导的细胞免疫,因此不致明显影响机体的一般防御能力。

【临床应用】临床主要用于抑制异体器官或骨髓移植后的排斥反应;近年来也用于治疗其他免疫抑制药不能控制的活动性和难治性类风湿关节炎、系统性红斑狼疮等自身免疫性疾病。

知识拓展

系统性红斑狼疮

系统性红斑狼疮(SLE)是一种多发于青年女性的累及多脏器的自身免疫性炎症性结缔组织病。本病病因至今尚未肯定,大量研究显示遗传、内分泌、感染、免疫异常和一些环境因素与本病的发病有关。在遗传因素、环境因素、雌激素水平等各种因素相互作用下,导致 T 淋巴细胞减少、T 抑制细胞功能降低、B 细胞过度增生,产生大量的自身抗体,并与体内相应的自身抗原结合形成相应的免疫复合物,沉积在皮肤、关节、小血管、肾小球等部位。在补体的参与下,引起急慢性炎症及组织坏死(如狼疮肾炎),或抗体直接与组织细胞抗原作用,引起细胞破坏(如红细胞、淋巴细胞及血小板的特异性抗原与相应的自身抗体结合,分别引起溶血性贫血、淋巴细胞减少症和血小板减少症),从而导致机体的多系统损害。

【不良反应与用药护理】

1. 肝、肾毒性　常见肾毒性,发生率约 70%,表现为剂量依赖性的肾小球滤过率下降、血肌酐升高,停药后可恢复。其次为肝毒性,可见血清氨基转移酶升高、黄疸等。用药时应定期监测肝、肾功能,肌酐较原基础水平增高 30%以上者就要减量。减量一个月后如不降则停药。

2. 高血压　发生率大于 30%,用药时需每日监测血压,必要时加用降压药。

3. 其他　可有恶心、呕吐等胃肠道反应。可引起牙龈增生,服药期间注意口腔护理。坚持按摩牙龈,预防牙龈肥厚。

环孢素用药期间应避免服用含钾药品、留钾利尿药及高钾食品，以免发生高钾血症；与高脂肪饮食同服，会降低生物利用度，需空腹服、餐前 1 h、餐后 2~3 h 服用。

肾上腺皮质激素类

常用药物有地塞米松（Dexamethasone）、泼尼松（prednisone）及泼尼松龙（prednisolone）等。三药对免疫反应的多个环节均有作用。可抑制巨噬细胞对抗原的吞噬和处理、破坏淋巴细胞、阻止淋巴细胞增殖、减少抗体生成及抑制淋巴因子产生等。临床主要用于治疗自身免疫性疾病和抑制器官移植的排斥反应（参见第二十九章）。

他克莫司

他克莫司（tacrolimus，FK-506）是大环内酯类免疫抑制剂。口服吸收快，体内分布广，经肝代谢，$t_{1/2}$ 为 7 h。作用与环孢素相似但更强。可用于抑制器官移植的排斥反应，对肝移植的疗效尤为显著。对自身免疫性疾病有一定的疗效，可用于肾病综合征、风湿性关节炎、1 型糖尿病等的治疗，也可用于治疗系统性红斑狼疮。不良反应与环孢素相似，肾毒性及神经毒性不良反应发生率更高；胃肠道反应及代谢异常均可发生。

知识拓展

肾病综合征

肾病综合征（NS）可由多种病因引起，以肾小球基膜通透性增加，表现为大量蛋白尿、低蛋白血症、高度水肿、高脂血症，即所谓的“三高一低”，及其他代谢紊乱为特征的一组临床症候群。临床分为原发性、继发性和遗传性三大类。肾病综合征诊断标准是：①尿蛋白大于 3.5g/d。血浆白蛋白低于 30 g/L。③水肿。④高脂血症。其中①②两项为诊断所必需。

硫唑嘌呤、巯嘌呤和甲氨蝶呤

硫唑嘌呤、巯嘌呤和甲氨蝶呤都是通过干扰嘌呤代谢从而抑制 RNA、DNA 和蛋白质合成。对 T 淋巴细胞的抑制作用较明显，并可抑制 T、B 母细胞，故兼抑制体液免疫与细胞免疫作用，但是不能抑制巨噬细胞的功能。主要用于肾移植的排斥反应、系统性红斑狼疮与类风湿关节炎等自身免疫性疾病。

环磷酰胺、噻替哌和白消安

环磷酰胺、噻替哌和白消安都能选择性地杀伤增殖期淋巴细胞，并抑制其转化为淋巴母细胞。主要选择性抑制 B 淋巴细胞，大剂量也能抑制 T 淋巴细胞；对自然杀伤细胞也有抑制作用。主要用于器官移植后的排斥反应及肾小球肾炎、类风湿关节炎等自身免疫性疾病。

抗淋巴细胞球蛋白

抗淋巴细胞球蛋白（antilymphocyte globulin，ALG）系用人淋巴样细胞免疫动物后制备的抗人淋巴细胞血清。在补体的协同下可选择性破坏人体的淋巴细胞，从而非特异性地抑制细胞免疫和体液免疫，但对再次免疫应答几无影响。临床主要用于器官移植的抗排异治疗，亦试用于其他自身免疫性疾病。常见不良反应为发热、寒战、血小板减少，静脉注射可出现低血压和过敏性休克等。

麦考酚吗乙酯

麦考酚吗乙酯（mycophenolatemofetil）可抑制 B 细胞与 T 细胞的增殖及抗体生成，抑制细胞毒性 T 细胞的产生；能快速抑制单核细胞的增殖，减轻炎症反应；减少细胞黏附分子，抑制血管平滑肌的增生。主要用于肾移植和其他器官的移植。

单克隆抗体

目前应用的单克隆抗体(monoclonal antibody)有达珠单抗、巴利昔单抗、单克隆抗体-CD3等,是经过杂交技术制备的一类特殊抗体,作为一种新型免疫抑制剂已广泛应用于临床。主要用于防治同种骨髓移植时移植抗宿主效应及防治肾移植后的急性排斥反应,也可用于自身免疫性疾病的治疗。不良反应有高热、寒战、呕吐、呼吸困难等,偶可引起严重超敏反应。

第二节　免疫增强药

免疫增强药(immunopotentiating drugs)是指单独或与抗原同时使用时增强机体免疫应答反应的药物。临床主要用于免疫缺陷病、慢性感染及恶性肿瘤的辅助治疗。

卡介苗

卡介苗(bacillus Calmette Guerin,BCG)是牛结核杆菌的减毒活菌苗,除用于预防结核病外,还具有免疫佐剂作用,为非特异性免疫增强剂,能增强与其合用的各种抗原的免疫原性,刺激多种免疫细胞的活性,促进细胞免疫和体液免疫,提高巨噬细胞杀伤肿瘤细胞和细菌的能力。可用于肿瘤的辅助治疗。

不良反应较多见,严重程度和发生率与剂量、给药方法及免疫治疗的次数有关。注射局部可见红斑、硬结和溃疡;瘤内注射、胸腔内注射及皮肤划痕均可引起寒战、高热等全身反应。偶见过敏性休克和死亡。

干扰素

干扰素(interferon,IFN)分为α、β、γ三类,除具有抗病毒、抑制肿瘤细胞增殖作用外,还具有免疫调节作用。其中致敏前或大剂量给药可抑制体液免疫和细胞免疫;相反,致敏后或小剂量给药可增强细胞免疫与体液免疫功能。主要用于免疫缺陷或免疫功能低下所致复发性或慢性感染;对成骨肉瘤病人疗效较好,也可辅助用于部分肿瘤放疗、化疗及手术后。不良反应较少,可有发热、皮疹、嗜睡、流感样症状等。剂量过大可致血小板及白细胞减少。

白细胞介素-2

白细胞介素-2(interleukin-2,IL-2)由NK细胞和T细胞生成,也称为T细胞生长因子(T cell growth factor,TCGF)。主要功能是促进辅助性T细胞(Th)、自然杀伤细胞(NK)、细胞毒性T细胞(Tc)及B细胞的活化与增殖;诱导肿瘤浸润淋巴细胞(TIL)、LAK(激活杀伤细胞)的增生并增强其活性;诱导干扰素产生。主要用于治疗肾细胞癌、黑色素瘤、霍奇金病等,可控制肿瘤发展,减小肿瘤体积及延长生存时间。可与抗艾滋病药合用治疗艾滋病。全身性不良反应有寒战、发热;胃肠道不良反应,如恶心、厌食、呕吐等;皮肤反应,如弥漫性红斑;此外,还有肾脏反应、心肺反应、神经系统症状及血液系统反应等。

左旋咪唑

左旋咪唑(levamisole,LMS)对抗体产生具有双向调节作用,既可促进免疫功能低下者抗体生成,增强巨噬细胞的趋化和吞噬功能;又能减少自身免疫性疾病患者抗体的生成。但对正常人抗体的产生几无影响,且口服有效。临床主要用于免疫功能低下者恢复免疫功能,提高机体抗病能力;与抗癌药合用治疗肿瘤可减少复发或转移,延长缓解期;对多种自身免疫性疾病如类风湿性关节炎、系统性红斑狼疮等症状有改善作用。由于该药单剂免疫药理效应可持续5~7 d,故目前一般采用每周1次的给药方案。

转移因子

转移因子(transfer factor,TF)是从健康人白细胞中提取的一种多核苷酸和低分子量多肽,可以将供体的细胞免疫信息转移给未致敏受体,使之获得与供体同样的特异和非特异的细胞免疫功能,其作用可持续6个月,本品具有免疫佐剂作用。临床用于先天性和获得性免疫缺陷病的治疗,也试用于难以控制的病毒性和霉菌感染及肿瘤辅助治疗。

胸腺素

胸腺素(thymosin)是从胸腺分离的一组活性多肽,可诱导T细胞分化成熟。还可调节成熟T细胞的多种功能,从而调节胸腺依赖性免疫应答反应。用于治疗胸腺依赖性免疫缺陷性疾病(包括艾滋病)、肿瘤、某些自身免疫性疾病和病毒感染。偶见过敏反应。

测试练习

一、填空题

1. 免疫抑制剂临床主要用于________和________,由于对正常免疫反应也有________作用。长期用药,易导致机体的抵抗力________而诱发感染。

2. 免疫增强剂临床主要用于________、________和________。

二、选择题

(一)以下每题有A、B、C、D、E五个备选答案,请从中选择一个最佳答案。

1. 环孢素作用于(　　)。
A. T细胞　B. B细胞　C. 巨噬细胞　D. NK细胞　E. 补体细胞

2. 具有免疫增强作用的药物是(　　)。
A. 阿苯达唑　B. 甲硝唑　C. 泼尼松　D. 左旋咪唑　E. 甲苯达唑

3. 对免疫过程的多个环节有抑制作用的药物是(　　)。
A. 环磷酰胺　B. 环孢素　C. 泼尼松　D. 抗淋巴细胞球蛋白　E. 硫唑嘌呤

4. 具有抗病毒作用的免疫增强剂是(　　)。
A. 干扰素　B. 卡介苗　C. 左旋咪唑　D. 白细胞介素-2　E. 转移因子

5. 下列不属于免疫抑制药的是(　　)。
A. 左旋咪唑　B. 泼尼松　C. 硫唑嘌呤　D. 他克莫司　E. 环磷酰胺

6. 左旋咪唑可用于治疗(　　)。
A. 帕金森病　B. 丝虫病　C. 肾衰竭　D. 免疫缺陷病　E. 冠心病

7. 既可使免疫功能低下者恢复免疫功能,又可使自身免疫性疾病的症状得到改善的药物是(　　)。
A. 硫唑嘌呤　B. 他克莫司　C. 泼尼松　D. 卡介苗　E. 左旋咪唑

8. 卡介苗常见的不良反应是(　　)。
A. 肝、肾损害　B. 恶心、呕吐　C. 心律失常　D. 注射局部出现红斑、硬结或溃疡
E. 白细胞减少

9. 临床常用的免疫抑制剂不包括(　　)。
A. 抗淋巴细胞球蛋白　B. 白细胞介素-2　C. 环孢素　D. 硫唑嘌呤　E. 泼尼松

10. 免疫增强剂不可用于(　　)。
A. 难治性病毒感染　B. 慢性真菌感染　C. 恶性肿瘤的辅助治疗　D. 器官移植术后
E. 免疫缺陷病

11. 以下药物属于免疫抑制剂的是(　　)。
A. 环孢素　B. 左旋咪唑　C. 卡介苗　D. 转移因子　E. 白细胞介素-2

12. 下列不属于免疫抑制药的是(　　)。
A. 环孢素　B. 泼尼松　C. 左旋咪唑　D. 他克莫司
E. 抗淋巴细胞球蛋白

(二)以下提供若干个案例,每个案例下设若干个试题。请根据各试题题干所提供的信息,在每题下面的A、B、C、D、E五个备选答案中选择一个最佳答案。(13~14题共用题干)

患者,女,20岁,在应用免疫增强剂白细胞介素-2时,发生发热、寒战、肌肉及关节疼痛等症状。

13. 该患者发生的反应属于(　　)。
A. 金鸡纳反应　B. "流感"样症状　C. 赫氏反应　D. 瑞夷综合征　E. 特异质反应

14. 白细胞介素-2在临床主要用于(　　)。
A. 恶性肿瘤的生物治疗　B. 器官移植后的排斥反应　C. 自身免疫性疾病
D. 蛔虫病　E. 结核病

三、简答题

1. 简述常用的免疫抑制药及其应用。
2. 简述干扰素的作用和临床应用。

四、论述题

列举常用的免疫增强药及临床应用。

五、案例分析

患者,男,32岁,因尿毒症进行了肾脏移植手术,为防止患者发生机体排斥反应,医生治疗方案如下:环孢素口服1次2 g,一日1次,器官移植前3 h开始服用,连用1周后改用维持量每日1次,每次1g;硫唑嘌呤手术当天350 mg口服,7 d内递减至150 mg,每日口服,长期维持;甲基泼尼松龙500 mg,术前3 d每日1次静脉滴注;3 d后泼尼松30 mg,每日口服;3个月后,10 mg,每日口服,持续4年以上。试分析:此治疗方案是否合理?并说明原因。

参考答案

一、填空题

1. 自身免疫性疾病;防治器官移植后的排斥反应;抑制;降低。
2. 免疫缺陷病;慢性感染;恶性肿瘤。

二、选择题

1. A　2. D　3. C　4. A　5. A　6. D　7. E　8. D　9. B　10. D　11. A　12. C　13. B　14. A

三、简答题

1. 免疫抑制药有环孢素、肾上腺皮质激素、抗代谢药、烷化剂、抗淋巴细胞球蛋白。临床主要用于治疗自身免疫性疾病和防治器官移植后的排斥反应。

2. 干扰素除抗病毒作用、抑制肿瘤细胞增殖作用外,还具有免疫调节作用:小剂量对细胞免疫和体液免疫都有增强作用,大剂量给药可抑制体液免疫和细胞免疫。对感冒、乙型肝炎带状疱疹和病毒性角膜炎有预防作用;已试用于成人肿瘤治疗,对成骨肉瘤患者的疗效较好,对骨髓癌、乳癌、肝癌、肺癌及白血病有一定的辅助疗效。

四、论述题

常用的免疫增强药有:①卡介苗:除用于结核病的预防外,主要用于肿瘤的辅助治疗。②干扰素:对感冒、乙型肝炎、带状疱疹等感染有预防作用。③白细胞介素-2:主要用于恶性黑色素瘤、肾细胞癌、霍奇金病。④左旋咪唑:主要用于免疫功能低下者和自身免疫性疾病等。⑤转移因子:主要用于先天性和获得性免疫缺陷疾病。⑥胸腺素:用于治疗胸腺依赖性免疫缺陷疾病、肿瘤及某些自身免疫性疾病和病毒感染。

五、案例分析

本治疗方案合理,原因:①患者为肾脏移植者,防治排斥反应是移植肾长期存活的关键;联合用药可发挥最强的免疫抑制效果,减少或避免药物的毒副作用。②甲基泼尼松龙属于皮质类固醇类药物,有广谱的非特异性免疫抑制和抗炎作用;环孢素属于免疫抑制药,可选择性抑制辅助性T细胞产生细胞因子,阻断T细胞对抗原的分化增殖性反应,抑制自然杀伤细胞的杀伤能力,大剂量也可作用于B淋巴细胞,抑制抗体的形成;巯嘌呤通过干扰嘌呤代谢进而抑制DNA、RNA和蛋白质合成。对T淋巴细胞的抑制作用较明显,并可抑制T、B母细胞,故兼有抑制细胞免疫和体液免疫作用。

(韩　璐)

第四十二章　解毒药

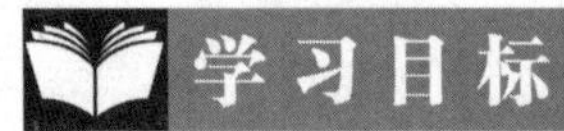

☞ **知识目标**

1. 掌握有机磷酸酯类中毒的解毒药物阿托品、氯解磷定的药理作用与临床应用。
2. 熟悉金属、类金属中毒的解毒药的药理作用与临床应用。
3. 了解氰化物中毒、蛇毒中毒及灭鼠药中毒的解毒药的临床应用。

☞ **能力目标**

学会观察有机磷酸酯类中毒解毒药的疗效及不良反应,能够正确进行用药护理及指导患者合理、安全用药。

☞ **态度目标**

明确护士在用药护理中的重要职责,培养爱岗敬业的工作态度及严谨求实的工作作风。

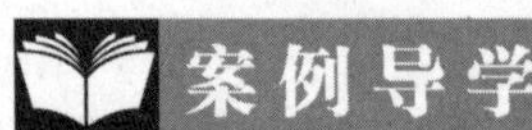

患者,男,32 岁,1.5 h 前服用敌百虫,呕吐数次。查体:血压 130/65 mmHg,脉搏 64 次/min,流涕,恶心,呕吐,双肺可闻湿啰音,对光反应迟钝,皮肤潮湿,心律齐,无杂音。临床诊断:急性有机磷中毒。处置:洗胃,完善相关检查,如血清胆碱酯酶活性、电解质、血常规等。医嘱:阿托品注射液一次 2 mg,静脉注射,直至阿托品化,之后使用维持量;氯解磷定一次 1200 mg,肌内注射,每 30 min 1 次,共用 4 次,之后每 2 h 肌内注射 1 次,并根据胆碱酯酶活性调整用量。试分析:以上用药是否合理?为什么?

解毒药(antidotes)是指能够直接对抗毒物或者解除毒物所致毒性反应的一类药物。急性中毒的处理原则是:①排除毒物。②给予特效解毒药。③进行对症治疗。特效解毒药是具有高度专一性能解除毒物对人体损害的一类药物,在中毒的抢救中占有重要地位。

第一节　有机磷酸酯类中毒及解毒药

有机磷酸酯类(organophosphates)主要用作为环境卫生及农业杀虫剂,如内吸磷、对硫磷、甲拌磷、马拉硫磷、敌百虫、敌敌畏、乐果等,有些则用作战争毒气,如塔崩、沙林、梭曼等。有机磷对人、畜均具有剧烈毒性,极易引起中毒反应。

一、有机磷中毒机制及中毒表现

(一)有机磷中毒机制

有机磷酸酯类脂溶性较高,可经过皮肤、黏膜、呼吸道及消化道等多种途径吸收,与突触间隙中的胆碱酯酶牢固地结合在一起,形成难以水解的磷酰化胆碱酯酶,使乙酰胆碱不能被水解而堆积,过度激动胆碱受体,引起一系列胆碱能神经系统功能亢进的中毒症状。如果不能及时使用胆碱酯酶复活药,磷酰化胆碱酯酶则不易被解离,导致胆碱酯酶难以复活,形成胆碱酯酶的“老化”现象,此时即便用胆碱酯酶复活药也不能使胆碱酯酶恢复活性,需要等待新生的胆碱酯酶生成,才能恢复水解乙酰胆碱的能力。

(二)有机磷中毒表现

1. 急性中毒和轻度中毒　主要以 M 样症状为主,中度中毒会同时出现明显的 M 样及 N 样症状,重度中毒时除 M 样和 N 样症状会加重外,还有明显的中枢神经系统症状。急性中毒死亡可发生在 5 min 至 24 h 内,这取决于摄入体内的毒物种类、量、途径等因素，致死的主要原因是呼吸衰竭、继发性心血管功能障碍。

（1）M 样症状：表现为恶心、呕吐、瞳孔缩小、视物模糊、腹泻、腹痛、大小便失禁、血压下降、心动过缓、流涕、出汗、肺部湿啰音、呼吸道分泌物增加、呼吸困难、胸闷、发绀等。

（2）N 样症状：有机磷激动 N_2 受体后可引起肌肉震颤、抽搐，严重者甚至导致呼吸肌麻痹；激动 N_1 受体则可引起血压升高、心动过速。

（3）中枢症状：表现为先兴奋、不安，中毒加重出现惊厥，最后可转为中枢抑制出现意识模糊、谵语、共济失调、昏迷、血压下降、呼吸抑制等。

2. 慢性中毒　发生缓慢，常发生在长期密切接触有机磷酸酯类的人员中，尤其是长期生产有机磷酸酯类农药的工人中。突出表现是血浆胆碱酯酶活性持续降低，但是临床症状不明显。主要的症状有头晕、头痛、记忆力减退、思想不集中、视物模糊、失眠、多汗、乏力等，偶尔出现瞳孔缩小及肌束颤动等。主要应采取预防措施及对症治疗，如尽量避免长期接触有机磷酸酯类，加强生产、劳动时的防护措施等。

3. 迟发性神经损害　一部分急性有机磷中毒的病人在症状消失的数周乃至月余后，由于神经轴突的脱髓鞘变性，可出现进行性上肢或下肢麻痹，产生的机制尚未明确，目前认为与胆碱酯酶抑制作用可能无直接联系。

知识拓展

急性中毒的非特异性解救

机体中毒后应作紧急处理：迅速脱离毒源、防止毒物继续吸收并根据毒物对机体损害的轻重加以对症处理和给予支持疗法。一般急性中毒的处理应注意采取以下措施：

1. 现场抢救　迅速将患者救出现场；给患者必要的抢救，如呼吸、心跳停止者立即施行复苏术，保持呼吸道通畅，除去义齿，注意保暖等；保持环境安静。

2. 清除毒物　采取各种有效办法彻底清除残余的毒物，如催吐、洗胃、灌洗肠道、导泻、利尿等。

3. 防止毒物吸收　如根据毒物的理化性质，可分别选用中和剂、沉淀剂、保护剂，如牛奶、蛋清、花生油或液状石蜡（用于误服有机溶剂）等，以便防止毒物的再吸收。

4. 血液净化疗法　根据毒物种类选用不同的净化技术。有指征者应及早施行。

5. 高压氧治疗　具有高压、高氧的双重作用，用于治疗急性一氧化碳、硫化氢及氰化物中毒，对急性中毒性脑病也有较好的疗效。

二、常用解毒药

（一）M 受体阻断药

阿托品

【药理作用】阿托品（atropine）属于 M 受体阻断药，可阻断 M 受体，使乙酰胆碱不能与 M 受体结合，从而松弛瞳孔括约肌和睫状肌、减少腺体分泌、舒张呼吸道及胃肠道平滑肌、增强心脏兴奋性等，可迅速解除有机磷中毒的 M 样症状；同时其又能通过血脑屏障进入脑内，消除部分中枢症状；兴奋呼吸中枢的作用，还能对抗有机磷中毒引起的呼吸中枢抑制。

【临床应用】对于有机磷中毒者，阿托品的用药量常不受药典中规定的极量限制，应用剂量应根据中毒程度而定。使用原则为及早、足量、反复给药，直至阿托品化，然后改用维持量。阿托品化的指征是：瞳孔较前扩大、腺体分泌减少、颜面潮红、肺部湿啰音显著减少或消失、有轻度躁动不安等。但是阿托品不能阻断 N 受体，对肌束颤动无效，也不能复活胆碱酯酶，所以对中度和重度中毒者必须同时应用胆碱酯酶复活药。

【不良反应与用药护理】

（1）有机磷酸酯类中毒的病人对阿托品的耐受量比一般病人要大，所以其用量可不受药典规定的极量限制。

（2）注意观察阿托品化指征，表现为瞳孔较之前扩大、颜面潮红、皮肤干燥、腺体分泌减少、肺部湿性罗音明显减少或消失、由昏迷转为清醒或有轻度躁动不安等。

（3）应密切观察病人的情况，避免出现阿托品中毒。一旦出现瞳孔极度扩大，体温高于 39 ℃，尿潴留，抽搐、谵妄,甚至昏迷,即为阿托品中毒。

其他的M受体阻断药,例如山莨菪碱和东莨菪碱等也能对抗有机磷中毒所引起的M样症状。

(二)胆碱酯酶复活药

氯解磷定

氯解磷定(pralidoxime chloride,PAM-CL,氯磷定)溶解度大,溶液稳定,可肌内注射或静脉注射给药。$t_{1/2}$小于1 h,临床需要多次重复给药。

【药理作用】氯解磷定进入人体后,既可与磷酰化胆碱酯酶中的磷酰基结合使胆碱酯酶游离,恢复其水解乙酰胆碱的活性;又可直接与游离的有机磷酸酯类结合,从而形成无毒的磷酰化氯解磷定,可由肾排出,阻止毒物继续抑制胆碱酯酶的活性。

【临床应用】用于各种急性有机磷酸酯类中毒,能够迅速解除有机磷酸酯类中毒的N样症状,消除肌束颤动,但对中毒的M样症状效果差,所以应和阿托品同时应用。氯解磷定应尽早及时给药,首剂足量,多次重复应用,疗程延长到各种中毒症状均消失、病情稳定48 h后才停药。

【不良反应与用药护理】

(1)肌内注射时局部有轻微疼痛;静脉注射速度过快可出现恶心、呕吐、头痛、眩晕、视物模糊、乏力及心动过速等,故应缓慢静脉注射给药;一次剂量过大则可抑制胆碱酯酶,引起神经-肌肉传导阻滞,甚至导致呼吸抑制。

(2)氯解磷定在碱性溶液中容易水解生成有剧毒的氰化物,所以禁止与碱性药物配伍。

碘解磷定

碘解磷定(pralidoxime iodide,PAM,派姆)药理作用与临床应用与氯解磷定相似,但作用弱,不良反应多,在体内会迅速分解使作用维持时间短,有时根据病情需要反复静脉注射药物,其不宜静脉滴注(尤其是首次给药)。其在碱性溶液中容易水解生成有剧毒的氰化物,所以禁止与碱性药物配伍。

三、有机磷酸酯类中毒解毒药的应用原则

1. 联合用药　阿托品能迅速缓解M样中毒症状。胆碱酯酶复活药不仅能恢复胆碱酯酶的活性,还能直接与有机磷酸酯类结合,迅速改善N样中毒症状,对中枢中毒症状也有一定的改善作用,所以两者合用能取得较好的疗效。

2. 尽早用药　阿托品应尽早使用。磷酰化胆碱酯酶容易"老化",故胆碱酯酶复活药也应及早使用。

3. 足量用药　用药要足量以保证快速而高效的解毒。阿托品足量的指标是:M样中毒症状迅速消失或出现阿托品化,即瞳孔散大、口干、皮肤干燥、颜面潮红、肺部啰音显著减少或消失、心率加快等。但必须注意避免出现阿托品中毒。胆碱酯酶复活药用药足量的指标为N样中毒症状全部消失,全血或红细胞中胆碱酯酶活性分别恢复到50%~60%或30%以上。

4. 重复用药　中、重度中毒或毒物不能从吸收部位彻底清除时,应重复给药,以便巩固解毒疗效。

第二节　重金属和类金属中毒及解毒药

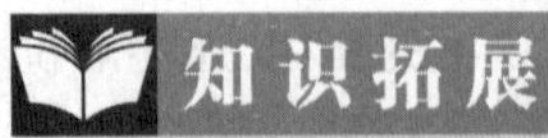

常见含重金属的食品和药品

1. 动物内脏　动物在饲养的过程中如摄入含有重金属的饲料,将会导致镉、铅等重金属物质在动物的内脏中沉积,人长期食用这些含重金属的动物内脏对机体有害。

2. 海鲜　人如长期食用被重金属污染的贝类和海鱼,会导致汞、砷等重金属物质在体内蓄积而危害健康。

3. 含铅松花蛋　含铅松花蛋是将生石灰、茶叶、纯碱、氧化铅、食盐等原料加水混合后腌制而成的,人长期大量食用容易引起铅化物中毒。

4. 中药　中药雄黄中含有砷,朱砂中含有汞,人长期大量应用上述两种中草药,可以导致砷、汞等重金属在机体中蓄积,造成严重的肝肾功能损害。

一、重金属和类金属中毒机制

金属和类金属如银、铜、锑、铅、砷、汞、铬、铋、磷、锑等中的金属离子能与机体细胞的某些活性基团相结合,导致某些生物活性物质功能障碍,引起人体中毒。常用的解毒药大多是络合剂,可与金属离子络合成可溶的、无毒或低毒的化合物之后经尿排出,与金属离子络合后不容易解离者,其解毒的效果更好。

二、常用解毒药

二巯丁二钠

二巯丁二钠(sodium　Zdimercaptosuccinate,二巯琥钠)是我国自主研创的解毒药,其水溶液不稳定,必须现用现配。注射给药可使血药浓度很快达峰浓度,并迅速通过血液转移,后由肾脏排泄,在体内无蓄积作用。

【药理作用】该药的化学结构中含有两个活泼的巯基,与金属离子有较强的亲和力,能与其结合成不容易解离的无毒的环状化合物,随尿液排出,阻止含巯基的酶与金属离子结合,因而能避免这些酶的活性被抑制;若及早用药,还能与巯基酶上的金属离子竞争性结合,恢复巯基酶的活性。因为此药与金属离子结合以后,仍然有部分解离,所以应强调早期用药、重复用药。

【临床应用】临床主要用于酒石酸锑钾中毒,解毒效果明显;对砷、铅、汞中毒也有显著的解毒作用;对镍、钴、铜等中毒也有作用;还可以用于肝豆状核变性病的治疗。

【不良反应与用药护理】该药毒性较小。注射后可出现恶心、口臭、头晕、头痛、四肢酸痛及全身乏力等症状,如注射速度减慢,症状会随之减轻。偶见过敏反应。其可以导致个别病人谷丙转氨酶轻度升高,故肝病病人慎用。还能减少锑进入组织,促进其随尿排出,使血吸虫病人血液中的锑量降低,致使锑剂疗效降低。

二巯丙磺钠

二巯丙磺钠(sodium 2,3-dimercaptopropane sulfonate)的作用机制与二巯丁二钠相似。其是治疗砷、汞中毒的首选药;对铅、铜、铋、锑及铬中毒有一定效果;也可以用作灭鼠药毒鼠强中毒及农药杀虫单、杀虫双中毒的特效解毒药。常用剂量肌内注射时无明显的不良反应。静脉注射速度过快,则可引起头晕、恶心、面色苍白、口唇发麻及心悸等,少数人可出现过敏反应,甚至是过敏性休克。

依地酸钙钠

依地酸钙钠(calcium disodium edetate,解铅乐)对铅中毒解救效果最好。其能与多种金属离子(铜、铅、锰等)及放射性物质(钇、环、镭等)络合形成可溶性络合物,从而使金属离子失去毒性作用,迅速随尿液排出。主要用于急、慢性铅中毒,也可用于镉、铜、铬、锰等金属离子中毒和放射性物质的中毒。用药不良反应少,部分病人可以出现短暂的恶心、头晕、乏力、关节酸痛等反应。大剂量用药对肾脏有损害,需用药期间常检查尿常规,如出现管型尿或血尿,应及时停药。剂量以每天 2g 以下为宜,并注意补充维生素,尤其是维生素 B_6。肾病病人禁止使用。其长期应用还可以引起“过多络合症”,表现为尿急、尿频、皮炎、口角炎等。由于能络合锌,能干扰精蛋白锌胰岛素的作用维持时间。

青霉胺

青霉胺(penicila mine)为青霉素的代谢产物,是含有巯基的氨基酸。其可以与铅、汞、铜等金属离子络合,对铜中毒解毒效果较好,也可作为肝豆状核变性病的首选药。本品毒性小,但是和青霉素有交叉过敏反应,所以用药前必须做青霉素皮肤过敏试验,对青霉素过敏者禁止使用。

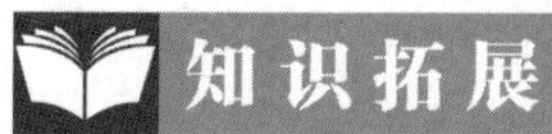

肝豆状核变性

肝豆状核变性由 Wilson 在 1912 年首先描述,故又称为 Wilson 病,是一种常染色体隐性遗传性铜代谢障碍性疾病。因铜代谢障碍在机体内蓄积而致病。该病通常易发生于儿童期或青少年期,起病较缓慢,少数患者由于感染、外伤等原因呈现急性发病,最终患者均会出现肝脏及神经系统损害症状。

1. 肝脏症状　肝脏是本病最先受累的部位，约80%的患者发生肝脏症状，多表现为非特异性的慢性肝病综合征，如无力、食欲不振、倦怠、肝大或缩小、肝区疼痛、脾肿大、脾功能亢进、蜘蛛痣、黄疸、食管静脉曲张破裂出血、腹水及肝性脑病等。

2. 神经系统主要是出现锥体外系症状　①震颤为常见首发症状，从一侧手部开始，先出现细小的震颤，逐渐转变成粗大的震颤。②构音障碍，表现为讲话声音含糊、嘶哑、低沉，严重时甚至发不出声音来。③肌张力障碍，累及口腔和面部肌肉时出现苦笑貌、"面具脸"等，累及四肢和躯干肌肉出现肢体僵硬、变换姿势困难等，严重者还会出现类似帕金森病的慌张步态、手足徐动、肢体舞蹈样动作等。

去铁胺

去铁胺(deferoxa mine)为铁中毒的特效解毒药，可以与组织中的铁离子络合成为无毒物质后随尿液排出。其主要用于铁中毒的解救，口服吸收差，必须肌内注射或静脉注射。该药如注射速度过快，可引起低血压、面部潮红等，注射局部可出现疼痛。

第三节　氰化物中毒及解毒药

一、氰化物中毒及解毒机制

氰化物是作用迅速的剧毒物质。常见的氰化物有氰化钾、氰化钠和氢氰酸。苦杏仁、枇杷核仁、桃仁、木薯、梅及樱桃核仁、高粱秆中均含有氰苷，氰苷水解后产生氢氰酸，人和动物误食后也可导致中毒。另外，硝普钠在体内可代谢成氰化物，过量应用也可引起氰化物中毒。其中毒机制是氰化物进入机体内能释放出氰离子(CN^-)，CN^-与机体内的细胞色素氧化酶结合形成氰化细胞色素氧化酶，使此酶丧失传递电子的能力，使呼吸链中断，进而引起细胞内窒息出现中毒症状，严重者甚至迅速死亡。

氰化物的中毒解救必须合用高铁血红蛋白形成剂及供硫剂。中毒时应立即给予高铁血红蛋白形成剂，可迅速将体内部分血红蛋白氧化成高铁血红蛋白，后者可与游离的CN^-结合或夺取已经与细胞色素氧化酶结合的CN^-，成为氰化高铁血红蛋白，复活细胞色素氧化酶；同时还必须给予供硫剂，如硫代硫酸钠，与体内游离的或已结合的CN^-相结合，形成无毒的、稳定性强的硫氰酸盐，随尿排出，达到彻底解毒的目的。

二、常用解毒药

(一)高铁血红蛋白形成剂

亚硝酸钠(sodium nitrite)在机体内能把血红蛋白氧化成为高铁血红蛋白，后者与氰离子结合力强，对氰化物中毒可以有效地解救。大剂量可导致高铁血红蛋白血症，如头痛、眩晕、呼吸困难、发绀等；过量中毒或静脉注射速度过快可以导致晕厥、血压骤降、循环衰竭，甚至死亡。孕妇禁止使用。

亚甲蓝

亚甲蓝(methylthioniniumchloride，美蓝)是氧化还原剂，对红细胞中的血红蛋白有双重作用，跟其在体内浓度的不同而有差异。低浓度的亚甲蓝可在还原型脱氢酶辅酶Ⅰ的作用下转变成还原型亚甲蓝，后者能把高铁血红蛋白还原成血红蛋白，自身又氧化成氧化型亚甲蓝。可用于亚硝酸盐、苯胺、硝酸甘油及伯氨喹等引起的高铁血红蛋白血症。高浓度的亚甲蓝则能够直接把血红蛋白氧化成高铁血红蛋白，因此，其可用于氰化物中毒的解毒，但作用不如亚硝酸钠强。静脉注射剂量过大时，可引起恶心、呕吐、出汗、头痛、眩晕、腹痛等。因其可以引起局部组织坏死，故禁止用于皮下注射和肌内注射。

4-二甲氨基酚

4-二甲氨基酚(4-DMAP)是一种新型的高铁血红蛋白成型剂，其优点是具有迅速形成血红蛋白的能力，抗氰效果优于亚硝酸钠，可以口服、肌内及静脉注射，不良反应较轻。

(二)供硫剂

硫代硫酸钠

硫代硫酸钠(sodium thiosulfate)的化学结构中有活泼的硫原子，在转硫酶的作用下硫原子可与游离的以及结合的氰离子结合,对氰化物中毒有解救作用。硫代硫酸钠与亚硝酸钠合用可明显提高疗效,但是需要注意的是两者不宜混合注射,以免引起血压过度下降;分别给药时也需要控制好静脉注射的速度,避免由于速度过快导致的血压骤降。此外,硫代硫酸钠还是钡盐中毒的特效解毒药。其偶见恶心、头晕、呕吐、乏力等不良反应。

第四节　灭鼠药中毒及解毒药

灭鼠药的种类有很多,发生灭鼠药中毒后,最先要确认的是中毒鼠药的种类,然后再使用解毒药物并对症治疗。

一、抗凝血类灭鼠药中毒及解毒药

抗凝血类灭鼠药常用的有杀鼠灵、鼠得克、敌鼠钠、大隆(又名杀鼠隆)等,其毒理主要是破坏机体的凝血功能、损伤小血管、引起出血等。人如果误服,会缓慢出现中毒症状,一般是在服后的第3日(数小时乃至20日)开始出现食欲减退、恶心、呕吐及精神不振,之后可发生牙龈出血、鼻出血、皮肤紫癜、尿血、便血、咯血等,并可伴有腹痛、关节痛及低热等。严重者可出现休克。病人可有贫血、凝血酶原时间及出凝血时间延长。特效解毒药是维生素 K_1。

维生素 K_1

维生素 K_1(vita mine K_1)与抗凝血类灭鼠药物的化学结构相似,可对抗并解除这类药物对凝血酶原活性的抑制,使凝血过程恢复正常。可同时给予足量维生素C及糖皮质激素辅助治疗。

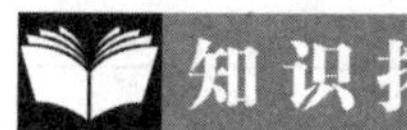

知识拓展

紫　　癜

紫癜亦称紫斑,是皮肤和黏膜出血后颜色改变的总称。临床特征为血液溢于皮肤、黏膜之下,出现瘀点瘀斑,一般不高出皮面,仅于过敏性紫癜时可稍隆起,开始为紫红色,压不褪色,以后逐渐变浅,至两周左右变黄而消退。常伴鼻衄、齿衄,甚至呕血、便血、尿血。

二、磷毒鼠药中毒及解毒药

磷毒鼠药包括磷化锌及毒鼠磷。

(一)磷化锌中毒及解救

磷化锌作用于神经系统,轻度中毒时有恶心、呕吐、头痛、头晕、乏力、腹泻、腹痛、咳嗽、胸闷、心动过缓等症状。中度中毒时,除上述症状以外还有意识障碍、呼吸困难、抽搐、轻度心肌损害、心电图T波低平、ST段降低、传导阻滞。重度中毒时,出现惊厥、肺水肿、昏迷、呼吸衰竭、明显的肝损害及心肌损害等。

磷化锌口服中毒者应该立即催吐、洗胃。洗胃先用硫酸铜溶液,每次200~500 ml口服,使磷转变成无毒的磷化铜沉淀,反复直至洗出的液体没有磷臭味为止。然后再用0.05%高锰酸钾溶液或0.3%过氧化氢溶液持续洗胃,直至洗出的液体澄清为止。最后口服硫酸钠15~30g导泻。禁止使用油类泻药,也禁止食用牛奶、鸡蛋、动植物油类,因磷能溶于脂肪中而被吸收。休克、急性肾衰竭、呼吸困难及肺水肿时,应及时对症治疗。

(二)毒鼠磷中毒及解救

毒鼠磷为有机磷化合物,其毒理机制主要是其抑制胆碱酯酶活性,使乙酰胆碱在突触处过量积聚,引起一系列胆碱能神经系统功能亢进的中毒症状,如平滑肌兴奋、骨骼肌兴奋、瞳孔缩小、腺体分泌增加等。由于中毒症状主要是因为抑制胆碱酯酶所致,所以中毒解救基本上与有机磷酸酯类农药中毒相同,主要是应用阿托品和胆碱酯酶复活药如氯解磷定等解救。

三、有机氟灭鼠药中毒及解毒药

有机氟灭鼠药包括甘氟、氟乙酰胺、氟乙酸钠等。中毒后主要表现为中枢神经系统和心脏受累。由于毒性强,无特效解毒药,极易导致人、畜中毒死亡,故国家已经明令禁止使用。中毒的解救药主要是用乙酰胺

(acetamide,解氟灵),该药对甘氟、氟乙酰胺中毒的救治效果较好,能延长氟乙酰胺中毒的潜伏期,解除氟乙酰胺中毒症状,从而挽救病人的生命。

第五节 蛇毒中毒及解毒药

蛇毒是毒蛇所分泌的有毒物质,主要有血液毒、神经毒、混合毒。血液毒致伤时可引起全身广泛性出血,最终导致出血性休克。神经毒致伤时可引起声嘶、眼睑下垂、复视及失语,最后可出现血压下降、呼吸困难及休克,导致机体缺氧、发绀、全身瘫痪,如若抢救不及时则出现循环及呼吸衰竭,病人可迅速死亡。混合毒致伤时兼有血液毒及神经毒的症状。被毒蛇咬伤必须及时治疗,除进行一般处理外,还要用抗蛇毒药进行治疗。抗蛇毒药包括抗蛇毒血清及由中草药配制而成的抗蛇毒药两类,常用药物及临床应用见表 42-1。

表 42-1 常用抗蛇毒药及临床应用

药 物	临床应用
精制抗五步蛇毒血清	主要用于五步蛇咬伤
精制抗眼镜蛇毒血清	主要用于眼镜蛇咬伤
精制抗蝮蛇毒血清	主要用于蝮蛇咬伤
精制抗银环蛇毒血清	主要用于银环蛇咬伤
多价抗蛇毒血清	用于蛇种不明的毒蛇咬伤
南通蛇药	用于各种毒蛇、毒虫咬伤
群生蛇药	用于蝮蛇、五步蛇、眼镜蛇等咬伤
群用蛇药	主要用于治疗眼镜蛇咬伤效果较好,对银环蛇、蝮蛇、五步蛇、竹叶青蛇等咬伤亦有效
上海蛇药	用于治疗蝮蛇、竹叶青蛇、眼镜蛇、银环蛇、尖吻蛇等咬伤

第六节 全国护士执业资格考试要点解析

有机磷中毒病人的治疗原则要遵守迅速清除毒物、解毒药物的使用、对症治疗三原则,才能确保治疗有效且彻底。

一、迅速清除毒物

口服中毒者要反复洗胃,可用清水、2%碳酸氢钠(敌百虫禁用)或 1∶5000 高锰酸钾溶液(对硫磷忌用)进行洗胃,直至洗清至无大蒜味为止,然后再给硫酸钠导泻。在清洗毒物同时,应尽早使用解毒药治疗。皮肤黏膜吸收中毒者应立即脱离现场,脱去污染衣服,用肥皂水反复清洗污染皮肤、头发和指甲缝隙部位,禁用热水或乙醇擦洗,以防皮肤血管扩张促进毒物吸收。眼部污染可用 2%碳酸氢钠溶液、生理盐水或清水连续冲洗。

二、解毒药物的使用

1. 抗胆碱药:最常用药物为阿托品。

阿托品用量应根据中毒程度而定。轻度中毒可皮下注射阿托品 1~2 mg,每 1~2 h 一次,中、重度(包括昏迷)中毒可静脉给药。阿托品使用原则是早期、足量反复给药,直到毒蕈碱样症状明显好转或有“阿托品化”表现为止。达到阿托品化后病人仍出现面部、四肢抽搐,进一步治疗应为重用胆碱能复活剂。当出现阿托品化,则应减少阿托品剂量或停药。

2. 胆碱酯酶复活药:此类药物能使抑制的胆碱酯酶恢复活性,改善烟碱样症状如缓解肌束震颤,促使昏迷病人苏醒。但对解除毒蕈碱样症状效果差。

三、对症治疗

有机磷中毒的死因主要为呼吸衰竭。及时给氧、吸痰、保持呼吸道通畅;必要时气管插管、气管切开或应用人工呼吸机;防治感染应早期应用抗生素;输液可加速毒物排出,并可补偿丢失的液体、电解质,纠正酸碱平衡和补充营养。

测试练习

一、填空题

1. 大剂量的亚甲蓝可使体内血红蛋白转变成________,小剂量的亚甲蓝可使________转变成________。因此,氰化物中毒解救若使用亚甲蓝,宜用________剂量。

2. 有机磷酸酯类轻度中毒可出现________样症状;中度中毒出现________样和________样症状;重度中毒还可出现________症状。

3. 青霉胺为________的水解产物,与________有交叉过敏反应,故用前必须做皮肤过敏试验;青霉胺是治疗________的首选药物。

4. 氰化物的中毒机制是其能进入人体内释放出________,与人体内的________结合形成________,能使该酶失去传递________的能力,使呼吸链中断,引起细胞内窒息出现中毒症状,严重者会导致人迅速死亡。氰化物中毒的解救必须联合应用________和________。

5. 抢救有机磷酸酯类中毒的特效药是________和________。

6. 对酒石酸锑钾中毒效果明显的解毒药是________;二巯丙磺酸钠是治疗________、________中毒的首选药;去铁胺是特效的________络合剂。

二、选择题

(一)以下每题有 A、B、C、D、E 五个备选答案,请从中选择一个最佳答案。

1. 解救铜中毒时应该首选(　　)。

A. 去铁胺　B. 二巯丁二钠　C. 乙酰胺　D. 二巯丙磺钠　E. 青霉胺

2. 氰化物中毒的原因是因为 CN^- 与(　　)结合而引起。

A. 细胞色素氧化酶　B. 含巯基酶　C. 胆碱酯酶　D. 乌头酸酶　E. 酰胺酶

3. 有机氟中毒的解救药是(　　)。

A. 乙酰胺　B. 氯解磷定　C. 阿托品　D. 亚甲蓝　E. 青霉胺

4. 解救砷中毒时应首选(　　)。

A. 青霉胺　B. 二巯丁二钠　C. 二巯丙磺钠　D. 硫代硫酸钠　E. 去铁胺

5. 亚硝酸钠导致的高铁血红蛋白症可选用(　　)解救。

A. 硫代硫酸钠　B. 小剂量亚甲蓝　C. 大剂量亚甲蓝　D. 二巯丙磺钠　E. 青霉胺

6. (　　)对汞中毒无解毒作用。

A. 二巯丁二钠　B. 二巯丙磺钠　C. 青霉胺　D. 硫代硫酸钠　E. 依地酸钙钠

7. 不可用于氰化物中毒解救的药物是(　　)。

A. 亚硝酸钠　B. 大剂量亚甲蓝　C. 小剂量亚甲蓝　D. 亚硝酸异戊酯　E. 硫代硫酸钠

8. 关于氯解磷定描述错误的是(　　)。

A. 不可重复使用　B. 剂量要足　C. 用药要早　D. 对乐果中毒基本无效

E. 禁与碱性药物配伍

9. (　　)主要用于治疗遗传性铜代谢障碍性疾病。

A. 二巯丁二钠　B. 青霉胺　C. 亚硝酸钠　D. 乙酰胺　E. 依地酸钙钠

10. (　　)可以恢复胆碱酯酶的活性。

A. 乙酰胺　B. 氯解磷定　C. 亚甲蓝　D. 二巯丙磺钠　E. 阿托品

11. 患者,男,30 岁。因家庭琐事与妻子发生争吵后,一气之下吞服了大量有机氟类灭鼠药后,患者出现恶心、呕吐、抽搐、烦躁不安、血压下降等,应选用(　　)解救。

A. 阿托品　B. 乙酰胺　C. 氯解磷定　D. 硫代硫酸钠　E. 青霉胺

12. 患者,女,40 岁。农民,在喷洒 1605 农药过程中突然出现昏迷,后经诊断有机磷酸酯类农药中毒,应立即注射(　　)。

A. 硫代硫酸钠　B. 氯解磷定　C. 亚硝酸钠　D. 青霉胺　E. 乙酰胺

13. 金属与类金属中毒的常用解毒药不包括(　　)。

A. 二巯丙醇　B. 二巯丁二钠　C. 青霉胺　D. 依地酸钙钠　E. 阿托品

14.(　　)是有机磷农药中毒的中枢神经系统症状。

A. 皮疹　B. 肌肉震颤、抽搐　C. 躁动、谵妄、循环衰竭　D. 瞳孔缩小、视力模糊、流涎　E. 急性腹痛

15.(　　)是有机磷农药中毒的外周 M 样症状。

A. 瞳孔缩小、视力模糊、流涎　B. 肌肉震颤、抽搐　C. 躁动、谵妄、循环衰竭　D. 皮疹　E. 急性腹痛

16.(　　)是有机磷农药中毒的外周 N 样症状。

A. 躁动、谵妄、循环衰竭　B. 急性腹痛　C. 瞳孔缩小、视力模糊、流涎　D. 皮疹　E. 肌肉震颤、抽搐

17. 中毒是(　　)。

A. 化学引起的疾病　B. 毒物引起的疾病　C. 生物引起的疾病　D. 食物引起的疾病　E. 药物引起的疾病

18. 中毒的严重程度与后果取决于(　　)。

A. 毒物的作用时间　B. 作用毒物的剂量　C. 对中毒的诊断和救治　D. 作用毒物的剂量、作用时间以及诊断和救治是否准确与及时　E. 作用毒物疾病的诊断

19. 洗胃用的 1 : (2000~5000)高锰酸钾溶液经常用于中毒的药物是(　　)。

A. 奎宁、氰化物、阿片类、巴比妥类、士的宁　B. 酮、银、铅、锌的中毒　C. 硝酸银、砷化物的中毒　D. 高锰酸钾的中毒　E. 生物碱及洋地黄的中毒

20. 按照临床表现将有机磷农药中毒分为(　　)。

A. 重度中毒和轻度中毒　B. 轻中度中毒和轻度中毒　C. 轻度中毒和中度中毒　D. 轻度中毒和中度中毒和重度中毒　E. 中度中毒和重度中毒

21. 有机磷农药的中毒机制主要是(　　)。(护考真题)

A. 激活体内胆碱酶活性　B. 抑制体内转氨酶活动　C. 抑制体内碱性磷酸酶活性　D. 抑制体内胆碱酯酶活性　E. 激活体内转氨酶活性

22. 有机磷农药中毒的解毒药物中,最常见的抗胆碱药为阿托品,其作用是(　　)。(护考真题)

A. 缓解肌肉震颤　B. 缓解肌肉抽搐　C. 促使昏迷患者苏醒　D. 使瞳孔缩小　E. 抑制腺体分泌

23. 有机磷农药对人体的毒性主要在于(　　)。(护考真题)

A. 引起急性肾衰竭　B. 使血液凝固发生障碍　C. 抑制中枢神经系统　D. 抑制乙酰胆碱酯酶活力　E. 增加乙酰胆碱的产生

24. 患者,男性,35 岁。发热、寒战、咳嗽、呼吸急促 8 h 来诊。查体:体温 38.8 ℃,脉搏 140 次/min,呼吸 30 次/min,神志不清,皮肤潮湿,双肺有湿啰音,瞳孔等大等圆,对光反射(-),初步诊断为肺部感染,给予抗生素等对症处理,生命体征 q2h 监测,护士在观察病情中发现其瞳孔缩小,烦躁,肢体有抽动及震颤,及时报告医师。经再次详细询问发病经过时,其家属告知发病前曾食用大量的水果、新鲜蔬菜,立即进行了一系列的实验室检查。最可能的诊断是(　　)。(护考真题)

A. 亚硝酸盐中毒　B. 食物中毒　C. 有机磷农药中毒　D. 敌百虫中毒　E. 敌敌畏中毒

25. 患者,女性,42 岁。由家人背送急诊,家属诉半小时前发现其不省人事,倒卧在家中床上,时有呕吐。查体:皮肤多汗,流涎,双侧瞳孔明显缩小,呼吸有大蒜味,分诊护士首先考虑该患者最有可能为(　　)。(护考真题)

A. 安眠药中毒　B. 敌敌畏中毒　C. 一氧化碳中毒　D. 有机磷中毒　E. 脑栓塞

26. 患者,女性,30 岁。服 1059 农药自杀,家人送入院急诊,护士为其洗胃清除毒物,但应禁用的洗胃液是(　　)。(护考真题)

A. 1 : 15000~1 : 20000 高锰酸钾　B. 2%~4%碳酸氢钠　C. 1%盐水　D. 蒸馏水　E. 生理盐水

27. 患者，女性，26岁。因与家人吵架服毒，询问家属不能准确说出毒物的名称。查体：神志不清，双侧瞳孔缩小。护士判断可能的中毒毒物是（　　）。（护考真题）

A. 有机磷或吗啡类中毒　　B. 碱性物中毒

C. 氰化物中毒　　D. 颠茄类中毒　　E. 乙醇中毒

（二）以下提供若干个案例，每个案例下设若干个试题。请根据各试题题干所提供的信息，在每题下面的A、B、C、D、E五个备选答案中选择一个最佳答案。（28~30题共用题干）

患者，女，35岁。误服有机磷农药大约85 ml，不久后出现昏迷，被送入医院，经过检查瞳孔缩小，呼吸困难，满肺可闻及湿啰音。

28. 出现以上症状的原因是（　　）。

A. 迷走神经持久抑制　　B. 迷走神经持久兴奋

C. 动眼神经兴奋　　D. 急性气管炎　　E. 急性肺炎

29. （　　）治疗对该患者不宜进行。

A. 催吐　　B. 导泻　　C. 洗胃　　D. 迅速开放静脉通路　　E. 灌肠

30. 首选（　　）抢救该患者。

A. 碳酸氢钠　　B. 利多卡因　　C. 阿托品　　D. 肾上腺素　　E. 洛贝林

三、简答题

1. 简述有机磷酸酯类中毒的机制，可用什么药物解救？

2. 有机磷酸酯类中毒解救时，怎样区分阿托品化与阿托品中毒？

四、论述题

1. 抢救中、重度有机磷酸酯类中毒为什么要合用氯解磷定及阿托品？

2. 为什么抢救氰化物中毒时必须同时应用供硫剂？

五、案例分析

患者，男，32岁，1.5 h前服用敌百虫，呕吐数次。查体：血压130/65 mmHg，脉搏64次/min，流涕，恶心，呕吐，双肺可闻湿啰音，对光反应迟钝，皮肤潮湿，心律齐，无杂音。临床诊断：急性有机磷中毒。处置：洗胃，完善相关检查，如血清胆碱酯酶活性、电解质、血常规等。医嘱：阿托品注射液一次2 mg，静脉注射，直至阿托品化，之后使用维持量；氯解磷定一次1200 mg，肌内注射，每30 min 1次，共用4次，之后每2 h肌内注射1次，并根据胆碱酯酶活性调整用量。试分析：以上用药是否合理？为什么？

参考答案

一、填空题

1. 高铁血红蛋白；高铁血红蛋白；血红蛋白；大。

2. M；M；N；中枢。

3. 青霉素；青霉素；肝豆状核变性病。

4. 氰离子（CN^-）；细胞色素氧化酶；氰化细胞色素氧化酶；电子；供硫剂；高铁血红蛋白形成剂。

5. 胆碱酯酶复活药；阿托品。

6. 二巯丁二钠；砷；汞；铁。

二、选择题

1. E　2. A　3. A　4. C　5. B　6. E　7. C　8. A　9. B　10. B　11. B　12. B　13. E　14. C　15. A　16. E　17. B　18. D　19. A　20. D　21. D　22. E　23. D　24. C　25. D　26. A　27. A　28. B　29. A　30. C.

三、简答题

1. 有机磷酸酯类可由皮肤、黏膜、呼吸道或消化道等进入人体，因为其化学结构和乙酰胆碱相似，可以与胆碱酯酶形成牢固的磷酰化胆碱酯酶，使胆碱酯酶丧失催化乙酰胆碱水解的能力，导致乙酰胆碱蓄积在神经末梢处，表现胆碱能受体被过度兴奋效应，出现一系列中毒症状，包括烟碱（N）样作用、毒蕈碱（M）样作用及中枢神经系统症状。

解救药物有氯解磷定及阿托品。

2. 注意观察阿托品化的指征表现:瞳孔较前扩大、颜面潮红、皮肤干燥、肺部湿性啰音显著减少或消失、腺体分泌减少、由昏迷转为清醒或有轻度躁动不安等。

密切观察病人情况,避免出现阿托品中毒表现:瞳孔极度扩大,尿潴留,体温高于 39 ℃,谵妄、抽搐甚至昏迷。

四、论述题

1. 有机磷酸酯类轻度中毒时,只表现出 M 样症状,单独应用阿托品就能解除其中毒症状,所以可单独应用阿托品治疗。但是当中度中毒时会同时有 M 样和 N 样症状出现,重度中毒时除 M、N 样症状外,还会表现中枢神经系统症状。阿托品能迅速解除有机磷酸酯类中毒时的 M 样症状,也能部分解除中枢神经系统的中毒症状,并对呼吸中枢有兴奋作用,但其不能复活胆碱酯酶的活性,对骨骼肌震颤无效。而氯解磷定能恢复胆碱酯酶的活性,迅速解除骨骼肌震颤,但其对 M 样症状及中枢神经系统症状几乎没有作用。如单用其中任一药物,都不能完全解除中、重度有机磷酸酯类中毒的症状,为了相互取长补短,必须同时应用阿托品和氯解磷定以彻底解除中、重度有机磷酸酯类中毒的症状。

2. 解救氰化物中毒的关键在于能迅速恢复细胞色素氧化酶的活性及加速氰化物转变为无毒或低毒的物质排出体外。高铁血红蛋白形成剂使部分血红蛋白氧化成高铁血红蛋白,高铁血红蛋白与 CN^- 有高度亲和力,能够与游离的和已经与细胞色素氧化酶结合的 CN^- 生成氰化高铁血红蛋白,从而复活细胞色素氧化酶。但是氰化高铁血红蛋白仍可逐渐解离出 CN^-,导致中毒症状重现。因此,在应用高铁血红蛋白形成剂后,必须给予供硫剂,在转硫酶的作下,与游离的 CN^- 和氰化高铁血红蛋白解离出的 CN^- 结合,转变为无毒的硫氰酸盐(SCN^-)从尿中排出,真正达到解毒目的。

五、案例分析

合理。

敌百虫是有机磷酸酯类农药,服用后会和胆碱酯酶结合,形成磷酰化胆碱酯酶从而失去活性,使乙酰胆碱不能被水解而堆积,过度激动胆碱受体,引起一系列的胆碱能神经系统功能亢进的中毒症状。若不能及时应用胆碱酯酶复活药解救,磷酰化胆碱酯酶则不容易被解离,胆碱酯酶难以恢复活性,形成酶的"老化"现象。因此,应及早、反复、足量给予阿托品,直至达到阿托品化,然后改用维持量。阿托品可阻断 M 受体,使乙酰胆碱不能与 M 受体结合,导致睫状肌及瞳孔括约肌松弛、胃肠道和呼吸道平滑肌舒张、腺体分泌减少、心脏兴奋性增强等,从而迅速解除 M 样症状;同时又能通过血脑屏障进入脑内消除一部分中枢症状;对呼吸中枢的兴奋作用还可以对抗有机磷酸酯类农药中毒引起的呼吸中枢抑制。同时,应该尽早应用氯解磷定,首剂量要足,重复应用,疗程延长至各种中毒症状均消失、病情稳定 48 h 后停药。氯解磷定既可以与磷酰化胆碱酯酶中的磷酰基结合使胆碱酯酶游离,恢复水解乙酰胆碱的活性;又可以直接与游离的有机磷酸酯类结合,形成无毒的磷酰化氯解磷定从肾脏排出,阻止毒物继续抑制胆碱酯酶,能迅速解除 N 样症状,消除肌束颤动。

(韩 璐)

第四十三章　盐类及酸碱平衡调节药

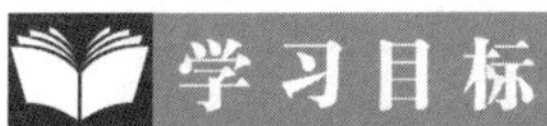

学习目标

☞ **知识目标**

1. 掌握氯化钠、氯化钾、碳酸氢钠的作用、临床应用、不良反应与用药护理。
2. 熟悉葡萄糖氯化钠、乳酸钠林格等药物的作用特点及用药护理。
3. 了解盐类和酸碱平衡调节药物的特点。

☞ **能力目标**

培养观察盐类及酸碱平衡调节药的疗效及监测不良反应的能力，能熟练实施护理操作，并正确指导合理用药。

☞ **态度目标**

明确护士在用药过程中的重要职责，养成良好的职业素质和细心严谨的工作作风。

案例导学

李女士，30 岁。近期因失恋欲结束自己的生命。口服大量苯巴比妥后出现昏迷、呼吸抑制、血压下降等症状。被家人紧急送医。医生迅速洗胃、导泻、同时静脉滴注碳酸氢钠。试分析：

1. 医生为何选用碳酸氢钠静脉滴注？
2. 使用碳酸氢钠应注意哪些护理措施？

第一节　盐　　类

氯化钠(sodium chloride)

临床上常用的制剂有 0.9%氯化钠注射液(生理盐水)和 10%氯化钠注射液等。

【药理作用】

(1)钠离子是细胞外液的主要阳离子，是维持细胞外液渗透压和容量的重要成分。

(2)正常浓度的钠离子是维持组织细胞兴奋性和神经肌肉应激性的必要条件。

(3)钠离子还以碳酸氢钠的形式构成体液缓冲系统，对调节体液的酸碱平衡起到重要作用。

【临床应用】

(1)低钠综合征：用于如大量出汗、频繁呕吐、严重腹泻、大面积烧伤、利尿过度等导致的体内大量失钠，表现为全身虚弱、表情淡漠、肌肉痉挛、循环障碍、谵妄、昏迷甚至死亡。

(2)维持血容量：大量出血而又无法进行输血时，可输入 0.9%氯化钠注射液以维持血容量进行急救。

(3)外用冲洗液：0.9%氯化钠溶液(生理盐水)可用于冲洗眼、伤口，也用于溶解和稀释药物。

(4)慢性肾上腺皮质功能不全(艾迪生病)。

【不良反应与用药护理】

(1)输入过量可致高血钠、低血钾、组织水肿，故心、脑、肾功能不全及高血压慎用，肺水肿禁用。

(2)输注高渗氯化钠溶液时，速度宜缓慢以减轻对静脉的刺激。同时还应注意不要漏出血管外，以免引起疼痛甚至局部坏死。

(3)对已有酸中毒倾向者，大量应用可致高氯性酸中毒，最好同时加入适量的碳酸氢钠或乳酸钠，纠正酸中毒。

葡萄糖氯化钠(glucose and sodium chloride)

葡萄糖是人体主要的热量来源之一。钠和氯是机体重要的电解质,对维持人体正常的血液和细胞外液的容量及渗透压起着非常重要的作用。临床用于治疗体液丢失及术前、术中术后的水、电解质及能量的补充。一般无不良反应。急速、大量给药时,可引起血清电解质异常。心、肾功能不全患者,高氯、高钠血症患者,糖尿病患者,高渗脱水性患者慎用;一般高龄患者生理功能低下时,注意减量。

氯化钾(potassium chloride)

【药理作用与临床应用】

K^+是细胞内的主要阳离子,是维持神经肌肉兴奋性和心肌正常功能所必需的物质,是维持细胞内渗透压及新陈代谢的重要成分,并参与酸碱平衡的调节。K^+缺乏时可出现低钾血症,表现为肠麻痹、心律失常、乏力、腱反射减退或消失等,严重者可因呼吸麻痹或心功能不全而死亡。主要用于各种原因引起的低钾血症,如严重吐泻、不能进食、长期应用排钾利尿药或肾上腺皮质激素等;也可用于强心苷中毒引起的阵发性心律失常,有传导阻滞者禁用钾盐。

【不良反应与用药护理】

(1)本药口服有强烈刺激性,可引起恶心、吐、上腹部不适,甚至胃肠溃疡、坏死等。宜采用本品的10%水溶液稀释于饮料中,在餐后服用或采用氯化钾控释片。故消化性溃疡患者慎用。

(2)严禁静脉注射,静脉滴注亦须稀释后缓慢滴注,溶液浓度一般不超过0.2%~0.4%。如果静滴过量或滴注速度过快,可引起高钾血症,表现为乏力、手足口唇麻木、肌张力降低、反射消失、周围循环衰竭、意识模糊、呼吸困难、心律失常甚至心脏停搏。静脉滴注过程中需监测病人心律和血钾水平。

【禁忌证】

肾功能严重损害、房室传导阻滞、尿少或尿闭未得到改善及血钾过高的病人禁用。

第二节　酸碱平衡调节药

碳酸氢钠(sodium bicarbonate)

【药理作用与临床应用】

1. 纠正代谢性酸中毒　解离的HCO^{3-}与H^+结合,使体内H^+浓度降低,治疗代谢性酸中毒。

2. 碱化尿液　经肾排泄时使尿液碱化,可用于巴比妥类药物中毒时加速其从尿排出;防止磺胺类药物在泌尿道析出结晶损害肾脏;增强氨基苷类抗生素治疗泌尿道感染的疗效。

3. 治疗高血钾症　碳酸氢钠升高血液的pH值,促使血清钾离子进入细胞内,从而使血钾降低。

【不良反应与用药护理】

对局部组织有刺激性,静注时切勿漏出血管。过量可致代谢性碱中毒。碳酸氢钠可加重钠水潴留、缺钾等,充血性心力衰竭、急慢性肾衰竭、低血钾或伴有CO_2潴留者慎用。

乳酸钠(sodium lactate)

进入体内后,其乳酸根在有氧条件下,在肝脏氧化为碳酸氢根,故可治疗代谢性酸中毒,作用不及碳酸氢钠迅速。由高血钾症或普鲁卡因胺、奎尼丁等引起的心律失常伴有酸中毒者,以乳酸钠治疗为宜。过量可致碱血症。休克、缺氧、肝功能不全及乳酸性酸中毒者禁用。

乳酸钠林格(sodium lactate ringer's)

乳酸钠林格为含有乳酸钠、氯化钠、氯化钾、氯化钙的复方制剂。临床用于补充体液(尤其是细胞外液丢失)、调节电解质和酸碱平衡。不良反应少见,急速大量给药时,有可能出现脑水肿、肺水肿、末梢水肿。肾功能不全、心功能不全、重症肝功能障碍、高渗性脱水症及因阻塞性尿路疾患而引起尿量减少的患者慎用;乳酸血症患者禁用。

测试练习

一、填空题

1. 巴比妥类药物中毒时为加速其从尿排出,可选用________静脉滴注。

2. 低钠综合征的治疗可选用________。

二、选择题

1. 纠正代谢性酸中毒常用( )。

A. 氯化钾 B. 氯化钠 C. 氯化钙 D. 乳酸钠 E. 碳酸氢钠

2. 临床常用的氯化钠浓度为( )。

A. 0.5% B. 0.9% C. 5% D. 50% E. 1%

3. 氯化钠输入过量可导致( )。

A. 低血钠 B. 高血钾 C. 高氯性酸中毒 D. 血压降低 E. 休克

三、简答题

1. 氯化钾常见的不良反应有哪些?

2. 碳酸氢钠的药理作用及临床应用有哪些?

四、案例分析

李女士,30岁。近期因失恋欲结束自己的生命。口服大量苯巴比妥后出现昏迷、呼吸抑制、血压下降等症状。被家人紧急送医。医生迅速洗胃、导泻,同时静脉滴注碳酸氢钠。试分析:

1. 医生为何选用碳酸氢钠静脉滴注?

2. 使用碳酸氢钠应注意哪些护理措施?

参考答案

一、填空题

1. 碳酸氢钠 2. 氯化钠

二、选择题

1. E 2. B 3. C

三、简答题

1. ①胃肠道反应,可引起恶心、吐、上腹部不适,甚至胃肠溃疡、坏死等。②高钾血症,表现为乏力、手足口唇麻木、肌张力降低、反射消失、周围循环衰竭、意识模糊、呼吸困难、心律失常甚至心脏停搏。

2. ①纠正代谢性酸中毒,治疗代谢性酸中毒。②碱化尿液,可用于巴比妥类药物中毒时加速其从尿排出;防止磺胺类药物在泌尿道析出结晶损害肾脏;增强氨基苷类抗生素治疗泌尿道感染的疗效。③可使血钾降低,治疗高血钾症。

四、案例分析

1. 碳酸氢钠为碱性药物,经肾排泄时使尿液碱化,可用于巴比妥类药物中毒时加速其从尿排出。

2. 碳酸氢钠对局部组织有刺激性,静注时切勿漏出血管。过量可致代谢性碱中毒。碳酸氢钠也可加重钠水潴留、缺钾等,充血性心力衰竭、急慢性肾衰竭、低血钾或伴有 CO_2 潴留者慎用。

(谢 田)

第四十四章　维生素类及酶类制剂

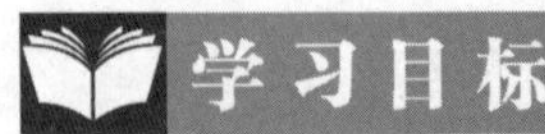

☞ **知识目标**

1. 掌握常用维生素的作用、临床应用、主要不良反应和注意事项。
2. 了解常用酶类制剂的作用特点及临床应用。

☞ **能力目标**

具备根据缺乏症合理选择维生素及正确处置不良反应的能力。

☞ **态度目标**

能根据临床需要正确使用维生素类及酶类制剂，并能正确指导病人合理用药。

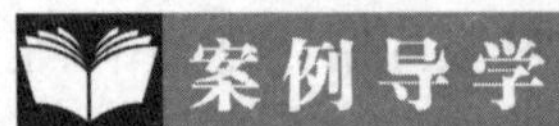

患者，男，7月龄。汗多、睡眠不安2个月余。患儿近2个月来烦躁，夜间啼哭、睡眠不安，易惊醒，汗多，食欲缺乏，大便稀，每日2~3次。生后牛乳喂养，近来偶尔添加米糊，未添加蛋黄及鱼肝油等。医生诊断为：佝偻病，给予维生素D和钙剂注射治疗。治疗10日后，患儿出现厌食、恶心、呕吐、持续性腹泻、嗜睡、多尿、口渴、血压升高、尿钙阳性等症状。试分析：这可能是出现了什么情况？应如何处理？

第一节　维生素类药

维生素(vita min，维他命)是一类维持机体正常代谢和生理功能所必需的低分子有机化合物，同时也是机体主要营养要素之一。在体内维生素既不供给热能，也不构成人体组织，而是直接或以某些辅酶(或辅基)方式参与代谢过程，维持器官组织的正常代谢与功能。机体缺乏某种(些)维生素时，影响正常的物质代谢过程，从而导致机体相应的维生素缺乏症。正常情况下，除少数维生素可在体内合成或由肠道细菌合成外，绝大多数维生素须从肉类、禽蛋、蔬菜、水果以及粮食制品中进行获取。人体对维生素需要量不多，只要科学搭配、合理膳食，多数人从食物中就能获得人体每天需要的各种维生素。只有当需要量增多、补充不足或吸收障碍(如婴幼儿生长发育期、妇女妊娠期、哺乳期及患某些疾病)时，才需要以药物方式进行补充。

维生素种类很多，迄今为止已发现的维生素超过60余种，其分子结构、化学性质差异很大，缺乏共性。因此，一般根据其溶解性将维生素分为脂溶性维生素和水溶性维生素两大类。临床常用的维生素有十几种，大多为人工合成。维生素类药主要用于各种维生素缺乏症的防治，有时也作为某些疾病的辅助治疗。

一、水溶性维生素

常用的水溶性维生素有维生素 B_1、维生素 B_2、维生素 B_6、维生素C、烟酸及烟酰胺、叶酸和维生素 B_{12} 等。

维生素 B_1

维生素 B_1(vita min B_1，硫胺素)天然存在于谷类、麦麸、黄豆、瘦肉、干果以及酵母中，烹饪过程可丧失约50%。药用者为人工合成品，其在酸性环境中较稳定。

【药理作用】 维生素 B_1 作为 α-酮酸氧化脱羧酶的辅酶，参与丙酮酸与 α-酮戊二酸的氧化脱羧反应，在糖分解代谢中起重要作用；同时也能激活胆碱乙酰化酶和抑制胆碱酯酶的活性。维生素 B_1 缺乏时，体内丙酮酸、乳酸堆积，能量代谢障碍，胆碱酯酶活性增强，乙酰胆碱水解加速，产生神经系统、心血管系统、消化系统症状，如脚气病、多发性神经炎、心功能不全、肺水肿及全身水肿，严重者可出现心包、胸腔、腹腔积液等。

【临床应用】主要用于防治维生素 B_1 缺乏症，如脚气病、心功能不全、多发性神经炎等。也用于全身感染、高热、甲状腺功能亢进、心肌炎、消化道疾病以及妊娠期妇女的辅助治疗。

【不良反应】本药毒性低，但注射给药偶见过敏反应，甚至过敏性休克，故除特殊情况需紧急补充外，应尽量避免采用注射用药。与碱性药物配伍可变质，故应避免。

知识拓展

脚气病

脚气病常发生在以精白米为主食的地区，常由于对维生素 B_1 摄入不足、需要量增高和吸收利用障碍等原因引起。临床上以消化系统、神经系统及心血管系统的症状为主，其症状表现为多发性神经炎，食欲缺乏、恶心、呕吐，严重时可出现心力衰竭，称脚气性心脏病；还可出现水肿及浆液渗出，常见于足踝部，其后发展至膝、大腿至全身，严重者可有心包、胸腔及腹腔积液，临床称为“脚气病”，故维生素 B_1 又称为抗脚气病维生素。

维生素 B_2

维生素 B_2(vita min B_2，核黄素)广泛来源于动物的肝、肾、肉类、鱼类、蛋黄、乳类、酵母、绿叶蔬菜及谷类，遇碱或光容易破坏，在酸性环境中稳定，现药用多为人工合成品。

【药理作用】维生素 B_2 在体内转化为黄素单核苷酸(FMN)及黄素腺嘌呤二核苷酸(FAD)，两者均为黄素酶类的辅酶，参与糖、蛋白质、脂肪，三大营养物质的代谢，在生物氧化中发挥递氢作用；激活维生素 B_6，促进色氨酸转化为烟酸；维持正常的视觉功能；参与血红蛋白的合成、维持红细胞的完整性。维生素 B_2 缺乏时，可引起口、舌、眼及外生殖器部位的炎症。

【临床应用】常用于口角炎、唇炎、舌炎、结膜炎、视网膜炎、角膜血管化、阴囊炎、脂溢性皮炎等维生素 B_2 缺乏症，因常伴有其他 B 族维生素的缺乏，故主张应用复合维生素 B；也可用于慢性感染、发热、甲状腺功能亢进、肠道疾病、恶性肿瘤以及妊娠、哺乳期妇女等的辅助治疗。

【不良反应】服药后尿液呈黄绿色，可能干扰尿胆原的测定。饭后服药吸收完全，但乙醇可影响本药吸收。应用吩噻嗪类、三环类抗抑郁药、丙磺舒时，应适当补充维生素 B_2。

维生素 B_6

维生素 B_6(vita min B_6，吡多辛)广泛存在于动物肝脏、肉类、蛋黄、酵母、豆类、谷类及绿叶蔬菜中，在自然界中多以吡哆醇、吡哆醛、吡哆胺形式存在，后二者在体内可相互转化，是维生素 B_6 的活性形式。

【药理作用】

维生素 B_6 在红细胞内转化为具有生理活性的磷酸吡哆醛和磷酸吡哆胺，作为体内上百种酶的辅酶，广泛参与机体多种生化代谢过程，使谷氨酸、色氨酸、亚油酸分别转化为 γ-氨基丁酸、5-羟色胺、烟酸及花生四烯酸。参与氨基酸、脂肪代谢及中枢性递质的结合。维生素 B_6 缺乏时，可出现皮炎、舌炎、唇炎、腹泻、周围神经病变，以及抑郁、贫血、癫痫发作等。

【临床应用】

(1)临床常用于治疗婴儿惊厥以及防治异烟肼、肼屈嗪所致的周围神经炎、失眠、中枢兴奋、烦躁不安等。

(2)用于服用口服避孕药或接受化疗、放疗期间引起的剧烈恶心、呕吐。

(3)用于动脉粥样硬化、脂溢性皮炎、白细胞减少症以及慢性肝炎的辅助治疗。

【不良反应】

长期大剂量使用，可引起头痛、进行性步态不稳、手足麻木等神经系统症状；与左旋多巴合用，可拮抗其抗震颤作用；肾上腺皮质激素类药、环磷酰胺、氯霉素、青霉胺等药物可增加维生素 B_6 的排泄或拮抗其作用，与上述药物合用时应注意补充。

维生素 C

维生素 C(vita min C,抗坏血酸)广泛存在于新鲜蔬菜和水果中,如西红柿、菠菜、青椒、橘、橙、柠檬、山楂及枣等。具有强还原性,久放或遇光颜色变微黄或加深,在酸性溶液中较稳定。

【药理作用】

维生素 C 在体内具有广泛的生理生化作用,主要包括以下方面。

1. 参与体内物质代谢及生化反应　参与氨基酸中苯丙氨酸、酪氨酸的代谢以及蛋白质(含胶原蛋白)、脂肪、多种神经递质的合成;作为药物代谢酶系的成分参与多种药物的代谢;促进铁、碳水化合物的利用;刺激凝血功能,加速凝血反应。

2. 参与氧化还原反应　如参与 Fe^{3+} 还原为 Fe^{2+},促使叶酸在体内还原为四氢叶酸,并防止甲基四氢叶酸变为不可逆的氧化产物甲酰叶酸,是治疗贫血的重要辅助药物;促使胱氨酸还原为半胱氨酸,以利于免疫球蛋白的合成。

3. 其他作用　促使胆固醇转化为胆汁酸,从而降低血中胆固醇含量;提高细胞内第二信使如 cAMP 与 cGMP 的含量;抑制亚硝酸转化为具有致癌作用的亚硝胺。

【临床应用】

常用于防治坏血病(维生素 C 缺乏症),也常用于急慢性传染病、久病卧床、骨折伤口愈合不良、各类贫血、高胆固醇血症以及动脉粥样硬化等的辅助治疗;对药物、毒物及重金属如砷、汞、铅中毒,以及急慢性肝炎、中毒性肝损害,应用本药有促进药物、毒物排泄,保护肝功能的作用。

【不良反应】

过量使用可出现胃肠道症状;并明显增加尿中草酸排泄量,甚至引起尿路草酸盐结石,故肾结石、痛风病人慎用。长期大剂量使用可引起恶心、呕吐、胃酸增多等。每日 5g 以上可引起溶血。使用时不可与维生素 B_2、维生素 B_{12} 及碱性药物配伍。

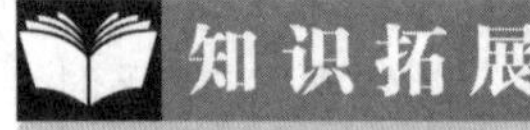

抗坏血病与维生素 C

坏血病是由维生素 C 缺乏引起。18 世纪坏血病曾在远航海员中广泛流行,病人先是感觉浑身无力,走不动路.接着就会全身出血,然后慢慢地死去。船员们都把这种怪病叫作“海上凶神”。1740 年英国海军上将乔治·安森,率领 2000 人乘坐 6 艘大船,浩浩荡荡进行环球旅行。回来时仅剩下几百名水手,1000 多名水手死于坏血病,这件事令英帝国十分难堪。国王命令一名叫詹姆斯·林德的外科医生,限期找到治疗这种可怕疾病的方法。1747 年 5 月 20 日,他在“索尔兹伯里”号船上给水手食用新鲜橘子水,结果非常令人吃惊,水手们的症状完全消失,无一人死亡。这是因为新鲜橘子水里含有丰富的维生素 C。1928 年,匈牙利化学家乔尔吉成功地从柠檬中分离出维生素 C,命名为抗坏血酸,并因此获得诺贝尔奖。

二、脂溶性维生素

脂溶性维生素不溶于水,在食物中常与脂类共存,脂类吸收不良时影响其吸收,甚至发生缺乏症。常用的脂溶性维生素有维生素 A、维生素 D、维生素 E 和维生素 K 等。

维生素 A

维生素 A(vita minA,视黄醇)主要存在于动物肝脏、肉类、蛋类及乳制品中,尤以鱼肝油中含量丰富。胡萝卜、西红柿中含 β-胡萝卜素,为维生素 A 原,在体内可转化为维生素 A。维生素 A 是一种较复杂的不饱和一元醇,包括维生素 A_1(视黄醇)和维生素 A_2(3-脱氢视黄醇),因后者效力较弱,故维生素 A 一般指维生素 A_1。

【药理作用】

(1)参与视网膜中视紫红质的合成,增强视网膜感光能力与暗视觉形成有关,缺乏时引起夜盲症。

(2)促进生长发育,维持上皮组织完整性:维生素 A 促进上皮细胞糖蛋白的合成,维持上皮组织的健全;参与软骨内成骨作用。维生素 A 缺乏时,儿童生长发育延迟、长骨及牙齿发育障碍,皮肤干燥、增生、角化及脱屑,眼角膜软化,出现干眼症,所以维生素 A 又称为抗干眼病维生素。

(3)其他作用:如促进T淋巴细胞产生淋巴因子,增强机体细胞免疫功能;提高生殖能力,缺乏时可致男性睾丸萎缩,精子数量减少,活力下降,女性胎盘发育受阻;促进肝内储存铁在血液中的转运,缺乏时出现贫血表现。

【临床应用】维生素A主要用于各种原因引起的维生素A缺乏症,如夜盲症、干眼症、角膜软化症及皮肤粗糙等;还可用于儿童生长发育期、妊娠期、哺乳期的补充治疗。

【不良反应】过量应用可引起中毒。急性中毒者表现为嗜睡或过度兴奋、头痛、呕吐等颅内高压症状,婴儿囟门未闭合者可出现前囟隆起。长期过量应用可引起慢性中毒,表现为食欲缺乏、体重减轻、皮肤干燥、皲裂、毛发枯黄、脱发,严重者出现肝功能异常甚至肝硬化症状。孕妇过量服用可致胎儿畸形。

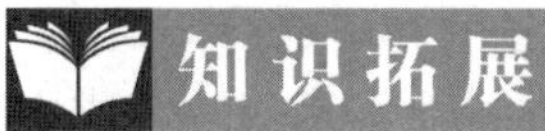

鱼肝油的制取方法

鱼肝油是由鱼类的肝脏炼制的油脂,也包括鲸鱼、海豹等的肝油,常温下呈黄色透明的液体状,稍有鱼腥味,主要成分为维生素A和维生素D。制取方法主要有蒸煮法、淡碱消化法、萃取法。常用于防治夜盲症、角膜软化、佝偻病和骨软化症等。滴剂遇光、遇热、接触空气极易氧化失效。

维生素D

维生素D(vita min D)又称抗佝偻病维生素,主要包括维生素D_2和维生素D_3两种,前者主要存在于动物性食品如鱼肝油、沙丁鱼、蛋黄、猪肝、奶油、乳汁中;后者主要存在于酵母、蘑菇等菌类植物中。人皮肤组织内含有维生素D_3的前体7-脱氢胆固醇,经日光或紫外线照射后,可转变成维生素D_3。

【药理作用】维生素D本身无生理活性,须分别在肝脏和肾脏转化为25-羟维生素D_2及1,25-二羟维生素D_3才具有活性,其作用如下。

1. 促进肠道对钙、磷的吸收　能促进小肠黏膜刷状缘对钙、磷的吸收和转运,从而增加血中钙、磷的含量。

2. 对骨骼的影响　在甲状旁腺激素和降钙素的协同作用下,使未成熟的破骨细胞前体细胞转变为成熟的破骨细胞,促进骨质吸收;同时溶解骨质中的骨盐,使其中的钙、磷释放并转运到血中,以提高血钙和血磷浓度;还能刺激成骨细胞,促进骨样组织成熟及骨盐沉积,利于新骨的形成和钙化。

3. 促进肾脏对钙、磷的重吸收　能提高近曲小管对钙、磷的重吸收,从而使血钙、血磷浓度增加。

综上所述,维生素D的作用最终是增加血钙和血磷浓度,促进骨钙化及骨样组织的成熟。维生素D严重缺乏时,在婴幼儿可引起佝偻病,而成人则表现为骨软化症。

【临床应用】主要用于防治佝偻病、骨软化症、骨质疏松、婴儿手足搐搦症及老年人骨折的辅助治疗。一般采用口服,但口服吸收不良或不能坚持口服者如婴幼儿可采取肌内注射给药,在补充维生素D的同时应适当给予钙剂。

【不良反应】短期内超量服用或长期大量服用可出现中毒症状,表现为厌食、恶心、呕吐、腹痛、持续性腹泻、全身乏力、嗜睡、头痛、多尿、口渴、心悸、血压升高、尿钙阳性等。此时结合X线检查基本可确诊,应立即停药,给予口服泼尼松、辅以降钙素等措施后大多能恢复。高钙血症、高磷血症伴肾性佝偻病者禁用,心、肾功能不全者慎用。禁与镁剂合用。

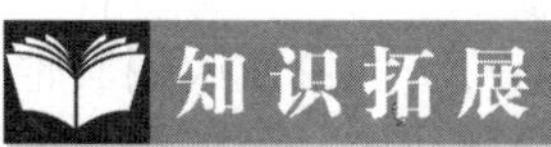

阳光维生素——维生素D

人体内维生素D的来源主要有两个途径:一是通过摄取富含维生素D的食物,二是通过紫外线的照射在皮肤表层细胞内合成。前者摄取的维生素D在小肠内吸收,为外源性维生素D的来源,但真正被吸收的维生素D较少,不能满足机体对于维生素D的需求。后者所说的合成,是通过皮肤表层细胞内胆固醇转化成7-脱氢胆固醇,再在阳光(紫外线)的作用下转化为维生素D_3,成为人体内维生素D_3的主要来源。故维生素D又被称为"阳光维生素"。因此,婴幼儿、孕妇、哺乳期妇女、老人及其他钙需求量增多的人要多晒太阳。

维生素 E

维生素 E(vita minE,生育酚)广泛存在于各种食物中,尤以植物油如大豆油、玉米油、棉籽油等为多,故人类因维生素 E 摄入不足所导致的缺乏极为罕见。

【药理作用】

1. 维持和促进生殖功能　通过增加垂体促性腺激素的释放,促进卵泡的生长发育和排卵,加速黄体的生成;促进精子生成并提高其活力。维生素 E 缺乏,女性不孕,孕后胎盘萎缩,胚胎死亡或流产;男性睾丸萎缩,无生育能力。

2. 维持神经、骨骼肌、平滑肌和心肌的正常结构和功能　降低组织中氧消耗,提高氧的利用率。

3. 参与酶系统的活动　作为酶系统的辅助因子,维生素 E 参与多种酶的活动,在促进血红素等的合成中发挥重要作用。

4. 维持毛细血管的正常的通透性　能修复血管壁损伤后的瘢痕,抑制血小板聚集,防止血栓形成。

5. 增强细胞的抗氧化作用　能增强细胞的抗氧化能力,减少氧化脂质的形成,维持细胞膜的正常结构和功能。

【临床应用】常用于先兆流产、习惯性流产、不育症、月经失调、绝经期综合征、进行性肌营养不良、骨骼肌痉挛及间歇性跛行、神经痛、运动神经元疾病等。

【不良反应】过量可出现恶心、眩晕、视物模糊、腹泻、胃肠功能紊乱、低血糖及肌无力等。

第二节　常用酶类制剂

胰蛋白酶

胰蛋白酶系从牛、羊或猪的胰腺组织中分离而得到,其水溶液对热不稳定,贮藏时应低于 20 ℃,药液应新鲜配制。

【药理作用与临床应用】属丝氨酸蛋白溶解酶,能消化溶解变性的蛋白质,故能使创面组织局部的脓液、血凝块、坏死组织以及痰液液化变稀,容易引流排出,从而加速创面净化,促进肉芽组织的新生。本药还具有抗炎作用,对炎症的消除有辅助作用。

临床常用于脓胸、血胸、肺脓肿、外科炎症、创伤性损伤、血栓性静脉炎、瘘管以及虹膜睫状体炎、急性泪囊炎、视网膜周围炎等。尚可用于各类毒蛇咬伤的治疗。

【不良反应与用药护理】常见有发热、寒战、头晕、头痛、胸痛、腹痛等,给予抗组胺药及解热药多可缓解,不影响继续用药。不能作静脉注射,结核病人慎用;肝肾功能不全、凝血障碍或有出血倾向病人禁用。用前需做皮肤划痕试验。

糜蛋白酶

糜蛋白酶与胰蛋白酶来源相同、作用相似且更强,仅作用部位有所不同。

【药理作用与临床应用】能激活纤溶酶,使蛋白质迅速分解。可使晶状体的悬韧带和眼组织的其他蛋白质溶解;催化痰液中的黏蛋白和纤维蛋白水解,使痰液变稀、易于咳出;还能使蛇毒中的碱性氨基酸分解为无毒的物质,从而消除中毒症状。

用于创伤、扭伤和手术后,可促进伤口愈合、消除局部水肿,减少出血,与抗菌药物合用,可发挥抗感染作用。还可用于角膜溃疡、泪道疾病、玻璃体积血、白内障晶状体摘除术以及毒蛇咬伤等。

【不良反应】一般不良反应较胰蛋白酶少见,有过敏反应,用药前需作皮肤过敏试验,阳性者应改用其他药物。用药中出现过敏反应需立即停药,采取抗过敏治疗。药液应现配现用,不可作静脉注射。因可导致玻璃体液丧失,不满 20 周岁的眼病病人或玻璃体液不固定的创伤性白内障病人禁用。

玻璃酸酶

玻璃酸酶(透明质酸酶)来源于动物的睾丸或由微生物中提取。能水解组织基质中的透明质酸,从而提高细胞间质的渗透性,加速局部血液和组织液的扩散和吸收,有利于消除局部水肿、血肿与积液。

对长期皮下注射抗生素、化学治疗药物者合用本药,可加快局部药液扩散,减少疼痛;与局麻药合用,可促进局麻药吸收,加速局麻药药效产生;长期注射胰岛素的糖尿病病人应用本药,可防止注射局部因药物浓度过高所致的脂肪组织萎缩;还可用于防止结膜化学烧伤后的睑球粘连,促进玻璃体浑浊或出血的吸收。禁用于感染及肿瘤部位。本药不能静脉注射,需现配现用。

第三节　全国护士执业资格考试要点解析

维生素 D 缺乏性佝偻病是由于体内维生素 D 缺乏,导致钙、磷代谢紊乱,造成以骨骼病变为特征的全身慢性营养性疾病。主要见于 2 岁以下的婴幼儿,为我国儿科重点防治的四病之一。

一、病因

1. 日光照射不足　体内维生素 D 的主要来源为皮肤内 7-脱氢胆固醇经紫外线照射生成。紫外线不能通过普通玻璃窗,在北方,因寒冷季节长、日照时间短,小儿户外活动少,紫外线量明显不足,可使内源性维生素 D 生成不足。

2. 维生素 D 摄入不足　天然食物含维生素 D 少,不能满足婴幼儿需要。若日光照射不足或未添加鱼肝油等,则易患佝偻病。

3. 生长过快　早产儿或双胎体内储存维生素 D 不足,出生后生长速度较快,所需维生素 D 多,若未及时补充,造成维生素 D 缺乏。

4. 疾病与药物的影响　胃肠道、肝胆或肾脏疾病影响维生素 D 及钙磷的吸收和利用,致钙磷代谢障碍;长期服用抗惊厥药物可使维生素 D 加速分解为无活性的代谢产物;服用糖皮质激素可对抗维生素 D 对钙转运的调节。

二、临床表现

本病好发于 3 个月至 2 岁的小儿,主要表现为生长中的骨骼改变,肌肉松弛和非特异性神经精神症状。临床分期如下:

(一)初期

多见于 3 个月以内的小儿,主要表现为非特异性神经精神症状,易激惹、烦躁、睡眠不安、夜间啼哭。常伴与季节无关的多汗,尤其头部多汗而刺激头皮,致婴儿常摇头擦枕,出现枕秃。

(二)激期

初期患儿若未经适当治疗,可发展为激期。

1. 骨骼改变

1)头部:3~6 个月患儿可见颅骨软化,重者可出现乒乓球样的感觉; 7~8 个月患儿可有方颅或鞍形颅;前囟增宽及闭合延迟;出牙延迟、牙釉质缺乏并易患龋齿。

2)胸部:胸廓畸形多 1 岁左右的小儿。胸部骨骼出现肋骨串珠,以第 7~10 肋最明显;膈肌附着处的肋骨受膈肌牵拉而内陷形成郝氏沟;胸骨突出或凹陷。

3)四肢:6 个月以上小儿腕、踝部肥厚的骨骺形成钝圆形环状隆起,称佝偻病手镯或脚镯;小儿开始行走后,由于骨质软化,因负重可出现下肢弯曲,形成"O"形腿或"X"形腿。久坐者可见脊柱后凸或侧弯。

2. 运动功能发育迟缓　患儿肌肉发育不良,肌张力低下,韧带松弛,表现为头颈软弱无力,坐、立、行等运动功能落后,腹肌张力下降,腹部膨隆如蛙腹。

3. 神经、精神发育迟缓　重症患儿脑发育受累,条件反射形成缓慢,患儿表情淡漠,语言发育迟缓,免疫功能低下,常伴发感染。

三、治疗原则

本病治疗目的在于控制病情活动,防止骨骼畸形。维生素 D 治疗:活动期佝偻病儿童建议口服维生素 D 治疗,剂量为 800IU/d(20μg/d)连服 3~4 个月或 2000~4000IU/d(50~ 100μg/d)连服 1 个 月,之后改为 400IU/d(10μg/d)。口服困难或腹泻等影响吸收时,可采用大剂量突击疗法,一次性肌注维生素 D15 万~30 万 IU(3.75~7.5 mg)。若治疗后上述指征改善,1~3 个月后口服维生素 D400IU/d(10μg/d)维持。大剂量治疗中应监测血生化指标,避免高钙血症、高钙尿症。

除采用维生素 D 治疗外,应注意加强营养,及时添加辅食,坚持每日户外活动。膳食中钙摄入不足时,应适当补充钙剂。

严重骨骼畸形者需外科手术矫治。

四、护理措施

(一)户外活动

指导家长每日带患儿进行一定时间的户外活动,直接接受阳光照射。生后 2~3 周后即可带婴儿户外活动，冬季也要保证每日 1～2 h 户外活动时间。夏季气温太高，应避免太阳直射，可在阴凉处活动，尽量多暴露皮肤。冬季室内活动时开窗，让紫外线能够透过。

（二）补充维生素 D

（1）提倡母乳喂养，按时添加辅食，给予富含维生素 D、钙、磷和蛋白质的食物。

（2）遵医嘱给予维生素 D 制剂。通常足月儿（尤其是纯母乳喂养儿）生后 2 周开始补充维生素 D 400 IU/d（10μg/d），早产儿、双胎儿生后 1 周即应补充维生素 D 800 IU/d（20μg/d），3 个月后改为 400 IU/d（10μg/d）。

（三）预防骨骼畸形和骨折

衣着柔软宽松，床铺松软，避免早坐、站、行；避免久坐、久站，以防发生骨骼畸形。严重佝偻病患儿肋骨、长骨易发生骨折，护理操作时应避免重压和强力牵拉。

（四）加强体格锻炼

对已有骨骼畸形可采取主动和被动运动的方法矫正。如遗留胸廓畸形，可作仰卧位抬头展胸运动；下肢畸形可施行肌肉按摩，"O"形腿按摩外侧肌肉，"X"形腿按摩内侧肌，以增加肌张力，矫正畸形，对于行外科手术矫治者，指导家长正确使用矫形器具。

（五）预防感染

保证空气清新，温、湿度适宜，阳光充足，避免交互感染。

测试练习

一、填空题

1. 维生素是一类维持机体正常代谢和生理功能必需的营养物质，人体每天从食物中就能获得所需要的各种维生素。当________、______或________时，就会出现一系列因维生素缺乏导致的症状或疾病。

2. 目前已发现的维生素超过 60 余种，广泛用于临床的有十几种，大多能人工合成，按其溶解性能分为________维生素和________维生素两类。

3. 维生素 B_1 作为辅酶，参与糖代谢中丙酮酸与 α-酮戊二酸的氧化脱羧反应，该反应是________循环所必需的过程；同时能激活________酶和抑制________酯酶的活性。

4. 维生素 B_6 广泛参与谷氨酸、色氨酸、亚油酸分别转化为氨酪酸、5-羟色胺、烟酸及花生四烯酸的过程，这些物质分别参与________、________功能及________其他代谢过程，具有重要的临床意义。

5. 维生素 D 严重缺乏时，在婴幼儿可引起________，而成人则表现为________。

二、选择题

（一）以下每题有 A、B、C、D、E 五个备选答案，请从中选择一个最佳答案。

1. 下列药物与左旋多巴合用，可影响其抗帕金森病作用的是（　　）。

A. 维生素 C　　B. 维生素 B_1　　C. 维生素 B_2　　D. 维生素 B_{12}　　E. 维生素 B_6

2. 能促使叶酸在体内还原为四氢叶酸，治疗贫血的重要辅助药物是（　　）。

A. 维生素 B_6　　B. 维生素 B_1　　C. 维生素 C　　D. 维生素 B_{12}　　E. 维生素 B_2

3. 缺乏时可引起夜盲症的是（　　）。

A. 维生素 B_6　　B. 维生素 B_1　　C. 维生素 C　　D. 维生素 A　　E. 维生素 B_2

4. 角膜软化症可选用（　　）。

A. 维生素 A　　B. 维生素 D　　C. 维生素 C　　D. 维生素 K　　E. 维生素 B_{12}

5. 防治坏血病可选用（　　）。

A. 维生素 B_1　　B. 维生素 B_2　　C. 维生素 C　　D. 维生素 B_6　　E. 维生素 K

6. 可用于防治脚气病、心功能不全、多发性神经炎等的药物是（　　）。

A. 维生素 C　　B. 维生素 B_1　　C. 维生素 B_2　　D. 维生素 B_{12}　　E. 维生素 B_6

7. 结核患者服用异烟肼，常导致缺乏的维生素是（　　）。

A. 维生素 B_6　　B. 维生素 B_1　　C. 维生素 C　　D. 维生素 A　　E. 维生素 B_2

8. 常用于先兆流产、习惯性流产、不育症等治疗的是（　　）。

A. 维生素 C　　B. 维生素 D　　C. 维生素 B_2　　D. 维生素 E　　E. 维生素 B_6

9. 常用酶制剂中,用药前需做皮肤过敏试验的药物是(　　)。

A. 胰蛋白酶　　B. 玻璃酸酶　　C. 菠萝蛋白酶　　D. 糜蛋白酶　　E. 胶原酶

10. 能与局麻药及肾上腺素合用,促进局麻药吸收,减少局麻药用量的酶制剂是(　　)。

A. 胰蛋白酶　　B. 玻璃酸酶　　C. 菠萝蛋白酶　　D. 糜蛋白酶　　E. 胶原酶

(二)以下提供若干个案例,每个案例下设若干个试题。请根据各试题题干所提供的信息,在每题下面的A、B、C、D、E五个备选答案中选择一个最佳答案。(11~13题共用题干)

患者,女,1岁,常出现睡眠不安、啼哭,易出汗等现象,可见方形颅,长到1岁半时,两腿向内弯曲呈"O"形。

11. 出现该症状的原因是患儿缺乏(　　)。

A. 维生素A　　B. 维生素B　　C. 维生素C　　D. 维生素D　　E. 维生素E

12. 该营养素的生理功能是(　　)。

A. 构成机体的氧化还原酶系　　B. 促进碳水化合物的代谢和能量的产生

C. 调节体内钙、磷代谢　　D. 是体内许多酶系统的重要辅基成分

E. 提高机体免疫功能,促进抗体生成

13. 为补充缺乏的维生素,应多食用(　　)。

A. 粮谷类　　B. 鱼肝油、各种动物肝脏

C. 新鲜蔬菜和水果　　D. 豆类和豆制品　　E. 坚果类

三、案例分析

(一)患者,男,7月龄。汗多、睡眠不安2个月余。患儿近2个月来烦躁,夜间啼哭、睡眠不安,易惊醒,汗多,食欲缺乏,大便稀,每日2~3次。生后牛乳喂养,近来偶尔添加米糊,未添加蛋黄及鱼肝油等。医生诊断为:佝偻病,给予维生素D和钙剂注射治疗。治疗10日后,患儿出现厌食、恶心、呕吐、持续性腹泻、嗜睡、多尿、口渴、血压升高、尿钙阳性等症状。试分析:这可能是出现了什么情况?应如何处理?

(二)患者,女,3岁,食欲缺乏、烦躁不安10余天,现又出现皮肤瘀点,伴有关节肿胀。检查:血红蛋白、红细胞、血小板和出血时间均在正常范围;X线见长骨远端出现维生素C缺乏症线。此患者被诊断为维生素C缺乏症。试分析:针对此患者的临床治疗原则是什么?应该选用什么药物?

参考答案

一、填空题

1. 需要量增加;补充不足;吸收障碍。
2. 水溶性;脂溶性。
3. 三羧酸;胆碱乙酰化;胆碱。
4. 人体睡眠;记忆与学习;血脂调节。
5. 佝偻病;骨软化症。

二、选择题

1. E　2. C　3. D　4. A　5. C　6. B　7. A　8. D　9. D　10. B　11. D　12. C　13. B

三、案例分析

案例分析(一)

这可能是出现维生素D中毒,表现为厌食、恶心、呕吐、腹痛、持续性腹泻、全身乏力、嗜睡、头痛、多尿、口渴、心悸、血压升高、尿钙阳性等症状。此时结合X线检查基本可确诊,应立即停药,给予口服泼尼松、辅以降钙素等措施后大多能恢复。

案例分析(二)

对症治疗和支持治疗。维生素C缺乏症又称坏血病,常见于儿童,是由于患者长期缺乏维生素C所引起的出血倾向和骨骼病变。给予大剂量维生素C,同时注意多食用富含维生素C的食物,能迅速改善症状,治愈疾病。

(程琍琍)

实验一　药物一般知识及处方知识

【实验目的】

1. 掌握药物的常用剂型及其特点。

2. 熟悉处方的结构、种类、书写规则、内容及注意事项。

3. 了解新型制剂的特点。

4. 学会解读药品说明书相关内容,并能按照药品说明书指导病人科学、合理用药。能对医师医嘱、处方进行核对。

5. 明确护士在护理用药中的重要职责,培养爱岗敬业的工作态度及严谨求实的工作作风。

【实验准备】

1. 材料　药品制剂及说明书若干、普通处方、急诊处方、儿科处方、麻醉药品处方、精神药品处方。

2. 场所　多媒体教室。

【实验学时】

2 学时。

【实验内容】

一、药物剂型与制剂

(一)概念

1. 剂型的概念　由于化学合成、植物提取或生物技术所制得的各种药物一般是粉末状、结晶状或浸膏状,患者无法直接使用,有必要将这些粉末状、结晶状或浸膏状的药物加工成便于患者使用的给药形式,这些为适应预防或治疗的需要而将药物制成适合病人应用的最佳给药形式称为药物的剂型,简称药剂。良好的剂型便于药物的储存、运输和携带,病人使用方便,用量准确,稳定性增加,也可以降低药物的不良反应。

2. 制剂的概念　根据药典或药政管理部门批准的标准,适应治疗、诊断或预防的需要而制成的药物应用形式的具体品种,称为药物制剂,简称制剂。

(二)常用剂型

1. 液体制剂

(1)溶液剂:溶液剂是指药物溶解于适宜溶剂中制成的澄清液体制剂,供口服或外用。口服溶液剂一般装在标记有刻度的瓶中,瓶签上注明用药的数量和次数等;外用溶液剂应注明“不能内服”字样或采用“外用”瓶签。

(2)注射剂:注射剂是指将药物制成供注入体内的无菌溶液或供临用前配成溶液的无菌粉末。常封装在玻璃安瓿中称注射剂。大容积的注射剂封装在玻璃瓶或塑料瓶内称输液剂,如氯化钠注射液、葡萄糖注射液。

(3)糖浆剂:糖浆剂是指含有药物、药材提取物或芳香物质的浓蔗糖水溶液,供口服,如百部止咳糖浆。

(4)酊剂:酊剂是指药物用规定浓度的乙醇浸出或溶解而制得的溶液,供外用或内服。如碘酊、颠茄酊等。

(5)混悬剂:混悬剂是指难溶性固体药物的微粒分散在液体介质中而形成的液体制剂,多供口服,用时需摇匀。

(6)乳剂:乳剂是指油脂或树脂质与水的乳状混浊液。包括油包水乳剂和水包油乳剂两种。油包水乳剂多供外用,水包油乳剂多供内服。

(7)合剂:合剂是指两种或两种以上药物用水作溶媒,配制成的澄清液或混悬液。混悬液合剂瓶签上须注明“服时摇匀”。

(8)洗剂:洗剂是指一种含有不溶性药物的悬浊液,专供外用,如炉甘石洗剂。

(9)其他:如流浸膏、搽剂、凝胶剂、醑剂、滴耳剂、滴眼剂、浸剂等。

2. 固体制剂

(1)片剂:指药物和适宜的辅料通过制剂技术制成的片状或异形片状的固体制剂。可用于口服,也可供外用或植入。以口服普通片为主,也有包衣片、含片、咀嚼片等。其中包衣片剂是指在片心外包衣膜的片剂。包衣可改善片剂的外观、增加片剂中药物的稳定性、掩盖药物的不良气味、防止药物在胃液中破坏及对胃产生刺激等。根据包衣材料的不同,包衣片又可分为:

1)糖衣片剂:糖衣片剂是指主要用糖为包衣材料包制而成的片剂。

2)薄膜衣片:薄膜衣片是指外包高分子薄膜材料的片剂。

3)肠溶衣片剂:肠溶衣片剂是指外包在胃液中不溶解,在肠液中可溶解的衣层片剂。

(2)胶囊剂:胶囊剂指将药物填装于空心胶囊中或密封于弹性软质胶囊中而制成的固体制剂。包括硬胶囊剂、软胶囊剂、肠溶胶囊剂,供口服应用。硬胶囊剂是指将一定量的药物加适宜的辅料制成均匀的粉末或颗粒,充填于空心胶囊中制成,如头孢氨苄胶囊;软胶囊剂是指将一定量的液体密封在球形或椭圆形的软质囊材中制成,又称胶丸,如维生素 E 软胶丸;肠溶胶囊剂可在肠液中崩解并释放出有效成分,有效避免药物被胃酸破坏。

(3)散剂:散剂又称粉剂,是指一种或多种药物与适宜的辅料均匀混合而制成的干燥粉末状制剂。供内服或外用,如冰硼散。

(4)颗粒剂:颗粒剂又称冲剂,是将药物与适宜的辅料制成的干燥颗粒状的制剂包括可溶性颗粒剂、混悬型颗粒剂和泡腾性颗粒剂,用温开水冲服。如板蓝根颗粒。

(5)膜剂:膜剂又称薄片剂,是指药物与适宜的成膜材料经加工制成的膜状制剂。可口服或皮肤黏膜给药,如诺氟沙星药膜。

3. 软体剂型

(1)软膏剂:软膏剂是指药物与适宜的基质均匀混合制成的具有一定稠度的膏状外用制剂。多用于皮肤、黏膜,如氧化锌软膏;而专供眼科使用的细腻灭菌软膏称眼膏剂,如红霉素软膏。

(2)栓剂:栓剂是指药物与适宜基质混合制成的具有一定形状的供人体腔道内给药的制剂,具有适宜的硬度和韧性,熔点接近体温,在常温下为固体,塞入腔道后,在体温下能迅速软化熔融或溶解于分泌液,逐渐释放药物而产生局部或全身作用。如对乙酰氨基酚栓。

(3)硬膏剂:硬膏剂是指药物与基质混匀后,涂于纸、布或其他薄片上的硬质膏药,遇体温软化而黏附在皮肤上,如伤湿止痛膏。

4. 气雾剂

气雾剂是指药物与适宜的抛射剂(液化气体或压缩空气)装于耐压密封容器中的液体制剂,当阀门打开后,借助于气化的抛射剂的压力,将药液呈雾状定量或非定量地喷射出来。气雾剂显效快,吸入后药物可达肺部深处,如丙酸倍氯米松气雾剂。皮肤和黏膜用气雾剂,多能在皮肤黏膜表面形成一层薄膜,有保护创面、消毒、局麻、止痛、消炎、消肿等作用;空间消毒用气雾剂主要用于杀虫及室内空气消毒。

5. 新剂型

(1)微囊剂:微囊剂是指利用天然的或合成的高分子材料,将固体或液体药物包于囊心,使成为半透明的封闭的微小胶囊。外观呈球状、葡萄串状,直径 1~5 000 μm(通常为 5~250 μm)的微小胶囊。优点为释放缓慢、药效较长,封闭性可提高药物稳定性和减少胃肠道的不良反应等。

(2)控释、缓释制剂:控释制剂是指药物能在预定的时间内自动以预定的速度释放,使血药浓度长时间恒定维持在有效浓度范围之内的制剂;缓释制剂是指用药后能在长时间内持续放药以达到长效作用的制剂。

(3)定向制剂:定向制剂是一类能选择性分布于靶器官和靶组织的高新技术制剂,常用作抗癌药物的载体。能够通过各种给药途径,将药物导向靶区,对全身其他部位则无明显影响,可明显提高药物的选择性,减少用药剂量,提高疗效,降低毒副作用。该类制剂包括静脉用复合乳剂、毫微胶囊、微球剂、磁性微球剂、脂质体、单克隆抗体等。

(三)药物剂型的重要性

1. 药物剂型与给药途径　给药途径包括口腔、舌下、颊部、胃肠道、直肠、子宫、阴道、尿道、耳道、鼻腔、咽喉、支气管、肺部、皮内、皮下、肌内、静脉、动脉、皮肤、眼等。药物剂型必须根据给药途径的特点来制备,例如,眼黏膜给药途径以液体、软体剂型最为方便,注射给药途径以液体使用才能实现。有些剂型可以多种途径给药,如溶液剂可口服、皮肤、鼻腔、直肠等多种途径给药。

2. 药物剂型的重要性　一种药物可制成多种剂型,可用于多种给药途径,而一种药物可制成何种剂型,主要由药物的性质及临床应用的需要、运输、储存等决定。良好的剂型可以发挥出良好的药效，剂型的重要性主要体现在以下几方面：

(1)剂型可改变药物的作用性质：例如，硫酸镁口服剂型用于导泻，但5%注射液静脉滴注，能抑制中枢神经，有镇静、抗惊厥作用；又如依沙吖啶1%注射液用于妊娠中期引产，而0.1%～0.2%溶液局部涂敷有杀菌作用。

(2)剂型能改变药物的作用速度：剂型的不同，可使药物的作用速度不同，例如注射剂、吸入气雾剂等，药效快，常用于急救；缓释制剂、控释制剂、植入剂等属于长效制剂。医生可按疾病治疗的需要选用不同作用速度的剂型。

(3)改变剂型会降低或消除药物的不良反应：氨茶碱治疗哮喘效果很好，但有引起心率加快的不良反应，若改成栓剂则可消除这种不良反应；缓释与控释制剂能保持血药浓度稳定，从而在一定程度上可降低药物的不良反应。

(4)剂型可产生靶向作用：如静脉注射的脂质体新剂型是具有微粒结构的制剂，在体内能被网状内皮系统的巨噬细胞所吞噬，使药物在肝、脾等器官浓集性分布，即发挥出药物剂型的肝、脾靶向作用。

(5)提高药物的稳定性：同种主药制成固体制剂的稳定性高于液体制剂，对于主药易发生降解的，可以考虑制成固体制剂。

(6)剂型可影响疗效：固体剂型如片剂、颗粒剂的制备工艺不同，会对药效产生显著的影响，药物晶型、药物粒子大小的不同，也可直接影响药物的释放，从而影响药物的治疗效果。

二、药品说明书

药品说明书是选用药品的法定指南，是经国家食品药品监督管理总局审核批准的载明药品重要信息的法定文件，是治疗用药时的科学依据，还是药品生产、供应部门向医药卫生人员和人民群众宣传药品特性、指导合理、安全用药和普及医药知识的主要媒介。药品说明书的内容应包括药品名称、结构式及分子式(制剂应当附主要成分)、性状、规格、适应证或功能主治、用法、用量(剧毒药品应有极量)、禁忌证、不良反应、注意事项、生产企业、注册商标、药品批准文号、产品批号、有效期、贮藏等。在药品说明书中需注明："请仔细阅读说明书并按说明书使用或在药师指导下购买和使用"以及警示语等。

1. 药品批准文号　药品批准文号是国家药品监督管理总局批准药品生产企业生产药品的文号，是药品生产合法性的重要标志。其格式为：国药准字+1位字母+8位数字。字母含义：H代表化学药品，Z代表中成药，S代表生物制品，J代表进口分包装药品。只有获得批准文号，药品才可以生产、销售。

2. 生产日期　生产日期是指某种药品完成所有生产工序的最后日期，一般按照"年+月+日"顺序编制。如某产品生产日期是20030201，说明这批产品是2003年2月1日生产的。

3. 批号　批号是药品生产企业按照各批药品生产的日期而编排的号码，是在规定限度内具有同一性质和质量，并在同一生产周期中生产出来的一定数量的药品。批号是用于识别"批"的一组数字或字母加数字。通过药品生产批号可以追溯和审查该批药品的生产历史。一般按照"年+月+日"的顺序，采用6位数字表示，前两位表示年份、中间两位表示月份、末两位表示日期，如某药的生产日期为2019年3月21日，该药的批号可为190321，但批号不等于生产日期。

4. 有效期　有效期是指药品在规定的储存条件下，能够保证质量的最长使用期限。有效期表示方法有3种：

(1)直接注明有效期：按照年、月、日的顺序标注，年份用4位数字表示，月份、日期用2位数字表示。如某药品标明有效期为2019年10月，即表示该药品可以使用至2019年10月31日。

(2)直接注明失效期：药品包装上注明失效期为2019年10月，表明该药品合法使用的时间到2019年9月30日。进口药品采用EXP(expiration) Date或Used before表示失效的日期，应在失效期前使用该药品。

(3)注明有效年限：如某药品注明批号为180325，有效期3年，表示该药品可使用到2018年3月24日。

三、药品名称

药品的名称包括药品的通用名称、化学名称和商品名称。

1. 通用名称　通用名称也称为国际非专利药品名称(INN)，是世界卫生组织(WHO)推荐使用的名称。通用名称是国家药品标准中收载的药品名称，是药品的法定名称。同一种成分或相同配方组成的药品只能使用同一个药品通用名称。

(1)INN 通常是指有活性的药物物质,而不是最终的药品。

(2)药品通用名称不受专利和行政保护,是所有文献、资料、教材以及药品说明书中标明有效成分的名称。

(3)药品通用名称是药典中使用的药品名称。我国药典委员会编写的《中国药品通用名称》是中国药品命名的依据,基本是以世界卫生组织推荐的 INN 为依据,中文名尽量和英文名相对应,可采取音译、意译或者音译和意译相结合,以音译为主。

2. 化学名称　药物的化学名称是根据其化学结构式来进行命名的,以一个母体为基本结构,然后将其他取代基的位置和名称标出。

(1)化学名称可参考国际纯化学和应用化学会公布的有机化合物命名原则及中国化学会公布的"有机化学物质系统命名原则"进行命名。

(2)由于美国化学文献的应用范围日益扩大,已被广泛接受,也成为药品化学命名的基本依据之一。

3. 商品名称　商品名称通常是针对药物的最终产品,即剂量和剂型已确定的含有一种或多种药物活性成分的药物。商品名称是药品生产企业自己确定,经药品监督管理部门核准的产品名称,具有专有性质,可以进行注册和申请专利保护,代表着制药企业的形象和产品的声誉,不得仿用。药品的商品名称在选用时不能暗示药物的疗效和用途。在一个通用名称下,由于生产企业的不同,可有多个商品名称。

四、处方知识

(一)处方概念

处方是指由注册的执业医师和执业助理医师(以下简称医师)在诊疗活动中为病人开具的、由取得药学专业技术职务任职资格的药学专业技术人员(以下简称药师)审核、调配、核对,并作为病人用药凭证的医疗文书,包括医疗机构病区用药医嘱单。处方具有法律、技术、经济意义。

(二)处方结构

1. 前记　包括医疗机构的全称、病人姓名、性别、年龄、门诊或住院病历号、科别或病区和床位号、临床诊断、开具日期等。可添列特殊要求项目。麻醉药品和第一类精神药品处方应当包括病人身份证明编号,代办人姓名、身份证明编号。

2. 正文　处方以"R"或"Rp"标示,意为拿取下列药品。正文部分是处方的核心内容,包括药品的名称(通用名称)、剂型、规格、数量、用法、用量等。

3. 后记　包括医师、药剂人员、计价员签名,以示负责,签名必须签全名。药品金额以及审核、调配,核对等。

处方示例

××××××医院处方笺

科别　　住院号　　日期　　门诊号

姓名　　性别　　年龄

Rp:

①青霉素钠注射液　80 万 U×6

用法:一次 80 万 U　一日 2 次　肌内注射

② 氨茶碱片 0.1 g×18

用法:一次 0.2 g　一日 3 次　口服

医师

药费　　划价者　　调剂　　发药　　核对　　其他

(三)处方的种类

1. 普通处方为白色印刷用纸。
2. 急诊处方为淡黄色印刷用纸,右上角标注"急诊"。
3. 儿科处方为淡绿色印刷用纸,右上角标注"儿科"。

4. 麻醉药品、第一类精神药品处方为淡红色印刷用纸,右上角标注"麻、精一"。

5. 第二类精神药品处方为白色印刷用纸,右上角标注"精二"。

(四)处方的书写规则及注意事项

1. 必须在专用的处方笺上用钢笔、中性笔或圆珠笔书写,要求字迹清楚,剂量准确、内容完整、不得涂改。如需修改,医生必须在修改处签名,以示负责,并注明修改日期。

2. 每张处方限于一名病人的用药。

3. 中药饮片处方要单独开具;西药和中成药可以分别开具处方,亦可以开具在同一张处方中,每张处方不得超过5种药品。

4. 处方中每一药物占一行,制剂规格及数量写在药名后面,用药方法写在药名下面。如需开写两种及两种以上药物制剂时,应按药物所起作用的主次顺序进行书写。

5. 药品名称应当使用规范的中文名称书写,没有中文名称的可以使用规范的英文名称书写,医疗机构或者医师、药师不得自行编制药品缩写名称或者使用代号。

6. 处方常用缩写必须用规范的中文或英文名称书写(实验表1),药品用法不得使用"遵医嘱"等字句。

7. 药品剂量与数量一律用阿拉伯数字书写,并采用法定剂量单位:重量以克(g)、毫克(mg)、微克(μg)、纳克(ng)为单位;容量以升(L)、毫升(ml)为单位;有些以国际单位(IU)、单位(U)为单位;中药饮片以克(g)为单位。在开写处方时可省略"g"或" ml"字样。除此以外,其他计量单位如毫克(mg)、微克(μg)、国际单位(IU)等均不能省略,必须标出。

8. 处方药量一般以3d为宜,7d为限,慢性病或特殊情况下,处方用量可适当延长,但医师必须注明理由。急诊处方一般不得超过3d量;麻醉药品和毒性药品不得超过1d量;一类精神药品不得超过3d量;二类精神药品不得超过7d量。

9. 处方仅在开具当日有效,需延长有效期的由开具处方的医师注明有效期限,但最长不得超过3d。

10. 急需用药时,应使用急诊处方笺,或在普通处方笺左上角写上"急"或"cito"字样,以便药剂人员优先发药。

11. 处方中任何差错和疏漏都必须经医师修改,如缺药建议代用品,医师必须重新开方或修改后重新签字方可调配。

实验表1　处方、医嘱常用外文缩写词与中文对照表

缩写词	中文	缩写词	中文
a. c.	饭前	i. d.	皮内注射
am	上午	i. m	肌内注射
h. s.	睡时	i. p	腹腔注射
p. c.	饭后	i. v	静脉注射
pm	下午	i. v. gtt	静脉滴注
q. d.	每日1次	i. h 或 s. c	皮下注射
bid	每日2次	p. o 或 o. s	口服
tid	每日3次	pr. dos	顿服,一次量
qid	每日4次	q. 6h	每6h
q. m.	每晨	q. 2d	每两天1次
q. n.	每晚	p. r	直肠给药
sos	需要时	p. t. c	皮试后
prn	必要时	Co.	复方
Sig. 或 s.	用法	T! 或 t. c. s	敏感性皮肤试验
Stat! 或 St!	立即	NS	生理盐水
Lent!	慢慢的	GS	葡萄糖水
Cito!	急速的	GNS	糖盐水

（五）处方的保存期限

普通处方、急诊处方、儿科处方保存期限为1年，医疗用毒性药品、第二类精神药品处方保存期限为2年，麻醉药品和第一类精神药品处方保存期限为3年。处方保存期满后，经医疗机构主要负责人批准、登记备案，方可销毁。

【注意事项】

1. 及时准确无误地执行医嘱，给药时要严格执行“三查、八对”，必要时须在医嘱本、配药登记本上签字，静脉配药时输液瓶上应标有床号、姓名、主要药名、配药护士执行者签字。

2. 对有疑问的医嘱，护士应及时与医生沟通，确认无误后方可给药，切不可盲目执行；若发现给药错误，应及时报告、处理。

3. 配药须准确，贵重药品需保留空瓶至输液完毕。

4. 静脉给药过程中，首次30 min巡视1次，依次1 h巡视记录并填写巡视记录卡。

5. 对可能出现过敏反应的药物，护士应掌握过敏试验方法，观察要点。

【实验过程】

1. 教师结合药品制剂，介绍常用的药物剂型及特点。
2. 教师结合药品说明书，介绍说明书的相关知识。
3. 教师结合不同类型处方，教会学生识别处方，并进行简单的处方书写格式核对。
4. 学生分组，扮演护士或病人，由护士按照药品说明书或医师处方指导病人合理用药。

【实验报告】

1. 简述临床常用的药物剂型。
2. 总结处方的种类及书写注意事项。

（高　琳）

实验二　过敏性休克病人的用药护理

【实验目的】

1. 熟悉过敏性休克的症状及体征,掌握肾上腺素的药理作用、临床应用及不良反应。

2. 掌握对过敏性休克病人防护程序,进行急救护理的措施,并掌握应用急救药物后的治疗效果。

3. 养成良好的职业素养,珍爱生命,培养救死扶伤的崇高医德。

【实验准备】

1. 材料　过敏性休克案例1份。

2. 场所　多媒体教室或药理实验室。

【实验学时】

2学时。

【实验过程】

1. 介绍病例:

王女士,48岁。2d前下班淋雨受凉后自觉发热、咳嗽、全身酸痛,就诊前咽痛、声嘶、发音比较困难。查体:体温38.7 ℃,脉搏95次/min,血压123/82 mmHg,呼吸20次/min,神志清,咽部充血水肿,有性分泌物,其余心、肺、腹部未见异常。实验室检查白细胞 1.2×10^9/L 诊断为:急性喉炎。医生准备给予青霉素抗感染治疗。护士遂对病人进行青霉素皮试,在确定皮试阴性后,肌内注射青霉素G80万IU,大约2 min后病人突然出现头晕、面色苍白、冷汗、憋气、皮肤瘙痒。查体:体温39.7 ℃,呼吸27次/min,血压72/50 mmHg,脉搏110次/min,烦躁不安,眼睑红肿,睑裂变小,颈部及前胸部可见荨麻疹。对病人进行紧急抢救,措施如下:病人平卧、吸氧、保持呼吸道通畅。立即给予皮下注射0.1%肾上用素1 mg。并迅速建立静脉通道,给予地塞米松50 mg+5%葡萄糖盐水250 ml静脉滴注。症状未缓解,30 min第二皮下注射0.1%肾上腺素1 mg。40 min后病人血压回升110/80 mmHg,3h后症状明显好转,6h后病人生命体征平稳,症状消失。

2. 分组讨论

(1)过敏性休克有哪些症状?

(2)容易引起过敏性休克的药物有哪些?

(3)常用青霉素抗感染时有哪些注意事项?

(4)抢救过敏性休克的首选药物是什么?

(5)应用肾上腺素抢救过敏性休克的方法有哪些?

(6)肾上腺素的不良反应有什么?应用肾上腺素期间应注意哪些问题?

(7)如何将人文关怀精神融入到用药护理中。

3. 汇报结果。

4. 重点小结

(1)过敏性休克又称变应性休克,属Ⅰ型变态反应即速发型变态反应,常伴有荨麻疹以及呼吸系统、中枢神经系统及消化道的过敏症状,发病急骤,如不紧急抢救,可导致死亡。过敏性休克的临床表现:呼吸系统表现为胸闷、气促、哮喘;循环系统表现为面色苍白、冷汗、发绀、脉细弱、血压下降、烦躁不安等,最终导致心脏停搏;中枢神经系统表现为头晕眼花、面及四肢麻木、意识丧失、抽搐或大小便失禁等;其他系统表现还有荨麻疹、恶心、呕吐、腹痛、腹泻及发热等。

(2)诊断依据:

①有致敏原;②起病迅速;③多个系统器官受损:循环系统的实质为有效的血液循环量下降,表现为血压下降。

(3)常用药物:

①盐酸肾上腺素1 ml/mg;②地塞米松注射液5 mg/1 ml;③盐酸异丙嗪注射液50 mg/2 ml;④尼可刹米注

射液 0.375 mg/1.5 ml;⑤盐酸洛贝林注射液 3 mg/1 ml;⑥盐酸多巴胺 20 mg/2 ml。

(4)急救措施:

1)药物过敏第一个处理:停止致敏药物输入。

2)迅速监测病人生命体征:体温、脉搏、呼吸、血压。

3)应用特效解救药:肾上腺素。

4)迅速建立静脉通道,尽早使用糖皮质激素。

5)对症治疗:升压、保暖、人工呼吸、吸氧等。

(5)肾上腺素用药原则:肾上腺素是抢救过敏性休克的首选药物,应用时一般肌内或皮下注射 0.1%盐酸肾上腺素 0.5~1.0 ml,如症状不缓解,可每隔 0.5 h 注射 0.5 ml,直至脱离危险期。严重病例亦可用生理盐水稀释 10 倍后缓慢静脉注射,但必须控制注射速度和用量,以免引起血压骤升和心失常等不良反应。

(6)抢救过敏性休克除应用肾上腺素外,还可给予地塞米松 10~20 mg 静脉注射或用氢化可的松加 5%或 10%葡萄糖液 500 ml 静脉滴注,根据病情给予升压药物,如多巴胺、间羟胺等。病人心搏骤停,立即行胸外心脏按压。

(7)用药期间,护士应密切观察病人体征,监测血压、心率、呼吸、脉搏的变化。病人未脱离危险期,不宜搬动。

(8)容易导致过敏性休克的抗生素类药物;青霉素、氨苄西林、链霉素、卡那霉素等。

(9)应用青霉素的注意事项:①仔细询问过敏史,对青霉素过敏者禁用。②避免饥饿用药。③不在没有抢救措施的条件下使用。④初次使用、用药间隔 3 d 以上或更换批号者必须做皮试。⑤皮试阴性者,注射青霉素后需观察 0.5 h。⑥注射液需临用现配。⑦一旦发生过敏性休克应立即用肾上腺素抢救。

(10)过敏反应防护程序:询问过敏史→做过敏试验→阳性患者禁用此药 → 该药标记、告知家属→阴性患者接受该药治疗→现用现配→严格执行查对制度→首次注射后观察 20~30 min。

(11)过敏性休克急救程序:立即停用此药→平卧→皮下注射肾上腺素→改善缺氧症状→ 补充血容量→解除支气管痉挛→发生心脏骤停行心肺复苏→密切观察病情变化→告知家属 → 记录抢救过程。

【实验报告】

1. 记录各问题讨论结果。
2. 总结抢救过敏性休克药物用药前、用药中、用药后的用药护理要点。

(郑澎涛)

实验三　镇痛药的合理应用

【实验目的】

1. 掌握镇痛药的分类及不同类型镇痛药的典型代表药物，熟悉滥用镇痛药或不合理应用镇痛药导致的不良反应及严重后果。

2. 能够熟练准确无误地将不同镇痛药进行分类，同时可以针对病人病情合理地选用镇痛药并进行应用指导和用药护理。

3. 学会对病人进行人文关怀，给予病人理解与关心。

【实验准备】

1. 材料　镇痛药药物数盒、典型案例 1 份。

2. 场所　将药理实验室模拟为医院药房或药店。

【实验学时】

2 学时。

【实验过程】

1. 科普因不合理应用或滥用镇痛药导致死亡病例。

女性患者，因腹痛难忍于上级医院进行 B 超检查，无明显异常，当时注射了一针罗通定，回家后腹痛持续。来某某院门诊，当班医生听说就诊经过后认为罗通定效果不强，又打了针曲马朵，后来患者死亡，经尸检是宫外孕，法院判定医院负 30% 责任。

2. 将镇痛药进行分类，识别实验药物，详细阅读每一镇痛药的药品说明书。

(1)镇痛药的分类：镇痛药分两大类。第一类为非麻醉性镇痛药，包括以阿司匹林为代表的非甾体抗炎镇痛药、以阿托品为代表的解痉镇痛药和以地西泮为代表的抗焦虑镇痛药等。第二类为麻醉性镇痛药，代表药物吗啡、哌替啶等阿片类药物。此类药物虽然具有较强的镇痛作用，但长期使用可产生药物成瘾性，因此统称为麻醉性镇痛药。

(2)学生分小组归类：将药品摆放区镇痛药按麻醉性与非麻醉性归类，阅读药品包装盒内的药品说明书，重点学习此类药物不良反应。

3. 典型案例

张女士，45 岁。突发发热畏寒、恶心、呕吐、食欲不振、腹泻、坐卧不安、局部肌肉紧张等症状，右腹上部剧烈疼痛。据了解该病人入院前曾因疼痛难忍在某处就诊，给予抗生素与吗啡止痛，用药后虽疼痛有所缓解但体温仍保持于 39 ℃左右。经医生诊断确诊为胆石症、胆囊炎。

入院后遵医嘱该病人肌注给予哌替啶与阿托品以缓解疼痛，并通过使用抗生素控制感染。体温恢复正常后病人实施胆囊切除手术，术后表现伤口疼痛难忍，继续使用哌替啶止痛。

该病人痊愈出院后出现食欲不振、烦躁不安、流泪、出汗、心跳加快、失眠等症状。

4. 分组讨论

(1)入院前张女士的吗啡注射法缓解止痛是否合理？入院后又为何使用哌替啶注射诊治？

(2)张女士注射吗啡后为什么不能有效缓解疼痛，请分析原因？

(3)阿托品为何与哌替啶合用的理论依据？

(4)张女士出院后为何出现上述多种临床症状？该如何缓解？

5. 分组汇报结果并讨论

6. 重点小结

(1)镇痛药掩盖真实病情：镇痛药切不可乱用滥用，如果在未确诊之前滥用镇痛药，虽然可以暂时缓解身体疼痛表现，但可能使疾病特有的症状消失，发病部位掩盖，给医生诊断带来干扰而导致病情被延误。

(2)镇痛药滥用导致成瘾：患者长期应用第二类镇痛药即麻醉性镇痛药可产生依赖性，出现成瘾性。以吗啡、哌替啶为代表的中枢性镇痛药，因成瘾性较强，停药后出现戒断症状。

（3）药物选择：风湿、类风湿关节炎首选非甾体类抗炎镇痛药物治疗，如阿司匹林、布洛芬、保泰松、对乙酰氨基酚等；发热伴有头痛或牙痛等可选用解热镇痛药，如双氯芬酸、吲哚美辛等。对于严重胃肠道疾病、胃溃疡病人，可选用乙酰氨基酚治疗，该药物对胃肠道刺激较少。中枢性止痛药以曲马朵为代表，主要用于中等程度的各种急性疼痛及手术后疼痛的缓解。

（4）晚期癌症病人止痛应遵循“WHO 三阶梯治疗”的原则：第一阶梯，轻度疼痛给予非甾体类解热镇痛抗炎药，如对乙酰氨基酚、阿司匹林、双氯芬酸、布洛芬等；第二阶梯，中等疼痛给予弱阿片类药物，如可卡因、布桂嗪、曲马朵等；第三阶梯疼痛可给予强阿片类药物，如吗啡、哌替啶、芬太尼、羟考酮等。在三阶梯治疗原则中，需要注意的是，准确使用止痛药物的同时一定要按时间给药，以确保药物疗效。

【实验报告】

1. 详细记录问题讨论总结结果。
2. 总结镇痛药分类、不良反应及用药前后的用药护理注意事项。

（刘　莹）

实验四　高血压病人的用药护理

【实验目的】

1. 熟悉高血压病人的接诊及高血压的概念与分类。

2. 掌握常用抗高血压药分类及硝普钠的给药方法、用药剂量，观察用药后血压及其他变化，并能采取相应护理措施。

3. 学会观察药物的治疗效果并对病人进行人文关怀和用药护理。

【实验准备】

1. 材料　典型案例1份。

2. 场所　模拟药房或多媒体教室。

【实验学时】

2学时。

【实验过程】

1. 介绍病例

病人，男性，78岁。因与人争吵后出现头痛、头晕、恶心、心悸等症状，由轮椅推行入院治疗。既往有高血压病史30年，间断头晕、头胀，血压最高达200/110 mmHg。护理查体：体温36.5 ℃、心率106次/min、呼吸20次/min、血压240/125 mmHg。辅助检查：心电图显示偶发房性期前收缩。

2. 分组讨论

(1) 高血压的概念及分类。

(2) 抗高血压药主要有哪几类？最常用的有哪些？

(3) 护理人员应如何接诊、处置此类急诊病人？

(4) 硝普钠属于哪类抗高血压药？其主要治疗哪类高血压？

(5) 应用硝普钠治疗高血压如何进行用药护理？

(6) 该病人高血压危象控制后是否需继续用药？可用哪些降压药？

3. 汇报讨论结果

4. 重点小结

(1) 硝普钠是一种速效、短效而强效的血管扩张药，主要用于高血压危象、恶性高血压及难治性心力衰竭。

(2) 硝普钠需要避光使用，溶液临用前配制。

(3) 严格控制剂量，一定从小剂量开始，逐渐加量。

(4) 严密监测血压，防止低血压性休克。

(5) 严密监测生命体征，防止氰化物中毒。

【实验报告】

1. 记录各问题讨论结果。

2. 总结硝普钠用药前、用药中、用药后的用药护理要点。

用药步骤	硝普钠的用药护理要点
用药前	
用药中	
用药后	

（谢　田）

实验五　强心苷的用药护理

【实验目的】

1. 掌握强心苷类药物的不良反应。

2. 通过案例分析,更好地掌握强心苷类药物的应用及用药护理。

3. 培养学生对病人的人文关怀。

【实验准备】

1. 材料　临床常用的强心苷类药物的药品使用说明书若干;典型案例2份。

2. 场所　模拟药房或多媒体教室。

【实验学时】

2学时。

【实验过程】

1. 对临床常用的强心苷类药物的药品使用说明书并进行分类,要求学生结合药品说明书和教材内容,分组讨论临床常用强心苷类药物的特点、不良反应及用药护理。

2. 案例一

病人,王某,男性,55岁,已婚,汉族,因"反复胸闷、喘憋1年,加重10天"入院。患者2年前发热后出现胸闷、喘憋,活动时加重,休息后减轻,并逐渐出现双下肢、面部水肿,10天前因劳累病情加重,稍事活动即感胸闷、乏力,伴心悸并逐渐加重入院。诊断为:扩张型心肌病、充血性心力衰竭。给予药物:①地高辛0.125 mg,a. d. ,口服;②卡托普利12.5 mg,a. d. ,口服;③5%GS250 ml单硝酸异山梨酯10 mg,静脉点滴;④双氢克尿噻25 mg,a. d. ,口服。请思考问题:

(1)充血性心力衰竭为何选用上述药物治疗?

(2)应用上述药物治疗如何做好用药护理。

(3)应用地高辛治疗期间出现恶心、呕吐、乏力、室性期前收缩和黄视现象,试做出护理诊断及防治措施。

3. 案例二

患者,女性,30岁,因心悸、气短、浮肿、尿少等症状入院。诊断为心瓣膜病伴充血性心功能不全,住院后口服氢氯噻嗪50 mg,一日2次;地高辛0.25 mg,每8 h 1次,当总量达到2.25 mg时,心悸、气短好转,脉搏减慢至70次/min,尿量增多,浮肿开始消退,食欲增加。之后,地高辛0.25 mg,每日1次口服;氢氯噻嗪25 mg,每日2次口服。在维持量第4日后逐渐出现食欲减退,恶心、头痛、失眠;第7日脉搏不规则,心律不齐,有前期收缩;心电图示室性早搏,形成二联律,诊断为地高辛中毒。请思考问题:

(1)地高辛用于慢性充血性新功能不全的作用机制包括?

(2)对案例中地高辛中毒可以采用的哪些治疗措施?

【实验报告】

1. 记录各问题的思考结果。

2. 总结使用强心苷类药物的用药护理措施。

(周　振)

实验六　消化性溃疡的用药护理

【实验目的】

1. 掌握抗消化性溃疡药物的临床应用、不良反应。

2. 熟悉抗消化性溃疡药的作用机制、分类。

【实验准备】

1. 材料　典型案例1份。

2. 场所　实验室。

【实验学时】

2学时。

【实验过程】

1. 介绍病例

姜先生，28岁，大学文化，某公司职员。反复上腹疼痛半年余。腹痛常于餐后2~3 h出现，为烧灼样疼痛，伴泛酸、嗳气，进食后疼痛可缓解。T37.1 ℃，P72次/min，BP122/78 mmHg。心肺无异常。肝脾未及。患者有烟酒嗜好，未戒，抽烟每天1包，因近半年来饮酒后常出现腹部不适，仅在应酬时少量饮酒。平时工作压力较大，饮食起居不规律，习惯于晚睡。胃镜检查：十二指肠溃疡，幽门螺杆菌阳性。

2. 分组讨论

(1)根据病情判断患者的疾病诊断是生命？有什么依据？

(2)常用抗消化溃疡药的分类及其代表药物。

(3)幽门螺杆菌是什么？

(4)治疗幽门螺杆菌的方法？

(5)分析评估资料，该患者目前主要该如何护理？

3. 汇报讨论结果

4. 进行用药护理重点小结

(1)常用抗消化溃疡药的分类及其代表药物：①抗酸药：如氢氧化镁、三硅酸镁、氢氧化铝、碳酸钙、碳酸氢钠等。②抑制胃酸分泌药：有M_1受体阻滞药，如哌仑西平；H_2受体阻滞药，如西咪替丁、雷尼替丁、法莫替丁、尼扎替丁和罗沙替丁；促胃液素受体阻滞药，如丙谷胺；质子泵抑制药，如奥美拉唑、兰索拉唑、泮托拉唑和雷贝拉唑；前列腺素类，如米索前列醇、恩前列醇等。③黏膜保护药：如前列腺素衍生物、硫糖铝和铋制剂等。④抗幽门螺杆菌药：临床常以克拉霉素、阿莫西林、甲硝唑/替硝唑、四环素、呋喃唑酮、庆大霉素等2~3药联合与1种质子泵抑制药或铋剂同时应用，组成三联或四联疗法。

(2)消化性溃疡的护理常规：溃疡发作期应卧床休息，避免精神紧张和情绪波动。观察上腹部疼痛的部位、性质和变化。典型者有轻度或中度创突下持续疼痛，可被抗酸药或进食所缓解。如果疼痛急剧而部位固定，放射至背部，不能被抗酸药缓解，常提示有后壁慢性穿孔；突然发生上腹部剧痛迅速蔓延至全腹部考虑有急性穿孔；突然晕厥者说明可能并发出血。

饮食护理：指导者建立合理的饮食习惯和饮食结构。溃疡发作期宜少食多餐，避免餐间零食和睡前进食，使胃酸分泌有规律；选择营养丰富易消化的食物，如面食类能有效中和胃酸；避免刺激性的食物和饮料。忌烟酒。

用药护理：指导患者合理用药，并注意观察药效及不良反应。如抗酸剂应在饭后和睡前服用，片剂应嚼服，乳剂给药前应充分摇匀。指导患者学会预防和避免溃疡复发的危险因素，如幽门螺杆菌感染、服用非甾体抗炎药、吸烟、长期处在紧张焦虑的心理状态等。严密观察患者的生命体征、腹痛、呕吐物、粪便的情况，防止并发症的发生。

(3)十二指肠溃疡诊断依据：主要是典型的临床症状，结合实验室检查和影像学检查或者内镜检查等来进行的。多数患者会表现为典型的上腹部疼痛,并且具有一定的周期性,长期性和节律性,也可能会伴有一些恶心,呕吐,食欲下降,胃烧灼感等的消化不良的症状。如果出现上述症状时,需要完善相关的检查来进行明确,例如血常规,要观察患者有无贫血,还要化验大便常规加潜血试验。另外,可以做 X 线钡餐检查或者做胃镜检查,其中胃镜是诊断十二指肠溃疡的重要方法。

(4)幽门螺杆菌为革兰阴性厌氧菌,可使黏膜的保护作用降低,是引起消化性溃疡的主要致病因子。治疗上常用的方法是四联疗法,抗幽门螺杆菌包括四种药物,一种是质子泵抑制剂,另一种是铋剂,另外两种是抗生素。临床上常用的质子泵抑制剂是雷贝拉唑、奥美拉唑;铋剂是胶体果胶铋;抗生素一般是阿莫西林克拉维酸钾、呋喃唑酮、四环素、克拉霉素等,疗程一般是 2 周。

【实验报告】

1. 记录各问题讨论结果。
2. 总结抗幽门螺杆菌治疗方法中药物的选择。
3. 为消化性溃疡患者制定一份护理计划。

(石　迪)

实验七　糖皮质激素的用药护理

【实验目的】

1. 掌握糖皮质激素的药理作用、临床应用和不良反应之间的关系,能及时辨别糖皮质激素的不良反应,并采取相应的护理措施。

2. 熟练掌握糖皮质激素的给药方法、用药剂量及用药注意事项。

3. 学会对病人进行人文关怀和用药护理宣教。

【实验准备】

1. 材料　典型案例1份。

2. 场所　模拟药房或多媒体教室。

【实验学时】

2学时。

【实验过程】

1. 介绍病例　患者,女,30岁。无明显诱因皮下紫斑半年。脾脏轻度肿大,肝脏正常,血压、呼吸心率无异常。两肺X线检查正常,多次检查提示血小板减少,诊断为血小板减少性紫癜。给予地塞米松治疗,每次0.75 mg,一日3次,连续用药半年后病情得到控制。但出现满月脸、水牛背、水肿等症状,患者自主停药,3个月后原疾病复发。

2. 分组讨论

(1)糖皮质激素类药物的药理作用、临床应用及主要不良反应有哪些?

(2)应用糖皮质激素前应排查哪些禁忌证?

(3)糖皮质激素类药物的用法有哪些?疗程有多长?使用时的注意事项是什么?

(4)治疗半年,病人的病情得到控制,为何会出现水肿,如"水牛背""满月脸"等症状?

(5)病人自主停药后疾病为何会复发?应该如何处置?

(6)出现停药反应的原因是什么?防治停药反应的措施有哪些?

(7)患者用药期间应如何进行用药护理?

3. 汇报讨论结果。

4. 进行用药护理重点小结

(1)糖皮质激素的作用复杂,适用范围广,不良反应多,应密切注意及辨别糖皮质激素的不良反应、禁忌证。

(2)针对不同的疾病采用不同的用法与疗程,注意长期用药不能突然停药。

(3)用药期间注意健康教育,包括饮食、日常活动、用药注意事项等。

(4)长期应用糖皮质激素常见的不良反应是医源性肾上腺皮质功能亢进症。

【实验报告】

1. 记录各问题讨论结果。

2. 总结糖皮质激素用药前、用药中、用药后的用药护理要点。

二、地塞米松的抗炎作用

【实验原理】

异体蛋白蛋清等致炎剂注入小鼠后肢足跖后,可引起局部血管扩张、通透性增大、组织水肿等,小鼠裸关节周围急性渗出性炎症。糖皮质激素对各种原因引起的炎症均具有迅速、强大而非特异性的抗炎作用。注射地塞米松后,用排水法测量小鼠足跖体积,观察地塞米松的抗炎作用。

【实验用品】

实验动物:雄性小鼠。

实验药品：新鲜蛋清、0.5%地塞米松溶液、生理盐水。

实验器材：托盘天平、小鼠后足跖体积测量器、鼠笼、10 ml 注射器、记号笔。

【实验方法】

1. 取雄性小鼠 2 只，称重、标记。

2. 取带有侧管的小鼠后足跖体积测量器，将注射器与侧管相连，盛入水，使液面与 20 ml 处平齐。剪去 2 鼠后肢裸关节的毛，并在右裸关节的突起点处用记号笔花一圈，作为测量标志，依次将各鼠右后足放入体积测量器内，使后肢暴露在筒外，浸入的深度以划圈处与 20 ml 刻度重合为度。该足进入液体以后，液面升高，液体自侧管溢出，流入注射器中，记录溢出液体的毫升数。

3. 以排水法测量 2 鼠右后足之正常体积后，甲鼠腹腔注射生理盐水 0.5 ml/kg，乙鼠腹腔注射 0.5%地塞米松溶液 0.5 ml/kg。注射药后 15 min，分别从 2 鼠右后足掌心向掌跖关节方向进针，皮下注射新鲜蛋清 0.1 ml。

4. 注射蛋清 30 min 后，每隔 10 min 分别测量右后足的体积，记录溢出液体的毫升数，共测量 6 次。以右后足给致炎剂前后的体积，按公式计算肿胀率，比较 2 鼠右后足的肿胀率。

$$肿胀率(\%)=\frac{致炎后足跖体积-致炎前足跖体积}{致炎前足跖体积}\times 100\%$$

【实验观察与记录】

地塞米松的抗炎作用观察

鼠号	体积/g	药物及用量	致炎前足跖体积/ml	致炎后足跖体积/ml						肿胀率/%
				10/min	20/min	30/min	40/min	50/min	60/min	
甲组										
乙组										

【实验注意事项】

1. 每次测定后小鼠肢体带走部分水分，第 2 次测定前必须补充水分到原刻度。

2. 用药前后仔细观察，认真记录用药前后反应，并填写在实验报告单上。

（程琍琍）

实验八　降糖药的用药护理

【实验目的】

1. 观察小白鼠应用过量胰岛素后所引起的低血糖反应及葡萄糖的解救作用。

2. 掌握并运用降糖药理论知识，对临床糖尿病病例进行合理用药分析以及对药物不良反应采取相应的护理措施。

3. 学会对糖尿病患者进行人文关怀和用药护理宣教。

【实验准备】

1. 材料　临床用药案例 1 份；小白鼠 2 只，18~22 g，5U/ml 胰岛素注射液，25%葡萄糖注射液，1 ml 注射器 2 支，棉签少许，鼠笼，大烧杯 2 个，托盘天平 1 台。

2. 场所　实验室。

【实验学时】

2 学时。

【实验过程】

一、动物实验

小白鼠胰岛素过量反应及其解救：

1. 取禁食 24 h 的小白鼠 2 只，称重编号后分别放入大烧杯中，再将烧杯放入 37~38 ℃恒温水浴锅中，观察并记录小白鼠的正常活动。

2. 将小白鼠取出，分别腹腔注射胰岛素 5 U/10 g 后，再放回水浴锅的烧杯中，盖好板子，观察并记录小白鼠的活动。

3. 当小鼠出现惊厥时，迅速取出，1 号小鼠腹腔注射 25%葡萄糖 0.5~1.0 ml，2 号小鼠腹腔注射等量生理盐水，观察小鼠的反应及活动并做详细记录。

4. 结果记录

鼠号	体重	药物	用药前的反应	药物	给药后的反应
1		胰岛素		25%葡萄糖	
2		胰岛素		生理盐水	

5. 讨论　在临床上，糖尿病患者应用胰岛素过量所致的低血糖反应应如何处理？

二、案例分析

1. 介绍病例　患者，女，45 岁，因口干、多饮、多尿、体重减轻 9 个月入院。查体：Bp145/88 mmHg，神志清醒，体重 105 kg，心、肺、腹部未见异常。实验室检查：空腹血糖 11.3 mmol/L，餐后血糖 16.4 mmol/L，糖化血红蛋白 8.2%。诊断：2 型糖尿病。医生建议：①控制饮食；②适当加强运动，减轻体重；③口服二甲双胍 0.25g，一日 3 次；④定期检查血糖，根据血糖水平调整用药剂量。

2. 分组讨论

(1)医生建议是否合理？为什么？

(2)口服降血糖药包括哪几类？分别适合哪类糖尿病患者？

(3)如何对糖尿病患者进行用药知识的宣教？

3. 汇报讨论结果。

4. 用药护理重点小结

(1)合理。患者为肥胖的 2 型糖尿病患者，二甲双胍对此类患者降糖作用较好。二甲双胍促进组织细胞对葡萄糖的摄取和利用，减少肝内糖原异生，抑制肠道对葡萄糖的吸收，抑制胰高血糖素释放，降低糖尿病患者的血糖。为更好地控制血糖，患者应控制食物的摄入量，加强体育锻炼，减轻体重。在用药期间定期检测血糖有利于调整给药剂量，保证血糖水平维持在正常范围。

（2）目前常用口服降血糖药包括：磺酰脲类、双胍类、胰岛素增敏药、α-葡萄糖苷酶抑制药及促胰岛素分泌药。磺酰脲类口服降血糖药主要用于胰岛功能尚存的2型糖尿病且单用饮食控制无效者。双胍类口服降糖药物可明显降低糖尿病病人血糖，但对正常人血糖无明显影响。主要用于轻症糖尿病患者，尤适用于肥胖及单用饮食控制无效者。胰岛素增敏药主要用于胰岛素抵抗和2型糖尿病。α-葡萄糖苷酶抑制药，可降低病人的餐后血糖。促胰岛素分泌药可以模仿胰岛素的生理性分泌，快速促进胰岛B细胞释放胰岛素。

（3）患者病情稳定后，应告知患者注意饮食控制和适当运动来降低体重。

【实验报告】

1. 记录各问题讨论结果。
2. 总结降糖药用药前、用药中、用药后的用药护理要点。

用药步骤	降糖药的用药护理要点
用药前	
用药中	
用药后	

（韩　璐）

实验九　抗菌药物的合理应用及处方分析

【实验目的】

1. 掌握抗菌药物合理应用原则,熟悉抗菌药物的分类和不良反应,能够正确根据适应证合理地选用抗菌药物。

2. 培养学生在用药护理中的重要职责、爱岗敬业的工作态度以及严谨求实的工作作风,合理地指导患者用药并对患者及家属进行人文关怀。

【实验准备】

1. 材料　2 份典型案例。

2. 场所　模拟病房。

【实验学时】

2 学时。

【实验过程】

1. 介绍病例

病例一:张女士,45 岁。因食物不洁,现恶心、腹痛、腹泻等症状,自行服用“泻立停”。

病例二:刘先生,20 岁。因患扁桃体炎而采用青霉素治疗,给药后约 1 min,患者出现面色苍白、烦躁、脉搏细弱、血压下降至 75/60 mmHg,并出现呼吸困难。

2. 分组讨论

病例一:

(1)“泻立停”的主要成分有哪几种药物?

(2)这两种药物的抗菌作用机制分别是什么?

(3)患者用药后出现了腰痛、尿痛、结晶尿,出现了哪种不良反应及如何防治?

病例二:

(1)患者出现了哪种不良反应?

(2)这种不良反应如何防治?

3. 汇报结果。

4. 重点小结

(1)如若出现感染,应尽快用患者的体液或分泌物培养分离致病菌,进行药敏试验。若症状严重,可根据患者的临床症状进行诊断或预测给药种类。

(2)应用抗菌药物时,应谨慎考虑药物的适应证、不良反应、剂量和疗程等。

(3)抗菌药物(除大环内酯类、四环素类等少数以外)一般适合治疗细菌感染或继发性细菌感染,对支原体、衣原体和病毒等不具有治疗作用。且一般不用于预防用药和局部用药,因长期应用抗菌药物易出现耐药性及不良反应。联合用药的目的是利用协同作用而减少给药剂量并增强疗效,降低不良反应及毒性的发生。

【实验报告】

1. 记录各小组分组讨论的实验结果。

2. 总结常用抗菌药物合理应用依据及联合使用抗菌药物的原则。

(丁　莹)

参考文献

[1]杨宝峰,陈建国. 药理学[M]. 9 版. 北京:人民卫生出版社,2018.

[2]全国护士执业资格考试用书编写专家委员会. 2020 全国护士执业资格考试指导[M]. 北京:人民卫生出版社,2019.

[3]黄刚,刘丹. 护理药理学[M]. 2 版. 北京:人民卫生出版社,2020.

[4]王开贞,李卫平. 药理学[M]. 8 版. 北京:人民卫生出版社,2019.

[5]孙建宁. 药理学[M]. 北京:中国中医药出版社,2016.

[6]吴勇杰. 护理药理学[M]. 11 版. 北京:人民卫生出版社,2016.

[7]杨宝峰. 药理学[M]. 8 版. 北京:人民卫生出版社,2013.

[8]徐红. 护理药理学[M]. 2 版. 北京:人民卫生出版社,2011.

[9]董志. 药理学[M]. 3 版. 北京:人民卫生出版社,2013.

[10]秦红兵. 护理药理学[M]. 2 版. 北京:人民卫生出版社,2014.

[11]李树君,秦红兵. 护理药理学[M]. 2 版. 北京:人民卫生出版社,2014.

[12]杨宝峰. 药理学[M]. 7 版. 北京:人民卫生出版社,2008.

[13]范业宏,李永红. 药理学及护理应用[M]. 北京:人民卫生出版社,2013.

[14]秦红兵,康红钰. 药理学[M]. 北京:中国医药科技出版社,2018.

[15]吕延杰,乔国芬. 护理药理学[M]. 北京:人民卫生出版社,2011.

[16]王桂平. 用药护理学[M]. 北京:人民卫生出版社,2013.

[17]李伟,黄金敏. 用药护理[M]. 北京:人民卫生出版社,2014.

[18]孙秀兰. 药理学[M]. 北京:中国医药科技出版社,2019.

[19]顾军. 药理学[M]. 北京:中国医药科技出版社,2019.

[20]周玖瑶. 药理学[M]. 北京:中国医药科技出版社,2020.

[21]龙子江. 药理学[M]. 北京:中国中医药出版社,2015.

[22]杨丽珠,甲雷. 药理学[M]. 北京:中国医药科技出版社,2019.

[23]黄刚,方士英. 护理药理学[M]. 北京:人民卫生出版社,2016.

[24]秦红兵,姚伟. 护理药理学[M]. 北京:人民卫生出版社,2009.

[25]刘克辛. 药理学[M]. 北京:人民卫生出版社,2018.

[26]谭安雄. 药理学[M]. 北京:人民卫生出版社,2010.

[27]吕圭源. 药理学[M]. 9 版. 北京:中国中医药出版社,2006.

[28]苏云明. 药理学[M]. 北京:清华大学出版社,2004.

[29]王开贞,于天贵. 药理学[M]. 7 版. 北京:人民卫生出版社,2014.

[30]刘文俊. 药理学[M]. 2 版. 北京:高等教育出版社,2008.

[31]江明性. 药理学[M]. 4 版. 北京:人民卫生出版社,1997.

[32]王秀玲. 全国护士执业资格考试应试指导考题精析[M]. 北京:人民卫生出版社,2021.

[33]李卫平,张莹. 药理学实验及学习指导[M]. 北京:人民卫生出版社,2019.

[34]范业宏,李永红.药理学及护理应用学习指导[M].北京:人民卫生出版社,2013.
[35]徐红,张庆.护理药理学实践指导及习题集[M].北京:人民卫生出版社,2011.
[36]董志.药理学精讲精练[M].西安:世界图书出版公司,2018.
[37]秦红兵,姚伟.药理学实验及学习指导[M].北京:人民卫生出版社,2019.
[38]乔国芬.药理学学习指导与习题集[M].4版.北京:人民卫生出版社,2019.
[39]蒋苏贞,周玖瑶.药理学思维导图与学习指导[M].北京:中国医药科技出版社,2018.
[40]国家药典委员会.中华人民共和国药典[M].北京:化学工业出版社,2010.